L'INFECTION BACILLAIRE

ET

LA TUBERCULOSE

CHEZ L'HOMME ET CHEZ LES ANIMAUX

L'INFECTION BACILLAIRE

ET LA

TUBERCULOSE

CHEZ L'HOMME ET CHEZ LES ANIMAUX

PROCESSUS D'INFECTION ET DE DÉFENSE

ÉTUDE BIOLOGIQUE ET EXPÉRIMENTALE

PAR

A. CALMETTE

AVEC 31 FIGURES DANS LE TEXTE ET
25 PLANCHES HORS TEXTE EN COULEURS

MASSON ET Cie, ÉDITEURS

LIBRAIRES DE L'ACADÉMIE DE MÉDECINE

120, BOULEVARD SAINT-GERMAIN, PARIS, VIe

1920

PRÉFACE

Depuis le beau livre de I. Straus [1], qui date de 1895, il a été publié, dans toutes les langues, un nombre immense de travaux sur la *Tuberculose*.

Mon but, en écrivant cet ouvrage, a été de dégager des plus importants de ces travaux, — et aussi des recherches que je poursuis depuis de longues années sur ce sujet, — les principes scientifiques sur lesquels doit s'appuyer, *en l'état actuel de nos connaissances*, la lutte contre la plus terrible maladie contagieuse dont l'humanité ait à souffrir.

J'ai volontairement écarté toute discussion de doctrines ou de théories. J'ai limité les indications bibliographiques à celles que je considérais comme strictement nécessaires pour permettre de retrouver les détails d'observations ou d'expériences dont je ne relate que les conclusions. C'était indispensable pour que je puisse espérer mettre assez clairement en lumière les faits les plus importants et les notions nouvelles que j'avais à exposer.

Je me suis attaché surtout à faire œuvre de biologiste et d'expérimentateur. Ce livre s'adresse donc aux médecins et aux vétérinaires en même temps qu'aux travailleurs des laboratoires, et je souhaite que ces derniers y puisent, pour leurs recherches, des suggestions fécondes.

Plusieurs de mes élèves, devenus mes amis, ont été associés pendant près de vingt ans, avec la plus fidèle constance, à mon labeur. Deux d'entre eux, Lucien Bruyant, professeur agrégé, et Léon Massol, ingénieur agronome, ont malheureusement succombé, l'un victime de la maladie que nous étudiions ensemble,

1. *La Tuberculose et son bacille*, Rueff et Cie, édit., Paris, 1895.

l'autre, en modeste et glorieux héros, pendant la grande guerre qui vient d'ensanglanter l'Europe pour la libération de l'humanité.

A eux d'abord, ensuite à mes chers collaborateurs Camille Guérin, Maurice Breton, et à tous les excellents camarades qui ont partagé ma vie de laboratoire, je dédie ce livre en souvenir des jours heureux ou tristes que nous avons vécus ensemble et en gage de la profonde affection que je leur ai vouée.

Je dois aussi de très chaleureux remerciements à M. Millot, chargé du cours de peinture animale au Muséum d'Histoire naturelle, pour le soin avec lequel il a exécuté, d'après mes photographies autochromes, la plupart des nombreuses planches de ce livre dont M. Masson a voulu faire une véritable édition d'art.

A. Calmette.

L'INFECTION BACILLAIRE
ET LA TUBERCULOSE

INTRODUCTION

LE VIRUS TUBERCULEUX

QUELQUES PAGES D'HISTOIRE. — BAYLE, LAENNEC, VILLEMIN ET ROBERT KOCH.

Les origines du virus tuberculeux sont probablement contemporaines des temps très reculés où les hommes commencèrent à vivre en groupes sociaux, compacts. ELLIOTT SMITH et ARMAND RUFFER, FOUQUET, WOOD JONES et DERRY [1], étudiant de nos jours les momies d'Egypte, ont pu déceler les effets des ravages qu'il exerçait sur les sujets des Rhamsès et des Pharaons. Dans les temps anciens, les *Védas* de l'Inde, le *Zend-Avesta*, livre sacré des Parsis, les écrits d'HIPPOCRATE, ceux de CELSE, d'ARÉTÉE de Cappadoce (70 ans avant Jésus-Christ) et d'AVICENNE abondent en documents relatifs à l'histoire de la *phtisie*.

Mais la maladie humaine à laquelle ce nom devait rester définitivement attaché ne fut réellement caractérisée qu'à la fin du XVIII° siècle, avec les travaux des médecins anglais TH. REID [2] (1785), puis BAILLIE [3] (1793), qui attirèrent les premiers l'attention sur les *granulations* et les *tubercules* dont le volume s'accroît et dont le centre devient purulent jusqu'à former de vastes abcès dans la masse du poumon.

Un peu plus tard (1810), G.-L. BAYLE [4] crut pouvoir différencier le *tubercule miliaire*, qu'il rencontrait chez certains phtisiques, d'autres formes granuleuses ressemblant à du cartilage et qui produisaient, selon lui, la *phtisie tuberculeuse*. Il eut le grand mérite de montrer le premier que la tuberculose miliaire n'est point une lésion locale, circons-

---

1. *Bulletins of the Archeological Survey of Nubia*, 1907, et *Bulletins de la Société archéologique d'Alexandrie*, 1907-1912.
2. *Essay on the nature and cure of phtisis pulmonalis*, Londres, 1785.
3. *Traité d'Anatomie pathologique*, traduction française, Paris, 1803.
4. *Recherches sur la phtisie pulmonaire*, Paris, 1810.

crite au poumon, mais une maladie générale, « probablement identifiable avec la scrofule ».

Il appartenait à LAENNEC (1781-1826) d'établir les bases vraiment précises de nos connaissances anatomo-pathologiques sur la *tuberculose*. Ce médecin de génie, qui devait succomber à l'âge de 35 ans aux atteintes du terrible mal dont l'étude l'avait illustré, fit la claire démonstration de l'*unicité de la matière tuberculeuse*, d'abord grise et semi-

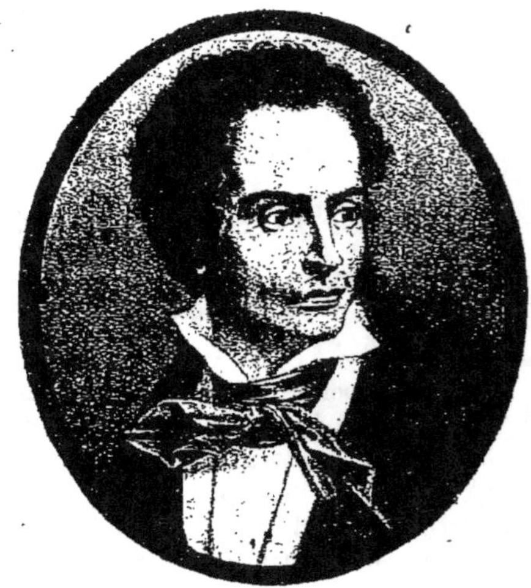

Fig. 1. — LAENNEC.

transparente (*granulation grise*), ensuite jaune et opaque, puis purulente.

« La *matière tuberculeuse* peut se développer, disait-il, dans les poumons et dans les autres organes sous deux formes principales : celle de *corps isolés* (granulation tubercule miliaire, tubercule cru, tubercule caséeux, ulcéreux ou caverne) et d'*infiltration* ». Il individualisait ainsi les deux types anatomiques principaux de la tuberculose, que nous dénommons aujourd'hui *type folliculaire* et *type non folliculaire*. Grâce à la méthode d'*auscultation médiate* dont il fut le prestigieux inventeur, il apprit à dépister sur le vivant la germination des tubercules. L'humanité devra lui être éternellement reconnaissante d'avoir créé ainsi le premier procédé scientifique de diagnostic de la phtisie.

« Il n'est peut-être aucun organe, écrivait LAENNEC [1], qui soit exempt

1. *Traité de l'auscultation médiate et des maladies du poumon et du cœur*, Paris, 1re édit. 1819, 2e édit., 1826.

du développement des tubercules. J'indiquerai ici ceux dans lesquels j'en ai trouvé, et à peu près dans l'ordre de fréquence : les glandes bronchiques et médiastines, les glandes cervicales, les glandes mésentériques, celles de toutes les autres parties du corps..., la surface du péritoine et des plèvres, où les tubercules petits et très nombreux se rencontrent ordinairement dans l'état gris et demi-transparent, ou de crudité..., la rate..., le cerveau..., le corps des vertèbres ou l'intervalle de leurs appareils ligamenteux ; l'épaisseur des côtes; tous les autres os... Les tubercules se développent plus rarement dans les muscles du mouvement volontaire que dans aucune autre partie... Quelquefois, mais très rarement, la production des tubercules commence dans les organes que nous venons de nommer, et surtout dans les membranes muqueuses intestinales ou les glandes lymphatiques, et *le développement des tubercules dans les poumons est le produit d'une éruption secondaire.* »

La nature infectieuse de la maladie lui apparaissait donc évidente. Il croyait aussi à la parenté étroite des tubercules pulmonaires avec les tubercules des glandes auxquels on donne le nom de scrofules « *et dont le ramollissement est, comme on sait, suivi très souvent d'une guérison parfaite.* »

Un peu plus tard, Cruveilhier [1] devait aller encore plus loin dans cette assimilation. A ses yeux, *les tubercules pulmonaires sont véritablement la scrofule des poumons.*

Pour Laennec, le tubercule est une petite *tumeur*, et Virchow [2], appliquant à son étude les procédés, alors nouveaux, d'analyse microscopique, montre qu'il est formé d'un amas de petites cellules arrondies, dont le noyau occupe presque toute l'étendue, comme c'est le cas pour les cellules lymphoïdes des ganglions ou de la rate. Il le considère dès lors comme un follicule lymphoïde, un *lymphome*, dont l'évolution aboutit tantôt à la caséification de son contenu, tantôt à la calcification, ou à la transformation fibreuse, tantôt aussi à la résorption complète et par conséquent à la *guérison*. Mais, selon lui, les *infiltrations caséeuses du poumon* (broncho-pneumonies ou pneumonies caséeuses) n'ont rien de commun avec le tubercule vrai, bien qu'elles produisent aussi la *phtisie*. Celle-ci peut donc être due soit à une poussée de *tubercules* au sens de Laennec, soit à une *inflammation catarrhale ou exsudative* amenant l'obstruction des bronches et des alvéoles pulmonaires.

Cette doctrine *dualiste* avait fait beaucoup d'adeptes au milieu du siècle dernier, et, avec Ch. Robin, Lorain et Empis en France, Jaccoud lui apporta longtemps sa grande autorité de clinicien, tandis qu'Hérard

1. *Bulletin de la Société anatomique*, 1826, p. 171.
2. *Die Krankhaften Geschwülste*, vol. II, Berlin, 1865.

et Cornil la combattaient en se plaçant sur le terrain de l'anatomie pathologique.

Le triomphe de l' « Unicisme » de Laennec ne devait s'affirmer définitivement qu'après que Villemin [1] eut fourni les preuves expérimentales de l'*inoculabilité du tubercule* et de la *matière caséeuse*.

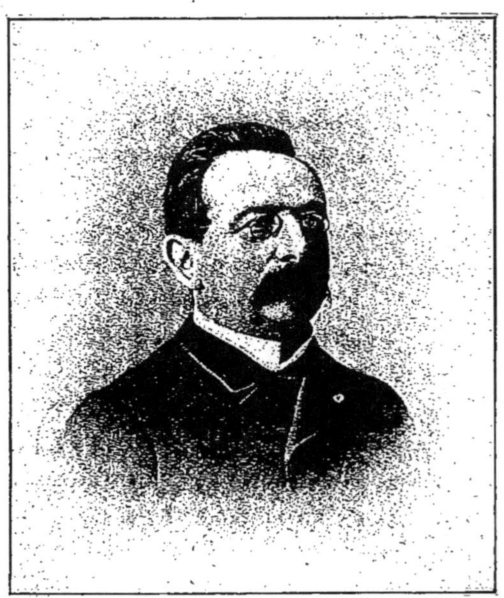

Fig. 2. — Villemin.

La date de cette découverte (1865), contemporaine des célèbres travaux de Pasteur sur les générations dites spontanées et de ses premières recherches sur les maladies des vers à soie, marque le début d'une ère glorieuse au cours de laquelle nos connaissances sur l'étiologie et la pathogénie de la tuberculose devaient faire de rapides et décisifs progrès.

La première note de Villemin, présentée le 5 décembre 1865 à l'Académie de médecine, relatait ses expériences d'inoculation des produits tuberculeux de l'homme au lapin. Il en tirait les conclusions suivantes :

« *La tuberculose est une affection spécifique.* Sa cause réside dans un

1. *Études sur la Tuberculose*, Paris, 1868.

agent *inoculable*. Elle appartient donc à la classe des maladies *virulentes* et devra prendre place, dans le cadre nosologique, à côté de la syphilis, mais plus près de la morve-farcin. »

Quelques mois plus tard il apportait, en s'appuyant toujours sur la méthode expérimentale, la preuve que le virus de la *pommelière* des vaches produit chez le lapin une maladie identique à celle que développe l'inoculation à cet animal du virus de la phtisie humaine, et que celle-ci est inoculable non seulement au lapin, mais aussi au cobaye, plus difficilement au chien et au chat, tandis qu'il ne réussissait pas à la communiquer au mouton et que les poules et les pigeons s'y montraient également réfractaires.

Pendant les années qui suivirent, les faits énoncés par VILLEMIN provoquèrent de tous côtés, et particulièrement à la tribune de l'Académie de médecine de Paris, les controverses les plus passionnées. COLIN [1], CHAUFFARD, PIORRY, PIDOUX, tentèrent vainement d'en atténuer les conséquences qui ne visaient à rien moins qu'à ruiner les anciennes doctrines. « Des expériences sur les animaux, s'écriait PIDOUX, vous donnent tel ou tel résultat, et au lieu de les contrôler par l'expérience clinique et par toutes les données de la physiologie humaine, vous échafaudez sur elles une doctrine générale de la tuberculose humaine et de toutes les maladies ! Pour cela, vous renversez toutes les notions acquises. Il faut que nous acceptions, du jour au lendemain, que la phtisie tombe des nues et que, dans sa pathogénie, le sujet, la constitution, les conditions hygiéniques, l'hérédité, les diathèses, ne sont rien, et que tout est sur la lame d'une lancette chargée d'un virus tuberculeux impossible, provenant sans doute d'un tuberculeux qui le tenait d'un autre, ainsi de suite jusqu'au premier homme, qui ne le tenait pourtant de personne et devait l'avoir formé de toutes pièces ! »

L'écho de telles dissertations oratoires ne devait cependant pas tarder à s'éteindre en présence des confirmations éclatantes qui venaient appuyer de partout les recherches de VILLEMIN. HÉRARD d'abord. GUÉNEAU DE MUSSY, HARDY, H. BOULEY, puis surtout CHAUVEAU en France, KLEBS, CONHEIM en Allemagne, CLARK en Angleterre, apportèrent des faits nouveaux que personne n'osait plus contester, et, en 1868, CHAUVEAU [2] pouvait écrire : « Il est prouvé maintenant que l'identité de la tuberculose et des maladies reconnues virulentes est si complète et si absolue qu'il faut, ou bien reconnaître à la tuberculose le caractère de la virulence, ou bien nier la virulence elle-même. La conséquence que M. VILLEMIN a tirée de ses faits d'inoculation a donc bien la valeur qu'il lui a attribuée. »

---

1. *Bulletin de l'Académie de Médecine*, t. XXXII et XXXIII, 1867 et 1868.
2. « Démonstration de la virulence de la tuberculose par les effets de l'ingestion de la matière tuberculeuse. » (*Gazette hebdomadaire*, 1868, p. 753.)

La cause était entendue. Il restait à appliquer à la recherche de l'agent virulent de la phtisie les méthodes créées par Pasteur et per—fectionnées par Robert Koch pour l'isolement et pour l'étude des microbes pathogènes. C'est à Robert Koch [1] que devait revenir le mérite de la découverte du *bacille* auquel le nom de cet illustre savant reste glorieusement attaché.

Le premier mémoire qui la fit connaître est un chef-d'œuvre que le recul des années n'a pas fait vieillir. Il établissait d'une façon définitive

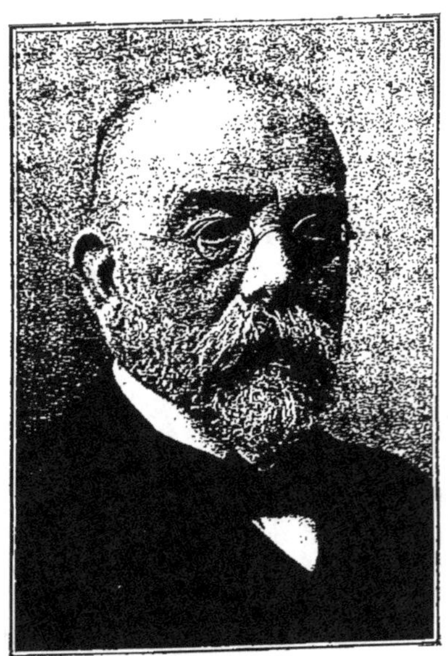

Fig. 3. — Robert Koch.

et irréfutable l'étiologie parasitaire de la tuberculose, démontrait que *le bacille spécifique existe dans les crachats de tous les phtisiques, dans tous les produits tuberculeux provenant de l'homme et des animaux, dans les glandes scrofuleuses, dans les tumeurs blanches, dans la maladie spontanée comme dans la maladie expérimentale.* Et Robert Koch fournissait la preuve que ce microbe pouvait être décelé facilement partout où il existe, grâce aux artifices de coloration que Weigert avait intro-

1. *Die Ætiologie der Tuberkulose, Berlin. Klin. Wochenschrift*, 1882, n° 15, et *Mitteilungen aus dem Kaiserl. Gesundheitsamte*, 1884, vol. II, Berlin. Les divers mémoires publiés par Robert Koch sur la tuberculose se trouvent réunis dans les deux volumes édités par J. Schwalbe, chez Georg Thieme à Leipzig, en 1912, sous le titre : *Gesammelte Werke von Robert Koch.*

-duits dans la technique histologique ; qu'on pouvait le cultiver sur des milieux artificiels et que l'inoculation de ces cultures reproduisait chez les animaux réceptifs les mêmes lésions qui caractérisent la tuberculose spontanée.

« Désormais, concluait ROBERT KOCH, nous n'avons plus affaire, dans la lutte contre le terrible fléau de la tuberculose, à quelque chose de vague et d'indéterminé ; nous sommes en présence d'un parasite visible et tangible, dont nous connaissons déjà en partie les conditions d'existence, conditions que nous pourrons encore étudier de plus près. Nous savons que ce parasite ne trouve ces conditions d'existence que dans le corps de l'homme et des animaux et qu'il ne peut se développer, comme le bacille du charbon, en dehors de l'économie animale, dans le milieu ambiant: c'est là une donnée très consolante au point de vue de la lutte contre la tuberculose. Il en résulte qu'il faut s'attacher avant tout à tarir les sources d'où dérive l'infection. Une de ces sources, et la principale certainement, est l'expectoration des phtisiques, qu'il faut s'appliquer à désinfecter et à rendre inoffensive ; ainsi on supprimera la plus grande partie du contage tuberculeux. »

La publication de cette note mémorable de ROBERT KOCH, bientôt précisée et complétée par d'autres recherches de ce savant, allait nécessairement exercer la plus heureuse influence sur l'évolution des esprits en faveur de la méthode expérimentale. Grâce aux progrès rapides de celle-ci, les travailleurs de tous les pays, cliniciens, bactériologistes, hygiénistes, vétérinaires, s'attaquèrent avec passion à l'étude de la tuberculose, et le nombre des mémoires qui ont été écrits sur ce sujet depuis trente ans est tellement considérable que leur seule énumération remplirait plusieurs volumes. Le lecteur m'excusera donc de ne citer que ceux auxquels il aurait à se référer pour les travaux qu'il voudrait entreprendre ou contrôler.

L'œuvre initiale de VILLEMIN et la découverte de ROBERT KOCH sont les bases scientifiques de nos connaissances actuelles sur l'infection tuberculeuse. Je ne m'étends pas davantage sur leur histoire, car tout ce que contiennent les chapitres qui vont suivre n'en est que le développement grandiose et harmonieux.

PREMIÈRE PARTIE

LE BACILLE TUBERCULEUX
ET LES PROCESSUS D'INFECTION BACILLAIRE

CHAPITRE PREMIER

MORPHOLOGIE DU BACILLE TUBERCULEUX

PROCÉDÉS DE RECHERCHE, DE COLORATION
ET DE DIFFÉRENCIATION.

La présence du bacille tuberculeux est constante dans toute lésion tuberculeuse. On le trouve en amas au centre des granulations miliaires, en nombre plus ou moins considérable dans le pus des abcès tuberculeux, dans les crachats des phtisiques, dans les ganglions scrofuleux, dans certains épanchements des séreuses (plèvre, articulations, péritoine, etc.), dans les altérations de la peau qui caractérisent le *lupus*, quelquefois aussi dans le sang circulant. Mais il n'est pas toujours facile de le découvrir, surtout dans les vieilles lésions calcifiées ou fibreuses, et *il n'est alors possible de le mettre en évidence que par l'inoculation du contenu et des parois de ces lésions, préalablement broyés, à des animaux réceptifs et sensibles, comme le cobaye.*

Presque toujours il est inclus dans des éléments cellulaires ; mais, lorsque ceux-ci sont frappés de mort, ils se désagrègent, et les bacilles qui les parasitaient, devenus libres, peuvent alors être expulsés à l'extérieur par diverses voies normales ou accidentelles d'excrétion.

L'examen direct au microscope, même avec les plus forts grossissements, ne permet qu'aux observateurs très exercés, — et encore avec incertitude, — de reconnaître si l'on a affaire au bacille tuberculeux ou à d'autres microbes qui présentent le même aspect à l'état frais. Pour déterminer sa nature, on peut heureusement tirer parti de la propriété qu'il possède de *fixer* certaines couleurs d'aniline, dans des conditions qui permettent de le différencier d'avec les éléments microbiens ou cellulaires coexistant avec lui dans les lésions ou dans les produits tuberculeux.

A. — MORPHOLOGIE.

Dans les crachats des phtisiques (*Fig. 4*), le *bacille de Koch* a la forme d'un bâtonnet grêle, immobile, dont les dimensions moyennes sont, en longueur, du quart ou de la moitié du diamètre d'un globule rouge de sang humain, 1,5 à 3,5 microns (quelquefois o micron 5 et jusqu'à 8 microns d'après Eastwood [1]), et dont l'épaisseur est d'environ

---

1. *Reports of the Royal Commission on Tuberculosis*, 1907-1911.

o micron 3. Généralement on le trouve isolé ou en groupes de 2 ou 3, quelquefois aussi en petits amas irréguliers. Les uns sont libres, d'autres sont inclus dans des leucocytes polynucléaires. On ne distingue bien leur forme que lorsqu'on les a colorés. Ils se montrent alors souvent légèrement courbes, ou granuleux. La coloration les fait apparaître plus épais parce que leur enveloppe protoplasmique fixe avec beaucoup d'intensité la teinture, quoique d'une façon inégale, de sorte que cer-

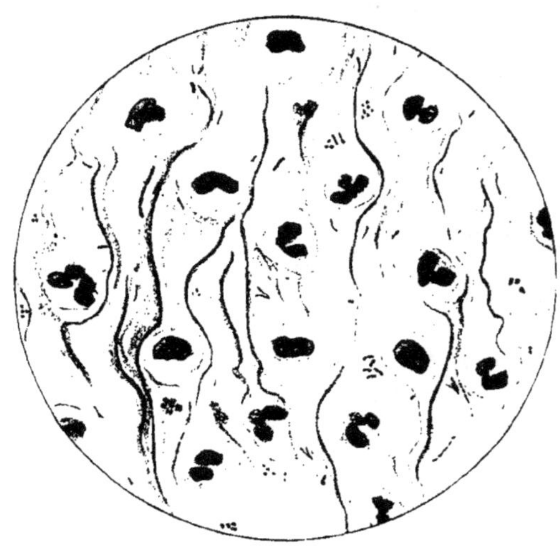

Fig. 4. — Bacilles tuberculeux dans les crachats d'un phtisique. (Coloration au Ziehl et bleu de méthylène.) (Imm. 1/18 ; oc. comp. 6, Reichert.)

taines parties du bacille restent transparentes, tandis que d'autres deviennent tout à fait opaques. Les parties transparentes ressemblent à des granules que l'on a considérés comme des spores (G. SPENGLER [1]), mais on sait aujourd'hui qu'ils ne sont autre chose que de petites masses de substance protoplasmique ayant les caractères des lipoïdes (*granules Gramophiles de* MUCH).

La bacille tuberculeux, du moins dans son état de vie parasitaire, et aussi dans les cultures en milieux artificiels, ne se reproduit pas par sporulation mais par allongement et division transversale des bâtonnets. Sa membrane d'enveloppe est en partie constituée par des substances grasses et par une sorte de cire, auxquelles il doit cette double propriété de n'être que difficilement imprégnable à froid par certaines cou-

1. *Deutsch. med. Woch.*, 1907, p. 337.

leurs d'aniline et de ne pas se laisser décolorer lorsque, ayant fixé une couleur, on le soumet à l'action de réactifs décolorants.

Les bacilles développés en cultures artificielles montrent des éléments toujours plus allongés, plus épais et parfois ramifiés et noueux, avec des renflements terminaux en forme de massues (Metchnikoff [1], puis I. Klein [2], Fischel, Hueppe), surtout dans les vieilles cultures sur milieux solides et plus particulièrement sur celles de provenance aviaire. Leur aspect se rapproche alors des cultures de l'*actinomycose* (*Actinomyces bovis*). Les cultures jeunes sont plus facilement colorables et plus facilement décolorables (Nocard et Roux).

Leur étude microscopique montre que les voiles qu'elles forment sur les milieux liquides sont constitués par trois sortes d'éléments présentant des affinités tinctoriales différentes (F. Bezançon et A. Philibert [3]), mais dont nous ignorons totalement le rôle respectif en ce qui concerne la virulence. Ces éléments sont :

1° Une substance formant une sorte de squelette membraniforme et fibrillaire, *cyanophile, non acido-résistante;*

2° Une substance *fuchsinophile* (bacilles proprement dits, plus ou moins longs, renfermant des corpuscules chromophiles violets (*acido-résistante*) ;

3° Des corpuscules *gentianophiles*, colorables par le *Gram* en violet noir, soit disposés dans les bacilles, soit libres et d'autant plus abondants que la culture est plus âgée.

Dans les lésions tuberculeuses il est impossible de distinguer la substance cyanophile : les formes bacillaires et les corpuscules chromophiles apparaissent seuls sur les coupes.

Chez certains rongeurs particulièrement résistants à la tuberculose, tels que la *Gerbille* (*Meriones shawii*) qu'on rencontre dans le Sahara algéro-tunisien, le bacille tuberculeux, expérimentalement introduit dans les tissus, revêt des formes toutes spéciales que Metchnikoff a décrites et que nous étudierons plus loin (chap. vi).

Ces formes, que J. E. Magroux appelle *actinophytes*, s'observent quelquefois dans la tuberculose spontanée, mais elles sont très rares. Coppen Jones [4] les a observées dans les crachats des phtisiques caverneux. Mais Babès et Levaditi [5], Lubarsch, les ont obtenues en inoculant des bacilles humains ou aviaires dans le cerveau du lapin. Friedrich, Otto Schulze [6], en ont trouvé dans les reins, le poumon, le cerveau de lapins qui avaient reçu des inoculations intracarotidiennes de bacilles tuberculeux.

1. *Virch. Archiv.*, vol. CXIII, 63, 1888.
2. *Centralbl. f. Bakt.*, vol. XII, p 905, 1912.
3. *Société d'études scientifiques sur la tuberculose*, 12 mars 1914, p. 32.
4. *Centralbl. f. Bakt.*, XVII, 1895.
5. *Archives de Médecine expérimentale*, IX, 1902.
6. *Zeitsch. für Hyg.*, XXXI, 1899.

L'examen à l'état frais des cultures très jeunes en liquides nutritifs permet de constater que les bacilles sont doués d'une réelle mobilité et qu'ils sont pourvus de cils en nombre variable à chaque pôle. Bientôt ces cils s'enchevêtrent et semblent jouer un rôle capital dans la facilité avec laquelle les éléments microbiens, dès lors immobilisés, se collent entre eux pour former des amas compacts. L'enveloppe ciro-graisseuse les retient agglutinés et flottants en voiles plus ou moins épais, secs et ridés, à la surface du milieu de culture.

Les caractères morphologiques des bacilles tuberculeux sont assez notablement influencés par la composition chimique des milieux artificiels dans lesquels on les cultive. Ils se montrent tantôt plus grêles et courts, tantôt plus épais ou allongés. Des variations analogues s'observent aussi suivant que les bacilles proviennent de lésions anciennes ou récentes, de tuberculoses évolutives ou en voie de guérison, et suivant l'hôte qui les héberge : c'est ainsi que les bacilles provenant du bœuf sont en général plus courts et plus épais que ceux provenant de l'homme tuberculeux. (*Planche 1.*)

B. — TECHNIQUE DES COLORATIONS

La technique de la coloration du bacille tuberculeux a fait l'objet d'un grand nombre de recherches.

La méthode initiale employée par ROBERT KOCH était la suivante :

Les lamelles portant le produit tuberculeux (crachat ou frottis d'organes) restaient immergées pendant 24 heures dans le bain colorant composé de :

Solution alcoolique concentrée de bleu de méthylène.	1 cc.
Eau distillée.	200 cc.
Solution de potasse à 10 p. 100.	0 cc. 20

On les lavait ensuite à l'eau distillée et on les plongeait dans une solution aqueuse concentrée de vésuvine, où elles restaient quelques minutes. jusqu'à ce qu'elles aient pris une teinte franchement brune. Elles étaient de nouveau lavées à l'eau, séchées et montées dans le baume de Canada : les bacilles tuberculeux gardaient la couleur bleue et se détachaient assez nettement de la teinte uniformément brune prise par les éléments environnants.

Mais ce procédé était infidèle. EHRLICH [1] y apporta bientôt un perfectionnement important en substituant au bleu de méthylène alcalin, comme colorant des bacilles, le violet de méthyle aniliné et en décolorant ensuite les préparations par l'acide azotique dilué de deux tiers d'eau. Les bacilles tuberculeux gardent alors la couleur violette et appa-

---

[1] *Deutsch. med. Woch*, 1882, n° 19.

raissent presque noirs, tandis que les autres microbes et les cellules
prennent une teinte grise. Ehrlich [1] ne tarda pas lui-même à montrer
que la fuchsine (chlorhydrate de rosaniline) anilinée donne des résultats
encore meilleurs que le violet de méthyle.

Les méthodes de coloration de Koch-Ehrlich ne sont plus employées
aujourd'hui. On leur préfère avec raison le procédé de Ziehl.-Neelsen [2],
beaucoup plus rapide et plus sûr.

Le bain colorant de Ziehl se prépare comme suit :

On broie dans un mortier *1 gr. de fuchsine rubine* dans 10 cent. cubes
d'alcool absolu. On ajoute :

Acide phénique cristallisé neigeux. . . . . . . 5 gr

puis, par petites portions, en continuant à agiter, *60 cent. cubes d'eau
distillée*. On verse dans un flacon. On rince le mortier avec *40 cent.
cubes d'eau distillée* qu'on verse dans le même flacon. On laisse reposer
24 heures et on filtre.

Les préparations de frottis ou de crachats sont immergées dans ce
bain, contenu dans un tube large à recouvrement de Borrel, ou dans
tout autre récipient que l'on porte à l'étuve à 37° pendant deux heures
(*Fig.* 5). Ou bien, si l'on est pressé, on verse directement sur la lame
quelques gouttes de colorant et on chauffe
sur la veilleuse d'un bec Bunsen ou au-
dessus de la flamme d'une lampe à alcool
jusqu'à ce que le liquide émette des vapeurs,
et ce, pendant au moins trois minutes.

Ensuite on lave un instant à l'eau froide
pour enlever l'excès de couleur et on verse
sur la lame une dilution d'acide azotique
(1 partie d'acide pour 3 parties d'eau dis-

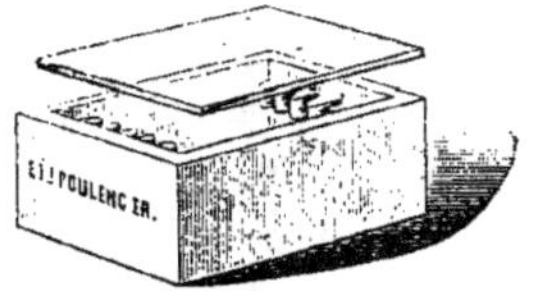

Fig. 5. — Cuvettes à coloration des lames porte objets.

tillée) ou une dilution au cinquième d'acide sulfurique, ou bien une
dilution d'acide acétique au tiers dans l'alcool à 95°. On laisse en
contact pendant 20 secondes ; on lave à l'alcool à 60° jusqu'à ce que
la préparation soit bien décolorée. On la passe à l'eau.

On recolore avec une solution aqueuse de bleu de méthylène, ou
mieux pendant 30 secondes avec le *bleu de* Kuhne :

Bleu de méthylène. . . . . 1 gr. 5
Alcool absolu. . . . . 10 gr.
Solution phéniquée à 5 p. 100. . . . . . . 100 gr.

On lave finalement à grande eau sous le robinet pendant 2-3 secondes ;

1. *Charité-Annalen*, Berlin, vol. II, p. 123.
2. *Deutsch. med. Woch.*, 1882, p. 451 ; 1883, p. 247, et *Centralbl. f. med. Woch.*,
1883, p. 600.

on sèche ; on laisse tomber sur la préparation une goutte d'huile à immersion et on examine directement.

Si la lame doit être conservée, on la lave au xylol après l'examen, pour enlever l'huile, et on sèche. Elle peut alors être reprise ultérieurement et recolorée s'il était nécessaire, car à la longue les bacilles se décolorent, surtout après une exposition prolongée à la lumière du jour.

Avec cette méthode de Zıeıɪ, les bacilles tuberculeux se détachent nettement colorés en *rouge* sur le fond *bleu*.

Toutefois, au lieu d'employer l'acide azotique au tiers ou l'acide sulfurique au cinquième ou l'acide acétique comme agent décolorant après l'action de la fuchsine phéniquée, il est préférable de se servir, ainsi que l'a indiqué Kuhne [1], d'une solution de *chlorhydrate d'aniline* à 2 p. 100 dans l'eau. Ce réactif est beaucoùp moins brutal, moins nuisible aux éléments histologiques qui accompagnent le bacille tuberculeux dans les préparations. On le fait agir pendant environ 30 secondes, puis on achève de décolorer par l'alcool à 95°, on lave à l'eau et on recolore au bleu de méthylène comme il a été dit ci-dessus.

On peut aussi se servir, comme réactif décolorant, d'une solution de *sulfite de soude à 1 p. 100* qu'on fait agir 1 à 2 minutes.

On a proposé beaucoup d'autres procédés auxquels leurs auteurs attribuent certains avantages. Je n'en décris que quelques-uns, en déclarant tout de suite que le Zıeıɪ-Neelsen, avec la modification apportée par Kuhne, se montre infiniment supérieur à tous les autres. (*Voir chap. XXXIII.*)

Méthode de Weichselbaum [2] :
Coloration à chaud par la *fuchsine phéniquée* comme avec le Zıeıɪ ;
Lavage à l'eau ;
Recoloration pendant 30 secondes avec une solution *alcoolique saturée* de bleu de méthylène ;
Lavage à l'eau.

Méthode de Rondelli et Buscaroni [3] :
Coloration par la fuchsine phéniquée de Zıeıɪ ;
Décoloration 2-3 minutes par l'*eau de Javel* préparée en faisant dissoudre d'une part 6 gr. d'*hypochlorite de chaux* dans 60 gr. d'eau : d'autre part 12 gr. de *carbonate de potasse* dans 40 cc. d'eau. On filtre les solutions séparément et on les mélange avant de s'en servir.

---

1. *Mikroscop. Nachweis der Bakterien,* Leipzig, 1888, et *Centralbl. f. Bakt.,* vol. VIII, 1890, p. 293.
2. *Wien. med. Woch.,* 1883, p. 63.
3. *Centralbl. f. Bakt.,* vol. XXI, p. 70, 1897.

Le fond des préparations décolorées avec ce liquide devient brunâtre :
il est donc inutile de recolorer.

Méthode de FRAENKEL-GABBET [1] :
Coloration par la *fuchsine de* ZIEHL ;
Décoloration et recoloration simultanées du fond par une *solution
saturée de bleu de méthylène* dans :

Alcool absolu.	50
Acide sulfurique.	25
Eau distillée.	100

Méthode de MULLER [2] :
Coloration par la *fuchsine de* ZIEHL ;
Lavage à l'eau ;
Décoloration par une *solution alcoolique* (alcool à 70°) *de bicarbonate
de soude à 10 p. 100* pendant au moins 15 minutes, ou pendant
5-10 minutes dans l'*eau oxygénée à 12 volumes, alcalinisée à la soude* ;
Recoloration du fond au *bleu de méthylène.*

Méthode de VON BETEGH [3] :
Verser sur le frottis, préalablement fixé par la chaleur, quelques
gouttes d'*acide azotique à 15 p. 100* et chauffer quelques instants pour
mordancer.

Laver, puis colorer quelques minutes par un mélange de 1 à 2 gouttes
de *bleu de méthylène alcalin de* LOEFFLER avec 2 à 3 gouttes de *fuchsine
phéniquée* ; chauffer de nouveau. Laver à l'eau.

Décolorer par l'*alcool à 60°* et recolorer le fond pendant 1-2 minutes
par le *vert malachite* (solution aqueuse saturée) ; laver, sécher et monter
dans le baume ou l'huile de cèdre.

Les bacilles apparaissent rouges et leurs granulations prennent une
teinte bleu sombre sur fond vert.

*Méthode d'*HERMAN [4] (de Mons) :
Colorer à chaud pendant une minute, sur la veilleuse d'un bec Bunsen, par un mélange d'une partie de *solution à 3 p. 100 de krystall-
violet dans l'alcool absolu* (ou dans l'alcool méthylique à 95 o/o) et de
trois parties de *solution à 1 p. 100 de carbonate d'ammoniaque* dans l'eau
distillée.

---

1. *Berlin. klin. Woch.*, 1884, p. 194 et 214 ; *Lancet*, 1887, p. 757.
2. *Centralbl. f. Bakt.*, vol. XXIX, p. 791, 1901.
3. *Id.*, vol. XLVII, p. 654, 1908 ; vol. XLIX, p. 461, 1909 ; vol. LII, p. 550, 1909
4. *Annales de l'Institut Pasteur*, 1889, p. 160, et 1908, p 92.

Décolorer pendant quelques secondes par *l'acide azotique à 10 p. 100,* puis par *l'alcool à 95°* jusqu'à coloration bleu pâle. Laver rapidement à l'eau distillée, puis recolorer le fond soit avec une *solution aqueuse d'éosine à 1 p. 100,* soit avec le *carmin alcoolique,* soit avec le *brun de Bismarck* ou la *safranine en solution aqueuse à 1 p. 100.*

Les bacilles et les corps granuleux qui en dérivent sont colorés d'une manière très homogène en bleu intense, le fond en rouge ou brun, suivant le colorant de fond employé. Cette méthode est très bonne, mais elle est un peu plus longue et plus compliquée que le ZIEHL.

Méthodes de C. SPENGLER [1]. — Il en existe plusieurs. La dernière proposée, qui n'est d'ailleurs qu'une modification des autres, consiste à :

Colorer par la *fuchsine phéniquée* à chaud ;

Laver ; passer à *l'alcool saturé d'acide picrique,* 2-3 minutes ;

Laver à l'alcool à 60° et à l'acide nitrique à 15 p. 100 pendant 20 à 25 secondes ;

Laver de nouveau à l'alcool jusqu'à décoloration parfaite. Laver à l'eau.

Passer une dernière fois dans l'alcool picriqué. Les bacilles colorés en rouge vif apparaissent par contraste sur le fond jaune.

Méthode de SPENGLER, *modifiée par* P. SPEUL.

Coloration pendant 2-3 minutes à chaud, ou 15-30 minutes à froid par un mélange, préparé au moment même, de 3 parties de fuchsine de Ziehl et 2 parties de violet de gentiane ;

Alcool picriqué (solution aqueuse saturée d'acide picrique, 60 ; alcool, 40), pendant une minute ;

Alcool à 60° ;

Décolorer par l'acide azotique faible à 1 p. pour 6 p. d'eau, puis par alcool à 60° ;

Colorer pendant 1 minute par alcool picriqué ;

Laver à l'eau, sécher.

Les bacilles sont roses, les granulations de MUCH noires, le fond jaune pâle.

Méthodes de MUCH [2]. — L'auteur en a proposé, lui aussi, plusieurs variantes qui sont toutes des *colorations de Gram* modifiées. La meilleure est celle-ci :

---

1. *Deutsch. med. Woch.,* 1907, n° 9, p. 337.
2. *Berlin. klin. Woch.,* 1908, n° 14, et *Beitræge z. Klin. d. Tub.,* 1907, vol. VIII, p. 85 et 357.

Colorer 24-48 heures par la solution suivante :

> Solution alcoolique concentrée de violet de méthyle BN. . . . .   10 cc.
> Solution d'acide phénique à 2 p. 100. . . . . .   100 cc.

Traiter 12 minutes par la *solution iodo-iodurée de Gram-Lugol* ;
Traiter 1 minute par une *solution à 5 p. 100 d'acide azotique* ;
Traiter 10 secondes par une *solution à 3 p. 100 d'acide chlorhydrique* ;
Laver à l'*alcool-acétone* (parties égales) jusqu'à ce que toute la couleur soit éliminée ;
Recolorer avec une *solution de fuchsine diluée*, ou par une *solution aqueuse de safranine à 1 p. 100*, 5-10 secondes ;
Laver à l'eau ; sécher.

Cette méthode donne de bons résultats, mais elle est longue et compliquée, et les préparations ainsi colorées se conservent moins bien que celles traitées par le ZIEHL. Elle met en évidence les formations granulaires de nature lipoïde, et les bacilles dégénérés. Ces formations granulaires, signalées par MUCH, ne doivent toutefois pas être considérées comme des formes particulières du virus tuberculeux. R. BITTROLFF et K. MOMOSE [1] ont montré qu'elles sont également colorables par le ZIEHL.

A. KIRCHENSTEIN a modifié comme suit la méthode de MUCH :
Colorer les bacilles par la méthode à l'*acide picrique* de SPENGLER (il n'est pas indispensable de différencier avec la solution picriquée alcoolique) ;
Laver soigneusement ;
Colorer par le *violet dahlia* ou le *violet de méthyle* en chauffant jusqu'à émission de vapeurs, pendant 2-3 minutes ;
Laver et décolorer avec une *solution d'iodure de potassium à 5 p. 100 dans l'alcool à 80 p. 100*. La décoloration s'obtient en 10-15 secondes. Les préparations bien réussies doivent apparaître à l'œil nu d'un bleu grisâtre ou d'un bleu pâle ;
Laver longuement et sécher. Le lavage prolongé est nécessaire pour avoir des préparations durables. Des traces d'iode persistantes favoriseraient la décoloration.

Par cette méthode, les granules sont colorés en bleu noirâtre. Les bacilles jeunes peuvent présenter un granule à chaque extrémité. Les bacilles bien développés en renferment de 5 à 9. L'enveloppe bacillaire est à peine visible.

---

1. *Veröffentl. der Robert Koch Stiftung*, fasc. 4, 1913.

Méthode de GASIS.

GASIS [1] a été guidé par cette conception que le bacille tuberculeux est plus essentiellement résistant aux alcalis qu'aux acides, en raison de sa constitution chimique. Il emploie d'abord comme *mordant* une *solution d'éosine* préparée de la manière suivante :

Eosine cristallisée.	1 gr.
Alcool absolu.	5 cc.
Eau distillée.	95 cc.

On verse dans un petit flacon d'Erlenmeyer et on ajoute gros comme une lentille de *bichlorure de mercure*. On chauffe doucement en agitant et on fait bouillir jusqu'à dissolution totale du sublimé. La solution s'éclaircit et abandonne un précipité qu'on décante.

Avec ce liquide on mordance à chaud la préparation pendant 1 à 2 minutes.

On lave à l'eau et on traite par le réactif décolorant alcalin composé comme suit :

Hydrate de soude.	0,5
Iodure de potassium.	1 gr.
Alcool à 50°.	100 cc.

jusqu'à ce que la couleur rouge disparaisse et soit remplacée par une teinte verdâtre.

On lave soigneusement à l'alcool absolu pour éliminer le réactif décolorant ; puis on passe à l'eau et on colore par contraste, pendant 2 à 3 secondes, à froid, avec une *solution acide de bleu de méthylène* :

Bleu de méthylène cristallisé.	1 gr.
Alcool absolu.	10 cc.
Acide chlorhydrique.	0 cc. 5
Eau distillée.	90 cc.

On lave à l'eau et on sèche.

Cette méthode permet d'obtenir de très élégantes préparations. Les bacilles apparaissent d'une belle couleur rouge sur fond bleu.

Je citerai enfin une dernière technique décrite par FONTÈS (de Rio de Janeiro), qui est assez commode pour l'étude des granulations chromatophiles du bacille tuberculeux.

Méthode de FONTÈS [2].

Colorer par la *fuchsine de Ziehl*, 2 minutes, en chauffant jusqu'à

1. *Centralbl. f. Bakt.*, vol. L, 1909, p. 111 ; *Berlin. klin. Woch.*, 1909, n° 18, et 1910, n° 31.
2. *Centralbl. f. Bakt.* 1909, vol. IL, p. 317.

émission de vapeurs ; laver à l'eau ; colorer au *krystall-violet phéniqué*, 2 minutes ; couvrir sur la lame (sans laver) de *solution iodo-iodurée de Gram*, qu'on verse et renouvelle trois fois ; traiter par *alcool-acétone* jusqu'à la décoloration complète ; laver à l'eau ; recolorer rapidement au *bleu de méthylène aqueux* ; laver à l'eau, sécher et examiner dans l'huile à immersion.

Le bacille, dans les cultures comme dans les crachats, paraît alors constitué de deux parties : une enveloppe protoplasmique teinte en rouge et des granulations colorées en violet foncé, en nombre d'autant plus grand (jusqu'à 6 environ) que les bacilles sont plus âgés. Les jeunes bacilles ne présentent ordinairement qu'une seule granulation chromatophile centrale.

Je ne crois pas utile de décrire d'autres procédés tels que ceux de KRONBERGER [1], de YAMAMOTO [2], de GIACOMI [3], de C. BIOT [4], etc., qui ne présentent sur les précédents aucun avantage. Comme je l'ai dit plus haut, celui de ZIEHL-NEELSEN, convenablement employé, répond à tous les besoins et reste encore le meilleur [5].

C. — HOMOGÉNÉISATION DES PRODUITS TUBERCULEUX

Lorsqu'il s'agit de rechercher les bacilles tuberculeux dans les produits qui n'en renferment qu'un très petit nombre, — et c'est alors que leur découverte est le plus utile pour éclairer un diagnostic — il y a toujours avantage à en obtenir d'abord la séparation d'avec les matières (globules de pus, déchets cellulaires, etc.) au sein desquelles ils se trouvent disséminés et souvent enrobés. On arrive très bien à ce résultat avec les méthodes d'*homogénéisation*.

Elles consistent à digérer par exemple les crachats, ou les éléments qui constituent les fèces, par diverses substances diastasiques ou par des réactifs chimiques dissolvants. Les bacilles résistent à la dissolution grâce à leur enveloppe ciro-graisseuse, et on peut ensuite les séparer, soit par simple décantation, soit par centrifugation, soit en provoquant leur adhésion à des particules de corps huileux ou analogues.

BIEDERT [6], puis MUHLHAUSER et CZAPLEWSKI [7] ont préconisé les premiers l'agitation des crachats dans un tube à essai avec deux ou quatre fois leur volume de *solution de soude à 0,2 p. 100*. On bouche le tube au

---

1. *Beitr. z. Klin. d. Tub.*, vol. XVI, fasc. 2.
2. *Centralbl. f Bakt. Orig.*, vol. XLVII, p. 570, 1908.
3. *Fortschr. d. Med.*, 1883, nº 5.
4. *Gazette des hôpitaux*, 8 janvier 1914, p. 42.
5. On trouvera un bon exposé critique des diverses méthodes de coloration du bacille tuberculeux dans les travaux de K. BERGER (*Centralbl. f. Bakt.*, 1910, vol. LIII, p. 174), de DOLD (*Arb. a. d. KK. Gesundh.*, 1911, vol. XXXVI, p. 433) et de BÖHM (*Centralbl. f. Bakt. Orig.*, 1912, vol. LXII, p. 497).
6. *Berlin. klin. Wochensch.*, 18 oct. 1886.
7. *Deutsch med. Woch.*, 1891, p. 282.

caoutchouc et on secoue vivement. On verse dans un verre conique ; on neutralise par une *solution d'acide acétique à 5 p. 100* avec quelques gouttes de *phénol-phtaléine* comme indicateur et on laisse décanter ; ou bien on centrifuge avec addition de deux parties *d'alcool à 90°* pour une partie de liquide. Le culot centrifugé est étalé sur lames et coloré au *Ziehl*.

HAMMERL [1] traite les crachats par un mélange en parties égales de *lessive de soude et d'ammoniaque*, puis il les agite avec une petite quantité *d'acétone* et centrifuge.

SPENGLER [2], VON PHILIPP, préfèrent digérer le crachat 24 heures à l'étuve à 37° avec une petite quantité de *pancréatine*.

VON ELLERMAN et ERLANDSEN [3] réalisent l'auto-digestion par 24 heures d'incubation à 37° en présence d'un demi-volume de *solution de bicarbonate de soude à 0,6 p. 100*. On centrifuge dans un tube gradué, puis on reprend un volume du dépôt par quatre volumes de *solution de soude à 0,25 p. 100* ; on chauffe à l'ébullition en agitant soigneusement et on centrifuge une dernière fois.

BEZANÇON et PHILIBERT [4] attachent une grande importance à la densité des liquides au sein desquels la séparation des bacilles doit s'effectuer. Ils ont étudié une méthode qui a précisément pour objet de diminuer cette densité. Leur technique est la suivante :

On mesure dans une éprouvette graduée un volume X de crachats. Dans une autre éprouvette on prépare une quantité d'eau dix fois égale à ce volume. On met le crachat et la moitié de l'eau dans une capsule de porcelaine et on ajoute autant de gouttes de *lessive de soude à 0,2 p. 100* qu'il y a de centimètres cubes de crachats. Par exemple :

Crachats.	10 cent. cubes
Eau.	100
Lessive de soude à 0,2 p. 100.	X gouttes

On porte la capsule sur un bec Bunsen et on chauffe doucement en agitant constamment. On ajoute petit à petit le reste des 100 centimètres cubes d'eau. On chauffe environ dix minutes.

On laisse refroidir et on prend la densité du liquide homogénéisé. Si cette densité dépasse 1004 (celle du bacille oscillant de 1010 à 1080), on ajoute un peu *d'alcool à 50°* jusqu'à ce qu'elle soit retombée à 999 ou 1000.

On prélève de quoi garnir deux à quatre tubes à centrifuger et on centrifuge trois quarts d'heure à une heure. On décante le culot qu'on étale sur lames pour le sécher et le colorer par le ZIEHL-NEELSEN.

---

1. *Münch. med. Woch.*, 1909, p. 1955.
2. *Deutsch. med. Woch.*, 1895, p. 244.
3. *Zeitsch. f Hyg.*, vol. LXI, p. 219, 1908.
4. *Société de Biologie*, 10 janvier et 7 février 1903.

La dissolution des crachats s'obtient beaucoup plus aisément par le procédé d'Uhlenhut et Xylander [1] à *l'antiformine (mélange d'hypochlorite de chaux et de lessive de soude* [2]), ou par celui plus anciennement connu (1900) de Lannoise et Girard [3] à *l'eau de Javel* diluée au tiers ou pure, à chaud ou à froid, et à la soude. La technique que j'ai adoptée est la suivante :

On mélange dans un tube centrifugeur plusieurs centimètres cubes de crachats avec la même quantité d'une *dilution d'antiformine à 30 p. 100* dans l'eau, ou avec *5 à 10 volumes d'eau de Javel ;* on agite vigoureusement pendant 2–3 minutes et on laisse le tube à l'étuve à 37° pendant une nuit ou quelques heures. On centrifuge ensuite. Le liquide surnageant est rejeté et remplacé par un égal volume d'eau salée physiologique. On agite et on centrifuge de nouveau. Les bacilles tuberculeux s'agglomèrent dans le sédiment qu'on étale sur lames et qu'on fixe à la chaleur. (L'antiformine doit être diluée dans de l'eau distillée pour ne pas y introduire de bactéries acido-résistantes d'origine étrangère.

Avant de centrifuger, après l'homogénéisation par l'antiformine, Loeffler préfère agiter le mélange avec un peu de *chloroforme* et *d'alcool* (1 partie de chloroforme et 9 d'alcool absolu).

Bernhardt [4], Haserodt [5], Kawai [6], Kinyoun, Jane L. Berry et Mary A. Smeaton [7] remplacent le chloroforme par une huile minérale, la *ligroïne*, ce qui permet d'éviter la centrifugation. Avec le chloroforme, les bacilles sont entraînés au fond : avec la ligroïne, au contraire, ils sont écrémés, et se retrouvent dans la zone de séparation des deux liquides, *sous la ligroïne qui surnage.*

On a imaginé de nombreuses variantes de ces procédés. Celle indiquée par Lorentz donne de bons résultats :

A *5 cc de crachats,* ajouter *15 cc. d'antiformine à 15 p. 100 ;*

Agiter fortement jusqu'à homogénéisation complète ;

Chauffer jusqu'à émission de vapeurs ;

Centrifuger 10 minutes et séparer le culot de centrifugation pour l'étaler sur lames.

Pour faire retomber les mousses après l'homogénéisation des crachats, il est recommandable d'ajouter *15 cc. d'alcool* et de centrifuger ensuite.

La méthode à l'antiformine, très pratique et très sûre, peut être

---

1. *Arb. K. K. Gesundheitsamt,* vol. XXXII, fasc. 1, 1909.
2. L *antiformine* est un désinfectant qui a été introduit dans le commerce en 1900 par Victor Tornell et Axel Sjoo, de Stockholm, pour l'aseptisation des récipients de brasserie. C'est un oxydant énergique. On peut lui substituer l'eau de Javel ou la liqueur de Labarraque pure, dont l'action est pourtant moins rapide.
3. *Presse médicale,* 5 mai 1902.
4. *Deutsch. med. Woch ,* 1909, p. 1428.
5. *Hyg. Rundschau,* 1909, n° 12.
6. *Med. Klin.,* vol. IV et V, 1911.
7. *Journ. of inf. diseases,* 1914, XIV, 159.

utilisée non seulement avec les crachats, mais avec le pus des abcès froids, ou avec des fragments d'organes broyés, et aussi avec les fèces. Pour la recherche des bacilles tuberculeux dans ces dernières, on en prend environ 5 grammes que l'on délaye d'abord dans 10 cc. d'eau ; on ajoute une forte quantité d'antiformine (environ 30 cc. d'une solution à 40 p. 100), on agite et on laisse digérer pendant deux heures à 37°. Après quoi on centrifuge.

Les *exsudats* (liquides pleurétiques, céphalo-rachidiens ou articulaires), dans lesquels il s'agit de déceler le bacille tuberculeux, ne doivent pas être traités par l'antiformine, mais simplement centrifugés, afin de conserver intacts les éléments cellulaires qu'ils renferment, leur détermination et leur numération présentant un grand intérêt pour le diagnostic.

Si l'on se propose de déterminer la présence de bacilles dans le *sang*, la méthode la plus convenable consiste à extraire à la seringue, d'une veine du pli du bras, 10 ou 20 centimètres cubes de sang qu'on projette aussitôt dans un tube contenant 10 ou 12 centimètres cubes de solution de citrate de soude à 2 p. 100 dans l'eau salée physiologique. On ferme le tube avec un bouchon de caoutchouc stérile, on le retourne trois ou quatre fois et on le porte à la glacière pendant 24 heures. On décante ensuite le liquide avec précaution et on recueille le sédiment à la pipette pour en faire des préparations colorées ou pour l'inoculer à des animaux.

Léon Bernard, R. Debré et Baron [1] préfèrent traiter immédiatement le sang, au sortir du vaisseau, par *20 cc. d'alcool à 30°* (pour 10 cc. de sang). Le laquage des globules est ensuite complété par addition progressive de *30 cc. d'alcool pur à 40°*. On agite vigoureusement et on centrifuge pendant une demi-heure. Après décantation on reprend le culot par *40 cc. d'alcool à 40°*, on agite, puis on ajoute une à deux gouttes d'une *solution alcoolique de soude au dixième*. On centrifuge de nouveau. Le culot minime ainsi obtenu est étalé sur lame et coloré.

Lorsqu'il s'agit de rechercher le bacille dans des caillots, la méthode de *digestion en milieu fluoré*, préconisée par A. Jousset [2], peut être employée. Elle permet de digérer la fibrine au moyen d'un suc gastrique artificiel fluoré composé de :

Pepsine en paillettes (titre 50 du Codex). .		1 à 2 gr.
Glycérine pure.	āā	10 gr.
Acide chlorhydrique à 22° Bé.		
Fluorure de sodium.		3 gr.
Eau distillée. . . , ...		1 litre

---

1. *Société d'études scientifiques sur la tuberculose*, nov. 1912.
2. *Semaine médicale*, 21 janv. 1903.

On mélange 10 à 20 volumes de ce liquide à 1 volume de caillot, on porte à l'étuve à 37° pendant trois heures et on centrifuge.

D. — COLORATION DES COUPES

Les fragments d'organes dans lesquels on veut étudier les rapports des bacilles tuberculeux avec les éléments cellulaires doivent être découpés en petits cubes de 0 cc. 5 d'épaisseur et fixés d'abord par l'*alcool à 60°*. On les fait passer ensuite successivement, en 24 heures, dans la *série des alcools à 70°, 80°, 90° et absolu*. On peut aussi les fixer d'emblée dans la *solution de formol à 10 p. 100* pendant 24 heures, puis les plonger dans l'*alcool absolu*. Les inclusions se font ensuite dans la paraffine suivant la technique histologique habituelle (*alcool-xylol, xylol pur, xylol-paraffine, paraffine*).

Les coupes, collées sur lames au moyen de l'albumine thymolée, doivent être aussi minces que possible. On les plonge dans l'éther pour dissoudre la paraffine, puis dans l'alcool absolu, dans l'alcool à 80°, dans l'alcool à 60°, dans l'alcool à 40°, dans l'eau distillée, et on les immerge enfin dans la solution de *Ziehl* où elles doivent rester au moins une heure à 37°, ou 24 heures à la température du laboratoire. On les décolore ensuite avec l'alcool chlorhydrique (1 cc. d'HCl dans 100 cc. d'alcool à 70°) ou mieux par le chlorhydrate d'aniline en solution aqueuse à 2 p. 100 suivie d'un lavage à l'alcool à 95° ; on lave à l'eau ; on recolore par le *bleu phéniqué de Kühne* pendant une minute, on lave de nouveau à l'eau, on déshydrate rapidement par l'alcool absolu, on éclaircit à l'essence de girofle, et après un dernier et abondant lavage au xylol on monte dans le baume de Canada. Les bacilles se détachent nettement en rouge sur le fond bleu de la préparation.

Il peut y avoir intérêt, pour l'étude des coupes, à colorer par différenciation les noyaux cellulaires. En ce cas on traite d'abord la coupe par l'*hématoxyline de Delafield* diluée au tiers, pendant deux minutes ; on lave soigneusement à l'eau ; on colore ensuite par le *Ziehl* comme il a été dit ci-dessus, une heure à 37°, etc...

La méthode de Herman-Caan [1] est aussi très recommandable. En voici la technique :

Colorer d'abord la coupe au *carmin chlorhydrique* (*Carmin de Mayer*) pendant 10 minutes.

Différencier à l'*alcool chlorhydrique à 1 p. 100* (1 cc. d'HCl pur pour 100 cc. d'alcool à 70°) jusqu'à ce que les noyaux soient nettement apparents ;

Laver ; colorer environ deux heures avec une *solution de krystall violet au carbonate d'ammoniaque* (3 parties de solution à 1 p. 100 de

---

1. *Centralbl. f. Bakt.*, 1909, vol. XLIX.

carbonate d'ammoniaque dans l'eau distillée et 1 partie de solution à
3 p. 100 de krystall-violet dans l'alcool à 95°) ;

Décolorer pendant quelques secondes par une *solution d'acide
nitrique à 10 p. 100*, puis passage à l'*alcool à 95°* jusqu'à ce que la couleur du carmin réapparaisse ;

Dessécher : monter au baume.

E. — DIAGNOSTIC DIFFÉRENTIEL PAR LES MÉTHODES DE COLORATION

L'une des caractéristiques essentielles du bacille tuberculeux est
l'*acido-résistance*, autrement dit la propriété de rester *coloré* lorsque, après
avoir été imprégné de teinture, on fait agir sur lui des *acides* ou d'autres
réactifs décolorants. Mais cette propriété ne lui est pas exclusive.

D'après les recherches de Bexiax [1] et de Hope Sherman [2], effectuées
sur des bacilles broyés et aussi sur des bacilles entiers, elle est d'ordre
purement physique et ne s'observe que lorsque les corps microbiens sont
intacts.

On connaît aujourd'hui toute une série d'espèces microbiennes qui
sont également acido-résistantes. Tel est le cas pour le bacille de la
lèpre, découvert par Hansex : les bacilles de la peau auxquels Lustgarten, en 1884, a attribué l'étiologie de la *syphilis ;* le bacille d'Alvarez et Tavel, du smegma préputial (1885) ; celui trouvé par Gottstein
en 1886 dans le *cérumen* de l'oreille ; certains bacilles assez communs
dans le *beurre*, le *lait* (Koch, Petri, Korx, Bixot, L. Rabinowitsch,
Kayserling), et le *fumier* (*mistbacillus* de Moeller, etc. [3]).

On a encore trouvé des bacilles acido-résistants dans la *terre* (Karlinski, Moeller), dans les *eaux d'égout* (Spixa, Houston) et aussi sur
certaines *plantes* (*Bacilles des graminées : grassbacillus, Timotheebacil-
lus, b. de la fléole de* Moeller).

Les bactériologistes ont longtemps discuté la question de savoir s'il
existe entre ces bacilles *acido-résistants*, les uns pathogènes, les autres
saprophytes, — ces derniers presque tous facilement et rapidement cultivables sur les milieux artificiels — quelque parenté d'origine. La
question n'est pas élucidée, mais elle paraît jusqu'à présent devoir être
résolue par la négative pour les raisons suivantes :

Malgré les tentatives nombreuses effectuées par des expérimentateurs
très exercés, on n'a jamais réussi à produire l'infection tuberculeuse,
inoculable en séries, avec l'un quelconque de ces microbes acido-résistants.

Ces bacilles, inoculés aux animaux *non tuberculeux*, ne déterminent

---

1. *Journ. of Path. and Bact*, 1912, XVII, p. 199.
2. *Journ. of Inf. diseases*, mars 1913, p. 249.
3. Voir à ce sujet les monographies de Potet, thèse Lyon, 1902 ; Weber, *Arb.
aus d. Kais. Gesundheits*, vol. IX ; L. Rabinowitsch, *Cent. f. Bakt.*, vol. XXIV ; et
plus loin, chapitres xxviii et xxix.

pas chez eux la sensibilité spéciale aux inoculations ultérieures du vrai bacille tuberculeux, sensibilisation qui caractérise ce que nous étudierons plus loin sous le nom de *phénomène de Koch* (Chapitre XXXIX.)

Ils ne sont pas *agglutinables* par les sérums de sujets tuberculeux et ne peuvent pas servir d'*antigènes* vis-à-vis des sensibilisatrices tuberculeuses [1].

Leurs produits de sécrétion ne présentent, pour les animaux tuberculeux, *aucune toxicité* comparable à celle de la *tuberculine produite par le bacille de Koch.*

Enfin *l'inoculation de ces bacilles acido-résistants ne confère pas aux organismes neufs la moindre résistance à l'égard de l'infection tuberculeuse vraie.*

Rien ne prouve cependant que, dans leur cycle à travers la nature, par une adaptation lente et prolongée à la vie parasitaire dans l'organisme des animaux ou de l'homme, ces bacilles ne puissent devenir tuberculigènes et se transformer peu à peu en bacilles tuberculeux. Mais c'est là une hypothèse qu'aucun fait expérimental ne permet de considérer comme fondée.

Bien autrement importante est la question de savoir sur quels critériums il convient de s'appuyer pour distinguer le *bacille de Koch* authentique des *acido-résistants* qui lui ressemblent et qu'on est exposé à rencontrer à chaque instant dans les produits pathologiques, dans les excrétions ou les sécrétions (crachats, fèces, urines), sur les muqueuses ou sur la peau saine ou malade. Or il semble bien que les réactions colorantes ne permettent pas d'établir cette différenciation. Plusieurs d'entre eux sont moins résistants à la décoloration par les acides que le bacille tuberculeux vrai, mais ces inégalités d'acido-résistance sont trop faibles pour qu'on puisse baser sur elles quelque certitude.

Je dois signaler pourtant qu'il est souvent possible de distinguer les bacilles acido-résistants qu'on trouve si communément sur les *muqueuses génitales,* surtout chez la femme (les urines de celle-ci d'après Grünbaum en renferment 59 fois sur cent) et aussi ceux de la *peau normale,* d'avec le bacille tuberculeux, en utilisant la technique de Daums qui consiste à immerger dans l'alcool absolu, pendant 3 heures, avant toute fixation, les lames chargées par exemple du dépôt d'une urine centrifugée. On les porte ensuite dans un bain *d'acide chromique à 3 p. 100* pendant 15 minutes, puis on les colore par la *fuchsine de Ziehl.* Après décoloration par l'acide azotique dilué au quart, ou par le chlorhydrate d'aniline à 2 p. 100 et l'alcool, on recolore un peu longuement (environ 5 minutes) par une solution alcoolique concentrée de

---

[1]. Les faits contraires à cette affirmation, publiés par Bayon (*Soc. of Tropical medicine,* 1912) et par Fritzsche (*Dissertation Zurich,* 1908), sont absolument controuvés par les travaux de nombreux expérimentateurs, et j'ai pu m'assurer moi-même qu'ils sont inexacts.

bleu de méthylène. Les bacilles acido-résistants du *smegma* sont alors teintés en bleu, tandis que les bacilles tuberculeux apparaissent nettement rouges. Dahms insiste aussi sur ce fait que jamais les bacilles du *smegma* ne montrent les formes incurvées qu'on observe si fréquemment chez les bacilles tuberculeux.

L'*antiformine* est aussi un excellent réactif pour différencier les bacilles tuberculeux des nombreuses variétés de *paratuberculeux* et d'*acido-résistants* dont nous aurons à parler plus loin. Les *bacilles du smegma* par exemple, ceux de *Moeller*, de *Tobler*, les *acido-résistants des matières fécales*, sont complètement dissous, ainsi que l'a montré Anna V. Spindler-Engelsen [1] (de Zurich), en une demi-heure dans une solution à 15 p. 100, tandis que, *même après 4 jours de macération dans une solution d'antiformine à 50 p. 100, les bacilles humains et bovins restent morphologiquement reconnaissables. Les bacilles de l'orvet* sont un peu plus résistants que les autres paratuberculeux. Ils sont cependant dissous en 24 heures dans la solution à 50 p. 100.

Mais, — et ce sera la conclusion de ce chapitre, — en l'état actuel de nos connaissances, le plus sûr moyen d'établir un diagnostic précis réside dans l'*inoculation expérimentale*.

On ne doit considérer comme tuberculeux *que les bacilles qui, introduits dans l'organisme d'animaux sensibles, tels que le cobaye, produisent des lésions tuberculeuses inoculables en séries*, c'est-à-dire susceptibles d'infecter successivement les animaux sensibles, de même espèce ou d'espèces différentes (cobaye, singe), lorsqu'on les fait passer de l'un à l'autre.

---

1. *Centralbl. f. Bakt.*, 1915, vol. LXXVI, p. 356.

CHAPITRE II

CULTURE ET ISOLEMENT DU BACILLE TUBERCULEUX

Le bacille tuberculeux vit habituellement en parasite des cellules lym-, phatiques. Sa culture dans les milieux artificiels est lente et difficile, surtout dans les premières générations. On l'obtient cependant sans trop de peine en partant d'organes tuberculeux où il existe à l'état de pureté ; mais son isolement nécessite des manipulations très délicates s'il s'agit de le réaliser en prenant comme semence des crachats ou d'autres produits pathologiques provenant de lésions ouvertes, dans lesquelles d'autres microbes — tels que les agents habituels des suppurations — se trouvent en grand nombre et sont beaucoup plus aisément cultivables sur les mêmes milieux.

Robert Koch [1], après de multiples tentatives infructueuses, réussit le premier à obtenir une culture pure en étalant des tubercules, fraîchement ramollis et préalablement écrasés, sur du sérum de bœuf ou de mouton coagulé et stérilisé par plusieurs chauffages successifs à 68°. Le sérum, contenu dans de petits godets de cristal recouverts d'un disque de verre, était, après ensemencement, maintenu dans un thermostat à la température de 37°. En examinant à la loupe il vit apparaître, au bout de dix à quinze jours, à la surface de ce milieu semi-transparent, de très petites colonies écailleuses grisâtres qui, reportées sur d'autres godets semblables, donnaient lieu à un nouveau développement, plus rapide cette fois, d'amas irréguliers de colonies proéminentes, toujours écailleuses et sèches. L'examen de ces colonies au microscope après coloration montrait des bacilles identiques à ceux que contenaient les tubercules d'où ils étaient issus, et leur inoculation au cobaye et au lapin reproduisait exactement les mêmes lésions qu'on obtenait lorsque, selon la technique de Villemin, on introduisait dans l'organisme de ces animaux le produit de broyage d'organes tuberculeux.

Robert Koch essaya d'autres milieux de culture. En déposant, à la surface de sérum liquide stérile, des lamelles écailleuses provenant d'une culture initiale sur sérum coagulé, il obtint un développement peu abon-

1. *Mitt. a. d. Kais. Gesundh.*, vol. II, 1884.

dant, sous la forme d'un voile mince extrêmement fragile. Mais il ne réussit pas à cultiver le bacille sur bouillon ni sur gélose nutritive, et après avoir relaté tous ses essais il déclara « qu'il n'y a pas à espérer que la culture du bacille de la tuberculose joue un très grand rôle dans l'étude de la maladie ».

Bientôt après, Nocard et Roux [1] publiaient dans les *Annales de l'Institut Pasteur* un important mémoire dans lequel ils décrivaient un perfectionnement de technique auquel nous sommes redevables des grands progrès réalisés par la suite dans l'étude du bacille tuberculeux et de ses produits de sécrétion. Ces savants avaient constaté que la glycérine, ajoutée en proportion convenable (5 à 8 p. 100) au bouillon, à la gélose ou au sérum, rend ces milieux particulièrement favorables à la multiplication du microbe.

A. — CULTURE DU BACILLE PROVENANT DE PRODUITS PATHOLOGIQUES PURS DE TOUS AUTRES GERMES MICROBIENS.

Malgré les perfectionnements de la technique, il est toujours difficile d'obtenir une première culture de bacilles, même en prenant comme semence initiale un organe tuberculeux dans lequel ils existent à l'état *pur*.

Le procédé le plus recommandable consiste à tuer un animal tuberculeux (par le chloroforme par exemple). On en fait rapidement l'autopsie avec toutes les précautions d'asepsie usuelles, de manière à découvrir d'abord la rate, puis les principaux groupes ganglionnaires, surtout les médiastinaux. On cautérise, avec une spatule rougie à la flamme, la surface de l'organe et, avec un fin scalpel stérilisé, on en découpe, à travers la partie cautérisée, de petits fragments qu'on introduit aussitôt dans un tube stérile en verre un peu épais, bouché à l'ouate. On fait pénétrer dans le tube un agitateur stérile en verre à extrémité rodée et on écrase le plus finement possible les fragments, de manière à en former une pulpe homogène. Cette pulpe, chargée sur une spatule de platine, est alors étalée à la surface de plusieurs tubes contenant, en couche inclinée, du sérum de bœuf glycériné à 4 p. 100 et coagulé par chauffage à 70°. On doit s'être assuré préalablement que ces tubes sont parfaitement stériles. On les porte à l'étuve après les avoir obturés avec des capuchons de caoutchouc stérilisés et on les maintient soigneusement à la température de 38°, en position inclinée, presque horizontale. Tous les tubes ainsi ensemencés ne cultivent pas. Mais si on les examine attentivement après 8 à 12 jours, on aperçoit sur quelques-uns d'entre eux, à la surface du sérum, de petites masses grises légèrement proéminentes qui sont des colonies de bacilles. Dès qu'elles sont bien apparentes, on en vérifie la nature et la pureté par l'examen au microscope

---

1. *Annales de l'Institut Pasteur*, 1887, p. 19.

1, 2, 3, 4. Cultures sur pomme de terre glycérinée à 4 p. 100.

1. Tuberculose humaine.   3. Tuberculose bovine biliée.
2. — bovine.   4. — aviaire.

5, 6, 7. Cultures sur gélose glycérinée à 4 p. 100.

5. Tuberculose humaine.   7. Tuberculose aviaire.
6. — bovine.

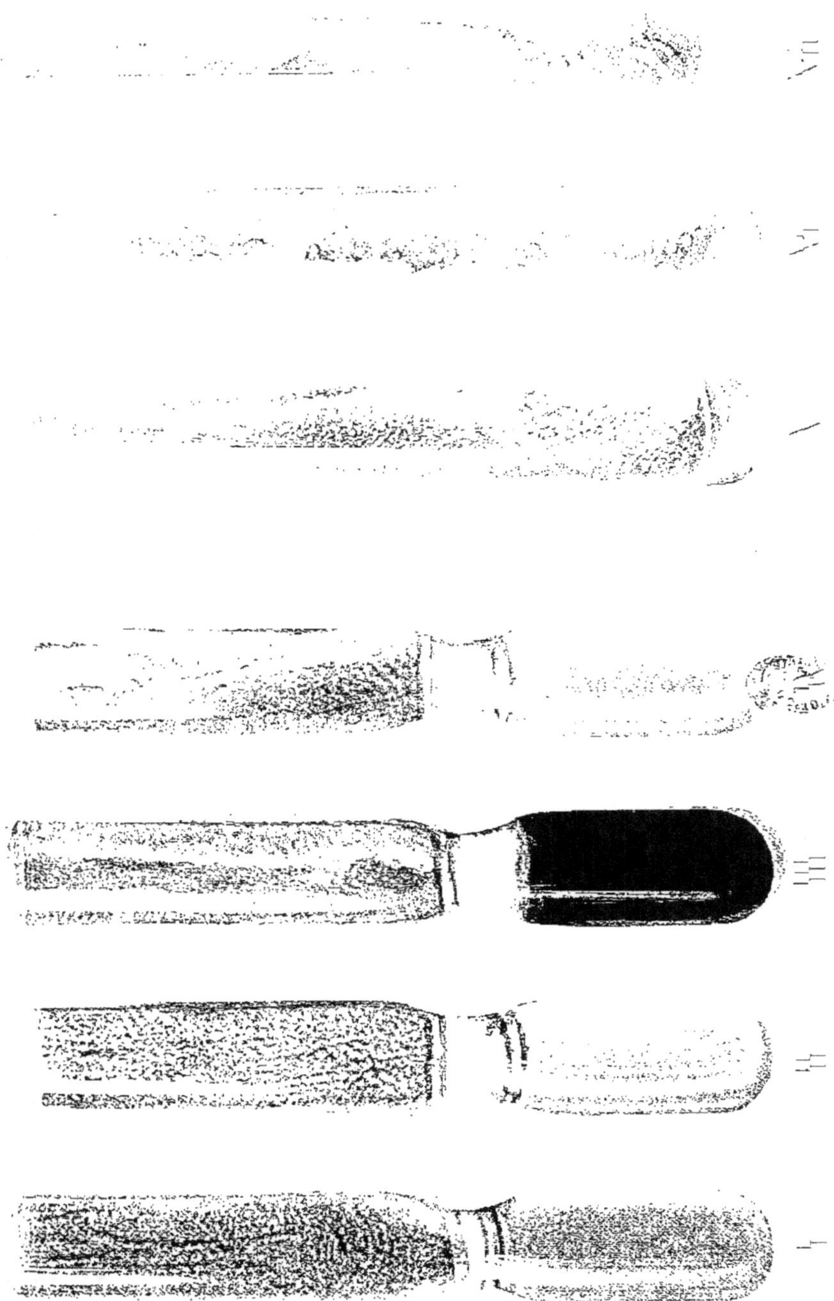

et il faut les reporter immédiatement sur un nouveau milieu de culture où elles se développent avec plus de vigueur. Pour cela, on les charge sur une spatule de platine flambée et on les écrase en les étalant sur toute la surface d'un nouveau tube de sérum glycériné coagulé qu'on reporte à l'étuve 38°. Généralement, après 3 à 4 semaines, le développement des colonies est devenu assez abondant pour qu'on puisse les réensemencer soit sur d'autres tubes de sérum, soit sur du bouillon glycériné, soit sur des pommes de terre glycérinées, et les cultures en séries sont désormais faciles à obtenir. (*Planches I et II.*)

Ces cultures en séries, en partant d'une première semence bien développée sur sérum glycériné coagulé, se font le plus aisément sur pommes de terre glycérinées ou sur bouillon glycériné.

On peut, comme l'a indiqué K. K. WEDENSKY [1], enrichir en bacilles la matière qui doit servir de semence initiale en suspendant, au bout d'un fil stérilisé, un fragment de tissu (rate ou ganglion lymphatique) prélevé aseptiquement, et en l'introduisant dans un gros tube à essai ou une fiole d'*Erlenmayer* contenant un peu de bouillon glycériné, de telle sorte que ce fragment ne soit que partiellement immergé. En une ou deux semaines la pullulation des bacilles est suffisante pour qu'on puisse en obtenir plus aisément des cultures.

a) *Cultures sur pommes de terre.*

La méthode de culture sur pomme de terre glycérinée a été décrite d'abord par A. D. PAWLOWSKY [2] qui l'avait étudiée en 1888 à l'Institut Pasteur, en utilisant les tubes à essai, étranglés au niveau de leur tiers inférieur, employés déjà par E. ROUX depuis 1886 :

On coupe avec un emporte-pièce des tranches demi-cylindriques de grosses pommes de terre, de telle sorte que chaque tranche, débarrassée de pelure, ait environ 5 à 6 centimètres de longueur et une largeur correspondante au diamètre intérieur des tubes. Les tranches, fraîchement coupées, doivent être immergées aussitôt dans un cristallisoir contenant une solution à 10 p. 1000 de carbonate de soude. On les y laisse tremper une ou deux heures, puis on les essore dans un linge et on les introduit une à une dans chaque tube à essai dont on a préalablement garni le tiers inférieur, jusqu'à l'étranglement, de bouillon ou simplement d'eau salée physiologique glycérinée à 5 p. 100. On bouche à l'ouate et on stérilise en une seule fois à l'autoclave à 120° pendant 30 minutes. Au sortir de l'autoclave on obture les tubes avec des capuchons de caoutchouc stérilisés pour éviter l'évaporation de leur contenu.

L'ensemencement à la surface de la pomme de terre se fait avec une spatule de platine un peu rigide. Le développement des bacilles tuber-

---

1. *Centralbl. f. Bakt.*, 15 juil. 1913.
2. *Annales de l'Institut Pasteur*, 1888, p. 303.

(PLANCHES I ET II.)

culeux y est plus rapide et beaucoup plus abondant que sur le sérum coagulé, de telle sorte que ce milieu convient très bien lorsqu'on a besoin de se procurer de grandes quantités de microbes. En quatre à cinq semaines, la surface de la pomme de terre se recouvre entièrement d'une masse épaisse de colonies agglomérées, granuleuses, proéminentes et irrégulières, de couleur blanc-grisâtre. tantôt sèches et tantôt humides, suivant la provenance *humaine, bovine* ou *aviaire* des bacilles. Sur certaines sortes de pommes de terre, qui contiennent un peu de glucose, la culture prend une couleur rose tirant au rouge brique.

On peut très bien se servir de la pomme de terre glycérinée pour cultiver d'emblée le bacille tuberculeux à partir du pus d'abcès froids ou du produit de broyage d'organes tuberculeux purs de tous autres germes microbiens ; mais il est incontestable que les cultures primitives s'obtiennent plus sûrement sur le sérum coagulé glycériné. En revanche, les bacilles développés sur pommes de terre poussent ensuite avec beaucoup plus de vigueur lorsqu'on les réensemence sur le même milieu ou sur bouillon glycériné.

b) *Cultures sur milieux liquides.*

Les cultures en milieux liquides permettent seules la préparation de la *tuberculine* et l'étude des poisons solubles excrétés par le bacille. Aussi ces milieux sont-ils très employés dans les laboratoires. Le plus fréquemment utilisé est le bouillon peptoné ordinaire, de veau ou de bœuf, bien clarifié, qu'on additionne de glycérine dans la proportion de 4 à 5 p. 100 et qu'on alcalinise légèrement en prenant la teinture de tournesol comme indicateur.

Il n'est pas indispensable d'employer de la viande. Ainsi Beck la remplace avantageusement et très simplement par 100 cc. de sérum (de cheval, de bœuf ou de porc) qu'on mêle à 900 cc. d'eau et qu'on chauffe à l'ébullition (dans l'autoclave non boulonné) pendant une heure. On jette ensuite sur un filtre. Le liquide clair est additionné de :

Citrate de magnésie.	2 gr. 5
Asparagine.	2
Glycérine.	20

On reporte à l'autoclave à 112° pendant 15 à 20 minutes et on filtre,

Le bouillon est réparti dans des ballons à fond plat, de telle sorte que chacun renferme une couche de liquide de 2 centimètres de hauteur. On bouche les ballons à l'ouate et on stérilise par une demi-heure de chauffage à l'autoclave à 120°. Après refroidissement, on ensemence chaque ballon en déposant avec précaution, à la surface du liquide, au moyen d'une anse ou d'une spatule de platine, quelques parcelles écailleuses recueillies à la surface d'une culture sur pomme de terre, ou un fragment de voile provenant d'une autre culture en bouillon. Les voiles minces, de développement récent, ou les cultures jeunes sur milieux solides, conviennent le mieux pour ces ensemencements sur bouillon. L'essentiel est de ne pas immerger la semence, car si celle-ci est noyée dans la masse du liquide, elle ne se multiplie pas.

On porte les ballons dans une étuve à température constante, bien réglée à 38° et qu'on évitera d'ouvrir fréquemment. Déjà après quelques jours on voit se former un léger voile très mince qui s'étend tout autour de la pellicule ensemencée. Ce voile couvre, au bout de 3 à 4 semaines, toute la surface du liquide, tend même à grimper sur les parois du ballon, puis s'épaissit en formant des rides de plus en plus épaisses. A six semaines, la culture est achevée ; elle n'augmente plus. Le voile prend l'aspect d'une plaque de bougie fondue, à surface chagrinée; puis il se fendille et, au moindre mouvement imprimé au ballon, il tombe au fond du vase. Le liquide sous-jacent reste toujours parfaitement limpide. S'il arrivait qu'il se troublât, c'est que la culture est souillée de quelque autre microbe.

Les réensemencements en séries sur bouillon doivent toujours être effectués avec des voiles jeunes, très minces.

On a cherché à préparer des milieux liquides dont la composition chimique fût mieux définie que ne peut l'être celle, toujours très variable, d'un bouillon de viande. KUHNE, PROSKAUER et BECK [1], USCHINSKY, HIPP. MARTIN, C. FRAENKEL, VON SCHWEINITZ [2], LÖWENSTEIN et PICK, ont proposé des formules synthétiques complexes où entrent, avec divers sels minéraux, la leucine, la tyrosine, l'asparagine, le glycocolle, la sarcosine, l'acide hippurique, certains sucres (glucose, galactose, maltose) et des alcools polyatomiques (dulcite et mannite).

Le milieu de KUHNE [3] s'obtient en préparant d'abord un mélange des produits suivants :

	grammes
Chlorure de sodium.	16.
Sulfate de magnésie crist.	3,5
Plâtre calciné.	1,5
Magnésie calcinée.	2,5
Potasse anhydre.	62,13
Soude.	7,35
Fer réduit.	6,2
Acide phosphorique (de Dé = 1,3.)	95.
Acide lactique (de Dé = 1,2).	50 à 60
Eau distillée.	600.

On chauffe à l'ébullition.

12 cc. de ce mélange représentent 10 gr. environ d'extrait de viande,

1. *Zeitsch f. Hygiene*, 1894. vol. XVIII, p. 128.
2. *Centralbl f. Bakt.*. vol. XIV, p. 330, 1893.
3. *Zeitsch f. Biologie*, vol. XXX, p. 221.

c'est-à-dire la quantité nécessaire pour préparer 1 litre de solution nutritive.

A ces 12 cc. on ajoute (pour 1 litre) :

	grammes
Leucine.	4
Tyrosine.	1
Asparagine.	2
Succinate d'ammoniaque.	2
Taurine.	0,5
Glycérine.	40
Chlorure de sodium.	5

On alcalinise légèrement à la soude, on stérilise et on répartit en ballons. Le milieu de Proskauer et Beck contient les éléments suivants :

	grammes
Carbonate d'ammoniaque.	0,35
Sulfate de magnésium.	0,25
Phosphate de potassium (mono).	0,15
Glycérine.	1,50
Eau.	100

Au laboratoire de Robert Koch, pour la préparation de la tuberculine sans albumine (tuberculine A. F., *albumosefrei*) dont il sera parlé plus loin (*Chap. V*), on l'a modifié comme suit :

	grammes
Phosphate de potassium (mono).	0,50
Sulfate de magnésium.	0,06
Citrate de magnésium.	0,25
Asparagine.	0,50
Glycérine.	2
Soude caustique.	0,25
Eau distillée.	100

Le milieu que j'ai étudié avec L. Massol et M. Breton convient très bien et est facile à préparer [1].

Voici sa composition pour 1 litre :

	grammes
Carbonate de soude.	1
Sulfate ferreux.	0,040
Sulfate de magnésie.	0,050
Phosphate de potasse.	1
Chlorure de sodium.	8,5
Glucose.	10
Glycérine.	40
Peptone de Witte.	10
Eau distillée.	1000

1. *Société de biologie*, 27 nov. 1909.

On peut remplacer la peptone par 2 gr. p. 1.000 de succinimide ou par 2 p. 1000 d'asparagine, mais avec cette dernière il faut supprimer le carbonate de soude.

Sur ce milieu, le développement de la culture est très abondant.

L. Massol et M. Breton [1] ont montré que, pour la culture sur pommes de terre, le glucose et le lévulose peuvent remplacer la glycérine. Mais il n'en est pas de même du saccharose. Toutefois, si l'on prend soin d'intervertir ce dernier, la culture est alors possible et la récolte est aussi abondante qu'en présence de glucose. Le bacille tuberculeux ne produit donc pas de *sucrase*.

Le *potassium* et le *magnésium* paraissent être les éléments minéraux les plus nécessaires au développement du bacille dans les milieux artificiels. Les milieux qui en sont privés ne donnent aucune culture (Bezançon, Philibert et Boudin) [2].

Baudran [3] a combiné un autre milieu à base de glycéro-phosphates, en s'appuyant sur ce fait que le bacille utilise les corps organiques phosphorés pour son développement. Dans les cultures glycérinées, la glycérine s'oxyde et se transforme en acide glycéro-phosphorique, noyau de la lécithine qui représente une partie constitutive des corps microbiens.

Le milieu de Baudran a la composition suivante :

	grammes
Glycéro-phosphate de soude	2,24
— de chaux	1,20
— de potasse	0,60
— de magnési	1,76
Albumose Byla	10
Glycérine	50
Citrate de soude	4
Eau	1000

On peut supprimer la glycérine en portant la dose de glycéro-phosphate de soude à 10 gr. et celle de citrate de soude à 8 gr.

M. Tiffeneau et A. Marie [4] ont précisé les conditions de développement du bacille dans un milieu minéral analogue à celui de Proskauer et Beck et dont voici la formule :

	grammes
Phosphate monopotassique	5
Citrate (ou sulfate) de magnésium	2,50
Mannite	6
Sulfate d'ammoniaque	2
Glycérine	15
Eau, q. s. pour	1000 cc.

1. *Société de biologie*, 28 octobre 1911.
2. *Soc. d'études sur la Tuberculose*, 13 février 1913.
3. *Académie des sciences*, 9 mai 1910.
4. *Société de biologie*, 6 janvier 1912.

Ces auteurs ont constaté que, tandis qu'en bouillon peptoné la culture exige une certaine alcalinité, c'est le contraire que l'on observe avec le milieu glycériné minéral ci-dessus. L'acidité optima évaluée en soude (à la phtaléine du phénol) oscille entre 0,05 et 0,08 p. 100.

A. Frouin [1] réalise la même culture sur un milieu à base de glucosamine et de sarcosine associées. Ce milieu a la composition suivante :

	grammes
Chlorure de sodium.	6
Chlorure de potassium.	0,30
Phosphate bisodique.	0,50
Sulfate de magnésie.	0,30
Chlorure de calcium.	0,15
Glycérine.	40
Glucosamine.	2
Sarcosine.	2
Eau.	1000 cc.

Cette solution neutralisée, stérilisée, filtrée, répartie dans les ballons et stérilisée de nouveau, convient parfaitement au bacille tuberculeux.

P. Armand Delille, A. Mayer, G. Schaeffer et E. Terroine [2] ont cherché à déterminer quels sont les éléments, entrant dans la composition du bouillon peptoné, qui sont indispensables au développement du microbe. D'après les résultats de leurs expériences, ils concluent que les bases puriques ne paraissent avoir aucune importance, mais que les acides diaminés (arginine, histidine) exercent un effet favorable très marqué sur les cultures et que les substances extractives vraies sont d'importance capitale. Parmi celles-ci les plus utiles sont la créatine, la carnosine et la sarcosine. La première intervient surtout en rendant la culture plus riche et la sarcosine en hâtant le développement. L'inosite et surtout le glucose paraissent aussi avoir une influence nettement favorable. Le milieu qui leur paraît réunir la plus grande somme d'avantages a la composition suivante :

	grammes
Eau.	250
Chlorure de sodium.	1,25
Citrate de magnésie.	0,60
Phosphate monopotassique.	1,25
Glycocolle.	0,50
Acide aspartique.	0,50
Nitrate de carnosine.	0,10

1. *Société de biologie*, 28 mai 1910.
2. *Académie des sciences*, 19 février 1912.

Créatine. o,10
Sarcosine. o,10
Glucose. o,5o
Inosite. o,10
Glycérine.   10
Solution de soude à 1 p. 100. . . . .   1 cm³

Dans un travail plus récent [1], les mêmes auteurs disent obtenir des cultures encore plus riches et plus rapides avec le milieu ci-après, contenant un acide mono-aminé (le glycocolle) et un acide diaminé (l'arginine) :

	grammes
Eau.	25o
Chlorure de sodium.	1,25
Phosphate monopotassique.	1.25
Citrate de magnésie.	o,6o
Glucose.	1
Glycérine.	10
Glycocolle.	1
Arginine.	o,5o
Solution de soude à 1 p. 100.	1 cc. (après neutralisation préalable)

En douze jours les bacilles fournissent sur ce milieu un voile complet, épais, gaufré, grimpant le long des parois du vase. Ils ont conservé toute leur virulence et le liquide évaporé fournit une tuberculine active.

B. SAUTON [2] a montré, comme je l'avais déjà constaté avec LÉON MASSOL, qu'il était utile d'introduire une petite quantité de fer dans les milieux minéraux pour obtenir des récoltes abondantes. Celui qu'il a composé contient par litre :

	grammes
Asparagine.	4
Glycérine.	6o
Acide citrique.	2
Phosphate bipotassique.	o,5
Sulfate de magnésium.	o,5
Citrate de fer ammoniacal.	o,o5

Après 20 jours de culture, le poids de bacilles obtenu sur ce milieu est de 1 gr. environ (à l'état sec) par 100 cc. de liquide, tandis que, sur bouillon glycériné, il n'est que de o,65, et seulement de o,35 sur le liquide de PROSKAUER et BECK. D'après B. SAUTON, la présence d'un cent millième de fer suffit pour tripler le poids de la récolte.

<hr>

1. *Société de biologie*, 14 fév. 1913.
2. *Comptes rendus Académie des sciences*, 28 oct. 1912.

Malm (de Christiania) [1] constate que le bacille tuberculeux refuse de se développer dans les milieux privés de phosphore et que la présence d'une petite quantité de silicate de potasse est très favorable. Dans les liquides privés d'albumine, le bacille en fabrique et la tuberculine qu'on en obtient peut en être séparée par précipitation par l'alcool sous forme d'une poudre blanche, toxique pour les animaux tuberculeux. Le filtrat alcoolique ne contient pas d'albumine et n'est pas toxique. *C'est donc dans la substance de nature albuminoïde formée par le bacille que se trouve la tuberculine*. Celle-ci, d'après Malm, serait surtout un produit d'échange du bacille tuberculeux et non un extrait de son protoplasma.

Avec les milieux artificiels privés d'albumine et qui contiennent de l'asparagine, de la glycérine et 1 p. 100 de mannite ou de dextrose par exemple, Kendall, Day et Walker [2] ont établi que le bacille tuberculeux construit les éléments azotés qui entrent dans sa constitution aux dépens de l'asparagine et les graisses et cires aux dépens de la glycérine et des sucres. Il sécrète une *lipase* qui dédouble le butyrate d'éthyle et, quoique faiblement, l'huile de ricin. Cette lipase se retrouve aussi dans les cultures d'autres bacilles acido-résistants, dans celles de bacilles tuberculeux bovins, aviaires, dans celles des bacilles paratuberculeux de la peau, du smegma, de la fléole, etc... On peut constater sa présence même dans le filtrat des cultures. Elle est thermostabile et d'autant plus abondante que la culture est plus développée ; mais après avoir atteint un maximum elle diminue, puis disparaît. Les vieilles cultures n'en contiennent plus.

Lorsqu'on ne se propose pas d'étudier les produits de sécrétion du bacille et qu'on cherche seulement à le cultiver en partant d'organes tuberculeux, il est toujours préférable de se servir de sérum coagulé glycériné ou de pommes de terre glycérinées. On utilisera aussi commodément, dans certains cas, le milieu à l'œuf de poule, de Dorset [3], que l'on prépare de la manière que nous allons indiquer.

c) *Cultures sur milieux à l'œuf de poule.*

Des œufs de poule sont soigneusement lavés et brossés dans l'eau bouillie, puis immergés pendant quelques minutes dans une solution phéniquée à 5 p. 100. On les saisit entre deux feuillets de papier buvard stérile, on flambe leurs deux pôles et, avec une pince pointue flambée, on pratique sur chacun de ces pôles une ouverture. Au moyen d'un tube de caoutchouc portant un filtre à coton stérilisé, on souffle par l'ouverture supérieure correspondant à la chambre à air, de telle sorte que le contenu de l'œuf tombe dans un matras d'*Erlenmayer* stérile et préalablement taré. On introduit ensuite dans le matras une quantité

---

1. *Centralbl. f. Bakt*, 4 août 1913, vol. LXX, p 141.
2. *Journ. of Inf. diseases*, 1914, vol. XV, p. 417 à 467.
3. *Journ. of American Medicine*, 1902, p. 555.

d'eau correspondant à 10 p. 100 du poids d'œuf et on agite pour assurer le mélange homogène du jaune, du blanc et de l'eau, sans faire de bulles d'air. On jette ensuite le tout dans un entonnoir portant une tarlatane stérile et on répartit aseptiquement la masse filtrée dans des tubes à essai. On coagule au thermostat à 70° pendant 2 heures, en position inclinée, et on porte les tubes à l'étuve à 37° pendant trois jours, afin de rejeter ceux qui seraient contaminés. On les obture finalement avec des capuchons de caoutchouc et on les conserve en position verticale jusqu'au moment de leur emploi.

Lubenau[1] préconise également ce milieu de culture, dont il modifie la préparation en additionnant le contenu de chaque œuf de 30 p. 100 de son poids de bouillon alcalin glycériné à 5 p. 100.

L'emploi de l'œuf pour la culture du bacille tuberculeux avait été déjà proposé en 1896 par Capaldi. Bezançon et Griffon[2] utilisent le jaune seulement, qu'ils incorporent à l'état cru à la gélose glycérinée dans la proportion de 1 p. de jaune pour 2 p. de gélose. Sur ce milieu les bacilles d'origine humaine poussent rapidement en colonies humides et grasses, au lieu d'être sèches et écailleuses comme sur le sérum glycériné ou la gélose glycérinée ordinaire.

Besredka[3], avec la collaboration de F. Jupille, a fait l'étude très intéressante d'un milieu mixte constitué par 100 gr. de bouillon de viande sans peptone, auquel on ajoute *à froid* un mélange de 20 centimètres cubes d'émulsion de blanc d'œuf à 1 p. 10 et 5 à 20 centimètres cubes d'une autre émulsion de jaune d'œuf à 1 p. 10, préalablement filtrées et stérilisées chacune à part à 115° pendant 20 minutes.

Sur ce milieu liquide (mais qu'on peut, si on le désire, solidifier par addition de 1 p. 100 de gélose), privé de glycérine et de sels, on obtient d'emblée, *en profondeur*, des cultures aussi abondantes que celles d'un streptocoque en bouillon. Au bout de deux ou trois semaines, elles forment une membrane blanchâtre qui tapisse complètement le fond du vase, et quelques secousses suffisent pour transformer cette membrane en une fine poussière. Les bacilles bovins prennent dans ce liquide un aspect particulier de filaments glaireux, collant aux parois, de consistance muco-membraneuse, tandis que les bacilles d'origine humaine produisent, au bout de 4 à 6 semaines, de petites écailles non adhérentes au verre.

L'odeur si caractéristique que développent les bacilles tuberculeux dans les milieux ordinaires fait complètement défaut dans ce milieu de *Besredka,* et pourtant il s'y élabore une tuberculine très active, car après trois à quatre semaines de séjour à l'étuve à 38°, 1 cc. 5 à 2 cc. du

---

1. *Hygien. Rundschau,* p. 1455, 1907.
2. *Société de biologie,* 9 mai 1903.
3. *Académie des sciences,* 26 mai 1913, et *Annales Pasteur,* nov. 1913, p. 1069, 1914, p. 576.

liquide filtré, non concentré, tuent les cobayes tuberculeux en moins de 24 heures par injection intra-péritonéale.

Nous verrons ultérieurement que ces milieux à base d'œuf sont surtout utilisés avec avantage lorsqu'il s'agit de différencier les bacilles tuberculeux d'après leur provenance humaine ou bovine.

d) *Cultures sur fragments d'organes.*

Il était naturel qu'on cherchât à cultiver les bacilles directement sur des tissus animaux. A. et L. LUMIÈRE [1] ont réalisé cette culture sur des fragments de foie et de rate de bœuf ou de veau, cuits à l'autoclave pendant 45 minutes, puis découpés en prismes quadrangulaires, lavés à l'eau distillée, immergés pendant 1 heure dans l'eau glycérinée à 6 p. 100 et enfin stérilisés dans des tubes à pommes de terre pendant 15 minutes à 120°. Sur un tel milieu la culture est très rapide.

P. GIOELLI (de Gênes) [2] utilise de préférence dans le même but des fragments de placenta humain baignant dans du bouillon glycériné à 6 p. 100. Dès le 4ᵉ jour on constate la multiplication des bacilles ensemencés, que ceux-ci proviennent de cultures ou de fragments d'organes broyés.

e) *Cultures en sacs de collodion et en bougies filtrantes.*

Je signalerai enfin le procédé de culture *in vivo* employé par G. Moussu [3] (d'Alfort), qui consiste à porter la semence dans des sacs de collodion très minces, stériles, qu'on remplit de bouillon glycériné et qu'on introduit aseptiquement dans la cavité péritonéale du cobaye, du lapin, du chien, du mouton ou du bœuf. Au lieu de sacs de collodion, on peut aussi se servir de petites bougies filtrantes en porcelaine (filtres *Chamberland* marque L2) dont l'ouverture est, après remplissage et ensemencement, bouchée au caoutchouc et à la cire Golaz. Les sacs ou les bougies restent à demeure pendant plusieurs semaines dans le péritoine des animaux, sans dommage pour ces derniers. Les bacilles s'y développent en laissant diffuser au dehors leurs produits de sécrétion dialysables et en empruntant à l'organisme les substances solubles de ses humeurs.

f) *Cultures sur divers milieux organiques. — Milieux biliés.*

D'autres substances nutritives, liquides ou solides, d'origine animale ou végétale, peuvent être employées pour la culture du bacille tuberculeux, par exemple le *lait*, débarrassé par centrifugation de la majeure partie de ses matières grasses, glycériné à 2 ou 3 p. 100 et stérilisé ;

---

1. *Société de biologie*, 24 mars 1906.
2. *Policlinico*, XIV, 1907.
3. *Société de biologie*, 21 juil. 1906, p. 96.

ou encore la gélose glycérinée, le chou rave, la carotte, également glycérinés. Mais ces divers milieux n'ont aucun intérêt particulier.

Il n'en va pas de même d'une méthode que j'ai étudiée avec C. Guérin[1] et qui réalise ce double avantage de permettre de différencier d'emblée l'origine humaine ou bovine des bacilles et d'en modifier progressivement à volonté les caractères de virulence. Elle consiste à ensemencer les produits tuberculeux sur des pommes de terre cuites dans de la bile glycérinée à 5 p. 100, en présence d'un excès de liquide biliaire. Suivant que l'on emploie de la bile d'homme ou de bœuf, seul le bacille humain ou le bacille bovin se montre cultivable sur un tel milieu. La technique que nous avons instituée est la suivante :

On réunit dans un ballon le contenu de plusieurs vésicules biliaires aussi fraîches que possible[2]. On stérilise à 120° et on conserve le ballon au repos pendant environ trois semaines, à la température du laboratoire. Il s'y forme un abondant dépôt de pigments de couleur rouge brique, qu'on sépare ensuite par filtration sur papier au moment de l'usage.

Des fragments de pommes de terre, découpés à l'emporte-pièce, sont immergés complètement dans cette bile à laquelle on ajoute 5 p. 100 de glycérine. On porte le tout au bain-marie à 75° pendant 3 heures. Les pommes de terre sont ensuite égouttées et réparties en tubes étranglés qu'on remplit jusqu'à l'étranglement avec la bile pure glycérinée à 5 p. 100. On stérilise 30 minutes à 120°.

Ensemencés sur les pommes de terre ainsi préparées, les bacilles tuberculeux poussent très vite et les cultures prennent un aspect tout à fait particulier qui ne ressemble en aucune manière à celui que présentent les cultures normales sur pommes de terre glycérinées. Déjà après 10 jours toute la surface est couverte d'une couche crémeuse mince, gris verdâtre, qui s'épaissit peu à peu pour atteindre son maximum au bout de 45 jours. Alors la pomme de terre est recouverte d'un

---

1. *Académie des sciences*, 28 déc. 1908.
2. D'après Daniel Brunet et C. Rolland (*Académie des sciences*, 6 nov. 1911) la bile des bovidés a la composition suivante :

	p. 1000		
Cendres.	12 gr. 5	à	14 gr. 3
Chlorures (en NaCl).	2,38	à	2,68
Phosphates (en P^2O^5).	1.31	à	1,58
Azote total.	2,3	à	2,5
Fer.	0,016	à	0,018
Résidu gras.	27,80	à	28,80
Sels biliaires (tauro et glycocholates de soude).	15,30	à	15,80
Nucléoprotéide biliaire.	1,15	à	2,25
Lipoïdes.	1,100	à	2,130
Soit { Cholestérines.	0,410	à	0,813
{ Lécithines et savons neutres.	0,690	à	1,317

enduit luisant, uni, de couleur café au lait, ressemblant à une vieille culture de *morve*. La quantité de microbes qu'on peut obtenir d'un seul tube de pomme de terre est d'environ o gr. 5oo (microbes pesés à l'état humide).

Les bacilles ainsi cultivés sont granuleux, grêles et plus longs que sur les milieux habituéls. Ils gardent les mêmes caractères de colorabilité par le *Ziehl.* A poids égal, ils fournissent une plus forte proportion de matières grasses solubles dans l'alcool. Reportés sur les milieux ordinaires, ils reprennent aussitôt l'aspect qu'ils représentent normalement sur chacun de ces milieux. Pourtant, en bouillon glycériné, un premier ensemencement en profondeur donne des amas grumeleux, assez semblables aux cultures d'actinomycose. Le second passage sur bouillon forme un voile.

Tels sont les milieux les plus susceptibles de servir à la culture et à l'étude des bacilles tuberculeux provenant, soit d'autres cultures, soit d'organes ou de produits dans lesquels ces bacilles existent à l'état pur.

B. — CULTURE DU BACILLE PROVENANT DE PRODUITS PATHOLOGIQUES QUI RENFERMENT D'AUTRES MICROBES.

S'il s'agit de réaliser l'isolement du bacille tuberculeux à partir de produits où il se trouve associé à d'autres germes pathogènes ou saprophytes, il faut recourir à des méthodes qui permettent d'éliminer ces derniers sans porter atteinte à la vitalité du bacille de *Koch*.

Ces produits peuvent être soit des crachats, soit du pus provenant de cavernes pulmonaires ou d'abcès ouverts à l'extérieur, soit des matières fécales ou des urines.

Le procédé le plus recommandable est alors celui proposé par UHLENHUT [1] à l'antiformine :

On prend une quantité déterminée de crachats, 5 à 10 grammes par exemple, que l'on mélange, dans un tube stérile à centrifugation, à une égale quantité de solution d'antiformine à 3o p. 1oo. On bouche au caoutchouc, on agite violemment et on laisse en contact pendant 1 heure, puis on centrifuge ; on décante le liquide, on lave deux fois le dépôt à l'eau stérile, et, après la dernière centrifugation, on l'étale avec une spatule sur des tubes de sérum coagulé glycériné ou sur des pommes de terre glycérinées à 5 p. 1oo. L'antiformine détruit presque tous les microbes et on réussit généralement ainsi à obtenir d'emblée des cultures pures qu'il faut réensemencer sur de nouveaux milieux aussitôt que les colonies deviennent apparentes.

Plus simplement on peut, comme le recommandent WEBER et DIETER-

1. *Arbeiten a. d. Kais. Gesandh.*, vol. XXXII, 1909, fasc. 1.

LEN [1], isoler d'emblée les bacilles en traitant les crachats par l'antiformine à 4 p. 100. On laisse une heure en contact, on centrifuge et on ensemence le culot.

DONGÈS [2] a justement fait observer que certaines souches de bacilles tuberculeux, d'origine bovine ou humaine, sont plus résistantes que d'autres à l'antiformine. Il a pu en étudier plusieurs dont la vitalité n'était détruite qu'après 12 ou même 24 heures de séjour dans la solution à 15 p. 100.

On peut utiliser aussi le milieu de HESSE [3] composé de :

Nutrose de *Heyden*.	5 gr.
Sol. normale de soude cristallisée à 28,6 p. 100.	5 cc.
Chlorure de sodium.	5 gr.
Glycérine.	30 gr.
Gélose.	10 gr.
Eau distillée.	1000 cc.

Sur ce milieu, coulé en boîtes de *Pétri*, l'ensemencement direct d'un crachat, fraîchement recueilli dans un vase stérile, après qu'on a pris la précaution de faire laver à l'eau oxygénée diluée la bouche du malade, permet fréquemment d'obtenir d'emblée des cultures pures, déjà visibles en 4 à 6 jours.

Le milieu indiqué par S. A. PETROFF [4], en janvier 1915, à la Société des bactériologistes américains, est également recommandable. Il permet, d'après son inventeur, l'isolement rapide du bacille tuberculeux des crachats, grâce à l'action inhibitrice du violet de gentiane sur les autres microorganismes.

On prépare d'abord une infusion de 500 gr. de viande de bœuf ou de veau dans 500 cc. d'eau contenant 15 % de glycérine. On laisse macérer pendant 24 heures, puis on exprime dans une presse à jus de viande stérilisée et on recueille le liquide dans un vase stérile.

D'autre part, on stérilise la surface extérieure de quelques œufs, choisis bien propres et frais, en les immergeant pendant 10 minutes dans de l'alcool à 70°. On brise ensuite ces œufs dont on laisse tomber le contenu dans un vase stérile. Le blanc et le jaune sont mélangés par agitation et on filtre à travers une gaze stérile sur un entonnoir. On ajoute un volume de ce mélange à un volume de macération de viande.

On introduit enfin dans la masse une quantité suffisante de solution alcoolique à 1 p. 100 de violet de gentiane, de telle sorte que la proportion de celle-ci soit de 1 p. 10.000.

On verse dans les tubes stériles qu'on porte ensuite dans une étuve à

1. *Tub. Arb. a. d. Kais. Gesundh.*, fasc. 12, 1912.
2. *Zeitsch. f. Hyg.*, vol. LXXV, 1913, p. 185.
3. *Zeitsch. f. Hyg*, 1899, t. XXXI, p. 502.
4. *Journ. of exper. Med.*, 1915, vol. XXII, p. 38.

coaguler, en position inclinée, une première fois à 85° jusqu'à solidification complète, une deuxième et une troisième fois les jours suivants à 75° seulement pendant une heure.

Pour l'ensemencement des crachats, on dilue ceux-ci (aussi frais que possible) dans une solution à 3 p. 100 de soude, on les porte à l'étuve à 37° pendant une demi-heure, on neutralise au tournesol avec une quantité suffisante d'acide chlorhydrique, on centrifuge et on répartit le sédiment avec une pipette effilée dans les tubes de culture.

G. Spengler (de Davos) [1] avait fait connaître en 1903 un procédé ingénieux basé sur ce fait que les vapeurs de formol exercent beaucoup plus rapidement leur action antiseptique sur les microbes saprophytes que sur les bacilles tuberculeux. Voici comment il opère :

Dans le fond d'une boîte de *Pétri* préalablement garni d'une rondelle de papier filtre occupant toute l'étendue de la boîte, on étale environ 3 cent. cubes de crachats sur une couche de 2 millimètres et demi d'épaisseur, que l'on saupoudre de pancréatine destinée à faciliter la digestion du mucus. L'intérieur du couvercle est garni lui-même d'une autre rondelle de papier, qu'après l'action de la pancréatine (5 à 6 heures d'étuve à 37°), on arrose avec 3 à 5 gouttes de solution commerciale de formol, puis on expose la boîte à la température de 20-25° pendant deux heures. Tous les microbes sont alors tués, sauf le bacille tuberculeux, qu'on peut ensemencer directement sur sérum coagulé glycériné pour obtenir des cultures pures.

S. Piatkowski [2], s'inspirant de cette méthode, procède de la manière suivante :

Le mélange microbien à étudier est émulsionné dans 10 cc. d'eau ou de bouillon ; on y ajoute 2 à 3 gouttes de formol et on agite énergiquement le contenu du tube. Une demi-heure après, on ensemence le liquide (ou mieux une partie du produit de sa centrifugation) sur gélose ordinaire d'une part et sur gélose glycérinée d'autre part, puis on agite de nouveau le tube, et on répète les réensemencements de quart d'heure en quart d'heure. On obtient ainsi une série de tubes dont quelques-uns peuvent donner une culture pure d'acido-résistants, tous les autres microbes ayant péri sous l'action du formol. Beaucoup de bacilles acido-résistants non tuberculigènes poussent rapidement sur la gélose ordinaire. On les différencie ainsi d'emblée.

G. Spengler a indiqué qu'on peut stériliser incomplètement les crachats, de façon à tuer par la chaleur tout ce qui n'est pas le bacille tuberculeux, en prélevant, avec une anse de platine, gros comme une noisette d'un crachat nummulaire et en approchant cette masse de la flamme, de manière à la rôtir sur toute la surface sans qu'elle se détache de l'anse.

1. *Zeitsch. f. Hyg.*, vol. XLII, p. 90-114.
2. *Deutsch. med. Woch.*, 9 juin 1904.

On renouvelle deux ou trois fois l'opération et la stérilisation voulue est atteinte. On porte alors l'objet ainsi flambé sur le sérum glycériné et on l'y écrase. Ce mode opératoire est élégant, mais il exige une certaine habitude. La méthode à l'antiformine est certainement beaucoup plus simple et plus pratique.

Je citerai encore le procédé étudié par F. W. TWORT [2], qui réalise l'isolement direct du bacille tuberculeux par l'*éricoline*, glucoside bactéricide pour les microbes associés. On plonge un fragment de crachat dans une solution aqueuse à 2 p. 100 de cette substance, on porte à 38° pendant 1 heure et on ensemence ensuite directement sur le milieu à l'œuf de DORSET.

Ou bien encore le procédé de F. DITTHORN et W. SCHULTZ [1] qui consiste à mélanger les crachats, préalablement dilués de leur volume d'eau, avec 10 % de sol. de potasse caustique à 15 p. 100, et chauffés 10 à 20 minutes au bain-marie à 47-50° pour homogénéiser. A 30 cc. de cette émulsion, on ajoute ensuite 1 cc. 5 à 2 cc. de solution à 2 p. 100 d'oxychlorure de fer. Il se forme un précipité qu'on recueille et qu'on étale sur lames, sans qu'il soit nécessaire de centrifuger.

Toutes ces méthodes, sauf celle de HESSE et celle de C. SPENGLER, sont applicables à l'isolement des bacilles tuberculeux des matières fécales, de l'urine et des produits purulents provenant de cavernes pulmonaires, de pneumothorax ou d'abcès. Pour les matières fécales, celle à l'antiformine convient le mieux. Il faut opérer sur 10 gr. environ de matières que l'on dilue dans 20 cc d'eau stérile et qu'on laisse pendant 1 heure en contact avec 30 cc. de solution d'antiformine à 20 p. 100. On agite fortement le mélange, on centrifuge aseptiquement, on lave le dépôt dans l'eau salée physiologique stérile, on centrifuge une deuxième fois, on décante et le culot restant est ensemencé sur les divers milieux de culture solides (sérum coagulé, pommes de terre. œuf de DORSET, œuf de LUBENAU, pommes de terre biliées).

Avec les urines, il faut centrifuger d'abord une assez grande quantité de liquide (100 cc. environ) Le dépôt est repris par quelques centimètres cubes d'eau additionnée d'une égale quantité d'antiformine à 20 p. 100, et on opère comme il a été dit ci-dessus

1. *Centr. f Bakt. 1. orig.*, LXXIX. 31 mars 1917, p. 166.
2. *Centralbl. Bakt.*, vol. XLIV, p. 65, 1909.

CHAPITRE III

INFLUENCE DES AGENTS PHYSIQUES ET CHIMIQUES SUR LE BACILLE TUBERCULEUX

A. — ACTION DE L'AIR ET DE LA PRESSION ATMOSPHÉRIQUE.

Le bacille tuberculeux est surtout aérobie. Sa culture ne peut être réalisée que dans les milieux et dans les vases exposés au large contact de l'air, et c'est dans les organes très vascularisés, où abonde l'oxygène véhiculé par le sang, qu'il se développe le plus aisément. Ce n'est cependant pas un microbe aérobie strict, car il végète aussi dans des conditions d'anaérobiose relative, par exemple dans les tissus de certains viscères tels que la rate, le foie, le rein, et HUEPPE [1] a pu le cultiver par ensemencement direct dans des œufs entiers, en obturant soigneusement avec un peu de cire le minuscule orifice, percé dans la coquille, par lequel une trace de semence avait été introduite.

En maintenant pendant une série de générations successives des cultures à la température de 38° et à une pression de deux atmosphères et demie, S. ARLOING [2] a constaté que les bacilles prennent des formes allongées, irrégulières, présentant fréquemment l'aspect de massues ou de cônes, se résolvant à la longue en grains ou en boules sphériques. Reportées ensuite à la pression atmosphérique extérieure et sur d'autres milieux, ces formes modifiées reproduisent des bacilles normaux.

B. — ACTION DE LA LUMIÈRE ET DES RADIATIONS ULTRA-VIOLETTES DU SPECTRE.

Déjà, en 1890, dans une communication au Congrès international de Berlin, ROBERT KOCH avait signalé que les bacilles tuberculeux périssent assez rapidement lorsqu'ils sont exposés à l'action directe des rayons solaires, et plus lentement à la lumière diffuse. Les cultures y sont très sensibles. Deux heures d'insolation, en été, suffisent à les rendre stériles (I. STRAUS). Les bacilles contenus dans les crachats étalés sur des lames de verre en couche mince sont détruits en dix minutes dans les mêmes conditions. D'après les expériences de MIGNECO [3] les tissus de toile et de laine, souillés de produits tuberculeux, puis séchés, découpés en petits

---

1. *Congrès d'hygiène*, Londres, 1891, et *Berlin. klin Woch.*, 1901, n° 4.
2. *Comptes rendus Académie des sciences*, 20 janv. 1908.
3. *Riforma Medica*, 1895, n° 169, p. 227.

carrés, et introduits sous la peau de cobayes, ne sont plus capables d'infecter des animaux après 24 à 30 heures d'exposition à la pleine lumière.

Les *radiations ultra-violettes* exercent une action puissamment bactéricide. D'après M. et Mme Victor Henri et Baroni [1], les rayons émis par une lampe en quartz à vapeurs de mercure font perdre en quelques minutes aux bacilles leur acido-résistance, et en 10 minutes ils sont tués ; mais les granulations gramophiles de *Much* restent encore colorables (Rochaix et Colin) [2].

C. — ACTION DES BASSES TEMPÉRATURES.

Le froid sec, l'air liquide lui-même, ne détruisent pas la vitalité ni la virulence du bacille tuberculeux. D'après Galtier, Cadéac et Malet, Moussu [3], des températures voisines de — 180° (temp. de l'air liquide et de l'azote liquide), prolongées de quelques heures à huit jours, ainsi que les congélations et décongélations successives, restent sans influence sur la vitalité des bacilles contenus dans les lésions tuberculeuses.

D. — ACTION DE LA CHALEUR.

L'optimum de température pour le développement du bacille tuberculeux des mammifères dans les cultures est de 38°. Au delà de 42° et en deçà de 30° il cesse de croître. Le bacille des oiseaux pousse au contraire avec beaucoup d'activité entre 40 et 42°. A 45° la culture s'arrête. Les exigences thermiques de ces microbes sont donc très rigoureuses ; aussi est-il indispensable, si l'on veut obtenir des cultures abondantes et régulières, d'avoir à sa disposition des étuves bien réglées et de n'en ouvrir les portes que le plus rarement possible.

Les hautes températures agissent très différemment suivant que les bacilles y sont exposés *en milieu sec* ou *en milieu humide,* et selon qu'il s'agit de *cultures* ou de *produits* tuberculeux. Pour déterminer leur action *en milieu sec* d'une manière précise, Ch. Krumwiede [4] a broyé dans un mortier des cultures de huit origines différentes, puis il les a fait sécher dans une étuve pendant 24 heures et il les a pulvérisées de nouveau. Elles ont été ensuite réparties dans des tubes étroits, étirés, non fermés, mais recourbés à une extrémité. Chaque tube renfermait 25 milligr. de microbes. On chauffait alors à 100° au bain-marie pendant des temps variables, — l'air pouvant s'échapper librement de l'intérieur des tubes. Après refroidissement, on injectait aux cobayes une émulsion de ces bacilles, faite avec l'eau physiologique. Les animaux inoculés avec les microbes chauffés pendant 20 minutes présentaient des

1. *Académie des sciences,* 24 oct. 1910.
2. *Id.,* 11 et 26 déc. 1911.
3. *Comptes rendus de la Caisse nationale des recherches scientifiques,* 1912.
4. *Journ. of inf. diseases,* juil. 1911, p. 115.

lésions circonscrites, faiblement évolutives. Ceux inoculés avec les bacilles chauffés 45 minutes restaient définitivement indemnes.

Plus anciennement, Schill et Fischer, Woelsch, Straus et Gamaléïa, Yersin, J. Forster, Th. Smith, Grancher et Ledoux-Lebard, etc., avaient fait des expériences analogues dans des conditions variées. Leur conclusion était qu'à partir de 80° la vitalité du bacille décroît rapidement, d'autant plus vite que la température est plus élevée ou que l'exposition dure plus longtemps.

En milieu humide, il suffit d'une exposition prolongée pendant 12 heures à 50°, ou bien 4 heures à 55°, 1 heure à 60°, 15' à 65°, 10' à 70°, 5' à 80°, 1' à 95°, pour détruire sûrement la vitalité du bacille dans les émulsions de cultures. Sur les produits tuberculeux l'action de la chaleur est moins rapide, à cause des effets protecteurs de l'albumine. Pour chaque température également, la durée du contact est un facteur de capitale importance et il faut que celle-ci soit maintenue dans toute la masse du liquide. Aussi, pour ce qui concerne le *lait*, J. Forster [1] insiste-t-il avec raison sur l'insécurité présentée par les appareils de chauffage et sur la nécessité de maintenir la température de 70° pendant au moins 30 minutes si l'on veut être sûr d'obtenir la destruction des bacilles.

E. — INFLUENCE DE LA DESSICCATION.

Les crachats tuberculeux étalés sur des lames de verre ou sur des linges, puis desséchés à basse température à l'obscurité, conservent leur virulence pendant deux à quatre mois. S'ils sont exposés à la lumière diffuse, dans un appartement par exemple, ils restent virulents, d'après les recherches de Twitchell, pendant environ 39 jours. Au delà de 60 jours ils ne tuberculisent plus les cobayes.

Dans les poussières sèches des bureaux ou des lieux publics, des rues, etc., et dans l'obscurité, les bacilles ne survivent guère au delà du 10ᵉ jour. Il en est de même pour ceux qui sont déposés sur les feuillets des livres ou sur les vêtements (F. Kirstein) [2].

P. Chaussé [3] a fait dessécher, d'une part à la température ordinaire, d'autre part à 37° à l'étuve, des crachats tuberculeux disposés en gouttes étalées sur lames, puis il les a remis en suspension, et en a éprouvé la virulence sur des cobayes, comparativement par inoculation et par inhalation. Il a constaté que ces deux modes d'épreuve donnent des résultats très différents. Les bacilles séchés à 15-20° à la lumière diffuse peuvent tuberculiser les animaux par inoculation après 30 à 40 jours ; ceux desséchés à l'obscurité restent virulents jusqu'à 60 jours ; ceux desséchés à l'étuve ne le sont plus après 15 jours. Lorsque l'épreuve est

---

1 *Centralbl f Bakt Orig.*, 3 sept. 1909, p. 417.
2. *Zeitsch f. Hyg.* 19 mai 1905.
3. *Académie des sciences.* 26 août 1912, p. 846

faite par inhalation, on trouve que les crachats desséchés à la température ordinaire ont perdu leur vitalité en dix jours, et que ceux desséchés à l'étuve à 37° sont inoffensifs après quatre jours. L'auteur de ces expériences conclut que la vitalité des bacilles tuberculeux dans les crachats dure assez longtemps (sept jours en moyenne) pour qu'il soit nécessaire de les détruire. Mais comme elle n'est pas très prolongée, on peut dire que *la désinfection domiciliaire, comme moyen prophylactique, — laquelle soulève certaines difficultés d'exécution, — peut avantageusement être remplacée par les prescriptions nécessaires à l'égard des expectorations.*

F. — INFLUENCE DE LA PUTRÉFACTION.

GALTIER, CADÉAC et MALET, A. GAERTNER, ont fait de nombreuses expériences en vue de déterminer la durée de la vitalité des bacilles dans les cadavres et dans les organes tuberculeux en putréfaction. Après 167 jours d'enfouissement dans le sol, la virulence n'était pas détruite. SCHOTTELIUS [1] affirme que les bacilles restent vivants dans les cadavres de phtisiques pendant plusieurs années.

Les phénomènes de désintégration qui s'accomplissent dans les eaux d'égout, soit dans les fosses septiques, soit lors de l'épandage sur le sol, ne les détruisent qu'avec une extrême lenteur. D'après MUSEHOLD [2] et d'après mes propres expériences, les bacilles peuvent rester virulents dans la boue humide pendant plus de quatre mois, et dans la terre de jardin pendant plus de sept mois. A Davos, F. JESSEN et LYDIA RABINOWITSCH [3] ont pu tuberculiser des cobayes en leur injectant des parcelles de vase recueillie à 100 mètres au delà de l'embouchure des égouts.

G. — ACTION DE L'ÉLECTRICITÉ ET DE L'OZONE.

Le passage d'un courant continu de quelques milliampères dans une solution de sels ammoniacaux ou de corps aminés contenant en suspension des bacilles de *Koch* a pour effet d'attirer ceux-ci en masse vers la cathode. CH. RUSS [4] a eu l'idée d'utiliser cette propriété pour le diagnostic des liquides suspects, trop pauvres en bacilles pour que ceux-ci puissent être décelés à l'examen direct sur lames. Il suffit de dissoudre dans le liquide (urine, lait, etc.) un peu d'éthylamine, d'y faire passer le courant, de recueillir ce qui se dépose sur la cathode en entourant celle-ci d'un tube de verre et d'en colorer des frottis.

L'air sec, chargé d'ozone à la concentration de 4 à 6 milligrammes par litre, détruit en quelques minutes la vitalité des bacilles (MARMIER et ABRAHAM).

1. *Deutsch. med. Woch.*, 1890, p. 226.
2. *Arbeiten a. d. Gesundh.*, 1900, vol. XVII, fasc. 1.
3. *Berliner klin. Wochensch.*, 1910, n° 19.
4. *British med. Journal*, janv. 1911, p. 26.

H. — INFLUENCE DE L'AGE DES CULTURES.

On a constaté depuis longtemps, dans les laboratoires, que la virulence des cultures de bacilles tuberculeux décroît assez rapidement si l'on ne prend pas la précaution de les réensemencer fréquemment sur de nouveaux milieux. En règle générale, ces réensemencements doivent être effectués au moins tous les mois. Après six à huit semaines de séjour à l'étuve à 38°, les cultures ont déjà perdu une grande partie de leur vitalité. La virulence persiste pendant des temps variables suivant la provenance des bacilles. Ceux d'origine aviaire sont plus stables que les bacilles bovins, lesquels le sont eux-mêmes plus que les bacilles humains. La fragilité de ces derniers tient sans doute à ce qu'ils produisent plus d'acide (Th. Smith) [1]. Les vieilles cultures, âgées de six mois ou davantage, ne se reproduisent qu'exceptionnellement. Elles peuvent cependant encore tuberculiser les animaux sensibles, mais l'évolution des lésions est alors très lente. En général, après huit à dix mois, les éléments microbiens sont presque tous morts, ou leur vitalité est tellement affaiblie qu'il n'est plus possible de les revivifier.

En pratiquant régulièrement toutes les trois ou quatre semaines les réensemencements d'une culture très virulente d'origine bovine sur pomme de terre glycérinée, nous conservons celle-ci intacte depuis plus de quinze ans. La même dose de cette culture (3 milligr.), émulsionnée et injectée par voie intraveineuse, donne régulièrement aux jeunes bovins, âgés de six à douze mois, une infection granulique aiguë mortelle en 28 à 35 jours.

Les milieux de cultures solides, particulièrement la pomme de terre glycérinée, permettent de conserver beaucoup mieux la virulence que les milieux liquides, surtout si l'on prend soin de les sortir de l'étuve après 4 semaines et de les maintenir au froid.

I. — ACTION DE DIVERS AGENTS CHIMIQUES.

Les principales substances chimiques et les proportions de celles-ci qui empêchent ou arrêtent le développement des cultures pures du bacille tuberculeux sont : 1 p. 100 d'iodure de potassium, 1 p. 900 d'acide arsénieux, 1 p. 900 d'acide borique, les vapeurs d'ammoniaque (Villemin).

L'acide phénique à 5 p. 100 tue le bacille en 5 minutes ; le même acide à 1 p. 100 le tue presque dans le même temps ; le sublimé corrosif au centième en une heure ; au millième en vingt-quatre heures.

Beaucoup d'autres antiseptiques exercent une action bactéricide sur le bacille tuberculeux ; par exemple, le tricrésol à 1 p. 100 ; le lysol à 2 p. 100 ; le formol (en 1 heure à 1 p. 100, en 24 heures à 0,01

---

1. *Journ. of inf. diseases*, mai 1913, p. 91.

p. 100). Il en est de même de plusieurs couleurs d'aniline telles que la fuchsine, le violet de gentiane, le bleu de méthylène, l'auramine. Par contre l'iodoforme, pulvérisé sur les milieux de culture, gêne à peine sa croissance et ne devient empêchant que lorsqu'on l'ajoute à doses massives (jusqu'à 5 p. 100). Or, chacun sait que, depuis longtemps, les chirurgiens ont signalé les heureux effets des pansements à l'iodoforme dans le traitement des abcès tuberculeux, et pourtant, expérimentalement, cette substance est totalement dépourvue d'efficacité : BAUMGARTEN, ROVSING dans le laboratoire de SALOMONSEN à Copenhague, TROJE et TANGL, CATRIN, puis TSCHÉGOLEFF [1] sous la direction de I STRAUS, en ont fourni de multiples preuves, soit en mélangeant de fortes quantités d'iodoforme à des cultures ou à des produits tuberculeux qu'on inoculait ensuite sous la peau ou dans le péritoine d'animaux, voire même dans la chambre antérieure de l'œil du lapin, sans que l'évolution de l'infection fût empêchée ; elle était seulement parfois plus lente. Il faut donc admettre que l'iodoforme agit comme modificateur des tissus avoisinant immédiatement le foyer tuberculeux traité, et non comme antiseptique.

Le chloral à 1 p. 100, l'essence de térébenthine, la benzine, la terpine, les vapeurs de créosote, celles de toluène et aussi celles d'eucalyptus entravent à peine le développement des cultures (VILLEMIN [2]).

La virulence des produits tuberculeux n'est détruite qu'en 24 à 36 heures par les solutions d'acide salicylique à 1 p. 500 ; en deux jours par huit à dix fois leur poids d'eau oxygénée à 12 volumes ; en deux jours par l'eau bromée à 1 millième (PARROT et HIPP. MARTIN). D'ailleurs les bacilles contenus dans les crachats muqueux, ou dans les substances albumineuses en général, sont beaucoup plus résistants aux antiseptiques que ceux provenant des cultures. Ils ne sont sûrement rendus avirulents qu'après au moins 24 heures de séjour dans la solution phéniquée à 5 p. 100 ou dans le sublimé au millième ; après 2 heures dans le tricrésol à 2 p. 100, dans le lysol à 4 p. 100, dans le formol à 15 p. 100, dans le chlorure de chaux à 2 p. 100.

Les vapeurs d'acide sulfureux dégagées par la combustion de 60 grammes de soufre par mètre cube arrivent au même résultat en 24 heures de contact (THOINOT), et en 6 heures seulement si l'on utilise celles que fournit l'appareil *Clayton* avec une concentration d'au moins 6 p. 100 dans l'atmosphère d'un local infecté (CALMETTE)

Le travail le plus précis relatif à l'action des divers antiseptiques sur le bacille tuberculeux *aviaire* en culture pure est dû à YERSIN [3]. Avec un tube de verre effilé, il prélevait un peu de culture à la surface d'un

---

1. *Archives de médecine expérimentale*, 1894, p. 813.
2. *Revue de Verneuil*, t. II, p. 237 (« Etude expérimentale et clinique sur la tuberculose »).
3. *Annales de l'Institut Pasteur*, 1888, p. 60.

tube de gélose glycérinée ensemencé depuis quinze jours et le plongeait aussitôt dans un tube à essai contenant la solution antiseptique. Après des temps variables, il faisait une prise dans le dépôt au moyen d'une pipette et la laissait tomber dans un tube à essai plein d'eau distillée. Quelques heures après, la semence étant ainsi bien lavée et débarrassée d'antiseptique, il la reportait dans un ballon contenant du bouillon glycériné qu'il maintenait à l'étuve à 39°. Il notait ensuite les ballons qui cultivaient.

En opérant ainsi, voici les résultats obtenus :

Antiseptiques.	Proportion en millièmes.	Action bactéricide totale.
Acide phénique. . . .	5o	3o secondes
—	10	1 minute
Alcool absolu.	1000	5 minutes
Ether iodoformé. . . .	10	5 minutes
Ether.	1000	10 minutes
Bichlorure de mercure. .	1	10 minutes
Thymol.	3	2 heures
Eau saturée de créosote. .	»	incomplète
Eau saturée de naphtol. .	»	—
Acide salicylique. . . .	2,5	6 heures
Acide borique.	4o	après 12 heures, incomplète.

D'après les recherches de Moussu et Goupil [1], de Uhlenhut et Xylander [2], C. Fraenkel et E. Baumann [3], F.-M. Schmitt [4], le *chlore*, sous forme d'eau de Javel ou d'antiformine, exerce une action très particulière sur le bacille tuberculeux. Non seulement il en détruit rapidement la virulence, mais il se combine avec ses éléments de constitution pour en modifier l'état primitif. Après le mélange il y a formation d'acide chlorhydrique en quantité appréciable. Colorés par la méthode de Ziehl, les bacilles ne résistent plus à l'action des acides dilués : l'acido-résistance a disparu. En opérant à intervalles successifs par des préparations multiples depuis le début de l'action du chlore, on assiste peu à peu à la diminution, puis à la perte de cette acido-résistance. Or celle-ci, comme nous le verrons plus loin, persiste malgré l'action des dissolvants des matières grasses et même malgré celle des solutions de potasse portées à l'ébullition. Le chlore produit donc à lui seul une modification profonde dans la constitution du bacille.

Avec l'*iode*, cette modification est moins intense. Les corps microbiens laissés en contact avec une solution de Lugol en excès pendant

<hr>

1. *Académie des sciences*, 9 déc. 1907, p. 1231.
2. *Arbeiten a. d. KK. Gesundh.*, vol. XXXII, 1909.
3. *Zeitsch. f. Hyg.*, vol. LIV, 1906.
4. *Zeitsch. f. Infectionskrankheiten*, vol. II, 1907, et vol. XI, 1912

15 à 30 minutes, puis lavés, centrifugés et repris par l'eau physiologique, sont encore toxiques pour les éléments cellulaires (J. Nicolau) [1].

L'urée, ajoutée en faibles proportions aux milieux de culture, exercerait, suivant Rappin [2], une action manifestement empêchante. Par contre, le chlorure de sodium, même à hautes doses, jusqu'à 15 à 25 p. 100, ne porterait aucune atteinte à la vitalité du microbe. M. Muller (de Strasbourg) a proposé d'utiliser cette propriété du sel marin pour *conserver les produits pathologiques* et aussi le *lait* qui doivent être expédiés aux laboratoires pour la recherche des bacilles tuberculeux.

Certains *métaux*, surtout *à l'état colloïdal*, paraissent exercer une action nettement défavorable au développement des bacilles dans les milieux nutritifs. Robert Koch [3] a signalé depuis longtemps les effets empêchants du *cyanure d'or* dilué à 1 ou même 2 millionièmes. Bruck et Gluck [4], A. Feldt [5], Bettmann [6], Junker [7], Arthur Mayer [8], L. Hauck [9], M. Breton [10], ont étudié expérimentalement, et aussi en clinique, les effets de diverses préparations d'or (*cyanure double d'or et de potassium, or colloïdal, or colloïdal arsenié* préparé par Fourneau à l'Institut Pasteur, etc.). Les résultats obtenus ont été parfois favorables, mais le plus souvent négatifs.

L'instabilité des sels d'or rend d'ailleurs illusoire leur pénétration sans décomposition dans l'organisme. Il en est de même des *sels de cuivre* (cyanure, sulfocyanure, sulfate, phosphate tribasique, acétate) qui ont été essayés récemment par divers expérimentateurs, en particulier par Finkler et la Comtesse von Linden (de Bonn) [11], A. Strauss, Meissen, S. Pékanowich. Il en est de même encore des *préparations colloïdales de platine, d'argent,* de *palladium,* de *rhodium,* de *sélénium,* etc., étudiées par Paul Courmont et A. Dupont [12].

Rénon [13] a utilisé sans plus de succès les *sels de Nickel,* d'*Yttrium,* de *Zirconium,* ainsi que le *Nickel,* le *Silicium,* le *Ruthénium à l'état*

---

1. *Société de biologie,* 26 juin 1914, p. 178.
2. *Id.,* 29 juin 1901.
3. *Neber bakter. Forschung* (Congrès international de Berlin, 1890).
4. *Münch. med. Woch.,* 1912. n° 2.
5. *Deutsch. med Woch.,* 1913. n° 12.
6. *Münch. med. Woch ,* 1913, n° 15.
7. *Id.,* 1913, n° 25.
8. *Deutsch. med. Woch.,* 1913, n° 35.
9. *Münch med. Woch ,* 1913, n° 33.
10. *Société de biologie,* 7 juin 1913.
11. *Comptes rendus de la 10³ Conférence internationale de la tuberculose,* Rome, 1912.
12. *Société de biologie,* 29 nov. 1913.
13. *Bulletin général de thérapeutique,* 15 juin 1903, et *Comptes rendus de la Caisse nationale des recherches scientifiques,* 1913.

colloïdal, ou encore certaines *couleurs d'aniline* seules ou combinées à l'iode (*bleu de méthylène iodé*).

Entre les mains du même savant, le *Thorium* (nitrate, sulfate, chlorure), le *Mésothorium*, le bromure et le sulfate de *Radium* n'ont manifesté aucune action empêchante sur les cultures *in vitro*, non plus qu'aucune activité thérapeutique expérimentale.

A. Frouin[1] a étudié l'influence de *terres rares* sur le développement du bacille tuberculeux. Il trouve que si, au milieu suivant, semblable à celui de Proskauer et Beck avec, en plus, du lactose,

grammes

Eau distillée.	1000
Asparagine.	5
Lactose.	3
Glycérine.	40
Citrate de soude.	1,5
Phosphate bipotassique.	1
Sulfate de magnésie.	1

on ajoute o gr. 4 de *vanadate de soude* par litre, on obtient un développement microbien beaucoup plus abondant. L'avantage est moindre avec une dose dix fois plus forte de vanadate.

Les *sulfates de Cérium*, de *Lanthane*, de *Néodyme*, de *Praséodyme*, de *Samarium*, à la dose de o gr. o5 p. 1.000 de milieu nutritif, favorisent aussi le développement du bacille tuberculeux. A la dose de 1 p. 1000 les sulfates de *Néodyme* et de *Praséodyme* ont empêché tout développement. Ces sels ne peuvent d'ailleurs remplacer la magnésie et permettre à eux seuls la culture.

V. Henri pense que les sels employés par Frouin agissent comme *catalyseurs* et qu'à forte dose ils nuisent par production d'eau oxygénée ou d'autres corps à potentiel d'oxydation très élevé. Cette action nocive est diminuée vis-à-vis du bacille tuberculeux si l'on ajoute au milieu de culture des corps facilement oxydables (glycérine, glucose).

Connaissant déjà l'influence très nette des *sels radio-actifs* de *Thorium* et d'*Uranium* sur la germination des graines et le développement ultérieur de leurs organes, P. Becquerel[2] s'est demandé si ces mêmes substances n'auraient pas une action analogue sur le bacille tuberculeux. Pour s'en rendre compte, il a incorporé à des milieux de culture usuels des quantités variables de solutions d'azotate d'*Uranium* ou d'azotate de *Thorium*, et constata que des doses faibles, jusqu'au maximum de o mgr. 4 de sel d'*Uranium* et de o mgr. o4 de sel de *Thorium* par cent. cube de liquide, exercent une action favorable sur

1. *Société de biologie*, 22 juin 1912, p. 1034.
2. *Académie des sciences*, 13 janv. 1913.

la rapidité et l'intensité de développement du voile. Au delà de ces doses, l'action toxique et empêchante devient au contraire manifeste.

A. FROUIN [1], qui a fait lui aussi des recherches dans le même ordre d'idées, n'obtient pas tout à fait les mêmes résultats. En opérant avec du *sulfate de Thorium* au lieu d'azotate et avec de l'*acétate d'Uranium*, il arrive à conclure que l'*Uranium* ne favorise pas le développement du bacille tuberculeux, tandis que le *Thorium* aurait une légère action favorisante.

1. *Société de biologie*, 14 fév. 1913.

CONSTITUTION CHIMIQUE DU BACILLE TUBERCULEUX

Le *poids moyen d'un bacille tuberculeux* est d'environ 25 *cent millionièmes de milligramme.*

Il y a environ *40 millions de bacilles dans un milligramme de culture* en milieu artificiel, solide ou liquide, *pesé à l'état frais*, après essorage entre deux doubles de papier buvard.

D'après Dilg et Nebel [1], *la densité du bacille tuberculeux oscille de 1010 à 1080.* Aussi offre-t-il une grande tendance à tomber au fond des liquides de culture et il ne se maintient en surface, — condition essentielle de son développement sur la plupart des milieux artificiels, — que lorsqu'il se trouve en amas constitués surtout par des éléments jeunes. La carapace ciro-graisseuse qui entoure chacun de ces éléments empêche leur mouillage et assure leur conglomération.

La teneur des bacilles en eau a été déterminée par Hammerschlag [2]. Elle est, en moyenne, de 85,9 p. 100.

A. — CONSTITUTION MINÉRALE.

Après extraction par l'alcool et l'éther, les bacilles séchés à 100° et calcinés fournissent, dans la proportion de 8 p. 100 environ, des cendres qui, d'après les analyses de Schweinitz et Marion Dorset [3], contiennent pour 100 parties :

Soude	13,62
Potasse	6,35
Chaux	12,64
Magnésie	11,55
Silice	0,57
Acide phosphorique	55,23

L'absence de chlore et d'acide sulfurique est probablement due au lavage préalable à l'eau chaude. D'ailleurs ces chiffres ne fournissent

1. *Archiv. f. Hyg.*, vol. XLVII, 1903, p. 57.
2. *Centr. f. klin. Med.*, 1891, vol. XII, p. 9.
3. *Centralbl. f. Bakt.*, 1903, vol. XXXIII, p. 278.

que des indications approchées, car la composition chimique des bacilles varie quelque peu selon l'origine et les milieux de culture artificiels, ou solides, ou liquides, d'où ils proviennent. C'est ainsi que les mêmes auteurs ont trouvé que la proportion d'acide phosphorique pour 100 parties de cendres était :

Pour un bacille bovin 58,04
— du porc 56,48
— du cheval. 55,40
— aviaire. 55,63
— humain atténué. 74,38
— humain virulent 60,90

La richesse en phosphore suit les oscillations de la richesse en graisses. La proportion totale de cendres par rapport au poids des bacilles frais varie entre 2.31 et 3,96 p. 100. HAMMERSCHLAG indique 2,55 p. 100.

KRESSLING [1] donne la composition suivante pour les bacilles séchés à 100-110° :

Substances albuminoïdes. . . . . 53,59 p. 100
— grasses. . . . . 38,95 —
— non azotées (par différence). . 0,972 —
Azote. . . . . 8,575 —
Cendres. . . . . 2,55 —

VON BEHRING [2] cite les résultats d'analyses de ZINCKE pour le bacille bovin. La teneur en cendres était de 6,91 à 7,3 p. 100 par rapport au poids des bacilles *secs*. L'ensemble des phosphates de magnésie et de chaux y entre pour 4,2 p. 100. La fraction insoluble renferme du carbonate et du phosphate de chaux, du phosphate de magnésie et des traces indosables de fer.

KRAUS et SIEBERT [3] ont étudié parallèlement la teneur en cendres du bouillon de viande peptoné sans glycérine et des bacilles cultivés sur ce même bouillon additionné de glycérine. Voici les résultats qu'ils ont obtenus :

	1° *Cendres du bouillon.* Cendres totales : 28,26 p. 100 du résidu sec.	2° *Cendres des bacilles.* Cendres totales : 7,52 p. 100 des bacilles séchés à 110°.
Chlore.	43,98	6,60
Acide phosphorique.	8,57	51,25
Acide sulfurique. .	2,25	0,84

1. *Berl. klin. Woch.*, 1901, XXX, p. 896, et *Archives des Sciences biologiques*, 1903, p. 359.
2. *Behringswerke Mitt.*, II, p. 82, 1907.
3. *Centralbl. f. Bakt.*, vol. LI, p. 305, 1909.

Acide silicique. . .	0,26	0,19
Sodium.	29,69	9,18
Potassium. . . .	14.69	26,55
Magnésium. . . .	0,41	3,22
Calcium.	0,15	2,17

Bouveault[1] a fait également des analyses comparatives du bouillon glycériné avant et après la culture du bacille aviaire. Il a constaté que ce dernier assimile plus facilement les substances azotées les plus dégradées, se rapprochant des amines ou de l'ammoniaque ; tandis que la sarcosine et les matières albuminoïdes .complexes telles que la gélatine, la peptone, se retrouvent presque intactes. Comme aliments non azotés il consomme surtout la glycérine. Les divers sucres seraient à peine attaqués.

B. — SUBSTANCES EXTRACTIBLES PAR LES DISSOLVANTS DES GRAISSES ET DES CIRES.

De tous les microbes connus, le bacille tuberculeux est celui dont on peut extraire la plus grande quantité de corps gras et de cires. Il leur doit en grande partie ses propriétés d'acido-résistance et ses principaux caractères biologiques.

Ces substances, de constitution très complexe, sont difficiles à extraire en totalité, ce qui explique les résultats différents fournis par les analyses de nombreux auteurs qui se sont occupés de leur étude. Leur proportion est du reste considérablement influencée par l'âge des cultures, par leur origine et par les divers milieux employés pour les obtenir.

Hammerschlag[2] estime que les matières extractibles par les dissolvants des graisses représentent *27, 2 p. 100 du poids des bacilles secs* en moyenne. Pour Aronson[3], cette proportion est de 20 à 25 p. 100 ; pour de Giaxa[4], de 35,2 à 40,4 ; pour Levene[5], de *31, 56*. Krebs[6] trouve *22 p. 100 ;* Von Schweinitz et Dorset de *37 à 42 p. 100 ;* Kressling[7], de *25 à 40* ; Ruppel[8], de *8 à 26,5 p. 100* ; Baudran, de *36 à 44 p. 100* ; M. Nicolle et Alilaire, *39 p. 100.*

Mais il convient d'observer que ces auteurs ont employé, les uns l'alcool et l'éther, d'autres l'éther, l'alcool et le chloroforme ; d'autres y ajoutent le benzol. Aronson utilisa d'abord un mélange d'éther, d'alcool et d'acide chlorhydrique, puis récemment le trichloréthylène, en

1. *Etudes chimiques sur le bacille de la tuberculose aviaire* (thèse de Paris, 1892).
2. *Centralbl. f. klin. Med.*, 1891, vol. XII, p. 9.
3. *Berlin. klin. Woch.*, 1898, n⁰ 22, et 1910, n⁰ 35.
4. *Centralbl. f. Bakt.*, vol. XXX, 1900, p. 670.
5. *Journ. of Med. Research.*, 1901, p. 135.
6. *Centralbl. f. Bakt.*, vol. XX, 1896, p. 499.
7. *Id.*, vol. XXX, 1901, p. 1200.
8. *Zeitsch. f. physik. Chemie*, vol. XXVI, 1898, p. 218.

traitant les bacilles dans un appareil à agitation à la température de 37°.

E. Roux et A. Bonnel, à l'Institut Pasteur, ont dégraissé les bacilles en les faisant d'abord bouillir dans une solution faible d'acide chlorhydrique, puis les desséchant et les traitant ensuite à chaud par le xylol dans un appareil à épuisement. L'action préalable de l'acide peut être remplacée par un chauffage à sec, au four à flamber, vers 140-150°. Les bacilles épuisés par le xylol bouillant perdent complètement leur propriété acido-résistante. Etalée sur lames, la substance grasse totale, extraite de cette manière, se colore très énergiquement par le *Ziehl*, et la coloration résiste aux acides.

Auclair et Paris [1] débarrassent le bacille de Koch de ses matières grasses et cireuses en le traitant successivement par l'alcool, l'éther et le chloroforme, et en faisant agir chaque dissolvant à 35° pendant quatre jours. L'alcool dissout la matière colorante, un lipoïde analogue à la lécithine, des acides gras, des substances alcaloïdiques donnant un chloroplatinate. L'éther dissout les graisses neutres et une substance analogue à la cholestérine ; le chloroforme, une partie de cette substance et des matières cireuses. L'éther de pétrole, dans l'appareil Soxhlet ou dans un agitateur à billes, ne parvient pas à dissoudre ces produits. Sur 8 gr. 180 de microbes secs, il en dissout 11,552 p. 100 ; l'alcool agissant ensuite, 5,708 p. 100 ; puis l'éther 14,975 o/o ; puis le chloroforme, 1,594 p. 100 ; soit au total 33,826 p. 100 de la masse microbienne. Si l'on supprime l'éther de pétrole, l'alcool dissout 17,260 p. 100, soit les deux premières fractions réunies.

Pour ces auteurs, l'acido-résistance ne serait pas une réaction spécifique des substances adipo-cireuses ; elle persisterait chez les bacilles dégraissés et elle appartiendrait en propre au squelette cellulosique et au protoplasma du microbe. La matière unissante des « zooglées » est faiblement acido-résistante ; elle présente les réactions d'une cellulose, car elle résiste à la potasse à l'ébullition et, après action de l'acide sulfurique, elle se colore en bleu par l'iode.

Deycke [2] a extrait avec l'alcool chlorhydrique ou avec le benzaldéhyde une graisse neutre qu'il appelle *Tuberculonastine*.

Von Schweinitz et Dorset saponifient les graisses, puis distillent en milieu acidulé par l'acide sulfurique : ils obtiennent ainsi des traces d'acides gras volatils et une plus grande quantité d'acides gras fixes, les uns fusibles à 62°, qui sont de l'acide palmitique ; les autres fusibles à 102°, qui seraient de l'acide arachinique ; d'autres enfin, fusibles à 43° et qui seraient identifiables à l'acide laurinique. Selon J. Camus et Ph. Pagniez [3], c'est à ces acides gras que serait due la propriété

1. *Académie des sciences*, 4 fév. 1907, p. 278.
2. *Münch. med. Woch.*, 1910, p. 633.
3. *Presse médicale*, 29 janv. 1907.

d'acido-résistance, et ils seraient formés peu à peu par le bacille, car les éléments jeunes n'ont encore qu'une acido-résistance nulle ou peu développée.

D'après ces savants, les bacilles tuberculeux provenant soit des cultures, soit des crachats, sont colorables en bleu plus ou moins intense, pouvant aller du bleu pâle au noir, par un procédé donné par BENDA comme spécifique des acides gras. Il consiste à fixer sur lame par la chaleur, à traiter à chaud par une solution de sous-acétate de cuivre à saturation ; puis on lave à grande eau ; on plonge dans une solution saturée d'hématoxyline et on différencie par une solution très étendue de ferricyanure de potassium et de borax [1].

ROBERT KOCH et PROSKAUER ont trouvé que les bacilles renferment une substance acide insoluble dans l'alcool à froid, soluble dans l'alcool bouillant et l'éther et qui, pour eux, serait un acide gras non saturé. ARONSON considère celui-ci comme une véritable cire. Il a constaté qu'en traitant cette substance par l'alcool potassique bouillant, comme dans la saponification des cires, il reste encore une partie insoluble. Ce résidu paraît être un alcool gras supérieur, non identifiable à la cholestérine, et qui se colore par la fuchsine de *Ziehl*. Ce serait apparemment un mélange d'alcool cérylique ($C^{27}H^{56}O$) et myricique ($C^{30}H^{62}O$).

D'après KRESSLING [2], la masse des graisses renferme 14.38 p. 100 d'acides gras libres, 77,25 p. 100 d'un mélange de graisses neutres avec des alcools gras supérieurs, et 8,37 p. 100 de matières solubles dans l'eau. Leur point de fusion est d'environ 46°. Leurs cendres contiennent une assez grande quantité d'acide phosphorique provenant surtout de lécithine. Il y a aussi de la cholestérine. Les alcools gras supérieurs ont un point de fusion de 43,5 à 44° et représentent 39,1 p. 100 de la masse des graisses.

En opérant sur plusieurs kilogrammes de bacilles desséchés, W. BULLOCH et J. R. MACLEOD [3] ont extrait les graisses par l'alcool méthylique bouillant et, en abandonnant cet extrait au refroidissement, ils ont obtenu un précipité blanchâtre : c'est la matière acido-résistante, que l'on peut saponifier et décomposer ainsi en acides gras et en une poudre neigeuse que l'analyse chimique montre être un alcool. Ils ont pu en obtenir 1 gramme à l'état de pureté. C'est à cet alcool qu'ils attribuent, en dernière analyse, les propriétés acido-résistantes du bacille de Koch.

DORSET et EMERY [4] ont aussi séparé, de la partie non saponifiable de l'extrait éthéré, un alcool qui appartiendrait à la série aliphatique,

1. *Société de biologie*, LIX, nov. et déc. 1905, p. 386, 701 et 703.
2. *Centralbl. f. Bakt.*, vol. XXX, p. 221, 1893.
3. *Journ. of Hyg.*, 27 fév. 1904.
4. *Bureau of Animal Industry*, Washington, Annual rep., 1904.

acido-résistant. Et Fontes [1] a pu, au moyen du xylol, extraire des cires parmi lesquelles il a déterminé différents alcools : cholestérine, isocholestérine et phytostérine.

Aronson pense que les cires sont surtout un produit de sécrétion des bacilles qui les unit entre eux, mais les corps microbiens eux-mêmes n'en contiendraient pas dans leur masse protoplasmique.

Selon W. T. Ritchie [2], les meilleurs dissolvants des cires tuberculeuses seraient le benzol bouillant pendant 48 heures, ou le benzol à froid pendant 32 jours, ou mieux encore le toluol bouillant pendant 8 heures.

Les cires, ainsi que j'ai pu m'en assurer, sont assez aisément émulsionnables si, après les avoir légèrement chauffées au voisinage de leur point de fusion, on les malaxe dans un mortier d'agate (préalablement tiédi par immersion dans l'eau chaude) avec une petite quantité de jaune d'œuf ou de bile de bœuf, ou même simplement de sérum sanguin et d'eau salée physiologique. L'émulsion reste stable. Elle est agglutinée par les sels neutres ou par les acides, comme les émulsions correspondantes de cire d'abeilles.

Whise et Gammon [3] se sont demandé s'il existait quelques rapports entre la graisse du bacille tuberculeux et celle des animaux. On sait que la graisse de l'homme adulte consiste surtout en palmitine et oléine : celle de l'enfant est plus riche en stéarine, comme celle des bovidés. A de la gélose glycérinée à 5 p. 100, ces auteurs mêlaient le mieux possible 6 à 20 p. 100 de diverses graisses et ensemençaient des bacilles tuberculeux en faisant, bien entendu, des tubes témoins. Ils constatèrent les faits suivants : pour le bacille humain, la graisse humaine et le beurre améliorent le milieu nutritif. Sur les tubes à graisse humaine, la culture est cent fois plus abondante que sur gélose glycérinée ordinaire. L'huile de lin et l'huile d'olive sont plutôt défavorables. Pour le bacille bovin, la graisse humaine, le beurre, l'huile d'olive sont favorables, l'huile de lin plutôt gênante. La graisse de bœuf n'a profité ni au bacille humain ni au bacille bovin. Quand les graisses favorables sont d'abord émulsionnées par de l'extrait de foie, l'avantage obtenu serait encore plus grand.

C. — HYDRATES DE CARBONE.

Lorsque après avoir traité par 1 p. 100 de lessive de soude des corps bacillaires préalablement dégraissés par l'alcool et l'éther, on les reprend par l'acide sulfurique concentré, il se forme un précipité qui se dissout dans une solution cuprique alcaline et qui se comporte comme une cellulose pour Hammerschlag, comme une hémicellulose d'après Dreyer et Marpmann, Nishimma. Auclair et Paris [1] pensent que c'est une hydrocellulose, car si l'on fait agir sur elle une solution d'iode, elle se colore en bleu. Bendix [2], en traitant les corps microbiens à chaud par une solution d'acide chlorhydrique à 5 p. 100, obtient une substance qui fournit avec l'ozasone la réaction caractéristique des pentoses. Selon lui, ces pentoses proviennent de la décomposition des nucléoprotéides des bacilles.

Pour Ruppel et pour Helbing, le résidu (environ 8 gr. 3 p. 100 gr. de bacilles secs) qu'on obtient après traitement par les acides minéraux forts serait un protéinoïde analogue à la kératine, à la chitine ou à la fibroïne. D'ailleurs la chitine qui revêt les œufs de ténias donne les mêmes réactions colorantes que le bacille tuberculeux.

D'après Baudran [3], le bacille contient une cellulose qui, traitée par le chlorure de zinc et l'acide chlorhydrique en parties égales, se dissout et donne la réaction bleue avec l'iode. Le permanganate à la température de 36° la décompose en acides acétique et butyrique. Sa proportion serait de 3,6 à 5,5 p. 100 du poids des bacilles.

D. — MATIÈRES PROTÉIQUES.

La dissolution totale des bacilles tuberculeux par certaines substances chimiques permet l'étude de leur constitution protéique. R. Koch avait employé dans ce but les alcalis concentrés, mais c'est un réactif trop énergique et brutal. Hammerschlag, au moyen d'une solution à 1 p. 100 de lessive de potasse, saturée ensuite par l'acide acétique et précipitée par le sulfate d'ammoniaque, a obtenu une substance albuminoïde qui donne les réactions des xanthoprotéines avec le réactif de Millon et la réaction du biuret. Th. Weyl [4], d'un extrait alcalin de bacilles cultivés sur gélose glycérinée, a séparé par l'acide acétique une sorte de mucine qu'il a appelée *toxomucine*.

D'après Klebs, la plus grande partie du contenu des bacilles est de la nucléine. En traitant les corps microbiens dégraissés au moyen de l'alcool-éther par la pepsine chlorhydrique, on précipite par l'alcool une substance qui renferme de 8 à 9 p. 100 de phosphore.

Ruppel [5] lessive les bacilles avec de l'eau, puis les traite au moyen d'alcali dilué, et il sépare ainsi les nucléoprotéides. Baudran fait macérer les corps microbiens pendant huit à dix jours à 80° dans une solution d'acide chlorhydrique à 1 p. 100, et trouve qu'on dissout ainsi une

---

1. *Archives de Médecine expérimentale*, 1907, p. 129, et 1908. p. 737.
2. *Deutsch. med. Woch.*, 1901, p 18.
3. *Académie des sciences*, 1906, p 657, et 1910, p. 1200.
4. *Deutsch. med. Woch.*, 1891, p. 256.
5. *Zeits. f. phys. Chemie*, vol. XXVI, 1898.

proportion de substances albuminoïdes qui s'élève aux environs de 5o à 6o p. 100 du poids des bacilles.

Auclair et Paris traitent les bacilles dégraissés par l'acide acétique concentré ; ils obtiennent ainsi une paranucléo-albumine qu'ils ont dénommée *bacillo-caséine* et qui a des propriétés toxiques très particulières. Injectée sous la peau des animaux, elle fait apparaître dans les 24 heures une nodosité présentant tous les caractères anatomiques de la granulation grise ; on observe la tuméfaction des ganglions correspondants et, quelque temps après, des lésions viscérales reproduisant, notamment dans le poumon, l'aspect de la pneumonie grise des tuberculeux. En tant que poison général, elle détermine chez le cobaye un amaigrissement rapide, une anémie progressive, puis la cachexie et la mort, qui survient au bout d'environ trois mois avec une seule injection (*voir chap. V*).

Déjà en 1897 Von Schweinitz et Dorset avaient isolé, de cultures de bacilles sur milieux liquides, une substance cristalline soluble dans l'éther, l'alcool et l'eau, qui possède des propriétés nécrotisantes très caractéristiques sur le foie, lorsqu'on l'injecte aux cobayes. Ils la considéraient comme étant un acide non saturé de la série grasse.

R. Koch [1] a essayé d'extraire le contenu microbien par le broyage. La masse, finement triturée au mortier d'agate, est soumise à l'extraction par l'eau distillée et fournit un poison spécial (*tuberculine TR*) qu'il a utilisé dans le traitement de la tuberculose et dont nous aurons à faire l'étude ultérieurement.

Les bacilles broyés, d'après Ruppel [2], fournissent par l'extraction aqueuse deux substances chimiques caractérisables : l'une précipitable par l'acide acétique ; c'est une nucléoprotéine qu'il a dénommée « *tuberculosamine* ». L'autre est un acide nucléique qui peut être appelé *acide tuberculinique*. Ce dernier est riche en phosphore, ne donne plus la réaction des albuminoïdes, ne contient pas de soufre et se comporte comme les acides nucléiques d'autres origines. Sa teneur en phosphore est de 9,2 à 9,4 p. 100 ; il est précipité par l'ébullition au bain-marie en bases nucléiques (probablement guanine, un peu de xanthine et d'adénine) et en un acide phosphoré, l'acide tuberculo-thyminique. Selon Von Behring [3], l'acide tuberculinique serait le vértiable poison tuberculeux auquel la tuberculine doit ses effets caractéristiques. Pour Kitashima [4], c'est au contraire au groupe acide thyminique qu'elle les devrait.

Levene [5] pense que le bacille tuberculeux contient à la fois de

---

1. *Deutsch. med. Woch.*, 1897, p. 209, et 1901, p. 829.
2. *Zeitsch. f. physik. Chemie*, 1898, vol. XXVI, p. 218, et *Beitrag. z. exp. Therap.*, 1900, fasc. 4, p. 88.
3. *Behringswerke Mitteil.*, 1907, fasc. 2, p. 82.
4. *Centralbl. f. Bakt. Ref.*, 1903, vol. XXXIII, p. 727.
5. *Journ. of Med. Res.*, 1901, I, p. 135.

l'acide nucléique libre et de l'acide nucléique combiné. Pour obtenir l'acide libre, il dessèche et pulvérise des bacilles et les soumet à des extractions répétées par des solutions de chlorure de sodium à 5 p. 100 et de chlorhydrate d'ammoniaque à 5 p. 100. Les extraits sont ensuite traités par l'acide picrique et acidulés par l'acide acétique. Le précipité filtré est lavé à l'alcool, redissout dans l'eau et précipité de nouveau par l'alcool. On obtient ainsi un dépôt parfaitement blanc qu'on reprend par l'eau acidulée d'acide acétique et qu'on traite par une solution de chlorure de cuivre. Il se forme un autre précipité qu'on lave à l'eau jusqu'à ce qu'il ne renferme plus de cuivre; puis à l'alcool jusqu'à ce qu'il ne contienne plus de chlore; finalement à l'éther et on le sèche dans le vide sulfurique. On achève la dessiccation à l'étuve à 105° jusqu'à ce que le poids soit constant.

Le résidu après traitement par le chlorure de sodium est traité pendant deux heures par une solution de soude à 4 p. 100, puis neutralisé par l'acide acétique. On ajoute un excès d'acide picrique et on acidifie par l'acide acétique. On filtre, Le filtrat est additionné d'alcool ; il se forme un précipité qu'on redissout et qu'on précipite de nouveau. Ce précipité ne donne pas la réaction du biuret et possède toutes les propriétés de l'*acide nucléique*. Lorsqu'on le chauffe avec des acides minéraux, il ne réduit pas la liqueur de Fehling. En le redissolvant dans l'eau avec un peu d'alcool et en acidifiant la solution par l'acide acétique, on obtient, comme il a été dit ci-dessus, un sel cuivreux de l'acide nucléique.

Par cette méthode, Levene a préparé, en partant de différents spécimens de cultures, des acides nucléiques dont la richesse en phosphore varie de 6,58 à 13,9 p. 100.

V. C. Vaughan et S. M. Wheeler ont extrait par une solution alcoolique de soude, de bacilles tuberculeux dégraissés, deux substances : l'une toxique, soluble dans l'alcool ; l'autre insoluble, non toxique. La portion toxique tue les cobayes aux doses de 75 à 100 milligr.

L'action de l'*eau oxygénée* a été étudiée par Mme Sieber-Chomnov [1], en raison de sa propriété de dédoubler et de dégrader les corps à molécule élevée tels que les kératines et les pigments animaux ou végétaux. Cet auteur a constaté que le chauffage à 143°, sous pression de trois atmosphères, permet à l'eau oxygénée de dissoudre intégralement les bacilles préalablement séchés et dégraissés. Pour 1 gramme de bacilles il faut employer 300 à 350 cc. d'eau oxygénée à 15 volumes et maintenir le mélange à l'autoclave pendant environ deux heures. On obtient ainsi un liquide incolore, sans résidu et dont la toxicité paraît nulle.

Much et Deycke [2] obtiennent la dissolution totale des bacilles non

1. *Société de biologie*, 29 janv. 1913, p. 478.
2. *Münch. med. Woch.*, 1909, n° 36.

dégraissés, au moyen de la *choline* et de la *neurine*. La *lécithine* et d'autres lipoïdes (*oléates alcalines*) peuvent être également utilisés dans le même but. DITTHORN a vu que cette dissolution est très lente à la température de 15 à 20°, mais elle est à peu près complète en 4 heures à 57°, à condition que l'on emploie des solutions concentrées de neurine (solution à 25 p. 100 de Merck à Darmstadt).

La neurine est une substance très fortement alcaline. Pour en neutraliser 1 cc. il faut 22 cc. de solution décinormale d'acide chlorhydrique ou 1 cc. de solution à 8 p. 100 d'HCl.

SALIMBENI[1] arrive à de bien meilleurs résultats avec certains éthers de la glycérine, en particulier avec la *monochlorhydrine*. Sous l'action de ce dissolvant qui, soluble dans l'eau, permet de traiter directement, sans dessiccation préalable, les bacilles de cultures, on observe une série de modifications plus ou moins rapides et profondes suivant la quantité, par rapport à la masse microbienne, des éthers employés et leur nombre de radicaux acides.

« Pour un mélange à parties égales de microbes et de *mono* ou *dichlorhydrine* (cette dernière est peu soluble dans l'eau), la masse microbienne, malaxée dans un mortier, se transforme en quelques secondes en une pâte huileuse, homogène, plus ou moins collante. En ajoutant encore quelques gouttes du réactif, on la voit se transformer en un liquide fortement louche qui s'éclaircit de plus en plus au fur et à mesure qu'on augmente la proportion du glycéride. Quand on fait agir la *trichlorhydrine* sur des microbes desséchés et finement broyés, on obtient tout de suite une émulsion très fine et plus transparente que celles obtenues avec la *mono* et la *di*-chlorhydrine. Toutes proportions gardées, en tenant compte de la rapidité d'action, de l'aspect des émulsions, de la finesse et transparence des amas microbiens en suspension dans le liquide, on doit reconnaître que l'action de la trichlorhydrine sur le bacille de la tuberculose est plus énergique et complète que celle de la dichlorhydrine, et que celle-ci à son tour est plus active que la mono.

Sous l'action de la trichlorhydrine, les bacilles perdent en quelques minutes leur acido-résistance, deviennent granuleux et se transforment en une masse amorphe ne prenant plus la couleur. Traitée par l'eau, cette matière abandonne en assez grande quantité une substance soluble et précipitable par trois volumes d'alcool absolu. Le résidu insoluble dans l'eau renferme, à côté des graisses et cires enlevées par l'eau au glycéride qui les avait dissoutes, la partie azotée des microbes. Il fournit les réactions caractéristiques de l'azote et des matières albuminoïdes. Dans la partie soluble dans l'eau, au contraire, on ne peut mettre en évidence aucune trace de substance azotée.

---

1. *Académie des sciences*, 29 juil. 1912.

Outre cette action dissolvante si remarquable, les éthers de la glycérine possèdent vis-à-vis du bacille tuberculeux une action bactéricide tellement puissante qu'il suffit de quelques secondes de contact pour les tuer et pour les rendre, après lavage à l'eau, inoffensifs pour le cobaye.

On voit donc que les connaissances aujourd'hui acquises sur la constitution chimique du bacille de *Koch*, bien qu'encore incomplètes, permettent d'en séparer les éléments essentiels, de telle sorte que l'étude de l'action physiologique de chacun d'eux devient possible.

CHAPITRE V

TOXINES DU BACILLE TUBERCULEUX. EXO ET ENDOTOXINES. — TUBERCULINES

Les bacilles tuberculeux renferment des substances toxiques que la macération prolongée ou la désagrégation des éléments microbiens, soit par broyage. soit à l'aide de certains réactifs dissolvants (tels que les *alcalis caustiques*, la *neurine*, la *mono*, la *di* ou la *trichlorhydrine*) mettent en liberté. Ces substances toxiques sont intimement liées au protoplasma. Elles sont modifiées, mais ne sont pas détruites par l'ébullition. Lorsqu'on les injecte aux animaux sains, elles provoquent la formation d'abcès plus ou moins volumineux, suivant la dose inoculée, et, à dose suffisante, elles produisent des accidents d'intoxication lente qui peuvent aboutir à la cachexie et à la mort.

A. — TOXICITÉ DES BACILLES TUBERCULEUX MORTS. ENDOTUBERCULINES. — POISONS BACILLAIRES VOLATILS.

Les bacilles entiers, tués par chauffage, ont les mêmes propriétés. Ce fait avait été constaté d'abord par Mafucci[1]. En inoculant des œufs avec des cultures stérilisées de tuberculose aviaire et en soumettant ces œufs à l'incubation, cet auteur obtenait des poussins cachectiques, mais non tuberculeux. Il avait vu aussi qu'en introduisant sous la peau de cobayes des cultures mortes de tuberculose humaine, il se formait un abcès au point d'inoculation, et les animaux mouraient cachectiques après des temps variables de 15 jours à 6 mois. suivant la dose inoculée. A l'autopsie on trouvait des lésions de sclérose atrophiante du foie et de la rate, mais pas de tubercules. Ces lésions et la mort par cachexie pouvaient encore être obtenues en nourrissant des cobayes avec des cultures stérilisées. L'exactitude de ces faits a été vérifiée depuis[2].

Un peu plus tard, M. Prudden et E. Hodexpyl[3] publièrent les résultats d'intéressantes expériences montrant que les bacilles morts, introduits dans des tubes capillaires sous la peau de lapins, exerçaient une action chimiotactique positive sur les leucocytes, et que les mêmes bacilles morts, injectés par voie intraveineuse, provoquaient la formation de

1. *Centralbl. d. allgem. Path.*, 1890, p. 825.
2. Calmette et Breton, *Académie des sciences*, 19 fév. 1906.
3. *New-York Med. Journ.*, 6 et 20 juin 1891.

nodules ayant tous les caractères apparents des tubercules dans les poumons, mais n'aboutissant pas à la caséification. A l'examen microscopique on y décelait facilement des bacilles tuberculeux colorables.

En pratiquant directement l'injection de bacilles morts dans la trachée, les mêmes auteurs constatèrent la formation de foyers d'hépatisation caractérisés par des amas de leucocytes et de cellules épithélioïdes avec des cellules géantes. Ces foyers ne se caséifiaient jamais et finissaient par se résorber en s'entourant de tissu fibreux.

I. Straus et Gamaleia [1] poursuivirent une série de recherches sur le même sujet en utilisant des cultures de tuberculose humaine stérilisées à l'autoclave à 115°. Ils observèrent également la formation de véritables granulomes miliaires dans le poumon des lapins après injections intraveineuses, et dans le péritoine après injection intrapéritonéale. L'inoculation sous-cutanée d'émulsions riches en bacilles produisait chez le cobaye un abcès qui, s'ouvrant au bout de quelques semaines, donnait issue à du pus crémeux ; mais les ganglions lymphatiques correspondants ne se montraient aucunement tuméfiés, contrairement à ce que l'on constate toujours après l'inoculation sous-cutanée de bacilles vivants.

Les cultures chauffées à plusieurs reprises, jusqu'à dix jours de suite, à 130° pendant une heure chaque fois, ou soumises à plusieurs ébullitions prolongées dans l'alcool absolu, et aussi les bacilles dégraissés par l'alcool méthylique et l'éther de pétrole (Cantacuzène) [2], conservent les mêmes propriétés.

Le caractère fondamental des lésions que provoquent ces bacilles morts, chez les animaux indemnes de toute infection tuberculeuse préexistante, est qu'elles restent exclusivement localisées aux points où les bacilles ont été déposés dans l'organisme. Elles ne se généralisent jamais. Ces lésions de tuberculose localisée sont évidemment dues aux poisons intracellulaires, aux « endotoxines » du bacille tuberculeux.

Grancher et Ledoux-Lebard [3], Vissmann [4], Kostenitsch [5], Masur et Kockel, Krompecher [6], Kelber, Engelhardt, Baumgarten, ont fait des constatations analogues, soit avec des bacilles aviaires, soit avec des cultures tuées et colorées par la fuchsine, etc...

En faisant inhaler au bœuf des bacilles humains tués par la chaleur, Kossel, Weber et Heuss [7] ont observé qu'alors que cet animal est

1. *Archives de médecine expérimentale et d'anatomie pathologique*, 1891, p. 705.
2. *Annales de l'Institut Pasteur*, 1905, p. 699
3. *Archives de médecine expérimentale*, 1892, p. 25.
4. *Virchow Arch.*, vol CXXIX, 1892, p. 163.
5. *Archives de médecine expérimentale*, 1893, p. 1.
6. *Annales de l'Institut Pasteur*, 1900, p. 723.
7. *Deutsch. med. Woch.*, 1890, n° 46 a ; 1891, n° 3 ; 1891, n° 43 ; 1897, n° 14, et *Tub. Arb. a. d. K. Gesundh*, 1905, vol. III, p. 30.

insensible aux mêmes bacilles vivants, il réagit à l'endotoxine par la formation de lésions locales pulmonaires. A cette endotoxine tuberculeuse. Von Behring [1] donne le nom de *Somatine*.

Endotoxines protoplasmiques.

Auclair et Paris [2] pensent avoir isolé la véritable endotuberculine que constitue le protoplasma bacillaire. Cette substance se présente comme une *paranucléoalbumine* et ses propriétés chimiques se confondent avec celles des caséines. Ils l'ont appelée *bacillo-caséine*. Injectée sous la peau, elle produit dans les vingt-quatre heures une nodosité analogue à la granulation grise ; les ganglions correspondants se tuméfient et, quelque temps après, on voit apparaître des lésions viscérales reproduisant, notamment dans le poumon, l'aspect de la pneumonie grise des tuberculeux. Elle détermine en outre un amaigrissement rapide, une anémie progressive, puis la cachexie et la mort. Celle-ci survient au bout d'environ trois mois avec une seule dose.

Voici la technique employée par Auclair et Paris pour séparer des bacilles les différents poisons protoplasmiques :

Les microbes, lavés d'abord à l'eau, sont mis à macérer pendant 24 heures à l'étuve à 38° dans l'eau distillée. Le liquide filtré contient des albumines en quantité très faible et des albumoses. Les albumines sont difficilement précipitées par le sulfate d'ammoniaque à saturation ; les albumoses restent dans le liquide.

Les bacilles sont ensuite mis à macérer dans les mêmes conditions et pendant le même temps dans une solution de chlorure de sodium à 10 p. 1.000. Le liquide filtré contient des traces de globulines qu'on précipite par le sulfate de magnésie à saturation et qu'on recueille par dialyse. Ces manipulations doivent être faites aseptiquement.

Ces trois ordres de substances constituent les *poisons solubles* du bacille. Lorsqu'ils sont chauffés au bain-marie pendant plusieurs heures, ces poisons possèdent les propriétés de la *tuberculine*. C'est la *T. V.* de von Behring.

Les bacilles essorés sont placés dans la chambre d'épuisement d'un digesteur à siphonage intermittent automatique, et épuisés par l'*alcool absolu*.

On recueille :

1° Une matière colorante ;

2° Un alcaloïde séparé par le réactif phosphotungstique ;

---

1. *Behringswerke Mitteilungen*, fasc. 2, 1907.
2. *Archives de médecine expérimentale*, 1908, et *Société d'études sur la tuberculose*, mars 1911.

3° Des acides gras, séparés par une solution de carbonate de soude ;

4° Un peu de lécithine, séparée par l'acétone ou le chlorure de cadmium en solution alcoolique et récupérée par l'action ultérieure de l'hydrogène sulfuré.

On continue l'épuisement par l'*éther*. On obtient alors :

1° Des graisses neutres ;

2° Une grande quantité de lécithine ;

3° Un peu de cholestérine.

La lécithine est précipitée par le chlorure de cadmium et l'on a la cholestérine par cristallisation.

On épuise ensuite par le *chloroforme* et l'on a :

1° Une quantité importante de cholestérine ;

2° Des substances cireuses indéterminées et peu abondantes.

On évapore la solution chloroformique à siccité ; on reprend par l'*alcool-éther bouillant*.

Le cholestérine cristallise par refroidissement en longues aiguilles brillantes.

Tous ces épuisements sont faits *dans le vide* afin d'abaisser la température d'ébullition des solvants et de ne pas altérer les produits extraits par une température trop élevée.

Ces substances constituent les *poisons lipoïdes* ou *adipocireux* du bacille (*éthéro-bacilline* et *chloroformo-bacilline*).

On traite la masse bacillaire à une température de 80° par l'acide acétique pur et concentré qui dissout les caséines sans les altérer.

La solution acétique est précipitée par la soude ; le précipité lavé à l'eau, à l'alcool et à l'éther, puis séché dans le vide, constitue la *bacillo-caséine*. On peut également la conserver à l'état frais en émulsion sans glycérine, après lavage à l'alcool à 90°. Elle perd une partie de ses propriétés avec le temps.

La masse bacillaire ainsi traitée ne renferme plus qu'une petite quantité de *nucléine*, soluble seulement dans la potasse caustique qui en modifie la constitution, et de la *cellulose* reconnaissable à ses réactions caractéristiques (transformation en hydrocellulose par action rapide de l'acide sulfurique et bleuissement ultérieur par le réactif de Lugol).

Voici résumées sous forme de tableau, — toujours d'après AUCLAIR et PARIS, — les caractères chimiques et biologiques des différents poisons extractibles du bacille de *Koch* :

Toxines	Liquides extracteurs	Propriétés chimiques	Propriétés biologiques
1re classe : *Toxines solubles*	Eau. . . . . Solution NaCl à 1 p. 100. . .	Albumoses Albumines Globulines	traces de nucléo-protéides	Mal connues actuellement.

2e classe : *Lipoïdes*	Alcool. . . .	Acides gras / Alcaloïdes / Lécithine	*Action locale :* caséification.
	Ether. . . .	Graisses neutres / Lécithine / Cholestérine	
	Chloroforme. .	Cholestérine / Cires	*Action locale :* sclérose.
3e classe : *Toxines protoplasmiques*	Acide acétique ; sels neutres à réaction alcaline.	Paranucléo-albumine (bacillo-caséine)	*Action locale :* nodosités, ganglions, granulations viscérales. *Action générale :* congestions, troubles hématopoïétiques, cachexie, mort.

Poisons bacillaires volatils.

Outre ces poisons extractibles et fixes, le bacille tuberculeux en produit d'autres, de nature volatile, que connaissent bien, pour en avoir éprouvé les effets, les bactériologistes qui ont eu l'occasion de préparer des tuberculines en évaporant des cultures au bain-marie ou en triturant à sec des bacilles tuberculeux tués par chauffage.

Auclair les avait signalés dans sa thèse et Armand-Delille [1] a très exactement décrit les accidents qu'il a eu l'occasion d'observer sur lui-même. C'est une sensation de courbature, d'abord lombaire, puis générale, survenant six à huit heures après la manipulation. Ensuite apparaissent un ou plusieurs grands frissons accompagnés d'état nauséeux et de céphalée violente. La température monte peu à peu jusqu'aux environs de 39°. Après une période d'insomnie agitée qui dure quatre ou cinq heures, une transpiration abondante se produit, la fièvre tombe et il ne subsiste qu'une lassitude générale plus ou moins durable.

Les bactériologistes ne sont pas tous sensibles à ces poisons volatils des cultures tuberculeuses, mais ceux chez lesquels ils provoquent des réactions vives ne paraissent pas pouvoir s'immuniser par accoutumance. Ils réagissent d'ailleurs aussi à la tuberculine.

B. — TUBERCULINE DE ROBERT KOCH. — SA PRÉPARATION

L'étude des lésions produites par les cadavres de bacilles tuberculeux, comparativement chez les animaux sains et chez les animaux déjà tuberculisés, a conduit Robert Koch à la découverte de la *tuberculine* [2]. Ce savant avait constaté que les effets provoqués par les injections sous-cutanées de bacilles morts sont tout différents chez ces

---

1. *Société d'études sur la tuberculose*, déc. 1913.
2. *Deutsch. med. Woch.*, 1891, p. 101.

derniers. Alors que les cobayes sains supportent, en faisant un simple abcès local, des doses fortes de ces bacilles, de très petites quantités de ceux-ci suffisent à tuer les cobayes tuberculeux en 6 à 48 heures. Si la dose est assez faible pour ne pas entraîner la mort, on voit se produire au point d'inoculation une zone de nécrose cutanée plus ou moins étendue ; et si l'on répète les injections de doses encore plus faibles, l'état général des animaux tuberculeux s'améliore, les ulcères d'inoculation se cicatrisent, les ganglions primitivement engorgés diminuent de volume et l'évolution de la maladie semble subir un temps d'arrêt.

Supposant aussitôt que cette action était due à une substance toxique qui était mise en liberté par les bacilles morts, ROBERT KOCH chercha à l'extraire. Dans ce but il se servit d'abord de cultures sur gélose glycérinée râclées, sur lesquelles il versait une solution aqueuse de glycérine à 4 p. 100 ; il chauffa le mélange au bain-marie jusqu'à réduction au dixième de son volume, puis sépara par filtration les bacilles du liquide.

Mais bientôt il adoptait la technique que l'on utilise encore pour la préparation de ce que l'on appelle aujourd'hui la *vieille tuberculine* ou *tuberculine brute de Koch*, et qui était primitivement la suivante :

On verse un litre de bouillon de bœuf légèrement alcalinisé, contenant 10 grammes de peptone et 40 à 50 grammes de glycérine, dans un grand ballon à fond plat, de telle sorte que celui-ci ne soit plein que jusqu'au tiers environ de sa capacité. On stérilise à l'autoclave à 120°. Après refroidissement, on ensemence avec un fragment flottant de culture. On porte à l'étuve à 38°. Après 6 à 8 semaines, lorsque le voile, complètement développé, tend à se disloquer à la surface du liquide, on évapore au bain-marie jusqu'à réduction au dixième et on filtre à travers une bougie de terre poreuse (*Berkefeld*) ou de porcelaine (*Chamberland*). La tuberculine ainsi obtenue est claire, sirupeuse, de couleur brun foncé.

Dans la plupart des laboratoires, cette technique primitive a été avantageusement modifiée : on stérilise d'abord à la vapeur à 100° les cultures avant de les concentrer au bain-marie, et on effectue la filtration du liquide concentré à travers un double filtre de papier épais (papier Chardin) qui retient la plus grande partie des corps microbiens.

Une dose de 0 cc. 1 à 0 cc. 3 de cette tuberculine doit tuer en 6 à 24 heures les cobayes infectés depuis 4 semaines par l'injection sous-cutanée de 1 centigramme de culture de bacilles tuberculeux, quantité ordinairement suffisante pour amener la mort de ces animaux en 8 à 10 semaines. A l'autopsie de ces cobayes on trouve, au point d'inoculation des bacilles et aux alentours, une infiltration rouge, œdémateuse, qui s'étend aux ganglions correspondants. La rate, le foie, les poumons et l'intestin grêle présentent des taches de couleur rouge foncé ressemblant à de petites ecchymoses et qui sont dues à des extravasations

sanguines. Les capsules surrénales sont augmentées de volume et con-
gestionnées.

C'est von Bergman qui, le premier, en 1890, employa chez l'homme
la tuberculine comme moyen diagnostic d'une tumeur de la joue.

C. — EXO ET ENDOTOXINES BACILLAIRES.

La tuberculine initiale de Robert Koch renferme à la fois les poisons
solubles excrétés par le bacille dans les milieux de culture, les *exotoxines*,
et une partie des poisons protoplasmiques *endobacillaires*, dont la
concentration lente à chaud, en milieu de plus en plus riche en glycérine, facilite la diffusion dans le liquide. Mais les exotoxines y sont
surtout abondantes, car, d'une part, les bacilles tuberculeux retenus sur
le filtre après la macération sont à peine moins toxiques que s'ils avaient
simplement été tués par un chauffage d'égale durée, et d'autre part on
peut préparer une tuberculine, — sensiblement moins toxique il est vrai,
mais encore active, — en concentrant directement les milieux de culture
dont on a préalablement séparé les bacilles tuberculeux. C'est d'ailleurs
ainsi que procède Denys (de Louvain) pour la préparation de la tuberculine employée par lui dans le traitement des malades. Cette tuberculine n'est autre chose que le bouillon de culture simplement filtré à
travers des bougies poreuses.

Maragliano [1] évapore dans le vide à 30° ce même bouillon filtré. Il
obtient ainsi un liquide qui tue les cobayes sains à la dose de 1 cc.
avec chute de température. Ce liquide, contrairement à ce qui se produit
pour la tuberculine de Koch et pour les bacilles, perdrait sa toxicité
par chauffage à 100° (mais ce fait a été démontré inexact par A. Kœp-
pen [2]). Maragliano le considère comme renfermant la *toxalbumine* des
cultures, différente des *toxoprotéides* des bacilles.

En cultivant les bacilles sur un bouillon de foie glycériné et additionné de sérum « leucotoxique » qu'il extrait d'animaux inoculés
plusieurs fois avec des émulsions de rate ou de leucocytes, Marmorek [3]
prépare une toxine soluble qui, après simple filtration, se montre plus
toxique pour les animaux sains que pour les tuberculeux. 5 à 10 cc.
en injection sous-cutanée suffisent à tuer un cobaye ou un lapin normal. C'est cette toxine soluble qu'il emploie pour inoculer les chevaux
producteurs de son sérum antituberculeux.

D. — TUBERCULINES PURIFIÉES.

R. Koch lui-même et, depuis, un grand nombre d'expérimentateurs
ont cherché à purifier la tuberculine initiale en éliminant les substances

1. *Berlin. klin. Woch.*, 1899, p. 385.
2. *Zeitsch. f. Hyg.*, LII, p. 110-127.
3. *Académie de médecine*, Paris, 1903.

que renferment les milieux de culture et qui peuvent être par elles-
mêmes susceptibles d'exercer une action nuisible (peptone, sels, cires
et graisses). Le procédé le plus recommandable consiste à diluer un
poids déterminé de tuberculine brute dans cinq parties d'eau distillée et
à faire tomber ce mélange par petites portions, en agitant constamment,
dans 20 volumes d'alcool à 95°.

On recueille le précipité sur un filtre en papier Berzélius, on le
redissout dans un volume d'eau correspondant à la quantité de tuberculine mise en œuvre et on précipite une seconde fois par 20 volumes
d'alcool. Ce second précipité, séché à l'étuve, fournit une masse
spongieuse, d'un blanc grisâtre, très soluble dans l'eau et très toxique.
1 milligramme de cette poudre produit les mêmes effets que 50 milligrammes de tuberculine brute. Le rendement oscille entre 1 à 2 gr.
p. 100. Cette tuberculine précipitée, redissoute dans l'eau glycérinée à
50 p. 100, permet d'obtenir des solutions transparentes, de facile
conservation, stérilisables à l'autoclave à 120° et très stables. Mais elle
renferme encore beaucoup d'impuretés qu'on peut éliminer en grande
partie par des redissolutions et des reprécipitations successives.

On obtient des produits plus faciles à purifier en partant de cultures
en milieux liquides sans peptone, tels que celui dont j'ai déterminé avec
L. MASSOL la composition (v. chap. II), que l'on concentre dans le
vide à 45° et seulement jusqu'à réduction au cinquième du volume
primitif. On précipite ce liquide par 20 volumes d'un mélange à parties
égales d'alcool à 95° et d'éther sulfurique ; on redissout le précipité
dans un faible volume d'eau, et on le soumet pendant 6 à 12 heures au
plus à la dialyse à l'eau distillée courante, froide, sur parchemin animal ; puis on précipite une dernière fois par 10 volumes d'alcool absolu.
La poudre blanche (*Tuberculine CL*) qu'on en retire après dessiccation est
encore dix fois plus active que celle fournie par la précipitation alcoolique de la tuberculine ancienne. Le rendement est d'environ 0 gr. 75
pour un litre de culture.

E. — PROPRIÉTÉS CHIMIQUES DES TUBERCULINES

La tuberculine de *Koch* purifiée par précipitation à l'alcool donne
toutes les réactions des substances albuminoïdes. D'après KÜHNE[1] elle
contient des deutéro-albumoses, une albumose particulière (acro-
albumose), des peptones, du tryptophane, et un corps analogue à
l'indol. Elle est précipitée par le sulfate d'ammoniaque, l'acétate de fer,
le tanin ; en partie par l'acétate de plomb. L'acide acétique produit
d'abord un trouble considérable et même un léger dépôt qui se redissout
dans un excès d'acide acétique. L'acide picrique détermine un précipité
floconneux qui disparaît par le chauffage et reparaît par refroidissement.

---

1. *Zeitsch. f. Biol.*, 1892, XXIX, p. 26.

Les acides chlorhydrique et sulfurique étendus ou concentrés ne donnent aucun précipité.

L'analyse des cendres a fourni à divers observateurs les résultats suivants :

	Poids de substances séchés à 100°.	Poids de cendres obtenu.	p. 100
	gramme	gramme	gramme
(Brieger). . .	0,4816	0,0802	16,65
(Proskauer) . .	0,1410	0,0265	18,46
— . .	0,1740	0,0350	20,46

La cendre est presque exclusivement constituée par du phosphate de potasse et de magnésie. Elle ne contient pas de chlorures.

L'analyse élémentaire, calculée pour la substance dépourvue de cendres, donne, d'après Brieger :

$$C = 47,02 \text{ p. } 100 \qquad C = 48,13$$
$$H = 7,55 \quad — \qquad H = 7,06$$
$$Az = 14,45 \quad — \qquad Az = 14,46$$
$$S = 1,17$$

et d'après Proskauer :

$$C = 47,67 \text{ p. } 100$$
$$H = 7,18 \quad —$$
$$Az = 14,73 \quad —$$
$$S = 1,14 \quad —$$

Ruppel[1] a étudié la composition chimique de l'endo-toxine bacillaire (bacilles broyés et émulsionnés dans l'eau). Il y a trouvé une *nucléine* dédoublable, un *acide tuberculo-nucléique* et une *protamine* cristallisant en plaquettes hexagonales (*tuberculosine*) dont un gramme aurait la même toxicité que 25 à 30 cc. de la tuberculine ancienne de Koch. Selon lui, toute toxine tuberculeuse serait constituée essentiellement par la *tuberculosine*, provenant elle-même de la décomposition d'un *acide tuberculo-thymique*.

Mais il n'est pas du tout certain que cette tuberculosamine représente réellement la toxine tuberculeuse. Sa haute toxicité n'est pas un argument décisif, car d'autres protamines, qu'on peut extraire par exemple du sperme d'esturgeons (Neufeld), se montrent aussi toxiques pour le cobaye, par inoculation intracérébrale, que la tuberculosamine de Ruppel. Celle-ci n'est d'ailleurs pas sensiblement plus toxique pour les animaux tuberculeux que pour les animaux sains. Pour 100 grammes de bacilles

---

1. *Zeitsch. f. physiol. Chemie*, vol. XXVI, 218, et *Behrings Beiträge zur exp. Therapie*, 1900, fasc. 4, p. 89.

secs on pourrait obtenir 8 gr. 5 d'acide tuberculonucléique, 24 gr. 5 de nucléoprotamine et 23 grammes de nucléoprotéides.

André Jousset [1] a cru pouvoir conclure de ses recherches, tant chimiques que biologiques, que la tuberculine, dans les bouillons de culture, n'accompagne ni les albumines, ni les peptones, mais les produits les plus dégradés de ces bouillons, les *acides aminés*. Elle apparaît, suivant lui, entre la première et la seconde semaine après l'ensemencement et s'accroît parallèlement au progrès des voiles. Elle constituerait une sorte de déchet, une véritable scorie qu'on ne peut en aucune façon assimiler aux toxines véritables.

Les tuberculines préparées selon la méthode de R. Koch (*tuberculine ancienne*) ont une réaction alcaline si elles proviennent de cultures de bacilles tuberculeux *bovins*. Cette réaction est au contraire *acide* (à la phénolphtaléine) si elles proviennent de bacilles d'origine humaine (Th. Smith).

F. — MESURE DE LA TOXICITÉ DES TUBERCULINES.

On peut mesurer la toxicité des tuberculines pour l'animal sain en employant la méthode instituée par Von Lingelsheim [2] : elle consiste à trépaner avec un foret le crâne des cobayes sur un point correspondant à peu près au milieu d'une ligne qui rejoindrait la commissure postérieure des deux yeux, — pas tout à fait au milieu, mais un peu latéralement, pour éviter d'ouvrir le sinus longitudinal supérieur. — Lorsque l'opération est bien faite, elle n'entraîne aucune effusion de sang. On enfonce alors perpendiculairement l'aiguille de la seringue dans la masse cérébrale de l'un ou de l'autre hémisphère, sur une profondeur de 3 à 4 millimètres, et on pousse doucement l'injection de manière à faire pénétrer le liquide, — dont le volume ne doit pas excéder o cc. 5, — en 2 à 3 minutes. Il faut éviter d'employer, avec ce procédé d'inoculation, les solutions glycérinées, à cause de la toxicité propre de la glycérine pour les cellules nerveuses.

On constate que les cobayes *sains* succombent en quelques minutes avec des doses de 3 à 4 milligr. de tuberculine ancienne précipitée, tandis que des doses 150 et même 200 fois plus fortes les laissent indemnes après injection sous-cutanée ou intra-péritonéale.

A. Borrel [3], utilisant cette méthode, a montré que les corps bacillaires lavés et chauffés à 100° tuent les cobayes sains, dans les mêmes conditions, à la dose de o mgr. 5. Chez les animaux tuberculisés depuis trente jours, il suffit de 1/800 de cette dose (1/100 de milligr. de tuberculine précipitée) et moins encore, jusqu'à 1/8000 (1/1000 de mgr. de

---

1. *Académie de médecine*, 2 juin 1914.
2. *Berl. klin. Woch.*, 1898, n° 37.
3. *Société de biologie*, 7 avril 1900.

tuberculine précipitée) chez les cobayes tuberculisés depuis plus de quarante jours. Les symptômes d'intoxication observés sont toujours les mêmes : hoquet, convulsions, asphyxie presque immédiate).

En Allemagne, le titrage officiel des tuberculines commerciales est régulièrement effectué par les soins de l'Institut de médecine expérimentale de Francfort, autrefois sous la direction de P. Ehrlich. On y emploie la méthode d'Otto [1] qui consiste à prendre, par exemple, 50 cobayes de même poids (350 à 400 gr.), dans le péritoine desquels on injecte 0 mgr. 5 d'une culture en bouillon âgée seulement de 12 à 14 jours, bien émulsionnée dans l'eau physiologique (1 cc. de liquide pour 1 mgr. de culture pesée à l'état frais). A la fin de la troisième semaine on s'assure, par l'autopsie de 2 à 4 cobayes, que la tuberculose s'est bien développée et, dans l'affirmative, on en éprouve 2 à 4 autres avec 0 cc. 3 et 0 cc. 5 d'une tuberculine étalon (*Standart-tuberkulin*). Ces doses doivent suffire à tuer les animaux par voie sous-cutanée. Si 0 cc. 5 ne tue pas, c'est que la tuberculisation n'est pas assez avancée et l'on doit attendre quelques jours pour répéter l'expérience préliminaire. Lorsque celle-ci a donné des résultats positifs, on divise les cobayes en deux séries parallèles, dont l'une reçoit des doses de tuberculine-étalon de 0 cc. 05, 0,075, 0,1, 0,2, 0,3, et l'autre les doses correspondantes de la tuberculine dont il s'agit de mesurer la toxicité. La mort des cobayes doit se produire en moins de 24 heures et on doit trouver à l'autopsie les lésions caractéristiques de l'intoxication par la tuberculine. La dose habituellement mortelle de la tuberculine-étalon dans les conditions susindiquées est de 0 cc. 075.

Plusieurs expérimentateurs, en particulier Detre, Spengler, ont cru trouver des différences de toxicité dans les tuberculines suivant qu'elles étaient préparées avec des cultures de bacilles d'origine *humaine* ou *bovine*. Weber et Dieterlen [2], au « K. K. Gesundheitsamt » de Berlin, ont fait de nombreuses expériences pour juger cette question. Leur conclusion, entièrement conforme à celle à laquelle on était arrivé dès 1891 à l'Institut Pasteur de Paris, est que, sur les bovidés et sur les petits animaux de laboratoire, ont peut employer indifféremment les deux tuberculines, pourvu qu'elles aient le même équivalent de toxicité mesuré, par exemple, comme il a été dit ci-dessus, par voie intracérébrale chez les cobayes tuberculeux infectés avec la même quantité de bacilles humains ou bovins et arrivés au même stade de la maladie (environ 4 ou 5 semaines après inoculation sous-cutanée de 1 centigramme de bacilles, pesés à l'état frais).

La tuberculine de bacilles aviaires possède exactement la même action réciproque, mais elle est toujours plus faible.

---

1. *Arbeiten aus dem Kgl. Institut f. experimentelle Therapie*, 1906, fasc. 2.
2. *Tub. Arb. a. d. K. Gesundh.*, 1910, fasc. 10, p. 217.

A. Marie et Tiffeneau [1] ont bien étudié l'action toxique des tuberculines purifiées préparées avec des milieux sans peptone. Ils ont constaté qu'avec leur produit, provenant de cultures non chauffées, concentrées dans le vide, dialysées et précipitées, le lapin succombait après injection intracérébrale de o gr. 02. Pour le cobaye sain la dose mortelle était de o gr. 00075 (intracérébrale) et, pour la souris, de o gr. 10 par voie sous-cutanée. Les cobayes tuberculisés depuis 4 semaines succombaient avec o gr. 0001 (intracérébrale.)

On doit donc admettre que *les poisons tuberculeux (endo et exotoxines), extrêmement toxiques pour les animaux infectés de tuberculose, le sont beaucoup moins, — sans cependant être tout à fait inoffensifs, — pour les animaux sains.*

L'extraordinaire sensibilité, constatée d'abord par R. Koch, des sujets tuberculeux à la tuberculine, se vérifie chez toutes les espèces animales, et cette découverte a été la base d'innombrables applications, — sur l'étude desquelles nous aurons à nous étendre plus loin, — au diagnostic, au pronostic et au traitement de l'infection tuberculeuse.

Nous étudierons aussi, dans d'autres chapitres (xxxv, xxxvi et xxxvii), les propriétés physiologiques des tuberculines, ainsi que leur aptitude à servir d'*antigènes* et à provoquer dans l'organisme des sujets sains ou tuberculeux la formation d' « anticorps » ou de substances défensives.

Pour le moment, nous ne devons envisager que les divers modes d'obtention des tuberculines et les principaux caractères présentés par elles. ainsi que les différents produits qui en dérivent.

G. — PRODUITS DÉRIVÉS DE LA TUBERCULINE DE KOCH.

Depuis les travaux de R. Koch, on a cherché, comme je l'ai dit, à purifier la tuberculine, mais malheureusement aussi, sous l'empire de préoccupations d'ordre commercial, on a préparé une foule de substances offertes aux médecins et aux malades sous des dénominations variées et auxquelles leurs inventeurs attribuent des avantages qui sont loin d'être toujours scientifiquement établis. Aussi me bornerai-je à ne mentionner ici que celles qui présentent quelque intérêt pour l'expérimentateur scientifique.

I. **TUBERCULINE TR**. — Proposée par R. Koch [2] en 1897, cette tuberculine est obtenue en broyant finement, dans un mortier et avec un pilon d'agate, des bacilles tuberculeux desséchés dans le vide. Ces bacilles, longuement triturés, sont ensuite émulsionnés dans l'eau distillée, puis centrifugés pendant 30 à 45 minutes à 4.000 tours à la

1. *Société de biologie*, 21 mars 1908 et 6 fév. 1909.
2. *Deutsch. med. Woch.*, 1897, n° 14.

minute. La partie liquide, opalescente, qui surnage, renferme une partie des endotoxines bacillaires. Elle constitue la préparation *TO*. On la décante. Le résidu boueux, refoulé au fond du tube, est alors desséché, broyé, repris par l'eau, centrifugé et rebroyé de nouveau à plusieurs reprises jusqu'à ce que la centrifugation n'en sépare plus de bacilles intacts. Ces divers résidus de trituration sont réunis, additionnés de glycérine à 20 p. 100 et forment la *TR*, émulsion des diverses substances qui entrent dans la constitution des corps microbiens. 1 cc. correspond à environ 2 milligr. de substance sèche provenant de 10 milligr. de bacilles également secs. On fabrique cette tuberculine à l'usine de produits chimiques de Hœchst, près Francfort-sur-le-Mein.

II. TUBERCULINE BE.

— En 1901, R. Koch[1] a proposé de lui substituer une préparation nouvelle, présentée sous le nom de *Neutuberkulin-Bazillenemulsion* ou *BE*, obtenue par mélange d'une émulsion de bacilles, soit humains, soit bovins, préalablement desséchés, puis très finement pulvérisés. L'émulsion est titrée à 1 p. 200 dans l'eau distillée glycérinée à 50 p. 100 et elle n'est pas centrifugée. On en fait des dilutions avec de l'eau salée physiologique, en exprimant le titre par la teneur en bacilles, et en partant de cette base que 1 cent. cube du produit brut initial renferme 5 milligr. de poudre bacillaire.

III. TUBERCULINE AF (ALBUMOSEFREI) DE R. KOCH.

— Cette tuberculine offre cette particularité qu'à l'encontre de l'ancienne tuberculine elle est obtenue au moyen de cultures faites sur des milieux qui ne contiennent ni viande, ni peptones. Pour la préparer on se sert des milieux minéraux, — celui de Proskauer et Beck (modifié par R. Koch) par exemple (Voir chap. ii), — dans lesquels la substance ajoutée est représentée par de l'asparagine et par des sels ammoniacaux. Lorsque les cultures sont développées, ce qui exige environ deux mois, on les tue par chauffage à 60" répété deux jours de suite pendant deux heures et on les filtre Le liquide, après avoir été concentré au dixième par évaporation dans le vide, est additionné de o.5 p. 100 d'acide phénique pour garantir sa conservation, et on s'assure, par l'inoculation sous-cutanée à un certain nombre de cobayes, qu'il ne renferme plus de bacilles vivants. Après cette vérification, le produit peut être employé au traitement des malades. Il semble, d'après les cliniciens qui l'ont expérimenté, qu'il soit en général mieux toléré (G. Jochmann et R. Mœllers)[2] ; mais le sérum des sujets qui le reçoivent ne s'enrichit pas sensiblement en anticorps, et ces sujets restent sensibles à la tuberculine ordinaire, tandis qu'ils supportent mieux dans la suite les injections d'émulsions de bacilles.

---

1. *Deutsch. med. Woch.*, 1901, n° 48.
2. *Id.*, 13 juil. 1911. p. 1297, et *Veröffentl. d. Robert Koch Stiftung*, fasc. 3, 1912.

Au point de vue chimique, cette tuberculine, provenant d'un milieu exempt d'albumines, présente seulement avec moins d'intensité les mêmes réactions des matières albuminoïdes que celle préparée avec le bouillon ordinaire. *Il s'est donc formé des matières albuminoïdes pendant la culture*, et une grande partie de celles-ci provient de l'autolyse des bacilles.

Dans leurs recherches sur les tuberculines sans albumines, E. Lœwenstein et E. Pick [1] n'ont pas trouvé, au produit qu'ils ont obtenu, toutes les réactions caractéristiques des matières albuminoïdes. Leur tuberculine, préparée sur un milieu à base d'asparagine, de lactate d'ammoniaque, de phosphate de soude, chlorure de sodium et glycérine, précipite cependant par l'alcool, par le tanin acétique et l'iodure double de mercure et de potassium en milieu chlorhydrique ; elle est dialysable et détruite par la digestion pepsique ou trypsique. Elle a donc plutôt les caractères d'un polypeptide.

IV. **TUBERCULOCIDINE DE KLEBS.** — Klebs [2] traite la tuberculine

par l'alcool, puis redissout le précipité dans l'eau et fait agir sur cette solution un mélange d'alcool, de chloroforme et de benzol pur. Ces dissolvants éliminent la plus grande partie des impuretés. Le produit ainsi recueilli est desséché à l'étuve à 56°. On le reprend par 100 cc. de glycérine phéniquée à 0,5 p. 100 et, après une dernière filtration, on obtient une substance soluble dans l'alcool, dont la conservation est indéfinie et qui représente environ 5 p. 100 de la tuberculine primitive mise en œuvre.

Cette préparation, dépouillée d'après Klebs des principes alcaloïdiques auxquels sont dus les effets nuisibles de la tuberculine brute, exercerait une action spéciale sur le bacille qui se trouverait en quelque sorte « vacuolisé ». Elle n'est d'ailleurs que très faiblement toxique. Les cobayes et les lapins sains en supportent 1 cc. sans malaise, et elle est très bien tolérée par les malades, à des doses quatre ou cinq fois plus fortes que l'ancienne tuberculine. D'autre part elle offrirait l'avantage de pouvoir être administrée par voie stomacale. Turban en a fait usage autrefois dans ces conditions à Davos ; ses malades en prenaient quelques gouttes le matin, à jeun, et il en obtenait des effets favorables. Mais depuis longtemps déjà elle n'est plus employée.

V. **TUBERCULINE DE MARAGLIANO.** — Bien avant Béranek, Maragliano [3] avait déjà proposé l'utilisation simultanée des toxines intra et

extracellulaires. Sa tuberculine est un mélange de *toxoprotéines* provenant de cultures totales macérées et concentrées à la température de l'ébullition, et de *toxalbumines* séparées des bouillons de culture, sans

1. *Bioch. Zeitsch.*, XXXI, 23 fév. 1911, p 142.
2. *Wiener med. Woch.*, 1891, n° 15, et *Deutsch. med. Woch.*, 1891, n° 45.
3. *Berlin. klin. Woch.*, 1899, p. 385.

chauffage, par concentration dans le vide à basse température. Celles-ci, d'après F. Bezançon et Gouget [1], exerceraient sur le cobaye tuberculeux, et aussi sur le cobaye sain, une action hypothermisante. Mais A. Koppen [2] a montré qu'il n'existe en réalité aucune différence entre ces deux substances toxiques au point de vue de l'action hyperthermisante chez le cobaye tuberculeux. La partie active des toxalbumines extracellulaires est thermostabile comme celle des toxoprotéines intracellulaires. Les réactions biochimiques sont les mêmes dans les deux groupes, de sorte qu'il n'y a aucun avantage à les séparer.

En 1898 [3] Maragliano a modifié son mode de préparation de la manière suivante :

On filtre la culture en bouillon-peptone glycériné et on enlève les bacilles restés sur le filtre pour les dépouiller de toute trace de glycérine. On mélange ces bacilles à une quantité d'eau distillée égale au volume de la culture primitive et on maintient le tout au bain-marie à 95°-100° pendant 45 heures, en remplaçant au fur et à mesure l'eau évaporée. Ensuite on évapore jusqu'à réduction au dixième du volume initial, puis on filtre. On obtient ainsi une tuberculine aqueuse, de couleur brun foncé et à réaction alcaline, dont les effets sont les mêmes que ceux de la tuberculine ancienne de Koch.

D'après Maragliano, cette tuberculine aqueuse produit de l'hyperthermie chez les cobayes sains et chez les tuberculeux. Elle tue le cobaye sain à la dose de 1 cc. par 100 gr. de poids, tandis que 0,10 à 0,20 pour 100 gr. suffisent pour tuer le cobaye tuberculeux en 48 heures. On l'emploie surtout pour les recherches expérimentales, en particulier pour la préparation et le titrage du sérum thérapeutique que l'auteur utilise dans sa clinique de Gênes pour le traitement des malades. *(Voir chap. XLI, 1.)*

VI. OXYTOXINE DE HIRSCHFELDER. — Hirschfelder (de San Francisco) [4] oxydait primitivement la tuberculine en faisant agir, sur 40 gr. du produit brut de Koch, 240 cc. d'eau oxygénée à 10 vol. et 936 parties d'eau distillée. Le mélange était porté à l'autoclave pendant 96 heures. Dans la suite il a modifié sa préparation en ajoutant l'eau oxygénée, dans la proportion de 1 dixième, directement à la culture en bouillon de veau glycériné. On stérilise à 100°. Toutes les douze heures on ajoute une nouvelle quantité d'eau oxygénée égale à la précédente, on chauffe à 100° et ainsi de suite jusqu'à ce que le volume d'eau oxygénée ajoutée soit égal au volume de culture. On neutralise par addition de soude ; on assure la conservation du produit par 5 p. 100

1. *Société de biologie*, 17 juin 1899.
2. *Zeitsch. f. Hyg.*, LII, fasc. 1, p. 110.
3. *Société de biologie*, 22 janv. 1898.
4. *The Lancet*, 15 janv. 1898.

d'acide borique et on filtre. L'*oxytuberculine* ainsi préparée ne doit contenir aucune trace de tuberculine libre, ni de bioxyde d'hydrogène. Elle s'administre en injections hypodermiques à la dose quotidienne de 5 cc. au début, en augmentant peu à peu jusqu'à atteindre 20 cent. cubes. Ces injections ne déterminent ni réactions générales ni troubles locaux. Elles sont inoffensives. L. Guinard et Mondielli [1] ont expérimenté l'*oxytuberculine* sur les animaux et ont confirmé cette innocuité ; mais il ne semble pas que son usage se soit introduit dans la pratique médicale, ni que ses effets thérapeutiques aient été bien étudiés.

VII. **TUBERCULOL DE LANDMANN**. — Landmann [2] fait usage de

cultures à virulence renforcée par passages successifs sur le cobaye. Lorsque ces cultures sont bien développées sur bouillon peptoné glycériné, on filtre sur papier et on recueille à part les bacilles. Ceux-ci sont préalablement débarrassés de leur enveloppe ciro-graisseuse par les dissolvants appropriés, puis triturés et lentement épuisés, à la température de 40°, de tous les produits extractibles par l'eau salée physiologique, l'eau distillée et la glycérine diluée. On décante ensuite et on recommence l'extraction à plusieurs reprises, à des températures graduellement croissantes, de 50° d'abord, puis de 60, 70, etc., jusqu'à 100°. On réunit les extraits obtenus à ces différentes températures et on les évapore à sec dans le vide à 37°.

On recueille ainsi, sans pertes sensibles et sans altération, la plus grande partie des endotoxines, car les corps bacillaires restants ne seraient plus toxiques.

On redissout ces endotoxines dans le bouillon de culture que l'on concentre dans le vide à 37° après filtration. On obtient ainsi un liquide dont 1 cc. suffit pour tuer le cobaye sain. Ce liquide, filtré sur bougies et additionné de 0 cc. 5 p. 100 d'acide phénique, est le *Tuberculol*.

D'après Landmann, la preuve que cette substance possède des propriétés distinctes de celles de la tuberculine réside dans ce fait que sa toxicité est très atténuée par le chauffage à 100° ou même par la conservation prolongée à l'état de solution. Il ne paraît cependant pas que cette toxicité pour l'animal sain soit réellement due à des endotoxines provenant des bacilles car, d'après les expériences de O. Bail et d'après celles de E. Lœwenstein, on peut injecter à des cobayes 200 milligr. de bacilles vivants, de telle sorte que tout leur organisme en soit inondé, et on ne produit ainsi aucun phénomène d'intoxication. Ces cobayes deviennent tuberculeux un peu plus vite que ceux qui sont infectés avec 2 milligr. de bacilles seulement, et ils meurent deux ou trois semaines plus tôt. La toxicité de la préparation de Landmann pour l'animal sain résulte peut-être de ce qu'elle renferme des produits de décomposition

---

1. *Lyon médica'*, 1898, et Mondielli, Thèse de Lyon, 1898.
2. *Hygienische Rundschau*, 1898, n° 10, et 1900, n° 8.

des matières protoplasmiques formées pendant les opérations d'extraction à basse température.

Chez les malades tuberculeux, d'après l'auteur, on doit employer cette tuberculine à la dose de o mgr. oo5 et augmenter ensuite progressivement jusqu'à ce qu'on atteigne o mgr. 1.

La maison *Merck*, de Darmstadt, livre le *tuberculol* sous trois formes, pour permettre aux cliniciens d'utiliser séparément les endo et les exotoxines. Le *tuberculol A* est celui dont le mode d'obtention vient d'être décrit ci-dessus ; le *tuberculol B* ne renferme que les produits extractibles des corps bacillaires ; le *tuberculol C* est seulement constitué par la concentration des milieux de culture.

On prépare aussi des *tuberculols D, E, F*, au moyen de cultures de bacilles *bovins*, pour la pratique des réactions tuberculiniques générales ou locales. Mais toutes ces « spécialités » ne présentent aucun intérêt scientifique.

VIII. <u>TUBERCULINE DE BÉRANEK</u> (de Neuchâtel en Suisse). — Cette tuberculine, préparée surtout en vue de la tuberculinothérapie et employée principalement en Suisse par Sahli (de Berne), est un mélange de bouillon de culture débarrassé des bacilles par filtration sur *Chamberland*, puis concentré dans le vide à basse température, et d'un extrait des corps bacillaires obtenu en faisant macérer ceux-ci pendant 2 heures à 60° dans une solution d'acide orthophosphorique à 1 p. 100 · qu'on neutralise ensuite par de la soude. On obtient ainsi l'*AT* (*acidotoxine*) ou *toxine endocellulaire*.

Le bouillon de culture est un liquide de macération à froid de viande de veau auquel on ajoute, après stérilisation, o,5 p. 100 de chlorure de sodium et 5 gr. 6 p. 100 de glycérine. Il ne contient pas de peptones surajoutées.

La *tuberculine de* Béranek [1] est une dilution à 1 p. 20 du mélange en parties égales de *AT* et de *bouillon filtré* (*TB*). On en prépare, pour l'usage thérapeutique, *15 solutions différentes*, dont la concentration augmente par multiples de 2, de telle sorte que chaque solution est *deux fois plus forte* que celle qui la précède. Elle n'est pas toxique pour le cobaye sain et l'est à peine pour le cobaye tuberculeux. D'après K. Siegesmund son pouvoir toxique est 3,3 fois moindre que celui de la tuberculine témoin (*standard-tuberkulin*) de l'Institut de médecine expérimentale de Francfort, et on aurait pu en injecter au cobaye tuberculeux jusqu'à 16 cc. sans que l'animal succombe !

IX. <u>TUBOLYTINE DE SIEBERT et P. RŒMER.</u> — Siebert et P. Römer [2], travaillant au laboratoire de von Behring à Marbourg, ont

---

1. *Comptes rendus, Académie des sciences*, 23 nov. 1903, et *Revue médicale de la Suisse romande*, 1905, 1906 et 1907. Congrès de Washington, 1908.
2. *Beitr. z. Klin. der Tuberkulose*, 1913, XXVI, fasc. 2, p. 193.

préparé une tuberculine en évitant l'emploi de la chaleur et de tout réactif chimique susceptible de modifier ou d'endommager la substance active. Ils lui ont donné le nom de *tubolytine*. Ce produit, comme l'ancienne tuberculine de *Koch*, est inoffensif pour l'animal sain, et il détermine chez l'animal tuberculeux la réaction caractéristique ; mais il est beaucoup moins toxique pour ce dernier, car il faut, pour causer la mort, environ 5 fois plus de tubolytine que de tuberculine.

Par inoculation intradermique, les deux produits sont équivalents.

Le résidu d'évaporation (extrait sec) est 100 fois, la teneur en cendres 39 fois et la teneur en azote 43 fois plus faible que pour l'ancienne tuberculine.

Avec 1 cc. de tubolytine on peut effectuer les réactions de fixation de BORDET-GENGOU et déterminer la présence d'anticorps tuberculeux dans 0 cc. 0025 d'un sérum dont il faudrait 0 cc. 01 avec 0 cc. 02 de vieille tuberculine pour obtenir la même fixation.

X. TUBERCULO-PLASMINE. — En utilisant le procédé imaginé par E. BUCHNER pour l'extraction de la zymase de la levure de bière, H. BUCHNER [1] et HAHN [2] ont soumis à une pression de 400 à 500 atmosphères des bacilles tuberculeux broyés avec du sable, de la terre d'infusoires, 5 p. 100 de chlorure de sodium et 20 p. 100 de glycérine. Ils ont obtenu ainsi un liquide légèrement ambré, qui se conserve bien et qui représenterait une tuberculine particulièrement active. Mais les difficultés de sa préparation sont telles que l'usage de ce produit ne s'est jamais répandu.

XI. TUBERCULINE DE ROSENBACH [3]. — Cette tuberculine est un extrait complexe, retiré d'une culture mixte de bacilles tuberculeux et d'un champignon, le *Trichophyton holosericum album*. Elle est préparée à froid et additionnée d'acide phénique pour en assurer la conservation. Sa toxicité est à peu près nulle, même pour les animaux tuberculeux qui en supportent sans inconvénients jusqu'à 5 cc. D'après LESSER (KARL) et KŒGEL [4], cette tuberculine ne présente aucun avantage sur l'ancienne tuberculine de *Koch* : elle paraît seulement environ 1.000 fois moins active que cette dernière, et elle présente l'inconvénient de contenir des produits trichophytiques non spécifiques.

On l'a employée chez l'homme aux doses de 0 cc. 01 à 0 cc. 1 au début, jusqu'à 2 cc.

II. SCHAEFER [5] pense que, sous l'influence des diastases protéolytiques

1. *Münch. med. Woch.*, 1897, p. 298.
2. *Id.*, p. 1334.
3. *Deutsch. med. Woch.*, 1910, n⁰ˢ 33 et 34 ; 1912, n⁰ˢ 13 et 14.
4. *Beitr. z. Klinik. d. Tuberk.*, vol. XXVII, 1913, p. 103.
5. *Zeitsch. f. Tub.*, déc. 1911.

du *trichophyton*, la tuberculine est tout simplement digérée et devient par suite inactive dans le produit de Rosenbach.

XII. TUBERCULINE DE VAUDREMER. — En étudiant l'action de divers microbes sur la tuberculine brute de *Koch*, Vaudremer [1] avait vu que les ferments protéolytiques, tels que le *bacille pyocyanique*, l'*Aspergillus niger*, l'*Aspergillus fumigatus* et le *Penicillium glaucum*, détruisent la substance active de la tuberculine. Il observa par la suite que l'*Aspergillus fumigatus* agit sur les bacilles tuberculeux vivants en les rendant avirulents, et sur la tuberculine *in vitro* par macération prolongée (24 jours à 39°) dans du suc de mycélium broyé. Il obtient ainsi une tuberculine analogue à celle de Rosenbach et, comme celle-ci, presque dépourvue de toxicité : 2 cc. d'une dilution à 1 p. 8 sont inoffensifs, alors que 2 cc. d'une dilution au même titre de tuberculine brute dans l'eau physiologique tuent en 26 heures les cobayes tuberculeux. Mais Vaudremer ne nous renseigne en aucune façon sur la valeur antigène de sa préparation, de sorte qu'on peut se demander si l'absence complète de toxicité de celle-ci, — comme c'est le cas pour la tuberculine de Rosenbach, — ne résulte pas tout simplement de ce qu'elle ne renferme plus de tuberculine active, cette dernière ayant été complètement désintégrée par les protéases thermostabiles des champignons, comme elle l'est, ainsi que nous le verrons plus loin, par la trypsine et par la pepsine dans les digestions artificielles.

XIII. NEURINE-TUBERCULINE DE MUCH [2]. — C'est une dissolution de bacilles tuberculeux dans la *neurine*, substance préparée par Liebreich et qui provient de la décomposition du cerveau. On admet que sa formule chimique est celle d'un hydroxyde de triméthyléthylammonium ($C^5H^{13}AzO$).

10 à 22 gr. de bacilles se dissolvent en 24 heures dans 100 cc. de solution à 25 p. 100 de neurine de Merck. Les éléments microbiens se gonflent d'abord, puis le protoplasma disparaît ; mais il semble que les granules restent longtemps inattaqués. Sous l'influence du chauffage à 56° la dissolution ne demande que quelques heures.

La dose mortelle de *neurine-tuberculine* pour un cobaye sain de 300 gr. est d'environ 0,10. D'après Wilhelm Schlaudraff [3], de l'Institut de Pathologie de l'hôpital Saint-Georges, à Hambourg, les animaux succombent avec tous les symptômes typiques de l'empoisonnement par la neurine, et la toxicité de la neurine-tuberculine ne serait pas plus grande pour les animaux tuberculeux que pour les animaux sains. Il

---

1. *Annales de l'Institut Pasteur*, avril 1910, *Société de biologie*, 23 nov. 1912 et 14 fév. 1913.

2. *Münch. med. Woch*, 1909, n° 39 ; *Centralbl. f. Bakt.*, vol. LIV, p. 342, et *Berlin. Klin. Woch.*, 1910, n° 42.

3. *Zeitsch. f. Immunitätsforschung*, vol. XII, 1912, p. 91.

n'existe donc pas d'hypersensibilité des tuberculeux à l'égard de ce produit, et on en peut conclure que la neurine-tuberculine ne contient pas la substance spécifique à laquelle sont dues les réactions tuberculiniques. Pourtant elle serait susceptible de fixer les anticorps et de servir d'antigène pour le Bordet-Gengou ; mais, en injections répétées chez les animaux (chèvres, lapins, cobayes), elle ne développe pas la formation d'anticorps.

XIV. TUBERCULO-MUCINE DE Fr. WELEMINSKY [1]. — En noyant à diverses reprises dans le milieu de culture (bouillon peptoné glycériné) les voiles produits par le développement d'un bacille tuberculeux d'origine humaine, il se forme peu à peu, dans le liquide, à côté d'une substance qui présente tous les caractères d'une albumine coagulable, une assez grande quantité de *mucine* caractérisée par son aspect mucilagineux et par sa précipitabilité par l'acide acétique qui permet de la séparer.

Cette *tuberculo-mucine*, mélangée de *protéines* et de *mucine*, séchée, puis redissoute dans l'eau au centième, a été utilisée en clinique pour le traitement des tuberculeux. Ernst Guth [2] l'emploie à la dose initiale de 1 milligr. (o cc. 1 de la solution) et augmente progressivement jusqu'à légère réaction fébrile. Elle semblerait produire des effets favorables, surtout dans la tuberculose ganglionnaire.

XV. TUBERCULINE BOVINE PTO (Perlsucht tuberkulin) de SPENGLER. — Cette préparation est obtenue exactement dans les mêmes conditions que l'ancienne tuberculine de Koch, mais en utilisant exclusivement des bacilles d'origine bovine. Spengler [3], qui l'a longtemps préconisée à Davos, prétend qu'elle est mieux tolérée et moins toxique pour l'homme, et il en compare un peu exagérément les effets « immunisants » à ceux du vaccin jennérien.

En réalité il n'y a aucune différence entre les tuberculines préparées avec des bacilles *bovins* et celles obtenues en partant de bacilles de provenance *humaine*. Les idées émises il y a quelques années par Detre et son élève V. Gebhardt, relativement à la possibilité de diagnostiquer l'origine humaine ou bovine d'une infection tuberculeuse chez l'homme par les différences de réaction vis-à-vis des tuberculines humaines ou bovines, reposaient sur des erreurs d'observation et sont abandonnées aujourd'hui.

Spengler lui-même semble s'en être détaché depuis qu'il emploie ses *corps immunisants IK* dont nous aurons à nous occuper à propos de la sérothérapie de la tuberculose (*Chap. XLI*).

1. *Berlin. Klin. Woch* , 1912, n° 28. *Tuberculosis*, 1914, vol. XIII, p. 456.
2. *Zeitsch. f. Tuberk.*, 1914, vol. XXI, fasc. 6.
3. *Deutsch. med. Woch.*, 1904, n° 31 ; 1905, n°s 31 et 34.

XVI. ENDOTOXINE TUBERCULEUSE DE BAUDRAN. — Baudran [1] traite les bacilles tuberculeux par l'alcool à 95° qui précipite les albumines, les peptones, les albumoses et dissout la glycérine. On filtre et, à ces mêmes corps bacillaires, on ajoute successivement de l'éther, du chloroforme et enfin du toluène. Chaque dissolvant est éliminé au fur et à mesure de son action.

Le résidu est additionné d'eau qui solubilise facilement les peptones et les albumoses ; on filtre sur papier mouillé. Le liquide résultant est concentré en présence de quelques gouttes d'acide sulfurique au centième. L'extrait obtenu est repris par l'alcool. Les albumoses et une petite quantité de peptones se dissolvent seules dans ces conditions. On neutralise, on filtre et on évapore doucement. Le corps obtenu est parfaitement soluble dans l'eau à froid. Il précipite par le sulfate d'ammoniaque à saturation et par le ferrocyanure de potassium acétique ; il se colore en rouge par le réactif de Millon et ne dialyse pas.

Cette endotoxine serait, d'après Baudran, très toxique pour le cobaye sain qu'elle tue en injection intrapéritonéale à la dose de 5 milligrammes, ce qui tendrait à indiquer qu'elle ne représente pas le véritable poison bacillaire, mais bien une modification de celui-ci résultant des réactions chimiques qu'il a subies.

XVII. TUBERCULINE FERRUGINEUSE DE DITTHORN ET SCHULTZ [2] (*Eisentuberkulin*). —On dilue 10 cc. de tuberculine ancienne de Koch dans 50 cc. d'eau stérile et on précipite par une solution à 12 o/o d'oxychlorure de fer. Le précipité est recueilli sur un filtre, lavé pendant deux jours et redissout sur le filtre, par addition goutte à goutte d'une solution de lessive de soude à 1 p. 100. On ajoute ensuite 25 p. 100 de glycérine, on complète à 40 cc., on filtre et on stérilise à 100°.

Ce produit est l'*Eisentuberkulin A*.

On prépare une *Eisentuberkulin B* en reprenant les bacilles qui ont servi à obtenir la première, les lavant plusieurs fois à l'eau chaude et les faisant macérer pendant 24 heures dans de l'eau légèrement phéniquée. On agite de temps en temps pour faciliter l'extraction des substances solubles, on centrifuge, on filtre et on traite le filtrat comme pour la préparation de l'*Eisentuberkulin A*, par l'oxychlorure de fer à 12 p. 100.

Une troisième *Eisentuberkulin E* s'obtient en partant des bacilles non chauffés qu'on recueille par filtration du bouillon de culture, qu'on lave à l'eau stérile, puis rapidement à l'alcool pour enlever l'eau. On dessèche ensuite la masse à 37°, et on l'épuise, dans un appareil de Soxhlet,

---

1. *Académie des sciences*, 22 nov. 1909.
2. *Zeitsch. f. Immunitätsforschung*, 1909, vol. II, p. 567,　　*Deutsch. med. Woch.*, 1908, n° 28.

successivement par l'éther et par le chloroforme pour extraire les graisses solubles dans ces dissolvants.

Les bacilles ainsi dégraissés sont mis à macérer dans l'eau pendant 24 heures, et le liquide de macération, centrifugé puis filtré, est précipité par l'oxychlorure de fer, et ainsi de suite comme pour la préparation de *E, A*.

Enfin une quatrième *Eisentuberkulin S* est préparée avec le bouillon de culture de six à huit semaines, dont on a éliminé les bacilles par filtration préalable. On concentre jusqu'à réduction au dixième du volume primitif et on fait subir à ce liquide le même traitement qu'en partant de l'ancienne tuberculine pour l'obtention de *E, A*.

Fritz Ditthorn et Werner Schultz ont également appliqué leur méthode de précipitation par le fer à des cultures de bacilles faites sur des milieux sans albumine, tels que celui de Proskauer et Beck (Asparagine, 0,5 ; citrate de magnésie, 0,25 ; sulfate de magnésie, 0,06 ; phosphate monopotassique, 0,5 ; glycérine, 2,0, pour 100 gr. d'eau).

L'emploi de ces produits en injections sous-cutanées provoquerait rarement des réactions générales d'après Schultz. Ils représentent des antigènes affaiblis, et on ne leur connaît d'ailleurs aucun avantage pratique particulier (Schellenberg) [1].

XVIII. **TEBEAN DE LEVY ET KAENKER.** — Le *Tébéan* est une émulsion de bacilles tuberculeux tués par un long séjour dans une solution de galactose à 25 p. 100 à la température de 37°. 1 gr. de poudre de *tébéan* correspond à 50 milligr. de bacilles.

L'inoculation de ce produit entraîne souvent la formation d'abcès douloureux. A. Frænkel et Steffen en auraient cependant obtenu de bons résultats chez leurs malades à Badenweiler. On commence le traitement par 0 mgr. 001 et on va progressivement jusqu'à 4 milligr.

XIX. **TUBERCULO-TOXOIDINE D'ISHIGAMI.** — Ce produit a été obtenu par T. Ishigami [2] en traitant par l'acide sulfurique en solution concentrée des bacilles séchés, puis lavés. On dilue ensuite dans 10 volumes d'eau : les matières grasses et cireuses se séparent à la surface, et le précipité insoluble, recueilli au fond par décantation, est émulsionné dans une solution faiblement alcaline. Il n'est pas toxique, même pour les animaux tuberculeux, et cependant il serait encore capable de provoquer la formation d'anticorps, donc de servir d'antigène.

XX. **TEBESAPIN OU MOLLIMENT N° 8** (ancien *Prospérol* de Zeuner). — Dans une communication au Congrès de la tuberculose à Washington en 1908, Noguchi avait signalé les propriétés immunisantes des bacilles tuberculeux macérés pendant 24 heures à la température de 37° dans

---

1. *Zeitsch f. Tuberk.*, vol. XVIII, fasc. 2, 1911.
2. *Philippine Journal of Science*, nov. 1908, vol. III, n° 5.

l'oléinate de soude. Les expériences rapportées par ce savant n'ont pas
été confirmées ; mais à la même époque ZEUNER lançait dans la thérapeutique antituberculeuse, sous le nom de *Prospérol,* puis plus tard de
Tebesapin, puis enfin sous le nom de *Molliment n° 8,* une préparation
obtenue de la manière suivante :

On fait macérer pendant 4 jours à 37° des bacilles tuberculeux dans
une solution à 2 p. 100 d'oléinate de soude en agitation continue. On
chauffe ensuite une heure au bain-marie, à 70-72° et on continue l'agitation à 37° pendant encore 3 jours. Cette émulsion est concentrée à
divers titres correspondant à tant de milligrammes de bacilles par centimètre cube : le n° 2 = o mgr. 5 de type *bovin* par centimètre cube ; le
n° 5, 2 mgr. de type *humain* ; le n° 6, 10 mgr. de type *bovin* ; le
n° 9, 10 mgr. de type *humain,* etc...

Elle est très fortement hémolytique et, pour cette raison, ne peut
être utilisée comme antigène *in vitro* dans les réactions de fixation du
complément.

D'après les recherches de R. MŒLLERS et GEORG WOLFF [1] elle ne possède aucune propriété immunisante et elle n'influence pas favorablement
la tuberculose expérimentale du lapin ou du cobaye. ZEUNER [2] prétend
qu'on peut l'employer avantageusement chez les malades en ingestion,
ou par le rectum. Mais les expériences cliniques qui ont été faites à ce
sujet par WEICKER à Görbersdorf, sur 50 malades, ne sont rien moins
que convaincantes. La réclame commerciale faite en faveur de ce produit n'est justifiée par aucune considération d'ordre scientifique. Il en
est malheureusement de même pour beaucoup d'autres analogues.

Je me borne à en citer quelques-uns dont l'emploi a été également
proposé par leurs inventeurs pour le traitement de la tuberculose sans
qu'ils aient été expérimentalement éprouvés. On trouvera dans les publications spéciales qui les concernent les indications relatives à leur
mode d'administration.

Tuberculinum purum de GABRILOWITSCH [3] (*Endotin,* tuberculine sans
albumine).

Tuberculine de MARÉCHAL (de Bruxelles). (Mélange de vieille tuberculine et de gaïacol).

Mycolysine-Tuberculine de E. DOYEN. (Mélange de tuberculine et de
suc de levures).

Tous ces produits doivent leurs propriétés aux endo et aux exotoxines
que renferme la tuberculine initiale de *Koch* ou la tuberculine précipitée
purifiée, et il ne semble guère qu'aucun d'eux remplace avantageusement celle-ci dont la préparation est aisée et la stabilité parfaite,

1. *Veröff. d. Robert Koch. Stiftung,* fasc. 8-9, 1913, p. 74.
2. *Zeitsch. f. Tuberk.,* vol. XV, 1909, fasc. 2 ; vol. XIX, 1912, fasc. 3.
3. *Id.,* vol. XIII, 1908. *Brauers Beitr. z. Klin. d. Tuberk.,* vol. XIX, fasc. 3, 1911,
et vol. XX, fasc. 2, 1911.

pourvu qu'on la conserve à l'abri de l'air, en solution glycérinée concentrée.

H. — ACTION DES AGENTS PHYSIQUES ET CHIMIQUES SUR LES TUBERCULINES.

Les dilutions de tuberculine sont ordinairement faites dans l'eau phéniquée à 5 p. 1000. On doit les utiliser rapidement, car elles perdent peu à peu leur toxicité : celle-ci est réduite de moitié environ en deux semaines. Il est donc préférable, surtout pour les expériences de laboratoire, et même pour l'usage thérapeutique, d'effectuer ces dilutions dans l'eau salée physiologique au fur et à mesure des besoins. La tuberculine simplement diluée dans l'eau est très altérable : elle ne tarde pas à se peupler de microorganismes qui modifient ou détruisent son activité.

A l'état brut, concentré, la lumière n'exerce aucune action sur elle. Hans Jansen [1] a constaté qu'après deux heures d'exposition aux rayons lumineux intenses d'un appareil de Finsen, elle reste intacte. Les rayons ultra-violets ne la rendent inapte à produire la réaction chez les cobayes tuberculeux qu'après 5 heures d'exposition (A. Jousset, L. Massol [2], M. et Mme Victor Henri et Baroni [3].

Par contre, les sucs digestifs, la trypsine en milieu alcalin, la papaïne en milieu neutre, la pepsine en milieu acide, les sucs digestifs de certaines plantes carnivores (*Drosera*), la détruisent plus ou moins rapidement, soit *in vitro*, soit dans le tube digestif (Carrière, Kinghorn [4], Kœhler, Th. Pfeiffer et Persch, Lœffler). Danielopolu [5] a étudié isolément l'action de l'acide chlorhydrique et de la pepsine en opérant des digestions artificielles à la température de 37° sur de la tuberculine précipitée ; il a pu constater ainsi que l'acide chlorhydrique n'exerce par lui-même aucune action, que la pepsine seule atténue déjà notablement la tuberculine, mais qu'après vingt-quatre heures celle-ci est détruite dans les mélanges de pepsine et d'acide.

Cette lenteur relative de la digestion de la tuberculine par les diastases hydrolysantes permet son absorption partielle par les muqueuses digestives, de sorte qu'elle produit des effets toxiques lorsqu'on la fait ingérer à assez fortes doses, surtout aux jeunes animaux sains ou tuberculeux (Calmette et Breton) [6], ou même à l'homme tuberculeux après alcalinisation de l'estomac par le bicarbonate de soude (Freymuth) [7], ou mieux encore en la faisant absorber dans des capsules de kératine qui

1 *Centr. f. Bakt. Orig.*, 7 et 24 juil. 1906.
2. Expériences inédites faites à l'Institut Pasteur de Lille.
3. *Académie des sciences*, 24 oct. 1910.
4. *Journ. of Med. Res.*, XII, 1904, p. 213.
5. *Société de biologie*, 14 avril et 30 déc. 1910.
6. *Académie des sciences*, 12 mars 1906.
7. *Munch. med. Woch.*, 1905, n° 2.

ne se dissolvent que sous l'influence des sécrétions intestinales (Möllers et Heinemann [1]. (*Voir chap. XLIII.*)

H.-J. Bing et V. Ellermann [2] ont signalé que. si l'on fait agir une émulsion de lipoïdes du jaune d'œuf (et plus particulièrement la fraction insoluble dans l'éther, l'*albine*, qui est un *diamidophosphatide*) sur la tuberculine, l'action spécifique de celle-ci se trouve augmentée. Les lipoïdes de tissu caséeux (ganglions. foie, poumons). exercent la même action activante, tandis que la cholestérine, l'acide oléique et son savon de soude ne produisent aucun effet.

Danielopolu [3], Moussu (d'Alfort) [4] et Zieler [5], Haentjens, ont, d'autre part, montré que la tuberculine, brute ou précipitée et redissoute, passe à travers les sacs dialyseurs en viscose, en collodion ou en parchemin végétal ; que cette dialyse est lente et se fait le mieux à la température de 37° en 48 heures, et que la substance active passe également ment à travers les bougies poreuses introduites dans l'organisme des animaux.

1. *Deutsch. med. Woch.*, n° 40, 1911.
2. *Biochem. Zeitsch.*, 1912, vol. XLII, p. 289.
3. *Société de biologie*, 28 janv. 1909
4. *Id.*, 21 juil. 1906.
5. *Munch. med. Woch.*, 1908, n° 32.

HISTOGÉNÈSE ET ÉVOLUTION DU TUBERCULE ET DES LÉSIONS BACILLAIRES SANS FOLLICULES TUBERCULEUX

A. — HISTOGÉNÈSE ET ÉVOLUTION DU TUBERCULE. — PROCESSUS DE GUÉRISON ANATOMIQUE.

Certains parasites végétaux (*Aspergillus, Actinomyces*) ou animaux (*Nématodes, Acariens, Sarcosporidiose cutanée* du bœuf) (Ch. Benoist et V. Robin [1]), divers microbes (*Bacille de la morve, Bacille lépreux*) et aussi certains corps étrangers tels que le *mercure*, l'*essence de térébenthine*, la *poudre d'euphorbe*, la *poudre de lycopode*, ou même la poudre de charbon imprégnée de *bacillus subtilis* (Marcel Garnier et A. Chaoul) [2], peuvent produire, dans les tissus de l'organisme, des réactions cellulaires aboutissant au développement de véritables *tubercules*. Mais celles de ces substances qui ne sont pas des cellules microbiennes vivantes présentent ce caractère essentiel de n'être point inoculables en séries. Ce sont des *pseudo-tubercules*.

Le *tubercule vrai, d'origine bacillaire*, se montre tout d'abord sous la forme d'une *granulation*, petite nodosité dure, grisâtre, à peine saillante, non énucléable, presque toujours entourée d'une zone vasculaire rougeâtre, et dont les dimensions varient de o mm. 1 à 3 millimètres. Au début, cette petite granulation est transparente, hyaline, puis elle s'opacifie peu à peu à son centre qui prend une teinte jaunâtre. Elle devient alors le *follicule tuberculeux* caractérisé histologiquement par une *cellule géante* qu'entoure une couronne de *cellules épithélioïdes* et de *cellules embryonnaires*. Le contour de cette petite masse est irrégulier. Du volume d'une tête d'épingle ou d'un grain de millet (tubercule miliaire), elle peut ne pas s'étendre et subir une métamorphose fibreuse qui aboutit à sa transformation en un petit nodule dur comme du cartilage, renfermant quelques éléments atrophiés : c'est alors la guérison. Ou bien plusieurs tubercules voisins se fusionnent et forment un amas de granulomes dont le centre devient le siège d'un processus de dégénérescence vitreuse (Grancher) et de caséification. Le proto-

---

1. *Société de biologie*, 22 nov. 1913.
2. *Id.*, 22 juin 1912.

plasma, puis les noyaux des cellules géantes se détruisent : on n'en distingue bientôt plus que les résidus parmi lesquels les bacilles sont plus ou moins nombreux et irrégulièrement disséminés, surtout à la périphérie, au dedans de la zone des cellules épithéliales. Lorsque la caséification s'étend, les bacilles colorables diminuent de nombre et finissent même par disparaître tout à fait en apparence. Mais il en reste toujours quelques-uns, car la matière caséeuse inoculée à des animaux sensibles, tels que le cobaye, se montre virulente et développe l'infection tuberculeuse.

En cet état de *tubercule caséeux*, la lésion peut encore régresser. Alors les cellules embryonnaires qui entourent la petite masse s'organisent en tissu fibreux, formant une paroi dense qui s'épaissit graduellement jusque vers le centre, où l'on ne trouve finalement que des débris de leucocytes dans des travées scléreuses. Quelques bacilles déformés, granuleux, y persistent pendant des années dans un état de vie latente (METCHNIKOFF), susceptibles d'être revivifiés par l'inoculation expérimentale, après écrasement de la matière qui les enrobait, mais ordinairement incapables de se multiplier *in situ* dans la lésion elle-même. C'est ainsi que se réalise le plus souvent le processus de guérison spontanée des tubercules, — guérison apparente, rarement complète, — car il est exceptionnel qu'à leur centre ne subsistent pas indéfiniment quelques vestiges de matière caséeuse et quelques bacilles. Il arrive pourtant, dans certains cas, que l'atrophie se poursuit au point de ne plus laisser qu'une sorte de tissu cicatriciel, dur comme de la corne.

Dans d'autres circonstances, les tubercules sclérosés s'infiltrent de dépôts calcaires et se transforment en véritables perles, dures et opaques, criant sous le scalpel comme si on coupait un fragment de craie. L'inoculation de ces produits, préalablement broyés, atteste qu'ils renferment fréquemment encore des bacilles revivifiables (L. RABINOWITSCH, PIETTRE, LUBARSCH).

Après ce bref exposé relatif aux divers modes d'évolution du *tubercule*, nous devons nous demander d'où proviennent les éléments cellulaires qui entrent dans sa constitution.

Cette question a fait l'objet de nombreux travaux et elle est encore discutée. Jusqu'à ces dernières années, beaucoup d'histologistes inclinaient à admettre, avec BAUMGARTEN, que l'édification du tubercule s'effectue aux dépens et par la prolifération des éléments fixes des tissus. Cette opinion a été défendue par KOSTENISCH et VOLKOW [1], par KLEBS, THOMA, STIECK, KOCKEL, par I. STRAUSS dans son livre publié en 1895 sur la tuberculose et son bacille, et par GRANCHER.

---

1. *Archives de médecine expérimentale*, 1892, p. 741.

Inoculant des fragments de substance tuberculeuse dans la chambre antérieure de l'œil chez le lapin, BAUMGARTEN [1] croyait voir les cellules fixes de l'iris se diviser par karyokinèse pour donner naissance aux cellules géantes et aux cellules épithélioïdes.

Ce ne serait que secondairement que, suivant lui, les leucocytes interviennent et envahissent la petite tumeur formée par les éléments, issus par division indirecte, des cellules fixes préexistantes. Dans le poumon on observerait un processus analogue. Les premiers jours qui suivent l'infection bacillaire, rien n'est visible macroscopiquement ; mais le microscope montre une karyokinèse des diverses cellules fixes dans les endroits envahis par les bacilles. Ceux-ci s'arrêtent dans la paroi des alvéoles et des bronchioles et se fixent, en partie sur les cellules endothéliales des capillaires, en partie dans le tissu conjonctif interalvéolaire. Là, ils déterminent un processus d'irritation. L'épithélium alvéolaire se détache de la membrane basale, tombe à l'intérieur de l'alvéole ; le protoplasma de la cellule devient granuleux, tandis que les cellules endothéliales des vaisseaux conservent leur transparence.

Dans le tissu conjonctif des septa interlobulaires, dans la paroi des vaisseaux et des bronches ou dans les follicules lymphatiques, on observerait toujours, d'après BAUMGARTEN, le même processus de karyokinèse provoqué par la présence des bacilles.

Quelques jours plus tard, les tubercules peuvent se constater à l'œil nu. Quelques jours plus tard encore, l'étude histologique montre que les tubercules volumineux sont formés d'un réseau d'alvéoles dont l'intérieur est bondé de cellules épithélioïdes. Puis les tubercules deviennent caséeux et l'évolution ultérieure ne présente plus rien de particulier. De nouveaux tubercules continuent à se former et se fusionnent avec les anciens ; ils constituent des masses caséeuses. Quand la caséification est générale, il est difficile de distinguer cette caséification tuberculeuse de la pneumonie lobaire ou lobulaire, soit spontanée, soit provoquée artificiellement par inhalation de bacilles ou par injection directe de la matière tuberculeuse dans le poumon.

« Dans ce cas, dit BAUMGARTEN, l'infiltration du poumon est beaucoup plus rapide. Le processus tuberculeux est provoqué tout de suite dans un certain nombre de nodules ; l'apparition de leucocytes est plus précoce et leur nombre est plus considérable. Il est vrai qu'on n'a pas observé alors de processus karyokinétique, mais l'identité de structure du tubercule miliaire et du tubercule consécutif à l'inhalation permet de penser que les mêmes lois histogéniques sont applicables à ces deux cas. »

Cette théorie de la formation du tubercule *par prolifération d'origine irritative des éléments fixes des tissus* a été vivement et victorieusement

<hr>

1. *Zeitsch. f. klinische Med.*, 1885, vol. IX, p. 93, 245, et vol. X, p. 24.

combattue par Metchnikoff [1], puis par Yersin [2] et par toute l'école pastorienne, principalement par A. Borrel [3] à qui nous sommes redevables d'un travail expérimental des plus importants sur l'anatomopathologie du processus tuberculeux dans le poumon et dans le rein. L'infection de cet organe par voie intraveineuse chez le lapin lui a permis d'observer *sans traumatisme* les premiers termes de l'infection. la réaction immédiate de l'organisme, la formation rapide des granulations tuberculeuses dans les vaisseaux mêmes et leur évolution aboutissant à la caséification.

L'étude du processus de tuberculisation pulmonaire a conduit Borrel à constater que les granulations, à cette seconde période consécutive à l'infection, sont toujours développées *dans les lymphatiques* et *aux dépens d'éléments lymphatiques*. « Dans le poumon, comme dans les séreuses où Kiener l'a signalée le premier, l'élection des tubercules autour des vaisseaux est due à cette particularité qu'ils se développent presque exclusivement *dans le système lymphatique*. Ce dernier est la gangue où se constituent les tubercules, et non le tissu conjonctif comme le prétendait Virchow. *La cellule tuberculeuse est toujours une cellule lymphatique* et ne dérive pas, tantôt d'une cellule pulmonaire, tantôt d'une cellule hépatique, tantôt d'une cellule rénale.

« Ces granulations lymphatiques, si faciles à étudier dans le poumon, constituent les véritables tubercules de la plupart des savants : ce sont les granulations de Laennec, les tubercules nodulaires de Virchow, les granulations miliaires de Cruveilhier, les granulations fibro-plastiques de Robin, Empis, etc.

« Elles existent dans les autres organes comme dans le poumon. Mais dans celui-ci, à cause de sa structure, la matière tuberculeuse peut se présenter sous la forme infiltrée, et nous sommes amenés à cette conclusion que *le processus pneumonique tuberculeux n'est pas dû à la desquamation des cellules épithéliales des alvéoles* (comme le croyaient les partisans de la théorie de Baumgarten), *mais à l'épanchement, à l'intérieur de ces alvéoles, d'éléments lymphatiques analogues à ceux que nous trouvons dans les tubercules intra-lymphatiques* (A. Borrel). »

En sacrifiant un lapin immédiatement après l'injection intraveineuse d'une émulsion fine de bacilles tuberculeux, Borrel constate d'abord que presque tous les bacilles sont déjà englobés dans des leucocytes polynucléaires disséminés un peu partout. Mais, au bout de 24 heures, les points où l'on rencontre leucocytes et bacilles sont déjà localisés. Au troisième jour, les leucocytes parasités commencent à subir un pro-

---

1. *Vichows Archiv.*, 1888, vol. CXIII, *Annales de l'Institut Pasteur*, 1888, p. 505, et *Leçons sur la pathologie comparée de l'inflammation*, Paris, 1892, p. 190.
2. *Annales de l'Institut Pasteur*, 1888, p. 245.
3. *Id.*, 1893, p. 593 ; 1894, p. 65.

cessus de dégénération : le noyau devient homogène et trouble, on ne voit dans son intérieur ni réseau ni corpuscules chromatiques ; il se fragmente de plus en plus. A partir du cinquième jour on ne voit plus trace de leucocytes polynucléaires. Mais, déjà le deuxième jour, aux endroits où se trouvaient réunis bacilles et leucocytes polynucléaires, on constate l'arrivée de grandes cellules à noyau unique, vésiculeux, gros et peu chromatique, à protoplasma abondant, présentant des expansions nombreuses. Etant donné leur siège intravasculaire, leur signification n'est pas douteuse : ce sont des grands leucocytes mononucléaires. Bientôt, dès le troisième jour, on en observe qui se groupent autour des amas bacillaires, se fusionnent et forment ainsi des cellules géantes typiques. (*Voir Planche III.*)

Le nombre des noyaux de pareilles masses protoplasmiques peut être parfois très considérable, dit Borrel, qui put en compter jusqu'à soixante. « Bien souvent, dans une même masse plasmique, les noyaux sont disposés par groupes et presque toujours en collerette à la périphérie. La disposition des noyaux à la périphérie ne paraît pas bien difficile à comprendre, si l'on tient compte de ce fait que, dans toute cellule mobile, c'est toujours la partie privée de noyau qui progresse ; la portion de cellule contenant le noyau est toujours la partie retardataire. Un amas bacillaire étant donné, on voit des leucocytes mononucléaires, situés sur la paroi vasculaire, envoyer des expansions dans la direction des bacilles, le noyau restant toujours à la périphérie ; ces pseudopodes sont parfois très longs et la cellule géante résulte de la confluence progressive d'un grand nombre de ces prolongements. Dans certains cas, tous les noyaux sont concentrés à un pôle et les bacilles situés dans la partie de la cellule privée de noyaux. On constate la formation de pareilles cellules géantes par le même processus dans les alvéoles dès les premiers jours de l'inoculation. »

Ces phénomènes sont identiques dans tous les organes après infection par voie sanguine. Ils sont identiques également chez toutes les espèces animales spontanément infectées par les voies lymphatiques, par exemple chez les bovidés soumis à la cohabitation avec d'autres bovidés tuberculeux et qu'on sacrifie alors que l'infection est encore localisée au système ganglionnaire (Calmette et Guérin).

Dans la tuberculose du poumon, Borrel a vu que les cellules à poussières (*Staubzellen* des Allemands) jouent le même rôle à l'intérieur des alvéoles que les grands leucocytes mononucléaires dans les vaisseaux. Ces cellules à poussières, constituées par un noyau vésiculeux très gros et par un protoplasma dense et granuleux, sont volumineuses et ont des contours irréguliers. Elles sont accolées à la paroi de l'alvéole et on les retrouve étalées à la surface de l'épithélium bronchique, rampant en quelque sorte au-dessus de la couche des cils vibratiles.

PLANCHE III.

1. Coupe d'un gros capillaire du poumon de lapin où l'on voit des leucocytes, chargés de bacilles, bien isolés au milieu des globules rouges (quelques minutes après l'inoculation intraveineuse).

2. Coupe longitudinale d'un capillaire pulmonaire dilaté, contenant des bacilles et de nombreux leucocytes ayant déjà incorporé des bacilles (quelques minutes après l'inoculation) ; *a*) leucocytes isolés porteurs de bacilles.

3. Une cellule géante au quatrième jour. Cette cellule est dans un capillaire : les noyaux sont concentrés à un pôle ; les bacilles sont groupés au pôle opposé, au milieu d'un feutrage très net de filaments protoplasmiques ; *d*) leucocytes polynucléaires.

4. Formation d'une cellule géante dans un alvéole de poumon, aux dépens des cellules à poussière. Un amas de bacilles est au centre de l'alvéole ; tout autour sont groupées un certain nombre de cellules à poussières envoyant dès filaments protoplasmiques dans la direction des bacilles. Sur les parois alvéolaires on distingue des cellules à poussières isolées dont une va se fusionner avec l'amas principal.

5. Un amas de cellules à poussières dans l'intérieur de l'alvéole au quinzième jour de l'inoculation. Les bacilles sont développés dans l'intérieur même des cellules. En *b*) une cellule à poussières contenant des bacilles, dans l'alvéole voisin ; *h*) paroi de l'alvéole ; *i*) cellules intra-alvéolaires.

6. Granulation tuberculeuse en voie de formation au troisième jour. Au centre, on distingue la lumière d'un capillaire contenant quelques leucocytes mononucléaires et des bacilles ; tout autour du capillaire, au milieu de l'infiltration de petites cellules rondes, grands éléments qui sont, ou des leucocytes mononucléaires, ou des cellules à poussières. En *c*) une cellule géante avec des bacilles ; *e*) une figure de division de cellule à poussières.

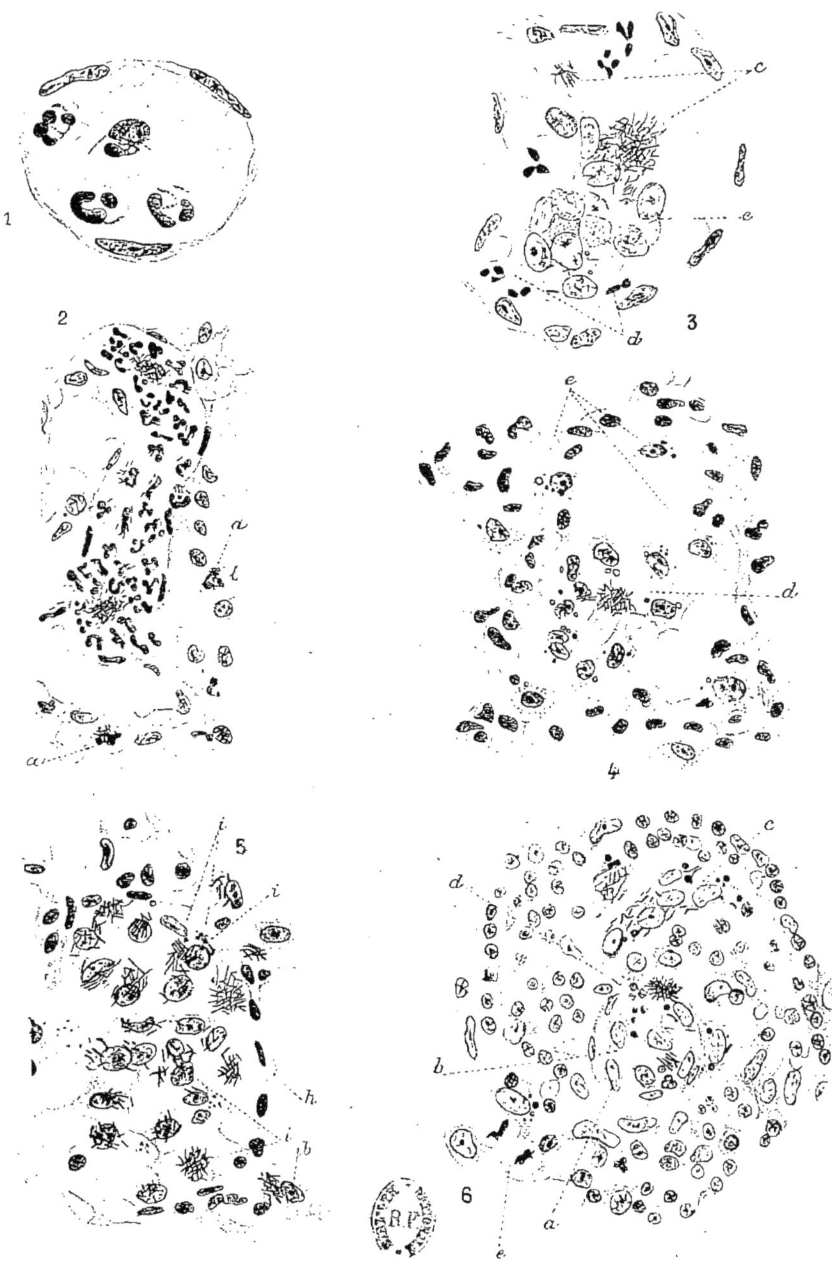

MASSON ET Cie, ÉDITEURS.

Demoulin, Sc.

Ces cellules, bien étudiées par Tchistowitsch [1] dans le laboratoire de Metchnikoff, sont certainement d'origine lymphatique. Elles sont contractiles, incorporent avec la plus grande facilité les corps étrangers et forment des cellules géantes typiques.

Si l'on injecte directement dans la trachée, ou si l'on fait inhaler une émulsion concentrée de bacilles, *vivants* ou *morts* (Calmette et V. Grysez), on constate dès les premiers jours l'envahissement des alvéoles par une énorme quantité de cellules à poussières. La plupart de celles-ci contiennent des bacilles et sont comme noyées dans un épanchement de leucocytes polynucléaires qui ne tardent pas à subir les mêmes processus de dégénération, et on retrouve, au quatrième ou au cinquième jour de cette pneumonie aiguë, les cellules alvéolaires remplies de granulations chromatiques. Les parois des alvéoles sont intactes, l'épithélium est en place, et pourtant les alvéoles sont comblés. On ne peut pas invoquer la multiplication karyokinétique de l'épithélium pour expliquer cet envahissement (Borrel).

Si l'on examine le *foie* chez un animal infecté expérimentalement, on voit, comme l'a montré Metchnikoff, que *les cellules tuberculeuses, épithélioïdes et géantes, se forment uniquement aux dépens des grands leucocytes mononucléaires et des cellules étoilées de* Kuffer, *de provenance endothéliale*. Jamais une seule cellule hépatique ou épithéliale ne contribue à la formation du tubercule. Il est vrai que quelquefois on trouve quelques-uns de ces éléments en voie de division karyokinétique, mais cette prolifération n'a aucun rapport direct avec la formation du tubercule et elle ne sert qu'à régénérer les éléments propres du tissu hépatique.

Les tubercules de la rate et ceux des ganglions lymphatiques se développent également à la suite d'une réunion des grands phagocytes de ces organes, de sorte que le processus de formation des cellules géantes est toujours le même.

Fr. Bowmann, Winternitz et Evans [2] ont montré qu'il était possible de réaliser la coloration vitale des cellules géantes et des tubercules en voie de formation, chez le lapin, au moyen d'injections intraveineuses de 20 cc. environ de solution de 1 p. 100 de trypanbleu, à condition que ces injections soient faites une demi-heure au plus après l'injection intraveineuse de bacilles infectants. Les cellules tuberculeuses se colorent en bleu intense et apparaissent nettement différenciées sur les parois vasculaires, principalement dans le tissu hépatique.

Metchnikoff a pu constater une dégénérescence très caractéristique des bacilles tuberculeux d'origine humaine et aviaire dans les cellules

1. *Annales de l'Institut Pasteur*, juil. 1889.
2. *Centralbl. f. Bakt. Orig.*, 1912, vol. LXV, p. 403, et *Journ. of Experim. medcine*, 1914, vol. XIX, mars, p. 283.

épithélioïdes et surtout dans les cellules géantes des *spermophiles*, animaux qui, en général, résistent assez bien à la tuberculose. Les bacilles se gonflent et perdent peu à peu leur aptitude à fixer les couleurs d'aniline. « Le plus souvent c'est d'abord la partie centrale qui se décolore ; quelquefois c'est la partie périphérique. Ensuite le bacille se transforme en un corps jaunâtre, en forme de saucisson, dans l'intérieur duquel on voit un canal très mince. Les bacilles ainsi déformés se réunissent en une masse qui prend l'aspect caractéristique d'un morceau d'ambre, et frappent l'attention par leur coloration brunâtre. Toutes ces transformations ne s'observent jamais, ni dans les cultures où il y a pourtant beaucoup de bacilles morts, ni en dehors des cellules tuberculeuses. »

Des transformations analogues des bacilles ont été constatées aussi dans les cellules géantes des lapins et, très rarement, dans celles des cobayes. On ne les trouve pas chez les bovidés, ni chez l'homme. Et cependant, dans ces cas, la résistance de l'organisme est souvent très marquée.

« Depuis longtemps, dit METCHNIKOFF [1], on a observé la calcification des tubercules comme moyen de guérison de la tuberculose de l'homme. Afin de donner une idée plus exacte de ce phénomène de réaction, je puis citer le cas de la résistance, vis-à-vis du bacille tuberculeux, de l'organisme de la *gerbille* d'Algérie (*Meriones shawii*). Ce rongeur, qui n'est pas absolument réfractaire à la tuberculose, supporte cette maladie beaucoup mieux qu'un grand nombre de ses congénères. Des *Meriones* inoculés sous la peau, et même dans l'œil, avec une culture du bacille de la tuberculose humaine, résistent pendant de longs mois à cette infection.

« Lorsqu'on sacrifie des *Meriones* inoculés depuis six à huit mois, on trouve un grand nombre de tubercules dans les organes abdominaux, les poumons et les ganglions. Et cependant ces tubercules ne présentent pas, dans la majorité des cas, de phénomènes de nécrose et de caséification.

Le tissu tuberculeux, composé de cellules bien vivantes, renferme des bacilles dont la grande majorité présente une dégénérescence très remarquable, qui mérite d'être décrite d'une façon plus détaillée. (*Voir planche IV.*)

« La rate surtout est parsemée de petits tubercules composés de cellules épithélioïdes et géantes non nécrosées. Les cellules tuberculeuses renferment un petit nombre de bacilles tuberculeux ordinaires, tandis que les cellules géantes contiennent des corps calcaires très caractéristiques. Examinés directement sous le microscope, ils se présentent dans

1. *Leçons sur la pathologie comparée de l'inflammation*, G. Masson, éditeur, Paris, 1892.

PLANCHE IV.

Phagocytose et modifications subies par le bacille tuberculeux dans les cellules géantes de la gerbille (d'après Metchnikoff).

1. Une cellule géante de la rate de la *gerbille*.
   a. Bacille de Koch.
   b. Enveloppe du bacille.
   La rate, traitée par la liqueur de Flemming, a été colorée par le Gram et l'éosine. Oc. 3 ; obj. imm. 1/18 Zeiss.

2. Une cellule géante de la rate de la *gerbille*, renfermant un corps calcaire avec un bacille double. Même grossissement. Coloration par l'hématoxyline et la fuchsine de Ziehl.

3. Une autre cellule géante de la rate de la *gerbille*, renfermant un bacille entouré de couches concentriques. Même coloration. Oc. 2 ; obj. 1/18 Zeiss.

4. Une cellule géante avec un corps calcaire qui ne renferme que la trace du bacille *b*. Fuchsine-hématoxyline ; même grossissement.

5. Une autre cellule géante, dans laquelle le bacille *a* s'est transformé en un corps coloré en rose pâle.

6. Une cellule géante renfermant un corps calcaire définitivement formé.

PLANCHE IV.

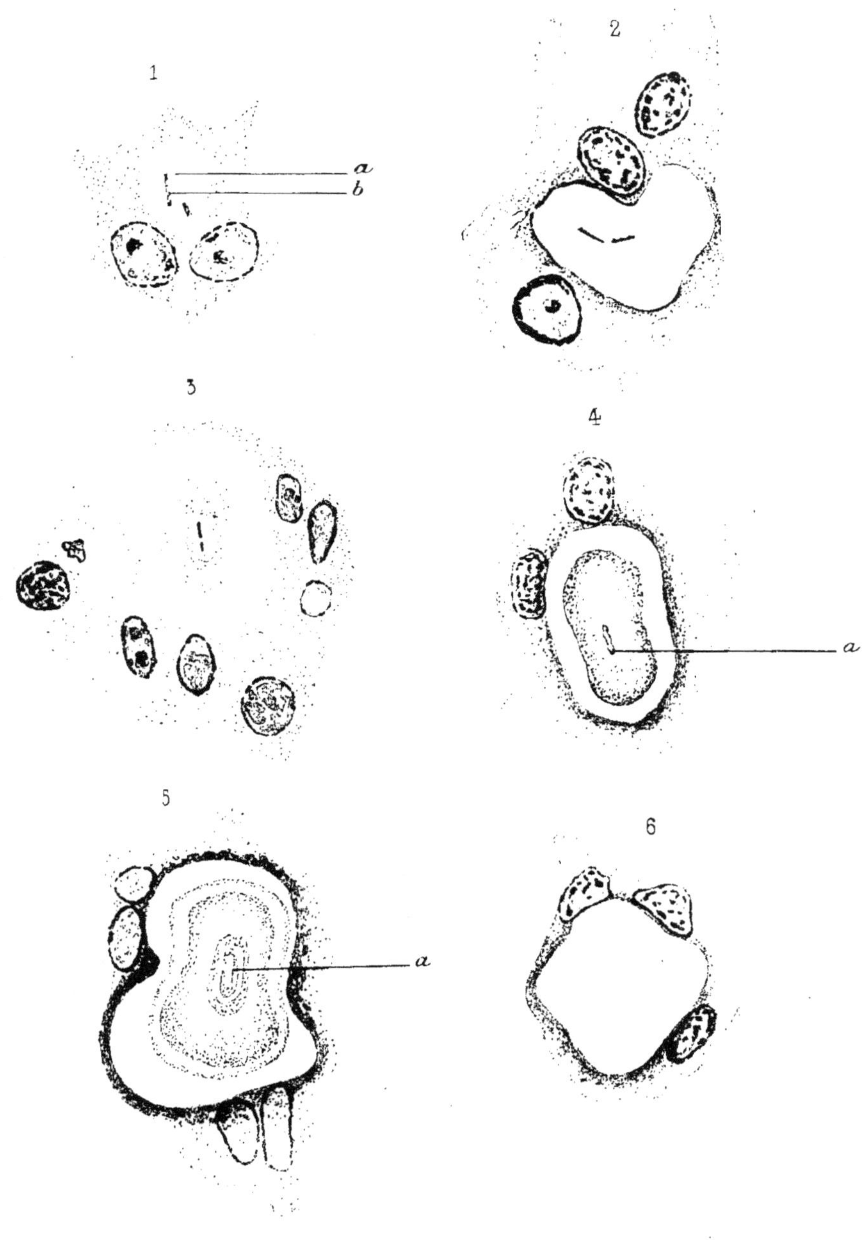

la majorité des cas sous forme de corps en 8, très réfringents. Quelquefois leur forme est simplement arrondie ou irrégulière. Sous l'influence d'acides, le sel calcaire (phosphate de chaux) se dissout, laissant une série plus ou moins nombreuse de couches concentriques assez minces.

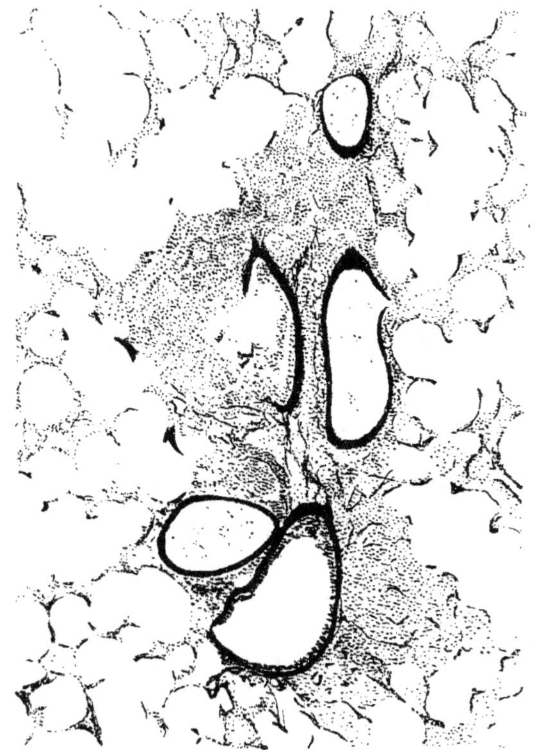

Fig. 6. — Tuberculose granulique aiguë. Effraction pariétale d'une bronchiole par une granulation miliaire (d'après une préparation du Professeur LETULLE).

« Ces corps calcaires ont la plus grande ressemblance avec les formations décrites par SCHUEPPEL [1] dans les ganglions scrofuleux et retrouvés par plusieurs auteurs dans beaucoup de cas de tuberculose ganglionnaire de l'homme (ZIEGLER [2]). Mais tandis que, chez ce dernier, l'origine de ces corps calcaires striés est encore complètement obscure, chez la ger-

1. *Untersuchungen über Lymphdrüsen-Tuberkulose*, Tübingen, 1871.
2. *Volkmanns sammlung klin. Vorträge*, 1878, n⁰ 151.

bille elle peut être révélée avec une grande facilité. L'examen des préparations étalées, ou des coupes colorées au *Ziehl*, démontre aussitôt que
ces corps calcaires révèlent un état de dégénérescence des bacilles
tuberculeux dans l'intérieur des cellules géantes du rongeur. Dans les
jeunes stades, les bacilles se colorent d'une façon normale. Mais à côté
on rencontre d'autres cellules géantes dont les bacilles sont revêtus
d'une couche assez épaisse d'une substance amorphe et incolore.

« Cette sécrétion devient de plus en plus abondante, de sorte que les
bacilles se montrent entourés de plusieurs couches concentriques.
Quelquefois on rencontre dans le centre d'un corps calcaire un bacille
divisé en deux et dont une moitié est colorable, tandis que l'autre ne
l'est plus. Par une série de transformations intermédiaires on
aboutit à des bacilles décolorés dont les traces sont encore représentées
par un contour très marqué. Mais finalement les bacilles ne se distinguent en rien de la substance environnante et finissent par disparaître
complètement. Ce dernier stade, qui est, de beaucoup, le plus fréquent,
nous présente des corps calcaires stratifiés...

« La lutte des deux organismes vivants — le bacille tuberculeux et
la cellule géante de la gerbille — se poursuit donc à l'aide de sécrétions.
Le bacille se défend par la sécrétion des membranes cuticulaires, et
probablement aussi par la production de toxines, tandis que la cellule
géante sécrète un dépôt calcaire à l'aide duquel elle emmuraille le
bacille et finit par le tuer dans un très grand nombre de cas. »

B. — MÉCANISME DE LA CASÉIFICATION DES TUBERCULES.

Le mécanisme de la *caséification des tubercules* est encore mal précisé.
Cette caséification aurait pour cause, d'après certains auteurs, l'anémie,
les tubercules étant dépourvus de vaisseaux. D'après d'autres, elle
résulterait de l'action des poisons produits par le bacille.

Auclair [1] pense que les poisons spécifiques ont la nature des graisses,
sont solubles dans l'éther, le chloroforme, la benzine et le xylol. Les
extraits de ces divers solvants, émulsionnés dans l'eau et injectés dans
les tissus sous-cutanés, déterminent la formation d'abcès caséeux. Injectés dans la trachée des cobayes, on voit apparaître des aires caséeuses.

L'*éthéro-bacilline* en particulier (dont nous avons indiqué dans le
chapitre iv le mode de préparation) semble être le poison *caséifiant* du
bacille, tandis que la *chloroformo-bacilline* en serait le poison *scléro-
sant*.

Or, on sait aujourd'hui que la propriété caséifiante attribuée par
Auclair aux graisses du bacille tuberculeux extractibles par l'éther n'est
aucunement spécifique. Les graisses retirées par le même procédé d'extraction de beaucoup d'autres microbes tels que les paratuberculeux

---

1. Thèse Paris, 1897, et *Archives de médecine expérimentale*, mai 1899, mars 1900.

(fléole, bacilles du fumier, du maïs, etc...), les bacilles diphtériques, le bacillus subtilis lui-même, sont également capables de produire, lorsqu'on les introduit dans les tissus animaux, des actions nécrosantes et caséifiantes absolument semblables.

JOEST [1] a constaté que, dans les tubercules miliaires, il n'existe pas

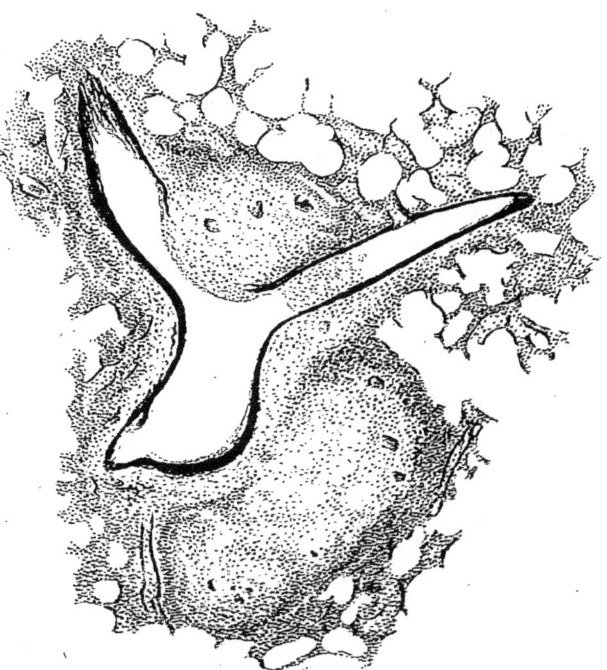

Fig. 7. — Tuberculose granulique aiguë. Granulie périvasculaire. Une granulation miliaire pénétrant par
effraction dans la lumière d'un vésicule pulmonaire.
(D'après une préparation du Professeur LETULLE.)

de graisse, tandis que, dans les tubercules plus anciens, on en trouve au centre même du foyer, et la transformation graisseuse précède les altérations de nécrose. Dans les très vieux foyers enfin, on ne trouve la dégénérescence graisseuse que dans la zone limite entre les tissus morts (nécrosés) et les tissus vivants.

Le dépôt graisseux est intra-cellulaire. Il intéresse les cellules géantes et épithélioïdes. Il ne se produit pas dans les leucocytes ni dans les

1. *Zeitsch. für Infectionskrankheiten, parasitäre KK. und Hyg. d. Haustiere*, vol. IX, fasc. 5, 1911.

espaces intercellulaires. La surcharge graisseuse est le prélude de la
mort des cellules et son origine est due à l'action des produits
toxiques du bacille. L'effet de ces produits toxiques dépend de leur
concentration. S'ils sont peu abondants ils déterminent de la prolifération cellulaire. S'ils le sont davantage, ils provoquent une surcharge
graisseuse, puis de la nécrose.

Les recherches de H. Dominici et Ostrowski [1] relatives à l'action des
poisons diffusibles du bacille de *Koch* sur les tissus normaux ont
apporté la preuve qu'on peut produire, *à distance du lieu d'inoculation*,
les lésions les plus caractéristiques de la tuberculose (tuberculoses à
évolution scléreuse ou caséeuse, sclérose dystrophique, nécrose sèche
ou liquéfiante, caséification) par l'injection dans le tissu cellulaire, chez
le cobaye, d'un liquide de macération (dans l'eau distillée à 42°) de
bacilles vivants traités par l'éther sulfurique pur, puis lavés de manière
à enlever toute trace de bouillon de culture. Ce liquide, filtré sur bougie
Chamberland, est une solution aqueuse de substances protéiques, les
unes dialysables, les autres à l'état colloïdal.

Dans d'autres expériences, les mêmes auteurs firent macérer des
bacilles, préalablement traités par l'éther, dans l'eau distillée à 70° ; le
liquide, filtré au Chamberland et concentré au dixième de son volume
primitif, fut soumis à la dialyse de manière à pouvoir utiliser séparément les substances dialysables et les substances colloïdales. L'injection
de cet extrait fut suivi de phénomènes réactionnels d'hyperplasie cellulaire, localisés surtout dans les organes lymphoïdes et le poumon. Avec
les substances dialysables on observa en outre des lésions de nécrose
minimes et disséminées, qui firent défaut quand on utilisa les substances
colloïdales seules.

*Il n'est donc pas possible d'attribuer aux graisses ou aux cires qui
forment la majeure partie de la membrane d'enveloppe des bacilles
tuberculeux, l'origine des processus de caséification.* Il est beaucoup
plus probable que les *ferments cellulaires* jouent ici le rôle principal.

Dans la pneumonie caséeuse par exemple, où l'exsudat inflammatoire, primitivement constitué par des cellules à poussière, des leucocytes et de la fibrine, devient rapidement caséeux, beaucoup de cellules
meurent et se désagrègent. Or ces cellules contenaient des ferments
qui, selon James W. Jobling et William Petersen [2], sont devenus
inactifs parce qu'il existe dans le bacille tuberculeux lui-même une
substance *inhibitrice* de ces ferments, substance qui est probablement
un *savon de lipoïdes*.

On sait en effet que la trypsine devient inactive lorsqu'on l'expose à la
température de 30° en présence de savons d'acides gras non saturés, et

---

1. *Académie des sciences*, 8 déc. 1913.
2. *Journ. of Exp. Med.*, XIX, mars et avril 1914.

J. W. JOBLING avec W. PETERSEN ont démontré que les corps des bacilles tuberculeux renferment des acides gras non saturés qui, lorsqu'on les saponifie, inhibent *in vitro* l'action de la trypsine et de la protéase leucocytaire.

L'absence d'autolyse dans la caséification, comme dans les infarctus anémiques, résulterait de substances de même nature.

On doit donc admettre que *la caséification des tubercules est le résul-*

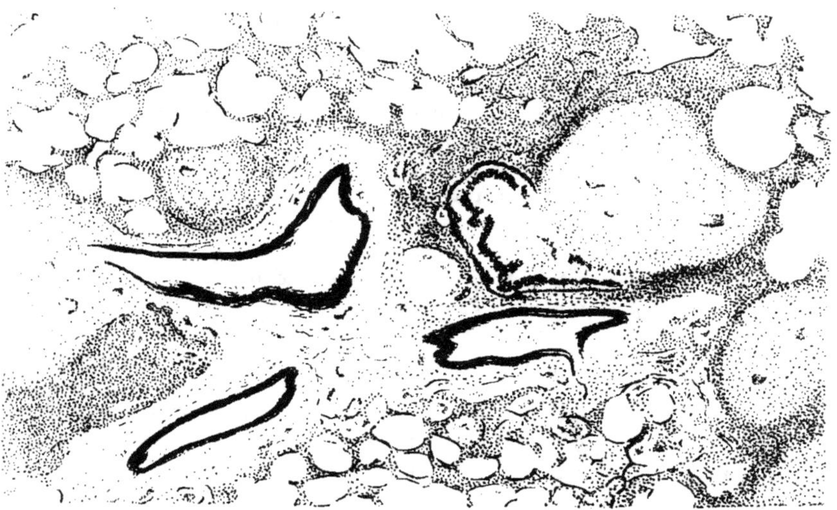

Fig. 8. — Tuberculose nodulaire. Destruction d'une paroi de bronchiole par un nodule tuberculeux caséeux. (D'après une préparation du Professeur LETULLE.)

tat de l'action toxique, directe et locale du bacille et de ses sécrétions diastasiques ou toxiques sur les cellules géantes qui les contiennent. Elle se traduit histologiquement par une *dégénérescence granulo-graisseuse* et une *fragmentation nucléaire* (CHAUSSÉ et L. PISSOT)[1].

Le centre des cellules géantes devient un milieu de culture où se développe une plus ou moins grande quantité de bacilles, et lorsque, la fonte caséeuse progressant, un tubercule périvasculaire vient à se rompre dans un vaisseau sanguin ou dans un lac lymphatique du voisinage, les bacilles qu'il renfermait, déversés dans la circulation lymphatique ou sanguine, deviennent aussitôt la proie de nouveaux leucocytes polynucléaires, puis de mononucléaires qui reproduiront, tout près ou loin du point d'infection initiale, d'autres tubercules semblables.

1. *Académie des sciences,* 9 janv. 1911.

Si la rupture du tubercule caséeux s'effectue dans un alvéole du poumon ou dans une petite bronche, elle crée d'abord un îlot de pneumonie tuberculeuse, puis la granulation alvéolaire, à laquelle les cellules fixes du poumon servent de support passif jusqu'à ce qu'elles soient dissociées et détruites à leur tour par l'extension progressive du processus de caséification.

« Il est permis d'affirmer, dit M. Letulle, qu'à côté d'exemples, fort rares à la vérité, et pour ainsi dire expérimentaux, de pneumonie tuberculeuse primitive d'origine purement aérienne, les cas sont innombrables dans lesquels l'origine vasculaire des lésions pneumoniques caséeuses ne peut être suspectée.

« Dans le même ordre d'idées, la *granulie pulmonaire* (dont l'origine hématogène ou lymphogène, suivant les cas, ne peut faire aucun doute) occasionne d'une manière souvent précoce, et par effraction pariétale de voisinage, la série complète des altérations bronchioliques spécifiques oblitérantes, qui sont les génératrices les plus importantes de la pneumonie caséeuse. » C'est ce que montrent très bien les figures 6, 7 et 8.

Le tubercule, dans tous les cas, est donc bien une production lymphatique. Les cellules fixes des différents organes où il est susceptible de se développer ne jouent aucun rôle actif dans son histogénèse.

C. — LÉSIONS BACILLAIRES SANS FOLLICULES TUBERCULEUX.

Jusqu'à ces dernières années on admettait que toutes les formes de tuberculose décrites par les cliniciens et par les anatomo-pathologistes avaient pour caractère essentiel la présence de tubercules (granulie, pneumonie caséeuse, scrofule, etc...). Mais les travaux contemporains montrent que l'*infection bacillaire* peut exister, et être réalisée expérimentalement chez les animaux, sans qu'il y ait production de *follicules tuberculeux.*

C'est surtout à Landouzy [1] et à ses élèves, Léon Bernard, Salomon, Gougerot [2], Laroche, Jean Troisier, etc., que revient le mérite d'avoir attiré, dès 1882, et retenu depuis, l'attention des observateurs sur ces formes de *bacillose non folliculaire* autrefois méconnues, et qui, nous le savons aujourd'hui, peuvent intéresser tous les tissus et tous les organes. (*Voir chap. VII, B.*) La preuve en est faite désormais par les anatomo-cliniciens que je viens de nommer, et aussi par les travaux de Darier, d'André Jousset et de Braillon, de Claude, d'OEttinger, de Triboulet, de Poncet et de ses élèves, bien que ces derniers aient été beaucoup trop loin en affirmant, sans preuves histologiques ni expérimentales, que « les divers accidents pathologiques qui évoluent chez un

---

1. *Leçons cliniques de la Charité,* 1881-86 ; *de l'Hôpital Laënnec,* 1891-1910.
2. Thèse de Paris, 1908.

tuberculeux doivent, en général, être considérés comme des manifestations de la tuberculose. »

Léon Bernard d'abord, puis A. Jousset et Gougerot ont apporté les premiers un assez grand nombre de faits précis établissant l'existence de ces *réactions inflammatoires sans follicules* que l'infection bacillaire est susceptible de provoquer. On les a bien observées anatomiquement au rein, à la peau, à l'endocarde, etc., et personne ne conteste plus qu'elles puissent déterminer, par leur extension au « tissu liquide » que représente *le sang*, une *septicémie* plus ou moins discrète qui précède fréquemment les localisations primitives et presque toujours les localisations secondaires. (*Voir chap. XVIII.*)

L. Rénon et E. Géraudel[1] ont poursuivi l'étude de ces *bacilloses sans follicules* au point de vue histologique, et ils ont bien mis en lumière ce fait que la *granulation*, le *tubercule*, le *nodule*, sont des figures macroscopiques. mais ne doivent pas être envisagées comme des réalités histologiques. Ces lésions « nodulaires » sont, dans les divers organes, des lésions d'*inflammation* et, dans le poumon, des lésions de *pneumonie*, empruntant leur apparence spéciale à leur minime étendue et à leur disposition en foyer.

« L'ensemble des images anatomiques trouvées sur un poumon tuberculeux, dit Rénon, correspond à l'ensemble des poussées pneumoniques successives dont se compose l'histoire clinique de toute tuberculose pulmonaire. Sur ces lésions de pneumonie viennent, *ou non*, s'ajouter çà et là des *formations folliculaires* ; mais ce qui demeure l'élément essentiel de la lésion, c'est la *pneumonie*. »

Cette conception est évidemment la seule qui nous fasse bien comprendre pourquoi l'infection tuberculeuse. suivant qu'elle est *isolée* ou *répétée*, suivant qu'elle est *réalisée par des bacilles plus ou moins virulents, plus ou moins nombreux, chez des sujets vierges* ou *plus ou moins immunisés par une ou plusieurs infections bénignes antérieures*, se traduit tantôt par de *petits foyers d'inflammation locale*, qui tendent à évoluer vers la transformation fibreuse et la guérison ; tantôt par des *foyers d'inflammation grave*, aboutissant promptement à la *nécrose* cellulaire, puis à la formation de vrais *tubercules*.

---

1. *Société de biologie*, déc. 1913, p. 699.

CHAPITRE VII

PRINCIPAUX TYPES ANATOMO-PATHOLO-GIQUES DE L'INFECTION BACILLAIRE

A. — SEPTICÉMIES BACILLAIRES. — GRANULIE.

L'infection de l'organisme humain par le bacille de Koch ne se manifeste donc pas toujours d'emblée par la formation de tubercules. Il arrive fréquemment, surtout dans le jeune âge, que cette infection revête d'abord les allures d'une maladie infectieuse générale *analogue à la fièvre typhoïde*, sans lésion localisée déterminant la genèse de cellules géantes et l'évolution ultérieure du processus *tuberculeux*, et *sans stade d'incubation* qui permette de la caractériser.

L'individualisation clinique de cette forme de septicémie bacillaire a été réalisée en 1882 par Landouzy [1], qui l'a dénommée *typho-bacillose* en raison de la ressemblance symptomatique qu'elle affecte souvent avec la typhoïde éberthienne, dont elle se différencie par l'absence de catarrhe intestinal, de taches rosées lenticulaires et par la présence fréquente de bacilles tuberculeux dans le sang circulant.

Elle peut être bénigne et fruste : elle donne alors fréquemment lieu à des erreurs de diagnostic. On la prend pour une fièvre muqueuse à forme traînante, ou pour une manifestation de grippe.

Lorsqu'elle provoque rapidement la mort, ce qui est exceptionnel, on ne trouve ni ulcérations des plaques de Peyer, ni aucune localisation viscérale ; seulement des lésions congestives diffuses dans les différentes viscères, comme dans toutes les septicémies, et parfois quelques rares et minimes granulations grises et translucides « insuffisantes pour créer une symptomatologie locale, tout juste suffisantes pour donner à la maladie sa signature ».

« Dans l'immense majorité des cas, dit Landouzy, après trois à quatre semaines d'une fièvre continue, accompagnée de prostration plus ou moins accusée allant habituellement jusqu'à l'état typhoïde avéré, avec sécheresse de la langue, avec hypertrophie plus ou moins nette de la rate (état pour lequel on porte, suivant l'intensité des mani-

---

1 *Journal de médecine et de chirurgie pratique*, 1885, p. 488. — *Leçons cliniques de la Charité et de l'Hôpital Laënnec*, 1885-1891. — *Semaine médicale*, 1891, p. 225. — *Presse médicale*, 24 oct. 1908.

festations, le diagnostic de fièvre typhoïde, de typhoïdette ou d'embarras gastrique fébrile, le malade entre en convalescence.

« Mais généralement cette convalescence n'est pas franche ; le malade ne reprend pas son entrain ; le bel appétit des dothiénentériques convalescents ne se manifeste pas ; l'amaigrissement persiste. Au bout de quelques semaines ou de longs mois apparaissent brusquement ou sourdement les signes d'une localisation tuberculeuse, pulmonaire ou pleurale le plus souvent ; assez fréquemment méningée chez l'enfant.

« C'est le cas d'un garçon de sept ans, sans antécédents morbides, atteint d'une maladie aiguë fébrile, absolument semblable à une fièvre typhoïde de moyenne intensité, sauf l'absence de catarrhe et de taches rosées. Au quatrième septénaire, l'enfant entre en convalescence et on l'emmène à la campagne ; il en revient en apparence bien portant, moins joufflu et moins vaillant pourtant que ne le sont d'ordinaire les enfants qui viennent d'avoir une dothiénentérie. L'hiver se passe sans encombre ; puis, un beau matin, l'enfant est pris de malaise, de céphalée, de vomissements, de fièvre, de convulsions : en quelques jours il est emporté par une méningite tuberculeuse.

« Parfois la convalescence qui suit la typho-bacillose paraît tout à fait franche et de bon aloi ; l'apyrexie est complète, on touche à la guérison ; et cependant ici encore on voit survenir, plus ou moins tard, plus ou moins bruyamment, une localisation tuberculeuse.

« Presque toujours les « typhoïques bacillaires », guéris de leur fièvre, demeurent en gestation de tuberculose ; et quelques semaines, quelques mois ou plusieurs années après la septicémie aiguë initiale, ils se démasquent tuberculeux. C'est donc seulement après avoir fait un stage dans la *bacillose* que le typho-bacillaire entre dans l'anatomo-pathologie et dans la symptomatologie tuberculeuse. » (Landouzy.)

Cette septicémie bacillaire aiguë a été réalisée expérimentalement par Yersin en 1888, puis par Gougerot sur le lapin et par moi-même avec C. Guérin en 1906 sur le bœuf. Chez ces animaux, comme chez l'homme, elle se termine parfois par une guérison complète sans formation de tubercules visibles dans aucun organe. Mais, sauf lorsqu'on emploie, pour infecter les animaux, des bacilles atténués ou modifiés dans leur virulence par des artifices de culture, on observe toujours, à la fin de la maladie fébrile, des localisations tuberculeuses dans les différents groupes ganglionnaires et aux poumons. La maladie évolue alors sous sa forme habituelle, chronique, ou reste à l'état de tuberculose *latente*.

Les cliniciens modernes, et particulièrement les médecins d'enfants, reconnaissent aujourd'hui que la septicémie bacillaire, soit primitive, soit (probablement beaucoup plus souvent) consécutive au déversement brusque, dans la circulation, d'un foyer tuberculeux primitif (trachéo-bronchique par exemple), jusqu'alors resté latent (Hutinel), est extrêmement fréquente. Jusqu'aux travaux de LANDOUZY, GOUGEROT, LŒDERICK, WIDAL, HUTINEL, WEIL et MOURIQUAND, LÉON BERNARD, etc., elle passait inaperçue. Elle joue incontestablement un rôle considérable dans la pathogénie de la tuberculose, et elle est sans doute, dans bien des circonstances, un important facteur d'immunisation. Nous aurons l'occasion d'y revenir à ce sujet.

Après elle, et heureusement avec une beaucoup moindre fréquence, l'infection tuberculeuse *massive*, apparemment primitive, se manifeste chez l'homme par une forme septicémique subaiguë avec localisations plus ou moins immédiates, uniques ou multiples. C'est encore à LANDOUZY et à ses élèves que nous devons la meilleure étude qui en ait été faite. Le type clinique peut évoluer d'abord comme le précédent et se terminer par une pleurésie, une méningite ou une phtisie plus ou moins « galopante » ; ou bien il conduit d'emblée à la tuberculose miliaire aiguë, à la « granulie » d'EMPIS, caractérisée par la formation rapide d'un nombre immense de petits tubercules gris, translucides, à centre opaque caséeux dans la plupart des viscères, surtout aux poumons.

Au cours de cette forme d'infection grave on observe fréquemment, chez les jeunes enfants surtout, une éruption cutanée spécifique qui se présente sous la forme de papules disséminées et discrètes ne dépassant guère le volume d'une tête d'épingle. Ces papules se transforment bientôt en vésicules qui se rompent et se dessèchent, laissant subsister une petite croûte entourée d'une zone de pigmentation brunâtre. L'éruption se fait en plusieurs poussées successives, durant plusieurs jours ou plusieurs semaines, sur les fesses, les organes génitaux, la face interne des cuisses, l'abdomen, plus rarement sur le thorax. Elle est causée par la septicémie bacillaire et par l'accumulation d'éléments microbiens dans les capillaires de la peau. TILESTON [1] a pu, dans 70 p. 100 des cas nombreux observés par lui, déceler la présence du bacille dans les papules, comme LANDOUZY et GOUGEROT l'ont fait dans un cas d'érythème noueux. (*Voir chap. XVII.*)

La *granulie* résulte de l'irruption dans le système circulatoire d'une grande quantité de bacilles tuberculeux provenant de la fonte caséeuse du ou des tubercules constituant la localisation primitive réelle. Il se produit alors une réaction fébrile intense ; la température s'élève et reste aux environs de 39,5 à 40° jusqu'à la fin de la maladie qui se termine presque constamment par la mort après deux à huit semaines, suivant l'intensité de l'infection et selon que les tubercules miliaires sont surtout abondants dans les centres nerveux ou dans les poumons. Dans quelques rares circonstances où l'éruption miliaire était peu intense, on a vu les symptômes aigus s'amender et la maladie évoluer vers une

---

1. *Arch. of Internat. Medicine*, vol. IV, 1909.

tuberculisation chronique. Mais c'est là une terminaison tout à fait exceptionnelle (WUNDERLICH).

B. — INFECTION TUBERCULEUSE LATENTE.

L'infection bacillaire se manifeste le plus généralement, chez l'homme comme chez les animaux spontanément tuberculisables, par la forma-·tion lente de tubercules dans un ou plusieurs groupes de ganglions lymphatiques plus ou moins éloignés du lieu où s'est effectuée primitivement la pénétration du virus dans l'organisme. On croyait jadis et on enseigne encore souvent aujourd'hui, bien à tort, que l'élément virulent laisse toujours sa signature au point par lequel il s'est introduit. L'auteur de cette doctrine, CONHEIM [1], l'a formulée en une *loi* dans les termes que voici :

Partout où le virus tuberculeux s'introduit et séjourne pendant un temps suffisant, un produit tuberculeux ou scrofuleux prend naissance. Pour cette localisation première, c'est la porte d'entrée du virus qui joue le rôle important ; une fois introduit dans le corps, le virus se propage et se dissémine d'après les dispositions locales, en empruntant les voies naturelles de l'organisme, les voies lymphatiques et veineuses.

Or, nous verrons dans les chapitres qui suivent, en étudiant le mécanisme de l'infection tuberculeuse, que celle-ci s'accomplit d'abord silencieusement, et qu'à moins d'être réalisée d'une façon massive (comme il arrive parfois accidentellement, ou comme on l'effectue presque toujours lors des inoculations expérimentales chez les animaux), elle demeure plus ou moins longtemps lymphatique ou bacillémique et *latente*, ne signalant son existence que parce qu'elle confère à l'organisme atteint l'aptitude à réagir à la tuberculine. *Ce n'est qu'après cette période d'infection bacillémique, ou d'infection lymphatique latente plus ou moins prolongée, qu'une première lésion bacillaire se constitue, avec ou sans formations folliculaires,* et la *localisation* ou *fixation* de celle-ci est déterminée soit par certaines dispositions anatomiques des organes (tel est le cas pour le poumon), soit par d'autres circonstances mécaniques, physiologiques ou accidentelles, qui provoquent l'arrêt, contre la paroi endothéliale de quelque capillaire lymphatique ou sanguin, d'un leucocyte polynucléaire parasité par un ou plusieurs bacilles.

Il est actuellement bien établi *que les ganglions lymphatiques en apparence sains, prélevés à l'autopsie chez des sujets de tous âges morts de maladies aiguës ou à la suite d'accidents, recèlent des bacilles tuberculeux vivants et virulents, dont la présence n'est révélée que par l'inoculation de ces ganglions à des animaux très sensibles, comme le cobaye.*

1. *Die Tub. vom Standpunkte der Infectionslehre*, 2ᵉ édit., 1881. Trad. française par Musgrave-Clay, 1882.

Déjà en 1890-92, Loomis [1], puis Piccini [2] en avaient fait la preuve, et la proportion des *porteurs latents de bacilles* trouvée par eux au cours de leurs autopsies d'individus *non tuberculeux* était, pour Loomis, de 26,6 p. 100 ; pour *Piccini*, de 42 p. 100.

Des constatations semblables ont été effectuées ultérieurement par Spengler [3], Kalble [4], A. Macfadyen et Macconkey [5], Harbitz, Weichselbaum et Bartel [6], Rosenberg [7].

J'ai montré moi-même avec C. Guérin et Deléarde [8] la fréquence de l'infection latente des ganglions trachéo-bronchiques, *sans traces de lésions pulmonaires*, chez les jeunes enfants qui succombent dans les hôpitaux à des maladies non tuberculeuses et qui n'ont présenté aucun signe clinique de tuberculose. Ces faits ont été depuis expérimentalement confirmés par de nombreux observateurs (Goodale, H. Wright et Smith, L. Rabinowitsch [9], Lignières, Moussu. Vallée, Junack . Un matériel de preuves particulièrement abondant a été fourni sur ce sujet par les vétérinaires qui, dans les abattoirs, ont systématiquement inoculé au cobaye les ganglions lymphatiques de veaux ou de porcs qui ne présentaient aucune lésion tuberculeuse (Joest, Noack et Liebrecht [10], Rievel [11], Linnenbrink, Jonske, Nieberle [12], Emshoff et Semmler, Haeutle [13], etc.).

Les infections ganglionnaires discrètes, c'est-à-dire celles qui résultent d'une contamination peu abondante et qui sont réalisées par des bacilles peu virulents. tendent habituellement à rester *latentes*. Elles jouent alors, comme nous le verrons plus loin, un rôle très important dans l'immunité antituberculeuse. On les rencontre très fréquemment dans les autopsies, surtout chez les enfants et les adolescents. Leurs localisations les plus communes sont aux ganglions péribronchiques et médiastinaux, puis viennent, en ordre décroissant, les localisations aux ganglions du cou, à ceux de l'aisselle, de l'aine, aux ganglions cubitaux et poplités, enfin aux ganglions rétro-auriculaires et aux sous-maxillaires.

Chez l'adulte, au delà de la vingtième année, elles se montrent beaucoup plus rares ou, pour parler plus exactement, elles sont moins

1. *Research. of the Loomis Laborat.*, vol. I, 1890.
2. *Zeitsch. f. klin. Med.*, vol. XXI. 1892.
3. *Zeitsch. f. Hyg.*, vol. XIII, 1893.
4. *Munch. med. Woch.*, 1899.
5 *British med. Journ.*, vol. II, 1903.
6. *Wien. klin. Woch.*. nᵒ 18, 1905.
7. *Amer. Journ of the Med. Sc*, juil. 1905.
8. *Comptes rendus Académie des sciences*, 21 mai 1906.
9. *Berl. klin. Woch.*. 1907.
10. *Zeitsch. f. Infectionskr. d Haustiere*, vol. III, 1908.
11. *Deutsch. tierärztl. Woch.*. nᵒ 17, 1909.
12 *Zeitsch. f. Infectionskr. d. Haustiere*, vol. XIII, 1913.
13. *Centralbl f. Bakt. Orig.*, 1914, vol. LXXIV, p 91.

apparentes : les ganglions sont alors le siège de lésions scléreuses que l'examen macroscopique ne permet pas toujours de déceler et qui ne sont bien visibles qu'au microscope. Dans la plupart des cas, ces lésions scléreuses renferment encore des bacilles, parfois très peu nombreux, impossibles à découvrir sur les coupes, mais qui sont vivants et virulents, ainsi que l'atteste l'inoculation expérimentale.

C. — INFECTION TUBERCULEUSE ÉVOLUTIVE. — PRÉDOMINANCE DES LOCALISATIONS PULMONAIRES.

C'est un fait bien connu que, *dans l'infection tuberculeuse, chez l'homme comme chez les bovidés, les localisations pulmonaires sont les plus fréquentes*, ce qui ne veut pas dire d'ailleurs qu'elles soient *les premières* en date : elles sont en réalité presque toujours *postérieures* et *consécutives à la tuberculisation d'un ganglion des groupes cervicaux, trachéo-bronchiques ou médiastinaux.* Mais ce sont elles qui, dans la plupart des cas, signalent leur présence par des troubles fonctionnels plus ou moins graves (toux, hémoptysies, poussées congestives) qui caractérisent les débuts de la maladie.

Cette *prédominance* résulte de ce que, dans le tissu conjonctif lâche qui circonscrit les alvéoles et les petites bronches, les lacs lymphatiques et les capillaires sanguins sont le siège d'une *circulation plus ralentie* que dans tout autre organe, et ce ralentissement est surtout marqué *aux sommets, dont l'élasticité est moindre et la vascularisation plus fine.* Les poussières en suspension dans la lymphe ou dans le sang, les microbes ou les leucocytes dégénérés ou morts ont, par suite, une tendance naturelle à y être retenus. *L'adhérence aux parois des capillaires lymphatiques ou sanguins s'y fait sentir avec plus d'intensité que partout ailleurs.* Les bords antérieurs des lobes moyens et le pourtour des lobes inférieurs offrent, à un moindre degré, le même caractère : aussi les localisations tuberculeuses s'y observent-elles souvent, et ces mêmes régions sont également le siège le plus habituel des inflammations parenchymateuses d'origine microbienne (pneumonie chez l'homme, morve chez le cheval, péripneumonie chez le bœuf, pasteurelloses diverses chez un grand nombre d'animaux).

Tantôt il arrive que les tubercules soient en petit nombre et disséminés entre plusieurs lobules ; tantôt, au contraire, ils forment de véritables conglomérats autour ou au centre d'un même lobule ou d'un même lobe ; tantôt encore ils apparaissent en îlots qui tendent à se rejoindre les uns les autres par essaimage de petits tubercules plus jeunes autour de gros tubercules plus anciens. La caséification envahit alors une partie plus ou moins étendue d'un lobe ou même un lobe tout entier, y creusant des cavernes volumineuses, s'entourant aussi parfois d'une zone inflammatoire de broncho-pneumonie et d'hépatisation rouge ou grise, selon que celle-ci est plus ou moins infiltrée de matière caséeuse ou envahie par des infections microbiennes surajoutées.

Toutes ces lésions microbiennes peuvent se combiner et varier d'aspect à l'infini. Elles gagnent de proche en proche les tissus environnants en suivant toujours les voies de la lymphe. Grancher [1] insiste avec raison sur ce fait qu'il avait bien observé :

« *Les vaisseaux sanguins*, dit-il, *et surtout les vaisseaux lymphatiques. sont les véritables conducteurs du tubercule miliaire.* En effet, quand les granulations tuberculeuses sont discrètes, on les voit très aisément se semer une à une dans les espaces interlobulaires et circonscrire ainsi la base des lobules. Souvent, là où les espaces sont très larges, les tubercules se réunissent au nombre de trois ou quatre et forment comme un petit foyer d'où ils vont rayonner en suivant toujours la voie des lymphatiques. La matière tuberculeuse se comporte comme le liquide d'injection ; elle suit la voie la plus facile, et souvent on trouve, à une assez grande distance du foyer d'infection, des granulations tuberculeuses qui occupent les lymphatiques périlobulaires longtemps avant que le lobule lui-même soit atteint. »

La fonte caséeuse des tubercules, l'infiltration inflammatoire des tissus circonvoisins, la dégénérescence, la destruction, les réactions défensives dont ceux-ci sont le siège, restent rarement limitées aux poumons. Elles s'étendent fréquemment à d'autres organes.

D. — LOCALISATIONS PLEURALES.

Il est naturel que la plèvre, dont le réseau lymphatique est en communication directe avec celui du poumon, soit le plus souvent atteinte, et c'est ce que l'on constate en effet.

Les parois de ce sac séreux ne sont presque jamais saines chez les phtisiques. Il s'établit entre elles des adhérences, ou bien il s'y forme des épanchements de sérosité plus ou moins riches en leucocytes et en bacilles (pleurésies sèches ou avec épanchements). On sait aujourd'hui, depuis les travaux de Landouzy, Kelsch et Vaillard [2], Netter [3], Weichselbaum, Gombault et Chauffard [4], le Damany [5], Prinz Ludwig, etc., que les pleurésies ont presque toujours une origine tuberculeuse. « Tout individu, a dit Landouzy, qui ne peut fournir pour raison de son épanchement, ni une infection (scarlatine, puerpérisme, etc...), ni une dyscrasie (rhumatisme), ni un trauma (fracture de côte, infarctus pulmonaire), cet individu est un tuberculeux, fût-il vigoureux, jeune, gros et gras, se déclarât-il bien portant et indemne

---

1 *Archives de Physiologie normale et pathologique*, 1878.
2. *Journal de physiologie normale et pathologique*. vol. VIII, p. 162
3. *Société de biologie* 15 mars 1897
4. *Semaine médicale*, 1896, p. 81
5. *Id.*, 1897, p. 427

d'antécédents phymateux héréditaires ou personnels. La pleurésie dite *a frigore* est, d'ordinaire, fonction ou monnaie de tuberculose. »

Mais ces tubercules de la plèvre, lorsqu'ils ne coexistent pas avec des lésions étendues du poumon, tendent généralement à se scléroser. Ils représentent une forme bénigne et, au moins en apparence, habituellement curable de l'infection bacillaire. (*Voir chap. XIII.*)

E. — LOCALISATIONS DIVERSES.

En même temps qu'aux poumons ou aux plèvres, ou isolément, la tuberculose peut se localiser d'emblée ou essaimer dans tous les organes pourvus d'un réseau lymphatique ou sanguin ; mais elle offre une prédilection évidente pour les séreuses viscérales ou articulaires, pour les ganglions lymphatiques superficiels ou profonds, pour les muqueuses et pour la peau dans les régions dont le réseau lymphatique est le plus riche (conjonctivite phlycténulaire par exemple). Jamais elle n'envahit *primitivement* les éléments nobles des tissus : elle n'atteint ceux-ci que *secondairement*, par extension des processus de caséification ou de sclérose auxquels aboutit, comme nous l'avons vu l'évolution du tubercule.

Qu'il s'agisse de lupus, de tubercules des diverses parties du tub digestif, du péritoine ou des viscères abdominaux, du larynx, des yeux, du nez, des oreilles, des reins, des organes génitaux, des centres nerveux, des os ou de certaines masses musculaires, la clinique aussi bien que l'expérimentation sont d'accord pour affirmer que cette règle est absolue. Les chapitres qui vont suivre en fourniront de surabondantes preuves.

Dans les observations nécropsiques on constate que la fréquence relative des principales localisations de l'infection tuberculeuse est assez exactement indiquée par les chiffres de BIEDERT qui totalisent ceux déjà publiés par SIMMONDS, RILLIET et BARTHEZ, STEINER et NEUREUTHER, WIDERHOFER, STEFFEN, etc.

Ces chiffres portent sur 3,104 autopsies d'adultes et 1.346 d'enfants. Ils se résument ainsi :

Localisations.		Adultes.		Enfants.	
Lésions pulmonaires	chez	91,2 p. 100		79,6 p. 100 des sujets.	
— intestinales	—	40,7	—	31,6	—
— ganglionnaires	—	26,8	—	88,0	—
				(dont 78 p. 100 gangl. bronchiques, 10 p. 100 gangl. mésentériques).	
— péritonéales	—	18	—	18,3	—

CHAPITRE VIII

MÉCANISME DE L'INFECTION TUBERCULEUSE

PÉNÉTRATION DU VIRUS
DANS L'ORGANISME PAR LA PEAU ET LES MUQUEUSES

La connaissance du mécanisme par lequel le virus tuberculeux pénètre dans l'organisme de l'homme et des animaux qu'il est susceptible d'infecter présente une importance capitale puisqu'elle doit servir de base aux mesures de défense individuelle et collective contre la propagation de la maladie. Aussi a-t-elle fait l'objet, tant de la part des cliniciens que des expérimentateurs, d'un nombre considérable de travaux.

Pour bien comprendre ce mécanisme, il est nécessaire d'avoir présentes à l'esprit les notions essentielles que nous possédons aujourd'hui sur l'anatomie et la physiologie de la circulation lymphatique. Le lecteur ne trouvera donc pas inutile que je les rappelle ici brièvement.

A. — CIRCULATION LYMPHATIQUE, LYMPHE, GANGLIONS, ROLE DES LEUCOCYTES DANS L'INFECTION TUBERCULEUSE.

Tous les organes possèdent un réseau de capillaires lymphatiques qui cheminent en s'anastomosant dans les mailles du tissu conjonctif, communiquent entre eux et avec les cavités séreuses et forment des lacs, des ampoules ou espaces plus ou moins élargis, tapissés d'une simple couche de cellules endothéliales. Ce réseau capillaire draine la lymphe (ou liquide interstitiel) dans laquelle baignent les tissus et la collecte dans les vaisseaux lymphatiques qui la conduisent aux ganglions.

La lymphe, produite dans tout l'organisme par les échanges qui résultent de la vie cellulaire, — et surtout en grande quantité dans les viscères abdominaux, — contient principalement, outre une substance fondamentale, liquide analogue au plasma sanguin (mais plus aqueuse et moins riche en matières albuminoïdes), des globules blancs ou *leucocytes* en nombre variable suivant les espèces animales (7.200 par millimètre cube chez l'homme ; 7.500 chez le chien ; 11.300 chez le lapin et 180 seulement chez la grenouille).

Ces leucocytes sont *mobiles* à la manière des *amibes*. Ils émettent des expansions protoplasmiques tantôt arrondies, lobées et larges, tantôt filiformes et minces. Grâce à cette motilité ils peuvent s'infiltrer entre les cellules endothéliales des capillaires lymphatiques, pénétrer dans les capillaires sanguins ou en sortir et se répandre dans les tissus où émigrer, soit à la surface du tégument cutané ou des muqueuses, soit dans la cavité du tube digestif. Comme les amibes, ils possèdent la faculté d'englober des particules solides, des débris cellulaires ou des microbes. Ils peuvent même s'attaquer aux cellules dégénérées et les absorber.

Il en existe plusieurs variétés qui se rencontrent en nombre inégal dans la lymphe. Les uns (*lymphocytes*) dont les dimensions sont égales ou un peu inférieures à celles des hématies (5 à 8 microns), sont arrondis ou ovales, ont un noyau central occupant presque toute leur étendue et une bordure protoplasmique très mince. Ces lymphocytes ne contiennent pas de granulations et sont incapables d'englober les corps étrangers ; ils ne sont donc pas *phagocytes* (Metchnikoff). Leur mobilité est faible. Dans le sang humain on en compte environ 21 à 25 pour 100 globules blancs. Ils sont un peu plus nombreux chez l'enfant et chez l'adulte pendant la digestion, moins nombreux chez le vieillard.

Une seconde variété de leucocytes est constituée par les *moyens* et les *grands mononucléaires* (lympholeucocytes de Pappenheim). D'un diamètre très inégal, de 10 à 25 microns, arrondis ou irrégulièrement ovales, ils renferment un grand noyau en forme de haricot ou de fer à cheval, souvent divisé en deux lobes. Ils possèdent des propriétés phagocytaires très énergiques, englobent les leucocytes altérés, les cellules des tissus dégénérés et certains microbes tels que le bacille de la lèpre. Leur proportion dans le sang est relativement faible : 4 à 8 p. 100 globules blancs. Leurs mouvements amiboïdes sont plutôt lents et ils finissent par se fixer dans les organes conjonctifs.

Les *leucocytes à grains neutrophiles*, dits *polynucléaires*, ou plus exactement *à noyau polymorphe*, constituent une troisième variété plus nombreuse (40 à 75 p. 100, en moyenne 60 p. 100). Leur dimension est de 10 à 14 microns et ils ont un noyau polylobé, de forme très variable, sont formés de 2 à 4 masses irrégulières reliées entre elles par des filaments fins, colorables en bleu foncé par le triacide d'Ehrlich (mélange de vert de méthyle, de méthylorange et de fuchsine acide). Leur protoplasma est parsemé de granulations (neutrophiles) qui se teintent en violet. Ces cellules, très mobiles, englobent aisément les microbes et en particulier le bacille de la tuberculose.

Les cellules à grains acidophiles, ou *myélocytes éosinophiles*, forment une quatrième variété. Elles ont aussi un noyau polylobé qui est pourvu de granulations cytoplasmiques. Leur protoplasma renferme en abondance des grains qui se colorent avec intensité par les couleurs acides, l'éosine ou l'orange. Elles ont aussi la propriété phagocytaire, mais celle-ci est peu marquée. On en compte 2 à 4 pour 100 globules blancs dans le sang, et leur nombre augmente considérablement dans les états morbides les plus divers.

Enfin une dernière variété de leucocytes est représentée par les *cellules à grains basophiles, métachromatiques (mastzellen d'*Ehrlich*)*, arrondies, polygonales ou effilées, parfois même ramifiées, dont les dimensions sont d'environ 8 à 12 microns et qu'on ne trouve qu'en très petit nombre dans le sang humain (o,5 p. 100). Elles renferment aussi des grains qui se colorent par le *Gram* et le *Ziehl ;* parfois aussi de petites vacuoles. Leur noyau, toujours très volumineux par rapport au protoplasma, prend une teinte bleu pâle avec le bleu polychrome de Unna. Elles ne paraissent pas avoir de fonction phagocytaire et elles deviennent plus abondantes au cours de certains états pathologiques.

Ces diverses cellules blanches, véhiculées par la lymphe dans les capillaires lymphatiques, remplissent les *sinus caverneux* des *ganglions lymphatiques*. Elles y pénètrent par les vaisseaux afférents à *lu partie convexe des ganglions* et y subissent des transformations multiples. C'est dans ces ganglions que naissent les lymphocytes, probablement aussi les grands mononucléaires. C'est là également que se forment les éosinophiles et peut-être aussi les neutrophiles à noyaux polylobés, qui s'y accumulent en grand nombre, y apportant les innombrables particules et les microbes qu'ils ont phagocytés avant d'y parvenir. C'est là que s'effectue surtout le travail de digestion intracellulaire et, grâce à sa circulation ralentie, le ganglion lymphatique représente, en même temps qu'une sorte de filtre, un laboratoire où s'élaborent une foule de ferments transformateurs des matières albuminoïdes, des hydrates de carbone et des graisses (trypsine, amylase, lipase, etc.).

Ce laboratoire est d'autant plus actif et le filtre plus efficace que le sujet est plus jeune. Peu à peu, avec l'âge, le tissu ganglionnaire se sclérose, surtout au niveau du hile (Salimbeni et L. Géry) [1] ; sa capsule s'épaissit, son squelette conjonctif s'hypertrophie, et dans sa pulpe les lymphocytes deviennent de plus en plus rares, tandis que prédominent les macrophages, dont beaucoup renferment du pigment ocre et ont un protoplasma très acidophile.

Lorsqu'un bacille tuberculeux, déposé à la surface de la peau ou d'une muqueuse, ou introduit dans un organisme sain par toute autre voie (inhalation, traumatisme), se trouve à portée d'un leucocyte mobile à noyau polylobé, il en devient immédiatement la proie et ce leucocyte l'entraîne avec lui dans la circulation lymphatique ou sanguine. Ses ferments digestifs ne parviennent pas à le digérer, parce que ce bacille, comme nous l'avons vu précédemment, est protégé par une enveloppe ciro-graisseuse extrêmement résistante. Il reste inclus dans

---

1. *Annales de l'Institut Pasteur* (« Études sur la vieillesse »), 1912, vol. XXVI, p. 577.

son phagocyte ou, s'il est rejeté par celui-ci, il est aussitôt englobé par un autre qui le véhicule à son tour pendant plus ou moins longtemps dans le torrent circulatoire, jusqu'au moment, *souvent très éloigné,* où le leucocyte parasité, intoxiqué par les sécrétions de son hôte, puis dégénéré ou mort, deviendra la proie d'un grand mononucléaire tapissant un endothélium, — car c'est une des fonctions essentielles des grands mononucléaires d'absorber et de digérer les cellules dégénérées ou mortes.

Un peu plus tard, ce mononucléaire subira également les effets de l'intoxication qui, accrus chez lui par la multiplication du bacille initial, se traduiront bientôt par cet état anatomo-pathologique si particulier que nous avons étudié sous le nom de *cellule géante,* premier stade de la *lésion tuberculeuse.*

Mais, entre l'instant où s'est réalisée la pénétration du germe virulent et le début de la formation de cette première lésion tuberculeuse, un intervalle de temps souvent considérable a pu s'écouler, que l'organisme infecté a utilisé pour mettre en œuvre ses réactions de défense et ses facultés d'élimination.

C'est ainsi que le jeu des premières, dans un très grand nombre de circonstances, s'exerce assez heureusement pour emmurer en quelque sorte le foyer d'infection dans un amas de grands mononucléaires qui s'organisent en tissu conjonctif dense, soit dans un sinus caverneux de ganglion, soit dans un capillaire lymphatique ou veineux du poumon ou de tout autre organe. La lésion reste alors *latente* et peut subsister ainsi pendant de longues années.

Dans d'autres cas, plus heureux encore, le ou les bacilles englobés par des leucocytes mobiles à noyaux polylobés sont évacués hors de l'organisme, par les voies d'excrétion hépatico-intestinales, comme des grains de pigment ou des corps étrangers inertes, avant d'avoir pu déterminer la formation d'une cellule géante constituant une *lésion d'arrêt.*

Mais s'il arrive que l'infection soit produite par des germes très virulents, c'est-à-dire parfaitement adaptés à l'organisme envahi, et si ces germes sont nombreux, ou si, même peu virulents, ils réalisent une contamination massive, les processus normaux de défense et d'élimination ne suffisent plus à remplir leur fonction de protection, et cette insuffisance se manifeste déjà dans le groupe de ganglions lymphatiques le plus voisin du point de pénétration du virus. Alors, — mais alors seulement, — la loi de CONHEIM, dont j'ai parlé dans le précédent chapitre (VII, B) est exacte. Les leucocytes gorgés de bacilles, rapidement intoxiqués, s'arrêtent dans les sinus caverneux du premier ganglion rencontré sur leur route ; ils y succombent. Leurs débris (avec leur contenu virulent) y deviennent la proie de mononucléaires qui s'organisent aussitôt en cellules géantes et le même ganglion devient le siège de plusieurs tubercules dont la caséification ultérieure aboutira au déversement, *dans les canaux lymphatiques efférents*, d'un nombre plus ou moins considérable de bacilles qui s'en iront créer ailleurs, de proche en proche ou au loin, d'autres foyers tuberculeux.

Tel est le mécanisme de l'infection bacillaire. On comprend dès lors le rôle immense que jouent, dans celle-ci, les questions de *quantité* et de *provenance du virus* et aussi les *dispositions anatomiques des organes* au sein desquels ce virus est véhiculé par la lymphe ou par le sang.

B. — PORTES D'ENTRÉE DU VIRUS DANS LES TUBERCULOSES LATENTES.

Il apparaît tout de suite évident que *dans les cas d'infections latentes,* — les plus nombreux, ainsi que l'atteste l'énorme proportion des sujets, hommes ou bovidés, en apparence parfaitement sains, qui réagissent à la tuberculine, — il est tout à fait inutile et impossible de rechercher par quelle voie de pénétration le virus s'est introduit dans l'organisme. Quelle qu'ait pu être la porte d'entrée du bacille, elle s'est refermée derrière le leucocyte migrateur qui l'a phagocyté, et il n'a, en aucune manière, laissé sa signature sur son passage. Ses longues migrations à travers les vaisseaux lymphatiques, puis dans la circulation sanguine, sont demeurées également silencieuses ; et ce n'est que lorsqu'il aura provoqué quelque part la formation d'un tubercule, que sa présence, restée jusqu'alors ignorée, pourra être révélée par une réaction tuberculinique positive.

Or ces cas d'infection latente, réalisés par de minimes quantités de bacilles ou par des bacilles peu virulents — c'est-à-dire non adaptés à l'organisme envahi, — s'observent avec une extrême fréquence chez l'homme et chez les animaux spontanément tuberculisables. ORTH les avait déjà signalés en 1876 ; mais c'est surtout LOOMIS [1] d'abord (1890), puis PIZZINI (1892), puis KALBLE (1899) qui attirèrent sur eux l'attention en prouvant que des ganglions bronchiques ou autres, paraissant normaux même à l'examen microscopique, et provenant de sujets qui ne présentaient aucun signe de tuberculose, renfermaient cependant des bacilles.

Depuis lors, les recherches de A. MACFADYEN et MACCONKEY [2], celles de HARBITZ, de WEICHSELBAUM et BARTEL, de ROSENBERGER (1905), celles que j'ai publiées avec C. GUÉRIN et A. DELÉARDE en 1906 [3], celles de L. RABINOWITSCH (1907), de S. ARLOING (1909) [4], et d'autres encore, montrent que chez l'homme, dans le jeune âge comme à l'âge adulte,

1. *Journ. of the American Association*, 1891, 17 janv.
2. *British Med. Journ.*, 1903, II.
3. *Académie des sciences*, 21 mai 1906.
4. *Journal de médecine vétérinaire et de zootechnie*, avril 1909, p. 193.

et aussi chez les bovidés, *on trouve fréquemment des bacilles tuberculeux dans les ganglions mésentériques, médiastinaux ou trachéo-bronchiques, alors qu'il n'existe aucune lésion ni aucune suspicion de tuberculose.* Sur 91 enfants non tuberculeux, HARBITZ, inoculant systématiquement les différents groupes ganglionnaires au cobaye, obtint 18 fois
des résultats positifs avec les ganglions cervicaux, bronchiques, mésentériques, rétropéritonéaux.

J'ai pu constater de mon côté avec C. GUÉRIN que, chez les animaux
infectés par simple cohabitation, les bacilles tuberculeux peuvent rester
latents pendant très longtemps (plus de 11 mois) sans produire aucune
lésion dans le système lymphatique du bœuf [1], et nos expériences, après
celles de SCHRŒDER et COTTON, de RABINOWITSCH, de RAVENEL, de
MOUSSU, etc., nous ont apporté la preuve que les vaches en apparence
saines, sans lésions mammaires, mais réagissant à la tuberculine, éliminent par intermittences des bacilles tuberculeux virulents soit avec
leurs déjections, soit dans leur lait.

Chez l'homme et chez les animaux porteurs de ces tuberculoses latentes, il n'est donc jamais possible de préciser ni le mode d'infection,
ni la porte d'entrée des bacilles, ni l'époque à laquelle leur pénétration
dans l'organisme a pu s'effectuer.

Il y a lieu de supposer cependant que, dans la plupart des cas, cette
pénétration s'est faite à la faveur de l'absorption intestinale. La preuve
indirecte en est fournie par ce fait, indiqué depuis longtemps par
NOCARD, que, pendant la digestion, beaucoup de microbes émigrent de
l'intestin avec le chyle et se retrouvent d'abord dans les ganglions mésentériques, puis dans la lymphe du canal thoracique, puis dans le
sang et dans la plupart des organes (foie, rate, reins, moelle osseuse,
muscles, etc.). L'ensemencement de la lymphe, du sang ou de la pulpe
de ces organes, dans les heures qui suivent la digestion, donne fréquemment des cultures, tandis qu'il reste stérile quand les prélèvements sont
faits alors que les animaux sont à jeun. Si, à ce moment, les microbes
ont disparu, c'est parce que l'action bactéricide des humeurs et la phagocytose ont eu le temps de s'exercer. Mais nous savons qu'à l'égard du
bacille tuberculeux celle-ci reste impuissante.

Assurément l'intestin n'est pas la seule source de l'infection physiologique des tissus. Cette dernière peut aussi provenir du poumon. Toutefois le rôle de cet organe est incontestablement beaucoup moins important, d'abord parce que les voies respiratoires sont moins peuplées
de microbes que le tractus digestif, et ensuite parce que le mucus et
l'épithélium à cils vibratiles constituent des obstacles difficiles à fran-
chir. Au surplus, si l'infection microbienne physiologique des humeurs
s'accomplissait communément par le poumon, l'ensemencement du

---

1. *Académie des sciences*, 6 janv. 1913.

sang et des différents tissus fournirait des cultures en dehors de la période de digestion, et nous avons vu qu'il n'en est rien.

C. — INFECTION TUBERCULEUSE PAR LA PEAU.

De tous les organes du corps humain, la peau est celui qui offre les conditions les moins favorables à la fixation, à la pénétration et à la multiplication des bacilles, ainsi que le démontrent les observations cliniques. Aussi, malgré la fréquence des contacts du revêtement cutané avec les matières infectieuses (crachats, déjections bacillifères), la tuberculose cutanée est-elle rare et, lorsqu'elle survient dans une de ses formes (lupus, ulcère tuberculeux, tuberculose verruqueuse, scrofulodermite, tuberculose anatomique), elle tend généralement à rester bénigne, localisée, et à évoluer lentement vers une marche chronique ou vers la guérison spontanée (*Voir chap. XVII.*)

Pourtant on observe parfois des formes d'infection graves et rapidement évolutives à la suite de la souillure, par des excréments ou par de la salive bacillifère, d'une plaie accidentelle ou consécutive à une opération chirurgicale.

Chez les jeunes veaux il n'est pas rare de rencontrer un ulcère tuberculeux du nombril, résultant de la contamination de la plaie ombilicale par la litière de l'étable infectée.

Chez les enfants, dans les classes pauvres de la population juive ou musulmane, on voit de temps en temps la circoncision rituelle, malproprement effectuée, devenir le point de départ d'une tuberculose mortelle. L. E. Holt [1], de Columbia University de New-York, a pu en recueillir dans la littérature médicale 41 cas, dont 15, à sa connaissance, ont abouti à une issue fatale. Dans quelques-uns d'entre eux la mort n'est survenue qu'au bout de 11 mois par méningite ; mais l'aboutissant habituel de cette forme d'infection est la tuberculose ganglionnaire et viscérale généralisée.

Il est arrivé que plusieurs enfants ont été infectés par un même opérateur. Il en fut ainsi pour 10 cas rapportés par Lehmann.

Expérimentalement, on constate que l'infection tuberculeuse peut être réalisée à travers la peau saine après friction énergique (c'est-à-dire dans des conditions qui favorisent la migration de leucocytes du réseau lymphatique superficiel jusqu'aux interstices des cellules épidermiques), — et surtout la peau épilée ou fraîchement rasée, — en étalant à la surface de celle-ci soit des crachats riches en bacilles, soit des cultures virulentes. Babès et Riegler, J. Courmont et Lesieur, Carl Fraenkel, H. Takaya et Dold [2], ont ainsi tuberculisé des cobayes, des lapins et des bovidés. Ces auteurs ont établi que l'infection transcutanée, généra-

---

1. *Semaine médicale*, 15 oct. 1913.
2. *Arb. a. d. path. Inst*, Tubingen, 1908, vol. VI, fasc. 3.

PLANCHE V.

1. Infection tuberculeuse généralisée chez le cobaye. (Infection par les voies digestives avec bacilles tuberculeux humains.) Tubercules caséeux dans les poumons,
le foie, la rate, les ganglions trachéo-bronchiques et sous-lombaires.

2. Stade lymphatique de l'infection réalisée par instillation sur la conjonctive oculaire, chez le cobaye. (Adénopathie primitive des ganglions cervicaux et trachéo-
bronchiques. Extension progressive des lésions tuberculeuses par les lymphatiques
aux poumons et aux autres viscères.)

PLANCHE X

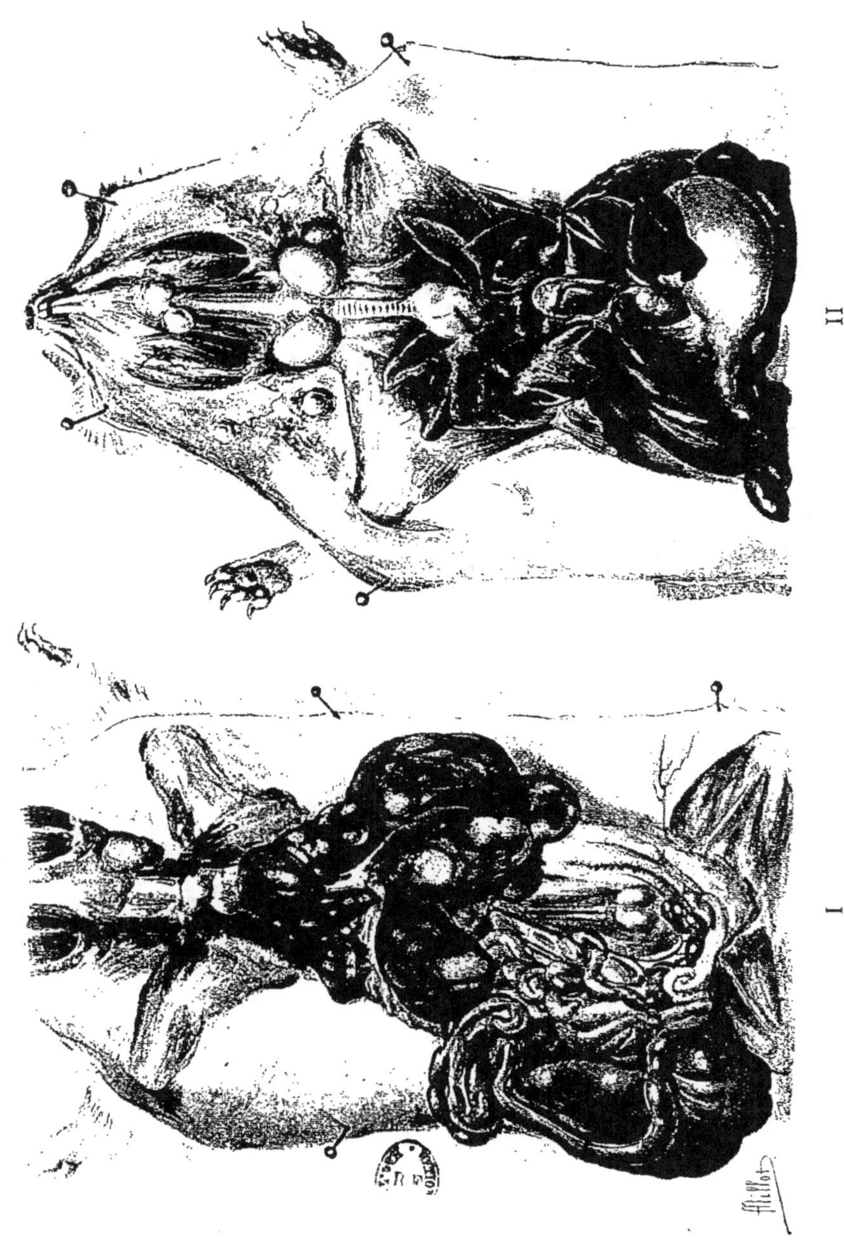

Demoulin. Sc.

MASSON ET Cⁱᵉ, ÉDITEURS.

lement lente, peut ne laisser aucune trace, ne développer même aucune adénite locale comme premier symptôme, et aboutir cependant à une généralisation. La proportion des résultats positifs est différente suivant que la peau est lésée (75 p. 100) ou en apparence intacte (25 p. 100). Parfois, chez le lapin surtout, le virus se localise aux poumons sans déterminer aucune lésion cutanée ou ganglionnaire macroscopiquement et microscopiquement décelable. C'est là un exemple de phtisie d'origine bien éloignée des voies respiratoires et de porte d'entrée impossible à découvrir.

D'autres fois encore, surtout si l'on utilise des bacilles peu virulents, on reproduit *in situ* des altérations de la peau semblables à celles qui caractérisent la tuberculose cutanée verruqueuse ou la scrofulo-tuberculose de l'homme, et ayant alors la même tendance à la guérison spontanée.

D. — INFECTION PAR LES MUQUEUSES (oculaire, nasale, bucco-pharyngée, génitale).

A la surface des muqueuses, autour des acini glandulaires qui y déversent les produits de leurs sécrétions, les vaisseaux et les sinus lymphatiques forment un réseau particulièrement riche, et les leucocytes migrateurs y accomplissent une besogne des plus actives, qui a pour effet de balayer ces muqueuses de toutes les impuretés microbiennes ou autres apportées par l'air extérieur.

Aussi ces muqueuses sont-elles particulièrement exposées à l'infection bacillaire, ou, pour être plus exact, offrent-elles une voie de pénétration facile au virus vers les espaces lymphatiques sous-jacents.

a) *Muqueuse oculaire.*

Il suffit, comme je l'ai montré avec C. GUÉRIN et V. GRYSEZ [1], de laisser tomber sur le globe oculaire d'un cobaye, soit une parcelle de crachat tuberculeux, soit une goutte d'émulsion de culture renfermant par exemple 0 mgr. 01 de bacilles virulents, pour voir évoluer chez cet animal, *sans qu'il se produise la moindre lésion au niveau du globe oculaire, de ses enveloppes ou de leur voisinage immédiat,* une tuberculose ganglionnaire typique, débutant par le ganglion rétro-mastoïdien, envahissant aussitôt les deux ganglions rétropharyngiens, les deux ganglions de la partie antérieure du cou, puis les trachéaux, les bronchiques, et s'étendant en l'espace de quatre à cinq semaines à d'autres groupes viscéraux, aux ganglions du hile du foie, à ceux du mésentère, parfois aussi à des ganglions superficiels tels que les inguinaux, à la rate et presque constamment aux poumons.

1 *Société de biologie,* 15 fév. 1913.

(Planche V)

Ce mode d'infection est donc très sûr et, à la gravité près (due à la virulence des bacilles employés), la forme de tuberculose qui en résulte ressemble singulièrement, dans sa première phase, à celle qui caractérise chez l'homme, surtout dans l'enfance, la *scrofule*. La ressemblance est telle qu'en examinant les animaux d'expériences, l'idée vient immédiatement à l'esprit que la contagion familiale humaine s'exerce sans doute fréquemment par la même voie, et qu'elle est alors consécutive à la projection, par un tuberculeux tousseur, sur la conjonctive oculaire de sujets sains, de particules de salive riches en bacilles.

Beaucoup mieux que l'inoculation expérimentale, l'infection par instillation oculaire, réalisant l'infection en quelque sorte naturelle par les voies lymphatiques, sans effraction de tissus, *sans lésions à la porte d'entrée des bacilles*, permet d'étudier chez le cobaye l'action des tuberculines, celle des sérums et des substances chimiques susceptibles d'influencer l'évolution de la tuberculose. Cette voie peut aussi être utilisée avec avantage pour les essais de vaccination avec des bacilles modifiés ou atténués.

L'infection tuberculeuse spontanée de l'œil s'observe assez rarement chez l'homme et chez les bovidés : elle ne se rencontre guère que chez des sujets qui présentent en même temps d'autres formes de tuberculose et elle est surtout une complication des tuberculoses généralisées. La choroïde, l'iris, la chambre antérieure, peuvent être le siège de tubercules d'origine vasculaire. La conjonctive et la cornée sont parfois infectées par les mains souillées de crachats ou à la faveur de petites plaies chez les phtisiques. Les lésions ainsi produites s'accompagnent toujours [d'engorgements des ganglions préauriculaires, de ceux de l'angle de la mâchoire ou des cervicaux, et ces engorgements sont alors révélateurs de la nature de la maladie. On les observe fréquemment par exemple dans la *conjonctivite phlycténulaire*, qui est d'origine tuberculeuse.

b) *Muqueuse nasale.*

La *muqueuse nasale* saine, malgré la richesse de son réseau lymphatique et veineux, malgré l'énorme quantité de poussières de toutes sortes qui s'y accumulent à chaque inspiration, ne se laisse pas, ausssi facilement qu'on pourrait le croire, pénétrer par le bacille tuberculeux, et il est aisé d'en comprendre la raison : c'est que ces poussières, — microbiennes, végétales ou minérales, — exercent pour la plupart une chimiotaxie positive sur les leucocytes ; ceux-ci sortent par diapédèse des capillaires et des lacs lymphatiques sous-muqueux pour les englober, mais beaucoup d'entre eux se trouvent immobilisés, capturés à la surface de la muqueuse, dans les replis des cornets, par l'espèce de mucilage sécrété par les glandes à mucus. Ils deviennent alors incapables de traverser de nouveau la muqueuse pour rentrer dans la circulation, et la seule destinée qui s'offre à eux est d'être expulsés au dehors avec les mucosités.

La preuve que les choses se passent ainsi est que l'on trouve fréquemment des bacilles dans les cavités nasales de sujets parfaitement sains. En 1894 I. STRAUSS l'avait déjà démontré par ses expériences faites à l'hôpital de la Charité à Paris, sur des malades atteints d'affections non tuberculeuses et sur les élèves attachés à son service. Chez ces différents sujets, il avait recueilli les poussières, les croûtes et les mucosités contenues dans les cavités nasales, à l'aide de petits tampons de coton enroulés à l'extrémité d'une mince baguette et préalablement stérilisés à l'autoclave. Les tampons étaient agités dans un tube à essai contenant du bouillon ou de l'eau stérilisée. Le liquide très trouble ainsi obtenu fut injecté dans le péritoine de cobayes. Sur 29 sujets, 9 hébergeaient des bacilles virulents dans leurs narines !

LE NOIR et J. CAMUS [1] ont répété ces expériences en faisant leurs prélèvements dans les cavités nasales du personnel hospitalier, médecins, étudiants, infirmières d'une salle qui renfermait 14 malades tuberculeux, après qu'on eût balayé deux fois la salle, fait les lits, enlevé la poussière des tables de nuit, etc. Les tampons d'ouate couverts de mucosités furent insérés, au moyen d'une petite incision, sous la peau de 9 cobayes.

Aucun n'est devenu tuberculeux.

Les mêmes recherches répétées avec le mucus nasal des malades tuberculeux eux-mêmes, qui tous présentaient des bacilles dans leurs expectorations, fournirent seulement dans trois cas sur treize des résultats positifs.

Les cavités nasales représentent assurément un merveilleux appareil de filtration pour l'air ; grâce au mucus qui y est sécrété en abondance elles retiennent la plupart des microbes, les empêchent de pénétrer plus avant, et les expulsent.

Aussi sont-elles exceptionnellement le siège de lésions d'infection primitive. B. FRAENKEL n'en a jamais observé un seul cas.

Il en existe cependant dans la littérature médicale, mais ils sont extrêmement rares et s'accompagnent toujours de l'engorgement caractéristique des ganglions du cou.

Par contre, l'infection secondaire du nez sous forme d'ulcères lupiques ou d'ulcérations tuberculeuses se rencontre assez fréquemment chez des malades phtisiques qui se sont réinfectés sans doute localement avec leurs doigts souillés de crachats bacillifères. Elle est alors parfois, surtout chez les enfants, le point de départ de méningites tuberculeuses par propagation lymphatique à travers les trous de l'os ethmoïde (NANNYN et SCHREIBER, DEMME, SCHWALBE et FLATAU [2]).

1. *Société de biologie*, 21 nov. 1908.
2. *Nas. Rach. u. Kehlkkrank*. Berlin, 1895, p. 268.

c) *Muqueuse bucco-pharyngée. — Amygdales.*

La bouche et le pharynx opposent, à la pénétration directe des bacilles tuberculeux dans le réseau lymphatique sous-jacent, les mêmes obstacles naturels que les cavités nasales. Les leucocytes, issus des vaisseaux sous-muqueux par diapédèse, viennent balayer la cavité bucco-pharyngée et sont entraînés vers le tube digestif par les mouvements de déglutition avec la salive, de sorte qu'ils ne rentrent pas dans la circulation avec les bacilles qu'ils ont pu englober.

Il faut cependant faire une exception pour la région du naso-pharynx occupée par les *amygdales*.

Ces glandes folliculaires lymphatiques, formées de cryptes et d'espaces clos bourrés de lymphocytes et de leucocytes à noyau polylobé, constituent, par leur situation à l'entrée des appareils digestif et respiratoire, un système très important de défense contre les infections microbiennes en général et contre l'infection tuberculeuse en particulier. Beaucoup de microbes y sont détruits par les cellules lymphoïdes.

Les bacilles tuberculeux n'y subissent généralement pas le même sort. Sans doute, le plus souvent ils sont déglutis ou expulsés par les efforts de toux, mais il arrive que des phagocytes migrateurs les entraînent dans la circulation lymphatique. D'une infection massive amygdalienne peut alors résulter l'engorgement caractéristique des ganglions rétro-pharyngiens, sous-parotidiens ou cervicaux.

POIRIER et, après lui, GEORGE B. WOOD [1], ROBERTSON [2], A. EDMUNDS, ont montré que les lymphatiques de l'amygdale s'anastomosent avec tout le réseau pharyngien tributaire des ganglions profonds du cou. Les vaisseaux collecteurs propres de l'amygdale perforent la tunique musculaire du pharynx un peu au-dessus de la grande corne de l'os hyoïde et se terminent dans les ganglions placés sur la jugulaire interne, juste au-dessus du ventre postérieur du digastrique, au niveau où ce muscle est croisé par le bord antérieur du sterno-cleido-mastoïdien. Ce point est situé un peu en arrière et au-dessous de l'angle de la mâchoire.

Lorsque ces ganglions sont infectés primitivement par des bacilles provenant des amygdales, l'infection peut se propager à d'autres groupes ganglionnaires cervicaux et s'étendre peu à peu jusqu'aux trachéo-bronchiques, aux poumons et à d'autres organes.

La lésion tuberculeuse primitive peut aussi, dans certains cas, se constituer dans les follicules clos de l'amygdale et y évoluer jusqu'à la caséification et à l'ulcération. La pression de l'abaisse-langue sur les cryptes fait alors sourdre de la matière caséeuse. Les piliers antérieurs de la glande sont rouges, tendus, congestionnés, et l'engorgement local s'étend à la chaîne ganglionnaire sous-sterno-cleido-mastoïdienne.

---

1. « Lymphatic drainage of the Tonsils » (*Americ. J. of med. Sc.*), août 1905.
2. *Journ. of American med. assoc.*, 24 nov. 1906.

Les amygdales tuberculeuses ne sont généralement ni grosses ni pédiculées, mais au contraire petites, pâles, enchatonnées contre les piliers. Elles ne sont pas fréquentes. John Wright, Hodenpyl, P. Nobécourt et Tixier [1] insistent même sur leur rareté. Les lésions sont seulement localisées à la base de la glande, de sorte que si l'on n'enlève que la partie superficielle (opération d'ailleurs à éviter), la portion la plus malade subsiste dans le moignon.

La tuberculose amygdalienne ne reste jamais limitée aux amygdales qui composent l'*anneau de Waldeyer*. Elle s'étend toujours presque simultanément aux piliers, au voile du palais, aux parois de l'arrière-bouche, mais elles prédominent sur l'une ou l'autre glande. On la rencontre le plus souvent, non comme lésion primitive, mais comme localisation secondaire chez les tuberculeux, phtisiques ou autres. Elle tend à former une ulcération irrégulière, plus ou moins creuse, extensive, à fond granuleux (A. Hautant) [2].

Chez le bœuf, la tuberculose primitive des amygdales est exceptionnelle. D'après Max Devriendt [3], qui a recueilli à l'abattoir de Berlin d'importants documents sur ce sujet, l'infection de ces glandes n'apparaîtrait que secondairement chez les animaux déjà porteurs d'autres lésions ganglionnaires ou pulmonaires et serait consécutive à l'ingestion répétée de bacilles tuberculeux.

d) *Muqueuses génito-urinaires.*

L'infection tuberculeuse des voies génito-urinaires est le plus souvent d'origine hématogène. Mais elle peut résulter aussi d'une contamination directe des muqueuses (vulvaire, vaginale, uréthrale ou vésicale) par les rapports sexuels ou par l'introduction dans les organes génitaux de cathéters, de canules d'irrigateurs, de sondes, de doigts ou d'autres objets souillés de bacilles. Verchère, Fernet, Derville [4], ont publié plusieurs observations relatives à des femmes qui ont contracté des pelvi-péritonites au contact de leurs maris phtisiques ou porteurs de lésions d'épididymite tuberculeuse.

Les localisations vaginales primitives ne se rencontrent que très exceptionnellement et, d'après Cornil, cela tient à ce que l'épithélium pavimenteux épais et stratifié, dont le vagin est revêtu, ne se prête que difficilement à la pénétration des microbes jusque dans le lacis lymphatique, pourtant très développé, dont il est entouré. Mais si la migration des leucocytes y entraîne quelques bacilles, ceux-ci vont coloniser dans le réseau sous-pelvien, et c'est alors dans les viscères du petit bassin qu'ils donnent naissance à des tubercules.

1. *Gazette des hôpitaux*, 22 sept. 1908
2. *Revue de la tuberculose*, 1906, p. 326.
3. *Deutsch. tierärtz. Woch.*, 26 déc. 1908.
4. Thèse de Paris, 1887.

Le fait que des salpingites et des métrites tuberculeuses ont été signalées chez des jeunes filles vierges, et aussi des tuberculoses testiculaires chez de jeunes enfants, atteste que ces localisations peuvent résulter d'infections hématiques descendantes.

L'expérimentation montre toutefois que l'infection primitive des voies génitales est aisément réalisable. C'est ainsi que CORNIL et DOBROKLOWSKI [1] introduisirent dans le vagin de cobayes femelles quelques gouttes de culture de bacilles tuberculeux en évitant avec soin de blesser la muqueuse : déjà quinze jours plus tard l'examen microscopique révélait la présence de follicules tuberculeux dans l'utérus, au-dessous du revêtement épithélial intact.

GAERTNER [2], inoculant du virus directement dans les testicules de cobayes et de lapins, a constaté, d'autre part, qu'un certain nombre de femelles fécondées par ces animaux devinrent tuberculeuses, avec des lésions vaginales et utérines ; et BAUMGARTEN produisit une tuberculose ulcéreuse de l'urèthre postérieur, de la prostate et du col de la vessie, en instillant des bacilles bovins dans l'urèthre de lapins mâles.

Dans mon laboratoire, M. BRETON [3] a pu réaliser facilement, par l'introduction directe de bacilles de culture, à l'aide d'une sonde, l'infection primitive de la vessie chez le cobaye. On produit ainsi, sur les parois de la cavité, une infiltration granuleuse qui s'ulcère et s'étend progressivement aux ganglions sous-lombaires, rétro-mésentériques, puis aux trachéo-bronchiques et aux poumons. En pareil cas, le rein est toujours respecté.

Cliniquement, la tuberculose de la vessie est extrèmement rare. Lorsqu'on l'observe elle est presque toujours consécutive à une lésion rénale ou prostatique. (*Voir chap. XV.*)

1. *Congrès de la tuberculose*, Paris, 1888, p. 259.
2. *Zeitsch. f. Hyg.*, 1893, vol. XIII, p. 247.
3. *Annales de l'Institut Pasteur*, oct. 1910.

CHAPITRE IX

INFECTION TUBERCULEUSE
PAR LES VOIES RESPIRATOIRES

L'extrême fréquence des localisations pulmonaires de la tuberculose et le fait que celles-ci existent souvent à l'exclusion de toute autre localisation apparente justifiaient dans une certaine mesure cette opinion, qui a prévalu jusqu'à ces dernières années, que le bacille tuberculeux pénètre habituellement dans l'organisme par les voies respiratoires. Mais la connaissance plus parfaite que nous avons aujourd'hui des divers processus de l'infection bacillaire, la certitude que nous avons acquise par l'observation clinique attentive et par l'expérimentation que, le plus souvent, cette infection reste d'abord et pendant longtemps, — quelquefois même indéfiniment — *occulte* dans le système ganglionnaire lymphatique avant d'y provoquer la formation de *tubercules* susceptibles, par leur développement et leur caséification ultérieure, de déverser des bacilles dans la circulation lymphatique ou sanguine, nous obligent à serrer la question de plus près et à modifier notre interprétation de faits jusqu'alors incomplètement étudiés.

A. — MÉCANISME DE L'INFECTION TUBERCULEUSE PRIMITIVE DES VOIES RESPIRATOIRES.

L'infection tuberculeuse *primitive* du poumon ou des bronches peut se réaliser soit par voie aérogène, c'est-à-dire directement par les bacilles que véhicule l'air pénétrant dans ces organes, — soit par voie sanguine. Dans ce dernier cas, — *de beaucoup le plus fréquent*, — elle résulte de l'arrêt, dans les capillaires interalvéolaires ou péribronchiques, de quelque leucocyte parasité par des bacilles récemment introduits dans l'organisme ou provenant de quelque foyer d'infection latente plus ou moins ancien et qui devient le point de départ de la formation d'une cellule géante.

Les dispositions de l'arbre bronchique et de la muqueuse dont il est revêtu à partir de l'épiglotte présentent des caractères tout à fait particuliers qui tendent à assurer la protection des poumons contre la pénétration, jusqu'à leurs alvéoles, des poussières minérales, végétales ou microbiennes en suspension dans l'air inspiré.

Au niveau du larynx, la muqueuse est tapissée tantôt par un épithélium stratifié plat (face antérieure de l'épiglotte, cordes vocales inférieures et îlots dans les replis aryténo-épiglottiques), tantôt par un épithélium stratifié cylindrique à cils vibratiles, traversé par de multiples conduits excréteurs de glandes à mucus du type alvéolaire ou tubuleux ramifié et enserrant, surtout au niveau des ventricules, de véritables follicules clos lymphatiques (*tonsillæ basilares*) desquels émergent constamment des leucocytes migrateurs. Ces follicules clos communiquent par leur base avec les vaisseaux et lacs lymphatiques du chorion, lesquels se déversent, ou bien dans un ganglion placé entre la grande corne de l'os hyoïde et le bord supérieur du cartilage thyroïde (Treichmann), ou bien dans les ganglions situés sous le muscle sterno-mastoïdien au niveau de la bifurcation de la carotide primitive (Sappey), ou bien encore dans les ganglions situés sur les deux côtés de la partie membraneuse de la trachée (Treichmann).

L'épithélium trachéal et celui des bronches sont, eux aussi, formés de cellules cylindriques à cils vibratiles, avec des îlots de cellules plates stratifiées, livrant passage aux excrétions d'une multitude de glandes muqueuses. Le réseau lymphatique sous-jacent, très développé, rampe en deux étages, l'un superficiel, l'autre plus profond, qui confluent vers la chaîne des ganglions échelonnés de chaque côté le long de la trachée et de l'œsophage.

Quant au poumon lui-même, on sait qu'il est décomposable en une quantité de segments ou lobules, dont chacun desquels est en quelque sorte l'épanouissement d'une ramification bronchique divisée en bronchioles qui aboutissent aux alvéoles ou vésicules. « Le poumon, dit Laguesse, est un arbre creux, ramifié presque à l'infini, dont les nombreuses branches sont les bronches, dont les rameaux ultimes ou canaux alvéolaires s'élargissent, s'alvéolisent et changent de structure pour revêtir les caractères des surfaces respiratoires, et s'adapter à la fonction de l'hématose. »

Le nombre des alvéoles dans un poumon humain est immense. D'après Aeby il y en aurait environ 404 millions, chez l'adulte, représentant une surface de 79 mètres carrés en inspiration moyenne au repos et de 129 mètres carrés en état de dilatation complète. Or, il résulte des recherches de Léon Bernard, A. Le Play et Ch. Mantoux[1], que le sixième de cette surface peut éventuellement suffire à l'entretien de la vie.

Chaque lobule, dont le volume moyen est de 1 cent. cube, est séparé de ses voisins par des cloisons conjonctives renfermant des espaces lymphatiques très denses et résistants, surtout chez l'adulte et plus encore chez le vieillard. L'épithélium de la bronche qui y pénètre perd ses cils, devient cubique, puis se transforme en petites cellules

---

1. *Journal de physiologie et de pathologie générales*, 1er janv. 1913.

nucléées et granuleuses, plates, arrondies, allongées ou polygonales et en larges lamelles ou plaques sans noyau apparent (cellules de KOELLIKER) qui recouvrent surtout le bord des alvéoles au niveau de l'arête des cloisons qui les séparent. Ces cellules, petites ou grandes, reposent sur une membrane fibrillaire extrêmement mince, renforcée par des fibres élastiques et par des fibres musculaires lisses.

Beaucoup d'alvéoles communiquent entre eux par des pores que HENLE, HANSEMANN, F.-E. SCHULZE, plus récemment E. LAGUESSE et R. MARCHAND [1] ont mis en évidence. Ces pores, ordinairement très petits, s'élargissent dans certains états pathologiques du poumon, principalement dans l'emphysème.

Les cellules épithéliales de la paroi alvéolaire se-desquament incessamment, tombent dans la cavité en même temps que beaucoup de leucocytes sortis par diapédèse de l'intérieur des vaisseaux, et lorsqu'un processus inflammatoire est provoqué par quelque corps étranger irritant apporté par l'air (bacille tuberculeux par exemple), ces cellules migratrices (*cellules à poussières, Staubzellen*) se trouvent en grande abondance au milieu du liquide séreux exsudé qui remplit la cavité de l'alvéole. Il arrive alors que tantôt elles sont entraînées vers les bronches, puis chassées au dehors par l'expiration et par le mouvement des cils vibratiles de l'épithélium bronchique, ou bien qu'elles rentrent dans la circulation lymphatique périalvéolaire qui les véhicule jusqu'aux ganglions les plus voisins.

C'est dans l'épaisseur même des cloisons conjonctives qui séparent les alvéoles les uns des autres que s'étale le réseau capillaire sanguin. Celui-ci proémine dans la cavité, et il est si serré que la largeur de ses mailles atteint à peine celle d'une hématie ; de sorte que la surface de chaque alvéole est parcourue par une nappe de sang circulant, presque continue, séparée de l'air par une simple couche de cellules épithéliales extrêmement minces.

Dans la tuberculose miliaire, les lésions initiales naissent précisément dans ces vaisseaux dont le calibre ne suffit plus à laisser passer un leucocyte gorgé de bacilles et devenu incapable de se mouvoir, de s'allonger ou de s'amincir. L'embolie irritative qui en résulte devient alors le point de départ de la formation d'une *cellule géante*.

Tout autour de chaque alvéole, de chaque lobule, les fentes et les vaisseaux lymphatiques, très développés, drainent la lymphe et la conduisent par des troncs collecteurs, les uns superficiels sous-pleuraux, les autres profonds, péribronchiques et périvasculaires, vers les ganglions du hile du poumon.

Chez le bœuf, chaque lobule est entouré par de larges espaces lymphatiques cloisonnés, tapissés par un épithélium sinueux (PIERRET,

---

1. *Société de biologie*, 4 fév. 1911.

RENAUT, SUSSDORF) et qui se gorgent d'exsudat séreux dans certaines circonstances pathologiques (*péripneumonie*).

Dans l'infection tuberculeuse aérogène, les leucocytes migrateurs issus de ces espaces lymphatiques périalvéolaires jouent le principal rôle. En faisant inhaler expérimentalement à des souris ou à des cobayes une petite quantité de bacilles tuberculeux provenant d'une culture finement émulsionnée, et en sacrifiant ces animaux 24 heures, 48 heures, trois jours, etc..., et jusqu'à deux semaines après l'unique séance d'inhalation, j'ai pu aisément suivre l'évolution du processus d'inflammation intraalvéolaire. On constate ainsi que les bacilles qui ont pénétré dans un alvéole y déterminent bientôt un afflux de leucocytes à noyaux polylobés et de cellules à poussières ; le tout forme bientôt, au centre de l'alvéole, un amas qui s'organise en follicule tuberculeux. Celui-ci ne tarde pas à se caséifier et sa fonte purulente provoque l'irruption de la matière caséeuse dans les alvéoles voisins. Il en résulte une infiltration plus ou moins étendue à tout un lobule, puis à plusieurs lobules et, en même temps, des leucocytes migrateurs, ayant cueilli quelques bacilles dans le produit de cette infiltration, les véhiculent à travers les espaces et les vaisseaux lymphatiques périlobulaires ou péribronchiques jusqu'aux ganglions correspondants du hile du poumon qui prennent alors un développement considérable et se tuberculisent.

L'évolution de ces lésions primitivement alvéolaires, lorsqu'on les réalise expérimentalement. *est toujours rapide*, même chez les grands animaux. Très souvent elle reproduit le type anatomo-pathologique de la *pneumonie caséeuse du jeune âge*. Mais si l'infection est peu abondante, au lieu de donner naissance aux tubercules dans l'intérieur même des alvéoles, les bacilles englobés par des leucocytes extravasés rentrent avec ceux-ci dans la circulation lymphatique, et les lésions initiales ne se constituent qu'à la périphérie du lobule, ou dans les espaces sous-pleuraux, ou encore dans les ganglions péri-bronchiques.

Il peut donc arriver, et j'ai pu le constater parfois chez le cobaye, *qu'une infection aérogène discrète ne provoque aucune lésion intraalvéolaire*, n'entraîne même l'apparition d'aucun « chancre d'inoculation », d'aucun tubercule pulmonaire, et ne manifeste ses effets que plus ou moins tardivement, par une lésion ganglionnaire, en un lieu de l'organisme relativement éloigné du point de pénétration du bacille.

En de tels cas il est impossible d'établir une différence entre les effets d'une infection aérogène et ceux qui résultent de la pénétration directe de l'élément infectieux par d'autres voies lymphatiques.

On a voulu tirer argument, en faveur de la prédominance de l'infection aérogène, du fait que les localisations tuberculeuses se produisent le plus souvent aux sommets des poumons et plus particulièrement au sommet droit. Or ces localisations se rencontrent presque constamment à la suite des inoculations intraveineuses chez les animaux. Elles résultent de causes purement mécaniques et principalement de la disposition spéciale des vaisseaux lymphatiques qui permettent la stagnation prolongée de la lymphe. BACMEISTER [1] a fait à ce sujet des expériences très concluantes. Il a placé à demeure, autour du thorax de jeunes lapins, au niveau des premières côtes, une bague métallique. Au fur et à mesure que les animaux se développaient, sa bague déterminait un rétrécissement du diamètre transversal du thorax et une sténose du tissu pulmonaire et de la plèvre.

Lorsqu'il injectait ensuite dans la veine marginale de l'oreille de ces lapins, ou dans la veine cave supérieure, une émulsion de bacilles, on voyait régulièrement les lésions tuberculeuses se localiser d'abord dans le sillon formé par la bague et autour de celui-ci. Chez les animaux témoins, rien de semblable ne se produisait : les tubercules étaient à peu près également disséminés dans toute l'étendue des poumons.

Jamais BACMEISTER *ne put réussir à provoquer cette localisation en soumettant à l'inhalation de poussières liquides tuberculeuses d'autres animaux semblables, porteurs de bagues au niveau des premières côtes.*

B. — INFECTION PULMONAIRE EXPÉRIMENTALE AVEC LES BACILLES OU AVEC LES PRODUITS TUBERCULEUX DESSÉCHÉS

Déjà en 1869, VILLEMIN [2] avait indiqué que les crachats tuberculeux desséchés et pulvérisés peuvent reproduire la tuberculose lorsqu'on les insuffle dans la trachée de lapins. Mais plus tard, CADÉAC et MALET [3] montraient que les poussières recueillies dans les salles d'hôpitaux occupées par des phtisiques, voire même les crachats ou les fragments de poumons tuberculeux desséchés et pulvérisés, ne déterminent qu'exceptionnellement la tuberculose par inhalation. Sur 46 animaux, lapins et cobayes, auxquels ils firent respirer plusieurs litres de ces poussières durant une heure par jour pendant plusieurs semaines, deux seulement sont devenus tuberculeux.

Dans trois travaux ultérieurs (1898. 1905 et 1907) [4], les mêmes savants insistent encore sur les difficultés que l'on éprouve à communiquer la tuberculose par l'inhalation des poussières de crachats desséchés. Sur 38 cobayes et 11 lapins qu'ils tentèrent d'infecter dans une cloche avec insufflateur, 5 cobayes seulement prirent la tuberculose et deux d'entre eux présentaient des lésions attestant que la contamination s'était effectuée par le tube digestif.

D'autres expériences leur prouvèrent que les crachats desséchés à la

---

1. *Deutsch. med. Woch.*, 1911, n° 30.
2. *Gazette hebdomadaire*, 1869, p. 260.
3. *Revue de médecine*, 1887, et *Congrès de la tuberculose*, 1888.
4. *Académie de médecine*, 1898. — *Revue d'hygiène*, nov. 1905. — *Journal de médecine vétérinaire et de zootechnie*, Lyon, janv. 1907.

lumière sont inoffensifs et que ceux desséchés à l'obscurité ne parviennent que très exceptionnellement, et seulement à dose massive, à transmettre la tuberculose par inhalation. Pratiquement, on doit donc admettre que *les poussières souillées de bacilles secs sont peu offensives pour les voies respiratoires saines.*

Lors de l'expérience réalisée à Pouilly-le-Fort, en 1900, par NOCARD et ROSSIGNOL, sous les auspices de la Société de médecine vétérinaire et de la Société d'agriculture de Melun, en vue d'établir la durée de la période d'incubation de la tuberculose des bovidés, deux génisses furent infectées par inhalation de 3 cc. d'une culture de bacilles tuberculeux desséchés et finement tamisés ; elles réagirent à la tuberculine, l'une le 32e jour, l'autre le 19e jour.

Elles furent abattues aussitôt après l'épreuve et on trouva leurs poumons ainsi que les ganglions bronchiques et médiastinaux farcis de tubercules miliaires. Les viscères et les ganglions mésentériques étaient sains en apparence ; mais on négligea de s'assurer de leur intégrité par l'inoculation au cobaye. On remarqua seulement que « les bronches, les bronchioles et les alvéoles pulmonaires avaient échappé à l'infection, les modules tuberculeux siégeaient sous la plèvre, à la périphérie des lobules, dans le tissu cellulaire interstitiel ; il est vraisemblable que chaque foyer tuberculeux s'était constitué autour d'un phagocyte de la muqueuse bronchique rentré dans la circulation lymphatique après avoir englobé un ou plusieurs bacilles de *Koch* [1]. »

Pour vérifier si les poussières virulentes *sèches* peuvent réellement infecter les alvéoles, j'ai fait, en collaboration avec VANSTEENBERGHE [2], l'expérience que voici :

Deux cobayes ont été placés dans une cloche de verre à l'intérieur de laquelle on produisait, pendant 20 minutes, à l'aide d'une soufflerie, un violent courant d'air entraînant une grande quantité de bacilles tuberculeux d'origine bovine, desséchés seulement depuis 24 à 48 heures au plus, sous une cloche à chlorure de calcium, et pulvérisés finement.

Immédiatement sacrifiés après cette séance unique d'inhalation, les deux cobayes ont été autopsiés et on a inoculé aussitôt séparément, à d'autres cobayes, chacune des différentes portions de leurs organes respiratoires : trachée, lobes antérieurs et lobes postérieurs des deux poumons de chaque animal.

Seuls les cobayes qui reçurent l'émulsion de trachée et ceux inoculés avec l'émulsion des lobes antérieurs présentèrent des lésions tuberculeuses très discrètes. Ceux auxquels on avait injecté l'émulsion de lobes postérieurs restèrent indemnes.

Par conséquent, malgré la gravité du mode d'infection employé, un

---

1. *Rapport publié par la Société de médecine vétérinaire pratique*, 1901.
2. *Annales de l'Institut Pasteur*, août 1906.

très petit nombre de bacilles a pu pénétrer dans la trachée et jusqu'aux premières ramifications bronchiques.

Beaucoup d'autres expérimentateurs (Baumgarten, Sirena, Pernice, Di Toma, Peterson) ont vainement tenté de transmettre la tuberculose par l'inhalation de poussières renfermant des bacilles vivants.

Pour Kohlisch [1] il faut 50.000 bacilles desséchés, pulvérisés et respirés pour tuberculiser le cobaye.

Par contre, Cornet en Allemagne et Kuss en France, affirment la nocuité des bacilles *secs*.

Cornet [2] dit avoir réussi à contaminer, avec la poussière obtenue en battant des tapis souillés de crachats desséchés, un très grand nombre d'animaux d'expériences. Une première fois, 46 cobayes sur 48 ; et, déjà après 30 jours, les cobayes infectés présentaient presque tous à la fois des tubercules miliaires et des cavernes pulmonaires. La fréquence de ces cavernes semblerait indiquer que les cobayes dont il s'agit étaient antérieurement tuberculeux. Plus tard, le même auteur répéta l'épreuve sur 392 animaux. 50 p. 100 succombèrent peu après, à la suite de processus septiques. Sur les 196 restants, 59 devinrent tuberculeux et 137 restèrent indemnes.

D'après G. Kuss [3] les crachats desséchés à l'obscurité seraient encore virulents après 15 jours ; ils ne le seraient plus après 19 jours. Dans une série d'expériences il fit inhaler à des cobayes, pendant une demi-heure à une heure, un mélange de poudre de crachats et de talc Tous ses animaux ont succombé en 2 à 3 mois avec des lésions ganglio pulmonaires et de la granulie généralisée. Dans une autre série, les cobayes inhalèrent durant 1 heure à 3 heures les poussières dégagées par un tapis souillé de crachats secs, que l'on brossait pendant 1 minute toutes les demi-heures ou tous les quarts d'heure. Les animaux sont morts au bout de 40 à 86 jours et présentèrent à l'autopsie des lésions pulmonaires et médiastines avec granulie étendue à tous les organes.

Pour Chaussé [4], les bacilles contenus dans les crachats desséchés sont déjà très peu virulents après 24 heures et ils sont complètement inoffensifs après 10 jours. Cinq jours à la température normale et 12 heures seulement à 37° suffisent à leur faire perdre leur pouvoir infectant.

Les expériences de ce savant tendent à montrer que la tuberculisation des animaux sensibles, tels que le cobaye, se réalise le mieux lorsqu'on opère par brossage ou par agitation, dans une caisse étanche et close, de fragments de draps ou de linges souillés. Une à cinq minutes d'inhalation suffisent.

---

1. *Zeitsch. f. Hyg.*, 1908, p 508.
2. *Id.*, 1888, V, p. 191.
3. *Académie des sciences*, 27 juil., et *Bulletin médical*, 5 août 1908.
4. *Annales de l'Institut Pasteur*, août 1914, déc. 1916. — Thèse Paris, 1916 (Maloine, éditeur).

C. — INFECTION PULMONAIRE EXPÉRIMENTALE AVEC LES BACILLES FRAIS OU LES PRODUITS TUBERCULEUX A L'ETAT DE POUSSIÈRES HUMIDES.

S'il est relativement difficile de donner la tuberculose aux animaux en leur faisant respirer des poussières infectantes *sèches*, il semble par contre que l'infection puisse être aisément réalisée par l'inhalation de fines gouttelettes *liquides*, tenant en suspension des bacilles tuberculeux.

En 1876, TAPPEINER [1] avait placé des chiens, chaque jour pendant quelques heures, dans une caisse où il pulvérisait en abondance des crachats de phtisiques, et il avait observé sur eux des lésions manifestes. Il étendit ses expériences en 1877 avec une technique meilleure : il délayait dans 300 à 500 grammes d'eau distillée une cuillerée à café des crachats d'un tuberculeux à cavernes et, à l'aide d'un pulvérisateur à vapeur, il projetait le liquide dans une cage ouverte d'un seul côté, où se trouvait un chien. Cet animal était soumis chaque jour à une ou à deux inhalations d'une heure. Le nombre des inhalations et la durée du séjour dans la cage furent variés et les expérimentations durèrent de 24 à 45 jours. Douze chiens avaient été traités de cette façon. Dans toutes les autopsies, les poumons furent trouvés remplis de tubercules : dix fois sous forme de granulations miliaires, une fois sous forme de pneumonie caséeuse. Les reins étaient habituellement lésés ; le foie et la rate moins constamment. Les signes de tuberculose se manifestaient dès la troisième semaine.

THAON, en 1885 [2], soumit des lapins et des cobayes à des pulvérisations de crachats tuberculeux émulsionnés dans l'eau, durant une semaine, matin et soir pendant un quart d'heure. Au bout de trois semaines, les lapins avaient les poumons infiltrés de granulations grises et les cobayes mouraient invariablement en douze ou quatorze jours, en proie à une dyspnée extrême. A l'autopsie, leurs poumons formaient un bloc solide, d'un rouge bleuâtre, criblé de points jaunes. En sacrifiant quelques animaux successivement à partir du début de l'expérience, on pouvait saisir sur les coupes l'arrivée du bacille par les bronchioles, sa pénétration jusqu'à l'extrémité des conduits respiratoires et sa pullulation dans l'épithélium pulmonaire.

CADÉAC et MALET [3] avaient également observé que la puissance infectante des poussières liquides inhalées contraste singulièrement avec la difficulté qu'on éprouve à contaminer avec les poussières sèches. Sur 45 cobayes auxquels ils firent respirer, soit des cultures fraîches de bacilles, soit des crachats finement pulvérisés, pas un seul ne resta indemne.

---

1. *Virchows Archiv.*, vol. LXXXII, 1880, p. 353, et *Deutsch. Archiv. f. klin. Med.*, vol. XXIX, 1881, p. 595.
2. *Société de biologie*, 1885, p. 582.
3. *Revue de médecine*, 1887.

Nocard et Rossignol, dans l'expérience déjà citée de Pouilly-le-Fort, ont obligé deux vaches, dont la tête était maintenue dans un sac en toile, à respirer en six minutes 100 cent. cubes d'une fine émulsion de culture de bacilles tuberculeux d'origine bovine. Ces deux animaux ont réagi à la tuberculine après 13 et 19 jours. A l'autopsie, leurs poumons se montraient infiltrés d'un nombre considérable de tubercules miliaires.

Toutefois, un autre animal, auquel on injecta 10 cc. de la même émulsion directement dans la trachée, ne réagit que le 38ᵉ jour. Autopsié un mois plus tard, il ne présenta aucune trace de lésions pulmonaires ; seule la muqueuse de la trachée était parsemée de fines granulations autour du traumatisme créé par l'aiguille ; mais les ganglions rétro-pharyngiens, bronchiques et œsophagiens étaient farcis de petits tubercules. Les bacilles introduits pourtant en énorme quantité dans les bronches avaient donc été éliminés par les mucosités expectorées.

Vallée (d'Alfort) [1] a éprouvé les mêmes difficultés à réaliser l'infection pulmonaire avec des bacilles d'origine bovine introduits directement par inoculation dans la trachée, ou pulvérisés à l'état d'émulsion fine dans le naso-pharynx. Sur 12 veaux soumis à deux pulvérisations de 2 milligr. de bacilles, 4 seulement contractèrent la tuberculose et présentèrent exclusivement des lésions des ganglions rétro-pharyngiens, cervicaux et trachéaux, sans que les poumons ni les ganglions trachéo-bronchiques fussent touchés.

Il semble que, pour que les bacilles puissent pénétrer sûrement jusqu'aux alvéoles, il faille, comme je l'ai montré avec C. Guérin [2], qu'ils soient projetés dans la trachée jusqu'à la bifurcation des bronches, — c'est-à-dire dans une zone non excitable au point de vue du réflexe de la toux, — à l'aide d'une sonde flexible et à l'état d'émulsion fine dans un grand volume d'eau. On obtient alors d'emblée une broncho-pneumonie massive avec des tubercules miliaires à la formation desquels participent les vaisseaux lymphatiques des parois alvéolaires.

Mais ce ne sont point là les lésions que produit habituellement la pénétration discrète, dans les alvéoles, de quelques bacilles tenus en suspension dans les poussières humides.

C. Flugge [3] (de Breslau) et son élève H. Findel réalisent ces lésions avec la plus grande facilité, comme avait déjà pu le faire A. Preyss (1891), — et j'ai répété maintes fois leurs expériences avec V. Grysez — en immobilisant des cobayes ou des souris dans l'appareil de Reichenbach

---

1. *Annales de l'Institut Pasteur*, oct. 1905, p. 620.

2. *Annales de l'Institut Pasteur*, août 1906.

3. *Zeitsch. f. Hyg.*, 31 juil. 1907, p. 104. On trouvera exposés dans tous leurs détails les travaux de C. Flügge et de ses collaborateurs H. Findel, P. Laschtchenko, Bruno Heymann, H. Ziesché, Max Neisser, Roland Sticker, Max Beninde, Köhlisch et... dans l'ouvrage publié par C. Flugge en 1908 à Leipzig (Verlag von Veit) sous le titre : *Die Verbreitungsweise und Bekämpfung der Tuberkulose*. Voir aussi la thèse de P. Chaussé (Maloine, 1916).

ou au moyen d'un dispositif plus simple, tel que celui représenté par la fig. 9, et en leur faisant inhaler pendant des temps variables une quantité d'éléments virulents qu'on peut dénombrer avec une approximation suffisante et qui sont tenus en suspension fine dans le « Spray » d'un pulvérisateur de Buchner. On constate alors que la tuberculisation des animaux, parfois obtenue avec quelques unités de bacilles (15 ou 20, peut-être moins), est d'autant plus rapide et plus intense que le nombre

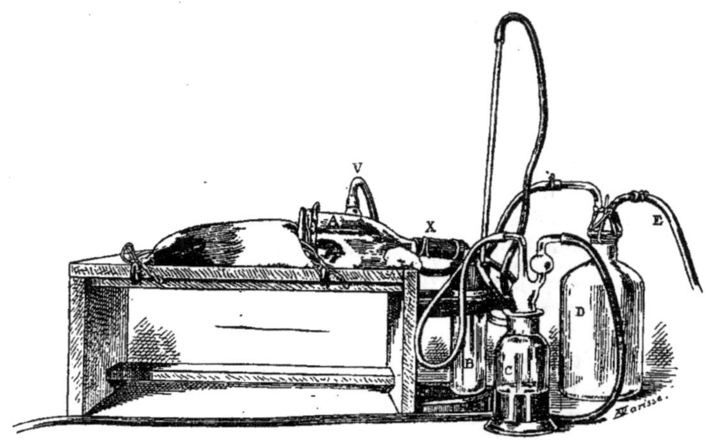

Fig. 9. — Schéma du dispositif employé pour l'infection des cobayes par inhalation.

des germes inhalés est plus considérable. Une moyenne de 20 bacilles très virulents, d'origine bovine, suffit à développer chez le cobaye une tuberculose granulique mortelle en 90 à 180 jours, avec lésions généralisées à tous les viscères.

La numération des éléments microbiens contenus dans une émulsion virulente peut être effectuée sans difficultés par la méthode que voici : on broie au mortier d'agate 10 centigr. de culture ou de produits tuberculeux qu'on mélange soigneusement avec deux ou trois gouttes de bile de bœuf d'abord, puis avec une quantité déterminée d'eau salée physiologique, 10 cent. cubes par exemple. On dépose une goutte de cette dilution sur une lamelle spéciale que j'ai fait construire par Stiassnie [1] et qui porte un quadrillage d'un demi-centimètre de côté divisé en 25 carrés. La surface de chaque carré est donc de 1/100 de centimètre. On laisse sécher la goutte sur un plan bien horizontal ; on fixe à la flamme d'un bec Bunsen et on colore au *Ziehl* suivant la technique

1. 204, boulevard Raspail, Paris.

ordinaire. Avec un objectif à immersion on compte les bacilles déposés sur chacun des 25 carrés. Le nombre trouvé est multiplié par 20 (gouttes). Le produit de cette multiplication indique la quantité moyenne de germes contenus dans 1 cent. cube de la dilution. *Un milligr. de culture pesée à l'état frais renferme en moyenne 40 millions de bacilles.*

Avec une technique plus ou moins différente de celles adoptées par C. Flugge ou par moi-même, de nombreux expérimentateurs ont, au cours de ces dernières années, réalisé l'infection directe de divers. animaux (cobayes, chiens, chats, bovidés) par inhalation de poussières bacillifères humides. Les uns ont utilisé des crachats de phtisique (Hamilton et Young, Weber et Titze, Chaussé, sur le veau, le chien et le chat ; Kuss et Lobstein sur le cobaye) ; les autres se sont adressés de préférence aux émulsions de cultures de tuberculose humaine, bovine ou aviaire (Kossel, Weber et Heuss sur le veau, Kuss et Lobstein, Louis Colbett (de Cambridge) sur le cobaye, Weber et Bofinger sur la souris).

En 1907, H. Ziesché [1], au laboratoire de C. Flugge, a pu se convaincre qu'environ 30 à 40 p. 100 des phtisiques émettent en toussant, jusqu'à une distance de 40 à 80 centimètres, des particules salivaires plus ou moins riches en bacilles. En recueillant celles-ci dans des boîtes de Petri convenablement disposées, il a pu compter le nombre des bacilles émis en une demi-heure par exemple, et ce nombre a oscillé, dans 20 p. 100 des cas positifs, de 400 à 20.000 bacilles, alors que dans 80 p. 100 on trouvait moins de 400 bacilles. Il est évident que ces particules bacillifères qui se déposent sur tous les objets, — particulièrement sur les aliments, — et qui vont parfois souiller la peau du visage ou des mains des personnes obligées de vivre dans le voisinage immédiat des malades tousseurs et cracheurs, constituent une source de contagion continuelle des plus graves. Mais il ne semble pas que, dans la plupart des circonstances, l'absorption des éléments virulents ainsi disséminés s'effectue par l'air respiré : elle se réalise beaucoup plus aisément et plus sûrement par les muqueuses, par la conjonctive oculaire, par la bouche ou par le tube digestif.

Chaussé [2] a étudié, comme l'avait déjà fait Sanger [3], les conditions, — purement physiques selon lui, — qui permettraient la pénétration des particules liquides dans le poumon. Il établit, par des expériences d'ailleurs ingénieuses, que seules les particules de 2 à 15 microns environ de diamètre sont respirables parce qu'elles demeurent en suspension

---

1 *Zeitsch. für Hygiene*, vol. LVII, 1907, p. 50-82.
2. *Académie des sciences*, 25 mars, 13 mai, 10 nov. 1913, 12 janv. 1914, et *Annales de l'Institut Pasteur*, juin et juil. 1914, déc. 1916, *Bulletin de l'Institut Pasteur*, 1917, p. 33 et 65.
3. *Münch. med. Woch.*, 1901, n° 21, p. 831.

pendant longtemps dans l'atmosphère (jusqu'à 7 heures) et parce qu'elles peuvent être réfléchies par les plans qui arrêtent les particules plus volumineuses.

Suivant cet expérimentateur, qu'il s'agisse de la salive ou des crachats, la ventilation superficielle, même à la vitesse initiale de 90 mètres à la seconde, ne détache qu'un très faible nombre de particules respirables. Sur 31 cobayes ayant inhalé l'air qui a frappé les liquides bacillaires dans ces conditions, et pour 600 litres d'air ayant traversé l'appareil d'inhalation, un seul animal a contracté un tubercule pulmonaire primitif ; mais sous l'influence de cette forte vitesse, il y avait eu également barbotage et éclatement de bulles.

Avec des vitesses initiales inférieures ou égales à 35 mètres par seconde, la ventilation profonde des crachats a donné, dans 5 expériences portant sur 33 cobayes, un seul tuberculeux. Un cobaye sur 22 a été infecté pour une vitesse de 36 m. 50. Une autre expérience à la vitesse de 80 mètres par seconde a même été entièrement négative.

De ses recherches, CHAUSSÉ conclut que le contact de l'air à des vitesses inférieures ou égales à 30 mètres par seconde ne peut détacher des crachats ou de la salive qu'un très petit nombre de particules respirables. Contrairement à ce que supposait FLUGGE, la plupart des gouttelettes emportées par la ventilation sont trop volumineuses pour être entraînées, puis inhalées, et celles qui sont fines ne contiennent généralement pas de bacilles.

Personne ne nie d'ailleurs qu'il puisse arriver quelquefois que des germes en suspension dans de très fines gouttelettes liquides pénètrent par inhalation jusque dans les alvéoles pulmonaires. L'expérimentation montre que cela est possible et qu'il en résulte une migration rapide de leucocytes qui viennent englober les bacilles et qu'alors, suivant le nombre et la virulence de ces derniers, il se forme bientôt, soit *in loco*, soit *dans les espaces lymphatiques interalvéolaires ou sous-pleuraux*, des lésions tuberculeuses caractéristiques. Celles-ci, primitivement alvéolaires ou péri-alvéolaires, s'étendent un peu plus tard aux ganglions trachéo-bronchiques et, très souvent, par voie sanguine ou lymphatique, à d'autres organes. Cette métastase, et aussi la fixation des éléments virulents dans certains parenchymes tels que celui du poumon, sont hautement favorisées par l'absorption prolongée de poussières particulièrement nocives (plâtre, ciment, nacre, émeri, etc.), ainsi que D. CESA-BIANCHI [1] a pu le démontrer expérimentalement.

Mais il ne s'ensuit pas que, *dans les conditions normales de l'infection naturelle*, cette voie d'infection aérogène soit celle qui s'offre le plus habituellement, le plus fréquemment, à l'homme et aux animaux tuberculisables.

---

[1]. *Zeitsch. f. Hyg.*, vol. LXXIII, 1913, p. 166.

D. — CONDITIONS ET FRÉQUENCE RELATIVE DE L'INFECTION PRIMITIVE DU POUMON PAR L'AIR INHALÉ.

On ne saurait méconnaître en effet que la complexité des conduits respiratoires (larges surfaces filtrantes des cavités nasales, pharynx, glotte, longueur de la trachée et des bronches à parois tapissées d'épithéliums à cils vibratiles), leur irritabilité réflexe qui détermine l'éternuement et l'expulsion des particules offensives, la présence enfin, sur toute leur étendue, de glandes à sécrétions muqueuses qui ont pour effet d'empêcher les leucocytes extravasés de rentrer dans la circulation lymphatique, rendent extrêmement difficile la pénétration directe des poussières et des germes virulents jusqu'aux alvéoles, sauf dans les circonstances tout à fait exceptionnelles où ces poussières et ces germes sont extraordinairement abondants dans l'air inhalé. Ces circonstances se rencontrent, pour les poussières minérales ou organiques, dans certaines industries (houillères, métallurgiques ou textiles par exemple), et elles entraînent alors la production d'anthracose ou de pneumoconioses d'ailleurs le plus souvent inoffensives. Elles se rencontrent aussi pour les bacilles tuberculeux dans les conditions expérimentales relatées ci dessus. Mais il est bien invraisemblable que les germes tuberculeux *flottants isolés dans l'air à l'état frais*, soient *souvent* assez abondants pour que quelques-uns d'entre eux échappent aux obstacles naturels opposés par l'organisme à leur pénétration jusqu'aux ampoules alvéolaires :

Cette invraisemblance est d'autant plus justifiée que de multiples travaux (FRIEDRICH MULLER [1], KLIPPSTEIN [2], BARTEL [3], BONI [4], EMMERICH [5], QUENSEL [6]) ont démontré qu'à l'état sain les poumons sont presque toujours aseptiques. Et pourtant SAINT-CLAIR THOMSON et HEWLETT [7] ont établi qu'à Londres plus de 14.000 micro-organismes sont inhalés à l'heure, et HILDEBRAND [8], LUCIEN BÉCO [9], et d'autres auteurs qu'on trouvera cités dans le travail de ce dernier, ont constaté que la trachée des animaux tués dans leur laboratoire ne renfermait presque jamais de microbes.

J. ARLO [10] a fait la même démonstration à l'Institut Pasteur de Lille, en ensemençant dans des milieux de culture les poumons et les ganglions trachéo-bronchiques d'un assez grand nombre de cobayes prélevés au

---

1. *Münch. med. Woch.*, 1897, vol. XLIX, p. 1382.
2. *Zeitsch. f. klin. Med.*, 1898, vol. XXXIV, fasc. 3 et 4.
3. *Centralbl f. Bakt.*, 1898, vol. XXIV, fasc. 11 et 12
4. *Deutsches Archiv. f. klin. Med.*, 1901, vol. XLIX.
5. *Münch. med. Woch.*, 1902, n° 39
6. *Zeitsch. f. Hyg.*, vol. XL, fasc. 3.
7. *Path. Society Transact.*, vol. LXVIII, 1895. — *British. med. Journ.*, 1896.
8. *Zieglers Beitr. z. path. Anat.*, vol. II, 1888.
9. *Archives de médecine expérimentale*, mai 1899, vol. XI, p. 317.
10. *Société de biologie*, 21 fév. 1914.

hasard dans les parcs (où ils sont conservés sans précautions spéciales contre les poussières, sur une litière de paille et de foin) et qui étaient sacrifiés par décapitation. Il a ainsi trouvé que le poumon droit était stérile dans 94,03 p. 100 des cas après 24 heures de culture et dans 78,62 p. 100 après 48 heures. Le poumon gauche était stérile respectivement, pour les mêmes conditions de culture, dans 99,02 et 79,02 p. 100 des cas. Par contre, les ganglions trachéo-bronchiques se montraient assez souvent infectés ou contenant des germes revivifiables. Ils n'étaient stériles que dans 54,28 p. 100 des cas après 24 heures de culture et dans 20 p. 100 après 48 heures.

De ses expériences, J. ARLO concluait :

1° Que, même dans l'atmosphère très riche en poussières des parcs à cobayes, les microbes de l'air sont retenus par les voies respiratoires antérieures et ne parviennent que rarement aux alvéoles pulmonaires ;

2° Que ceux de ces microbes qu'on peut retrouver dans les poumons n'y sont qu'en très petit nombre, puisque le plus souvent ils n'apparaissent qu'après 48 heures dans les milieux de culture ;

3° Enfin que, chez les animaux neufs, vivant dans les conditions normales, les ganglions trachéo-bronchiques retiennent beaucoup de microbes captés par les leucocytes sur les bronches et rentrés dans la circulation lymphatique, puisque, dans environ 50 p. 100 des cas, leur ensemencement dans les milieux artificiels fournit des cultures positive de bactéries saprophytes non encore digérées par les processus phago cytaires.

On voit donc que les fonctions défensives et expulsives des différents organes placés en grand'garde à l'entrée des voies respiratoires s'accomplissent avec une merveilleuse perfection.

Au surplus, si l'infection primitive aérogène était, chez l'homme, aussi fréquente que le croient encore aujourd'hui beaucoup de médecins, et que P. CHAUSSÉ pense l'avoir démontré, — sans que ses expériences et ses arguments emportent la conviction, — on ne comprendrait pas qu'elle soit si rare chez les animaux facilement tuberculisables par le virus humain (chiens, chats, ânes, rongeurs, hôtes ou parasites de nos habitations ou de nos laboratoires) et qui respirent l'air *ruminé*, — comme disait PETER, — par des malades tuberculeux, lesquels émettent parfois, d'après B. FRÆNKEL, jusqu'à 7 milliards 200.000 bacilles en un seul jour avec leurs crachats !

Si, comme le prétend CHAUSSÉ, il suffisait *d'un seul bacille* pénétrant dans un alvéole pour engendrer une tuberculose, on comprendrait moins encore, eu égard à l'abondance relative et à l'ubiquité des germes tuberculeux, qu'il restât dans nos hôpitaux, dans nos villes et même à la surface du globe un homme ou un animal tuberculisable épargné par la maladie.

C'est un fait d'ailleurs bien établi que l'air expiré par les phtisiques

ne renferme pas d'éléments virulents. Tappeïner, Grancher, ont essayé
à maintes reprises de tuberculiser des animaux en leur faisant inhaler
pendant plus ou moins longtemps l'air provenant directement des voies
respiratoires de malades, et ils n'ont obtenu que des résultats négatifs.

Les bacilles ne se rencontrent que dans les parcelles de salive émises
pendant les efforts de toux, et ce sont ces gouttelettes fines que Flügge,
B. Heymann, P. Chaussé [1], considèrent comme les agents les plus
actifs de propagation de la tuberculose. Or, d'après certaines expériences
de Chaussé, ces particules liquides auraient au moins 3o microns de
diamètre et ne seraient pas respirables ! Pour cet expérimentateur, les-
dites particules ne deviendraient infectantes et ne pourraient pénétrer
dans le poumon qu'à l'état sec, et elles se dessèchent dans l'atmosphère
très rapidement après leur émission [2].

Est-ce à dire que l'infection primitive aérogène doive être tenue pour
pratiquement inexistante ? Ce serait aller à l'encontre de la vérité
affirmée par les faits qui, — pour rares qu'ils soient, — paraissent bien
établis.

Parmi ces faits, l'un des plus impressionnants, car il équivaut à une
expérience de laboratoire, est celui publié par Reich [3], relatif à dix
nouveau-nés, mis au monde à Neuenbourg par une sage-femme phtisique et qui moururent tous de méningite tuberculeuse dans l'espace de
quatorze mois, tandis qu'aucun accident de ce genre ne se produisait
chez les enfants mis au monde par d'autres sages-femmes. Or cette
femme avait la déplorable habitude de faire, avec la bouche, des insuf-
flations dans les voies aériennes des enfants, même quand ils ne présentaient aucun signe d'asphyxie (Grancher et Hutinel).

On doit penser que l'infection pulmonaire primitive se réalise parfois
d'une manière analogue dans le premier âge, par exemple chez l'enfant
dont la mère ou la nourrice, atteinte de phtisie, tousse devant sa bouche
ouverte, en quête du sein qui va l'allaiter. La contamination massive
par voie aérogène peut produire alors des foyers primitifs intra ou périalvéolaires, comme chez les animaux d'expériences dont j'ai parlé ci-
dessus, et l'évolution toujours rapide de ces foyers aboutit bientôt à la
caséification, à la fonte purulente, qui caractérisent la *pneumonie caséeuse
des nourrissons*.

Mais le problème est autrement complexe lorsqu'il s'agit de préciser
l'origine aérogène des adénopathies trachéo-bronchiques si fréquentes
chez les enfants et qui constituent dans un très grand nombre de cas
le seul signe primitif d'une infection tuberculeuse.

Chacun sait que Parrot [4] a cru pouvoir affirmer qu'il n'existe pas

1. *Annales de l'Institut Pasteur*, déc. 1916.
2. *Société centrale de médecine vétérinaire. Mémoire pour le prix Trasbot*, oct. 1912.
3. *Berl. klin. Woch.*, 1878, p. 551.
4. *Société de biologie*, 1876, p. 3o8.

d'adénopathie trachéo-bronchique qui n'ait une origine pulmonaire. « Toutes les fois qu'un ganglion bronchique est le siège d'une lésion tuberculeuse, il y a une lésion tuberculeuse du poumon ». Cette *Loi des adénopathies similaires*, basée sur une multitude de faits incontestablement bien observés, défendue par Hutinel, par Hervouet, par G. Kuss [1], par Albrecht, par Anton Ghon [2], est fréquemment exacte si l'on tient compte seulement des constatations faites chez les enfants après la mort. Il arrive souvent, en effet, que lorsqu'il existe dans le paquet ganglionnaire trachéo-bronchique un ou plusieurs tubercules *caséeux*, on trouve, dans la zone du poumon correspondant au territoire lymphatique du ganglion affecté, un ou plusieurs autres tubercules. Mais rien ne prouve que ces derniers, que Parrot, Hutinel, G. Kuss, considèrent comme les *chancres d'inoculation*, c'est-à-dire comme les foyers d'infection *primitifs*, représentent en réalité la signature du bacille à sa porte d'entrée dans l'organisme. Le fait que, dans beaucoup d'autopsies faites avec le plus grand soin, aucun tubercule pulmonaire ne peut être décelé (Marfan, Weigert, Biedert, Bollinger, O. Muller, etc.), et, d'autre part, la constatation de l'absence habituelle de toute lésion du poumon dans l'adénopathie trachéo-bronchique expérimentalement réalisée par l'instillation de cultures ou de crachats bacillifères sur la muqueuse saine de l'œil (Calmette), chez les animaux sacrifiés de trois à quatre semaines après l'infection, — tandis que si l'on attend davantage, des tubercules identiques aux prétendus chancres d'inoculation de Parrot apparaissent, isolés ou solitaires, à la surface du poumon, — attestent que ces derniers ne sont que des manifestations secondaires de la tuberculose dite primitive des ganglions du hile.

Il est facile de démontrer que dans les cas d'infection spontanée, même massive, il ne se produit le plus souvent aucune lésion *locale* au lieu de pénétration des bacilles, de sorte que le prétendu « chancre d'inoculation » n'implique en aucune manière que les éléments virulents dont il est issu aient été déposés par l'air inspiré à l'endroit même où il apparaît. Il suffit, pour s'en convaincre, de répéter l'expérience suivante que j'ai faite avec V. Grysez [3].

Après avoir *instillé* sur la muqueuse de l'un des yeux, à une série de cobayes, une goutte d'émulsion fine contenant, dans de l'eau salée physiologique, o mgr. 5 de culture de bacille bovin, nous avons sacrifié successivement ces animaux après deux, quatre, six, huit, douze, quinze et dix-huit jours. On prélevait séparément et aseptiquement, pour chaque cobaye : les ganglions rétro-mastoïdiens, rétro-pharyngiens et cervicaux

<hr>

1. *Hérédité de la Tuberculose pulmonaire*. Paris, 1898, Asselin et Houzeau, édit.

2. *Primäre Lungenherd bei der Tub. der Kinder*, Urban et Schwazenberg, édit., Berlin, 1912.

3. *Académie des sciences*, 24 nov. 1913.

d'une part ; les ganglions trachéo-bronchiques d'autre part, puis les poumons, la rate et le foie. Les organes faisant l'objet de chacun de ces prélèvements étaient broyés en totalité dans l'eau salée physiologique et inoculés à des cobayes neufs qui ont tous été sacrifiés au bout de trois mois, aucun n'ayant succombé dans l'intervalle.

Les résultats d'autopsie ont montré qu'au 4ᵉ jour il y avait déjà des bacilles dans les poumons et au 6ᵉ jour on les décelait par l'inoculation expérimentale dans les poumons, dans les ganglions cervicaux et dans la rate, avant qu'aucune lésion tuberculeuse visible se soit constituée.

Lorsqu'on tarde davantage à sacrifier les cobayes infectés par instillation oculaire, on constate qu'au bout de trois semaines, seuls les ganglions du cou se montrent tuméfiés et qu'il existe déjà fréquemment quelques tubercules dans les poumons ; puis, peu à peu, d'autres organes se tuberculisent, en particulier la rate, les ganglions trachéobronchiques ; puis ceux du hile du foie et les mésentériques.

Il apparaît donc évident que *dans le cas d'une contamination locale, oculaire, pulmonaire, intestinale, cutanée, etc., l'infection lymphatique et sanguine est générale avant de se manifester par des lésions folliculaires dans les ganglions voisins du lieu de pénétration des bacilles.*

D'une note que O. Medin a bien voulu m'adresser, il résulte qu'à l'hôpital de Stockholm, sur 7.590 enfants décédés dans la première année de leur vie, de 1842 à 1910 inclusivement, 622 étaient atteints de tuberculose, bien qu'ayant succombé aux maladies les plus diverses.

Or sur 622 autopsies dont les protocoles ont été relevés, on a noté 194 cas dans lesquels la tuberculose était localisée exclusivement aux poumons et aux ganglions bronchiques ; 17 cas seulement dans lesquels il n'y avait de tubercules que dans les poumons.

O. Medin en conclut que, chez ces 287 enfants, l'infection avait sans aucun doute une origine primitivement aérogène et, d'après ses autres constatations, cette origine se retrouverait sur 97,7 p. 100 des tuberculoses du premier âge.

Cette appréciation du célèbre clinicien suédois est partagée par beaucoup de médecins d'enfants.

Je ne crois pas qu'elle soit exacte, parce qu'elle ne tient compte que de résultats d'autopsies qui, comme je l'ai dit, ne permettent que tout à fait exceptionnellement de reconnaître quelle a été la véritable porte d'entrée initiale du virus tuberculeux, et parce qu'elle fait abstraction de toutes les données expérimentales d'après lesquelles il est établi qu'une infection lymphatique, réalisée par une muqueuse quelconque, — celle de l'œil par exemple, celle du pharynx, ou celle du tube digestif, — se manifeste habituellement par des lésions ganglionnaires d'abord, puis pulmonaires, dans des circonstances où l'infection aérogène n'est sûrement pas en cause.

Il est incontestable que la pénétration du virus tuberculeux peut s'effectuer par la voie pulmonaire ; mais, pour les raisons que j'ai exposées ci-dessus, cette pénétration est certainement beaucoup plus difficile que par les muqueuses des organes directement exposés aux souillures de l'air ou que par *celles dont la fonction essentielle est l'absorption* (cavité buccale et tube digestif). On a beaucoup exagéré la fréquence des infections pulmonaires primitives aérogènes, et cette exagération résulte de ce que la *loi de* Coxheim s'est imposée comme un dogme à l'esprit des médecins jusqu'à l'époque actuelle où s'est introduite dans la science la notion si féconde des *infections bacillaires occultes (typho-bacilloses et infections non folliculaires)*.

CHAPITRE X

INFECTION TUBERCULEUSE PAR LES VOIES D'ABSORPTION DIGESTIVES

A. — MÉCANISME DE L'ABSORPTION DIGESTIVE DES BACILLES TUBERCULEUX. — LEURS MIGRATIONS DANS L'ORGANISME.

Chez les animaux inférieurs, tels que les *hydres* d'eau douce, qui possèdent un *sac digestif*, les cellules de l'endoderme émettent vers l'intérieur de la cavité des pseudopodes semblables à ceux des *amibes* et qui englobent les particules solides susceptibles de servir d'aliments.

L'énorme surface absorbante du tube digestif des animaux supérieurs est revêtue presque tout entière de cellules épithéliales fixes qui ne possèdent pas les mêmes propriétés.

L'épithélium pavimenteux stratifié qui recouvre l'œsophage, l'épaisse couche de cellules cylindriques, prismatiques ou pyramidales dont l'estomac est tapissé, la multitude des glandes qui déversent à la surface de ces organes leurs abondantes sécrétions et la nature de celles-ci, ne permettent pas *normalement* aux migrations leucocytaires de s'exercer à travers leurs parois. Ces migrations ne peuvent se produire qu'à la faveur d'une lésion irritative quelconque ou d'un traumatisme.

Aussi les localisations tuberculeuses dites primitives s'y montrent-elles exceptionnellement rares. On cite comme des curiosités pathologiques les lésions tuberculeuses de l'œsophage et de l'estomac chez l'homme, de la caillette ou du rumen chez les bovidés.

Par contre, les phénomènes d'absorption s'accomplissent avec une intensité croissante à partir du duodénum jusqu'à l'extrémité de l'intestin grêle, et décroissante depuis la valvule de *Bauhin* jusqu'à l'ampoule rectale. Ils ne consistent pas en une simple pénétration par osmose des substances alimentaires dissoutes par les sucs digestifs. On sait aujourd'hui que l'épithélium intestinal se laisse traverser par diverses substances protéiques, par les graisses préalablement dédoublées en acides gras et glycérine. On sait également, — et c'est là le fait capital pour la question qui nous occupe, — que les corps microbiens et certaines particules minérales en suspension fine dans le chyme sont constamment entraînés, pendant la digestion, de l'intérieur de l'intestin vers les vaisseaux chylifères centraux des villosités.

Cet exode est réalisé par l'intermédiaire de *cellules migratrices* qui pénètrent *entre les cellules cylindriques de l'épithélium intestinal* ou, d'après RENAULT, *à l'intérieur même de celles-ci* qu'elles transforment en véritables *cellules fenêtrées (stomates temporaires).* Il est surtout intense au niveau des *plaques de Peyer* qui représentent en quelque sorte de véritables *éponges lymphatiques* et qui sont particulièrement abondantes dans l'iléon.

Pour se rendre compte du mécanisme de l'absorption des microbes par l'intestin, il faut se rappeler que la masse alimentaire, qui les renferme en plus ou moins grand nombre, ne traverse pas le tube digestif comme si elle était propulsée doucement à l'intérieur d'un conduit cylindrique d'égal diamètre. Elle y progresse avec une grande lenteur, par intermittences, sous l'effet des mouvements péristaltiques et antipéristaltiques qui la font pénétrer tour à tour dans les anfractuosités profondes, sortes d'alvéoles creusés entre les valvules conniventes et entre les villosités.

Si l'on admet avec SAPPEY que l'intestin grêle seul a une capacité de 6 à 8 litres 800, une surface de 10 mq. 125, et que, dans ce calcul, celle des villosités n'est pas comprise, on peut se faire une idée des conditions éminemment favorables qu'y trouvent les éléments infectieux pour s'introduire dans la circulation lymphatique dont le réseau superficiel, extrèmement développé, collecte tout le chyle produit pendant la digestion.

Lorsque, véhiculé par un leucocyte migrateur, un microbe (bacille tuberculeux ou autre) a pénétré dans un vaisseau chylifère, il suit le courant de lymphe qui le charrie d'abord *à travers les nodules ganglionnaires interrupteurs (Schaltdrüsen)* puis *dans les sinus caverneux du ganglion mésentérique correspondant au territoire d'où il provient.*

Les ganglions du mésentère, au nombre de 130 à 150 chez l'homme (QUAIN), ont des dimensions très variables, depuis le volume d'un grain de millet jusqu'à celui d'une olive. Ils sont plus gros chez l'enfant que chez le vieillard. Chez les bovidés, ils forment un chapelet presque ininterrompu de gros cordons aplatis, étroits et allongés entre les feuillets du péritoine, sur toute la longueur du ligament suspenseur de l'intestin.

Dans ces ganglions, le courant de lymphe est considérablement ralenti par les multiples obstacles que lui opposent les poches folliculaires et les cloisons conjonctives qui les séparent. Si les bacilles véhiculés sont nombreux (après une infection massive par exemple) ou s'ils ont eu le temps de se multiplier dans les cellules migratrices qui les avaient englobés et de frapper celles-ci de mort, les réactions endothéliales conduisant à la formation *in loco* de cellules géantes interviennent immédiatement et la tuberculose ganglionnaire apparaîtra.

Un peu plus tard, la fonte caséeuse des premiers tubercules survenant, l'infection gagnera de proche en proche d'autres groupes ganglionnaires sur le trajet des lymphatiques efférents, ou bien elle déterminera l'infection générale de l'organisme par éparpillement d'éléments microbiens, plus ou moins nombreux, dans le torrent de lymphe que le canal thoracique déverse dans la masse sanguine, à son confluent avec la veine sous-clavière gauche chez l'homme.

Mais s'il arrive que les bacilles infectants soient isolés ou peu nombreux, ou peu virulents, les leucocytes qui les avaient englobés restent indemnes, malgré la présence de ces hôtes indigestes dans leur protoplasme ; ils conservent leur mobilité et continuent leurs migrations dans le réseau lymphatique ou sanguin des divers organes jusqu'à l'instant, plus ou moins tardif, où ils finissent par être frappés de mort. A ce moment, à l'endroit même où leurs cadavres viennent former une embolie capillaire, très loin peut-être de la porte d'entrée des bacilles et sans qu'aucun signe révélateur ait signalé le siège de celle-ci, une lésion tuberculeuse se constitue. Et c'est ainsi qu'à la suite d'une infection *non massive*, quelle qu'ait pu être son origine, qu'elle se soit produite par une excoriation de la peau, ou par une muqueuse saine, ou par les voies respiratoires, ou par l'intestin, on voit assez fréquemment apparaître une localisation bacillaire isolée dans un organe quelconque, poumon, séreuse pleurale articulaire ou autre, os, testicule ou ovaire, larynx, etc. Mais c'est le poumon qui se trouve le plus exposé à en être le siège, en raison de l'immense surface qu'il présente au développement d'un réseau capillaire sanguin et lymphatique plus étendu et plus fin que partout ailleurs. *D'où la fréquence si grande des tuberculoses du poumon dites primitives parce qu'elles représentent la première manifestation d'une infection bacillaire qui peut s'être réalisée par n'importe quelle voie lymphatique ou sanguine, à une époque souvent très antérieure au moment où elle se révèle, et après une période de latence qui peut s'être prolongée pendant de longues années.*

Si le lecteur veut bien garder présentes à son esprit les considérations qui précèdent, il ne sera pas difficile maintenant de le convaincre de cette vérité que la plupart des tuberculoses, dès la plus tendre enfance comme dans l'âge adulte, relèvent d'une infection d'origine intestinale tantôt très ancienne et tantôt très récente, massive ou discrète, plus ou moins virulente, et qui ne laisse sa signature dans les ganglions voisins de la porte d'entrée (*Loi de* Conheim) que lorsque le nombre et la qualité des bacilles pénétrant en même temps dans l'organisme obligent celui-ci à en provoquer immédiatement l'expulsion par la mise en œuvre de ses réactions cellulaires défensives, — ce qui ne se produit, ainsi que nous le verrons plus loin, que chez les sujets déjà antérieurement infectés et rendus partiellement *immuns* (*phénomène de* Koch).

B. — DÉMONSTRATION EXPÉRIMENTALE DU PASSAGE DES BACILLES TUBERCULEUX A TRAVERS LA MUQUEUSE DIGESTIVE SAINE. — TRAJET QU'ILS SUIVENT POUR INFECTER LES POUMONS OU D'AUTRES ORGANES.

Longtemps avant qu'on eût entrepris des recherches expérimentales sur la transmissibilité de la tuberculose par ingestion de matières infectantes, MALIN [1] avait publié la très intéressante observation de deux chiens qui, appartenant à une femme de 58 ans, phtisique, avalaient avec avidité les crachats de la malade et succombèrent tous deux successivement avec d'énormes lésions suppurées des deux poumons.

Mais c'est incontestablement aux belles expériences instituées et publiées par CHAUVEAU, de 1868 à 1872 [2], que nous devons la démonstration de la contagiosité de la tuberculose par les voies digestives.

Ce savant a fourni les premiers exemples de tuberculose du poumon et des ganglions bronchiques et médiastinaux, d'origine sûrement intestinale, *sans trace de lésions à la porte d'entrée du virus.*

Il n'est que juste de reconnaître, en outre, qu'on lui doit cette notion, — dont l'importance apparaît aujourd'hui si considérable, — *qu'à la suite de l'ingestion de matières tuberculeuses, la tuberculose pulmonaire, avec ou sans adénopathie trachéo-bronchique, peut apparaître d'emblée chez les jeunes bovidés, soit que le virus infectant provienne de l'homme, soit qu'il relève d'une origine bovine.*

« Il est évident, écrivait CHAUVEAU dès 1868, que la contagion naturelle et spontanée de la tuberculose ne saurait plus être exclusivement attribuée à l'infection du milieu aérien par l'air rejeté du poumon des sujets phtisiques. Les animaux confinés dans la même étable ou dans le même pâturage, buvant aux mêmes sources, dans les mêmes réservoirs ou les mêmes vases, trouvent dans ces rapports l'occasion constamment répétée d'avaler les mucosités que leurs camarades rejettent par le nez. Or, si ces sécrétions proviennent de bêtes phtisiques, elles pourront devenir la cause d'une infection tuberculeuse. Ceci est également vrai pour l'espèce humaine ».

Et la proposition suivante, dont l'exactitude s'affirme chaque jour davantage, se dégageait déjà de ces recherches :

Le tube digestif constitue, chez l'homme comme dans l'espèce bovine, une voie de contagion de la tuberculose, et qui peut être bien plus souvent en jeu que la voie pulmonaire.

GERLACH [3], par une longue série d'expériences entreprises d'abord à

1. *Gazette médicale de Paris*, 1839, p. 634.
2. *Bulletin de l'Académie de médecine*, 1868, p. 1007. — Lettre à VILLEMIN, *Gazette hebdomadaire*, 5 avril 1872, p. 215. — *Association pour l'avancement des sciences*, Lyon, 1873, p 727, et Lille, 1874, p. 943. — *Académie des sciences*, 15 avril 1907, p. 777, et 22 avril 1907, p. 817.
3. *Jahresb. der Thierarz.*, Hanovre, p. 1869, p. 6.

Hanovre, puis à Berlin, confirma en 1870 les faits annoncés par CHAU-
VEAU et fut le premier à démontrer que la tuberculose pouvait être
transmise aux animaux sains par l'ingestion de lait de vaches tuberculeuses.

Entre temps, VILLEMIN [1], PARROT [2], et un peu plus tard KLEBS,
GUNTHER et HARMS, SAINT-CYR, VISEUR [3], TOUSSAINT [4], PEUCH [5], BAUM-
GARTEN, WESENER, PERRONCITO, SYDNEY MARTIN, SCHOTTELIUS, NOCARD
et ROSSIGNOL, de HAAN [6], VALLÉE [7], etc., publièrent un grand nombre
de faits prouvant que le lapin, le cobaye, le chat, le chien, le porc, le
mouton, la chèvre, le bœuf et le singe contractent la tuberculose à la
suite de l'ingestion de divers produits tuberculeux (lait, crachats,
organes broyés) ; que ces divers animaux présentent une réceptivité
variable, plus grande chez les ruminants que chez les carnassiers ;
qu'enfin l'infection est plus facile à provoquer chez les sujets jeunes que
chez les sujets âgés.

Pourtant, dans beaucoup de cas, les tentatives de contamination,
même répétées, échouaient sans qu'il fût possible d'en découvrir la
raison (COLIN, SEMMER). STRAUS et WURTZ [8] supposèrent que le suc
gastrique intervenait pour détruire les bacilles. Mais l'expérience leur
prouva qu'il n'en était rien. On ignorait alors qu'il existe de grandes
différences dans la virulence des produits tuberculeux suivant leur origine bovine ou humaine. On admet donc que la résistance opposée dans
certains cas à la pénétration des bacilles par les voies digestives devait
tenir à la protection du revêtement épithélial de la muqueuse, bien
qu'après CHAUVEAU, WESENER [9], puis DOBROKLOWSKI [10] eurent insisté
sur la facilité avec laquelle le virus tuberculeux peut traverser, sans
produire aucune lésion apparente, la couche épithéliale *saine* de l'intestin.

Mais cette notion était difficilement admise. ROBERT KOCH, BAUM-
GARTEN, pensaient qu'à son point de pénétration le bacille laisse toujours sa signature par une lésion visible.

Pourtant DESOUBRY et PORCHER [11], au laboratoire de NOCARD à Alfort,
avaient établi que, pendant la digestion des matières grasses, de nombreuses bactéries de toutes sortes franchissent la muqueuse intestinale
et se retrouvent durant plusieurs heures dans le chyle et dans le sang.

1. *Gazette hebdomadaire*, 1869, p. 260.
2 *Société médicale des hôpitaux*, 12 mars 1869.
3. *Bulletin Académie de médecine*, 1874. p. 890.
4 *Académie des sciences*, 1880, vol. XX, p. 754.
5. *Id.*, p. 1081.
6. *Fortschr. d. Veter. Hyg.*, 1903, fasc. 4.
7. *Congrès de la tuberculose*, Paris. 1905.
8. *Archive de médecine expérimentale*, 1889, p. 370.
9. *Habilitationsschrift*, Freiburg, 1885.
10. *Archives de médecine expérimentale*, 1890, p. 253.
11. *Société de biologie*, 1895, p. 101 et 443.

Cette constatation a même été si souvent vérifiée depuis, que c'est maintenant une règle, dans tous les instituts sérothérapiques, de ne jamais saigner les chevaux autrement qu'à jeun si l'on veut obtenir des sérums stériles.

Au surplus, NICOLAS et DESCOS [1] faisaient la même démonstration avec le bacille tuberculeux. Ils ont fait ingérer à des chiens des cultures virulentes incorporées à de la soupe grasse et ont sacrifié ces animaux en pleine période digestive, trois heures après le repas infectant. Le chyle, prélevé dans la *citerne de Pecquet*, était inoculé au cobaye aux doses de 5 à 10 cent. cubes et, avec ces doses minimes par rapport à la masse de liquide absorbé par les vaisseaux chylifères pendant ce délai de trois heures, il s'y trouvait des bacilles tuberculeux.

MAZ. RAVENEL, VON BEHRING et RŒMER, BISANTI et PANISSET [2], FICKER, OBERWARTH et LYDIA RABINOWITSCH [3] ont répété ces expériences et ont vu qu'à la suite d'un repas infectant, non seulement la lymphe, mais aussi le sang du cœur renferment fréquemment des bacilles et que les résultats sont d'autant plus constants qu'on expérimente avec des animaux plus jeunes, la paroi intestinale des animaux à la mamelle se laissant traverser avec le plus de facilité.

Chez les nouveau-nés en effet, — comme l'a montré DISSE [4] (et c'est un fait sur lequel V. BEHRING a insisté avec raison, à l'appui de sa théorie relative à l'origine infantile des tuberculoses pulmonaires de l'adulte), les cellules épithéliales de l'intestin sont entièrement proto-plasmiques : la vraie muqueuse n'apparaît que quelques jours après la naissance. Il en résulte que, dans les premières semaines de la vie, l'intestin est perméable non seulement aux bacilles, mais aussi aux substances albuminoïdes, aux toxines et aux antitoxines.

Les recherches que j'ai effectuées avec C. GUÉRIN [5], confirmées plus tard par MARTIN HERMAN (de Mons) [6], puis par A. S. GRIFFITH [7] devant la *Commission royale anglaise*, ont permis tout d'abord d'instituer une méthode de contamination artificielle qui réussit toujours à infecter les animaux par le tube digestif. Cette méthode consiste à faire ingérer le virus tuberculeux en mélange avec les aliments, les bacilles étant (grâce à un broyage suffisamment prolongé, au mortier d'agate, avec un peu de jaune d'œuf ou de bile de bœuf) dans un état de division tel qu'ils restent finement émulsionnés comme ils le sont dans le lait ou dans les crachats. Dans ces conditions, un seul repas infectant suffit à assurer l'absorption d'un certain nombre de bacilles et à produire des lésions

1. *Société de biologie*, 19 juil. 1902.
2. *Id.* 21 janv. 1905, p. 91.
3. *Berl. klin. Woch.*, 10 fév. 1908.
4. *Berliner klin. Woch.*, 1903, nᵒ 1.
5. *Annales de l'Institut Pasteur*, oct. 1905, mai 1906.
6. *Bulletin de l'Académie royale de Belgique*, 28 sept. 1907 et 28 nov. 1908.
7. *Second int. Report of the Royal Commission*, appendix, vol. III, p. 219-237.

tuberculeuses qui, chez les animaux jeunes, demeurent assez fréquemment dans les ganglions mésentériques, mais qui, chez les adultes, apparaissent le plus souvent d'emblée dans les poumons.

En sacrifiant les animaux (cobayes, chèvres, bovidés) à des époques de plus en plus éloignées de l'unique repas infectant, nous avons pu établir le trajet que suivent les bacilles pour arriver jusqu'aux poumons. Ils traversent la muqueuse intestinale, comme l'avaient montré CHAU-VEAU, puis DOBROKLOWSKI, *sans y laisser la moindre trace de leur passage* et, dès qu'ils se trouvent dans les vaisseaux chylifères des villosités, on constate, comme j'ai pu m'en assurer avec VANSTEENBERGHE [1], qu'ils sont déjà la proie de leucocytes. Ceux-ci les véhiculent ensuite jusqu'aux ganglions mésentériques les plus voisins.

Chez les animaux à la mamelle, il arrive très souvent, — surtout s'il s'agit d'une infection massive, que ces ganglions les retiennent, car ces organes, dans le jeune âge, comme l'avait indiqué WEIGERT [2], jouent alors à l'égard de la lymphe le rôle d'un filtre presque parfait. Tantôt les bacilles finissent par y être détruits à la longue ou modifiés jusqu'à devenir inoffensifs (J. BARTEL), tantôt ils y créent des lésions tuberculeuses qui, évoluant vers la caséification, déversent leurs microbes dans les canaux lymphatiques efférents et dans la circulation sanguine.

Chez les animaux plus âgés, dont les ganglions lymphatiques ont une texture plus lâche (sinus élargis, travées conjonctives distendues) et sont beaucoup plus perméables, les bacilles — toujours englobés dans des leucocytes à noyaux polylobés — sont charriés avec la lymphe du canal thoracique jusque dans le ventricule droit du cœur et propulsés dans les capillaires du poumon. Si, comme je l'ai dit précédemment, les leucocytes parasités ont déjà perdu leurs mouvements amiboïdes, ils sont incapables de traverser par diapédèse les parois de ces capillaires et créent alors de fines embolies qui deviennent le point de départ d'autant de formations tuberculeuses aux dépens des parois endothéliales vasculaires (granulations grises).

SCHLOSSMANN et ENGEL [3] ont constaté que, lorsqu'on mélange des bacilles finement divisés avec du lait ou de la crème et qu'on introduit cette émulsion directement dans l'estomac de jeunes cobayes, par une incision de la paroi abdominale, puis qu'on sacrifie ces animaux à des intervalles variables, on trouve que l'inoculation de leurs poumons à d'autres cobayes est déjà virulente après 6 heures. ORTH et LYDIA RABINOWITSCH [4] ont fait des expériences analogues avec des chiens et avec des porcs, et les résultats ont été sensiblement les mêmes.

1. *Annales de l'Institut Pasteur*, 1910, p. 316.
2. *Deutsch. med. Woch.*, n° 41, 8 oct. 1903, p. 735
3. *Id.*, 1906, n° 27, p. 1070.
4. *Virch. Archiv.*, vol. CXCXIV, appendice, 1908.

On doit donc admettre que le passage des bacilles-tuberculeux à travers la paroi intestinale saine s'effectue très aisément, surtout pendant la digestion des matières grasses, sans léser en aucune manière la muqueuse, sans laisser la moindre « signature » à leur point de pénétration, et que ces microbes, déversés avec la lymphe dans la circulation sanguine, peuvent, selon les circonstances (nombre des éléments infectieux absorbés, caractères de virulence), déterminer une infection occulte, purement ganglionnaire, ou créer d'emblée des lésions multiples et graves tendant, en raison des dispositions anatomiques toutes spéciales de cet organe, à se localiser dans le poumon.

Si cette vérité est encore si difficile à faire accepter par quelques cliniciens, la raison en est dans ce fait que la *Loi de* Conheim pèse sur leur esprit comme un dogme intangible et qu'ils sont toujours préoccupés de rechercher, dans les autopsies qu'ils pratiquent, « la signature » du virus à sa porte d'entrée dans l'organisme. Or, je l'ai déjà dit, et beaucoup d'expérimentateurs l'ont démontré, *cette loi n'est exacte que lorsqu'il s'agit d'infections massives*, telles qu'on les réalise habituellement dans les expériences d'infection alimentaire, d'inhalation ou d'inoculation sous-cutanée chez les animaux. Elle se révèle exacte aussi dans certaines observations : par exemple dans celles de Demme, portant sur quatre enfants qui succombèrent dès la première année de leur vie à une tuberculose digestive : ils avaient été infectés par une nourrice atteinte de phtisie, qui polluait leurs aliments en appréciant leur température avec les lèvres. Par exemple encore, dans certains autres faits rapportés par Oscar Wyss, par Kossel, Zinn, Gruneberg, Baumgarten et par G. Kuss dans son beau travail sur *l'hérédité parasitaire de la tuberculose humaine* [1]. Elle est exacte enfin *chez les sujets déjà antérieurement infectés*.

Mais dans tous les cas, aujourd'hui reconnus si nombreux, que décèlent seules les réactions tuberculiniques, la *loi de* Conheim est en défaut. Elle l'est chez les animaux d'expérience : Chauveau, Haan, von Behring et Rœmer, Weleminsky, Arloing, Vallée, en ont fourni, et j'en ai apporté moi-même avec C. Guérin d'abondantes preuves. Elle l'est aussi dans nombre d'observations cliniques relevées avec la plus grande attention. Celle rapportée par Roger et Garnier [2] et celle de M. Letulle [3] sont particulièrement démonstratives à cet égard.

Roger et Garnier ont relaté l'histoire d'une femme atteinte de granulie, morte 17 jours après son accouchement, sans qu'elle ait eu de lésions tuberculeuses cliniquement appréciables de la glande mammaire. Cette femme a allaité son enfant pendant deux jours seulement. Celui-ci meurt six semaines après la naissance, douze jours après que le premier cobaye, inoculé sous la peau avec le lait de la mère, eut

---

1. Asselin et Houzeau, édit., Paris, 1898.
2. *Société de biologie*, 24 fév. 1900.
3. *Société médicale des hôpitaux*, 21 déc. 1906.

succombé. L'enfant présentait des granulations dans les ganglions mésentériques, le foie, la rate, les reins. Il n'y avait aucune lésion intestinale visible à l'examen direct, ni décelable au microscope.

L'observation de LETULLE est relative à un cas de « granulie méningée, secondaire à de multiples adénopathies trachéo-bronchiques tuberculeuses subaiguës, protopathiques en apparence ; adénites chroniques fibreuses intra-mésentériques, anciennes, révélatrices de la voie d'accès d'une infection bacillaire contractée dans l'enfance. » Les conclusions de l'auteur sont les suivantes :

« Ce malade a fait, pendant son enfance, les frais d'une infection tuberculeuse de quelques ganglions mésentériques, sans produire d'altérations bacillaires de l'intestin.

« L'adénite chronique mésentérique qui en est résultée étant demeurée légère et circonscrite, a pu résorber ses produits bacillaires.

« Elle a laissé passer, ou conduit au delà, des bacilles qui ont gagné les ganglions médiastinaux, en particulier les pléiades péri et sous-trachéales et péribronchiques, et y ont peu à peu largement cultivé.

« Tandis que les adénites mésentériques se cicatrisent à fond, les ganglions caséifiés du médiastin, loin d'enkyster leurs produits virulents, gagnaient en étendue, jusqu'au jour où ils parvenaient à jeter dans le torrent circulatoire sanguin des cultures ultra-nocives. Une infection secondaire des méninges, du poumon et du foie (dans l'intérieur duquel j'ai pu trouver quelques rares îlots miliaires tout jeunes, à peine en voie de caséification) en résulta et constitua l'étape définitive et terminale du processus.

« Ainsi — ajoute LETULLE — se trouve, à mon avis, dans cette remarquable observation, complété le cycle d'une granulie d'origine intestinale, ancienne, sans lésions de la muqueuse digestive, mais ayant, avant sa phase méningée, passé par deux étapes ganglionnaires successives : une première étape, mésentérique, qui a pu totalement se cicatriser, et une seconde, médiastinale, ayant, tout au contraire, constitué un terrain des plus favorables à la pullulation progressive du bacille de KOCH et au renforcement de sa virulence. »

H. BEITZKE a examiné en 1907 et en 1908, avec le soin le plus minutieux, organe par organe, et en recommençant plusieurs fois l'étude de plusieurs d'entre eux, 1.100 sujets autopsiés par lui. Quand aucun organe n'était reconnu tuberculeux, on passait à l'examen des ganglions du tractus digestif, groupe par groupe, et à celui de l'intestin. Toutes les glandes suspectes de tuberculose, même et surtout celles qui étaient calcifiées, tous les points suspects de l'intestin furent inclus et examinés au microscope. La moitié des ganglions fut inoculée à des lapins, les parties calcifiées ayant été d'abord triturées dans des mortiers stérilisés.

---

1. *Virchow's Archiv.*, vol. CXCXIV, 1908.

En opérant ainsi, Beitzke a trouvé 13 cas de tuberculose primitive de
l'intestin (8 enfants et 5 adultes). Le résultat des inoculations ne fut
d'accord avec le microscope que dans 2 cas sur 10. Dans 3 cas l'examen
microscopique était négatif alors que l'inoculation fut positive.

Sur ces 1.100 autopsies, les tuberculoses intestinales primitives
représentent 4,4 p. 100. Il y avait 397 enfants dont 49 sûrement tuberculeux. Parmi ceux-ci on releva 8 cas de tuberculose intestinale primitive, soit 2 p. 100 et 16,3 p. 100 sur l'ensemble.

Ces résultats concordent avec ceux de Lubarsch qui a examiné
1.087 sujets.

Beitzke estime que la plupart des cas de tuberculose intestinale primitive résultent de l'absorption de lait infecté. L'engorgement des
glandes lymphatiques ou la rétention des bacilles par celles-ci peut,
suivant lui, servir à déceler le chemin suivi par le virus.

Je rappellerai enfin qu'en collaboration avec C. Guérin et Deléarde [1]
j'ai pu montrer que très souvent des bacilles tuberculeux existent dans
les ganglions mésentériques, absolument sains en apparence, d'enfants
atteints d'adénopathies trachéo-bronchiques, et que nous avons fait,
ainsi d'ailleurs que Vallée, Weleminski, Orth, etc., de nombreuses
constatations analogues chez les bovidés infectés par cohabitation, ou
chez les chèvres et les cobayes contaminés artificiellement par ingestion.

Les preuves cliniques du passage silencieux, sans réaction locale, du
virus tuberculeux à travers la muqueuse intestinale saine, trouvent
donc leur confirmation évidente sur le terrain expérimental.

Le processus normal d'infection par les voies digestives. lorsqu'il
aboutit à la tuberculisation du poumon, des ganglions trachéo-bronchiques ou d'autres organes, s'accomplit avec une lenteur qui contraste
avec la rapidité d'évolution des infections massives expérimentales,
réalisées par les voies respiratoires ou par inoculations sous-cutanées.

L'objection invoquée par Chaussé [2], après Flügge et son élève Findel,
que la quantité de microbes nécessaires pour produire cette tuberculisation du poumon est beaucoup plus grande (6 millions de fois plus,
d'après ces auteurs) que celle qui suffit à infecter par inhalation
(50 bacilles d'après Flügge, un seul d'après Chaussé), n'est pas sou-
tenable, car rien ne prouve qu'un seul bacille très virulent, fraîchement
issu d'une lésion évolutive, absorbé par les chylifères de l'intestin et
déversé dans la circulation lymphatique, puis sanguine, ne suffise pas
lui aussi à créer plus tard une lésion tuberculeuse dans le poumon ou
dans tout autre organe. Fort heureusement, tous les microbes ingérés
— de même que tous les microbes inhalés — ne sont pas absorbés.
Un très petit nombre d'entre eux seulement franchissent la muqueuse

1. *Académie des sciences,* 21 mai 1906
2. *Annales de l'Institut Pasteur,* 25 juil. 1911.

intestinale. Les autres sont expulsés au dehors avec les excréments. Mais la réalité de cette pénétration ne laisse plus place au doute, et l'on sait aujourd'hui, après les travaux de Schottmuller et de très nombreux expérimentateurs, sans parler de ceux qui émanent de mes élèves ou de moi-même, que non seulement le virus tuberculeux, mais aussi le bacille typhique, les paratyphiques, le pneumocoque, les staphylocoques, le virus de la poliomyélite épidémique même, s'introduisent dans le sang par la voie intestinale.

L'histoire de la *morve*, si proche parente de la tuberculose, nous fournit sur ce même sujet des enseignements précieux, familiers aux vétérinaires, mais que les médecins oublient trop. C'est une maladie essentiellement caractérisée par l'apparition de petits tubercules pulmonaires, d'abord translucides, évoluant vers la caséification comme le tubercule dû au bacille de Koch. Or il est impossible de donner la morve tuberculeuse *pulmonaire* au cheval, et même à l'âne, qui est particulièrement sensible, non seulement par inoculation cutanée ou souscutanée, mais aussi en introduisant le virus directement dans la trachée ou par inondation des alvéoles pulmonaires. Par voie cutanée et par voie intratrachéale, on produit les lésions du *farcin* et une *pneumonie morveuse* sans tubercules. Mais si, comme l'a montré Nocard, *on fait ingérer au cheval une petite quantité de bacilles morveux mélangés à l'eau de boisson, on produit, sûrement et toujours, des lésions de morve pulmonaire à tubercules.*

On ne saurait donc nier que la morve pulmonaire tuberculeuse soit *toujours* d'origine digestive.

Les faits expérimentaux nombreux que j'ai précédemment rapportés attestent que, pour la tuberculose, toutes les portes d'entrée susceptibles d'introduire des bacilles dans la circulation lymphatique ou dans la circulation sanguine permettent l'envahissement du poumon. Mais ils attestent aussi, comme l'a affirmé von Behring [1], comme je l'ai affirmé moi-même avec Ravenel [2], Aufrecht [3], Klebs et beaucoup d'autres expérimentateurs, que *chez tous les animaux sensibles, y compris l'homme, la tuberculose, dans toutes ses modalités de localisation, ganglionnaire, pulmonaire, etc., surtout dans ses formes à évolution lente, résulte, dans l'immense majorité des cas, d'une infection primitivement lymphatique, puis sanguine, ayant son origine dans l'absorption de bacilles tuberculeux par le tractus digestif, principalement par les muqueuses buccale, pharyngienne et intestinale.*

Cette notion domine toute l'histoire de la contagion naturelle. Les vétérinaires, sauf de rares exceptions, n'y contredisent point : presque tous sont depuis longtemps convaincus que, dans les étables, les vaches

---

1. *Deutsch. med. Woch.*, 1903, n° 39 ; 1904, n° 6 ; *Behring's Beiträge*, fasc. 8.
2. *Lancet*, 1901, vol. II, n°ˢ 6 et 7, p. 446.
3. *Deutsch. Arch. f. klin. Med.*, 1903, vol. LXXV.

saines se contaminent en avalant, dans l'auge commune, les produits d'expectoration des vaches malades ou des aliments souillés par les déjections de celles-ci ; que les veaux, les porcs, les chats, prennent la tuberculose lorsqu'on les nourrit de lait souillé de bacilles ; et que parfois même, dans les ménageries, les lions, les tigres et d'autres carnassiers s'infectent en ingérant des viandes malsaines.

Pourquoi beaucoup de médecins s'obstinent-ils à ne pas vouloir faire état des preuves expérimentales ? Ils n'ignorent cependant plus que leurs observations cliniques et leurs autopsies, — dans le nombre immense des cas où la *Loi de* Conheim est en défaut et où la tuberculose, d'abord et longtemps *latente*, s'est installée sournoisement dans l'organisme — ne leur permettent que très exceptionnellement, — on peut dire presque jamais, — de retrouver le point initial de pénétration du virus. Pourquoi voudraient-ils qu'en face de la contagion tuberculeuse, l'homme se comportât autrement que les animaux ?

Simplement peut-être parce que les *localisations pulmonaires*, si fréquentes, — et nous en connaissons les raisons physiologiques, — provoquent le plus souvent leur intervention. Et aussi sans doute parce qu'avant que nous fût connue la notion nouvelle de spécificité relative des tuberculoses humaine et bovine, alors qu'on attribuait au lait des vaches tuberculeuses un pouvoir infectieux pour l'homme qu'il ne possède qu'à un très faible degré, on inclinait à identifier *l'origine intestinale* avec *l'origine alimentaire*.

Mais maintenant que nous sommes mieux éclairés, cette confusion n'est plus excusable. Et il faut affirmer, parce que cela est vrai, d'abord que, *pour l'homme, le principal facteur de contamination est le bacille fraîchement issu d'un homme tuberculeux*, et ensuite que *l'une des voies ouvertes à l'extérieur qui s'offrent le plus souvent et le plus aisément à la pénétration du virus dans l'organisme est la voie d'absorption digestive.*

CHAPITRE XI

FRÉQUENCE ET CARACTÈRES ANATOMOPATHOLOGIQUES DE L'INFECTION TUBERCULEUSE CHEZ LES ENFANTS.

L'organisme des jeunes sujets, vierges de tuberculose, présente une extrême sensibilité à l'infection bacillaire. Celle-ci s'y diffuse avec d'autant plus d'intensité et produit des lésions d'autant plus rapidement évolutives et plus graves que le virus qui la produit est plus fraîchement issu d'un organisme malade de même espèce animale et est absorbé à doses plus massives, ou à intervalles plus rapprochés et répétés, par un sujet plus jeune.

Ainsi que je l'ai déjà rappelé, nous devons surtout aux travaux de LANDOUZY [1] (1886-1891), puis à ceux de BAGINSKY, de COMBY, de HAMBURGER et SLUKA, de EMMET HOLT, de KUSS, d'HUTINEL, etc., la connaissance de ce fait que, loin d'être rare dans les premiers mois de l'existence, comme on l'avait cru jusqu'alors, la tuberculose est tellement fréquente chez les tout jeunes enfants qu'on la rencontre dans un tiers environ des autopsies de bébés au-dessous de deux ans.

Au cours de la première année, d'après LANDOUZY, 27,8 p. 100 et, au cours de la deuxième année, 26,2 p. 100 des décès sont dus à cette maladie.

Sur 1.000 enfants de 0 à 15 ans, d'après H. BARBIER et BONDON, il en meurt 392, dont 116, soit 29,2 p. 100, de tuberculose, et cette mortalité se répartit comme suit :

Age.	Mortalité totale.			Mortalité réelle et minima par tuberculose.	Restent vivants à la fin de l'année.
De 0 à 1 an	20 p. 100	=	200 enfants	30 (à 60)	800 enfants
1 à 2 ans	6,5	— =	48 —	12	752 —
2 à 3 —	3,5	— =	26 —	11	726 —
3 à 4 —	2,3	— =	16 —	7	710 —
4 à 5 —	1,6	— =	12 —	7	698 —
5 à 10 —	8,4	— =	56 —	33 (en 5 ans, soit 6,5 par an)	642 —
10 à 15 —	5,5	— =	34 —	16 (en 6 ans, soit 2,6 par an)	608 —

1. *Société médicale des hôpitaux* (en collaboration avec QUEYRAT), 9 avril 1886, et *Revue de médecine*, 1887, p. 383.

On doit considérer ces chiffres comme sensiblement exacts, mais plutôt inférieurs à la réalité, car nous savons combien de lésions tuberculeuses, même recherchées soigneusement dans les examens nécropsiques les plus minutieux, sont méconnues. A plus forte raison faut-il admettre qu'un très grand nombre d'enfants, succombant hors de l'hôpital sans que le diagnostic de l'affection dont ils étaient atteints ait pu être établi par l'autopsie, sont en réalité morts des suites d'une infection tuberculeuse.

C'est un fait également bien connu des cliniciens que, chez le jeune enfant, surtout jusqu'à l'âge de six mois, la tuberculose est presque toujours d'un pronostic extrêmement grave. Elle intervient malheureusement aussi avec une grande fréquence comme complication amenant une issue fatale à la fin d'autres maladies par elles-mêmes bénignes.

J'emprunte à un article de LÉON BERNARD [1] le tableau ci-après qui résume les principales statistiques publiées en France et en Allemagne :

POURCENTAGE DE LA MORTALITÉ INFANTILE PAR TUBERCULOSE.

	HUTINEL	KUSS	COMBY	Mme MANTOUX	KOSSEL	HAMBURGER	BINSWANGER
0 à 3 mois.	»	1,16	2	»	1,6	6	2,2
3 à 6 mois.	3,5	13	18	7	11	17	8,4
6 à 12 mois.	»		27	16		22	16,8
2e année.	33	24	43	23	»	»	»
2 à 4 ans.	»	50	»	»	»	30	»
Puberté.	»	»	»	»	»	53	»

A) TUBERCULOSE GANGLIO-PULMONAIRE.

Après, et généralement comme conséquence des septicémies bacillaires dont il a été parlé dans un précédent chapitre (VII), les organes le plus spécialement frappés dans l'infection tuberculeuse des nourrissons sont, en premier lieu, les *ganglions lymphatiques*, particulièrement les groupes trachéo-bronchiques ou médiastinaux (*tuberculose du hile pulmonaire*), les groupes mésentériques, puis le poumon, la rate, le foie, les méninges, le cerveau et les cavités séreuses (péricarde, péritoine, plèvres).

Sur 816 enfants tuberculeux, au sanatorium de Belzig, W. FREYMUTH [2] ne trouve de lésions pulmonaires que chez 10 p. 100 d'entre eux, alors que 90 p. 100 ont des lésions ganglionnaires ; mais il s'agit ici

---

1. *Tuberculosis*, juillet 1908, et *Bulletin de la Société d'études sur la tuberculose,* mai 1908. *Presse médicale*, 18 av. 1914.

2. *Beitr. z. Klin. d. Tuberkulose*, 1912, vol. XXIII, p. 5.

PLANCHE VI.

1. *Tuberculose ganglio-pulmonaire de primo-infection chez un enfant de six mois.* Tuméfaction considérable du paquet de ganglions trachéo-bronchiques. Quelques tubercules isolés dans les deux poumons.

2. *Tuberculose pulmonaire caséeuse du jeune âge avec plèvre adhérente (primo-infection massive).*

3. *Tuberculose pulmonaire caséeuse du jeune âge.* Cavernes et foyers caséeux disséminés (primo-infection massive).

    (D'après des pièces anatomiques dues au Professeur DELÉARDE, à Lille.)

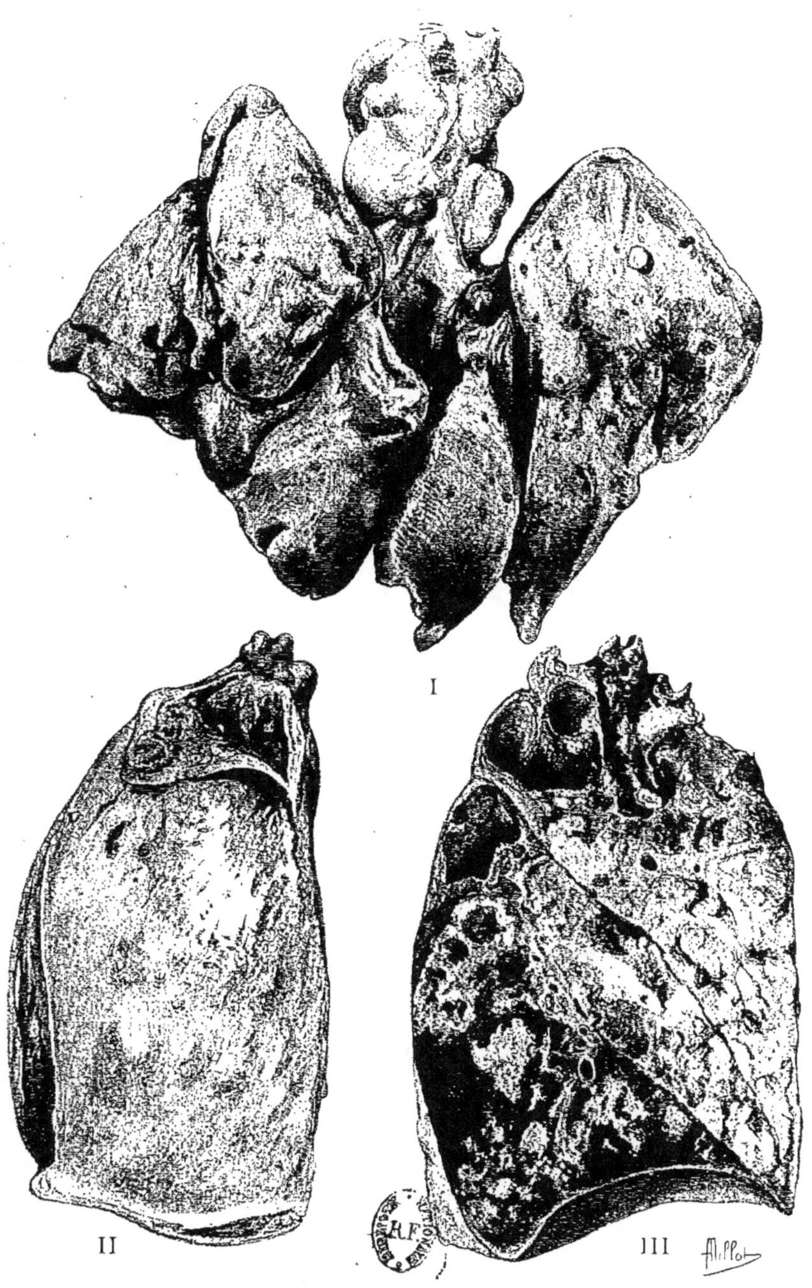

Demoulin, Sc.

I

II

III

MASSON ET Cie, ÉDITEURS.

de signes purement cliniques et non point d'autopsies. Pour 80 p. 100 de ces enfants la contamination familiale était hors de doute.

EMMET HOLT [1], à New-York, sur 119 autopsies d'enfants tuberculeux, a trouvé des lésions pulmonaires dans 99 p. 100, pleurales dans 58 p. 100, des lésions des ganglions trachéo-bronchiques dans 96 p. 100 et des lésions du péricarde dans 6 p. 100. Ces dernières sont presque toujours consécutives à la tuberculose des ganglions du médiastin.

Par contre, HAMBURGER et SLUKA [2] (de Vienne), sur 160 cas, ne relèvent de lésions pulmonaires que dans 50 p. 100, tandis que les ganglions trachéo-bronchiques se montrent affectés dans 96 p. 100.

D'ESPINE [3] (de Genève) arrive aux mêmes conclusions. Pour cet éminent clinicien, la forme latente de tuberculose des ganglions bronchiques « sans lésions pulmonaires concomitantes » est infiniment plus fréquente dans la pratique que ne le ferait supposer le résultat des autopsies.

Sur 78 enfants morts de tuberculose aiguë et de méningite, HAUSHALTER et FRUHINSHOLZ [4] trouvent 74 fois les ganglions du médiastin tuberculeux.

La statistique de COMBY est, à cet égard, la plus importante et la plus suggestive. Sur 1515 autopsies faites en 15 années, elle relève 569 fois des lésions tuberculeuses (soit 37,55 p. 100) et *dans tous les cas il y avait de l'adénopathie trachéo-bronchique*. Remarquons qu'il s'agit de tuberculose aiguë aussi bien que d'autres formes à évolution plus lente. Il semble donc bien que, suivant la loi de BUHL, qui ne comporte guère d'exceptions chez l'enfant, *la tuberculose aiguë trouve son point de départ dans un foyer bacillaire, le plus souvent localisé primitivement dans les ganglions du médiastin.*

Cette localisation primitive est conditionnée par les nombreuses connexions qui unissent les ganglions médiastinaux avec les lymphatiques sus et sous-diaphragmatiques et qui en font, suivant l'expression de WELEMINSKY, un véritable *cœur lymphatique.*

Sur 47 autopsies d'enfants de moins d'un an, faites par G. HEDREN [5], 26 se rapportaient à des sujets qui ne présentaient que des lésions des ganglions bronchiques et pulmonaires, à l'exclusion de toute lésion apparente des ganglions mésentériques et de l'intestin. Chez les 21 autres, il y avait des lésions ganglionnaires dans divers organes autres que ceux du thorax.

Parmi les 26 sujets du premier groupe, on en trouva un dont les

---

1. *Tuberculosis in infancy and childhood*, Kelynack, Londres, 1908.
2. *Jahrbuch d. Kinderheilkunde*, 1905, 62, p. 517.
3. *Académie de médecine*, 29 janv. 1907.
4. *Archives de médecine des enfants*, 1902.
5 *Zeitsch. f. Hyg.*, vol. LXXIII, 1913, p. 273.

(PLANCHE VI.)

ganglions trachéo-bronchiques étaient caséifiés, bien qu'on ne pût découvrir aucun foyer pulmonaire.

D'après G. HEDREN, dans la tuberculose pulmonaire unilatérale, les ganglions trachéo-bronchiques sont presque toujours caséifiés des deux côtés. Quatre de ses sujets seulement faisaient exception à cette règle.

Dans 11 cas sur 25 il n'y avait qu'un seul foyer pulmonaire, presque toujours sous-pleural. 8 de ces cas étaient localisés à droite et 3 à gauche. Le foyer pulmonaire unique siégeait 9 fois dans le lobe inférieur.

Parmi les 21 sujets du second groupe, 7 présentaient une infection primitive des ganglions cervicaux et les 14 autres avaient des lésions pulmonaires (8 à droite et 6 à gauche), unilatérales 9 fois et uniques 6 fois.

Chez tous ces sujets sauf 3, les ganglions mésentériques étaient plus ou moins caséifiés ; 8 avaient des ulcérations tuberculeuses sur l'intestin grêle, 1 en avait sur le gros intestin et 9 sur l'intestin grêle et le gros intestin.

En résumant ces observations relatives à ses 47 autopsies d'enfants tuberculeux âgés de moins d'un an, G. HEDREN donne le tableau ci-après qui montre la fréquence relative avec laquelle chaque organe, pris isolément, est atteint dans l'infection tuberculeuse des nourrissons :

Ganglions bronchiques	100	p. 100
Poumons	97,8	—
Rate	82,9	—
Foie	61,7	—
Ganglions mésentériques	57,4	—
Intestin	38,3	—
Méninges et cerveau	36,6	—
Reins	34	—
Ganglions cervicaux	22,9	—
Cœur	10,6	—
Pancréas	4,2	
Capsules surrénales	2,1	—
Amygdales	2,1	—

En même temps que G. HEDREN, ANTON GHON [1] a publié un mémoire qui aboutit sensiblement aux mêmes conclusions. Les recherches nécropsiques de cet auteur portaient sur 184 sujets.

On peut donc dire qu'en règle générale *il n'y a pas de tuberculose infantile sans adénopathie trachéo-bronchique.* Celle-ci peut d'ailleurs affecter des formes variables suivant les ganglions principalement inté-

---

1. *Der primäre Lungenherde bei der Tub. der Kinder*, Berlin, 1912.

ressés. Or ces ganglions, comme l'ont montré GUÉNEAU DE MUSSY et BARÉTY, se répartissent en quatre grands groupes :

1° Groupe *pré-trachéo-bronchique droit*, ou *juxta-trachéal droit*, dans l'angle formé par la trachée et la bronche droite, en rapport en avant avec la veine cave supérieure et la crosse de l'aorte ; en arrière avec le pneumogastrique droit ; à droite avec le lobe supérieur du poumon droit ; à gauche avec la trachée ; en bas avec la branche droite èt la branche gauche de l'artère pulmonaire ; en haut avec l'artère sous-clavière et le nerf récurrent. Ce groupe est le plus important.

2° Groupe *pré-trachéo-bronchique gauche*, ou *juxta-trachéal gauche*, en rapport en haut avec l'aorte et le récurrent ; en bas avec le pédicule du poumon gauche.

3° Groupe *inter-trachéo-bronchique*, au-dessous de la bifurcation des bronches, en rapport en bas avec les veines pulmonaires ; en arrière avec l'œsophage, l'aorte et la veine azygos.

4° Groupe *péri-bronchique*, formé par les ganglions extrêmement nombreux et pour la plupart très petits (follicules lymphatiques) qui accompagnent les bronches et leurs ramifications dans toute la masse du poumon.

Tous ces ganglions communiquent largement entre eux et aussi avec les lymphatiques de la trachée, des bronches, du poumon, des plèvres, avec les petits ganglions sous-pleuraux, avec les chaînes ganglionnaires cervicales, avec les ganglions sous et sus-diaphragmatiques et rétro-sternaux.

La lymphe qui les parcourt va et vient comme une marée, ondulant de leur centre vers la périphérie et de la périphérie à leur centre. Toute leur masse principale forme, — selon l'expression déjà rappelée de WELEMINSKY, — comme un *cœur lymphatique* que dilatent et contractent alternativement les mouvements des poumons et les pulsations de la crosse aortique.

Les ganglions les plus volumineux sont ceux qui entourent le hile pulmonaire. Chez certains enfants tuberculeux ils acquièrent jusqu'au volume d'une pomme. Suivant l'âge des lésions ils présentent différents aspects. Tantôt ils forment une masse rose avec des points jaunâtres ramollis, caséeux ; tantôt ils prennent l'aspect d'un marron cuit que remplit une matière caséeuse presque sèche et friable. Tantôt enfin ils constituent un véritable kyste polylobé, avec une coque épaisse et fibreuse renfermant du pus crémeux et grumeleux.

Par suite de leurs connexions avec les organes du médiastin, les ganglions tuberculeux peuvent déterminer d'importantes lésions de voisinage : compression et ulcération de la trachée et des bronches, compression de la veine cave supérieure, des vaisseaux pulmonaires ; péricardite tuberculeuse ; compression du pneumogastrique droit, du récurrent, parfois du phrénique. Enfin ils peuvent provoquer, par les infections mixtes dont ils sont fréquemment le siège, des lésions banales des bronches et du poumon. « C'est ainsi, dit HUTINEL, que s'expliquent pour les cas légers les bronchites passagères, les congestions éphémères ; pour les cas graves, les broncho-pneumonies, les lésions de gangrène pulmonaire que l'on observe quelquefois à l'autopsie. »

L'adénopathie trachéo-bronchique, — on le sait maintenant, — ne peut plus être considérée comme la résultante d'une infection *primitive* du poumon : elle est en réalité la *localisation initiale* d'un processus tuberculeux dont l'origine ne peut être que l'absorption lymphatique ou une inoculation accidentelle. De sorte que l'ancienne « loi de PARROT » ou loi dite « des adénopathies similaires » (d'après laquelle, chaque fois qu'on trouve des ganglions bronchiques caséeux à l'autopsie d'un enfant, il serait constant de rencontrer une ou plusieurs lésions tuberculeuses du poumon dans le territoire desservi par les vaisseaux lymphatiques qui se rendent à ces ganglions) n'est exacte qu'à la condition d'être inversée et de dire que, chez le jeune enfant, *consécutivement à l'infection ganglionnaire trachéo-bronchique, primitive ou secondaire, apparaît presque toujours une éruption plus ou moins discrète ou confluente de tubercules dans un ou plusieurs des innombrables follicules lymphatiques situés dans les zones de parenchyme pulmonaire baignées par la lymphe que leur envoient et qu'en reçoivent ces ganglions.*

Il n'est pas rare de rencontrer, dans les autopsies d'enfants comme dans les infections expérimentales, des lésions qui permettent de suivre la marche ascendante du virus allant, par exemple, des ganglions bronchiques aux sus-claviculaires ; mais les étapes de l'infection ganglionnaire suivent le plus aisément la voie descendante.

La preuve expérimentale qu'il en est ainsi nous est fournie surtout avec évidence par les faits, déjà rapportés, relatifs à l'*infection par simple instillation* de crachats ou de liquides bacillifères sur la muqueuse de l'œil des jeunes animaux (CALMETTE et V. GRYSEZ) [1]. A la suite de cette infection (image de celle que réalise la mère phtisique qui essuie les larmes de son bébé avec son mouchoir humide de crachats bacillifères), apparaissent avec une régularité mathématique l'engorgement successif des ganglions de la chaîne du cou, puis celui des trachéo-bronchiques et, secondairement à ce dernier, — chez les animaux infectés simultanément et sacrifiés à intervalles convenables, — on voit se constituer une ou plusieurs lésions tuberculeuses pulmonaires.

D'après LOOMIS [2], les bacilles peuvent aussi aller des ganglions aux poumons par les veines.

1. *Académie des sciences*, 24 nov. 1913, 11 mai 1914.
2. *Researches of the Loomis laboratory*, 1890, vol. I, et *Journ. of the American Med. Association*, 1891.

Mais quelle que soit l'origine des lésions pulmonaires, lorsqu'on en observe chez les jeunes bébés, il est remarquable de constater qu'elles ne provoquent souvent autour d'elles que des réactions faibles ou nulles. Au voisinage immédiat des tubercules visibles, le parenchyme paraît à peine enflammé, tandis que les réactions ganglionnaires sont très vives.

Malheureusement l'organisme de l'enfant *vierge d'infection tuberculeuse* et présentant de ce fait une grande sensibilité vis-à-vis du bacille de Koch, est, pour les mêmes raisons, sensible à d'autres éléments microbiens virulents qui suivent les mêmes voies de pénétration : d'où la fréquence des *processus mixtes* qui contribuent puissamment (sinon nécessairement comme le pensent quelques auteurs) à la production des pneumonies et broncho-pneumonies caséeuses.

Il est assez fréquent d'observer chez le jeune enfant, en l'absence de ces processus mixtes et en même temps que la caséification du paquet des ganglions trachéo-bronchiques, la formation de cavernes pulmonaires entourées d'une zone plus ou moins épaisse de tissu hépatisé. Ces cavernes peuvent atteindre les dimensions d'une grosse noisette. (*Voir planche VII.*)

D'une manière générale, les lésions tuberculeuses du premier âge, jusqu'à la quatrième année, — et il en est de même chez les sujets adultes de race noire brusquement transportés des régions de l'Afrique centrale (indemnes de tuberculose) dans nos pays d'Europe (A. Borrel), — résultent le plus souvent d'une infection massive et évoluent rarement vers la guérison. Elles se caséifient rapidement, ne se calcifient pas, et ne subissent que très rarement la transformation fibreuse. Aussi ont-elles la plus funeste tendance à se disséminer, à se généraliser. La tuberculose miliaire s'observerait, d'après Hamburger et Sluka, chez 73 p. 100 des bébés tuberculeux, tandis que 48,3 p. 100, d'après Still [1], succomberaient à la méningite.

Par contre, *à partir de l'âge de quatre ans, la résistance de l'organisme commence à se manifester par l'aptitude à former du tissu fibreux* et à limiter ainsi l'expansion des tubercules. L'infection bacillaire tend alors à prendre les caractères qu'elle présente habituellement chez l'adulte.

Or, chez ce dernier, on ne trouve presque jamais de ganglions trachéo-bronchiques *caséifiés :* il est même très rare d'en trouver de *calcifiés* (Widerhofer) [2]. C'est donc que le ramollissement caséeux de ces ganglions entraîne presque constamment la mort dans le jeune âge.

Chez l'adulte, l'adénopathie médiastinale n'en est pas moins commune, mais elle ne se manifeste que par des syndromes peu bruyants et elle reste latente, même chez les phtisiques.

---

1. Goodhart et Still, *Diseases of Children*, 8ᵉ éd.; Londres, 1905, p. 375.
2. *Gehradt's Handbuch der Kinderkrankeiten*, vol. III, fasc. 2, 1878.

(Planche VII).

C'est là une notion de toute première importance, sur laquelle nous aurons à revenir. Elle nous éclaire sur les circonstances qui produisent, chez les sujets qui n'ont été qu'accidentellement et faiblement infectés dès leur jeune âge, une sorte d'immunité grâce à laquelle ils deviennent aptes à se défendre contre les réinfections.

B. — TUBERCULOSE DES MÉNINGES. (Voir chap. xiv.)

La forme la plus commune de méningite chez l'enfant se traduit par une éruption de tubercules miliaires sur le trajet des vaisseaux sanguins, par une congestion intense de la pie-mère et de l'arachnoïde avec accumulation d'un exsudat séreux, riche en lymphocytes, dans l'espace sous-arachnoïdien. On observe cependant quelquefois des lésions localisées « en plaques » et, plus rarement, de la pachyméningite qui résulte alors de l'extension à la dure-mère d'une tuberculose osseuse. En pareil cas il arrive que la lésion se caséifie et se propage de proche en proche par les lymphatiques à la pie-mère, à l'arachnoïde et même au tissu nerveux sous-jacent.

La tuberculose de la pie-mère et de l'arachnoïde est le plus souvent d'origine hématogène et résulte de l'arrivée d'un grand nombre de bacilles tuberculeux dans les vaisseaux pie-mériens. Le premier foyer a généralement pour point de départ une artériole ou les capillaires qui en dépendent. Cette étape est franchie par la pénétration de leucocytes bacillifères dans les voies lymphatiques (*gaines péri-vasculaires, espaces sous et sus-arachnoïdiens*), et leur diffusion par cette voie est démontrée par la prédominance des lésions tuberculeuses dans les divers confluents sous-arachnoïdiens ainsi que dans les sillons principaux qui en partent.

Les nodules siègent de préférence dans l'épaisseur des parois vasculaires et consistent essentiellement en un épaississement, par amas cellulaires, des parois des vaisseaux.

Dans le cerveau même, l'amas des cellules peut, au début du processus, se limiter aux gaines de la pie-mère ; plus tard il se propage aussi à la substance nerveuse du voisinage.

La tuberculose métastatique s'observe le plus généralement dans la région de la base du cerveau, au niveau des artères de la *scissure de Sylvius*, et les lésions sont d'ordinaire bilatérales ; mais parfois un seul côté est atteint.

C. — TUBERCULOSE ABDOMINALE.

La tuberculose du péritoine est rare chez le jeune enfant jusqu'à l'âge d'un an ; elle devient plus fréquente de 1 à 2 ans et surtout au cours de la troisième année, tandis qu'à partir de 4 ans et au delà, on ne la rencontre plus communément. Elle affecte tantôt la forme *ascitique*, tantôt la forme dite *en plaques* (*tabes mésentérique*). On n'observe

PLANCHE VII.

1. *Tuberculose pulmonaire avec caverne et adénopathie trachéo bronchique chez un enfant de 13 mois dont la mère, phtisique, est morte trois mois après la naissance.* (Pièce anatomique due au Professeur DELÉARDE, à Lille.)

2. *Tuberculose pulmonaire granulique aiguë chez l'enfant. Coupe transversale par le paquet ganglionnaire.* (Pièce anatomique due au Professeur DELÉARDE, à Lille.)

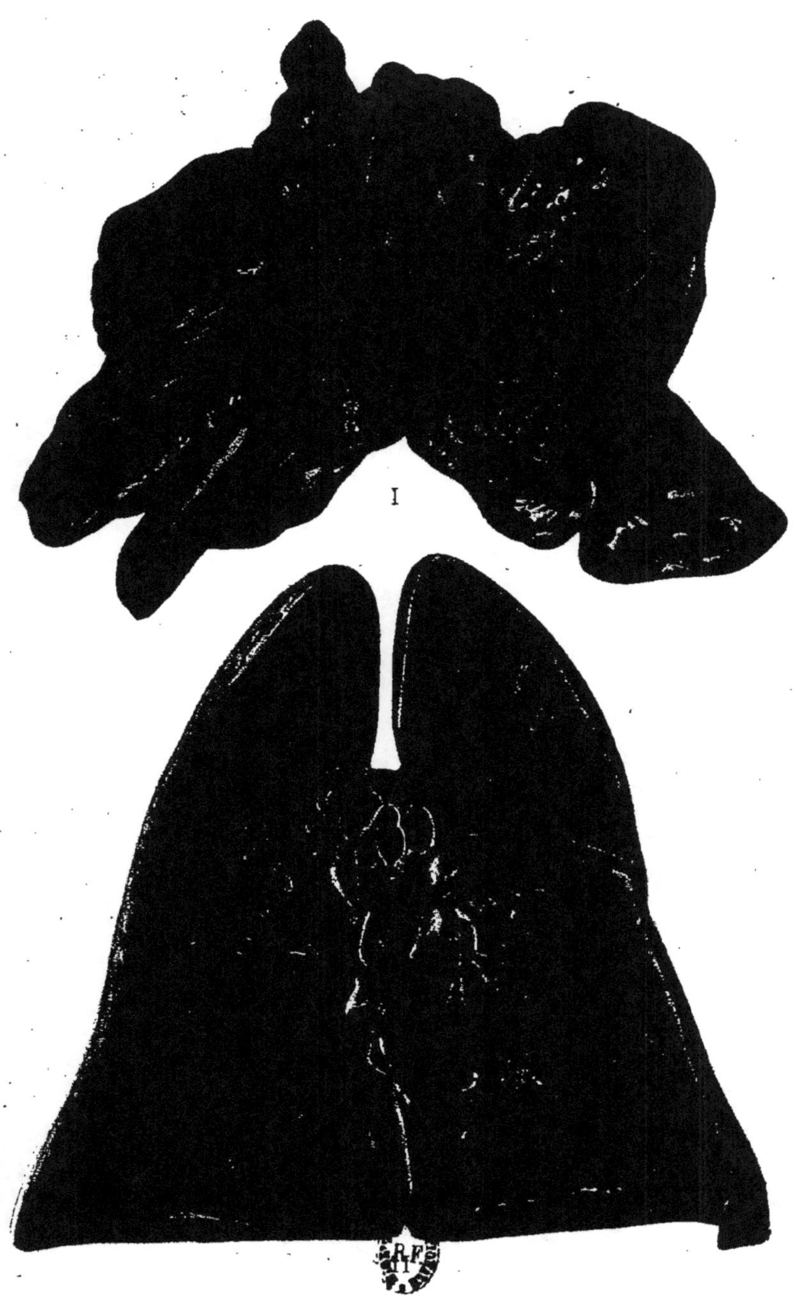

MASSON ET Cie, ÉDITEURS.

Demoulin. Sc.

presque jamais, à cet âge, de lésions primitives de l'intestin, alors que les ganglions du mésentère sont souvent très volumineux, caséifiés.

Dans la forme *ascitique*, tout le péritoine est couvert de tubercules miliaires et la cavité péritonéale remplie d'un liquide transparent ou légèrement trouble, avec des flocons membraneux en plus ou moins grande abondance. Les adhérences intestinales, lorsqu'elles existent, sont lâches.

Dans la forme *en plaques*, au contraire, ces adhérences sont épaisses et collent les anses intestinales les unes aux autres, de telle sorte qu'on ne peut plus les dérouler.

L'épiploon est épaissi, dur, appliqué sur la grande courbure de l'estomac. L'intestin grêle est habituellement ulcéré, et ces ulcères sont manifestement alors des lésions de réinfection (*phénomène de* Koch, voir chap. xxxix). Leur emplacement est marqué par un amas de tubercules gris émergeant sous le péritoine et toujours groupés autour des vaisseaux sanguins (M. Péhu) [1]. On trouve souvent dans le péritoine une petite quantité de liquide purulent, formant de petits lacs enkystés. A la surface de la peau de l'abdomen, les veines superficielles sont gonflées, très apparentes. (*Voir Planche VIII.*)

La tuberculose péritonéale chez l'enfant est fréquemment accompagnée de lésions du foie et de la rate. Le foie se montre alors parsemé de petites masses grises, caséeuses, localisées surtout autour des canaux biliaires. A leur niveau la capsule est épaissie, adhérente. Le tissu hépatique présente souvent de la dégénérescence graisseuse. La rate est augmentée de volume, et sous sa capsule, épaissie comme celle du foie, on aperçoit des tubercules plus ou moins disséminés et nombreux.

D. — FRÉQUENCE RELATIVE DE LA TUBERCULOSE ABDOMINALE ET DE LA MÉNINGITE TUBERCULEUSE CHEZ LES ENFANTS.

John Thomson [2] a comparé la fréquence des localisations abdominales et méningées de la tuberculose chez les enfants anglais, dans les hôpitaux spéciaux, avec celle que l'on constate dans d'autres grandes villes d'Europe et des Etats-Unis. Les chiffres qu'il a relevés sont les suivants :

| | Pourcentage des cas de | |
Localités.	Tub. abdominale.	Tub. méningée.
Londres.	1,8	1,5
Birmingham	1,3	1,4
Sheffield.	1,3	0,5
Manchester.	2,0	0,7
Edimbourg.	3,6	2,0

1. *Archives de médecine des enfants*, XIV, 24-29, 1911
2. *British Journ. of Tuberculosis*, juil. 1907.

   (Planches VII et VIII).

Glasgow.	4,6	2,2
Aberdeen :	1,2	0,5
Rome	0,56	2,3
Lyon.	0,74	1,05
Berne . . . . . :	0,59	0,8
Budapest.	2,0	3,4
Vienne.	0,46	2,4
Munich.	0,18	1,1
Hagenau (Alsace). . .	0,10	0,12
Christiania.	0,99	1,65
Philadelphie	0,14	0,98
New-York.	0,42	3,9
Boston. . . . . :	0,40	1,19

Sur 67.489 enfants traités dans les hôpitaux d'Angleterre et d'Ecosse
(non compris *Edimbourg* et *Glasgow*), et sur 68.488 enfants traités
dans les hôpitaux du continent européen, le pourcentage des cas de
tuberculose abdominale est respectivement de 1,6 et de 1,13 ; tandis
que, dans les hôpitaux américains, sur 37.129 enfants, ce pourcentage n'est que de 0,28. Par contre, dans les centres d'*Edimbourg* et de
Glasgow, nous voyons le pourcentage s'élever au chiffre énorme
de 3,9. Il semble donc qu'en Grande-Bretagne, d'une manière générale, la tuberculose abdominale soit beaucoup plus commune que la
tuberculose méningée, tandis que c'est le contraire dans les principales
villes du Continent et aussi aux Etats-Unis. A *Paris*, d'après G. Variot,
la méningite tuberculeuse est incomparablement plus fréquente.

E. — TUBERCULOSE DES GANGLIONS DU COU.

Chacun sait combien sont fréquentes les localisations tuberculeuses
aux ganglions du cou chez les enfants ; elles ne s'observent pourtant
jamais au cours de la première année et elles sont exceptionnelles avant
l'âge de trois ans. La tuberculose ganglionnaire cervicale est surtout
une maladie de la seconde enfance (tuberculose des *touche à tout*) appa-
raissant chez des sujets dont le système lymphatique est déjà plus
résistant que celui des jeunes bébés. Elle est le témoin et le résultat
d'une infection locale de voisinage. Celle-ci peut s'être produite soit
par les muqueuses oculaire. nasale, buccale ou pharyngée, soit, plus
communément sans doute, par les amygdales. Tantôt les ganglions ont
simplement retenu dans les mailles de leur stroma quelques bacilles
englobés par des leucocytes et introduits par absorption à travers le
réseau lymphatique sous-muqueux : on a affaire alors à une infection
primitive dont l'intensité et la gravité sont en rapport avec le nombre et
la virulence des éléments microbiens en jeu. Tantôt la pénétration des
bacilles s'est effectuée à la faveur d'une petite plaie ou d'une infection
locale par quelque microbe pyogène (rhinite. otite, pharyngite, amyg-
dalite, gingivite, végétations adénoïdes, etc.).

L'infection tuberculeuse des ganglions du cou détermine en général leur engorgement plus ou moins rapide. Les glandes sont dures, mobiles, peu douloureuses. L'une d'entre elles est toujours beaucoup plus grosse que les autres du même groupe. La lésion dont elle est le siège peut rester limitée, indolente pendant des mois, puis régresser et disparaître peu à peu ; ou bien elle évolue vers la caséification. S'il s'agit d'un sujet jusqu'alors indemne, elle peut devenir le point de départ d'une infection généralisée. S'il s'agit d'un sujet partiellement immunisé par une autre atteinte antérieure plus bénigne, il se forme un abcès froid local, dont l'évacuation spontanée ou provoquée guérit aisément par sclérose.

Tels sont les principaux caractères anatomo-pathologiques que présente l'infection tuberculeuse chez les jeunes enfants. Ce n'est que plus tard, au début ou au cours de la seconde enfance, sauf de rares exceptions, qu'on observe les localisations cutanées, osseuses ou articulaires dont nous aurons à parler dans d'autres chapitres.

CHAPITRE XII

CARACTÈRES ANATOMO-PATHOLOGIQUES DE

L'INFECTION TUBERCULEUSE PULMONAIRE

CHEZ LES ADULTES ET CHEZ LES VIEILLARDS

C'est un fait aujourd'hui bien connu et sur lequel nous aurons à revenir à maintes reprises dans les chapitres qui vont suivre, que dans les agglomérations urbaines de tous les pays du globe et même dans les petites localités rurales, surtout en Europe, *l'infection tuberculeuse est tellement répandue dans l'espèce humaine que très peu d'individus y échappent avant d'arriver à l'âge adulte.*

Les réactions tuberculiniques nous montreront (chap. xl) que, dans les centres de civilisation ancienne, près de 95 o/o des sujets ayant atteint ou dépassé l'âge de 20 ans sont porteurs de quelque foyer bacillaire, plus ou moins étendu, en évolution ou « occulte ». Pendant tout le cours de leur existence, de durée d'ailleurs normale, ces sujets igno-reront cependant pour la plupart qu'ils sont ou ont été « bacillaires ».

Les éléments infectieux qui se sont introduits dans leur organisme, presque toujours dès les premières années de leur enfance, ne mani-festent leur nocivité que s'ils y ont pénétré *en nombre suffisant,* ou *à plusieurs reprises rapprochées les unes des autres,* et leurs effets sont conditionnés : 1° *par le degré de virulence* qu'ils possèdent (selon leur origine — humaine ou bovine, et la nature — pulmonaire, intestinale, osseuse, etc , de la lésion d'où ils proviennent) ; 2° par la ou les loca-lisations qui, chez l'adolescent et l'adulte, s'établissent 9 fois sur 10 dans le parenchyme pulmonaire ; 3° *par la sensibilité du sujet,* laquelle est plus ou moins grande suivant que ce sujet est vierge de toute infec-tion tuberculeuse antérieure ou qu'une infection ganglionnaire bénigne, plus ou moins ancienne et latente, l'a rendu plus ou moins *tolérant* vis-à-vis de nouvelles infections.

Parmi ces « bacillaires » si nombreux, nous verrons que la propor-tion de ceux qui meurent de tuberculose est déjà considérable puisque, selon les villes et selon les pays, elle varie de 12 à 32 et jusqu'à 35 pour 100 décès. Mais ceux-là même que leur tuberculose ne tue pas dans le jeune âge ou à l'âge adulte et qui ne souffrent d'aucun trouble morbide apparent, ne gardent pas moins, jusqu'en leur extrême vieillesse, des foyers actifs, latents ou occultes, contenant encore, presque toujours, des bacilles vivants et virulents.

Les statistiques autrefois établies par Naegeli[1] avaient déjà indiqué que 97 à 98 o/o des sujets adultes, autopsiés dans les hôpitaux, présentent des lésions tuberculeuses. Chez les vieillards seuls on en trouve 60 o/o (Nat. Guillot). Brouardel à la Morgue de Paris, Schang et d'autres observateurs sont arrivés à peu près aux mêmes conclusions.

Si les formes anatomo-pathologiques que présentent la tuberculose de l'adulte et celle du vieillard ne sont pas les mêmes que celles que l'on observe dans le tout jeune âge, ou chez les nègres transportés en Europe, les raisons en sont, d'une part que, chez l'adulte et le vieillard, il s'agit presque toujours de *réinfections* et non de *primo-infections*, et d'autre part que le système lymphatique ganglionnaire, changeant de texture dès la troisième année, n'a plus la même aptitude à retenir et à « cultiver » sur place le bacille tuberculeux.

A. — PHTISIE AIGUË GRANULIQUE.

Dans les cas habituellement assez rares où le sujet, quel que soit son âge, est vierge de toute imprégnation tuberculeuse antérieure, sa sensibilité, bien que moindre que celle du nourrisson, est pourtant assez grande pour qu'en présence d'une infection suffisamment copieuse et virulente, son organisme subisse l'envahissement rapide qui fournit le tableau clinique de la *phtisie aiguë granulique.*

Cette forme particulièrement grave est caractérisée anatomiquement par la présence d'un semis de granulations grises dans le poumon, la plèvre et la plupart des viscères. Les poumons sont congestionnés durs ; ils ont perdu leur élasticité. Sur un fond gris-rosé ou rouge on voit une multitude de petites granulations demi-translucides, de la grosseur d'une tête d'épingle, et, par places, des foyers de broncho-pneumonies. *(Fig. 10 et 11.)*

La plèvre est également couverte de granulations et de fausses membranes très minces, fibrineuses. Parfois on y trouve un peu d'épanchement séreux ou hémorragique.

L'éruption miliaire est rarement limitée aux organes thoraciques. Elle s'étend en général aux diverses séreuses (méninges, péricarde, péritoine, articulations), à la rate, au foie, aux reins et jusqu'à la paroi endothéliale des vaisseaux.

B. — PHTISIE AIGUË PNEUMONIQUE.

Assez souvent l'infiltration tuberculeuse résultant d'une infection massive chez un sujet vierge se manifeste d'emblée et exclusivement par

---

1. *Virchows Archiv.*, vol. CLX, 1901.

une pneumonie. On a alors la *phtisie aiguë pneumonique*. Celle-ci n'envahit d'ordinaire qu'un seul poumon, et seulement quelques lobules d'un seul lobe, ou un lobe entier. Elle est plus fréquente à droite qu'à gauche et à la base qu'au sommet Elle peut être « suspendue » entre deux moitiés de poumon sain. *(Voir Planche IX.)*

Dans la partie atteinte, on trouve les alvéoles oblitérés par une masse caséeuse ayant la couleur et l'aspect du fromage de Roquefort. Autour des foyers caséeux le tissu est infiltré de matière translucide grise

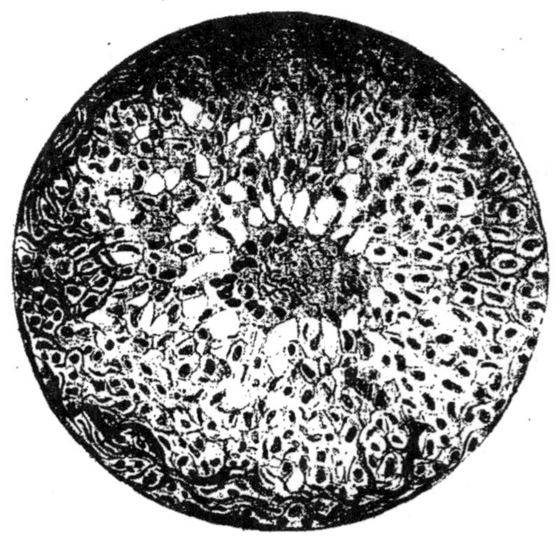

Fig. 10. — Granulie pulmonaire. Cellule géante.
(Imm. $\frac{1}{12}$, oc. comp. 6, Zeiss).

(infiltration grise de Laennec), souvent gélatineuse *(infiltration gélatini-forme de* Laennec), sur laquelle tranchent de petites masses opaques, blanc jaunâtre, qui représentent une étape vers la dégénérescence caséeuse.

Autour des îlots de pneumonie, le poumon est plus ou moins congestionné, infiltré et emphysémateux. Ces altérations se retrouvent sur la plèvre au même niveau.

On admet généralement aujourd'hui avec Grancher, Hutinel, Aviragnet, Mosny, etc., que la phtisie aiguë pneumonique est déterminée par une infection mixte du bacille tuberculeux et du pneumocoque ou du streptocoque. L'infection secondaire pyogène, venant se greffer sur un foyer tuberculeux pulmonaire récent et en évolution, provoquerait l'infiltration en masse du tissu hépatisé par une véritable culture de bacilles.

PLANCHE IX.

1. *Tuberculose pulmonaire suspendue.* Nodules tuberculeux et cavernules multiples. — Sclérose anthracosique. Sommet intact. (D'après la photographie autochrome d'une pièce anatomique du Professeur M. Letulle.)

2. *Tuberculose rénale.* Cavernes des piliers inférieurs du rein. (D'après une pièce anatomique due au Professeur Curtis, à Lille.)

3. *Symphyse pleurale. Cavernes multiples et cloisonnées du sommet.* Nodules tuberculeux disséminés. (D'après la photographie autochrome d'une pièce anatomique du Professeur M. Letulle.)

PLANCHE IX

Tuberculose pulmonaire suppurée. Nodules tuberculeux et cavernules multiples — sclérose anthracosique. Sommet intact. (D'après la photographie autochrome d'une pièce anatomique du Professeur M. Letulle.)

[...] coupe [...] traversez des piliers inférieurs du rein. (D'après une pièce [...] du [...] Professeur Letulle.)

[...] (D'après la photographie autochrome d'une pièce anatomique du Professeur M. Letulle.)

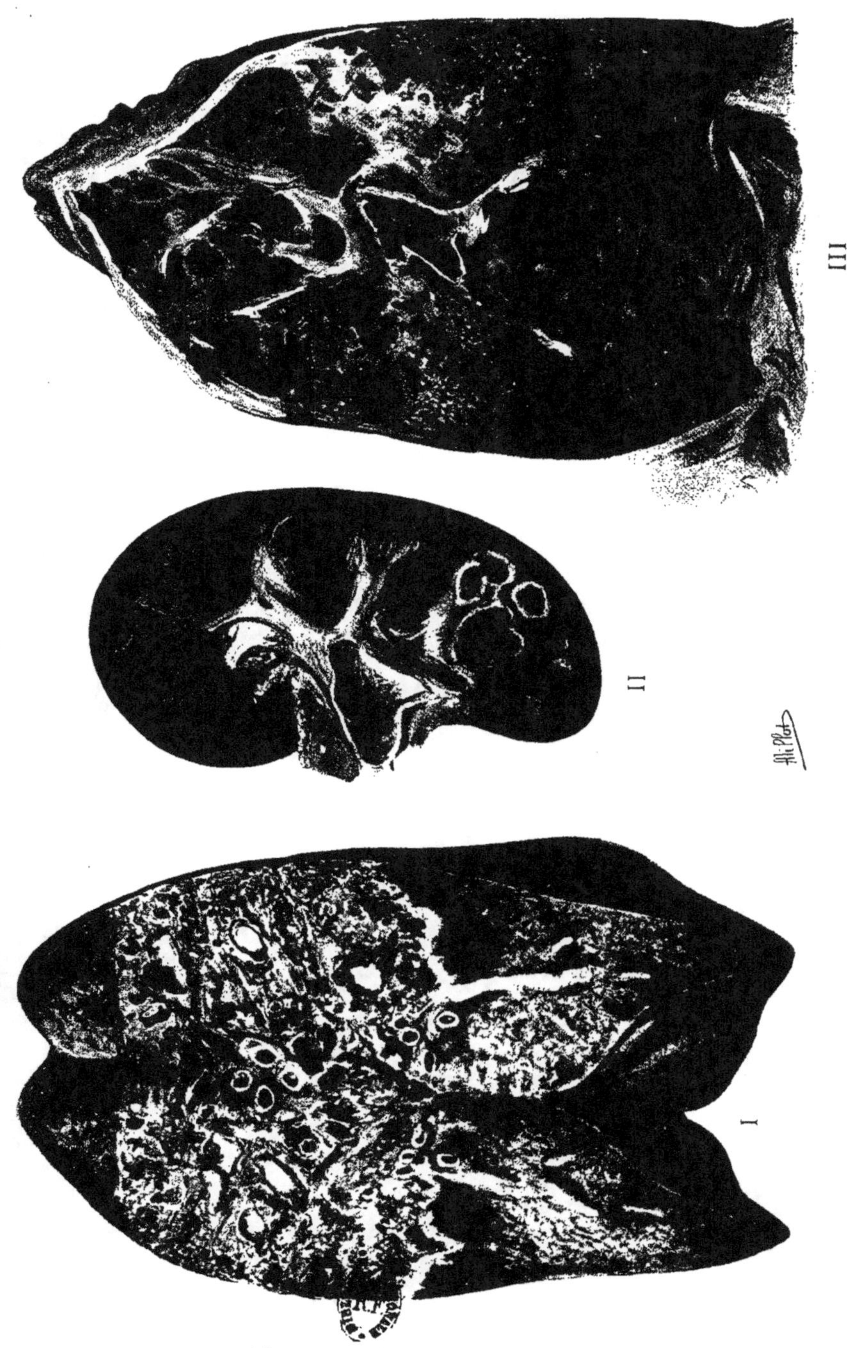

MASSON ET Cie, ÉDITEURS.

Demoulin. Sc.

PLANCHE X.

1. *Tuberculose pulmonaire chronique avec cavernes, cavernules et anthracose.* (Pièce anatomique due au Professeur CURTIS, à Lille.)

2. *Tuberculose pulmonaire chronique avec grande caverne cloisonnée du sommet.* (Pièce anatomique du Professeur LETULLE.)

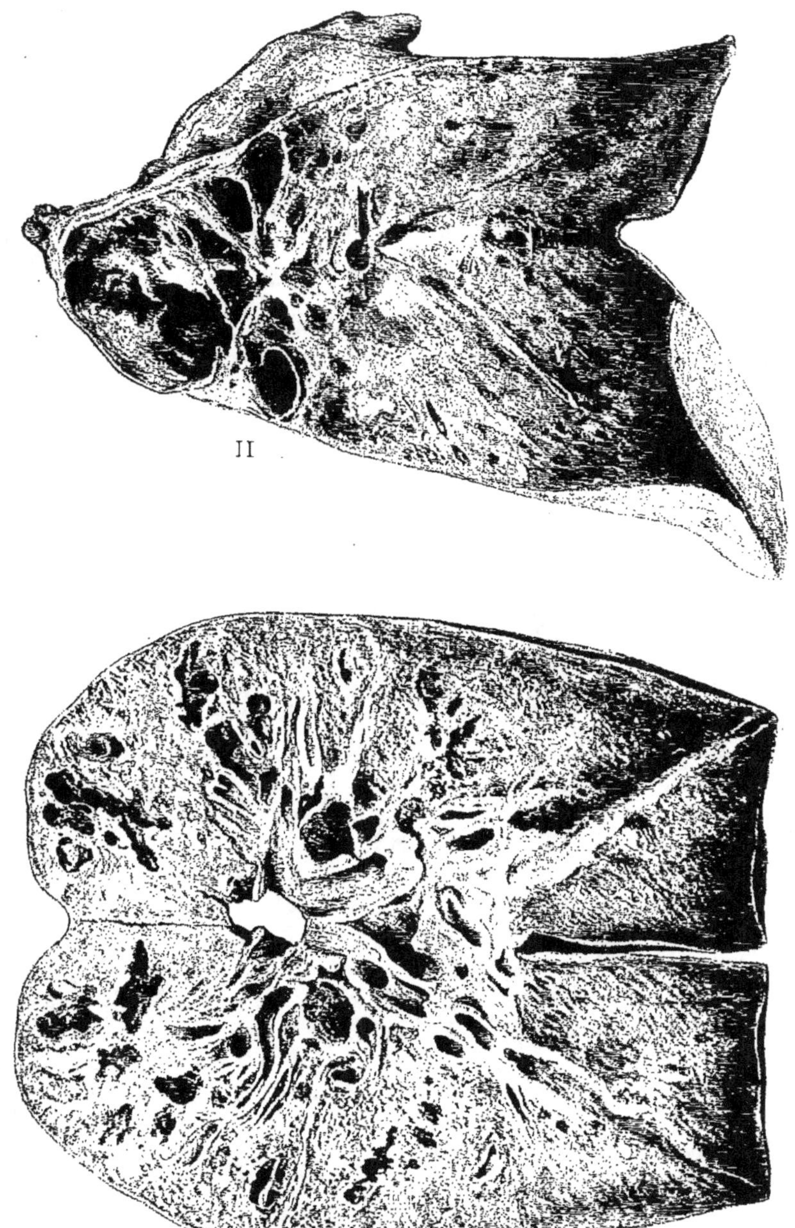

Demoulin, Sc.

MASSON ET Cie, ÉDITEURS.

La phtisie aiguë pulmonaire, dont le pronostic est fatal pour les sujets vierges de toute infection tuberculeuse antérieure, peut atteindre des sujets rendus résistants aux réinfections tuberculeuses par une infection ancienne et bénigne. Elle manifeste alors une remarquable tendance à la guérison par le ramollissement et l'élimination du foyer

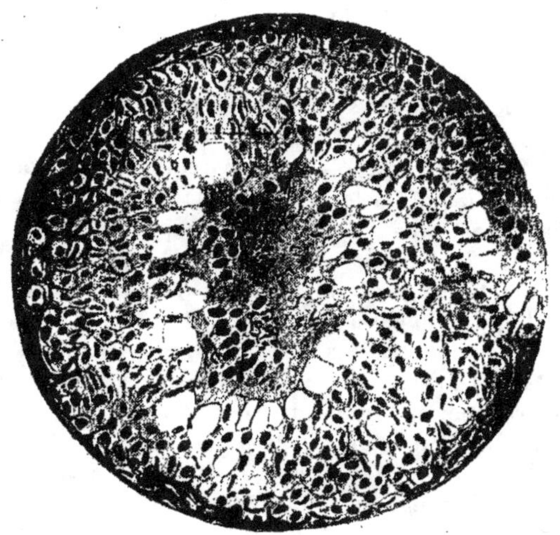

Fig. 11. — Granulie pulmonaire. Deux cellules géantes fusionnées dans un nodule tuberculeux.

(Imm. $\frac{1}{12}$, oc. comp. 6, Zeiss).

sous forme de *vomique*. Il en résulte la production de cavernes susceptibles de se cicatriser par sclérose de leurs parois.

C. — PHTISIE PULMONAIRE CHRONIQUE.

Mais la forme de tuberculose qui est vraiment propre aux sujets que les réinfections plus ou moins répétées, plus ou moins massives, trouvent en état d'immunité partielle, — ou plutôt en cet état particulier d'intolérance vis-à-vis du bacille de KOCH qui caractérise l'immunité antituberculeuse (*Voir chap. XXXIX et suiv.*) — est la *phtisie pulmonaire chronique* ou *phtisie* commune.

Celle-ci résulte du développement dans le poumon d'un ou de plusieurs foyers secondaires de tubercules qui tendent à éliminer au dehors leur contenu, comme le fait tout organisme déjà tuberculeux auquel on inocule sous la peau une nouvelle dose de bacilles. C'est ce qu'en expérimentation on appelle le *phénomène de* KOCH.

(PLANCHES IX ET X.)

Elle peut se révéler sournoisement, lentement, comme l'écho lointain d'une infection bénigne contractée dès l'enfance et restée pendant des années latente, — le plus souvent dans quelque ganglion du médiastin. D'ordinaire elle est alors peu grave. Elle débute et se cantonne presque toujours au sommet, de préférence à droite, et se manifeste cliniquement par des signes qui attestent l'existence de tubercules en petits foyers péribronchiques caséifiés. Cette forme aboutit habituellement à la cicatrisation par sclérose ; c'est la *tuberculose abortive du sommet* (BARD).

Beaucoup plus fréquemment on se trouve en présence de la *phtisie pulmonaire chronique à tendance ulcéreuse* qui ronge et creuse lentement le poumon au fur et à mesure que, — l'auto-réinfection répétée ou les réinfections venues du dehors déterminant de nouvelles éruptions de tubercules, — l'organisme tend à en provoquer l'expulsion (*phénomène de* KOCH).

Ce processus d'élimination a pour point de départ un premier foyer de nodules péribronchiques ou périalvéolaires, ou sous-pleuraux, qui a subi la dégénérescence caséeuse, puis s'est ramolli, tout en poursuivant à son pourtour son travail d'excavation jusqu'à ce que le contenu trouve une issue dans une bronche, en amont de laquelle les alvéoles se sont dilatés en ampoules avant d'être englobés eux-mêmes dans le processus de destruction cellulaire. Il en résulte la formation de petites cavités (*cavernes acineuses*) qui s'agrandissent, deviennent des *cavernes lobulaires*, puis *multilobulaires*, puis *lobaires*, lorsqu'elles s'étendent à un ou plusieurs lobes.

Le volume de ces cavernes peut être très variable, depuis celui d'un pois jusqu'à celui d'une orange ou même davantage. Elles s'étendent généralement à partir du sommet d'un poumon vers la base, et sont souvent divisées en compartiments anfractueux par des cloisons ou des brides incomplètes de tissu scléreux, déchiqueté. Elles se remplissent de pus séro-caséeux plus ou moins mélangé de mucus bronchique épais, filant. Leurs parois festonnées s'organisent presque toujours de manière à former une coque fibreuse, adhérente au tissu pulmonaire voisin, qui est lui-même induré, ou à la plèvre, dont les feuillets s'épaississent et se soudent l'un à l'autre à leur niveau. Entre cette coque fibreuse et les portions de poumon restées normales, il existe constamment une zone de pneumonie interstitielle. *(Planche X.)*

Sur les parois des cavernes on trouve parfois de petits anévrysmes pédiculés en forme de poires, développés sur les rameaux de l'artère pulmonaire ou des artérioles bronchiques : ce sont les *anévrysmes de* RASMUSSEN, du nom de celui qui les a décrits en 1868. Leur formation résulte, d'après EPPINGER et MÉNÉTRIER, de ce que les artérioles comprises dans la paroi des cavernes subissent elles-mêmes l'infiltration bacillaire et se détruisent couches par couches, de dehors en dedans, de telle sorte que le vaisseau finit par n'être plus constitué que par sa tunique interne. La pression sanguine détermine alors peu à peu la formation d'un sac anévrysmal dont la résistance cède à la longue, et sa rupture donne lieu aux grandes hémoptysies de la période cavitaire.

Les bacilles tuberculeux sont toujours en nombre immense dans le contenu des cavernes : ils abondent surtout dans la matière caséeuse qui en couvre les parois. Lorsque celles-ci se sclérosent, et que les sécrétions s'y tarissent, les bacilles diminuent de nombre, puis disparaissent même tout à fait. Mais la guérison par sclérose des cavernes un peu étendues est extrêmement rare. La transformation fibreuse ne s'y achève presque jamais complètement : il y reste, sur un tapis fibreux et plus ou moins rétracté, quelques nodules caséeux ou en voie de calcification, dans lesquels persistent indéfiniment des éléments bacillaires.

La dissémination des lésions tuberculeuses dans les diverses parties du poumon s'effectue, — soit par extension directe, par l'intermédiaire des vaisseaux lymphatiques qui étalent leur réseau serré autour des acini alvéolaires, des bronchioles et des bronches, et dans lequel se créent de multiples petits foyers de lymphangite tuberculeuse, — soit par auto-réinfection consécutive à l'absorption, par l'intestin et par les muqueuses bucco-pharyngiennes, d'une partie des bacilles expulsés des cavernes avec les crachats. Ainsi s'explique le fait qu'à l'autopsie d'un phtisique on trouve toujours des lésions tuberculeuses à tous les stades, depuis les grandes cavernes jusqu'aux granulations grises encore translucides.

Le plus souvent ces lésions n'existent que dans un seul ou dans les deux poumons. Elles s'étendent jusqu'à ce qu'il ne reste plus assez de tissu sain pour assurer le minimum d'hématose indispensable à la vie, mais elles n'envahissent pas les autres viscères. Il est remarquable même de constater que, chez l'adulte, le paquet ganglionnaire trachéo-bronchique reste en apparence indemne, bien que la pulpe des ganglions qui le constituent soit constamment riche en bacilles.

Il arrive cependant que le processus se propage — toujours par les voies lymphatiques — à d'autres organes, voisins ou éloignés. C'est ainsi qu'on voit des tubercules essaimer dans le larynx et y produire des ulcérations superficielles ou profondes, qui siègent le plus souvent dans la région interaryténoïdienne. Ces ulcérations peuvent envahir les cordes vocales et l'épiglotte, y développer même des végétations constituées par des cellules embryonnaires et des follicules tuberculeux recouverts par l'épithélium stratifié.

Ces lésions du larynx sont fréquentes chez les sujets atteints de phtisie chronique : elles aggravent considérablement le pronostic de cette maladie, en hâtent l'évolution et la rendent plus dangereuse, au point de vue de la dissémination des bacilles dans l'entourage des malades, par les efforts presque incessants de toux qu'elles provoquent.

D. — TUBERCULOSE PULMONAIRE DES VIEILLARDS.

Chez les vieillards, contrairement à ce qu'on a cru jusqu'à ces dernières années, la tuberculose pulmonaire chronique est très fréquente. Elle affecte souvent cette forme particulière que les cliniciens appellent l'asthme essentiel ou emphysème (HIRTZ). On doit la redouter d'autant plus qu'elle est habituellement méconnue en raison de ses manifestations insidieuses, peu bruyantes, de son allure apyrétique et de son évolution extrêmement torpide.

Pendant une période de quatorze mois, R. OPPENHEIM et CH. LE COZ [1] ont pratiqué à la maison départementale de la Seine, — d'octobre 1909 à décembre 1910, — 260 autopsies de sujets âgés de plus de 60 ans. Sur 193 de ces sujets ils ont trouvé des lésions de tuberculose pulmonaire, guéries 110 fois et en évolution 83 fois.

D'après les phénomènes pathologiques qui ont provoqué les décès, on est amené à admettre que 46 de ces 260 vieillards sont morts de tuberculose, soit 17,6 0/0, alors que 193 d'entre eux, soit 74 0/0, ont été touchés, à une période quelconque de leur vie, par l'infection bacillaire.

Pendant un an, la plupart des vieillards examinés par les mêmes observateurs ont été soumis à l'épreuve de la tuberculine par le procédé de l'intra-dermo-réaction. 1.162 ont donné 77 % de réactions positives, chiffre très voisin de celui de 74 %, indiqué comme proportion des vieillards à l'autopsie desquels on a trouvé des lésions de tuberculose pulmonaire manifestes.

En compulsant les statistiques de la ville de Paris de 1910, LANDOUZY [2] constatait que les tuberculoses séniles évidentes sont loin d'être exceptionnelles. Sur 16.229 sujets morts de tuberculose dans le département de la Seine, 1.317 étaient âgés de plus de 60 ans, soit 8,11 % ; et sur 23.251 vieillards morts la même année dans le même département, 1.317, soit 5,66 %, ont succombé à la tuberculose.

BAUDOT [3] a étendu cette enquête sur une période de dix années, — toujours d'après l'annuaire statistique de Paris, — et il montre qu'au cours de ces dix années, sur 149.566 décès survenus pour toutes causes chez les sujets âgés de plus de 60 ans, 8.276 sont morts des diverses formes de tuberculose, dont 7.507 de phtisie pulmonaire. Et dans le même espace de temps, pour la même catégorie d'individus, le département de la Seine fournissait 12.304 décès par tuberculose diagnostiquée et 10.020 décès par bronchite chronique pour un ensemble de 234.538 décès totaux. Or il n'est pas douteux qu'une bonne partie des morts

---

1. *Progrès médical*, 1911, p. 5.
2. *Académie de médecine*, 13 mai 1913.
3. *Thèse sur la tuberculose du vieillard*, Paris, 1913.

attribuées à la bronchite chronique devrait être en réalité retenue au compte de la tuberculose.

La virulence des bacilles provenant des lésions pulmonaires des vieillards est certainement aussi grande que celle des bacilles isolés des autres phtisiques : les expériences de J. Courmont et Revol [1] en ont fait la preuve. Elle est également attestée par les innombrables observations de contamination familiale rapportées par beaucoup d'auteurs et sur lesquelles d'éminents cliniciens tels que Jaccoud, Potain, Landouzy, Déjerine, ont, à maintes reprises, attiré l'attention.

En étudiant les causes de la mortalité infantile, Landouzy a cité de frappants exemples de ces contages familiaux. Chez les nourrissons tuberculeux de la crèche de l'hôpital Tenon, il lui était généralement facile de retrouver quelque tare bacillaire chez l'un des ascendants, et le coupable était souvent une grand'mère qui se chargeait de garder le bébé pendant que les parents allaient à leur travail, à l'usine ou à l'atelier.

Mais combien plus convaincante encore est l'histoire que voici, racontée par lui à la tribune de l'Académie de médecine :

« Une famille d'étrangers, habitant dans des conditions de parfait bien-être un superbe hôtel des Champs-Elysées, se composait, — en dehors d'une nombreuse domesticité, — du père et de la mère, mariés à 28 et 20 ans, respirant la force et la santé, ayant tous deux les meilleurs antécédents. La mère eut successivement, chacune à presque deux ans d'intervalle, trois grossesses normales, lui donnant trois beaux garçons, élevés exclusivement au sein par la mère que, pas une fois, ne fatigua l'allaitement.

« Hormis le temps des tétées régulières, les bébés étaient laissés aux soins d'une gouvernante, maigre et chétive personne, toute dévouée à ses maîtres dont elle avait vu grandir quatre générations.

« Successivement les trois garçons, presque au même âge, mouraient de méningite tuberculeuse. J'assistais au troisième décès, que les médecins consultants, Jules Simon et Archambault, me disaient être la répétition de ce qu'ils avaient vu chez les frères aînés.

« Je me mis à enquêter sur les raisons de ces trois méningites qui semblaient un défi aux conditions d'hygiène, de confort et de bonne santé qui régnaient dans la maison.

« Mon enquête aboutit à trouver dans la vieille gouvernante plus que sexagénaire, catarrheuse, bronchiteuse chronique, emphysémateuse, autrefois asthmatique, un type de ces tuberculoses séniles, torpides, dont on se défie d'autant moins que pareilles malades neuro-arthritiques, toujours actives, jamais arrêtées, loin de sembler malades, gardent souvent l'apparence, sinon de la santé, du moins de la résistance.

« J'obtins non sans peine le retour en Amérique de la gouvernante,

<hr>

1. *Bulletin de la Société médicale de Lyon*, 1904. p. 137.

que ses services attachaient à la famille depuis un demi-siècle. Hormis ce départ, rien ne fut changé dans la maison : deux enfants naquirent et furent exclusivement allaités par la mère : l'un avoisine la trentaine ; l'autre est une superbe jeune fille de 25 ans.

« Si, en pareils milieux fortunés, ajoute LANDOUZY, les affections tuberculeuses-séniles sont susceptibles de contaminer tout un gynécée, combien plus redoutables doivent-elles être dans les appartements sur-peuplés et dans les logis d'ouvriers, où bébés, enfants, père, mère et grands-parents, suivant l'expression populaire, vivent les uns sur les autres ! »

De tels faits, bien observés, valent des expériences de laboratoire. Il convient de les retenir et de les méditer pour en faire état lorsqu'il s'agira d'établir les bases scientifiques de la prophylaxie antituberculeuse.

CHAPITRE XIII

TUBERCULOSE DES SÉREUSES

A. — PLEURÉSIES TUBERCULEUSES.

L'infection tuberculeuse de la plèvre est toujours secondaire. Mais elle peut se produire chez un sujet chez lequel l'infection lymphatique est toute récente : elle se manifeste alors par des effets pathologiques en général bruyants, bien qu'ils soient ordinairement peu graves.

La forme de pleurésie qu'on observe en pareil cas est la *pleurésie aiguë avec ou sans épanchement séro-fibrineux.*

Par contre, si l'infection survient chez un sujet déjà tuberculisé et plus ou moins intolérant vis-à-vis du bacille, l'invasion du sac pleural provoque des efforts naturels d'expulsion et la formation d'un épanchement purulent analogue à celui des abcès froids : c'est la pleurésie purulente.

Il arrive assez souvent qu'une lésion pulmonaire du sommet précède l'apparition d'une pleurésie ; ou bien celle-ci est consécutive à une infection tuberculeuse des ganglions du hile ou du médiastin. Elle peut aussi résulter d'une infection tuberculeuse des amygdales. D'après GROBER [1], si l'on injecte de l'encre de Chine dans une amygdale, les particules colorées sont transportées par le courant de lymphe jusque dans la plèvre correspondante, et on les retrouve dans les ganglions du hile et dans les ganglions sus-claviculaires qui drainent la lymphe pleurale.

A la suite des traumatismes, même légers, du thorax, on voit fréquemment apparaître une pleurésie séro-fibrineuse chez les tuberculeux. D'après NETTER, 68 o/o des pleurésies relèveraient de cette cause occasionnelle. La pleurésie peut survenir aussi à la suite d'infections tuberculeuses du péritoine, ou chez des sujets atteints de lésions osseuses des vertèbres ou des côtes.

I. — *Pleurésie aiguë séro-fibrineuse.*

La pleurésie séro-fibrineuse s'observe exceptionnellement chez les jeunes enfants. Elle ne devient commune qu'après la cinquième ou la sixième année, et elle est surtout fréquente chez les adultes aux environs

1. *Deutsch. Archiv. f. klin. Med.*, vol. LXXIV, fasc. 1 et 2.

de 20 ans. Elle frappe principalement les sujets qui n'ont pas d'antécédents tuberculeux notoires.

Elle est caractérisée au point de vue anatomo-pathologique par une vascularisation congestive de la plèvre, par l'éruption à sa surface d'une multitude de fines granulations ou de végétations qui lui donnent l'aspect d'une peau de chagrin ou d'une langue de chat, et par un exsudat constitué par du liquide séreux mélangé de très fines fausses membranes rougeâtres qui s'épaississent parfois en bourgeonnant et qui s'étalent comme une lame de cuir sur toute la zone malade. A ce niveau l'épithélium pavimenteux se desquame et la couche sous-jacente du tissu conjonctif s'infiltre de cellules embryonnaires et de très nombreux lymphocytes. On y trouve des tubercules soit isolés, soit en amas plus ou moins denses.

Les fausses membranes ont la consistance de la fibrine coagulée. Elles forment des flocons et des brides adhérentes à la séreuse, ou flottant librement dans le liquide. Elles emprisonnent dans leur réseau de nombreux leucocytes, quelques cellules pigmenteuses désagrégées, quelques hématies et une grande quantité de lymphocytes.

L'exsudat, ordinairement de couleur jaune citrin, transparent, ou légèrement louche, est constitué par du plasma sanguin et tient en suspension quelques filaments de fibrine, quelques globules rouges, des leucocytes, des lymphocytes, et quelques rares bacilles qu'il n'est souvent possible de mettre en évidence que par l'inoculation expérimentale. Son volume est très variable, de 200 grammes environ à 4 litres et quelquefois davantage. Sa teneur en albumine oscille de 10 à 15 p. 1.000. Lorsqu'on le recueille dans un vase en verre il se prend en masse au bout de quelques heures, comme de la gelée.

Au niveau et sous les lésions pleurales, on trouve le tissu pulmonaire congestionné, infiltré de fibrine et de leucocytes, quelquefois hépatisé, ou même carnifié dans les pleurésies un peu anciennes.

La pleurésie séro-fibrineuse est rarement généralisée à toute une plèvre : le plus souvent elle est localisée soit à la base, à la région diaphragmatique, à la partie moyenne, ou au sommet. Elle peut aussi être seulement interlobaire. Les épanchements se forment alors dans des espaces limités par des fausses membranes dont l'épaisseur est suffisante pour les maintenir.

Dans les formes sèches il ne se produit pas d'exsudat, mais les lésions sont les mêmes. Elles accompagnent souvent les poussées de spléno-pneumonie corticale qui sont assez fréquentes chez les tuberculeux pulmonaires.

Lorsque la guérison s'établit, ce qui est presque toujours la règle, — à moins que la pleurésie ne marque le début d'une granulie généralisée, — le liquide se résorbe peu à peu s'il n'est pas trop abondant, ou bien on lui donne issue par thoracentèse. Mais la plèvre reste définitivement

altérée : des adhérences s'établissent entre ses deux feuillets par suite de
la fusion et de la transformation fibreuse des végétations qui les tapis-
saient. Elles peuvent s'épaissir jusqu'à former des symphyses pleurales.
Il n'en résulte d'ailleurs aucun inconvénient grave pour le malade, et
les cliniciens ont depuis longtemps constaté que la pleurésie séro-fibrineuse n'entraîne habituellement pas un pronostic fâcheux pour l'avenir.
Elle représente une forme de tuberculose plutôt bénigne, tendant à
guérir naturellement par évolution fibreuse et qui confère, à celui qui
en a été atteint, une résistance manifeste aux réinfections. Un ancien
pleurétique ne contracte jamais dans la suite une tuberculose granulique
aiguë. Il peut devenir phtisique et il arrive assez souvent qu'il le devienne
s'il s'expose à des contaminations fréquentes et massives ; mais la maladie prend alors chez lui une de ces formes torpides, compatibles avec
le travail et avec les apparences d'une bonne santé relative pendant de
longues années.

On a maintes fois signalé la fréquence extrême des nodules tuberculeux *sous-pleuraux*, surtout anthracosiques, plus rarement calcairest
M. Letulle[1] a montré que ces « colonies » isolées de bacilles, forman
de véritables embolies dans le tissu conjonctivo-vasculaire sous-pleural,
se sont formées en réalité dans les « esquisses de ganglions lymphatiques, points nodulaires de tissu réticulé, qui parsèment la couche profonde de la plèvre viscérale ». Ce sont des « adéno-lymphites tuberculeuses sous-pleurales ».

Ces nodules anthracosiques sous-pleuraux constituent le « tubercule
de guérison » typique.

II. — *Pleurésie purulente.*

On sait aujourd'hui que si la pleurésie séro-fibrineuse est, dans la
plupart des cas, la manifestation d'une infection bacillaire de la plèvre,
la pleurésie purulente peut résulter d'autres infections microbiennes, et
parmi celles-ci l'infection streptococcique est le plus souvent en cause
(50 à 60 fois sur 100), au moins chez l'adulte, tandis que chez l'enfant
ce serait le pneumocoque (74 fois sur 100).

La pleurésie purulente tuberculeuse est cependant assez commune,
mais on ne l'observe que chez des tuberculeux avérés, soit qu'elle succède
à une pleurésie séro-fibrineuse, soit qu'elle apparaisse d'emblée chez un
sujet déjà phtisique ou porteur de lésions graves et anciennes d'autres
organes. Aussi son pronostic est-il toujours fatal à plus ou moins brève
échéance.

Dans cette forme de tuberculose on trouve la plèvre couverte de tuber-

1. *Deutsch. med. Woch.*, 1885, p. 546.

cules caséifiés et ulcérés, surtout sur son feuillet pariétal. Elle est fortement épaissie jusqu'à atteindre 1 centimètre et parfois davantage. Ces
lésions s'étendent en général en larges plaques à tout un côté. Elles ont
souvent pour point de départ un ganglion du médiastin ou un ganglion
intercostal tuberculeux.

Le pus qui les caractérise ressemble à celui des abcès froids. Il est
granuleux, verdâtre ou jaune, et ne contient pas de fibrine. Les bacilles
y sont rares ; mais leur présence est toujours attestée par l'inoculation
expérimentale au cobaye. A. FRAENKEL a pu dire que toutes les fois
que, par la culture ou par l'examen microscopique d'un liquide pleurétique purulent, on ne trouve pas de microbe pyogène, c'est qu'il s'agit
d'une pleurésie tuberculeuse. Il n'est donc pas même nécessaire d'attendre le résultat de l'inoculation pour poser le diagnostic.

Lorsque des tubercules caséifiés du poumon corrodent la plèvre à leur
voisinage et qu'il existe une pleurésie purulente, la communication
s'établit entre ces lésions et l'on voit apparaître un hydropneumo-
thorax.

B. — PÉRITONITES TUBERCULEUSES.

L'infection du péritoine peut être réalisée par des bacilles récemment
déversés dans la circulation par la rupture d'un premier tubercule ganglionnaire caséifié : elle se manifeste alors par une *péritonite miliaire
aiguë* ; ou bien cette infection se produit tardivement chez un sujet déjà
porteur de lésions tuberculeuses multiples et elle fournit le tableau clinique de la *péritonite chronique ulcéreuse* ou celui de la *péritonite
fibreuse.*

Les péritonites aiguës apparaissent assez fréquemment chez la femme,
et quelquefois aussi chez l'homme, à la suite de l'infection tuberculeuse
directe par voie génitale ou de l'extension rapide aux lymphatiques péritonéaux d'une infection récente ayant son siège primitif dans les organes
génitaux.

Mais, dans la plupart des cas, elles résultent du déversement dans la
séreuse d'un amas bacillaire provenant d'un tubercule caséifié, et le siège
de ce tubercule peut avoir été, soit un ganglion mésentérique, soit un
ganglion iliaque ou diaphragmatique (en relation ou non avec une pleurésie séro-fibrineuse aiguë ou avec une tuberculose aiguë du médiastin
coexistante), soit même une lésion quelconque d'un organe plus
éloigné.

On a longtemps cru que la péritonite succédait habituellement à une
entérite tuberculeuse, et les expériences de BAUMGARTEN et ORTH qui
avaient reproduit cette maladie chez les animaux en leur faisant absorber, en même temps que des matières bacillifères, des corps durs
susceptibles de blesser la muqueuse, semblaient donner du crédit à cette
manière de voir. Mais les observations cliniques de SPILLMANN, puis les

travaux expérimentaux de Dobroklowsky [1], de von Behring, ceux que j'ai publiés avec mes élèves C. Guérin, M. Breton, etc., ont montré que l'absorption intestinale du bacille tuberculeux s'effectuait sans laisser la moindre trace de son passage à travers la paroi muqueuse, et que les lésions de celle-ci, lorsqu'elles existent, sont secondaires, postérieures à la péritonite, reflétant simplement l'extension du processus tuberculeux aux follicules clos et aux ganglions lymphatiques péri-intestinaux.

Dans la péritonite tuberculeuse comme dans la pleurésie, — qu'elle accompagne d'ailleurs très fréquemment, car les deux séreuses sont contiguës l'une à l'autre et communiquent entre elles par les anastomoses de leurs vaisseaux lymphatiques, — on trouve des granulations miliaires disséminées en grand nombre et souvent en larges placards recouverts de fibrine, à la surface de la séreuse. Celle-ci prend l'aspect d'une peau de chagrin et la cavité péritonéale se remplit de liquide séro-albumineux et fibrineux de couleur jaune verdâtre. Ce liquide, légèrement louche, contient quelques hématies et d'assez nombreux leucocytes avec beaucoup de lymphocytes et de très rares bacilles qu'on ne retrouve généralement qu'après centrifugation ou par l'inoculation expérimentale. Son volume peut atteindre jusqu'à 8 litres, mais il est habituellement peu abondant.

Dans la péritonite miliaire aiguë, d'autres organes (poumons, foie, rate, reins, etc.) sont presque toujours atteints en même temps.

La *péritonite ulcéreuse* présente les mêmes lésions, mais plus développées localement : les plaques de tubercules sont caséifiées, suppurantes, encastrées dans des cloisons de fibrine coagulée emprisonnant de nombreux leucocytes et formant loges. Le liquide que renferme celles-ci est épais, grumeleux, brunâtre. Parfois ces lésions se condensent et s'enkystent en soudant les organes qu'elles intéressent, par exemple ceux du petit bassin (pelvi-péritonite). Le liquide se résorbe et les membranes subissent la transformation fibreuse ; ou bien les ulcérations s'étendent, détruisent la paroi intestinale et produisent des perforations mortelles.

Dans la *péritonite fibreuse* les tubercules apparaissent plus profonds dans le tissu conjonctif sous-endothélial. Ils ont peu de tendance à se développer et à se caséifier. La séreuse qui les recouvre se dépolit. Une quantité plus ou moins grande de liquide s'accumule dans la cavité péritonéale, et un exsudat fibrineux tendant à s'organiser s'étale à sa surface. Les bacilles y sont extrêmement rares.

Peu à peu un travail cicatriciel s'établit qui rétracte les lésions en bourrelets ou en plaques fibreuses. C'est une guérison apparente. Mais il arrive ordinairement que le mésentère et l'épiploon prennent la consis-

---

1. *Archives de médecine expérimentale*, mars 1890.

tance de cordes. Des brides peuvent étrangler des anses intestinales, et la masse de l'intestin recroquevillée s'atrophie en participant au processus de sclérose. Il en résulte alors des conséquences graves pour la nutrition et pour la vie du malade.

C. — PÉRICARDITES TUBERCULEUSES.

On peut répéter à propos des péricardites ce qui a été dit précédemment à propos des pleurésies et des péritonites. Il y a des péricardites aiguës résultant d'une infection récente et limitée aux ganglions médiastinaux voisins du péricarde, — et celles-ci peuvent être, jusqu'à la mort du malade, la seule manifestation de l'infection tuberculeuse, ou s'accompagner d'autres localisations dans des organes voisins ou éloignés. Il y a aussi des péricardites qui apparaissent chez d'anciens tuberculeux, ganglionnaires, osseux ou pulmonaires, porteurs de lésions caséifiées localisées ou disséminées en divers organes.

C'est ainsi que les tuberculoses aiguës de la plèvre et du péritoine s'étendent fréquemment au péricarde, parce que le transport des bacilles s'effectue par les voies lymphatiques qui font communiquer largement entre elles ces trois séreuses.

Les lésions anatomiques sont toujours de même nature. Elles peuvent être sèches et aboutir à la symphyse, ou s'accompagner d'épanchements souvent hémorragiques, avec fausses membranes fibrineuses plus ou moins épaisses, en lamelles et formant des alvéoles. Les granulations miliaires ou les tubercules caséeux se développent surtout sur le feuillet épicardique. Leur évolution vers la transformation fibreuse est rare. Presque toujours elles entraînent, avec la dégénérescence granulo-graisseuse du myocarde, des accidents mortels à brève échéance.

CHAPITRE XIV

MÉNINGITES TUBERCULEUSES
ET TUBERCULOSE DES CENTRES NERVEUX

A. — MÉNINGITES TUBERCULEUSES.

L'infection bacillaire des vaisseaux lymphatiques ou sanguins qui rampent dans la pie-mère, et qui caractérise les méningites tuberculeuses, n'est jamais primitive. Elle peut être exceptionnellement réalisée par la propagation directe du virus provenant d'une lésion qui a son siège au voisinage de l'encéphale, par exemple par une lésion de l'oreille, du nez, de l'œil, des sinus maxillaires ou par une carie vertébrale *(mal de Pott)* ; mais le plus souvent elle est le résultat du déversement, dans la circulation générale, d'une quantité de bacilles provenant de la rupture de tubercules caséifiés des ganglions trachéo–bronchiques ou médias-tinaux. Cette pathogénie est, sauf de rares exceptions, la seule qui intervienne chez l'enfant, tandis que, chez l'adulte, l'origine de l'in-fection peut provenir d'une lésion tuberculeuse suppurée quelconque, entraînant à un moment donné l'évacuation d'une masse assez considé-rable de bacilles dans le torrent sanguin.

Si elles ne résultent jamais d'une primo-infection (sauf dans la *granulie aiguë généralisée* dont elles ne sont qu'un épisode), *les ménin-gites tuberculeuses* — au moins celles, et ce sont les plus nombreuses, qui entraînent la mort à bref délai, — *n'évoluent que chez les sujets récemment et intensément bacillisés* et qui n'ont pas encore acquis, même partiellement, la moindre immunité antituberculeuse.

Les méningites tuberculeuses affectent au moins trois types cliniques et anatomiques assez nettement différenciés : celui du jeune âge ou type de la *méningite tuberculeuse commune*, la *granulie méningée* et la *méningite en plaques*. Il en existe d'autres plus rares, telles que les méningites atypiques non folliculaires, décrites par LANDOUZY et GOU-GEROT, les méningites localisées au bulbe par exemple, ou à la moelle épinière (méningites spinales), et celles que TINEL et GASTINEL [1] appel-lent les *états méningés* qui sont des méningites atténuées et curables.

Lorsqu'on fait l'autopsie d'un enfant qui a succombé à la méningite

---

1. *Revue de médecine*, mai 1912.

tuberculeuse commune, on trouve, après avoir incisé la dure-mère, le cerveau baigné d'un liquide séreux sanguinolent. Les sinus veineux sont dilatés, la pie-mère épaissie et gélatineuse.

En dégageant le cerveau de la boîte crânienne on voit les lésions caractéristiques qui sont groupées *autour du chiasma des nerfs optiques* et *à l'origine de la scissure de Sylvius*. Un exsudat séro-purulent les recouvre. Elles sont formées de granulations ou de tubercules à divers stades, généralement agglomérés en grappes dans l'épaisseur de la pie-mère. Ces lésions peuvent s'étendre le long des gaines vasculaires qui rampent dans les sillons de toute la masse cérébrale, mais ils sont d'ordinaire localisés à la base autour de l'*hexagone de Willis* ainsi que le long de la *scissure de Sylvius*, et ils occupent la gaine lymphatique des artères ou artérioles sur la paroi desquelles ils provoquent des réactions cellulaires inflammatoires qui aboutissent à des lésions d'artérite perforante, proliférante et oblitérante. Autour de ces lésions le sang s'infiltre en petites plaques d'hémorragie dans la pie-mère et parfois dans les espaces sous-arachnoïdiens.

La substance nerveuse du cerveau se montre adhérente aux méninges qui se laissent difficilement décortiquer. Les vaisseaux qui la pénètrent portent sur leurs parois des lésions de périvascularite. Leur gaine est infiltrée de leucocytes, lymphocytes et mononucléaires surtout.

Les altérations cellulaires ont principalement pour siège les grandes cellules pyramidales de l'écorce qui subissent la chromatolyse et dont le noyau devient excentrique.

Dans les ventricules on observe souvent des lésions congestives et granuleuses des plexus choroïdes et de la membrane épendymaire. Le liquide ventriculaire, plus abondant qu'à l'état normal, tend à produire une infiltration œdémateuse du cerveau (*hydrocéphalie ventriculaire*).

La moelle épinière et ses enveloppes participent fréquemment au processus de méningite tuberculeuse. Les lésions de vascularite ou les granulations tuberculeuses se montrent alors très disséminées ou groupées à la surface des renflements et dans le sillon longitudinal postérieur, surtout à la région lombaire.

Dans la granulie méningée (*infection primitive*), les granulations miliaires, extrêmement nombreuses, restent grises et translucides et ne se développent pas jusqu'à constituer des tubercules. L'infiltration périvasculaire et les altérations qui en résultent ont à peine le temps de s'ébaucher.

Dans la méningite en plaques, au contraire, les tubercules sont agglomérés en amas épais quelquefois d'un centimètre, caséifiés ou tendant à la calcification ou à la sclérose, aplatis le plus souvent au niveau de la scissure de Sylvius.

Parmi les formes atypiques, la tuberculose méningée non folliculaire de LANDOUZY et GOUGEROT [1] (bacillémie à forme méningée de DEBOVE), ne se révèle que par la présence du bacille tuberculeux dans le liquide céphalo-rachidien après la mort ou dans le liquide de ponction lombaire du vivant du malade. La seule lésion apparente est une congestion des méninges avec accumulation d'un exsudat louche, riche en lymphocytes et en mononucléaires, le long des vaisseaux qui rampent principalement au fond des sillons des lobes pariétaux.

Dans les méningites tuberculeuses le liquide céphalo-rachidien, prélevé par ponction lombaire, est ordinairement limpide, de coloration un peu verdâtre, légèrement fibrineux, mais assez pour qu'il s'y forme un coagulum après quelques heures de repos.

Il renferme environ 7 gr. 43 de chlorure de sodium par litre d'après NOBÉCOURT et ROGER VOISIN ; 5 et 6 grammes seulement d'après MESTREZAT et GAUJOUX [2].

Les éléments cellulaires qui prédominent dans ce liquide, comme l'ont montré WIDAL, SICARD et RAVAUT, sont surtout les lymphocytes. Selon NETTER et GENDRON [3] la lymphocytose, dans la méningite tuberculeuse de l'enfant, varie de 100 à 160 éléments par millimètre cube. Mais on y trouve aussi des polynucléaires plus ou moins altérés, des mononucléaires et des éosinophiles. D'après A. LUTHER [4] la lymphocytose est prédominante dans 88 o/o des cas et la polynucléose dans 14 o/o.

Les bacilles tuberculeux sont rarement abondants. Pour les rechercher il faut centrifuger immédiatement le liquide de ponction lombaire avant qu'il se coagule et faire des préparations colorées au *Ziehl* avec le culot. Si la ponction est faite dans des conditions convenables d'asepsie, on peut effectuer l'ensemencement du dépôt centrifugé sur sérum gélosé glycériné ou sur les milieux à l'œuf de DORSET et de LUBENAU pour obtenir une culture pure et étudier la virulence du microbe. On déterminera ainsi l'origine humaine ou bovine de l'infection. Ou bien on pratiquera directement l'inoculation du culot centrifugé dans le péritoine, ou sous la peau d'un cobaye ; ou encore, — ce qui est préférable — on injectera, comme l'a fait V. GRYSEZ à l'Institut Pasteur de Lille, ce culot centrifugé dans la cavité rachidienne d'un cobaye tuberculeux de quatre à six semaines. S'il s'agit d'un liquide provenant réellement d'une méningite tuberculeuse, l'animal présente bientôt de l'hypothermie et meurt en 4 à 6 heures. Le diagnostic de la nature de la maladie est ainsi posé très rapidement.

VINCENT [5] avait proposé une autre méthode dite de *précipito-dia-*

---

1. Thèse Paris, Gougerot, 1909.
2. *Société de biologie.* 13 27 mars, 24 avril 1909.
3. *Société de pédiatrie*, 16 mai 1911, p. 226.
4. *Nouveaux procédés d'investigation dans le diagnostic des méningites tuberculeuses*, thèse de Paris, 1903.
5. *Société de biologie*, 18 déc. 1909.

gnostic, basée sur ce principe qu'en ajoutant du liquide céphalo-rachidien,
in vitro, à une petite quantité de tuberculine brute, il se produit, après
2 ou 3 heures de séjour à l'étuve, un trouble qu'on n'obtient pas avec
un liquide normal ou de méningite cérébro-spinale épidémique. Mais
j'ai démontré avec L. MASSOL que cette réaction de précipitation ne
possède aucune spécificité.

On a cherché bien souvent à reproduire expérimentalement la méningite tuberculeuse sans jamais y réussir dans des conditions satisfai-
santes. C'est ainsi que CORNIL et BEZANÇON, PÉRON [1], puis SICARD [2],
ont injecté des cultures pures de bacilles tuberculeux dans les vaisseaux
carotidiens de jeunes chiens de quatre à six semaines. En prenant soin
de lier préalablement les deux veines jugulaires internes droite et gauche,
deux chiens sur six auraient présenté des symptômes et des lésions
typiques (phénomènes cérébraux, vertiges, titubation, excitation,
amblyopie) et ont succombé trois à quatre semaines après l'injection.

LOUIS MARTIN et A. VAUDREMER [3] ont fait des tentatives dans le même
sens en se servant du cobaye et du lapin. Ils ont réussi, par inoculation
directe sous la dure-mère, à produire en neuf à quinze jours chez le
cobaye, en cinq semaines à deux mois chez le lapin, des tubercules le
long des vaisseaux et un œdème gélatineux au-devant des pédoncules,
comme chez l'enfant. Mais dans toutes ces expériences on opérait avec
des animaux vierges de tuberculose, de sorte que l'infection ne restait
pas localisée à l'encéphale et se généralisait immédiatement. Il faudrait
les répéter en utilisant des animaux déjà porteurs d'une tuberculose
ganglionnaire, au lieu d'animaux neufs.

ARMAND-DELILLE [4] a tenté de dissocier l'action sur les méninges des
différents poisons tuberculeux produits par le bacille de Koch. Il a
montré que l'éthéro-bacilline, la chloroformo-bacilline d'AUCLAIR et la
xylo-bacilline préparée par A. BORREL, provoquent des réactions cellulaires locales de caséification ou de sclérose déterminant des néoformations hyperplasiques qui entraînent des troubles mécaniques ; mais
ces poisons n'agissent pas sur la cellule nerveuse. Au contraire, la
tuberculine et les corps bacillaires débarrassés de leurs enveloppes ciro-
graisseuses par le xylol ont une affinité élective manifeste pour les éléments du tissu nerveux. Ce fait avait été déjà mis en évidence par les
expériences de BORREL [5] établissant l'extrême toxicité de la tuberculine
en injection intracérébrale pour le cobaye tuberculeux.

Il semble donc évident que les troubles fonctionnels qui caractérisent
la méningite tuberculeuse sont dus en grande partie aux phénomènes

1. *Archives générales de médecine*, octobre et nov. 1898.
2. *Presse médicale*, 7 fév. 1900.
3. *Société de biologie*, 5 mars 1898, nov. 1898.
4. Thèse de Paris, 1903, *Rôle des poisons du bacille de Koch dans la méningite tuberculeuse.*
5. *Société de biologie*, 7 avr. 1900.

toxiques qui résultent de la fixation d'une quantité plus ou moins grande de tuberculine par les cellules nerveuses avoisinant les lésions granuliques ou nodulaires.

La méningite tuberculeuse est très fréquente chez les enfants dès la première année, puis jusqu'à la septième. Après la dixième année elle devient rare. Lesage et Abrami rapportent que, sur l'ensemble des cas qu'ils ont observés, les trois quarts se rapportent à des enfants âgés de moins de trois ans et plus de la moitié à des enfants de deux mois à deux ans. Chez l'adulte, c'est entre 20 à 25 ans qu'on en relève le plus grand nombre de cas, mais elle est incomparablement moins commune que dans l'enfance.

Cette forme d'infection tuberculeuse résulte presque toujours de la contamination par cohabitation. W. Grunberg [1] a étudié comparativement à ce point de vue la mortalité des enfants dans 568 familles. Dans celles où les parents étaient sains, la mortalité des enfants de 1 à 3 ans par méningite fut de 1,7 o/o, tandis qu'elle était de 10,8 o/o dans les familles tuberculeuses. Et sur 209 morts par la tuberculose de 0 à 15 ans, il relève les chiffres que voici :

	0 à 1 an.	1 à 3 ans.	3 à 7 ans.	7 à 15 ans.
Méningite.	82	42	20	6
Tuberculose pulmonaire .	6	19	12	7
Autres tuberculoses. . .	3	4	3	5

Au delà de 15 ans, les tuberculoses méningées deviennent relativement rares, tandis que les formes pulmonaires se montrent beaucoup plus fréquentes. C'est ainsi que Steinmeier [2] réunissant les statistiques de 1911 à 1913 (inclusivement) de l'hôpital d'Eppendorf-Hambourg, trouve qu'alors que les enfants jusqu'à 15 ans fournissent 37,09 o/o des cas, on n'en relève chez les adolescents et adultes que 5,63 o/o.

On voit donc que, dans l'espèce humaine, les localisations du bacille tuberculeux aux méninges dominent, par leur fréquence et leur gravité, toute la pathologie infantile.

B. — TUBERCULOSE DES CENTRES NERVEUX.

Les lésions tuberculeuses qui se développent dans le cerveau et dans la moelle épinière ont le plus souvent pour point de départ des lésions périvasculaires des méninges. Elles ont leur siège de prédilection soit dans la région corticale, soit dans les masses ganglionnaires plus profondes, soit encore dans la substance blanche. Elles se présentent tantôt

1. Thèse de Paris, 1912.
2. *Virch. Arch.*, vol. CCXVI, 1914, p. 452. Le même auteur fait observer que chez 7,57 p. 100 des sujets, la méningite tuberculeuse est en corrélation avec une tuberculose uro-génitale.

sous la forme de petits foyers le long de la gaine lymphatique des vaisseaux sanguins partis de la pie-mère, tantôt sous celle de nodules caséifiés entourés d'une zone rouge hémorragique. Il se développe aussi quelquefois de volumineux tubercules isolés (tubercules solitaires) qui révèlent leur présence par des symptômes particuliers dus à leur localisation. C'est ainsi qu'on a signalé des tubercules des pédoncules cérébraux (RAVIART), de la protubérance (D'ASTROS et HAWTHORN), de la couche optique (DEMANGE et SPILLMANN, LINGUET), etc.

Ces tubercules solitaires seraient plus fréquents chez les jeunes gens et surtout chez les enfants entre 3 et 10 ans. Ils peuvent atteindre le volume d'un pois jusqu'à celui d'un œuf et sont constitués ordinairement par une substance caséeuse dense entourée d'une bordure de granulations grises. Leur centre se ramollit et, s'il se vide, ils laissent à leur place une véritable caverne.

Dans la moelle épinière les tubercules se présentent également soit agglomérés, soit isolés. Lorsqu'ils sont assez gros ils déterminent, sur une plus ou moins grande étendue, une dégénérescence de la substance nerveuse des cordons, interrompent la continuité des faisceaux médullaires et produisent ainsi des troubles fonctionnels ordinairement très graves.

L'infection de la moelle peut aussi se manifester sous la forme d'une méningo-myélite. Des tubercules se développent alors le long des vaisseaux, dans les gaines lymphatiques qui les entourent. Ils entraînent des dégénérescences dans les faisceaux de fibres nerveuses, désagrègent les gaines de myéline et tuméfient les cylindres-axes.

Il est très difficile de reproduire expérimentalement ces sortes de lésions qui, d'ailleurs rares en clinique, ne sont guère qu'incidemment rencontrées dans les autopsies.

CHAPITRE XV

INFECTION TUBERCULEUSE
DU FOIE, DE LA RATE, DES REINS
ET DE L'INTESTIN

A. — INFECTION TUBERCULEUSE DU FOIE.

Les localisations de l'infection bacillaire à la glande hépatique sont très fréquentes à tous les âges. Il ne semble pas qu'elles soient jamais primitives, sauf dans quelques cas tout à fait exceptionnels de contamination directe par les vaisseaux lymphatiques ou sanguins ombilicaux chez le nouveau-né. (Un cas de ce genre a été signalé par SABOURAUD). Telles qu'on les observe habituellement, elles succèdent à d'autres localisations péritonéales, intestinales, ganglio-pulmonaires ou pleurales par exemple, et l'on sait aujourd'hui que, contrairement à ce qu'on avait cru pendant longtemps, la tuberculose hépatique est constante chez les phtisiques, et presque constante chez les tuberculeux chroniques, lorsqu'on se donne la peine de la rechercher en s'aidant de l'examen microscopique ou même de la loupe dans les autopsies (ARNOLD [1], BRISSAUD et TOUPET) [2].

Le plus souvent les lésions tuberculeuses du foie restent très petites et latentes : aussi ne se révèlent-elles pas par des symptômes bruyants. Elles prennent leur origine dans les lymphatiques de la paroi conjonctive des canaux biliaires ou des vaisseaux sanguins et s'y développent soit en formant des nodules tuberculeux typiques, avec cellules géantes, soit en s'arrêtant au stade lymphoïde et en s'étalant en nappe dans les « espaces portes » : ils provoquent alors la dégénérescence graisseuse ou amyloïde des cellules hépatiques et aboutissent parfois à un processus de nécrose formant des îlots plus ou moins vastes de tissu stéatosé et caséeux.

De là des variétés de formes cliniques de la maladie analogues à celles que nous avons trouvées dans le poumon, mais qu'il est plus difficile d'individualiser car elles passent souvent de l'une à l'autre chez le même malade. Pourtant on peut, comme l'a fait GOUGEROT [3], les

1. *Archives de Virchow*, vol. XXXII, 1880.
2. *Journal de Verneuil*, 1897, fasc. 1.
3. *Revue de la tuberculose*, 1906, p. 472.

grouper dans l'ordre suivant : dégénérescences et atrophies, tubercules, cirrhoses, hépatites parenchymateuses.

I. — *Dégénérescences et atrophies.*

C'est à elles que sont dus les signes d'insuffisance hépatique qu'on observe si fréquemment chez les tuberculeux. Les dégénérescences, graisseuse ou amyloïde, n'ont rien de spécifique : elles se produisent dans une foule de processus infectieux. Elles sont caractérisées au début par une tuméfaction trouble des cellules, résultant de l'infiltration du protoplasma par des globules graisseux et des grains de pigment, puis par des modifications des noyaux qui deviennent vésiculeux. Les blocs de cellules hépatiques chargées de pigment biliaire sont délimités par les ramifications des veines sus-hépatiques et donnent au foie l'aspect de *foie muscade* : c'est l'atrophie rouge de SABOURIN [1]. Ou bien ces blocs s'entourent de cellules conjonctives qui s'épaississent et se densifient de telle sorte que le protoplasma hépatique s'atrophie dans leur masse, puis disparaît : c'est alors la *cirrhose atrophique.*

Ces lésions paraissent dues à l'action stéatosante directe du bacille de KOCH (HANOT et LAUTH, PÉRON) ou des graisses qui entrent dans sa constitution (*éthéro-bacilline* d'AUCLAIR, d'après RIBADEAU-DUMAS). Avec la tuberculine seule il ne semble pas qu'on puisse les reproduire (CARRIÈRE, L. BERNARD et SALOMON).

Dans la dégénérescence amyloïde, les fibres conjonctives périlobulaires et périvasculaires se tuméfient et les vaisseaux capillaires sont étouffés, écrasés peu à peu dans une masse vitreuse coagulée. On peut penser que la genèse de celle-ci résulte de phénomènes de précipitation intra ou extra-cellulaires produits par la tuberculine sur les albumines protoplasmiques plus ou moins riches en anticorps tuberculeux.

II. — *Tubercules hépatiques.*

Les tubercules vrais se présentent dans le foie avec toutes leurs variétés de développement comme dans les autres organes, depuis les nodules microscopiques de la tuberculose miliaire aiguë jusqu'aux tubercules gros comme une noix.

Leur structure n'offre ici rien de particulier ; leur origine lymphoïde est toujours la même. Ils subissent suivant les circonstances les processus habituels de caséification ou de sclérose. S'ils évoluent vers le ramollissement, ils forment de véritables cavernes biliaires ou de gros abcès froids (LANNELONGUE) à pus grumeleux, verdâtre, qui ulcèrent quelquefois le diaphragme et le poumon et s'évacuent par vomique.

Le processus tuberculeux peut envahir plus ou moins les canaux et

---

1. *Archives de physiologie*, 1884, vol. II, p. 47.

canalicules biliaires et provoquer ainsi une véritable angiocholite suppurée tuberculeuse. Les nodules tuberculeux sont alors ramollis, macérés par la bile très alcaline dont ils sont infiltrés. Les bacilles y sont en général rares. Cette tuberculisation des canaux biliaires paraît ne pouvoir s'effectuer que par voie descendante, au moins expérimentalement d'après Sergent [1], et serait consécutive à l'apport, par la veine porte, de bacilles tuberculeux provenant d'ulcérations intestinales.

III. — Cirrhoses tuberculeuses.

Les processus de sclérose interstitielle, périlobulaire et périvasculaire, résultant de l'infiltration tuberculeuse diffuse du foie, se manifestent par diverses formes de cirrhoses que les cliniciens différencient suivant le type des lésions prédominantes : hépatite tuberculeuse graisseuse hypertrophique de Hanot-Gilbert, cirrhose simple hypertrophique de Hanot-Gilbert, cirrhose hypertrophique chronique, formes avec ou sans ascite, formes à ictère prolongé ou à ictères successifs, foie ficelé, capitonné, cirrhose cardio-tuberculeuse (cirrhose sus-hépatique par stase cardiaque) d'Hutinel, etc. Toutes ces variétés dépendent, au point de vue anatomo-pathologique, de la prédominance de tel ou tel type de lésions cellulaires.

IV. — Hépatites parenchymateuses tuberculeuses.

Elles peuvent être nodulaires ou diffuses. Nodulaires, elles seraient, d'après Sabourin, consécutives à la rétention biliaire ; mais, d'après Kelsch et Kiener, Macaigne, elles résulteraient simplement d'une réaction inflammatoire du foie contre l'infection tuberculeuse. Elles peuvent s'accompagner de stéatose ou de dégénérescence amyloïde. Les tubercules ne sont pas constants. Lorsqu'ils existent ils se montrent petits et enserrés dans le tissu scléreux.

Diffuse, l'hépatite parenchymateuse (Gilbert et Surmont) se traduit histologiquement par une multiplication cellulaire très active dans les travées hépatiques, par une infiltration graisseuse des espaces portes et par l'atrophie d'un grand nombre de cellules hépatiques normales auxquelles se substituent de petits éléments pauvres en protoplasma, à noyaux fortement colorables par le carmin et l'hématoxyline.

Toutes ces modalités de l'infection tuberculeuse du foie sont dues aux manières différentes dont l'organe réagit à l'infection bacillaire, et ces différences sont conditionnées par l'intensité de l'infection préexistante, par la sensibilité ou la résistance du sujet, et principalement sans doute par la nature des réactions qui s'accomplissent, à l'intérieur même des cellules hépatiques, entre les substances albuminoïdes protoplasmiques et les poisons tuberculeux.

---

1. *Société de biologie*, 10 et 17 mai 1895. — *Presse médicale*, 11 avril 1896,

B. — INFECTION TUBERCULEUSE DE LA RATE.

Chez l'enfant, plus encore que chez l'adulte, tous les processus infectieux et en particulier l'infection bacillaire retentissent avec beaucoup d'intensité sur la rate en raison de ses fonctions d'organe de production de lymphocytes et de leucocytes mono et polynucléaires, comme aussi de sa structure conjonctive et lymphatique.

Il n'est donc pas surprenant que, dans la granulie aiguë, elle soit le siège de lésions miliaires confluentes et que, dans presque toutes les formes de tuberculose grave, on la trouve plus ou moins envahie par le processus tuberculeux. Mais celui-ci ne s'y manifeste que rarement d'une façon très apparente. Les tubercules y restent en général très petits, noyés dans la pulpe splénique et peu visibles lorsqu'on ne les recherche pas avec soin, de sorte qu'ils passent ordinairement inaperçus lors des autopsies.

Ces tubercules apparaissent tout d'abord dans les glandes lymphatiques du hile, d'où ils se propagent à l'intérieur de l'organe et fréquemment aussi à sa capsule. Les amas de nodules caséeux, dont le volume peut varier depuis celui d'un pois jusqu'à celui d'une noix, sont rares. Il est exceptionnel qu'ils arrivent à la période de ramollissement. Les tubercules dits *lenticulaires* sont plus communément observés. Ils sont revêtus d'une enveloppe conjonctive épaisse et tendant à subir la transformation fibreuse. Leur siège initial est le *corpuscule de Malpighi* et, de là, ils s'étendent par les canaux lymphatiques périvasculaires, de sorte qu'ils sont habituellement groupés autour d'un petit vaisseau comme des raisins sur une grappe.

La tuberculose splénique, en dehors de la granulie aiguë, reste presque toujours latente et ne se manifeste que par un peu d'hypersplénie.

La rate exerce certainement un rôle protecteur de grande importance vis-à-vis de l'infection tuberculeuse. Aussi la splénectomie favorise-t-elle celle-ci chez les animaux. F. Arloing [1] a fait des expériences à ce sujet, desquelles il résulte que, si l'ablation de l'organe est faite *avant* l'infection intraveineuse, les lésions tuberculeuses évoluent beaucoup plus vite vers la caséification que si elle est pratiquée *après*.

C. — INFECTION TUBERCULEUSE DES REINS.

L'infection tuberculeuse des reins, d'ailleurs peu fréquente, n'est presque jamais primitive. Elle dérive à peu près constamment d'une infection sanguine, et ses manifestations varient dans leur mode d'évolution suivant que le sujet a ou n'a pas encore acquis, du fait des lésions récentes ou anciennes dont il est porteur, cette intolérance spéciale vis-

---

1. *Société de biologie*, 10 déc. 1904.

à-vis du bacille que met en évidence le *phénomène de* Koch (*Voir chap. XXXIX*) et qui caractérise l'immunité antituberculeuse.

C'est surtout entre 12 et 3o ans que la tuberculose rénale est fréquente.

Les enfants sont plus souvent atteints que les adultes. J. Hallé [1] rapporte que Dickinson, sur 3oo autopsies d'adultes, a relevé seulement 17 fois des tubercules du rein, tandis que, sur 3oo enfants, il compte 49 cas de tuberculose rénale. D'autre part Rilliet et Barthez avaient trouvé 49 enfants avec des tubercules du rein sur 312 autopsies de tuberculeux. Oscar Muller [2] évalue la fréquence de la tuberculose rénale chez les enfants tuberculeux à 23 %. Schwer estime que la proportion est encore plus considérable, car il a trouvé 83 fois des tubercules du rein sur 123 autopsies. M. Letulle, Tamayo et A. Jousset partagent cette opinion. Pour eux, un cinquième ou même un quart environ des phtisiques ont les reins malades.

Les formes cliniques si diverses que peut affecter la tuberculose rénale se ramènent à deux types anatomo-pathologiques qui sont :

1° La tuberculose rénale proprement dite avec lésions folliculaires plus ou moins étendues ;

2° La néphrite tuberculeuse avec lésions non folliculaires.

I

La tuberculose rénale avec lésions folliculaires résulte du développement de tubercules dans les capillaires glomérulaires du rein. On peut la réaliser expérimentalement avec la plus grande facilité chez les animaux, comme l'a fait A. Borrel [3], en injectant des émulsions fines de bacilles directement dans l'aorte du lapin, en poussant l'injection au moyen d'une canule mousse introduite par la carotide jusqu'à la crosse et en comprimant en même temps l'autre carotide pour éviter le retour possible des bacilles par cette voie. On arrive ainsi à infecter les reins presque à coup sûr, tandis que, par l'injection intraveineuse, on n'y parvient que très rarement.

Léon Bernard et Salomon [4] ont pu, eux aussi, obtenir des résultats expérimentaux très intéressants chez le lapin en inoculant les bacilles dans le ventricule gauche du cœur et chez le chien dans l'artère fémorale.

Dans ces conditions, qui ont l'inconvénient de réaliser l'infection *primitive* de l'organe chez des animaux *vierges de toute imprégnation*

---

1. In *Traité des maladies de l'enfance*, de Marfan, vol. III, p. 345
2. *Zur Kenntniss der Kindertuberkulose*, *Münch. med. Woch.*, 1889.
3. *Annales de l'Institut Pasteur*, fév. 1894, p. 65.
4. *Société de biologie*, 10 déc. 1904, 14 janv., 21 janv. 1905, 10 nov. 1906, et *Journal de physiologie et de pathologie générales*, mars 1905, juil. 1906 et janv. 1907.

tuberculeuse antérieure, on constate que les bacilles s'arrêtent dans les capillaires des glomérules, sont englobés par les polynucléaires, puis déterminent un afflux de mononucléaires qui englobent à leur tour polynucléaires et bacilles, dégénèrent et donnent naissance aux follicules caractéristiques. Ceux-ci siègent exclusivement dans la substance corticale. Quelques jours après on voit apparaître la granulie : les cellules lymphatiques se sont accumulées dans les espaces interstitiels des pyramides et s'y transforment sur place en cellules épithélioïdes, d'où nouveaux granulomes moins riches que les premiers en bacilles et se développant dans toute l'épaisseur de la région médullaire.

Il ne semble pas que l'infection spontanée chez l'homme diffère beaucoup, dans son mécanisme pathogénique, de celle ainsi réalisée expérimentalement. Mais la tuberculose miliaire en est rarement la manifestation, parce qu'interviennent ici les questions de dose de virus et de résistance individuelle.

Cette forme miliaire ne se rencontre guère que dans la granulie aiguë généralisée. Il est exceptionnel qu'elle soit exclusivement localisée aux reins, et elle est alors très discrète. Il en existe quelques observations qui ont été décrites par POTAIN, CHAUFFARD, CASTAIGNE, ALBARRAN.

L'infiltration tuberculeuse du rein (forme ulcéro-caséeuse, fibrocaséeuse, chronique ou chirurgicale) est beaucoup plus commune. Elle se présente sous les aspects les plus variés. NOEL HALLÉ [1] en distingue deux formes anatomiques différenciées à la fois par le siège, l'aspect et l'évolution des lésions : *la tuberculose parenchymateuse primitivement fermée* et *la tuberculose pyélitique primitivement ouverte*.

Dans la première, les lésions lobaires et surtout polaires sont circonscrites et enkystées. Elles tendent à évoluer vers la transformation fibreuse, à l'oblitération rétractile et à la cicatrisation. Elles aboutissent à *l'exclusion partielle ou totale* du rein malade.

Dans la seconde, les lésions, d'abord extra-rénales, envahissent secondairement le rein qu'elles détruisent par ulcération progressive à marche centrifuge pour former bientôt une ou plusieurs cavernes pyélitiques. Leur aboutissant est la pyonéphrose tuberculeuse. Elles manifestent peu de tendance à l'enkystement et à la cicatrisation et s'infestent souvent secondairement avec des microbes pyogènes. La présence de ceux-ci hâte et aggrave le processus de destruction ulcéreuse.

Ordinairement le rein est gros, bosselé, parsemé de masses tuberculeuses, petites ou volumineuses, caséifiées ou constituant de vastes abcès froids qui siègent surtout dans la couche corticale et qui peuvent s'ouvrir dans le bassinet (d'où pyélo-néphrite et pyurie bacillaire). Si l'uretère participe au processus, il cesse parfois d'être perméable et on observe la distension, puis la fonte purulente progressive de l'organe

---

1. *Journal médical français*, 15 juil. 1914.

(hydronéphrose tuberculeuse et dégénérescence massive) qui se remplit de pus caséeux épais, ressemblant à du mastic.

Le ramollissement des masses caséeuses peut présenter dans le rein tous les degrés, depuis la formation de petites cavernes jusqu'à l'élimination progressive des calices et des pyramides, laissant l'organe creusé de vastes cavités anfractueuses en contact presque immédiat avec la membrane d'enveloppe. (*Voir Planche IX, 2.*)

Lorsqu'il existe de la pyurie, il est extrêmement rare que la vessie ne participe pas au processus tuberculeux. Sa face interne, au voisinage de l'uretère qui déverse les bacilles, devient granuleuse. On voit alors apparaître de la cystite.

Il arrive souvent aussi que les ganglions du hile rénal et ceux de la chaîne lombaire soient envahis et plus ou moins caséeux.

Les tuberculoses rénales sont assez fréquentes et elles constituent une des formes de l'infection latente qui échappent le plus longtemps aux cliniciens. Leur curabilité *habituelle* ne fait aujourd'hui plus de doute, après les travaux de J. CASTAIGNE, A. LAVENANT et E. BENAZET, LEGUEU, PAPIN et VERLIAC [1]. Celle-ci se produit spontanément par transformation scléreuse ou, plus rarement, par transformation calcaire. On rencontre assez fréquemment sur le rein, dans les autopsies, des cicatrices uniques ou multiples de cavernes affaissées, rétractées, constituées par un tissu fibreux plus ou moins épais, fortement pigmenté.

II

Les cliniciens admettent que certaines néphrites, chez les tuberculeux, ne sont pas liées à la présence du bacille dans le tissu rénal, mais résultent d'une véritable intoxication de cet organe par les produits dérivés du microbe.

A l'appui de cette théorie ils invoquent l'opinion d'expérimentateurs tels que GRANCHER, H. MARTIN et LEDOUX-LEBARD, S. ARLOING, RODET et J. COURMONT, LÉON BERNARD et SALOMON [2], etc., qui ont vu des altérations rénales, depuis la simple congestion jusqu'à la sclérose atrophique, succéder à des inoculations de bacilles atténués ou de tuberculine, ou de l'éthéro-bacilline d'AUCLAIR.

Mais il ne semble pas que les faits allégués soient bien probants. La tuberculine à petite dose chez les sujets tuberculeux, et à haute dose chez les animaux sains, exerce incontestablement une action congestive sur le rein et *surtout sur la capsule surrénale* ; toutefois les altérations qu'elle entraîne ne sont pas anatomiquement comparables à celles qu'on trouve dans la néphrite. C'est ce qu'ont nettement montré les recherches de

---

1. *Journal médical français*, 15 juil. 1914.
2. *Société de biologie*, 7 nov. 1903, *Journal de physiologie et de pathologie générales*, sept. 1904.

A. Jousset et celles de L. Bernard et Salomon. En examinant systématiquement des coupes en séries dans les néphrites épithéliales, et en inoculant des fragments de tissu, A. Jousset [1] a toujours pu mettre en évidence des follicules tuberculeux plus ou moins typiques. Seulement, dans de tels cas, il s'agit d'infections peu intenses ou produites par des bacilles peu virulents.

D. — TUBERCULOSE DES CAPSULES SURRÉNALES.

Les capsules surrénales sont rarement atteintes par la granulie, sauf lorsque celle-ci est généralisée. L'infection chronique sous forme de tubercules isolés, ayant pour point de départ, comme l'a montré M. Letulle, l'oblitération de la veine centrale de la glande, est beaucoup plus fréquente. Quelquefois aussi on voit se développer une péri-surrénalite sous laquelle le tissu de la capsule se caséifie, se creuse de cavités où subit par places la dégénérescence hyaline ou calcaire ; ou bien il s'y forme un véritable abcès froid.

Mais il existe aussi une variété de lésions non folliculaires sur lesquelles Sézary [2], puis Poncet et Leriche [3] et Milhit [4] ont attiré l'attention et qui sont caractérisées par la transformation scléreuse des glandes. Celles-ci se décortiquent difficilement et leurs capillaires sont enserrés dans des travées conjonctives très denses, de sorte qu'il se constitue de petits îlots congestifs, d'apparence nodulaire, au milieu du tissu sclérosé, lequel s'étend jusque dans la couche médullaire où les cellules se ratatinent et s'atrophient.

Dans ces lésions on ne trouve ni granulomes ni bacilles de Koch. Lœper et Oppenheim pensent les avoir réalisées expérimentalement avec l'éthéro et la chloroformo-bacilline d'Auclair. Peut-être résultent-elles d'une action toxique spéciale des poisons protoplasmiques du bacille tuberculeux sur la glande. Toujours est-il que les injections de tuberculine produisent chez les animaux tuberculeux des altérations tout à fait analogues : congestion intense et augmentation considérable du volume des surrénales lorsque la dose de tuberculine est voisine de la dose mortelle ; transformation scléreuse lorsque les injections de tuberculine sont effectuées à petites doses et continuées pendant longtemps. L'insuffisance surrénale qui en résulte entraîne souvent, dans ce dernier cas, la mort des animaux.

A ces lésions plus ou moins profondes des surrénales, qu'on observe assez souvent chez les tuberculeux chroniques, les cliniciens attribuent certains troubles présentés par ces malades, tels que l'asthénie, la sensation de froid, la tendance au collapsus, l'hypotension, la mélanodermie

---

1. *Archives de médecine expérimentale*, sept. 1904.
2. Thèse de Paris, 1909.
3. *Académie de médecine*, 27 juin 1911.
4. *Revue de la Tuberculose*, fév. 1912.

(addisonisme), les réactions pigmentaires si facilement provoquées par l'insolation ; peut-être aussi l'artériosclérose et l'athérome (Poncet et Leriche).

E. — CARACTÈRES ANATOMO-PATHOLOGIQUES DES LÉSIONS TUBERCULEUSES DE L'INTESTIN.

Bien que l'intestin, sur la plus grande partie de son étendue, présente une surface absorbante perméable aux particules microbiennes, et par conséquent aux bacilles comme nous l'avons vu précédemment (*chap. X*), les lésions tuberculeuses *primitives* y sont très rares, même chez les nourrissons. Par contre, les lésions d'infection *secondaire*, réalisées par voie sanguine, s'observent assez souvent chez l'enfant, sont fréquentes chez les adultes phtisiques et peuvent être reproduites expérimentalement chez les animaux par simple injection intraveineuse (Lœper et Esmonet, Ch. Richet fils) [1].

La rareté des tuberculoses primitives de l'intestin est l'argument invoqué encore actuellement par un certain nombre de cliniciens pour contester le rôle primordial de l'absorption des éléments virulents par le tube digestif dans l'infection tuberculeuse. Ces cliniciens, respectueux à l'excès des dogmes introduits dans la science, ne se décident pas à abjurer leur foi en la *Loi de* Conheim, malgré l'évidence des preuves expérimentales.

Nous savons cependant, par les nombreux travaux dont j'ai cité les plus importants au chapitre x, que la pénétration des bacilles à travers la muqueuse de l'intestin s'effectue, en même temps que celle de beaucoup d'autres particules solides, inertes ou de nature microbienne, sans laisser la moindre trace de leur passage et sans créer, *in loco*, la moindre lésion (Chauveau, Dobroklowski, von Behring et Römer, Calmette et Guérin, Orth et L. Rabinowitsch, etc.).

Ce n'est que lorsque l'infection tuberculeuse est réalisée à dose massive qu'un ou plusieurs *chancres d'inoculation* peuvent se former, et ils se localisent alors au niveau des glandes lymphoïdes, plaques de *Peyer* ou follicules clos, pour s'étendre ensuite par les voies lymphatiques à d'autres groupes ganglionnaires (mésentériques, épiploïques et périportaux principalement). On observe parfois ce processus chez les enfants allaités par une mère phtisique, ou nourris avec du lait cru provenant de vaches atteintes de mammite tuberculeuse. Mais, sans être exceptionnel, il est relativement rare.

Le plus souvent les tubercules de l'intestin se forment dans le réseau lymphatique sous-muqueux et ils résultent de l'oblitération de quelque vaisseau capillaire sanguin par une lésion d'endo ou de périvascularite. Quelquefois, à la suite d'infections très massives, ils forment une véri-

---

1. Thèse de Paris, 1912.

table éruption de nodules plus ou moins volumineux et confluents qui émergent sous l'enveloppe péritonéale de l'intestin et soulèvent ensuite la muqueuse pour venir s'ulcérer à sa surface. (*Voir Planche VIII, 1, 2 et 3.*)

Il est beaucoup plus fréquent de rencontrer, chez les jeunes sujets porteurs de tubercules caséifiés dans les ganglions mésentériques ou trachéo-bronchiques, des ulcères tuberculeux de l'intestin qui ne se sont formés que secondairement et par poussées successives. Leur aspect tout à fait particulier atteste leur origine vasculaire. Ce sont des *lésions d'auto-réinfection*. On les trouve communément aussi chez les adultes et presque constamment (neuf fois sur dix) chez les phtisiques chroniques, d'après Frerichs, Höning, Herscheimer, Weigert. Sur 215 autopsies de phtisiques, Louis les a notés 174 fois.

Leur zone de prédilection est la partie moyenne de l'intestin grêle (jejunum), puis les portions de l'iléon et du cœcum qui avoisinent l'appendice iléo-cœcal, c'est-à-dire là où le réseau lymphatique sous-muqueux est le plus développé. Le gros intestin n'est cependant pas épargné, mais les grandes ulcérations y sont moins fréquentes.

Au niveau de ces lésions la paroi intestinale est œdématiée, tantôt épaissie, tantôt au contraire très amincie et fragile. Tout autour s'étend une zone inflammatoire, rouge ou violacée.

Les ulcères tuberculeux affectent quatre principaux types :

1° Le type *lenticulaire*, lorsque les tubercules sous-muqueux émergent en plus ou moins grand nombre, mais isolés, formant de petites tumeurs d'abord aplaties puis saillantes jusqu'à prendre l'aspect de petites figues appendues à la paroi du tractus digestif. C'est celui qu'on rencontre le plus souvent chez les enfants ; (*Planche VIII, 1*)

2° Le type *annulaire*, caractérisé par de véritables anneaux ulcéreux qui coupent transversalement la muqueuse. Cette forme est habituellement consécutive aux endartérites oblitérantes. Il arrive parfois qu'on en trouve plusieurs se succédant à intervalles presque égaux sur un tronçon d'intestin. Leurs bords sont peu saillants, criblés de petites granulations tuberculeuses. Leur fond présente une teinte ardoisée ou rougeâtre ; il met à nu la tunique celluleuse (*Planche VIII, 2*) ;

3° Le type *longitudinal*, qui se développe de préférence sur les plaques de *Peyer* dont il ronge plus ou moins profondément toute l'étendue, pour se propager ensuite beaucoup plus loin, parfois sur 8 et 10 centimètres de longueur ; (*Planche VIII, 3*)

4° Le type qu'on peut appeler *irrégulier* parce qu'il affecte toutes sortes de dispositions : arrondies, linéaires, sinueuses ou serpigineuses. C'est celui qu'on rencontre le plus souvent au niveau du cœcum et du côlon transverse. Les ulcères qui le constituent ont des bords saillants, granuleux, décollés. Leur fond est brun rougeâtre, marbré, rempli, à l'état frais, de matière caséeuse riche en bacilles.

Les ganglions lymphatiques du mésentère, et les autres groupes ganglionnaires situés en aval, participent toujours avec plus ou moins d'intensité au processus tuberculeux qui envahit la zone d'intestin à laquelle ils correspondent.

L'évolution de ces lésions ulcéreuses peut aboutir soit à la perforation intestinale qui est rare chez l'enfant, ou à celle d'un gros vaisseau mésentérique, soit à la guérison apparente par sclérose : c'est alors ce qu'on appelle la forme *sténosante*, commune chez l'adulte.

Cette forme *sténosante* produit des rétrécissements cicatriciels dont le siège le plus fréquent est la portion de l'intestin qui avoisine le cœcum. Ces rétrécissements peuvent être multiples, s'accompagner d'un épaississement plus ou moins considérable de la muqueuse et réduire le calibre de l'intestin au point de provoquer des troubles fonctionnels graves auxquels on porte heureusement remède par une intervention chirurgicale.

L'étude histologique des altérations de l'intestin tuberculeux a été faite surtout par WESENER [1], HÖNING [2], SPILLMANN [3], GIRODE [4]; TCHISTOVITCH [5] et PATEL [6]. Elle a montré que, dans la genèse et le développement des lésions, les éléments épithéliaux et les éléments glandulaires ne se modifient que secondairement. Le rôle essentiel appartient à cet égard aux éléments lymphatiques.

Expérimentalement, VON BAUMGARTEN [7] a pu voir que, chez les animaux infectés par ingestion de matières tuberculeuses, les nodules apparaissent d'abord dans les follicules clos de l'intestin, et ce n'est qu'ensuite qu'ils envahissent les tissus environnants.

Il est très probable que l'infection de ces follicules clos s'effectue le plus souvent par voie sanguine. C'est l'opinion défendue aujourd'hui par LŒPER [8] qui, avec ESMONET, a reproduit de véritables tuberculomes intestinaux à la suite d'injections de bacilles dans les artères de l'intestin chez le chien. On observe parfois des lésions semblables chez les cobayes infectés par voie sanguine ou même par voie sous-cutanée. La localisation la plus habituelle a lieu dans la deuxième partie de l'iléon qui est la plus riche en vaisseaux sanguins et en organes lymphoïdes.

Les selles diarrhéiques des sujets porteurs d'ulcérations intestinales et qui ont de l'entérite tuberculeuse contiennent des bacilles en quantité plus ou moins grande suivant l'étendue des lésions. Il n'est pas toujours facile de les mettre en évidence parce qu'ils sont éparpillés dans une masse énorme de matières. Il faut les rechercher par l'une des méthodes

1. *Deutsch. Archiv. f. klin. Med.*, 1884, p. 583.
2. *Dissert. inaug. de Bonn*, 1885.
3. Thèse d'agrégation, Paris, 1878.
4. Thèse de Paris, 1888.
5. *Annales de l'Institut Pasteur*, mai 1889.
6. Thèse de Lyon, 1901-1902.
7. *Berlin. klin. Woch.*, 1902, p. 643.
8. *Leçons de pathologie digestive*, 2e série, 1912, p 210.

à l'antiformine dont la technique a été décrite au chapitre ı (en C), et identifier leur nature par l'inoculation au cobaye, comme il a été dit au chapitre ıı, afin de ne pas les confondre avec des bacilles saprophytes acido-résistants.

Mais lorsqu'on se trouve en présence d'un sujet phtisique dont les expectorations renferment des bacilles tuberculeux en abondance, comme il arrive toujours qu'une partie de celles-ci soit ingérée, il est très difficile de préciser si les éléments microbiens contenus dans les selles proviennent des crachats ou de l'intestin. Cependant, quand on rencontre des *amas bacillaires* dans les déjections à l'examen direct sur lames colorées au *Ziehl*, il y a de fortes présomptions pour que ceux-ci proviennent des parois ulcérées de la muqueuse intestinale et non des mucosités bronchiques que les aliments et les boissons ont mélangées dans l'estomac et dans toute l'étendue du tube digestif.

CHAPITRE XVI

LOCALISATIONS OSSEUSES ET ARTICULAIRES DU BACILLE TUBERCULEUX

La tuberculose osseuse s'observe à tous les âges. Chez le nourrisson et chez le vieillard elle est cependant exceptionnelle. C'est surtout à partir de la troisième et jusqu'à la quinzième année qu'elle devient fréquente.

En étudiant les antécédents des malades, on constate presque toujours que la localisation tuberculeuse osseuse ou articulaire est l'aboutissant d'une maladie générale : elle s'est produite après une infection bacillémique ordinairement méconnue et étiquetée grippe, fièvre muqueuse anormale ou embarras gastrique à forme lente, etc. (Calvé) [1].

On la voit survenir le plus souvent chez des sujets qui ont vécu en contact avec des tuberculeux ; cependant elle apparaît parfois chez d'autres qui ne semblent pas avoir été exposés à des causes de contaminations fréquentes, mais qui ont été alimentés accidentellement avec des laits suspects.

En Angleterre, Nathan Raw (*de Liverpool*) croit avoir pu démontrer que la plupart des cas de tuberculose osseuse ou articulaire, au moins dans l'enfance, seraient dus à l'infection par le lait et que les bacilles qui les produisent seraient presque toujours d'origine bovine. C'est aussi l'opinion de John Fraser [2] (*d'Edimbourg*) qui a réuni l'histoire de 70 malades. 52 d'entre eux ne présentaient aucun antécédent tuberculeux et ne vivaient pas avec des tuberculeux. Or, pour 43, il s'agissait de bacilles bovins et pour 9 seulement de bacilles humains (17 p. 100).

A. — PRINCIPALES FORMES DE TUBERCULOSE OSSEUSE ; LEUR GENÈSE

La tuberculose osseuse affecte des formes très variées. Elle atteint le plus habituellement les os spongieux, à moelle rouge, ou le voisinage des surfaces cartilagineuses entre l'épiphyse et la diaphyse, ou bien le périoste.

La tuberculose siégeant primitivement dans la diaphyse commence

---

1. *Société d'études sur la tuberculose*, 9 mai 1912.
2. *Journ. of exp. Medicine*, XVI, n°.4, 1912.

presque toujours par un foyer de médullite qui peut siéger en un point quelconque du canal, mais qui, le plus souvent, comme dans l'ostéomyélite, commence au niveau du bulbe. Elle peut envahir toute la moelle ou bien rester localisée au périoste et éroder seulement le tissu osseux sous-jacent.

Dans la tuberculose diaphysaire dite *spina ventosa*, l'os, ramolli au centre, s'épaissit à sa périphérie et devient volumineux. Cette forme est surtout fréquente chez les jeunes enfants, particulièrement chez les garçons et elle est habituellement accompagnée d'autres localisations ganglionnaires ou articulaires.

NÉLATON classait les os, au point de vue de la fréquence relative des localisations tuberculeuses, dans l'ordre suivant :

1° Les vertèbres ;

2° Le tibia, le fémur, l'humérus ;

3° Les phalanges, les métatarsiens et les métacarpiens ;

4° Les os courts du tarse et du carpe ;

5° L'apophyse pétrée du temporal.

VOLKMANN a décrit en 1888 une tuberculose perforante de la voûte du crâne.

YOUNG [1] a étudié 1.000 cas de tuberculose osseuse et les range dans l'ordre que voici :

Région.	Nombre de cas.	Pourcentage.
1° Vertèbres.	416	41,6
2° Articulation coxo-fémorale .	421	42,1
3° Genou.	103	10,3
4° Astragale.	33	3,3
5° Epaule	2	0,2
6° Coude.	17	1,7
7° Articulations du carpe. . .	8	0,8

La genèse des lésions tuberculeuses est, pour les os ou les articulations, la même que pour les autres organes. Elle résulte toujours de l'apport et de l'arrêt, dans un vaisseau lymphatique, ou plus rarement dans un capillaire sanguin, d'un leucocyte polynucléaire parasité par des bacilles et autour duquel un follicule tuberculeux s'est constitué.

Le développement de ce follicule, intra ou périvasculaire, et l'extension de la lésion qu'il produit, sont ensuite sous la dépendance des divers facteurs dont nous connaissons déjà le rôle : nombre et virulence des bacilles infectants, vascularisation plus ou moins grande du tissu où siège le follicule, âge et résistance du sujet, immunité partielle conférée par une atteinte antérieure de tuberculose ganglionnaire.

La gravité de l'affection est commandée par ces mêmes facteurs. S'il

1. *Orthopedic Surgery*, Philadelphie, 1906.

s'agit d'une *primo-infection*, ou d'une *réinfection très rapprochée de la primo-infection*, et que celle-ci soit produite par des bacilles fraîchement issus d'un autre organisme humain, l'allure rapidement extensive de la maladie se montre toute différente de celle, extrêmement lente et évoluant naturellement vers la guérison, que l'on observe chez les sujets protégés par une ancienne tuberculose occulte et partiellement immuns.

On a signalé à maintes reprises l'influence des traumatismes, — surtout chez les sujets dont le squelette est en voie de croissance, — comme provoquant la localisation de la tuberculose aux os et aux articulations. MAX SCHULLER [1] a réalisé jadis, pour la démontrer, des expériences autour desquelles il a été fait quelque bruit. Après avoir infecté des animaux, il leur faisait subir divers traumatismes et voyait se développer au niveau de ceux-ci des ostéo-arthrites tuberculeuses, tandis que des animaux sains, traumatisés dans les mêmes conditions, ne présentaient qu'une hémarthrose dont ils guérissaient spontanément.

Ces expériences de MAX SCHULLER ont été répétées depuis avec une technique plus précise et avec des résultats très différents par LANNELONGUE et ACHARD [2], par FRIEDRICH [3], HONSELL [4], FR. VON FRIEDLANDER, etc., de sorte qu'à l'heure actuelle les chirurgiens sont plutôt d'avis que le rôle des traumatismes dans l'éclosion des tuberculoses osseuses et articulaires doit être relativement restreint.

En 1892, PAWLOWSKY [5] a fait, au laboratoire de METCHNIKOFF, à l'Institut Pasteur, des essais en vue de suivre, chez le cobaye, l'évolution des lésions articulaires, à la suite d'injections de cultures pures de bacilles dans les articulations du genou, qu'il extirpait après des intervalles variables de 6 heures, 1, 2, 3, 4, 6, 8, 10 jours et après 2, 3, 4, 5, 6, 8 semaines. L'examen microscopique des coupes montrait que, seulement vers le quatrième jour, apparaît une hyperémie du cartilage. Vers le sixième jour, l'articulation est gonflée, la membrane synoviale prend un aspect chagriné ; les ganglions inguinaux se tuméfient. Après trois semaines l'articulation est souvent pleine de pus et de granulations molles. Un peu plus tard la suppuration s'établit, plus ou moins copieuse, et les surfaces articulaires se couvrent de fongosités.

Déjà après douze heures, sur les préparations colorées, on peut constater que les bacilles englobés dans des leucocytes passent à travers l'endothélium de la synoviale et, de là, dans les fentes lymphatiques du tissu conjonctif périarticulaire.

---

1. *Centralbl. f. Chir.*, 1878.
2. *Congrès de la tuberculose*, Berlin, 1899.
3. *Münch. med. Woch.*, 1900, p. 93.
4. *Id.*, p. 1831.
5. *Annales de l Institut Pasteur*, 1892, p. 116.

Dans le même laboratoire de Metchnikoff, en 1904, Petroff [1] (de *Petrograd*) a étudié, plus complètement qu'on ne l'avait fait jusqu'alors, l'influence des troubles trophiques et vaso-moteurs, produits par exemple par la section d'un tronc nerveux ou d'un vaisseau sanguin important, sur la localisation osseuse de l'infection bacillaire.

Trois séries d'expériences furent exécutées sur des lapins. Les deux premières consistaient respectivement en la section du sympathique abdominal et en celle du sciatique ; la troisième en la ligature de la veine crurale. On injectait ensuite une émulsion de virus tuberculeux dans la veine de l'oreille.

Les résultats furent que, dans les cinq cas où des foyers tuberculeux purent être découverts dans les extrémités postérieures, ils se trouvaient symétriquement du côté intact aussi bien que du côté opéré.

B. — INFLUENCE DES INFECTIONS MIXTES DANS LES TUBERCULOSES OSSEUSES.

Le même expérimentateur a cherché à préciser le rôle des associations microbiennes dans la tuberculose chirurgicale. On savait en effet que les foyers tuberculeux, suivant qu'ils sont ouverts ou fermés, ont un pronostic très différent, et que si les foyers fermés ne renferment généralement que du bacille tuberculeux, il arrive qu'ils sont parfois infectés de streptocoques (V. Brunn).

Dans le pus prélevé sur 44 malades du service de Lannelongue, et porteurs d'abcès froids ouverts, Petroff [2] trouva 25 fois du staphylocoque, 18 fois du streptocoque, 8 fois des bacilles pseudo-diphtériques, 4 fois du pyocyanique, 2 fois du tétragène, 1 fois du *bacterium coli*, et plusieurs autres espèces saprophytes indéterminées.

Par contre, sur 57 malades dont les abcès étaient fermés, 49 fois l'ensemencement du pus ne donna lieu à aucun développement. Dans les 8 autres cas on obtint des cultures de staphylocoque blanc (3 fois), de streptocoque (2 fois) et d'autres saprophytes (3 fois), lesquelles étaient vraisemblablement des impuretés provenant de ce que les abcès avoisinaient des trajets fistuleux.

En pratiquant l'infection artificielle des articulations du genou chez des lapins, d'abord avec des bacilles tuberculeux, puis avec d'autres microbes pyogènes provenant de l'ensemencement de produits tuberculeux humains, Petroff put se convaincre que les foyers de granulations et de destructions étaient toujours bien plus considérables dans les articulations infectées secondairement que dans celles qui étaient restées purement tuberculeuses. Les cartilages et les épiphyses osseuses faisant partie des articulations à infection double étaient attaquées par

---

1. *Annales de l'Institut Pasteur*, 1904, p. 590.
2. *Centralbl. f. Bakt. Ref.*, vol. XXXIV, p. 54.

le processus destructif, tandis que, dans les articulations à infection tuberculeuse pure, les synoviales seules et les ligaments intra-articulaires, — c'est-à-dire les tissus les moins résistants, — avaient souffert de la maladie.

On constatait d'autre part que l'infection secondaire accélère notablement la généralisation de l'infection primitive.

C. — CARACTÈRES ANATOMO-PATHOLOGIQUES DE LA TUBERCULOSE OSSEUSE ET ARTICULAIRE.

La pathogénie de la tuberculose osseuse a fait, au point de vue histologique, l'objet de recherches minutieuses de la part de JOHN FRASER [1] qui a pu étudier 80 types de lésions différentes et suivre pas à pas le processus infectant.

D'après cet observateur, toute tuberculose osseuse débute par de l'ostéomyélite, et celle-ci a pour point de départ un follicule tuberculeux qui s'est formé dans la moelle et qui est, dans l'immense majorité des cas, périvasculaire, donc d'origine lymphatique. La lésion élémentaire est une médullite proliférative aboutissant au développement de *fongosités*. Celles-ci sont constituées par des conglomérats de granulations grises avec des fibres conjonctives noyées dans des amas de leucocytes. Peu à peu les granulations deviennent des tubercules caséeux plus ou moins confluents, ou bien, dans les circonstances favorables, elles s'atrophient et cèdent la place à du tissu fibreux cicatriciel.

Lorsque les lésions s'étendent dans le tissu médullaire, le réseau trabéculaire osseux ne tarde pas à être envahi. Tantôt des rangées d'ostéoblastes viennent s'accumuler autour des tubercules, et s'y condensent en dépôts successifs : c'est l'*ostéite condensante*. Tantôt les cloisons osseuses subissent une véritable corrosion lacunaire, le ciment calcaire se désagrège, la substance osseuse se transforme en tissu fibreux et les corpuscules osseux disparaissent par dégénérescence graisseuse (RANVIER : c'est l'*ostéite raréfiante*. Les deux processus coexistent ordinairement dans les divers territoires d'une même lésion.

Au milieu des masses fongueuses ou caséeuses, on trouve le plus souvent de petits fragments de réseau trabéculaire osseux, auxquels on a donné le nom de *séquestres parcellaires*. On peut y rencontrer aussi de plus grosses masses osseuses, isolées de toute communication vasculaire et plus ou moins altérées par le processus tuberculeux : ce sont les *séquestres* de *nécrose* d'OLLIER.

Les lésions tuberculeuses, dans le tissu osseux, évoluent en général avec lenteur. Quelquefois cependant on observe l'envahissement rapide d'un os qui devient le siège de lésions confluentes tout à fait comparables à la granulie miliaire du poumon *(ostéite tuberculeuse aiguë)*.

---

1. *Journ. of Pathology and Bacter.*, XVII, p. 254, 1912, et *Journ. of exper. médicine*, mars 1913.

Dans les formes chroniques, qui sont de beaucoup les plus communes, on distingue : les *lésions tuberculeuses enkystées*, l'*infiltration tuberculeuse*, la *carie* et le *spina ventosa*.

Les tubercules enkystés résultent du développement, au sein du tissu médullaire, de quelques granulations tuberculeuses ayant formé un nodule caséeux. Ils représentent de véritables abcès intra-osseux.

L'infiltration tuberculeuse et la carie aboutissent à la destruction plus ou moins étendue du tissu trabéculaire avec ou sans formation de séquestres.

Si le processus d'infiltration envahit, soit principalement, soit secondairement, le périoste, il peut se produire une simple lésion locale, ou bien il se forme du tissu granuleux sur une surface plus ou moins étendue de l'os qui se résorbe : il en résulte une *carie périphérique*.

Les foyers tuberculeux périostiques se caséifient d'ordinaire tôt ou tard ; lorsqu'ils ne guérissent pas ils se ramollissent peu à peu et il se forme, comme dans la moelle osseuse, des nodules caséeux entourés de granulations et de tissu conjonctif induré ; ou bien on y voit apparaître des *abcès froids*, sacs plus ou moins volumineux dont la membrane enveloppante est formée de nodules tuberculeux et de tissu conjonctif. Ces abcès s'accroissent continuellement par accumulation dans leur cavité des produits de désagrégation caséeuse de leur paroi.

Il arrive qu'à partir de son point d'origine un abcès froid émigre dans des organes voisins et forme ainsi un *abcès par congestion*. C'est ce que l'on observe souvent à la suite de la carie vertébrale tuberculeuse *(mal de Pott)* : l'abcès descend alors le long du muscle psoas jusqu'à l'os iliaque et au ligament de *Poupart*.

Dans le *spina ventosa* qu'on n'observe que chez les enfants et qui a pour siège exclusif les os longs de la main et du pied, le tissu médullaire finit par disparaître : il est remplacé par une masse fongueuse, jaune, qui fait parfois hernie à travers la gaine périostique. Les parois de l'os sont amincies, boursouflées sur toute l'étendue de la diaphyse. Quelquefois même les épiphyses sont atteintes et il en résulte une arthrite suppurée simple ou double.

Pour ce qui est des tuberculoses articulaires, la forme la plus commune est la *synovite fongueuse (tumeur blanche)* caractérisée par le développement de bourgeons diffus sur la synoviale. Ces végétations sont peu vascularisées et d'un blanc transparent qui les fait ressembler, comme l'a dit PANAS, à la chair d'anguille. Dans certains cas elles sont riches en vaisseaux et prennent alors une teinte lie de vin. Leur évolution est tantôt lente, tantôt très rapide, suivant l'intensité de l'infection qui les a provoquées Elles sont constituées par du tissu embryonnaire renfermant des nodules tuberculeux. Elles tendent à s'étendre par la périphérie, tandis que le centre subit la dégénérescence graisseuse.

Dans les tumeurs blanches, le cartilage est toujours atteint, mais secondairement. Il peut être infiltré de tubercules, décollé et macéré ou finalement détruit. Il constitue toujours une barrière qui garantit plus ou moins longtemps le tissu osseux sous-jacent contre l'envahissement par le processus tuberculeux.

C'est un fait bien établi que la plupart des formes de tuberculose osseuse guérissent assez facilement chez les enfants, tandis que leur pronostic est en général beaucoup plus grave chez les adultes. Il y a, à cela, plusieurs raisons. La plus importante sans doute est que, chez les sujets qui se trouvent en pleine période de croissance, les réactions de défense cellulaire sont plus énergiques et les processus de réparation des tissus osseux ou fibreux s'accomplissent avec beaucoup plus d'activité.

Une autre raison est que, chez les enfants de trois à dix ans, qui présentent le plus souvent des localisations osseuses ou articulaires, ces localisations sont, dans beaucoup de cas, l'écho plus ou moins bruyant d'une primo-infection ganglionnaire de date récente, primo-infection produite par un bacille d'origine bovine ou d'origine humaine, de virulence atténuée.

Chez l'adulte, par contre, il s'agit presque toujours d'*infections secondaires plus ou moins répétées*, ou d'*auto-réinfections* dans un organisme affaibli par les multiples causes de déchéance qui engendrent la misère physiologique.

Le principal facteur de gravité qu'on ait à craindre, dans l'un et l'autre cas, est l'infiltration tuberculeuse des viscères. Les malades succombent alors à la tuberculose pulmonaire ou à la méningite. C'est le sort d'environ 16 p. 100 des sujets traités pour tumeur blanche, d'après BILLROTH et KŒNIG.

CHAPITRE XVII

LOCALISATIONS CUTANÉES
DANS L'INFECTION TUBERCULEUSE

LEURS CARACTÈRES ANATOMO-PATHOLOGIQUES

La tuberculose étant essentiellement une maladie des tissus et des organes lymphatiques, il y a lieu de s'étonner de ce que la peau, ou plutôt le derme, surtout dans les régions du corps où il est plus particulièrement riche en vaisseaux lymphatiques, n'offre pas plus souvent, dès le jeune âge, des conditions favorables au développement *in situ* de l'infection bacillaire.

Or il n'en est rien, car les localisations cutanées de la tuberculose sont relativement rares. Les enfants et les femmes, dont la peau est plus délicate, y sont toutefois plus exposés que les adultes.

L'infection bacillaire de la peau affecte des formes très différentes les unes des autres, sans qu'on puisse actuellement saisir les causes de ces diversités. Les plus communes sont le *lupus*, les *ulcères, gommes, lymphangites* ; toute la série de lésions auxquelles les dermatologistes ont donné, après DARIER, le nom de *Tuberculides* : chéloïdes, tuberculides papulo-nécrotiques de BARTHÉLEMY et de BROCQ, tuberculose verruqueuse de RIEHL et PALTAUFF, sarcoïdes de BŒCK, presque sûrement aussi le psoriasis (SABOURAUD [1]), certaines engelures mutilantes des oreilles chez les vieillards, les angio-kératomes de MIBELLI, l'érythème noueux et le purpura des adolescents.

A. -- LUPUS.

Le *lupus* est caractérisé, à son début, par un ou plusieurs nodules plans ou saillants, formant par leur confluence des lésions plus ou moins étendues, planes ou en relief, ulcérées ou non. Il s'observe le plus communément au visage, sur les parties du corps que les vêtements laissent découvertes, et sur les muqueuses. (*Voir Planche XI.*)

L'identité de nature du nodule lupique et du nodule tuberculeux a été affirmée par FRIEDLANDER [2], mais c'est surtout aux travaux d'HIPP.

---

1. *Presse médicale*, 8 janv. 1917.
2. *Untersuchungen über Lupus, Vichow's Archiv.*, vol. LX, et *Smml. klin. Vorträge v. Volkmann*, n° 64, 1874.

Martin, de Leloir et Vidal [1], Cornil, R..Pfeiffer, Doutrelepont [2], Unna [3], que nous en devons la démonstration.

Le nodule lupique se développe histologiquement dans les espaces lymphatiques des petits ganglions nerveux des papilles du derme. Il s'étale le long des gaines des petits vaisseaux qui irriguent ces ganglions, englobant peu à peu les glandes sébacées ou sudoripares dans une gangue cellulaire qui les étouffe. Il étend ainsi son action destructive aux fentes intercellulaires qu'il dilate, aux fibres conjonctives et élastiques, aux vaisseaux et aux nerfs de toute la zone où il s'est diffusé.

Dans le follicule lupique, les cellules géantes se montrent habituellement bien développées, volumineuses, avec une riche couronne de noyaux entourant une masse de protoplasma clair où les bacilles sont peu nombreux, souvent même très rares et dégénérés. Dans la sérosité qui s'écoule lorsque le lupus est ulcéré on trouve des cellules éosinophiles.

Les variétés d'aspect que présente le lupus résultent en grande partie du degré d'altération des ganglions nerveux et des nerfs englobés, plus ou moins détruits par le développement de sa masse. La profondeur à laquelle celle-ci s'étend dans le tissu dermique, l'importance fonctionnelle des ramifications nerveuses ou vasculaires intéressées, le siège de la lésion, le degré de virulence des éléments bacillaires qui l'ont provoquée, enfin et surtout la résistance du malade, sont également des facteurs de grande importance.

La suppuration des lésions lupiques est favorisée par des infections secondaires (staphylocoque ou streptocoque) qui pullulent dans les exsudats lymphatiques. Les bacilles tuberculeux colorables par le *Ziehl* y sont extrêmement rares : on n'en rencontre parfois qu'un seul sur une dizaine de coupes. En revanche les granulations acidophiles et les gramophiles, colorables par la méthode de Much, sont plus abondantes. Il semble donc que, dans les nodules tuberculeux cutanés, le bacille de Koch ne trouve pas un milieu très favorable à sa pullulation et qu'il y subisse assez rapidement des altérations de forme et de virulence.

.Jadassohn [4] a publié à ce sujet une bien intéressante observation qui doit être envisagée comme ayant la valeur d'une expérience de laboratoire. Elle se rapporte à une femme qui avait contracté un lupus au point qu'avait tatoué, en se servant de sa salive, son amant phtisique, mort bientôt après.

S'il est exact que l'inoculation au cobaye d'un fragment assez volumineux de tissu lupique, convenablement broyé, donne presque toujours lieu au développement de lésions tuberculeuses, celles-ci sont en général

1. *Bulletin de la Société de biologie*, 1882, p. 846.
2. *Deutsch. med. Woch.*, 1892, p. 1033 et 1889, n° 21.
3. *Id.*, 1898, p. 280.
4. *Virchow's Archiv.*, 1890.

bénignes ; elles évoluent avec lenteur, ne se manifestent longtemps que par une adénite locale au voisinage du point d'inoculation et ne se généralisent qu'après plusieurs mois ou même plus d'une année. Cette atténuation très évidente du bacille cultivé dans le tissu dermique rend explicable ce fait qu'*on n'a jamais pu inoculer le lupus à l'homme en partant du lupus.*

La pathogénie des diverses variétés du lupus (*lupus plan, excentrique, nummulaire* ou *discoïde, maculeux* ; *lupus exedens* ou *ulcéreux, tuberculo-gommeux, végétant, lupus pernio* ou *érythémateux*, etc.) est encore assez mal connue. Elle devrait être éclairée par des recherches expérimentales. Celles-ci sont d'ailleurs difficiles à conduire, car elles ne peuvent être effectuées utilement qu'avec des singes anthropoïdes dont le tissu dermique se rapproche de celui de l'homme. La difficulté est encore accrue de ce fait que, chez le singe, la moindre inoculation de virus tuberculeux conduit promptement à une généralisation. Or il semble que le lupus ne puisse apparaître et se développer que chez des sujets déjà tuberculeux, mais porteurs de lésions latentes ou occultes, et qu'il doive être envisagé comme *lésion de réinfection*. La première condition à remplir, pour mener à bien une étude expérimentale, serait donc de préparer d'avance un certain nombre de singes de telle sorte qu'ils soient rendus convenablement résistants à l'infection tuberculeuse par des inoculations préalables de virus très atténués, mais *vivants*.

Nous sommes plus exactement fixés sur les relations qui existent, chez l'homme, entre les lésions lupiques et la tuberculose pulmonaire. Tous les cliniciens sont aujourd'hui d'accord pour admettre la rareté des localisations cutanées chez les tuberculeux pulmonaires ou viscéraux. *Il est tout à fait exceptionnel de voir un phtisique devenir lupique.* Par contre, les lupiques deviennent fréquemment tuberculeux, et *la phtisie est presque toujours l'aboutissant normal du long calvaire que les lupiques ont à gravir.*

Si la tuberculose ganglio-pulmonaire semble préserver contre le lupus, il n'en est pas de même des adénites et des autres manifestations dites scrofuleuses qui résultent d'infections bacillaires généralement atténuées. Celles-ci précèdent, accompagnent l'évolution du lupus, ou sont souvent, par leurs orifices fistuleux, son point de départ.

Le lupus peut apparaître à tous les âges, mais il est exceptionnel avant la troisième ou la quatrième année, et il est rare qu'il débute après trente ans. Le maximum de fréquence est de six à dix ans d'après E. Vidal [1], Brocq, Kaposi et la plupart des dermatologistes.

Les localisations au visage, surtout aux ailes du nez, sont, de beaucoup les plus communément observées (dans 65 % des cas environ,

____

1. *Du Lupus*, Paris, 1879.

d'après RAUDNITZ [1]), et cela résulte peut-être de la facilité avec laquelle l'inoculation intradermique du bacille se réalise à la suite du rasage, des baisers, du grattage des petits boutons d'acné, etc.

Après la face, le cou et les extrémités des membres sont le plus atteints. Dans certaines professions qui exposent plus particulièrement aux dermatoses, on signale la grande fréquence du lupus scléreux papillomateux des mains (*Voir planche XI*). ROTHE et BIEROTTE [2] ont fait des recherches en vue de déterminer l'origine *humaine* ou *bovine* des bacilles dans 28 cas de lupus qu'ils ont pu étudier. Un morceau de peau, pour chaque sujet, était prélevé et inoculé à des cobayes. Le type des bacilles provenant des organes de ces animaux était ensuite identifié par la culture et par l'inoculation au lapin. Ils ont trouvé ainsi le *type humain dans* 82 % *des cas* et le *type bovin dans* 14,3 %. On peut donc dire que, dans la majorité des cas, le lupus est causé par le bacille tuberculeux humain.

D'autres expériences analogues ont été entreprises par différents auteurs. On les trouvera relatées plus loin. (*Chap. XXV.*)

B. — ULCÈRES TUBERCULEUX.

Ils sont caractérisés par des pertes de substance superficielles qui s'étendent de proche en proche irrégulièrement, mais qui restent en général circonscrites au voisinage du point où elles ont commencé. Presque toujours ils apparaissent secondairement chez des sujets qui présentent des lésions tuberculeuses pulmonaires ou intestinales déjà anciennes. Mais on les observe quelquefois comme lésions primitives, par exemple chez les enfants soumis à la circoncision rituelle. Ils s'accompagnent alors d'un engorgement caractéristique du groupe ganglionnaire le plus voisin, tandis que cet engorgement est exceptionnel chez les lupiques non ulcérés.

Le plus habituellement l'*ulcère tuberculeux* est le résultat d'une *réinfection locale* de la peau par la salive virulente ou par des matières fécales contenant des bacilles. Aussi apparaît-il souvent dans la région anale ou sur les lèvres, surtout sur la lèvre inférieure que les mucosités buccales baignent davantage.

Lorsque l'ulcère tuberculeux est *secondaire*, — comme c'est le cas le plus général, chez des sujets infectés depuis longtemps ou rendus plus résistants par une infection ganglionnaire plus ou moins ancienne et latente, — il perd sa tendance au phagédénisme et prend les caractères d'une lésion verruqueuse ou végétante, sans engorgement des ganglions lymphatiques avoisinants.

L'histologie des ulcérations tuberculeuses secondaires a été étudiée

1. *Veröffentl. d. Rob. Koch. Stiftung z. Bekämpf d. Tuberkulose*, fasc. 7 et 8, 1913.
2. *Id., ibid.*

(PLANCHE XI.)

par Vallas au laboratoire de Renaut en 1887. Suivant cet auteur les lésions commencent dans le derme, et non dans les glandes, sous la forme de granulations composées de cellules épithélioïdes avec ou sans cellules géantes. On aperçoit, au milieu du tissu enflammé, un grand nombre de bacilles disposés en files, surtout au niveau des papilles hypertrophiées des bords de l'ulcère. Autour des follicules on trouve souvent les fibres élastiques fragmentées en une multitude de grains et les faisceaux conjonctifs en état de dégénérescence gélatineuse.

Les bacilles manquent souvent dans le liquide qui exsude à la surface de l'ulcère, mais les bourgeons charnus de la plaie en renferment beaucoup. Ces bacilles sont généralement peu virulents.

C. — GOMMES TUBERCULEUSES.

On désigne sous ce nom des nodosités de la peau qui se forment soit dans le chorion, soit entre le chorion et l'aponévrose superficielle, dans l'épaisseur du tissu cellulaire sous-cutané, et qui laissent suinter un liquide purulent bacillifère. Lorsque ces nodosités sont petites, elles ont exactement la structure des tubercules crus du poumon. Plus tard elles augmentent de volume, se ramollissent et saignent au moindre contact. Elles montrent, au microscope, une zone périphérique de jeunes cellules disséminées dans les interstices du tissu conjonctif, des vaisseaux sanguins oblitérés et des cellules géantes.

La paroi des gommes est leur partie active. C'est par elle qu'elles s'accroissent et s'étendent, tandis que le centre subit la fonte caséeuse et contient un pus séreux, grumeleux, de couleur café au lait, pauvre en bacilles. Contrairement aux gommes syphilitiques, elles n'ont aucune tendance à subir la transformation fibreuse.

Les gommes dermiques s'observent, tantôt isolées, tantôt agglomérées en nappes ou digitiformes, sur n'importe quelle partie de la surface du corps, mais elles sont plus communes sur les côtés du visage, particulièrement le long de la branche montante ou du bord inférieur du maxillaire inférieur, sur le thorax ou sur les membres. On les rencontre à tout âge, mais surtout chez les adolescents déjà atteints d'autres lésions tuberculeuses. Elles ont parfois pour point de départ soit un abcès froid du creux de l'aisselle n'ayant aucun rapport avec les glandes sudoripares, mais d'origine ganglionnaire, soit une lymphangite tuberculeuse.

D. — LYMPHANGITE TUBERCULEUSE

L'infection tuberculeuse de la peau résultant, soit d'une petite plaie superficielle faite par exemple au cours d'une autopsie, soit de piqûres de tatouage souillées de salive bacillifère, aboutit à la formation de nodosités dures, de couleur blanc jaunâtre, obstruant les canaux lymphatiques et se développant dans la paroi endothéliale de ceux-ci. Ces nodosités se ramollissent bientôt à leur centre. Leur effraction spontanée ou provoquée laisse échapper un pus séreux contenant très peu de bacilles, et ceux-ci sont en général de faible virulence.

Cette lymphangite affecte un type moniliforme (en cordon), ou se présente en foyers isolés. Quelquefois, mais rarement, elle se développe en saillies ou en bourrelets lymphangiectasiques (Hallopeau et Goupil [1]), faussement fluctuants, de consistance fongueuse ou molle.

E. — TUBERCULIDES.

Darier [2] a rangé sous cette dénomination tout un groupe de dermatoses comprenant le *lichen scrofulosorum*, la *folliclis* et l'*acnitis* de Barthélemy ou *tuberculides papulo-nécrotiques*, l'*acne cachecticorum* d'Hebra et Kaposi, l'*acne scrofulosorum* de Fox, certaines *lésions papulo-pustuleuses agminées* décrites par Thibierge et par Hallopeau, les diverses variétés de *lupus érythémateux*, l'*érythème induré* de Bazin, l'*angiokératome* de Mibelli, le *pityriasis rubra* de Hebra, l'*eczéma scrofulosorum* de Boeck et certaines formes de *lupus disséminé* ou *en placards multiples*.

Ces lésions s'observent presque exclusivement chez des sujets déjà atteints d'autres formes de tuberculose, surtout ganglionnaires ou à marche torpide. Elles présentent histologiquement l'aspect de nodules tuberculeux, mais souvent elles ne renferment ni cellules géantes ni bacilles colorables, et les résultats de leur inoculation restent, sauf de rares exceptions, négatifs, ce qui tient vraisemblablement à ce que les quelques éléments microbiens plus ou moins altérés qu'elles peuvent contenir ont perdu toute virulence.

La forme la plus curieuse de tuberculide est le *lichen scrofulosorum*, dont le lieu d'élection est le tronc (dos, poitrine ou abdomen), plus rarement les membres. Elle se présente sous l'aspect d'une éruption de papules arrondies, de la grosseur d'une tête d'épingle à celle d'un grain de millet, isolées ou couvrant de larges surfaces, en cercles parfois concentriques, rudes et grenus au toucher. Chaque papule, d'après Hebra, est située à l'orifice d'un follicule pileux et se compose d'une masse épaisse d'épiderme qu'on peut détacher sans donner lieu à aucun écoulement sanguin. La structure histologique de ces papules est celle du tubercule miliaire. On y trouve quelquefois des bacilles et, dans tous les cas, les sujets atteints de cette affection réagissent nettement à la tuberculine. C'est d'ailleurs un caractère commun à toutes les vraies tuberculides et, bien entendu, à toutes les formes de tuberculose de la peau.

1. *Société de dermatologie*, 10 juil. 1892.
2. *Leçons cliniques de l'hôpital Broca*, 1905-1907

Jadassohn [1], Ehrmann [2] et la plupart des dermatologistes inclinent à admettre que le lichen *scrofulosorum* résulte d'une infection hématogène. B. Lipchutz [3] conclut de ses expériences qu'il est presque toujours d'origine bovine, contrairement à ce qui a lieu pour le lupus.

Beaucoup d'expérimentateurs ont essayé de réaliser expérimentalement des lésions cutanées présentant les caractères essentiels des tuberculides. Kraus et Grosz [4], Baermann et Halberstadter [5] l'ont tenté en 1905 en se servant du singe, mais ils ne réussirent qu'à donner la tuberculose généralisée à leurs animaux, en produisant localement des lésions d'infiltration lymphatique et des ulcérations verruqueuses de la peau. Gougerot et Laroche [6] ont été plus heureux en utilisant la technique très simple que voici :

Le dos d'un cobaye est épilé en arrachant les poils avec les doigts sur une surface de 3 à 4 centimètres. Un grumeau de culture pure sur pomme de terre est déposé sur l'épiderme. On l'étale soit avec un gros fil de platine, soit avec le bord d'une lame de verre en appuyant et en frottant.

En utilisant diverses souches de tuberculose, et particulièrement celle que nous conservons dans nos laboratoires de l'Institut Pasteur sous le nom de *Bovine lait*, de Nocard, Gougerot et Laroche affirment avoir obtenu des tuberculides ayant parfois l'aspect du lichen *scrofulosorum* et plus souvent celui des tuberculides papulo-nécrotiques humaines.

Chez un cobaye préalablement tuberculisé et tuberculiné, les mêmes auteurs ont vu se développer lentement, au lieu même où la tuberculine avait été injectée, une chéloïde de 25 millimètres de longueur sur 5 millimètres de largeur, dont la structure histologique était identique à celle des chéloïdes humaines. Dans l'un de ses segments, la partie profonde était parsemée de quelques nodules tuberculeux, comme dans les bords chéloïdiens de certains lupus.

Les intéressantes expériences de Gougerot et Laroche paraissent discutables quant à l'interprétation de leurs résultats ; mais il semble bien qu'avec ces observateurs on doive considérer la plupart des tuberculides comme des lésions *non folliculaires*, produites, — dans la peau de sujets déjà tuberculeux, ganglionnaires latents ou occultes, — par l'élimination cutanée de débris bacillifères ou de produits toxiques élaborés par le bacille tuberculeux.

1. *Archiv. f. Dermat. u. Syphilis,* 1914, vol. CXIX, p. 10.
2. *Id., ibid.,* p. 83.
3. *Archiv. f. Dermat. u. Syphilis,* 1914, vol CXX, p. 387.
4. *Wiener klin. Woch.,* 1907, p. 795.
5. *Berl. klin. Woch.,* 1906, p. 199.
6. *Archives de médecine expérimentale,* sept. 1908 et mai 1909. — *Gazette des hôpitaux,* nos 11 et 14, janv. 1912.

Et. Burnet [1] a pu isoler d'une lésion cutanée ancienne, à forme torpide, un bacille de très faible virulence pour le cobaye et pour le singe. A la suite d'expériences d'inoculation intradermique qu'il a faites avec Ch. Mantoux en utilisant ce bacille, il incline à penser que la peau est peut être, de tous les tissus de l'organisme, celui qui se prête le mieux à l'*atténuation spontanée* du virus tuberculeux. « Il n'est pas indifférent pour un tuberculeux, dit-il, que sa peau ait été atteinte avant son poumon ou son poumon avant sa peau, et sa tuberculose pulmonaire n'est sans doute pas la même que si la peau n'était pas intéressée. »

En étudiant le problème de l'immunité antituberculeuse, nous aurons l'occasion de revenir sur ce sujet. (*Chap. XLII.*)

---

1. *Annales de l'Institut Pasteur*, nov. 1912. — *Société de biologie*, oct. 1912. — *Société d'études sur la tuberculose*, juin 1913.

CHÀPITRE XVIII

LA BACILLÉMIE TUBERCULEUSE

Les modalités si variables de l'infection tuberculeuse, et les nombreux faits cliniques ou expérimentaux établissant que le virus pénètre le plus fréquemment dans l'organisme par les voies d'absorption lymphatiques, assignent à la circulation sanguine un rôle capital dans la dissémination comme dans la localisation des bacilles. Il est donc à prévoir que ces derniers peuvent, au moins au début de l'infection, ou parfois même au cours de celle-ci, se rencontrer dans le sang, et c'est ce que l'on constate en effet.

Déjà en 1866 VILLEMIN montrait que le sang, pris dans l'artère fémorale d'un lapin tuberculeux, ou extrait de malades phtisiques au moyen de ventouses, et inoculé sous la peau de lapins indemnes, communiquait à ces derniers l'infection tuberculeuse. W. MARCET répéta avec succès en 1867 la même expérience. Plus tard WEICHSELBAUM [1] (1884) put mettre des bacilles en évidence par l'examen microscopique du sang de trois sujets morts de tuberculose miliaire aiguë. MEISELS, MEISTER [2] puis LUSTIG [3], RUTIMEYER, GOSSELIN, VAQUEZ, en ont trouvé dans des cas semblables soit après la mort, soit pendant la vie des malades. D'autres observateurs firent la même constatation (STICKER, JEANNEL [4], GALTIER, GAERTNER [5], BERGKAMMER, ULCACIS, DOUTRELEPONT, ETTLINGER [6], etc. Mais, malgré les efforts de LANDOUZY qui, dès 1882, avait individualisé en clinique l'infection bacillaire aiguë, sous la dénomination de *typhobacillose*, on n'admettait pas qu'en dehors de la granulie et de quelques rares cas de phtisie chronique (environ 2 p. 100) le sang pût renfermer des bacilles.

Un grand nombre de travaux récents attestent que cette manière de voir n'était justifiée qu'à cause de l'imperfection des méthodes de recherches.

Le procédé d'inoculation employé par les expérimentateurs consista

---

1. *Wiener med. Woch.*, 1884, nos 12 et 13.
2. *Id.* nos 39 et 40.
3. *Id.*, no 48.
4. *Congrès de la tuberculose*, 1888.
5. *Zeitsch. f. Hygiene*, 1893, XIII, p. 101.
6. Thèse Paris, 1893.

d'abord à injecter, directement dans la cavité péritonéale ou sous la peau de lapins ou de cobayes, du sang défibriné d'animaux de même espèce préalablement tuberculisés par voie hypodermique ou intraveineuse. Les uns, comme Jeannel, Gaertner, inoculaient ainsi 10 à 40 grammes de sang, ou même, comme Küss, la moitié de la masse sanguine de l'animal (cobaye) ; d'autres, comme Nocard [1], n'opéraient qu'avec un quart de cent. cube à 5 ou 10 cent. cubes de sang de cobaye ou de malades tuberculeux. Les résultats obtenus étaient extrêmement variables. Ils aboutissaient en général à conclure que les bacilles introduits dans les veines du lapin se fixent rapidement dans les tissus et disparaissent bientôt de la circulation (au bout de 4 heures d'après Nocard, de 1 à 6 jours d'après Gaertner); mais que, cependant, le sang prélevé à l'autopsie ou pendant la vie des phtisiques ou des granuliques se montre fréquemment, même à petites doses (de 1 à 11 cc.), infectant pour le cobaye.

F. Bezançon, Griffon et Philibert [2] appliquèrent en 1903 leur procédé d'homogénéisation à la recherche microscopique directe des bacilles dans le sang. Ils réussirent à deux reprises différentes à découvrir des bacilles chez un malade atteint de tuberculose pulmonaire avec hémoptysie. La technique employée par ces auteurs étaient la suivante :

A 5 cent. cubes de sang déposé dans un mortier (*caillot et sérum*) on ajoute 5 cc. d'eau distillée et 5 gouttes de lessive normale de soude. On broie le caillot jusqu'à ce qu'il se dissolve dans le liquide : on additionne la masse de 20 cent. cubes d'eau distillée et on fait bouillir le tout dans une capsule de porcelaine pendant dix minutes. On centrifuge, et le culot, étalé sur lames, est coloré par le *Ziehl*.

André Jousset proposa le premier, dans une communication à la Société médicale des hôpitaux, le 9 janvier 1903, de prélever la totalité ou une portion importante du sang d'un animal tuberculeux, ou d'un exsudat séro-fibrineux coagulable (de pleurésie par exemple), et d'en opérer artificiellement la digestion pour centrifuger et recueillir ensuite les éléments microbiens qu'elle peut contenir.

Ce procédé, auquel son auteur a donné le nom *d'inoscopie*, consiste à faire digérer le caillot sanguin ou séro-fibrineux par une sorte de suc gastrique dont voici la composition :

Pepsine en paillettes (titre 50 du Codex).	2 gr.
Fluorure de sodium	3 —
Glycérine pure.	10 —
Acide chlorhydrique à 22° Bé	10 —
Eau distillée.	1 litre.

1. *Bulletin de la Société centrale de médecine vétérinaire*, 1885.
2. *Société de biologie*, 10 janv. et 7 fév. 1903.

Le sang doit avoir été prélevé aseptiquement. Après sa coagulation on le lave à l'eau distillée stérile pour hémolyser la plus grande partie des globules rouges. On laisse tomber le caillot dans un flacon à large ouverture, on y verse un égal volume du liquide digestif et on porte à l'étuve à 38° pendant deux ou trois heures, ou au bain-marie à 50° pendant une demi-heure. En agitant de temps en temps, la dissolution est bientôt totale. On centrifuge alors et on rejette le liquide. Le dépôt, étalé sur lames, puis séché, est coloré par le *Ziehl*. Les bacilles tuber-culeux deviennent visibles au milieu des débris cellulaires.

Cette méthode de JOUSSET qui a fourni à son auteur 11 résultats positifs sur 35 examens de sang de sujets atteints de tuberculose pulmonaire, soit 31 %, a donné lieu à de nombreuses critiques. ANDRÉ BERGERON [1], BEZANÇON, GOUGET, puis HUGO PRIBRAM [2] ont montré qu'elle est sujette à diverses causes d'erreurs, dont la principale est qu'elle ne permet pas de distinguer les bacilles tuberculeux des espèces microbiennes acido-résistantes que l'on trouve fréquemment dans le sang chez les sujets sains et qui proviennent de l'intestin ou de la surface cutanée.

Le même reproche peut être fait à un autre procédé imaginé par LESIEUR [3], qui consiste à appliquer, sur la peau soigneusement nettoyée du malade, trois ou quatre grosses sangsues préalablement lavées à l'eau stérile, à les laisser se gorger de sang et à recueillir celui-ci après section de la tête de l'animal, dans un tube centrifugeur (*Procédé de la sangsue*).

LOEPER et LOUSTE [4], NATTAN-LARRIER et BERGERON [5] ont employé une méthode plus pratique et plus sûre basée sur le principe de l'hémolyse :

LOEPER et LOUSTE aspirent directement, par ponction veineuse, 1 volume de sang dans une seringue de 20 cc. contenant 2 volumes d'alcool à 33 p. 100. Le mélange est immédiatement projeté dans un tube centrifugeur dont le culot est examiné sur lames après colo-ration.

NATTAN-LARRIER et BERGERON opèrent également par ponction vei-neuse ou par ponction du cœur sur l'animal et mélangent immédiatement le sang avec 20 volumes d'eau distillée dans un flacon stérile. Ils ob-tiennent ainsi un liquide limpide, dépourvu de caillots fibrineux, qu'on répartit dans des tubes et qu'on centrifuge aussitôt pendant 10 à 15 minutes. Le dépôt, très peu abondant dans ces conditions, est étalé sur lames et coloré suivant la technique usuelle après séchage à chaud.

1. Thèse de Paris, 1904.
2. *Zeitsch. f. exp. Path. und Ther.*, III, f. 3, 13 nov. 1913.
3. *Journal de physiologie et de pathologie générales*, 16 sept. 1904.
4. *Société de biologie*, avril 1904. — *Archives de médecine expérimentale*, mai 1905.
5. *Presse médicale*, 14 juin 1905.

Lafforgue [1] prélève lui aussi par ponction du cœur, chez le cobaye tuberculeux, 1 cc. de sang qui est immédiatement mélangé à 20 gouttes de solution à 2 p. 100 de citrate de soude et centrifugé. Le culot peut être inoculé à des cobayes neufs. Il a pu obtenir ainsi 2 résultats positifs sur 4 expériences.

Modifiant sa technique primitive d'inoscopie, André Jousset [2] a indiqué qu'on peut, très avantageusement, mélanger le sang liquide avec 20 à 25 fois son volume d'un liquide chlorhydro-alcoolique composé comme suit :

Alcool à 25°. . . . . 500 cc.
HCl à 22° Bé . . . . 1 cc.

La dissolution des hématies et du protoplasma des leucocytes s'y effectue parfaitement sans le moindre précipité albumineux et sans altération des bacilles. On retrouve aisément ceux-ci après centrifugation du mélange et double coloration du culot de centrifugation, au milieu des noyaux leucocytaires.

Avec cette technique on peut faire le contrôle par l'inoculation et A. Jousset s'en est servi pour l'étude d'une forme spéciale de septicémie du cobaye qu'il a observée à la suite de l'injection sous-cutanée de certaines souches de bacilles tuberculeux d'origine humaine.

Léon Bernard, Debré et Baron [3] recueillent 10 cc. de sang dans un tube stérilisé contenant 20 cc. d'alcool à 30° et, pour accélérer le laquage des hématies, ils ajoutent progressivement 30 cent. cubes environ d'alcool à 40°. Après une rapide agitation on centrifuge ce mélange pendant une demi-heure. Le culot est alors émulsionné dans 40 cc. d'alcool à 40° additionné d'une ou deux gouttes de solution alcoolique de soude à 1/10 et centrifugé une seconde fois. Il se forme alors un léger dépôt qu'on étale sur deux ou trois lames et qu'on colore au *Ziehl*.

R. C. Rosenberger [4] et de Forsytu [5] préfèrent éviter la centrifugation. 10 à 30 cent. cubes de sang (ou davantage si possible), recueillis aseptiquement en présence d'eau salée physiologique contenant 2 %₀ de citrate de soude, sont laissés au repos pendant 24 heures à la glacière. On aspire avec une pipette le dépôt qui s'est ainsi effectué spontanément, on l'étale en couche épaisse sur des lames qu'on sèche à l'étuve et qu'on plonge ensuite dans de l'eau distillée stérile pour hémolyser les globules rouges. La préparation s'éclaircit et, après dessic-

<hr>

1. *Société de biologie,* 10 juil. 1909.
2. *Académie des sciences,* 18 mai 1908.
3. *Société d'études scientifiques sur la tuberculose,* nov. 1912.
4. *American Journ. of Med. Sciences,* fév. 1909, p. 267, et *New-York Med. Journ.,* 29 juin 1909.
5. *British. Med. Journ ,* 24 avril 1909, p. 1001.

cation lente pour éviter de former un coagulum, on fixe doucement au-dessus d'un bec Bunsen, puis on colore à froid par le *Ziehl*.

Par cette méthode, appliquée à 312 malades, ROSENBERGER prétend trouver des bacilles dans tous les cas de tuberculose aux différents stades, même dans des formes ganglionnaires ou osseuses. Aussi considère-t-il que dans toute tuberculose il y a de la bacillémie. Il admet même que le bacille de KOCH existe parfois dans le sang de sujets chez lesquels l'examen clinique ne révèle aucune lésion apparente. Il l'a trouvé chez 6 sujets sur 112 pour lesquels la tuberculose ne pouvait être diagnostiquée ni soupçonnée.

En Allemagne, de nombreux auteurs préconisent volontiers l'emploi de l'*antiformine*, et ils utilisent ce réactif suivant des techniques très diverses, dont les principales ont été décrites par STURM [1], STAUBLI, G. LIEBERMEISTER [2], SCHNITTER, KURASHIGE, ZEISSLER et RUMPF. D'une manière générale elles consistent à traiter 5 à 30 cent. cubes de sang par 5 fois le même volume de solution aqueuse à 0,2 p. 100 d'oxalate neutre de potasse, ou par 2 volumes d'une solution d'acide acétique à 3 p. 100, ou par 1 volume d'une solution d'acide citrique à 3 p. 100. On agite et le sang se trouve immédiatement laqué. On centrifuge, on décante le liquide surnageant et on dilue le culot dans 1 cc. d'eau distillée de manière à bien diviser les grumeaux. On ajoute alors goutte à goutte de l'antiformine pure (1 à 3 gouttes suffisent), ou 3 volumes d'antiformine à 15 p. 100 [3], en remuant jusqu'à clarification complète, puis on remplit le tube avec de l'alcool à 60° et on centrifuge. Une partie du culot sert à faire des préparations sur lames ; l'autre partie est diluée avec un peu d'eau physiologique et injectée dans le péritoine ou sous la peau de cobayes.

Toute la verrerie utilisée pour ces manipulations doit avoir été au préalable maintenue 24 heures dans l'acide sulfurique fumant, puis lavée dans une solution de soude bouillante et rincée à l'eau distillée stérile, car les eaux de canalisation renferment assez souvent des bacilles acido-résistants (BEITZKE [4], SCHERN et DOLD [5].) Il est essentiel aussi que la peau du sujet ou de l'animal sur lequel on prélève le sang soit bien désinfectée par l'alcool et l'éther. On évite ainsi les contaminations accidentelles par les microbes acido-résistants qui sont toujours nombreux sur le revêtement cutané et dans les poussières.

Avec cette technique, plus ou moins modifiée suivant les auteurs, on

---

1. *Bauers Beiträge*, 1911, vol. XXI.
2. *Med. Klinik.*, 1912, n° 25.
3. Un contact de plusieurs heures avec l'antiformine (24 heures même d'après certains auteurs) n'altère pas les bacilles dans leurs formes ; mais il est prudent de ne pas dépasser deux heures pour ne pas porter atteinte à leur vitalité, si l'on doit procéder à des inoculations.
4 *Berl. klin. Woch.*, 1910, p. 1451.
5. *Arb. a. d. Kais. Gesundheitsamte*, vol. XXXVIII, 1911, fasc. 2.

trouve que, *dans toutes les formes de tuberculose, la bacillémie est fréquente*. Pour SCHNITTER [1] elle existerait dans 31,6 p. 100 des cas de tuberculose.

LIEBERMEISTER [2], chez des tuberculeux à la deuxième période, met le bacille en évidence dans 30 p. 100 des cas ; LIPPMANN dans 33 p. 100 en moyenne, et à la troisième période dans 53 p. 100. MANOUEN obtient 12 fois des bacilles sur 15 malades et il en rencontre même chez des tuberculeux au début. SUSUKI et TAKAKI [3] ont 478 résultats positifs sur 516 ; ils accusent un parallélisme absolu entre la cuti-réaction et la présence des bacilles dans le sang.

KURASHIGE [4] va plus loin ; ses expériences lui ont démontré que chez 155 phtisiques à divers stades, le bacille existait d'une façon constante dans le torrent circulatoire. Dans une autre série de recherches, sur 20 phtisiques, il a pratiqué l'examen du sang de 4 à 8 fois consécutives, au cours de 12 semaines. Sur 114 épreuves ainsi effectuées, la présence du bacille a été constatée 104 fois. D'après lui, ces résultats portent à admettre que le sang des phtisiques renferme presque toujours des bacilles, même dans les cas de gravité moyenne ou bénins.

De même RUMPF [5], avec l'aide de ZEISSLER, trouve des bacilles dans 100 pour 100 des cas sur 25 malades. ERICH ROSENBERG [6], examinant le sang de 19 tuberculeux pulmonaires, n'observe qu'un seul fait négatif. Sur trois autres malades suspects, le même auteur trouva dans deux cas du bacille de KOCH dans le sang, et ces deux sujets présentaient bientôt une tuberculose pulmonaire confirmée, tandis que le troisième, revu depuis à diverses reprises, restait indemne. Chez d'autres sujets sans antécédents, sans signes cliniques de bacillose et pour lesquels l'examen radioscopique des poumons était négatif, la recherche du bacille dans le sang ne fournit aucun résultat.

D'autre part KLARA KENNERKNECHT [7] trouva 68 fois des bacilles dans le sang de 68 enfants cliniquement tuberculeux; 18 fois sur 20 douteux et 23 fois sur 31 autres enfants en apparence sains. 12 seulement de ces derniers fournissaient une cuti-réaction tuberculinique positive. L'examen microscopique fut confirmé dans 13 cas par l'inoculation au cobaye.

A la Société de médecine de Berlin, F. KLEMPERER [8] a rapporté que B. FISCHER (de Francfort), inoculant à des cobayes la lymphe thoracique de malades ayant succombé à la tuberculose intestinale, trouva

---

1. *Deutsch. med. Woch.*, n° 35, 1909, p. 1566.
2. *Medicin Klinik*, 1912, p. 1018.
3. *Centralbl. f. Bakt. Orig.*, vol. LXI, 1912, p. 149.
4. *Zeitsch. f. Tuberk.*, t. XVIII, fasc. 4, 1911, et fasc. 5, août 1912.
5. *Münchener med. Woch.*, 1912, n° 36.
6. *Id.*, 25 fév. 1913, n° 8.
7. *Beiträge zur Klinik der Tub.*, 1912, vol. XXIII, p. 265.
8. 4 fév. 1914, et *Zeitsch. f. klin. Med.*, vol. LXXX, 1914, p. 82.

des bacilles dans les trois quarts des cas. Lui-même, sur 16 cas de tuberculose pulmonaire, put mettre 11 fois le bacille en évidence dans le sang par l'inoculation expérimentale.

Enfin Ritter, Sturm [1], Krause-Hannover [2], Hilgermann et Lossen [3] ont trouvé des bacilles dans le sang circulant dans 20 à 50°/₀ des cas qu'ils ont étudiés. L'inoculation au cobaye était positive, même dans certains cas où le microscope ne décelait rien, et ils n'ont jamais pu rencontrer de bacilles dans le sang d'individus sains.

Brandes et C. Man ont fait la même constatation chez des malades atteints de tuberculoses chirurgicales.

Tous ces faits ont une importance considérable, car ils tendent à nous fournir la preuve que *l'infection tuberculeuse est, dès le début, une bacillémie, antérieure à toute lésion locale,* celle-ci ne se produisant que plus ou moins tardivement suivant l'intensité des contaminations, la virulence des germes et la résistance des sujets.

Il est juste de reconnaître que d'autres expérimentateurs n'ont pas obtenu des résultats aussi impressionnants. H. Ludke [4], par exemple, ne réussit à tuberculiser que 3 fois sur 14 des cobayes inoculés dans le péritoine avec 4 à 7 cc. de sang complet prélevé par ponction veineuse chez des tuberculeux pulmonaires chroniques. Fraenken [5], sur 51 cas de phtisie (32 au 3e degré et 19 au second), n'obtient que 7 résultats positifs (dont 5 au 3e degré) par l'injection de 10 cc. de sang. Hilgermann et Lossen, par le même procédé que Kurashige, n'en trouvent que 17 positifs sur 64 cas disséminés. F. Klopstock et Erich Seligmann [6] n'ont obtenu que des résultats négatifs sur 49 malades phtisiques à diverses périodes.

Pour Lydia Rabinowitsch [7], la bacillémie existe chez 30 p. 100 des tuberculeux, même dans les premiers stades de l'infection; pour P. Ranstrom [8], chez 25 p. 100, et, d'après ce dernier observateur, l'apparition des bacilles dans le torrent circulatoire coïnciderait avec les élévations thermiques.

Par contre Hans Kohn, J. Elsoesser [9] en Allemagne, Sabrazès, Eckenstein et Muratet [10], Léon Bernard, R. Debré et Baron en France [11] obtiennent des pourcentages beaucoup moindres : 3 fois sur 41 cas pour Elsoesser, 4 fois sur 41 pour Léon Bernard et ses collaborateurs.

1. *Beiträge zur Klinik der Tub*, 1911, vol. XXI, p 239.
2. *Zeitsch. f. Tuberk.*, 1911, vol. XVII, p. 436.
3. *Deutsch. med. Woch.*, 1912, vol. XXXVIII, p. 895.
4. *Wien. klin. Woch.*, XIX, 12 août 1906.
5. *Congrès du Royal Institute of Public Health*, Berlin, 1912.
6. *Zeitsch. f. Hyg.*, vol. LXXVI, 1913, p. 77.
7. *Berlin. klin. Woch.*, 20 janv. 1913.
8. *Deutsche med. Woch.*, 15 août 1912.
9. *Beitr. Z. Klin. der Tuberk.*, XXVI, 1913, p. 367.
10. *Société de biologie*, 1909, p. 803 : 1913, p. 367.
11. *Bulletin d'études scientifiques sur la tuberculose*, nov. 1912.

Dans ces quatre derniers cas il s'agissait d'une méningite chez un tuberculeux chronique, de deux granulies et d'une phtisie pulmonaire avec cavernes. Mais il importe d'observer que la technique utilisée par ces expérimentateurs pour la récolte du sang est critiquable : on recueillait ce liquide en trop petite quantité (12 à 15 cc. seulement) dans des tubes paraffinés pour éviter sa coagulation ; on le centrifugeait et on inoculait séparément, sous la peau d'un cobaye, le plasma tout entier, et les globules sous la peau d'un second animal.

Aux Etats-Unis, JANE L. BERRY [1] obtient, sur 51 malades examinés, des résultats entièrement négatifs.

RIST, ARMAND DELILLE et LÉVY BRUHL [2] ont également recherché la bacillémie chez 50 tuberculeux et n'ont trouvé que trois fois un résultat positif à l'examen direct ; encore ceux-ci ne purent-ils être confirmés que pour deux malades par l'inoculation au cobaye. Mais là aussi on peut objecter que les auteurs n'inoculaient à leurs animaux de contrôle que 6 à 7 cc. de sang complet, ce qui est à la fois insuffisant et dangereux : insuffisant, parce que le nombre de microbes contenus dans une si faible proportion de la masse sanguine d'un homme peut être extrêmement minime ou nul, en tout cas si réduit qu'il est incapable de donner au cobaye une tuberculose évoluant en quelques semaines ; dangereux, parce que le sang ou le sérum humain *non chauffé* est, par lui-même, toxique pour le cobaye à la dose de 8 cc. environ. Les mêmes critiques doivent s'appliquer aux recherches antérieures de P. NOBÉCOURT et DARRÉ sur la bacillémie tuberculeuse des enfants. Quatre fois seulement sur 40 malades ils purent obtenir un résultat positif par l'inoculation intrapéritonéale au cobaye de 3 cc., 3 cc. 5, 5, 6 et 7 cc. de sang prélevé dans la veine du pli du coude ou recueilli au moyen de sangsues. Il s'agissait de quatre cas de tuberculoses aiguës, dont un se rapportait à une fillette de 14 ans qui, après avoir fait de l'adénopathie trachéo-bronchique latente, présenta une bacillémie à localisations multiples avec arthropathies, endocardite, congestion pleuro-pulmonaire et dont la guérison fut complète.

Des observations de ce genre, également terminées par la guérison, alors que le bacille tuberculeux avait été mis en évidence dans le sang, ne sont d'ailleurs plus rares aujourd'hui. E. AUSSET et M. BRETON [3] en ont réuni plusieurs. Elles se multiplieront sans doute lorsque les expérimentateurs s'astreindront à employer, pour la recherche des bacilles, une technique plus satisfaisante et lorsque les cliniciens seront mieux avertis des signes par lesquels la bacillémie peut se manifester.

Grâce à une ingénieuse technique permettant de réaliser la transfusion directe du sang d'un cobaye tuberculeux à un cobaye sain, L. MASSOL

1. *Journ. of infect. diseases*, janv. 1914, p. 162.
2. *Société d'études scientifiques sur la tuberculose*, avril 1913.
3. *Société de biologie*, 17 janv. 1914.

et M. BRETON [1], à l'Institut Pasteur de Lille, ont pu préciser la fréquence, la durée et l'intensité de l'infection sanguine à la suite des divers modes d'inoculation.

Après avoir injecté à deux séries de dix cobayes de même poids une même dose de bacilles bovins virulents (1 milligr,), les uns dans la veine jugulaire, les autres sous la peau de la cuisse, ils ont transfusé à des cobayes sains le sang des premiers à des temps variables de 3o minutes, 1, 2, 4, 6, 18, 42, 90 heures, 11 et 15 jours après l'infection ; le sang des seconds après 1, 2, 4, 10, 15, 3o, 4o et 6o jours. Les

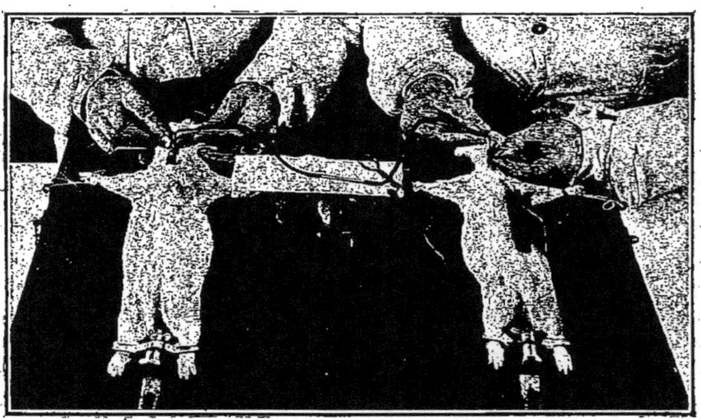

Fig. 12. — *Transfusion du sang de la carotide d'un cobaye tuberculeux dans la veine jugulaire d'un cobaye sain*, pour l'étude de la *bacillémie tuberculeuse* aux différents stades de l'infection.

cobayes témoins, inoculés dans la veine, mouraient généralement en 20 jours ; ceux inoculés sous la peau, en 6o à 7o jours. Chaque cobaye neuf transfusé recevait environ 10 centimètres cubes du sang de l'animal tuberculeux transfuseur (soit à peu près le quart du volume total du sang circulant).

En opérant dans ces conditions, on constata que *tous* les cobayes qui avaient reçu, soit le sang des animaux de la première série infectés par voie intraveineuse, soit celui des animaux de la seconde série, mouraient d'infection tuberculeuse généralisée en 3o à 100 jours. (*Fig. 12.*)

Dans d'autres expériences, les mêmes auteurs ont vu qu'après inoculation sous-cutanée d'un dixième de milligramme seulement de

1. *Société de biologie*, 4 janv., 19 avril et 29 nov. 1913.

culture virulente, le sang des cobayes se montre *toujours infectant* pour les cobayes neufs transfusés lorsque la transfusion est effectuée du 1er au 47e jour après l'infection initiale, et que, chez les transfusés, les lésions sont d'autant plus discrètes que le nombre des bacilles véhiculés par le sang est moindre.

Si l'infection des transfuseurs est réalisée par une dose encore plus faible, de 1/100 à 1/100.000 de milligrammes, la bacillose se manifeste chez les transfusés après 11, 30, 41 et 46 jours. Mais les réactions sont alors limitées aux organes lymphatiques ; elles intéressent exceptionnellement les viscères abdominaux et thoraciques, et le maximum d'intensité de la bacillémie s'observe en général vers le 10e jour.

André Jousset [1], Léon Bernard, Debré et Baron [2] ont rapporté des faits qui tendent aux mêmes conclusions.

En Allemagne, Neumann et Wittgenstein [3] ont pu mettre en évidence des bacilles dans le sang du chien 35 jours après une injection intraveineuse. Bongert, chez le lapin, en a retrouvé entre 3 et 24 jours, et Titze [4], opérant sur 6 chèvres et 7 bovidés, a observé leur persistance dans la circulation et dans les muscles jusque 23 jours après l'inoculation intraveineuse de 1 milligramme de culture d'origine bovine. Chez le bœuf, Binder [5] a constaté qu'après inoculation intraveineuse un certain nombre de bacilles restent en circulation dans le sang du 3e au 11e jour ; puis ils disparaissent, pour réapparaître du 17e au 31e jour. Après inoculation sous-cutanée, ils ont pu être décelés par le même expérimentateur le 24e, le 40e et le 70e jour.

La méthode expérimentale nous fournit donc la preuve que, dans l'infection tuberculeuse, même légère, le sang véhicule presque constamment des bacilles, et si les observateurs qui ont recherché ces derniers chez l'homme ne sont pas d'accord sur leur présence constante, cela tient sans doute, comme l'a fait observer A. Jousset [6], à ce qu'ils ont fait porter leurs expériences d'inoculation sur un volume de sang beaucoup trop faible, et peut-être à ce qu'une quantité relativement considérable d'anticorps présents dans le sang est injectée en même temps que quelques unités de bacilles. Pour que la tuberculisation des cobayes puisse se produire, j'ai constaté en effet avec L. Massol qu'il fallait inoculer à ces animaux, par voie intraveineuse, plus de 10 bacilles de virulence moyenne. Avec un nombre moindre de microbes, on peut quelquefois, — quoique exceptionnellement, — produire des lésions

---

1. *Journ. de physiologie et de pathologie générale*, sept. 1904, p. 909
2. *Société d'études scientifiques sur la tuberculose*, mai 1913.
3. *Wien. klin. Woch.*, XIX, 2 juil. 1906.
4. *Arbeit. aus dem. KK. Gesundh.*, fév. 1913.
5. *Berlin. Tierärztl. Woch.*, 17 juil. 1913.
6. *Presse médicale*, 14 sept. 1904.

ganglionnaires, mais celles-ci restent bénignes, inoffensives pendant des mois, passent inaperçues aux autopsies et laissent les animaux en apparence indemnes.

Une autre preuve — indirecte — de cette fréquence nous est encore fournie par les constatations de divers observateurs qui ont recherché les bacilles dans des fragments de tissus ou dans les sucs de divers organes, soit pendant la vie, soit après la mort de sujets tuberculeux (GALTIER, CHAUVEAU et ARLOING [1], SCHNITTER, PEUCH, BANG, ANDRÉ JOUSSET [2], LÉON KINDBERG [3], etc.). C'est ainsi, par exemple, que LANDOUZY et LOEDERICH [4], étudiant un nodule d'érythème noueux enlevé par biopsie chez une malade, ont pu tuberculiser un cobaye qu'ils avaient inoculé avec ce nodule écrasé. Ils apportaient, pour la première fois, la démonstration expérimentale de la nature tuberculeuse de cette éruption si caractéristique, qui résulte manifestement d'une bacillémie.

C'est ainsi encore que P. AMEUILLE et LÉON KINDBERG [5], inoculant systématiquement les fragments de rein, de peau, de muscle, d'hypophyse, etc., en apparence sains et prélevés dans les meilleures conditions aussitôt après la mort de sujets tuberculeux, ont obtenu un pourcentage très élevé de résultats positifs (57 o/o), *alors que l'examen histologique ne laissait découvrir aucun bacille.* Il faut bien admettre que le pouvoir infectant de ces organes ne peut être dû qu'à la présence d'éléments virulents véhiculés par la circulation sanguine pendant la vie.

Tous ces faits montrent qu'il faut être très réservé dans l'appréciation des résultats négatifs d'expériences d'inoculation portant sur un très faible volume de sang de sujets tuberculeux et qu'en réalité chez les tuberculeux, même au début de l'infection, la bacillémie est infiniment plus fréquente qu'on ne l'avait pensé jusqu'à présent.

Cette bacillémie n'implique d'ailleurs en aucune manière la multiplicité des localisations, car les bacilles circulent, englobés par des leucocytes, dans des humeurs plus ou moins riches en anticorps. Or, ces leucocytes, eux-mêmes producteurs d'anticorps, résistent victorieusement à l'intoxication par les produits de sécrétion du bacille. Ils ne sont en quelque sorte que les véhicules mécaniques de ces derniers à travers l'organisme, jusqu'à ce qu'ils soient finalement éliminés avec les déchets cellulaires (pigments, etc.) par les voies biliaires et par l'intestin.

On comprend dès lors que les généralisations tuberculeuses ou que les localisations multiples ne puissent se produire que dans les cas

---

1. *Congrès vétérinaire*, 1885.
2. *Archives de médecine expérimentale*, oct. 1904, p. 539.
3. Thèse Paris, 1913.
4. *Bulletin de l'Académie de médecine*, 18 nov. 1913.
5. *Société d'études scientifiques sur la tuberculose*, avril 1913.

d'infections massives provenant soit d'une absorption abondante et répétée d'éléments virulents, soit du déversement brusque, dans le torrent circulatoire, du contenu d'un tubercule caséifié rempli de bacilles. Hormis ces cas, heureusement peu fréquents, la bacillémie tuberculeuse reste assez discrète et les processus de défense par sécrétion d'anticorps assez puissants pour que les bacilles véhiculés *en petit nombre* et *par intermittences* dans la circulation sanguine se comportent comme des corps étrangers inoffensifs et éliminables par les voies normales d'excrétion de ces derniers.

En conséquence de cette interprétation, que justifient toutes nos observations cliniques et expérimentales, il est évident que, du fait qu'il existe chez un malade ou chez un animal une bacillémie plus ou moins intermittente et plus ou moins intense, on ne peut tirer aucune conclusion précise au point de vue du pronostic de l'infection tuberculeuse.

ROLE DE L'HÉRÉDITÉ DANS L'INFECTION TUBERCULEUSE

TRANSMISSION DU GERME PAR LES GÉNÉRATEURS. HÉRÉDO-DYSTROPHIES. PRÉDISPOSITION SPÉCIFIQUE ET CONTAGION FAMILIALE.

Jusqu'à ce que Villemin eût démontré que la phtisie est produite par un virus contagieux et inoculable, il était naturel que la fréquence avec laquelle cette maladie frappe successivement les différents membres des mêmes familles, souvent dès le jeune âge, imposât la croyance en sa transmission héréditaire. L'influence prépondérante de l'hérédité dans l'étiologie de la tuberculose était considérée comme un dogme que Laënnec lui-même, malgré son esprit d'observation si perspicace, osait à peine mettre en doute. « Une expérience trop habituelle, écrivait-il dans son *Traité de l'auscultation médiate*, prouve à tous les praticiens que les enfants des phtisiques sont plus fréquemment attaqués de cette maladie que les autres sujets. Cependant il est heureusement, à cet égard, de nombreuses exceptions ; on voit assez souvent des familles dans lesquelles un ou deux enfants seulement deviennent phtisiques à chaque génération. D'un autre côté on voit quelquefois, détruites par la phtisie pulmonaire, des familles nombreuses dont les parents n'ont jamais été atteints de cette maladie. J'en ai connu une dont le père et la mère sont morts plus qu'octogénaires et de maladies aiguës, après avoir vu successivement enlever par la phtisie pulmonaire, entre l'âge de 15 et de 35 ans, quatorze enfants très forts et dont la constitution n'annonçait aucune disposition à la phtisie. Un quinzième, né grêle et délicat, présentant tous les traits de la constitution à laquelle on reconnaît habituellement la prédisposition à la phtisie pulmonaire, a éprouvé plusieurs attaques d'hémoptysie grave et a paru plusieurs fois atteint de phtisie : cependant il est le seul qui ait survécu, et il a aujourd'hui 48 ans. »

Encore de nos jours, le préjugé de l'hérédité de la tuberculose, dont beaucoup de médecins n'arrivent eux-mêmes que difficilement à s'affranchir, est si répandu dans les familles qu'il faudra sans doute de longs efforts d'éducation pour lui substituer la vérité scientifique.

Après les découvertes fondamentales de Villemin et de R. Koch, l'observation clinique attentive et l'expérimentation sur les animaux ont précisé les circonstances dans lesquelles l'infection bacillaire ou les produits toxiques qui en dérivent peuvent influer sur la descendance des sujets tuberculeux.

La transmission directe du bacille par les générateurs peut s'exercer :

1° Soit sur l'ovule : .

a) Avant fécondation, par la mère ;

b) Au moment de la fécondation, par le père ;

2° Soit sur l'embryon ou sur le fœtus par infection transplacentaire.

A. — INFECTION OVULAIRE.

Si cette infection est possible, il ne paraît pas douteux qu'elle soit exceptionnellement rare, parce que, comme l'a observé Virchow, l'ovule parasité par des bacilles tuberculeux perd ses propriétés germinatives et n'arrive pas à maturation. Cependant Maffucci [1] a inoculé 18 œufs de poule avec du bacille aviaire et il a réussi à obtenir, après incubation, neuf poussins, d'ailleurs chétifs et de petite taille. L'un périt le 20e jour, un second le 32e jour, les autres successivement le 40e, le 47e, le 68e jour, etc., jusqu'à 4 mois et demi après l'éclosion. Tous présentaient à l'autopsie des lésions tuberculeuses.

Baumgarten [2] a répété cette expérience, mais sur douze œufs il n'obtint que deux poussins qui succombèrent, l'un à 4 mois, l'autre à 4 mois et demi, et qui furent également trouvés tuberculeux.

Il ne s'ensuit évidemment pas qu'on puisse admettre que l'œuf humain infecté se comporterait comme l'œuf de poule. Il n'y a aucune comparaison possible, car l'infection artificielle de ce dernier, réalisée par introduction directe de bacilles dans la masse albumineuse ou dans le jaune, plus ou moins loin de la vésicule germinative, correspond en réalité à une contamination placentaire (Milchner [3], Weber et Bofinger [4], Koch et Rabinowitsch [5]).

La possibilité de l'apport du virus jusqu'à l'ovule sain par le sperme fécondant provenant du père tuberculeux est également fort douteuse, bien que quelques auteurs croient avoir pu la démontrer par l'expérimentation. Il est d'ailleurs toujours très difficile de faire féconder des femelles saines par des mâles tuberculeux, tandis que l'inverse est relativement aisé, et la plupart des expériences relatées comme ayant été suivies de succès sont entachées d'erreurs parce que des précautions suffisantes n'ont pas été prises pour écarter tout risque de contamination extra-utérine.

1. *Centralbl. f. Pathol. und path. Anat.*, 1894.
2. *Die Bekämpfung der Tuberkulose*, Leipzig (Hirzel), 1904.
3. *Beitr. z. klin. Medicine*, Festchrift Senator 1904.
4. *Tuberk. Arbeit. a. d. KK. Gesund.*, 1904, fasc. 1.
5. *Virchow's Archiv. Beitr. z. 190 vol.*, Berlin, 1907.

F. Friedmann [1] a injecté dans le canal déférent, à une série de lapins, quelques gouttes d'émulsion de cultures de bacilles tuberculeux bovins et humains, puis il a accouplé ces animaux avec des femelles saines qui, 7 jours après, étaient sacrifiées. Les embryons âgés d'une semaine contenaient tous des bacilles.

Par contre, si l'émulsion bacillaire était déposée dans le vagin des femelles immédiatement après l'accouplement avec des mâles sains, les embryons se développaient normalement et restaient indemnes, bien que l'infection se développât chez plusieurs des mères. Seige [2] a fait des expériences semblables et il a obtenu les mêmes résultats.

Déjà précédemment, Gaërtner [3] avait introduit des bacilles directement dans les testicules de 22 lapins et de 21 cobayes qui, ayant couvert des femelles saines, produisirent 29 jeunes lapins et 45 jeunes cobayes dont aucun ne fut trouvé infecté, alors que plusieurs femelles (1 sur 5 environ), contaminées par le coït, devinrent tuberculeuses.

C'est un fait bien établi que, lorsqu'il existe des lésions tuberculeuses des vésicules séminales et des testicules, les liquides excrétés par ces organes peuvent renfermer des bacilles ; Jani [4], Sirena et Pernice, Spano [5], Jackh [6], Nakarai, Dobroklowski [7], etc., ont publié de nombreuses observations qui ne laissent aucun doute à cet égard. Le sperme provenant de tels sujets se montre assez souvent infectant pour les animaux auxquels on l'inocule. Et cependant tous les cliniciens savent qu'il est plutôt rare qu'une tuberculose testiculaire du mari entraîne la contamination primitive des voies génitales de la femme. Les observations publiées par Glockner [8] et par Sellheim sont, à cet égard, des curiosités scientifiques.

On a pu constater dans certaines familles que les enfants issus d'une mère saine et d'un père atteint d'épididymite tuberculeuse naissaient et restaient parfaitement indemnes. Mais on chercherait vainement dans la littérature médicale une observation prouvant la réalité d'une infection ovulaire par une tuberculose uro-génitale paternelle.

Nous sommes donc fondés à admettre, avec Grancher et Hutinel [9], avec G. Kuss, avec Landouzy, *qu'il n'existe pas de fait positif établissant qu'un enfant puisse être procréé tuberculeux par son père.*

1. *Virchow's Archiv.*, 1er juil. 1905.
2. *Arbeit. a. d. Gesundh.*, 1903, XX, p. 139.
3. *Zeitsch. f. Hygiene*, 1893, vol. XIII.
4. *Virchow's Archiv.*, 1886, vol. CIII, p. 522.
5. *Revue de la Tuberculose*, 1893, n° 4, p. 31.
6. *Virchow's Archiv.*, 1895, vol. CXLII, p. 101.
7. *Revue de la tuberculose*, 1895, p. 195.
8. Voir, sur ce sujet, le travail de Bennecke (*Centralbl. f. Bakt.*, 1912, vol. LXIV, p. 189.)
9. *Congrès international de médecine*, Paris, 1900. — *Semaine médicale*, 1888, p. 297.

B. — INFECTION TRANSPLACENTAIRE

C'est seulement lorsque la circulation fœtale placentaire a remplacé la circulation omphalo-mésentérique, que l'infection tuberculeuse maternelle peut se transmettre au fœtus, c'est-à-dire vers la fin du troisième mois de la gestation pour l'espèce humaine. Encore celle-ci n'est-elle possible qu'à la faveur de circonstances exceptionnelles, car le placenta sain est un filtre parfait ; il ne laisse passer des leucocytes et des microbes que s'il est lui-même le siège de lésions tuberculeuses, — ce qui est extrêmement rare, — ou bien au cours de certaines maladies fébriles, telles que la variole, la rougeole, la scarlatine, la fièvre typhoïde, le paludisme, l'infection bacillémique.

Expérimentalement, le passage des bacilles tuberculeux à travers le placenta, nié jadis par CONHEIM, a été réalisé par quelques auteurs, en particulier par LANDOUZY et HIPP. MARTIN[1], puis par DE RENZI, CAVAGNIS[2], GAËRTNER[3] ; mais beaucoup d'autres, parmi lesquels je citerai GRANCHER et STRAUS, VON LEYDEN[4], NOCARD[5], WOLFF[6], JAQUET, BAUMGARTEN, CORNET[7], SANCHEZ TOLEDO[8], VIGNAL[9], ont complètement échoué.

Pour obtenir le plus sûrement une contamination fœtale par le sang maternel, GAËRTNER injectait par voie intraveineuse o cc. 5 à 2 cc. d'émulsion de culture à 10 lapines saines qui lui ont fourni 51 fœtus. Cinq de ces derniers seulement furent trouvés tuberculeux, soit 10 o/₀ et jamais la portée entière n'était infectée.

La même expérience, répétée avec des souris tuberculisées par inoculation directe d'une goutte d'émulsion de culture dans la trachée, a fourni des résultats analogues. Sur 18 portées donnant ensemble 74 jeunes, 9 étaient infectés.

Par contre, NOCARD a injecté à des cobayes sains le produit de broyage de 40 fœtus provenant de 4 lapins et de 8 cobayes tuberculeux. Aucun des cobayes inoculés n'a pris la tuberculose.

Les essais de GRANCHER et STRAUS, portant sur 14 fœtus, et ceux de SANCHEZ TOLEDO, sur 65 fœtus de mères infectées, furent aussi entièrement négatifs. De même ceux de VIGNAL, qui opérait avec le foie et la rate de 11 fœtus humains et avec 17 placentas de femmes phtisiques.

On doit donc reconnaître que, si l'infection fœtale par voie transplacentaire est possible, elle est au moins très rare et ne constitue assuré-

1. *Revue de médecine*, 1883, p. 1014.
2. *Atti del Instituto Veneto*, 1885-1886, n⁰ 4, p. 1145.
3. *Zeitsch. f. Hyg.*, 1893, vol. XIII, p. 101.
4. *Zeitsch. f. klin. Med*, 1884, vol. VIII, p. 375.
5. *Archives de médecine expérimentale*, 1889, p. 511.
6. *Virchow's Festchrift*, vol. III.
7. *Die Tuberkulose*, alf. Hölder, éd. Vienne, 1907, vol. II.
8. *Arch. de médecine expérimentale*, 1889, p. 503.
9. *Congrès international de la tuberculose*, Paris, 1891, p. 334.

ment qu'un facteur de minime importance dans la propagation de la tuberculose (LEHMANN [1], SCHMORL et GEIPEL [2]).

Pourtant il semble que, dans l'espèce bovine, ce mode de contagion soit plus fréquent. SIEGEN, KOCKEL et LUNGWITZ, NOCARD, en ont rapporté plusieurs observations. Cette plus grande fréquence résulte peut-être de ce que, chez les vaches, l'infection tuberculeuse reste assez souvent localisée à l'utérus et aux ganglions pelviens. Les bacilles triomphent alors de l'obstacle placentaire, « parce qu'il existe des lésions nécrotiques faisant brèche ».

D'après LENENBERGER, dans l'espèce humaine, ce serait surtout *pendant l'accouchement* que s'effectuerait la contamination du nouveau-né, à la faveur des effractions que produisent dans le placenta les con-tractions utérines violentes. S'il existe de la bacillémie chez la mère — et nous savons que celle-ci est assez fréquente dans la phtisie cavitaire, — des bacilles peuvent passer directement du sang maternel dans les vaisseaux fœtaux déchirés. Il serait alors indiqué, observe LANDOUZY [3], de lier immédiatement le cordon chez les nouveau-nés de mères phtisiques, afin d'éviter l'inoculation du fœtus avant la délivrance.

L'infection fœtale ainsi réalisée soit avant, soit pendant l'accouchement, produit tantôt une tuberculose folliculaire localisée primitivement dans le foie ou étendue à tout l'organisme, tantôt une bacillose non folliculaire (LANDOUZY) décelable seulement après la mort du fœtus par l'inoculation du sang, ou de fragments de foie et d'autres viscères.

MAX ZARFL [4] a relaté, par exemple, l'histoire d'un jeune enfant dont la mère mourut de phtisie 3 mois après sa naissance et qui réagit positivement à la tuberculine (cuti-réaction) à partir de l'âge de 17 jours. Cet enfant succomba à 52 jours, avec tous les signes d'une infection lymphatique et hématique généralisée. Presque tous ses ganglions contenaient des tubercules caséifiés, particulièrement ceux de la cavité intestinale et ceux entourant la veine porte. Les ganglions bronchiques étaient également atteints, mais moins gravement. Il semblé bien qu'il s'agissait, dans ce cas, d'une infection réalisée pendant l'accouchement ou après la naissance, car l'enfant a vécu 12 jours en contact avec sa mère qui l'allaitait.

Il est établi par les cliniciens que la tuberculose folliculaire congénitale est rare. Elle n'intéresse qu'exceptionnellement les poumons et, en tout cas, ces derniers ne sont atteints que secondairement. Le foie et la rate sont les premiers organes lésés. Par les ganglions du hile hépatique, l'infection gagne ensuite le médiastin, les viscères des cavités

1. *Berl. klin. Woch.*, 1894, nos 26 et 28.
2. *Munch. med. Woch.*, 1904, p. 1676.
3. *IXe conférence internationale contre la tuberculose*, Bruxelles, 1910.
4. *Zeitsch. f. Kinderheilk. Orig.*, VIII, p. 370, 1913.

thoraciques et abdominales, les séreuses et même parfois la moelle des os.

Mais il arrive peut-être dans certaines circonstances, comme le prétend BAUMGARTEN, et comme l'admettent aussi LIEBERMEISTER, LANNE-LONGUE, MAFUCCI, LANDOUZY, HUTINEL, que l'infection fœtale soit assez légère pour ne produire que des lésions non évolutives, susceptibles de rester latentes pendant plus ou moins longtemps et de ne se développer que plus tard, sous l'influence d'autres infections accidentelles (rougeole, scarlatine, coqueluche, etc.). C'est là, du moins, une hypothèse que certaines observations cliniques et nécropsiques semblent bien confirmer, mais dont l'exactitude n'a pas encore pu être établie par des faits expérimentaux.

C. — HÉRÉDO-DYSTROPHIES. — PRÉDISPOSITION SPÉCIFIQUE.

De nombreux auteurs ont signalé la fréquence de la mortalité précoce et des malformations congénitales chez les enfants de tuberculeux.

« Il y a longtemps, écrivait LANDOUZY en 1891 [1], que j'ai montré, d'après des faits nombreux relevés à la crèche de l'hôpital Tenon, qu'il n'était point exceptionnel de voir des tuberculeuses et des épouses de tuberculeux, après un premier enfant tuberculeux, avoir toute une série de grossesses finissant avant terme ou aboutissant à la naissance d'enfants malingres, chétifs, de faible poids, de petite taille, succombant soit athrepsiques, quelques semaines après l'accouchement, soit tuberculeux, dans le cours de leur première année, parfois à l'occasion du sevrage ou de la dentition, le plus souvent sans motif apparent... Leur décès est alors classé sous la rubrique : débilité congénitale. »

Beaucoup de ces enfants présentent ce que LANDOUZY appelle des *dystrophies générales ou partielles*, représentées par l'*infantilisme* ou le *nanisme*, par des *troubles de la nutrition* que CHARRIN [2] a particulièrement étudiés, par des *lésions cardiaques ou vasculaires, rétrécissement mitral pur* (POTAIN, HANOT, P. TEISSIER), *rétrécissement de l'artère pulmonaire, aplasie artérielle* et *néphrite artérielle* (R. MOUTARD-MARTIN et BACALOGLU, MOSNY) [3] ou par des *tares nerveuses* (hystérie, épilepsie, débilité mentale, chorée, etc.).

Ces dystrophies ont pu être reproduites expérimentalement par LANDOUZY et HIPP. MARTIN, par CHARRIN, ROBELIN [4], GLEY, RICHE, NATTAN-LARRIER, G. DELAMARRE, MAFUCCI, ARTHAULT DE VEVEY, CARRIÈRE, etc.

---

1. *Revue de médecine*, 1891.
2. *Comptes rendus Académie des sciences*, 1898, p. 332.
3. *Revue de la Tuberculose*, 1898, p. 297 ; 1899, p. 311 ; 1901, p. 301. — *Annales d'hygiène publique et de médecine légale*, 1902, p. 289.
4. Thèse de Paris, 1902.

Mais c'est surtout à Landouzy et Lœderich [1] que nous devons la connaissance d'un certain nombre de faits par lesquels ces savants prétendent démontrer l'influence des poisons tuberculeux sur la genèse des malformations cardio-artérielles ou celle de l'infection bacillaire sur certaines lésions congénitales osseuses (incurvations, pied bot, etc.) et sur ce qu'on est convenu d'appeler du terme plus général *d'hérédo-prédisposition tuberculeuse.*

On a beaucoup discuté, au cours de ces dernières années, dans les congrès spécialement consacrés à l'étude de la tuberculose, la question de savoir si les enfants *nés de parents tuberculeux* mais *non infectés, non bacillifères à leur naissance,* apportent fréquemment, en venant au monde, des tares organiques qui les rendent plus sensibles à l'infection, plus *réceptifs* que les enfants nés de parents indemnes. C'est là un problème des plus importants pour l'orientation méthodique de l'action sociale antituberculeuse.

Les bovidés, dont on connaît la grande susceptibilité naturelle à contracter la tuberculose, pourraient fournir à cet égard des indications de grande valeur. Mais personne ne s'est avisé jusqu'à présent de conserver assez longtemps, isolés de leur mère tuberculeuse et à l'abri de toute contagion naturelle, des veaux *nés indemnes,* pour mesurer ensuite leur résistance soit à l'infection artificielle, soit à l'infection par cohabitation, en comparant cette résistance à celle d'autres veaux nés de vaches saines.

Les seules données positives que nous possédions actuellement sont celles recueillies dans les abattoirs des grandes villes ou dans quelques exploitations agricoles. Elles attestent toutes l'extrême rareté de la tuberculose chez les jeunes bovidés âgés de moins de six mois et confirment ce fait, établi depuis plus de vingt-cinq ans par Bang, puis par Nocard, par Ostertag, par Hutyra, etc., que *les veaux séparés dès leur naissance de leur mère tuberculeuse, nourris avec du lait de vaches saines et maintenus à l'abri de tout contact infectant, restent indéfiniment indemnes.*

Malheureusement toutes ces expériences, faites sur des animaux dont la vie, normalement brève, est encore abrégée par les nécessités économiques, nous renseignent imparfaitement sur ce qui intéresse le plus l'humanité, c'est-à-dire sur l'aptitude particulière que semblent présenter les enfants issus de parents tuberculeux à contracter la tuberculose. Aussi sommes-nous obligés, pour nous éclairer sur ce point, de recourir surtout à l'observation clinique et à la zootechnie.

Cette dernière, comme l'a écrit mon collaborateur C. Guérin [2], tendrait à fournir une confirmation à la thèse que soutenait depuis long-

1. *IXe conférence internationale contre la tuberculose,* Bruxelles, oct. 1910.
2. *Id.*

temps L. Landouzy, relative à l'apparente prédisposition que marquent à l'égard de la tuberculose les sujets de couleur « blond vénitien », au pelage soyeux, à la peau blanche et fine, semée de taches de rousseur.

Il paraît évident, d'après C. Guérin, — et c'est aussi l'avis de Dechambre (d'Alfort), — que certaines races de bovidés à robe et à peau de nuance blond clair contractent la tuberculose avec plus de facilité que les bovidés d'autres races placés dans les mêmes étables. Il semble même que ces animaux (races landaise en France, Durham en Angleterre), particulièrement réceptifs, transmettent aux produits de leurs croisements une part de leur réceptivité.

Des faits analogues, sur l'importance desquels nous aurons à revenir dans un autre chapitre (XL), s'observent dans les races humaines. Il est avéré, par exemple, que certains peuples de l'Océanie, particulièrement les Tahitiens, et aussi les noirs du Sénégal ou de l'Afrique centrale, chez lesquels la tuberculose est d'importation récente, présentent une extrême sensibilité à la contagion bacillaire. La maladie à formes graves et à évolution rapide fait parmi eux des ravages terribles. Inversement, dans toutes les agglomérations urbaines des Etats-Unis comme dans celles d'Europe ou du nord de l'Afrique, la mortalité par tuberculose est infiniment moindre chez les sujets de race juive que dans le reste de la population. Pour l'ensemble des Etats-Unis, on compte seulement 37 morts par tuberculose sur 1.000 décès parmi les juifs, alors que l'ensemble de la population fournit 138 morts par tuberculose sur 1.000 décès (Fishberg).

C'est donc une opinion généralement répandue qu'il existe, chez certaines races d'hommes ou d'animaux, une sensibilité ou une résistance plus ou moins marquée à l'égard de la tuberculose. Mais, jusqu'à présent, on n'a jamais fait la preuve que cette sensibilité ou cette résistance, — si tant est qu'elle existe, — résulte d'une imprégnation héréditaire spécifique par les produits de sécrétion du bacille. Il apparaît bien plutôt qu'elle doive être en rapport avec la texture ou avec les dispositions particulières des ganglions et appareils lymphatiques.

L'imprégnation tuberculinique de l'enfant indemne d'infection bacillaire par la mère tuberculeuse est une hypothèse que l'expérimentation ne justifie pas. En effet, nous savons, d'une part que la tuberculine est un poison faiblement et lentement dialysable, et d'autre part que *les nourrissons issus de mères infectées*, mais *non porteurs de lésions congénitales*, y sont complètement insensibles. Enfin il est facile de constater, comme je l'ai fait par de multiples expériences, que les doses de tuberculine capables de tuer les jeunes animaux indemnes, sont identiques, que ceux-ci soient issus de mères saines ou de mères tuberculeuses.

D. — CONTAMINATION APRÈS LA NAISSANCE. — CONTAGION FAMILIALE.

Si l'on excepte quelques cas tout à fait rares dans lesquels l'infection bacillaire s'est manifestement réalisée avant la naissance, on peut dire qu'en règle générale cette infection ne se produit qu'après celle-ci.

Nous verrons plus loin (chap. xxv) que, dans certaines circonstances et particulièrement dans certains pays (Angleterre et Irlande), la contamination des jeunes enfants s'exerce par le lait de vaches tuberculeuses qui sert à les alimenter. Mais il est incontestable que, partout et toujours, c'est la *contagion familiale*, et le plus souvent la *contagion par la mère phtisique*, qui jouent le principal rôle.

DÖNER [1] a fait, dans le duché de Bade, une enquête de laquelle il résulte que, parmi les enfants qui meurent de tuberculose au cours des deux premières années de la vie, 33,5 p. 100 avaient une mère phtisique. 14,7 p. 100 seulement avaient été contaminés par le père.

Cette prépondérance de la contagion par la mère ou par la nourrice s'affirme constamment. Elle se dégage — nous aurons l'occasion de revenir sur ce sujet (chap. xxxvi et xl) — de toutes les statistiques de réactions tuberculiniques qui portent sur les jeunes enfants. Elle se dégage aussi des observations des cliniciens. COMBY [2], par exemple, a publié toute une série de faits démonstratifs à cet égard, et il a fait la preuve que les jeunes enfants, nés de parents phtisiques, échappent à la tuberculose dans la proportion de 97 p. 100 lorsqu'on les soustrait au milieu infecté en les plaçant à la campagne dans de bonnes conditions hygiéniques, alors que 50 p. 100 succombent s'ils restent exposés à la contagion familiale.

BANG (de Copenhague), puis NOCARD, ont également montré que les jeunes veaux, nés de vaches tuberculeuses, restent parfaitement sains et ne réagissent jamais à la tuberculine si l'on prend soin de les séparer de leurs mères dès la naissance et de les nourrir avec du lait stérilisé ou provenant de vaches sûrement indemnes.

HERBERT G. LAMPSON [3] a fait une longue étude sur la diffusion de la tuberculose dans les familles pauvres de Minneapolis (Minnesota, Etats-Unis). Il a vu que 67 p. 100 des enfants nés de parents porteurs de *lésions ouvertes* devenaient tuberculeux dès leur jeune âge. La proportion de ceux qui étaient atteints dans les familles dont un ou plusieurs membres n'avaient que des *lésions latentes* n'était plus que de 22 p. 100 et de 2,5 p. 100 seulement dans les familles *indemnes*.

Chez presque tous les nourrissons tuberculeux la contagion familiale apparaît évidente. Celle-ci s'exerce par la mère ou la nourrice qui a la mauvaise habitude d'humecter son sein avec sa salive avant la tétée,

---

1. *Brauers Beitr. zur Klin. der Tub.*, vol. XX, fasc. 1, 1911.
2. *Archives des maladies des enfants*, nov. 1905.
3. *Bull. of the University of Minnesota*, déc. 1913.

ou qui goûte à la cuiller le potage pour s'assurer qu'il est à une température convenable ; par la maman qui essuie, avec son mouchoir humide de crachats bacillifères, les yeux et les lèvres baveuses de son petit ; par les baisers sur la bouche ; et puis, un peu plus tard, lorsque l'enfant apprend à faire ses premiers pas, par les doigts malpropres qui remplacent pour lui la sucette ou le hochet, et qu'il a promenés en marchant à quatre pattes sur les planchers souillés d'expectorations (*Tuberculose des enfants touche à tout*).

Toutes ces causes et ces occasions de contamination s'accumulent. Comment s'étonner que la quantité de bacilles virulents ainsi absorbés chaque jour à petites doses, parfois à doses massives, finissent par déterminer des lésions qui *bloquent* les filtres ganglionnaires ?

Les considérations qui précèdent nous obligent donc à conclure :

1° Que la *transmission héréditaire* du germe tuberculeux s'effectue manifestement dans quelques circonstances et qu'elle résulte alors d'une *contamination intra-utérine consécutive à des lésions tuberculeuses du placenta* ou d'une infection sanguine produite *au moment de la naissance*. Mais *l'infection après la naissance, dans le milieu familial infecté, est un facteur de contamination infiniment plus important*.

2° Que les jeunes sujets, nés indemnes de parents tuberculeux gravement atteints, présentent assez fréquemment, après leur venue au monde, des stigmates caractérisés sous la dénomination d'*hérédo-dystrophies*.

Ces jeunes sujets, placés dans un milieu infectant, contractent facilement la tuberculose et s'en défendent mal en raison de leur état de déchéance organique ; mais *on peut les en préserver en leur évitant les occasions de contagion*.

DEUXIÈME PARTIE

TUBERCULOSE EXPÉRIMENTALE
ET INFECTION BACILLAIRE CHEZ LES ANIMAUX

CHAPITRE XX

DIFFÉRENTS MODES D'INOCULATION
OU D'INFECTION TUBERCULEUSE EXPÉRIMENTALE

A. — INFECTION TUBERCULEUSE EXPÉRIMENTALE PAR INOCULATION SOUS-CUTANÉE DE PRODUITS VIRULENTS. — CONDITIONS DE L'INFECTION EXPÉRIMENTALE. — INFLUENCE DU NOMBRE ET DE LA VIRULENCE DES GERMES INFECTANTS.

Lorsqu'on introduit sous la peau de la cuisse d'un animal sensible, comme le cobaye ou le singe, soit une petite quantité de crachats de phtisiques, comme l'avait fait Villemin en 1865, soit des bacilles tuberculeux d'origine humaine ou bovine provenant d'une culture pure, les résultats immédiats de cette inoculation sont d'abord absolument nuls. Bientôt apparaît une légère inflammation locale avec un peu d'œdème. Ce n'est qu'après 6 à 10 jours qu'en palpant la région on perçoit, dans l'aine correspondant au point inoculé, un ganglion augmenté de volume, dur, roulant sous les doigts comme un corps étranger. Ce ganglion, d'abord gros comme un grain de chènevis, ne tarde pas à s'accroître jusqu'à la dimension d'une petite noisette. L'animal reste bien portant en apparence; il peut même augmenter de poids. Puis, vers la troisième ou quatrième semaine, il commence à maigrir; le poil perd son brillant et se hérisse, les côtes deviennent apparentes, les flancs se creusent, la respiration s'accélère. La température qui, chez le cobaye, oscille normalement entre 38 et 39°, s'élève constamment au-dessus de 39°5. La maigreur devient alors de plus en plus prononcée et finalement, vers la huitième ou la dixième semaine, parfois un peu plus tôt ou un peu plus tard suivant la dose de virus inoculée, la mort succède à un état de cachexie profonde. *(Fig. 13.)*

L'autopsie montre alors toute la série des lésions, assez variables d'ailleurs, qui caractérisent la tuberculose généralisée : le ganglion initial, énorme, est entouré de tissu œdémateux. A la coupe, on le trouve rempli de pus crémeux, épais comme du fromage, bien lié et inodore. La cavité abdominale renferme une quantité anormale de liquide. Le foie, qui peut être doublé de volume, présente des bosselures et de multiples masses arrondies ou irrégulières, d'un blanc jaunâtre, dont plusieurs contiennent du pus. La rate, six ou huit fois plus grosse qu'à l'état normal, souvent même davantage, ressemble à une mosaïque de grains jaunâtres dont les dimensions varient d'une tête d'épingle à une lentille et qui contiennent du pus caséeux. Les reins paraissent décolorés ; les capsules surrénales, énormes, ont une couleur bleuâtre, nacrée.

L'ouverture de la cavité thoracique laisse voir sur les deux poumons un semis de tubercules disséminés partout, mais généralement plus

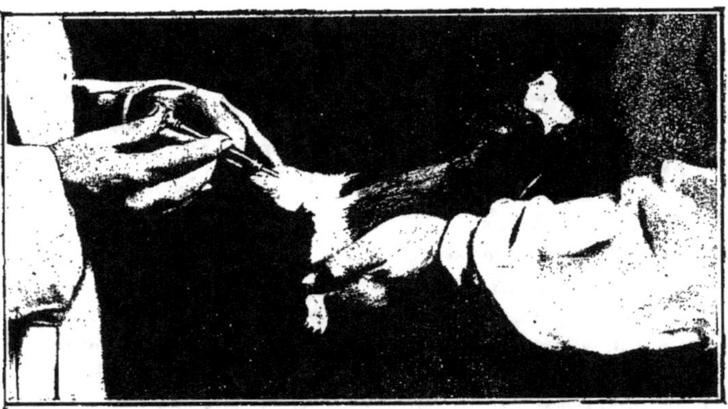

Fig. 13. — *Technique de l'inoculation sous-cutanée du cobaye, à la cuisse, pour le diagnostic de la tuberculose.*

abondants aux lobes postérieurs. Ces tubercules sont, les uns très petits, grisâtres, d'autres gros comme une tête d'épingle avec un point blanc au centre et une zone transparente, hyaline à la périphérie. Les parties voisines du tissu pulmonaire sont partiellement hépatisées, rouges. Les ganglions trachéo-bronchiques conglomérés forment un amas volumineux, enserrant la trachée au niveau de la ramification des bronches. Leur centre est ramolli, caséeux. On trouve enfin parfois d'autres ganglions plus petits, mais également caséeux, de chaque côté du sternum sur sa paroi diaphragmatique. (Voir *Planche XII, 1.*)

Au microscope, après coloration par le *Ziehl*, le contenu de toutes ces lésions montre en abondance des bacilles tuberculeux, les uns libres, les autres englobés dans des cellules lymphatiques.

La rapidité avec laquelle se généralise et évolue l'infection tuberculeuse, chez le cobaye, est extrêmement variable, suivant que cette infection est réalisée par une dose plus ou moins massive de bacilles et suivant la virulence de ceux-ci.

Le cobaye ne prend jamais ou presque jamais spontanément la tuberculose. Dans les élevages, même lorsque ceux-ci sont effectués dans des

PLANCHE XII.

1. *Infection tuberculeuse généralisée chez le cobaye* après injection, sous la peau de la cuisse gauche, de 1 centième de milligramme de bacilles tuberculeux *bovins*. (Mort le 45e jour.)

2. *Rate et foie tuberculeux en état de dégénérescence cirrho-graisseuse chez un cobaye* inoculé sous la peau tous les deux jours pendant trois semaines avec 5 à 8 bacilles tuberculeux d'origine humaine. L'animal a été sacrifié après 240 jours.

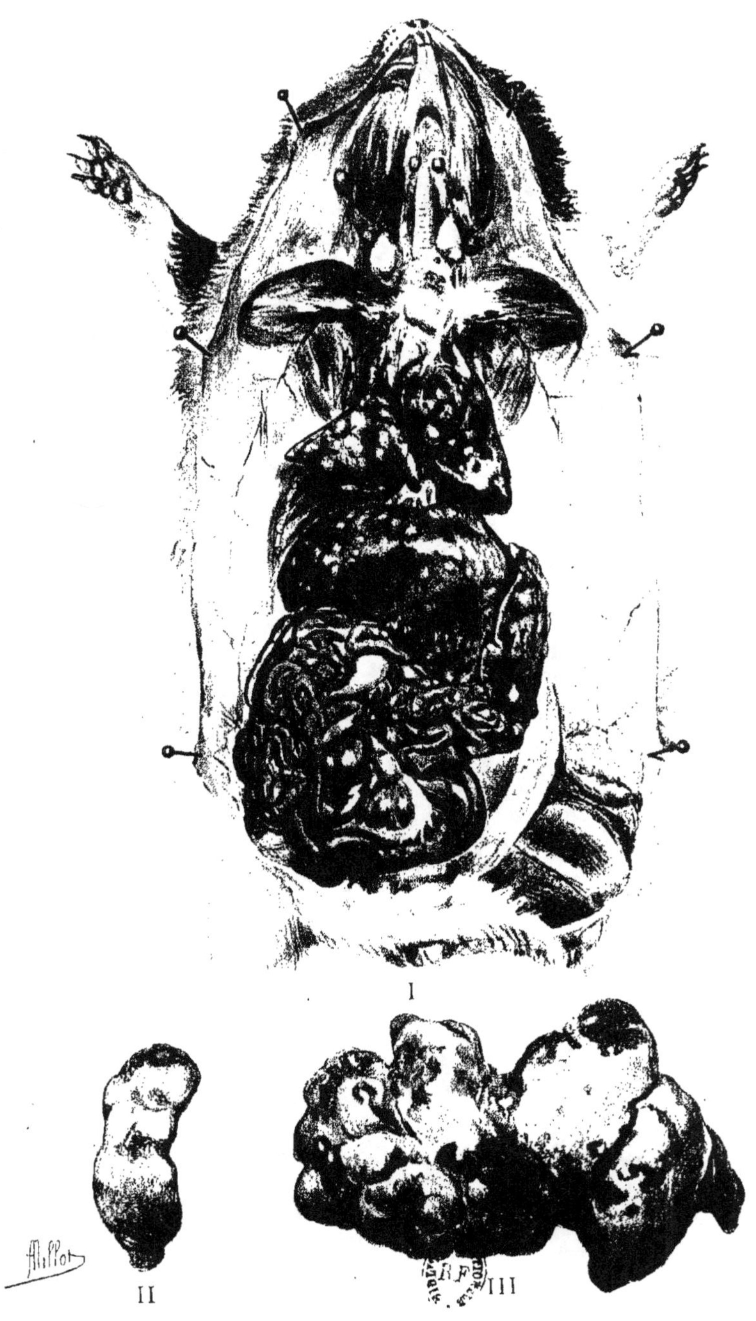

MASSON ET Cie, ÉDITEURS.

Demoulin. Sc.

locaux dépendant des laboratoires, il est tout à fait exceptionnel de trouver un de ces animaux contaminés. Par simple cohabitation dans des cages, ou dans des parcs avec des animaux artificiellement tuberculisés, il est très rare qu'ils s'infectent.

Cette *immunité apparente vis-à-vis de la contamination naturelle* résulte sans doute de ce que *les déjections solides des cobayes ne souillent pas leur nourriture* et de ce que cette dernière, étant exclusivement composée de racines fourragères et de pain ou de son, ne peut pas être pour eux une source d'infection.

Par contre, ils offrent une extrême sensibilité aux divers modes de contamination artificielle. De tous les animaux qu'on utilise communément dans les laboratoires, ce sont, après les singes, les plus sensibles. C'est donc à eux surtout qu'il convient de s'adresser pour l'étude de la tuberculose expérimentale et pour les inoculations ayant pour objet d'éclairer un diagnostic.

La susceptibilité du lapin est beaucoup moins grande, surtout, comme nous le verrons plus loin, à l'égard des bacilles tuberculeux provenant de l'homme. Ce rongeur peut cependant être avantageusement utilisé dans bien des circonstances, particulièrement lorsqu'il s'agit de déterminer l'origine humaine, bovine ou aviaire d'une culture de tuberculose ou d'une lésion provenant d'un autre animal.

Comme le cobaye, et pour les mêmes raisons, il est très rare qu'il contracte l'infection tuberculeuse, même par cohabitation étroite avec des animaux artificiellement infectés dans les cages des laboratoires, et il ne la contracte jamais spontanément dans les élevages.

Lorsqu'on étudie expérimentalement la *virulence* des bacilles tuberculeux il faut toujours effectuer les inoculations avec une *souche de bacilles dérivée de l'ensemencement direct* des organes ou des produits tuberculeux sur milieu artificiel, ou tout au moins avec une culture faite *après un seul passage sur le cobaye.*

Il est indispensable de préciser, pour chaque expérience, le poids de microbes employés. Pour peser les bacilles, on prélève, avec une spatule de platine stérilisée, une petite quantité de culture qu'on porte, sur un petit carré de papier à filtrer stérile (préalablement taré) dans un verre de montre, à la balance de précision. On en prend ainsi *dix milligrammes* par exemple.

Ces bacilles, essorés sur le papier-filtre, sont alors déposés dans un mortier d'agate stérile et on les émulsionne soigneusement avec une solution stérile de carbonate de soude au dix-millième, ajoutée d'abord goutte à goutte à la pipette. L'émulsion est plus homogène et plus stable si on la commence avec deux ou trois gouttes de bile de bœuf pure (stérile) ou avec deux ou trois gouttes de jaune d'œuf frais.

(PLANCHE XII.)

Il faut éviter de former des grumeaux et, pour éliminer ceux-ci, on doit verser l'émulsion dans un verre à pied stérile, l'y laisser déposer pendant une demi-heure et décanter ensuite le liquide opalescent qui surnage. Ce liquide seul sera employé à préparer les dilutions convenables.

On tablera, pour les calculs de dilution, sur le nombre moyen de bacilles contenus dans *1 milligramme* de culture en milieu solide (pomme de terre glycérinée par exemple). D'après mes expériences, ce nombre moyen est de *40 millions*. Donc, *dans un dix-millionième de milligramme on compte 4 bacilles*, et chaque bacille pèse environ 25 cent-millionièmes de milligramme.

J'ai constaté dans de multiples essais que le nombre moyen de bacilles susceptible d'infecter un jeune cobaye, du poids de 250 gr. par exemple, varie suivant l'origine des cultures. Il est en rapports étroits avec la virulence de celles-ci. *On peut donc mesurer le degré de virulence d'une culture par le nombre de bacilles susceptible d'infecter le cobaye de* 250 *grammes par inoculation sous la peau de la cuisse.* Les cobayes plus âgés sont plus résistants et il faut davantage de bacilles pour les infecter. Les expériences doivent porter sur plusieurs animaux de même poids approximatif pour fournir des résultats précis. Ces résultats diffèrent si, au lieu d'inoculer les bacilles sous la peau, on les introduit dans le péritoine par exemple ou par les voies digestives.

Avec les cultures très virulentes il faut au minimum *10 bacilles* et, le plus souvent, *50 bacilles* pour réaliser l'infection par voie sous-cutanée. Il n'est pas exact, comme l'ont écrit certains auteurs, qu'un seul bacille suffise à donner la tuberculose. Mais j'ai pu me convaincre, dans de nombreuses expériences avec BRUYANT rapportées plus loin (*chap. XXXVIII et XXXIX*), que si l'on injecte par exemple à des cobayes *4 bacilles par jour*, sous la peau, en divers points du corps, et cela pendant une dizaine de jours, on provoque sûrement l'infection, alors qu'une seule ou deux injections de 4 bacilles sont absolument inoffensives.

I. Thœni et A.-C. THAYSSEN [1] (de Berne) ont également étudié les effets d'une seule inoculation d'un très petit nombre de bacilles provenant de cultures de virulence connue. Ils ont constaté comme moi-même que les cobayes ne prennent pas la tuberculose lorsqu'on leur injecte quelques éléments microbiens isolés. Sur 19 cobayes qui ont reçu de 10 à 76 bacilles, un seul (inoculé avec 71 bacilles) fut trouvé porteur d'une lésion tuberculeuse.

Chez les autres animaux sensibles comme le lapin, le singe, le bœuf, les choses se passent exactement de la même manière. *L'infection est donc la résultante de plusieurs facteurs dont les plus importants sont :* la

---

1. *Centralbl. f. Bakt.*, 1916. v. LXXVII, p. 308.

virulence et le *nombre* des éléments microbiens infectants introduits *simultanément* dans l'organisme, la *répétition* des infections à intervalles *rapprochés* ou *éloignés*, la *voie d'infection* (sous-cutanée, intrapéritonéale, digestive, etc.) et enfin la *sensibilité* plus ou moins grande de l'espèce animale vis-à-vis du bacille tuberculeux.

Ces faits, expérimentalement bien établis, mais généralement peu connus, ont une extrême importance. Il est essentiel que le lecteur les retienne dans son esprit pour bien comprendre ce que nous aurons à dire plus loin sur la résistance à l'infection et sur les processus d'immunisation contre la tuberculose.

B. — DIVERS MODES D'INOCULATION OU D'INFECTION EXPÉRIMENTALE DU COBAYE ET DU LAPIN.

L'infection expérimentale des rongeurs de laboratoire, et en particulier du *cobaye*, peut être réalisée par diverses voies. Les plus communément utilisées sont, outre la voie sous-cutanée dont il a déjà été question ci-dessus :

a) la voie intrapéritonéale,

b) la voie intravasculaire ou intracardiaque,

c) la voie intracrânienne ou intrarachidienne,

d) la voie oculaire,

e) la voie digestive,

f) la voie rectale,

g) la voie vésicale,

h) la voie respiratoire,

i) la voie transcutanée,

k) la voie intramammaire,

l) et enfin, exceptionnellement, on a été conduit à inoculer les bacilles directement dans la vésicule biliaire ou dans une anse intestinale après laparotomie, ou bien encore dans la plèvre ou à l'intérieur même d'une articulation.

La connaissance de l'anatomie du système lymphatique chez le cobaye et chez le lapin est indispensable pour suivre la marche du virus dans l'organisme de ces animaux. Les *fig. 14 et 15* en fournissent un schéma que les expérimentateurs consulteront avec avantage.

a. — Inoculation par voie péritonéale.

Le cobaye étant immobilisé par un aide ou sur un appareil à contention, le ventre dirigé horizontalement en haut, on coupe les poils avec un ciseau courbe un peu à droite ou à gauche de l'ombilic, sur une étendue de deux ou trois centimètres carrés.

On lave cette surface avec un mélange à parties égales d'alcool absolu et d'éther, ou bien on la badigeonne de teinture d'iode ; on attend

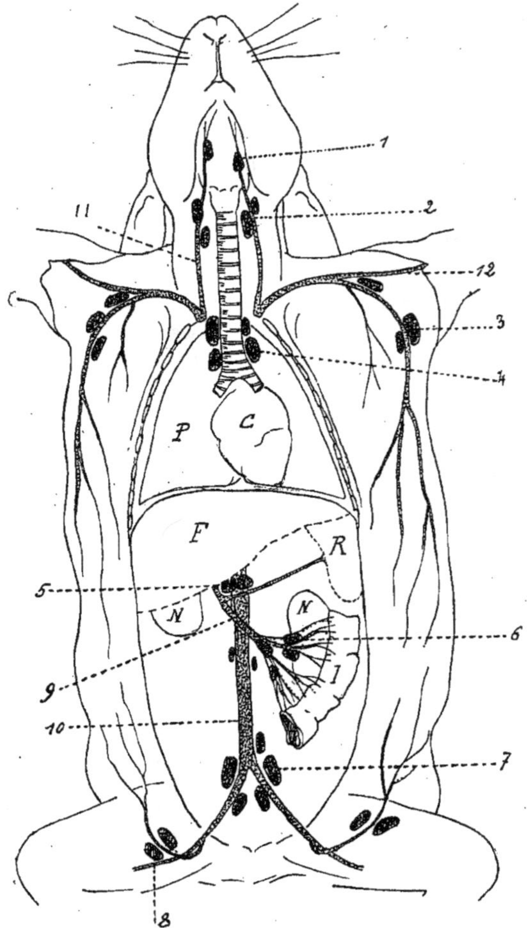

Fig. 14. — *Schéma du système ganglionnaire lymphatique du lapin*
(dessin de L. BRUYANT).

1. Ganglions sous-maxillaires.
2. — rétropharyngiens et cervicaux.
3. — axillaires.
4. — trachéo-bronchiques.
5. Ganglions péri-portaux.
6. Ganglions mésentériques.
7. G. sous-lombaires et iliaques.
8. Ganglions inguinaux.
9·10. Veine cave inférieure.
11. — jugulaire.

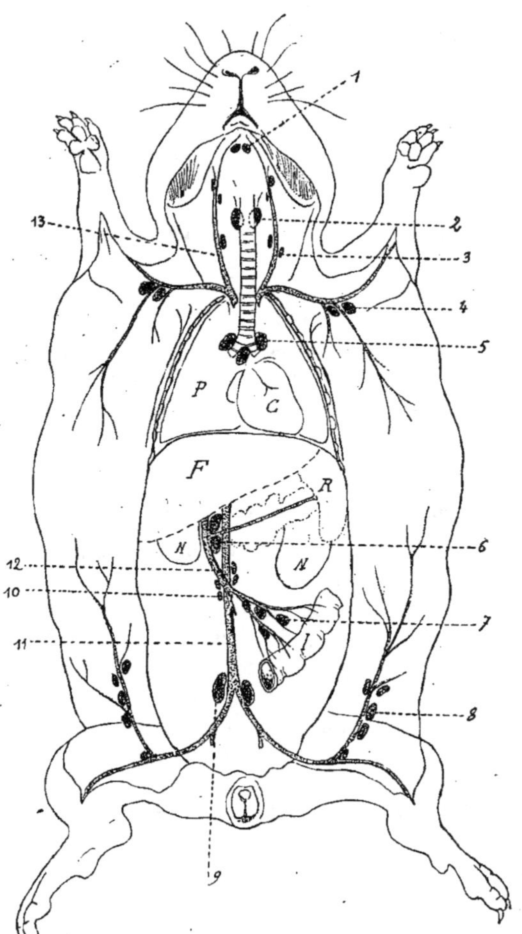

Fig. 15. — *Schéma du système ganglionnaire lymphatique du cobaye*
(dessin de L. Bruyant).

1. Ganglions sous-maxillaires.
2-3. — cervicaux.
4. — axillaires.
5. — trachéaux.
6. — péri-portaux.
7. Ganglions mésentériques.
8. Ganglions inguinaux.
9. — iliaques.
10. Veine porte.
11-12. — cave inférieure.
13. — jugulaire.

quelques instants et on pique verticalement la peau d'un coup sec en faisant pénétrer l'aiguille d'environ un centimètre dans la cavité péritonéale. On s'assure que la pointe est mobile en tous sens, on pousse doucement l'injection et on retire brusquement l'aiguille. On touche de nouveau la petite plaie à l'alcool-éther ou à la teinture d'iode, et l'animal est rendu à la liberté.

Ce mode d'inoculation ne doit être employé que pour les émulsions de cultures ou d'organes tuberculeux frais. Il ne faut jamais en faire usage pour éprouver la virulence de crachats, de matières fécales, d'urines, de pus ou du produit de broyage d'organes provenant de cadavres putréfiés, car il en résulterait une péritonite mortelle, due aux microbes de putréfaction.

L'injection intrapéritonéale entraîne le plus souvent une généralisation rapide de la tuberculose aux viscères abdominaux, puis thoraciques, avec engorgement suivi de caséification des ganglions rétro-sternaux et formation d'amas de tubercules sur l'épiploon.

Avec des bacilles de virulence moyenne injectés à la dose de 0 mgr. 1 (pesés à l'état frais), la mort survient en général en 3 à 4 semaines.

b. — *Inoculations intravasculaire et intracardiaque.*

L'infection du cobaye ou du lapin par voie sanguine est toujours très sévère, même lorsqu'on emploie de très faibles doses de virus. Toutefois le virus d'origine *humaine,* comme nous le verrons plus loin, est peu actif chez le lapin, tandis que celui d'origine *bovine* est plus rapidement mortel. Avec *10 milligrammes* de culture fraîche de bacilles *humains* de virulence moyenne, un lapin de 2 kilogrammes ne succombe qu'après 3 ou 4 mois, souvent davantage, alors que 0 mgr. 1 de bacille *bovin* tue en moins de deux mois, en produisant des lésions de granulie généralisée.

L'inoculation *intravasculaire* se fait très aisément chez le lapin dans la veine-marginale de l'oreille, qui se voit à travers la peau et repose sur un plan de tissu conjonctif dur et résistant. On pique le vaisseau parallèlement à la surface cutanée, la pointe étant dirigée vers la racine de l'oreille.

L'infection du rat et celle de la souris peuvent être réalisées très commodément par voie sanguine (méthode de WEIDANZ-TROMMSDORF) [1] grâce à l'existence, chez ces petits rongeurs, de deux veines superficielles et facilement accessibles, qui sont visibles latéralement à la base de la queue. Il est très aisé d'injecter directement dans l'une ou l'autre de ces veines une fine émulsion bacillaire. Pour effectuer ces injections à la souris, il faut faire usage de très fines aiguilles analogues à celles qu'emploient les dentistes pour les injections de liquides anesthésiques

---

1. *Arbeit. a. d. Kais. Gesundh.,* 1909, vol. XXXII, p, 568.

dans la gencive. On peut introduire dans la veine d'une souris jusqu'à
2 cc. de liquide. L'animal étant immobilisé par un aide, l'opérateur
saisit, avec la main gauche, la queue, dont il appuie la base sur son
index, et pique parallèlement au vaisseau. En retirant lentement la
pointe de l'aiguille, on évite la sortie de la moindre goutte de sang.

Chez le cobaye, il n'existe pas de veine superficielle facilement
accessible. Il faut pratiquer l'injection dans la veine jugulaire qu'on
prend soin de mettre à nu par une incision et une dissection préalables.

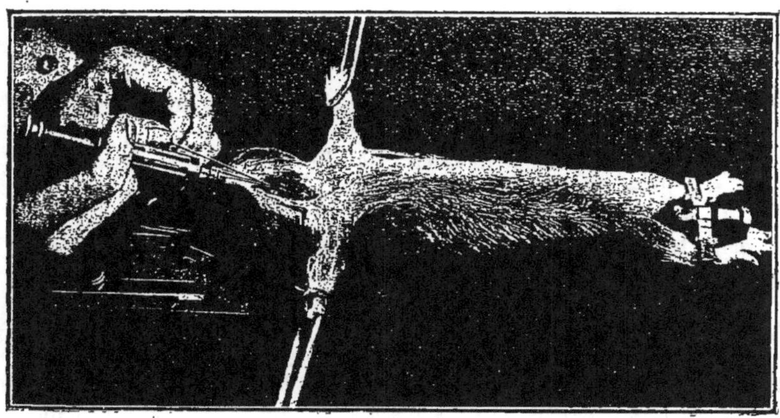

Fig. 16. — *Technique de l'inoculation intraveineuse chez le cobaye.*

Aussitôt après, on pratique l'hémostase, soit au moyen d'une ligature,
soit à l'aide d'une petite pince qu'on laisse en place quelques minutes
avant de refermer la plaie. (*Fig. 16.*)

Chez le lapin et chez le cobaye on préfère souvent réaliser l'infection
sanguine par injection directe dans l'artère carotide qu'il est facile d'isoler
et de piquer entre deux anses de fil. On ligature aussitôt après que le
liquide a été poussé, et sur l'aiguille même, avant de retirer celle-ci.

Mais l'injection *intracardiaque* est beaucoup plus recommandable,
car elle permet d'éviter toute incision. Avec un peu d'habitude et en
prenant bien son point de repère selon la technique indiquée d'abord
par Pagniez[1], puis par A. Raybaud et Ed. Hawthorn[2], et mieux encore
par Ch. Nicolle et E. Ducloux[3], on plonge d'un coup brusque et un
peu obliquement de bas en haut et d'avant en arrière, dans l'un des

1. Thèse de Paris, 1902.
2. *Société de biologie*, 16 juin 1903, p. 815.
3. *Id*, 4 juil. 1903, p. 904.

ventricules du cœur, la pointe d'une aiguille dont le pavillon est libre. Si le sang sort aussitôt par celui-ci en saccades, on y adapte rapidement le bec de la seringue chargée de l'émulsion microbienne, on pousse doucement le piston et on retire brusquement l'aiguille.

Le meilleur point de repère pour la ponction intracardiaque est, chez le lapin, dans le 3e espace intercostal gauche, à 3 millimètres en dehors du bord du sternum : l'aiguille plonge, à ce niveau, dans le ventricule droit. Chez le cobaye, le lieu d'élection se trouve sur le bord gauche du sternum, de 8 à 10 millimètres au-dessus du sommet de l'angle formé par la base de l'appendice xyphoïde et le dernier cartilage costal articulé avec le sternum. L'aiguille, qui doit être enfoncée à 15 ou 17 millimètres de profondeur, pénètre ainsi au-dessus de l'avant-dernière articulation chondro-sternale et va piquer le ventricule gauche. Plus haut elle atteint l'oreillette ; plus bas elle traverse le diaphragme et va piquer le foie. Il faut incliner l'aiguille légèrement en dedans vers la ligne médiane.

Cette petite opération est tout à fait inoffensive. On peut la pratiquer plusieurs fois sur le même animal, par exemple pour recueillir le sang nécessaire à l'obtention d'alexine fraîche qui sert aux recherches d'anticorps par la réaction de BORDET-GENGOU.

L'infection tuberculeuse par voie intracardiaque détermine, lorsqu'on injecte de très faibles doses de bacilles ou des bacilles peu virulents, des lésions très variées dans tous les viscères, avec parfois des localisations curieuses aux reins, aux testicules, aux ovaires ou aux articulations. Ces formes de tuberculose sont tout à fait semblables à celles que l'on observe assez fréquemment chez les bovidés ou chez l'homme.

c. — *Inoculations par voie intracrânienne et intrarachidienne.*

On peut réaliser l'infection par voie intracrânienne de deux manières : l'une consiste à injecter le virus sous la dure-mère ou dans l'un des hémisphères cérébraux qu'on atteint aisément en pratiquant sur le vertex, sur une ligne transversale passant par la commissure postérieure des deux yeux, une petite incision de la peau, et un minuscule trou à la boîte crânienne au moyen d'un foret pourvu d'un curseur de réglage. Par cet orifice, qu'on a soin de percer un peu à droite ou à gauche de la ligne médiane, — pour ne pas atteindre le sinus veineux longitudinal supérieur, — on plonge l'extrémité de l'aiguille à 4 à 5 millimètres de profondeur et on pousse très doucement l'injection, dont le volume ne doit pas dépasser 4 à 5 gouttes.

L'autre méthode, beaucoup plus inoffensive et plus élégante, est l'injection *post-orbitale*, que nous avons vu pratiquer couramment dans les laboratoires américains et que nous avons introduite en France. En voici la technique :

L'animal — cobaye ou lapin — ayant la tête bien immobilisée

horizontalement, on glisse, par un mouvement semi-circulaire, la pointe d'une aiguille de seringue à injection tenue par son pavillon, de dehors en dedans et d'avant en arrière le long de la cavité orbitaire, en suivant la face interne du globe de l'œil et sans piquer celui-ci. Lorsque la pointe arrive tout à fait à la partie postérieure de l'orbite, un léger mouvement de bascule de bas en haut fait pénétrer l'aiguille par le trou orbitaire jusque sous le chiasma des nerfs optiques et sans que ceux-ci puissent être lésés. L'aiguille avertit l'opérateur qu'elle est en bonne place lorsqu'elle joue librement dans le trou orbitaire sans buter contre une paroi osseuse. On pousse alors l'injection qui, pénétrant entre la dure-mère et la pie-mère, se mélange au liquide céphalo-rachidien.

L'aiguille, brusquement retirée, ne laisse aucune plaie et l'opération ne cause aucun trouble à l'animal.

Ce mode d'inoculation permet de réaliser des méningites expérimentales tout à fait typiques, mortelles en deux à trois semaines.

L'inoculation *intrarachidienne* se fait par ponction lombaire, en introduisant une aiguille d'acier d'arrière en avant entre les lames vertébrales de l'avant-dernière vertèbre lombaire, jusque dans la cavité médullaire dans laquelle flotte la queue de cheval. Il est indispensable d'inciser préalablement la peau sur une longueur d'environ 1 centimètre au niveau de l'apophyse épineuse de la 4ᵉ vertèbre lombaire. Avec l'ongle de l'index de la main gauche on détermine exactement celle-ci et, immédiatement en avant, on plonge d'arrière en avant l'aiguille dont le pavillon doit rester libre pour permettre l'écoulement au dehors de quelques gouttes de liquide céphalo-rachidien. Cet écoulement atteste que l'aiguille est bien en place. Il ne reste plus qu'à y adapter le bec de la seringue chargée de substance infectante et à pousser doucement l'injection dont le volume ne doit pas dépasser 1/2 cc. pour le cobaye, 1 cc. pour le lapin. Lorsque celle-ci est terminée, on retire brusquement l'aiguille, on ferme la petite plaie cutanée avec une agrafe de Michel et on touche à la teinture d'iode,

d. — *Inoculation par voie oculaire.*

Elle se réalise soit en introduisant directement le virus *dans la chambre antérieure de l'œil*, soit par simple *instillation sur la conjonctive*.

L'inoculation dans la chambre antérieure de l'œil se fait le plus commodément chez le lapin.

On fixe le globe oculaire en enserrant, au moyen d'une pince à dents de souris, un pli de la conjonctive un peu en dehors du bord supérieur de la cornée et, avec la pointe d'une aiguille fine, on pique celle-ci très obliquement, de manière à ne pas blesser l'iris. On laisse écouler librement quelques gouttes d'humeur aqueuse, puis on adapte la seringue sur le pavillon de l'aiguille et on pousse doucement l'émulsion microbienne dans la chambre antérieure de l'œil, en ayant soin de n'injecter

qu'une quantité de liquide assez faible pour ne pas produire de sur-
pression.

Si l'on retire brusquement l'aiguille, la petite plaie cornéenne se
referme aussitôt et il ne reste plus qu'à laver la surface de l'œil avec
un peu d'eau bouillie ou un peu d'eau boriquée à 3 %.

Cette technique permet d'observer le développement des tubercules

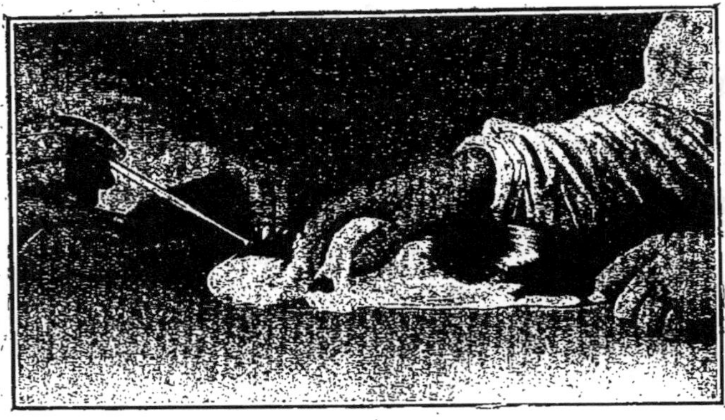

Fig. 17. — Technique de l'infection tuberculeuse lymphatique chez le cobaye,
par instillation oculaire.

in vivo, sur le bord libre de l'iris, et de suivre l'infiltration leucocytaire
aboutissant à la formation de cellules géantes.

En général, pendant la première semaine après l'inoculation, on
n'observe aucun changement dans l'aspect du globe oculaire. Après une
période d'incubation qui varie de 12 jours environ chez le cobaye à
15-30 jours chez le lapin, apparaît brusquement une forte inflammation
de l'iris. Bientôt le bord libre de celui-ci se couvre de points gris qui
se multiplient, s'étendent à toute la surface et proéminent dans la
chambre antérieure. Peu à peu ils deviennent blanchâtres, s'agglomèrent
en amas et finissent par envahir la cornée qui s'opacifie et s'ulcère.
Tout ce processus évolue en 6 à 12 semaines. On le trouvera bien décrit
dans les travaux de HAENSELL [1], KARL SCHUCHARDT [2] et de F. SCHIECK [3].

L'instillation simple d'une goutte de crachat bacillifère (*fig. 17*) ou
d'émulsion de culture à la surface de la conjonctive, chez le cobaye, le
lapin, le singe ou tout autre mammifère, réalise un mode d'infection
naturelle dont la première manifestation apparente est l'engorgement

1. *Graefe's Arch. f. Ophth*, vol XXV, fasc. 4, 1879
2. *Virchow's Archiv.*, vol. LXXXVIII, 1882, p. 33.
3. *Veröf. d. Robert Koch Stiftung*, fasc. 5-7, 1913.

des ganglions du cou (Calmette, C. Guérin et V. Grysez) [1]. Suivant
la dose de virus instillé, cet engorgement est plus ou moins intense et
rapide, puis l'infection gagne peu à peu les ganglions trachéo-bronchiques, les poumons et les viscères abdominaux. On n'observe jamais,
en pareil cas, de lésion locale au niveau de l'œil lui-même. (*Voir
Planche V, 2.*)

e. — *Infection par les voies digestives.*

L'infection par la voie digestive est, à proprement parler, la plus
naturelle.

Chez les jeunes animaux elle produit le plus souvent des lésions

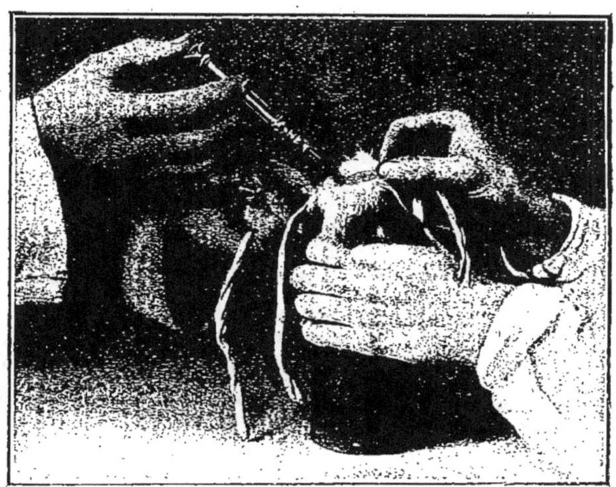

Fig. 18. — Technique de l'infection tuberculeuse du cobaye par ingestion
à la sonde œsophagienne.

ganglionnaires mésentériques primitives et, chez les animaux plus âgés,
elle réalise les divers types de tuberculose ganglionnaire et viscérale que
l'on observe dans l'infection spontanée. (*Fig. 18.*)

Sa technique consiste soit à pratiquer, dans la cavité buccale ouverte,
un simple badigeonnage de la face interne des joues avec un pinceau
imprégné de substance virulente, soit à faire absorber des bacilles ou
des produits bacillifères en mélange avec les aliments, soit à introduire
ces bacilles ou ces produits directement dans l'estomac au moyen d'une
seringue et d'une sonde œsophagienne qui, pour le cobaye, est une
sonde urétrale de petit calibre, en gomme. Pour empêcher que celle-ci

1. *Société de biologie*, 15 fév. 1913.

soit coupée par les incisives de l'animal, on fait tenir par un aide les mâchoires convenablement écartées au moyen de deux lacets plats et, la tête étant dirigée en haut, on glisse doucement le bec de la sonde le long du voile du palais. On est sûr d'avoir pénétré dans l'œsophage si les mouvements respiratoires restent bien réguliers et s'il ne se produit pas d'efforts de toux.

f) *Infection par voie rectale.*

Pour éviter l'expulsion immédiate des émulsions bacillaires injectées dans le rectum, il convient de porter celles-ci aussi haut que possible (à 5 centimètres environ chez le cobaye) avec une petite sonde très fine et très flexible en caoutchouc rouge.

L'absorption des bacilles par la voie rectale est beaucoup moins sûre que par la voie gastrique. En revanche, celle des tuberculines s'effectue très bien.

L'infection rectale intéresse primitivement les ganglions sous-lombaires et mésentériques, puis elle se généralise à tous les viscères abdominaux et thoraciques.

g) *Infection par la voie vésicale.*

Ce mode d'infection permet de suivre l'évolution des lésions lymphatiques ascendantes, en partant des muqueuses de la vessie.

On le réalise en introduisant sans violence dans l'urètre, jusqu'à une profondeur de 3 centimètres chez le cobaye, une petite sonde molle de GAILLARD, du modèle le plus fin. La sonde doit avoir été préalablement stérilisée par le formol, puis trempée dans de l'huile aseptique. On attend l'écoulement de l'urine et on injecte, sous le plus faible volume possible, l'émulsion bacillifère.

En sacrifiant après des temps variables les animaux ainsi infectés, on trouve tantôt des granulomes plus ou moins abondants et opaques, tantôt des ulcérations ou de véritables abcès caséeux de la paroi vésicale. L'infection s'étend toujours aux ganglions lymphatiques de la région, d'abord aux sous-lombaires, puis progressivement à tout le système lymphatique par voie ascendante, aux viscères abdominaux et aux poumons. Dans les expériences de M. BRETON [1] (*chap. XV*, C) l'adénopathie trachéo-bronchique s'est montrée aussi précoce que l'engorgement sous-lombaire : il était déjà constant au dixième jour.

h) *Infection par la voie respiratoire.*

L'inhalation de poussières infectantes, sèches ou humides, ne permet pas d'obtenir aussi aisément qu'on pourrait le croire la tuberculisation primitive des poumons. Aussi les expérimentateurs qui se sont

---

1. *Annales de l'Institut Pasteur*, 1910, p. 820.

adressés à ce mode d'infection se sont-ils fréquemment trouvés en présence de résultats discordants que n'expliquent pas toujours les différences de techniques employées. Ces résultats ont été d'ailleurs exposés dans le chapitre IX.

L'infection par inhalation peut se réaliser dans chacun des segments

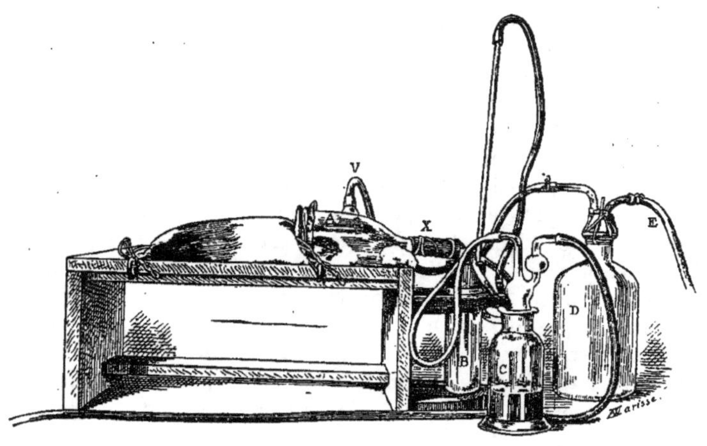

Fig. 19. — *Dispositif pour l'infection tuberculeuse du cobaye par inhalation.*

A. Allonge en verre portant un diaphragme en caoutchouc par lequel la tête de l'animal est introduite dans l'ampoule. Celle-ci porte deux tubulures, l'une X par laquelle pénètrent les poussières liquides, l'autre V par laquelle celles de ces poussières qui n'ont pas été inhalées ou condensées dans l'ampoule se rendent au barboteur C, contenant de l'acide sulfurique dilué au quart.
B. Pulvérisateur de Büchner.
D. Flacon régulateur de pression, dont le bouchon porte une soupape à fente.
E. Tube relié à l'appareil propulseur d'air sous pression.

de l'appareil respiratoire : nez, bouche, pharynx, larynx, trachée, bronches, alvéoles pulmonaires, et il est très difficile, on peut même dire impossible, de la localiser dans l'un quelconque de ces segments. On parvient cependant à éviter les premiers (nez, bouche, pharynx, larynx) en injectant directement, au moyen d'une seringue, le virus dans la trachée ou en pulvérisant des poussières dans l'arbre bronchique après trachéotomie.

Le plus souvent, on place les animaux immobilisés dans une caisse spéciale analogue à celle employée par Kuss et Lobstein dans leurs expériences sur l'anthracose [1]. On y fait pénétrer, par une petite ouverture, un jet de poussières infectantes, sèches ou humides, en ménageant à l'extrémité opposée un orifice de sortie d'air pour éviter la surpres-

1. *Bulletin médical*, 21 nov. 1906.

sion. Cet orifice doit être, bien entendu, pourvu d'un filtre ou relié à un flacon barboteur pour empêcher les microbes d'être entraînés au dehors.

Au lieu d'une caisse qu'il est très difficile de maintenir étanche et dans laquelle les particules en suspension se disséminent très inégalement, nous préférons employer le dispositif que montre la figure ci-dessus. (*Fig. 19.*)

L'animal, cobaye ou lapin, a les quatre pattes fixées sur une planche ; sa tête seule pénètre à travers la fente étroite d'une membrane de caoutchouc et reste libre dans une allonge en verre pourvue de deux tubulures. Par l'une de celles-ci on fait pénétrer, dans les conditions que l'on désire, les poussières infectantes mélangées à de l'air que comprime une petite pompe électrique pourvue d'un flacon à valve régulatrice de pression. L'excès d'air et de poussières est entraîné au dehors par la tubulure supérieure de l'allonge, après avoir barboté dans de l'acide sulfurique contenu dans un flacon laveur.

Avec ce dispositif, qui n'offre aucun danger pour l'opérateur, il est facile de déterminer la richesse en germes de l'air inhalé et de compter les respirations faites par l'animal, ce qu'il n'est pas possible de faire avec l'appareil de Kuss, non plus qu'avec celui de Reichenbach employé par Karl Flugge et H. Findel [1].

On peut encore plus simplement, comme l'a fait Chaussé, laisser les animaux en liberté dans une chambre plus ou moins spacieuse, dans laquelle on fait pénétrer la matière infectante sous la forme de fines particules, sèches ou humides. Ces dernières, lorsqu'elles sont suffisamment ténues, c'est-à-dire lorsqu'elles ne dépassent pas le diamètre de 10 microns, peuvent être véhiculées jusqu'à trois mètres de distance (ainsi qu'on peut s'en rendre compte en opérant comparativement avec des substances colorées) ; mais elles ne restent que quelques secondes en suspension dans l'air si celui-ci n'est pas agité artificiellement.

L'infection par les voies respiratoires ne réalise la tuberculisation primitive du poumon que si le nombre et la virulence des microbes introduits dans les alvéoles pulmonaires avec l'air inspiré sont tels que ces microbes puissent créer une ou plusieurs lésions locales. Si le nombre des éléments infectants est réduit à quelques unités et que la virulence de celles-ci soit faible, — comme c'est ordinairement le cas pour les bacilles secs, — ils sont englobés par des leucocytes, entraînés dans la circulation lymphatique, puis sanguine, et véhiculés plus ou moins longtemps dans l'organisme, jusqu'à ce qu'ils finissent par être éliminés au dehors ou qu'ils déterminent par embolie capillaire ou lymphatique la formation d'un tubercule. Les lésions peuvent alors se constituer dans

---

1. *Zeitsch. f. Hyg.*, vol. LVII, p. 104-153, 1907.

d'autres organes que le poumon, comme après l'infection par les voies digestives, par les muqueuses ou par la peau.

i) *Infection par voie transcutanée.*

Les bacilles tuberculeux peuvent aisément traverser la peau lorsque celle-ci est le siège de lésions, même très superficielles, telles qu'en produit le feu du rasoir ou l'épilage. Les leucocytes émigrés des vaisseaux lymphatiques sous-épidermiques viennent alors s'emparer des éléments microbiens et les ramènent dans la circulation générale. Si l'infection est massive, ou très virulente, ils peuvent créer des tubercules sur place ou dans le territoire lymphatique immédiatement voisin ; mais si cette infection est peu abondante ou peu virulente, la peau ne conserve aucune trace du passage des bacilles et ceux-ci ne déterminent que beaucoup plus tard des localisations ganglionnaires, pulmonaires ou viscérales.

La technique de l'infection transcutanée est très simple : elle consiste à raser ou à épiler soigneusement, chez le cobaye ou chez tout autre animal, une étendue variable de la peau de la partie supérieure du cou, de telle sorte que l'animal ne puisse pas se lécher, et à étendre avec une spatule, sur la surface fraîchement rasée ou épilée, soit une émulsion de culture, soit des crachats ou tout autre produit tuberculeux réduit en pulpe fine.

k) *Infection par voie intramammaire.*

Elle se réalise, chez la vache ou chez la chèvre en lactation, au moyen d'un tube trayeur ou d'une sonde flexible en caoutchouc qu'on introduit dans les canaux galactophores, de telle sorte qu'avec une seringue on puisse injecter directement dans les acini glandulaires la substance infectante.

On peut aussi, chez les mêmes animaux et, comme l'a fait NATTAN-LARRIER chez le cobaye femelle en lactation, plonger l'aiguille de la seringue dans le tissu glandulaire à la base de la mamelle. On obtient de la sorte une infection très rapide. Celle-ci se traduit par la pullulation des bacilles, qu'on retrouve en abondance dans le lait, et par un engorgement intense des ganglions lymphatiques supra ou rétro-mammaires.

l) *Inoculation intravésiculaire ou intrapéritonéale après laparotomie.*

Chez le cobaye, et plus facilement chez le lapin, on peut introduire directement le virus dans la vésicule biliaire préalablement mise à nu. Il est alors essentiel d'anesthésier complètement l'animal avant de procéder à la laparotomie, afin d'éviter les efforts qui entraîneraient la propulsion des intestins hors de la cavité abdominale. L'anesthésie s'obtient le mieux par injection intrapéritonéale de chloral-morphine (1 cc. chez le cobaye, 2 cc. chez le lapin, d'une solution de chloral à 10 % additionnée de 0,50 de morphine-chlorhydrate p. 100).

La technique de l'inoculation intravésiculaire a été bien précisée par HENRI VIOLLE [1].

L'animal étant attaché par les membres sur un plateau métallique, la région à opérer est rasée, puis aseptisée à l'alcool et à la teinture d'iode. On incise d'abord les téguments, puis la ligne blanche ; on déchire avec le bec d'une sonde cannelée le péritoine, et le foie apparaît. On l'attire en bas et on le renverse de bas en haut et d'arrière en avant : sa face postérieure est ainsi mise à jour. En interposant des tampons de gaze entre la coupole diaphragmatique et le foie, puis en bourrant l'espace intermédiaire entre le foie et les intestins, on « cale » la masse hépatique. On passe, sous le col de la vésicule ainsi dégagé, un fil de soie monté sur une aiguille de *Reverdin* et on lie le canal cholédoque.

A l'aide d'une seringue stérile de 5 centimètres cubes on ponctionne la vésicule à son pôle libre, on aspire le contenu, qui, dans beaucoup de cas, est un liquide épais et visqueux. En diluant ce liquide et en lavant la poche à plusieurs reprises avec de l'eau physiologique jusqu'à ce qu'elle sorte complètement incolore, on a un réservoir de 1/2 à 1 centimètre cube 1/2 de capacité, prêt à recevoir l'émulsion microbienne. Celle-ci est aspirée dans une seconde seringue. L'aiguille de la première étant toujours en place, on pousse l'injection doucement. On passe un fil de soie comprenant dans sa boucle l'aiguille et la paroi vésiculaire légèrement soulevée et tendue par une pince. Tout en dégageant l'aiguille, on serre le fil de telle sorte que, celle-ci étant complètement retirée, aucune goutte de liquide ne puisse sortir. Enfin, pour plus de sûreté, on met une pointe de feu sur l'orifice. On enlève les tampons, on suture la ligne blanche à l'aide de trois ou quatre points de catgut. Les téguments sont réunis par quelques agrafes de *Michel*. On badigeonne à la teinture d'iode la plaie suturée et on recouvre celle-ci d'un peu de collodion.

On opère de la même manière pour l'injection directe dans une anse intestinale.

m) *Inoculations intrapleurale, intraarticulaire, etc.*

On peut être amené à varier les conditions d'infection en s'adressant à d'autres modes d'inoculation exceptionnellement usités. C'est ainsi qu'il est parfois utile d'introduire une émulsion fine de culture ou de produits tuberculeux directement dans la cavité pleurale ou dans une articulation. Le lieu d'élection pour la ponction de la plèvre, effectuée avec l'aiguille libre ou montée sur la seringue, est le quatrième espace intercostal droit.

Les cavités articulaires s'atteignent facilement en plaçant le membre en extension forcée.

1. Thèse de la Faculté des sciences de Paris, série A, n° 692, 1912.

C. — CHOIX DE L'ANIMAL D'EXPÉRIENCES.

Le *cobaye* et le *singe* sont, de tous les animaux habituellement employés dans les laboratoires, les plus sensibles à l'infection tuberculeuse, surtout lorsqu'on expérimente avec des bacilles de provenance *humaine*. Le *lapin* est plus résistant, mais il succombe très vite à l'inoculation du bacille *bovin*, et aussi à celle du bacille *aviaire*, particulièrement lorsque l'infection est réalisée par voie intraveineuse. Un dixième de milligramme de culture de bacilles bovins (microbes pesés à l'état frais) suffit généralement à le tuer en moins de deux mois, tandis qu'il résiste le plus souvent à l'infection, par la même voie, de 10 milligrammes de bacilles humains. Nous avons déjà dit et nous redirons tout à l'heure combien cette différence de sensibilité du lapin aux virus humains et bovins est précieuse pour reconnaître l'origine des bacilles. (*Chap. XXI.*)

Le *chien* est difficilement tuberculisable. On réussit cependant à l'infecter soit par ingestion, soit par inoculation, avec d'assez fortes doses de virus. Il en est de même du *rat*.

La *souris* est moins sensible.

A. Marmorek [1] a constaté qu'on rendait ce petit rongeur plus aisément infectable en lui injectant dans le péritoine une émulsion de bacilles mélangée d'un peu de solution de chlorhydrate de quinine. Cette substance paralyse la défense leucocytaire pendant un certain temps et permet aux bacilles de rester plus longtemps dans la circulation générale, de sorte qu'alors les poumons sont le plus infectés, mais le foie et la rate sont également remplis de tubercules.

Les oiseaux ne peuvent servir qu'à l'étude de la tuberculose *aviaire*, sauf le *perroquet*, l'*autour* et la *perruche*, qui offrent cette curieuse particularité d'être infectables à la fois par la tuberculose des mammifères et par celle des oiseaux.

Nous reviendrons d'ailleurs, dans les chapitres qui vont suivre, sur cette importante question de l'aptitude respective des différentes espèces animales à contracter, expérimentalement ou spontanément, l'infection tuberculeuse.

1. *Berlin. klin. Woch.*, 12 mars 1906.

CHAPITRE XXI

LES BACILLES TUBERCULEUX
DES MAMMIFÈRES

CARACTÈRES DIFFÉRENTIELS DES TYPES HUMAINS ET BOVINS

Presque tous les vertébrés supérieurs, mammifères, oiseaux, reptiles, batraciens et poissons, sont susceptibles d'être infectés par le bacille tuberculeux ; mais, sans doute par les effets d'une lente adaptation qui s'est réalisée à travers les âges, nous constatons aujourd'hui que ce microbe possède des caractères biologiques particuliers, suivant qu'il provient des lésions tuberculeuses de l'homme ou d'autres mammifères, des oiseaux ou des animaux à sang froid. Il s'est donc créé peu à peu des races de bacilles tuberculeux dont la spécificité est plus ou moins étroite vis-à-vis de telle ou telle espèce animale, et nous devons faire de chacune d'elles une étude distincte.

Le bacille des mammifères, qui nous occupera tout d'abord, n'échappe pas lui-même à cette loi d'adaptation : les travaux de Theobald Smith [1] (1896-1898), de Frothingham [2] (1897), de Dinwiddie [3] (1899), puis ceux de Robert Koch et Schuetz [4] (1902), sur lesquels nous aurons à revenir, ont établi que le bacille habituellement isolé des lésions tuberculeuses chroniques de l'homme est *ordinairement* dépourvu de virulence pour le bœuf. Il semble démontré que, réciproquement, le bacille d'origine bovine soit peu virulent pour l'homme. Ces bacilles possèdent aussi quelques caractères biologiques spéciaux qui permettent souvent de reconnaître leur origine humaine ou bovine, mais leur spécificité n'est pas absolue. Ils appartiennent incontestablement à la même race (*bacillus tuberculosus mammalium*) et déterminent, dans l'organisme qu'ils parasitent, des lésions de même nature. Les mêmes milieux artificiels servent à les cultiver et les agents extérieurs, physiques ou chimiques, exercent sur eux les mêmes effets. Nous les distinguerons donc simplement sous la dénomination de *type humain* et de *type bovin*.

---

1. *Journ. of experiment. Medicin*, 1898, vol. VII, nᵒˢ 4 et 5.
2. *Zeitsch. f. Thiermed.*, I, 1897.
3. *Arkansas Agric. exp. Stat.*, nᵒ 57, juin 1899.
4. *Archiv. f. Tierheilk.*, 1902, p. 169.

A. — CARACTÈRES DIFFÉRENTIELS DES TYPES HUMAIN ET BOVIN PAR LA MORPHOLOGIE ET PAR LES CULTURES.

D'après certains observateurs, les cultures d'origine bovine sur sérum gélatinisé glycériné donnent des bacilles un peu épais et courts : leur longueur ne dépasse guère 1 micron, tandis que les bacilles humains sont plus longs (environ 3 microns), minces, souvent courbes et plus fragmentés après coloration par le Ziehl (Th. Smith, Ravenel) [1]. Mais ces différences sont peu marquées et inconstantes.

En 1903, Theobald Smith [2] a constaté que si l'on détermine de temps en temps, au cours d'une période de trois à quatre mois, la courbe d'acidité des bouillons glycérinés dans lesquels on a cultivé respectivement le bacille humain et le bacille bovin, on trouve que, pour le type humain, l'acidité augmente d'abord rapidement jusqu'au 15e ou 18e jour. Elle s'abaisse ensuite jusqu'au 32e jour environ, puis reste en plateau sans que jamais le bouillon redevienne tout à fait alcalin.

Le type bovin rend le milieu moins acide, ou même l'alcalinise légèrement, et la courbe s'abaisse avec une plus ou moins grande lenteur.

Pour établir celle-ci, on emploie des flacons d'Erlenmeyer de 100 cc. dans lesquels le bouillon glycériné est introduit sous une épaisseur de 1 cent. 5. Le bouchon d'ouate doit être recouvert d'un capuchon de caoutchouc ou d'étain, pour éviter l'évaporation à l'étuve. Le bouillon contiendra, au début de l'expérience, 5 % de glycérine, afin qu'après que le bacille en aura consommé, il en reste sûrement. Son acidité sera de 1,8 à 2,2 % (en HCl, solution normale au vingtième).

Th. Smith pense que la différence entre les types *humain* et *bovin* tient à ce que ce dernier utilise la glycérine sans la décomposer en acides, tandis que le bacille humain en fabrique des acides.

D'après M. Grund [3], cette réaction ne serait pas absolument constante : on trouve des types intermédiaires, et même parfois des types inversés. C'est aussi l'opinion de J. Wankel [4], d'après les recherches qu'il a faites à l'Institut Robert Koch sur 45 cultures d'origine connue.

Les caractères respectifs des cultures sur les milieux liquides ou solides fournissent des indications que l'on ne doit pas négliger d'utiliser. Kossel, Weber et Heuss, puis Œhlecker [5], recommandent l'emploi du bouillon glycériné à 4 p. 100 comme milieu différentiel. Le type humain s'y développe avec vigueur, couvre la surface du liquide en deux ou trois semaines, grimpe sur les parois du vase, forme une

---

1. *Proc. of the Path. Soc. of Philadelphia*, 1900, III, et 1902, V.
2. *Journ. of med. Research.*, 1904-1905, XIII, p. 253-405 ; 1910, XXIII, p. 185.
3. *Id.*, XXV, fasc 2, 1912.
4. *Deutsch. med. Woch.*, 1913, p. 2461.
5. *Tub. Arb. a. d. Kais. Gesundh.*, 1905, fasc. 1-3 ; 1907, fasc. 6.

membrane flottante épaisse et ridée. Le type *bovin* n'y pousse que péniblement, avec lenteur, en pellicule ou en voile extrêmement mince. Mais ces différences ne valent que pour les souches de bacilles récemment isolés sur milieux solides (sérum gélatiné et glycériné), et L. Rabinowitsch [1], J. Fibiger, Jensen [2], ne les trouvent pas constantes.

Mœller, puis Beck, avaient remarqué que l'addition de glycérine au sérum ou au milieu de Dorset (œuf) hâte le développement des colonies de type *humain*, mais exerce une action nettement retardante sur le type *bovin*.

W. Park [3] a tiré parti de cette observation après en avoir vérifié l'exactitude, et ses très nombreuses expériences lui ont permis d'affirmer que le meilleur milieu d'isolement et de différenciation est, pour le bacille *bovin*, celui de Dorset (œuf non glycériné additionné de 10 p. 100 d'eau en volume, puis coagulé) ; pour le bacille *humain*, celui de Lubenau (œuf additionné de 30 p. 100 de bouillon alcalin glycériné à 5 p. 100, puis coagulé). En ensemençant, avec le produit tuberculeux dont on veut déterminer la nature, quelques tubes de chacun de ces deux milieux, on constate que le milieu glycériné se montre constamment impropre au développement du type *bovin*, tandis que le type *humain* y pousse presque toujours facilement d'emblée. Par contre, sur l'œuf non glycériné, les bacilles de type *bovin* forment de très petites colonies molles, humides, glissantes, qu'il faut se hâter d'étaler dès qu'elles deviennent visibles, ce qui leur permet d'acquérir plus de vigueur. On peut ensuite les reporter sur pomme de terre glycérinée : elles s'y développent bien.

Pour W. Park, toutes les cultures poussant abondamment sur œuf glycériné au premier ensemencement sont de type *humain*. Toutes celles au contraire qui, ne donnant aucune colonie sur œuf glycériné, poussent sur œuf non glycériné, sont de type *bovin*.

Dans le bouillon–œuf de Besredka [4] (*voir chapitre II, C*), tandis que le bacille humain fournit en quatre à six semaines des écailles petites, plus ou moins sèches, non adhérentes, le bacille bovin forme une couche de filaments d'apparence muco-membraneuse étalée sur le fond des vases.

Au cours des recherches que nous avons poursuivies avec C. Guérin [5] sur la culture du bacille tuberculeux sur pommes de terre cuites dans la bile de bœuf glycérinée à 4 p. 100, nous avons signalé que les bacilles de provenance *humaine* ne se développent qu'avec beaucoup de diffi-

1. *Berl. klin. Woch.*, 1906, p. 784.
2. *Id.* 1904, n°s 6-7 ; 1907, n°s 4-5 ; 1908, n°s 42-43.
3. *Stud. Res. Lab. Department of Health*, New-York, vol. XVIII, 1908-1909, et vol. V, 1910.
4. Voir chap. II et *Annales de l'Institut Pasteur*, nov. 1913, p. 1009.
5. *Académie des sciences*, 19 juil. 1909., p. 191.

culté et une très grande lenteur en présence de *bile de bœuf*, tandis qu'ils croissent facilement avec la *bile humaine*. Inversement, le bacille d'origine *bovine* pousse d'emblée et abondamment sur pomme de terre à la *bile de bœuf*, tandis que sa culture est très pénible lorsqu'on l'ensemence sur le milieu à base de *bile humaine*. Cette constatation nous a permis de reconnaître la provenance *bovine* d'un bacille isolé par SALIMBENI, à l'hôpital Pasteur, des ganglions mésentériques d'un jeune enfant mort de tuberculose miliaire aiguë à l'âge de cinq mois.

B. — CARACTÈRES DIFFÉRENTIELS DES TYPES HUMAIN ET BOVIN PAR L'INOCULATION EXPÉRIMENTALE

Tous les expérimentateurs s'accordent aujourd'hui à reconnaître que le meilleur procédé de différenciation est celui qui consiste à inoculer les cultures de première ou de deuxième génération au lapin. Déjà en 1868, VILLEMIN avait observé que les crachats de phtisiques étaient peu virulents pour cet animal, alors que les produits tuberculeux provenant du bœuf l'étaient beaucoup plus. Plus tard, ORTH, BAUMGARTEN, puis THEOBALD SMITH en 1896 et 1898, VAGEDES [1] en 1898, firent les mêmes constatations, et KOSSEL, WEBER et HEUSS [2] montrèrent qu'il existe un parallélisme presque parfait dans ces différences de virulence pour le lapin et pour le veau. Celles ci sont surtout marquées lorsqu'on injecte de faibles doses par voie *intraveineuse*.

La technique adoptée par W. PARK et CH. KRUMWIEDE [3] est excellente : elle consiste à inoculer, avec chaque culture de première ou de seconde génération âgée de trois à quatre semaines, sur œuf non glycériné, sur œuf glycériné ou sur pomme de terre glycérinée, quatre lapins du poids de 1.500 à 2.000 grammes. Deux reçoivent 1 milligramme et deux 0 mgr. 01 en émulsion fine, dans la veine marginale de l'oreille. Chaque animal est régulièrement pesé. Ceux qui ne succombent pas sont sacrifiés après 60 jours.

On constate ainsi que, même avec 1 milligramme, les lapins qui ont reçu les bacilles *humains* ne succombent jamais dans ce délai et leur autopsie ne montre que des lésions discrètes, non progressives, des poumons ou du rein ; quelquefois même pas de lésions du tout. Les bacilles *bovins*, au contraire, produisent le plus souvent une tuberculose généralisée, même avec 0 mgr. 01, et la dose de 1 milligramme entraîne fréquemment une intoxication rapidement mortelle. Si les lapins meurent en 30-60 jours, avec ou sans lésions généralisées, on peut conclure au type *bovin*.

Sur 66 lapins inoculés par W. PARK avec 0 mgr. 01 de bacilles

---

1. *Zeitsch. f. Hyg*, 1898, vol. XXVIII, p. 276.
2. *Tuberk. Arb. a. d. Kais. Gesundh.*, fasc. 3, 1905.
3. *Journ. of Med. Research.*, 1910, t. XXIII, p. 205-368, et 1912, . XXV, p. 313-334.

bovins isolés de lésions tuberculeuses *humaines*, 9 seulement ont dû être sacrifiés le 60ᵉ jour. Tous les autres avaient succombé, surtout entre 3o et 5o jours. Par contre, sur 427 lapins inoculés avec 1 milligramme de bacilles *humains*, 235 furent tués après 6o jours et 175 d'entre eux avaient augmenté de poids.

D'après F. Schick et F. Krusius[1], on réussit à différencier rapidement, au point de vue du diagnostic, le type humain du type bovin en inoculant *dans la chambre antérieure de l'œil du lapin* une émulsion, suffisamment diluée, de culture pure. Le type humain produit ainsi une tuberculose atténuée, non progressive ou curable, de la cornée et de l'iris, tandis que le type bovin détruit l'œil rapidement et donne lieu à une infection grave qui ne tarde pas à se généraliser. La dose optimum de virus à inoculer est de 1 millionième de milligramme, soit *environ quatre bacilles.*

Cette différenciation peut aussi être réalisée par l'inoculation intra-veineuse dans l'une des veines latérales de la queue des souris blanches, comme l'a proposé Trommsdorff[2]. W. Binder[3] a constaté ainsi que ces petits animaux succombent en 27 à 57 jours à l'inoculation de 1 milligramme de bacilles bovins, tandis que le bacille humain, à la même dose, ne les tue qu'en 13o à 188 jours, et seulement avec des lésions très discrètes.

Aoki[4] a également proposé de se servir du rat. Il en a infecté 81, les uns par voie péritonéale, les autres par voie intraveineuse. Sur ce nombre, 35 reçurent six races différentes de type *bovin* et 46 huit races différentes de type *humain.* Neuf animaux du premier lot devinrent tuberculeux, tandis que 26 ne présentèrent rien d'anormal. Par contre, dans le second lot (type *humain*) 42 sur 46 devinrent tuberculeux. Il semblerait donc que les bacilles *humains* soient *plus virulents pour le rat* que les bacilles *bovins.*

Fraser[5] pense que la différenciation peut être faite d'une manière certaine par l'inoculation dans la membrane synoviale des articulations des pattes de lapins.

S'il s'agit du bacille humain, la membrane s'épaissit et, à part un peu de sécrétion liquide dans l'intérieur de la séreuse, l'animal ne présente aucun trouble. Trois ou quatre mois plus tard on constate que la synoviale est le siège d'une tuberculose chronique : il est rare qu'il se produise une dissémination de l'infection dans l'organisme.

Si l'on a injecté du bacille bovin, l'animal accuse, dix jours après,

1. *Veröffentl. d. Robert Koch-Stiftung z. Bekämpf. d. Tuberkulose,* fasc. 5-7, 1913.
2. *Arb. a. d. Gesundh.,* 1909, vol. XXXIII, p. 568.
3. *Bericht über das Veterinärinstitut,* Leipzig, 1913, p. 24.
4 *Zeitsch. f. Hygiene,* vol. LXXV, 1913, p. 62.
5. *Brit. Med. Journ.,* 23 nov. 1912.

une vive douleur et replie ses membres, puis il commence à maigrir.
Trois ou quatre semaines plus tard, la cavité articulaire se remplit de
pus caséeux ; il se produit des érosions des cartilages et des foyers
tuberculeux se constituent dans les os et dans les viscères.

On peut encore, comme l'ont fait E. Tomarkin et S. Pesciuc [1], étaler
soit des cultures, soit des produits pathologiques sur la peau fraîchement rasée ou épilée de cobayes. Avec le bacille humain la tuberculisation est lente et inconstante. Avec le bovin elle se produirait toujours
en affectant une forme à évolution beaucoup plus rapide.

J'ai montré avec C. Guérin que la *chèvre* en lactation est également
un excellent réactif différentiel [2]. Si l'on introduit au moyen d'un tube
trayeur fin et d'une seringue stérilisable, en prenant bien soin de ne
pas blesser la glande mammaire, une émulsion fine de 1 à 2 milligrammes
de culture de bacilles dans la profondeur de l'une des deux mamelles,
on constate que, si les bacilles sont de provenance *humaine*, il en résulte
une *infection locale* plus ou moins intense qui persiste pendant plusieurs
mois, puis disparaît, pour réapparaître à la même mamelle après une
nouvelle grossesse pendant la période de lactation suivante. Mais il n'y
a pas généralisation de l'infection : celle-ci reste locale. Au contraire,
si l'on a injecté dans les mêmes conditions des bacilles d'origine *bovine*,
l'infection tuberculeuse, d'abord circonscrite, ne tarde pas à se généraliser en suivant le trajet des lymphatiques. Elle envahit rapidement
les ganglions pelviens, le poumon, les ganglions trachéo-bronchiques
et médiastinaux. Enfin l'animal succombe en 4 à 5 mois.

L'épreuve de la virulence pour le *bœuf* se fait le plus sûrement, selon
la méthode de Kossel, Weber et Heuss [3], en inoculant sous la peau,
en arrière de l'épaule, 50 milligrammes de bacilles pesés à l'état frais
et émulsionnés dans 5 cc. d'eau physiologique. Dans ces conditions, les
virus de type *humain* donnent lieu à la formation d'abcès plus ou moins
volumineux, mais sont incapables de produire une tuberculose généralisée, tandis que la plupart de ceux de type *bovin* donnent lieu à des
lésions rapidement progressives et toujours graves. W. Park a éprouvé
ainsi huit cultures de type *bovin* de source *humaine*. Six ont développé
une tuberculose généralisée mortelle en 23 à 63 jours ; une a fourni
une tuberculose étendue mais régressive, et l'animal est resté en bon état
de santé apparente ; une s'est montrée avirulente et le lapin de contrôle
a attesté que la virulence originelle de cette souche avait disparu.

Il apparaît donc que le parallélisme de la virulence pour le lapin et
pour le veau est bien réel, ainsi qu'en avaient témoigné déjà les expériences faites à Berlin par une commission du *Kaiserliches Gesundheitsamt*.

1. *Deutsch. med. Woch.*, 1912, n° 22.
2. *Académie des sciences*, 19 juil. 1909.
3. *KK. Gesundh. Tub. Arbeit.*, I, fasc. 1, 1905.

Il faut cependant savoir que certaines cultures manifestent des caractères atypiques de virulence et que leur origine est très difficile ou impossible à préciser (O. Malm) [1]. Il y a lieu de penser qu'on a alors affaire à des types mal adaptés à l'organisme bovin ou humain, ou peut-être dans quelques cas à des mélanges, ainsi que cela a pu être vérifié par L. Rabinowitsch [2] et par W. Park.

L'un des exemples les plus curieux qu'on puisse citer à ce sujet est celui de la culture dite de Schroeder et Mietzsch, isolée au Sanatorium de Schömberg des crachats d'une femme tuberculeuse âgée de 29 ans. Cette culture, étudiée avec le plus grand soin par plusieurs expérimentateurs, en particulier par Dieterlen, au *KK. Gesundheitsamt*, puis par Ernst A. Lindemann [3], se montra constamment virulente pour le lapin et avirulente pour le veau. Elle était également avirulente pour la poule. L'origine aviaire devait, par suite, être écartée. Il ne pouvait s'agir ici que d'un bacille humain de virulence atypique.

Dans tous les cas il faut se garder d'affirmer l'origine sûrement humaine ou bovine d'un bacille avant d'avoir mis à l'épreuve les divers moyens d'investigation dont on dispose aujourd'hui. L'expérimentation devra porter, autant que possible, sur des *cultures pures, isolées de colonies séparées*. On inoculera ces cultures à plusieurs lapins ; aux uns par voie intraveineuse à la dose constante de 0 mgr. 01 ; aux autres par voie sous-cutanée à la dose de 10 milligrammes, en arrière de l'épaule ou à la face interne de la cuisse. En même temps, pour éliminer la possibilité de l'origine aviaire, on inoculera plusieurs poules par voie intraveineuse, respectivement aux doses de 20, 5, 1 milligrammes, 0 mgr. 1 et 0 mgr. 01. Les animaux qui n'auront pas succombé dans le délai d'environ six mois devront être sacrifiés après 180 jours et autopsiés. L'examen attentif de leurs lésions fournira des indications précieuses, mais on ne doit pas méconnaître que le diagnostic ne peut être, en pratique, positivement établi que pour le bacille bovin, soit par l'infection mammaire d'une chèvre en lactation, soit par l'inoculation de 50 milligrammes de culture sous la peau d'un jeune bovidé.

C. — VIRULENCE DES BACILLES D'ORIGINE HUMAINE POUR LE BŒUF. — ESSAIS DE TRANSFORMATION DU TYPE HUMAIN EN TYPE BOVIN

Dès 1868 Chauveau avait pu démontrer que lorsqu'on fait ingérer à de jeunes bovins ou que lorsqu'on leur injecte soit dans les veines, soit sous la peau, des matières infectantes provenant de l'homme phtisique (produits de broyage de tubercules pulmonaires, contenu d'abcès froids ou crachats), on produit chez ces animaux des lésions tuberculeuses plus ou moins étendues aux ganglions, aux poumons et aux divers viscères.

1. *Centralbl. f. Bakt.*, 3 juil. 1912, vol. LXV, p. 42.
2. *Congrès international de la tuberculose*, Rome, avril 1912.
3. *Arbeit. a. d. KK. Gesundh.*, 1913, vol. XLV, p. 197.

L'inoculabilité de la tuberculose humaine aux bovidés était donc évidente et beaucoup d'autres expérimentateurs ont pu s'en convaincre dans la suite. C'est ainsi que Bollinger [1], introduisant dans la cavité péritonéale d'un veau une émulsion de poumon humain phtisique, trouva, en sacrifiant cet animal sept mois plus tard, le mésentère et le péritoine couverts de masses fongoïdes tout à fait identiques à celles qui caractérisent la « pommelière ».

Klebs [2], Crookshank [3], Sydney–Martin [4], Thomassen [5], S. Arloing [6], Nocard [7], de Jongh [8], Ravenel [9], etc., ont fait de nombreuses expériences également démonstratives dans le même sens.

L'identité des virus tuberculeux humain et bovin semblait donc parfaitement établie lorsque la communication de Robert Koch au Congrès de 1901 à Londres obligea à discuter les résultats précédemment obtenus et provoqua de nouvelles recherches.

On dut reconnaître d'abord que, pour produire chez les bovidés une tuberculose mortelle, il était nécessaire d'injecter soit des bacilles, soit des produits virulents d'origine humaine en grande quantité ; de les introduire directement dans la circulation sanguine ou dans le péritoine, ou encore, comme l'avait fait Nocard, sous la dure-mère du cerveau. La contamination par les voies digestives devait être effectuée le plus souvent en répétant les ingestions de matières infectantes, pour que pussent se développer des lésions assez graves pour entraîner la mort, et l'on n'y réussissait pas toujours.

On constata enfin que la virulence pour le bœuf des produits tuberculeux humains était très variable et généralement assez faible, de sorte que les affirmations de R. Koch et Schuetz, qui avaient fait la plupart de leurs expériences d'inoculation en partant de crachats de phtisiques, se trouvaient en grande partie vérifiées.

Il n'est pas contestable que les bacilles isolés de crachats de phtisiques présentent à peu près *constamment* le type *humain*. Sur 632 cultures ainsi isolées dans les divers pays du monde, Möllers [10] n'en trouve qu'une, provenant d'un cas douteux (de Jong-Steuermann) qui puisse être rattachée au type *bovin*.

Mais si, au lieu de se servir de crachats ou de cultures pures provenant de cobayes inoculés avec des crachats, on emploie, pour infecter

<hr>

1. *Münchener med. Woch.*, 1894, n⁰ 5.
2. *Virchow's Archiv.*, XLIX, p. 292.
3. *Transact. of Path. Soc.*, Londres, 1891.
4. *Rep. of the Royal Commission on Tub.*, 1895.
5. *Journ. of Comp. Path. and Therap.*, sept. 1901, p. 259.
6. *Bulletin Académie de médecine*, Paris, déc. 1901, et *Revue de la tuberculose*, 1908.
7. *Revue vétérinaire*, janv. 1902, p. 49.
8. *Semaine médicale*, 15 janv. 1902.
9. *Proceed. of the Path. Soc.*, Phi'adelphie, mai 1902.
10. *Deutsch. med. Woch.*, n⁰ 8, 1911.

les bovidés, des fragments d'organes tuberculeux broyés, autres que le poumon, principalement des ganglions, ou des cultures provenant de cobayes inoculés avec ces organes, il arrive le plus souvent qu'on obtienne une infection grave, à évolution rapide et aboutissant à la généralisation. En pareil cas, Kossel, Weber et Heuss admettent que l'on a affaire à des infections *humaines* d'origine *bovine*, et qu'en réalité on a inoculé aux bovidés des bacilles *bovins*.

Cette interprétation est contestable.

Ce qui ne l'est pas, parce que de nombreux faits expérimentaux en ont fourni la preuve, c'est que les crachats de phtisiques ou les cultures pures isolées de ceux-ci sont, — sauf de très rares exceptions, — incapables de donner d'emblée au bœuf une tuberculose évolutive aboutissant à la granulie ou à des formes chroniques mortelles. Ces .bacilles, inoculés sous la peau, produisent des lésions qui restent en général localisées.' Introduits dans la mamelle de la chèvre ou de la vache, ils déterminent un engorgement de ganglions supra ou rétro-mammaires, sans tendance à l'extension. Injectés dans la circulation sanguine à forte dose, ils provoquent des lésions disséminées, ganglio-pulmonaires ou nodules péritonéaux, également non extensives ; à faible dose ils sont parfaitement tolérés, et nous verrons plus loin (*Chap. XLII*) qu'ils peuvent même alors servir de vaccin. Enfin, inhalés, ils créent des lésions périalvéolaires qui restent très limitées, ou même ils se montrent complètement inoffensifs (R. Koch et Schuetz, Mœller, Kossel, Weber et Heuss).

Mais il n'en est pas moins démontré par de multiples expériences que des produits tuberculeux provenant de l'homme, ou que des bacilles isolés de ces produits et présentant tous les caractères morphologiques et culturaux qu'on s'accorde à attribuer au type *humain*, manifestent parfois, pour les bovidés, une virulence sensiblement égale à celle des types *bovins* les plus authentiques.

Orth [1] en collaboration avec Esser, Westenhœffer [2], J. Fibiger et Jensen [3], Damman et Mussemeier [4], Eber [5] à l'Institut vétérinaire de Leipzig, Delépine, Hamilton et Young, Schottelius, la *Commission royale anglaise* dans son rapport final de 1911 et beaucoup d'autres observateurs en ont fourni des exemples.

La certitude que, dans tous ces cas, il s'agit de bacilles dont l'origine *bovine* est plus ou moins proche, n'existe pas à vrai dire. On peut toujours arguer que ces souches *humaines*. virulentes pour le

---

1. *Société de médecine de Berlin*, 1, 8 et 15 juil. 1903.
2. *Deutsch. med. Woch.*, 6 avril 1903.
3. *Deutsch. med. Woch.*, 8 et 15 fév. 1904.
4. *Centralbl. f. Bakt.*, 22 juin 1906, Ref., p. 336.
5. *Centralbl. f. Bakt.*, 1er juil. 1911, Orig., p. 193 ; *id.*, 1913, vol. LXX, Orig., p. 229.

bœuf, avaient des caractères originels mal précisés ou instables. C'est donc que ces caractères sont encore incertains ou qu'entre les types *humain* et *bovin*, tels qu'on les définit, il existe toute une série d'intermédiaires, plus ou moins rapprochés de l'un ou de l'autre.

Il s'ensuit que *nous ne sommes pas fondés à conclure*, comme le voulait R. Koch [1], *à la dualité des virus tuberculeux humain et bovin*. Ces virus ne diffèrent entre eux que parce qu'ils sont plus ou moins *adaptés*, par des séries de cultures en générations successives, au milieu *humain* ou au milieu *bovin*. On ne pourrait pas davantage concevoir que les cultures de virus *humain* ou *bovin*, atténuées par un séjour prolongé dans les milieux artificiels de laboratoire, et devenues plus ou moins avirulentes, constituent des types spéciaux. Il s'agit dans tous ces cas du même bacille.

On s'est efforcé de réaliser par divers moyens la transformation de ce qu'on est convenu d'appeler le type *humain* en type *bovin*, par exemple en inoculant successivement le même virus de l'homme au bœuf, puis de bœuf à bœuf ou par l'intermédiaire de la chèvre. Il semble que, dans quelques cas, on y ait partiellement réussi. Les faits publiés par Eber sont particulièrement intéressants à ce sujet.

Von Behring [2], Römer et Ruppel ont constaté qu'un bacille humain, isolé des crachats d'un phtisique, était devenu virulent pour le bœuf après dix mois de séjour dans l'organisme d'une chèvre. Les cultures qu'on en put obtenir après trois passages par le cobaye présentaient l'aspect morphologique du type *bovin*. Römer admet que de tels changements sont exceptionnels. Mais Damman et Mussemeier [3] puis de Jongh [4], affirment avoir obtenu le même résultat par l'intermédiaire de la chèvre.

. La *Commission royale anglaise* [5] rapporte l'histoire d'une culture isolée de l'articulation du genou d'un malade âgé de 38 ans et qui fut inoculée à un veau. Les lésions qui en résultèrent furent réinoculées à un second veau. Ces deux animaux présentèrent seulement après 67 et 81 jours une tuberculose locale avec extension aux ganglions de la région. Reporté sur un troisième veau, ce virus produisit des lésions plus extensives, avec une multitude de nodules tuberculeux dans les poumons et quelques-uns dans la rate et le foie. Des émulsions du ganglion préscapulaire de ce veau développèrent une tuberculose modérée, mais généralisée, mortelle chez un quatrième veau et une tuberculose également généralisée et mortelle chez un lapin.

---

1. *Berlin. klin. Woch.*, 1908, n° 44, et *Rapport du Congrès de la tuberculose*, Washington, 1908.
2. *Behringswerkmitteilungen*, 1907.
3. *Beziehungen zwischen Tuberkulose der Menschen und Tiere*, Hanovre, 1905.
4. *Congrès international de médecine vétérinaire de Budapest*, 1905.
5. *Reports of the Royal Commission on Tuberculosis*, Wyman et Sons, Londres, 1904-1911.

Les cultures isolées du premier et du troisième veau, et des cobayes qui avaient reçu le virus primitif, offraient le type humain. Après le quatrième veau, elles prirent les caractères du type bovin.

Avec la rate de cobayes inoculés avec des lésions pulmonaires humaines, Eber [1] (de Leipzig) a infecté avec succès des veaux par inoculation intrapéritonéale. Des lésions de ces veaux (nodules ganglionnaires péritonéaux) il a isolé des bacilles qui se comportaient, dans les cultures et vis-à-vis des bovidés, comme de véritables bacilles bovins, alors que les cultures obtenues directement des lésions tuberculeuses de l'homme avaient les caractères du type humain.

Ces divers résultats positifs et d'autres rapportés par O. Malm, W. Park et Krumwiede, etc., ont été l'objet de vives contestations de la part de Neufeld, Dold et Lindemann [2], parce que les expériences dont il s'agit n'excluent pas les causes d'erreurs possibles par infection spontanée bovine, de sorte que la question du transformisme expérimental du bacille de type humain en bacille de type bovin ne peut pas encore être considérée comme résolue.

Nous verrons plus loin qu'on n'a pas réussi davantage à réaliser artificiellement la transformation du type bovin en type humain. Et cependant personne ne conteste plus aujourd'hui que les bacilles d'origine bovine soient susceptibles d'infecter l'homme et particulièrement l'enfant, puisque 6 à 10 p. 100 des cas de tuberculose mortelle dans le jeune âge, au-dessous de 5 ans, sont, d'après les statistiques de W. Park, attribuables au bacille bovin.

En conséquence, on doit admettre que l'homme et le bœuf peuvent être réciproquement infectés, mais que les caractères acquis par l'adaptation du bacille tuberculeux à l'homme (et qui lui confèrent le type *humain*) le rendent beaucoup moins virulent pour le bœuf que ne l'est, pour cet animal, le bacille d'origine *bovine*.

Inversement, nous verrons dans un autre chapitre (xxv) que le bœuf tuberculeux peut contaminer l'homme, mais qu'il est surtout dangereux pour ses congénères ou, plus exactement, pour ses voisins d'étable.

Le fait que la tuberculose humaine est très répandue et très meurtrière dans des pays où la tuberculose bovine n'existe pas, ou est extrêmement rare, atteste d'ailleurs que la tuberculose de l'homme est propagée à travers le monde par l'homme lui-même.

Dans l'Inde, en Indo-Chine, au Japon, aux Philippines, dans les îles de l'Océanie, dans toute l'Afrique du Nord et dans l'Afrique occidentale, dans la plupart des Etats de l'Amérique du Sud, dans les régions

---

1. *Münch. med. Woch.*, 18 janv. 1910, p. 115, et *Centralbl. f. Bakt.*, Orig., 1er juil. 1911 et 23 août 1913.
2. *Centralbl. f. Bakt.*, 10 août 1912.

circumpolaires telles que l'Alaska, le Groënland, la Laponie et même dans certaines contrées d'Europe, par exemple en Angleterre dans le Herefordshire ou dans les îles de Jersey et Guernesey, en Sicile, en Toscane et en Sardaigne d'après Gosio [1], le bétail est presque indemne d'infection tuberculeuse, et cependant la mortalité humaine par tuberculose est très considérable ! (*Voir chap. XL.*)

En ces divers pays, la *contagion interhumaine* est évidemment le seul facteur qui intervienne dans la contamination de l'homme.

1. *Bulletin de l'Office international d'hygiène publique*, 1912, p. 1411.

CHAPITRE XXII

LA TUBERCULOSE BOVINE

SES CARACTÈRES ANATOMO-PATHOLOGIQUES

L'infection tuberculeuse chez les bovidés se traduit en général par des lésions à évolution lente. Il est exceptionnel d'observer des formes aiguës chez ces animaux, sauf lorsqu'elles sont provoquées par des inoculations expérimentales massives.

Les localisations exclusivement ganglionnaires, puis les pulmonaires, sont les plus communes. Pour en suivre l'évolution il est utile de bien connaître l'anatomie du système lymphatique. Les *figures 20, 21 et 22* en représentent un schéma assez exact. Viennent ensuite, par ordre de fréquence, les localisations sur les séreuses (pleurale ou péritonéale), la tuberculose intestinale, la tuberculose de la mamelle et les infections généralisées.

Dans la grande majorité des cas, les symptômes de la maladie passent inaperçus pendant longtemps et l'animal tuberculeux conserve toutes les apparences d'une santé parfaite. Ce n'est que lorsque quelque organe important est gravement atteint que l'examen clinique permet d'établir le diagnostic. Encore celui-ci ne peut-il être affirmé que lorsqu'il s'appuie sur les signes révélateurs que fournissent soit l'épreuve par la tuberculine, soit la découverte du bacille.

Chez les jeunes animaux, la croissance s'effectue irrégulièrement et tardivement. Ils gardent un aspect chétif et malingre,

Les adultes gravement atteints sont habituellement maigres ; leurs côtes sont saillantes, leur poil est terne et piqué, leur peau sèche, adhérente aux muscles sous-jacents (*voir Planche XIII*). Ils ont l'œil terne, chassieux, enfoncé dans l'orbite, le regard abattu et la tête en extension. Leurs masses charnues s'atrophient et leurs saillies osseuses s'exagèrent. Ils sont fréquemment sujets au météorisme et à la diarrhée.

A la longue ils finissent par devenir cachectiques. Leur température d'abord normale, puis irrégulière, s'élève peu à peu en oscillations qui atteignent 41° vers le soir. La respiration devient courte, rapide, en saccades ; la toux fréquente, accompagnée de jetage jaunâtre, fétide. Lorsqu'on pince la colonne vertébrale on provoque des quintes qui

PLANCHE XIII.

1. *Vache tarentaise tuberculeuse.*
2. *Tuberculose végétante de la plèvre chez la vache. (Abattoir de Lille.)*

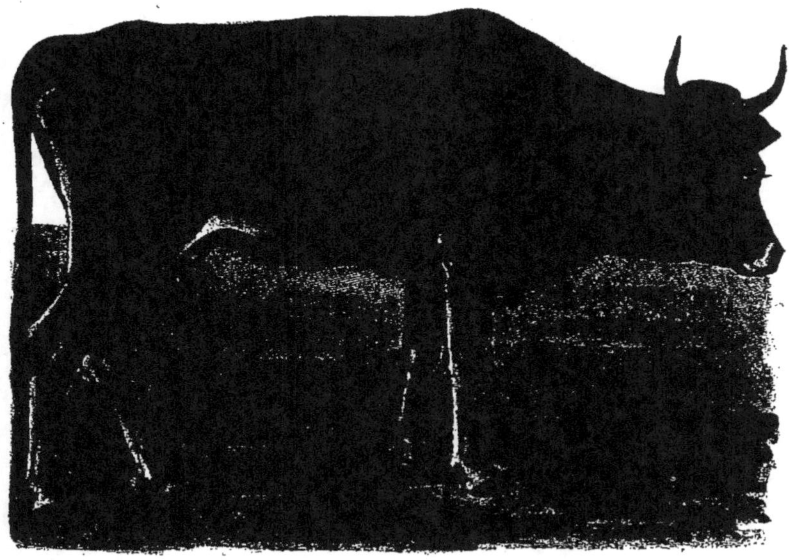

I

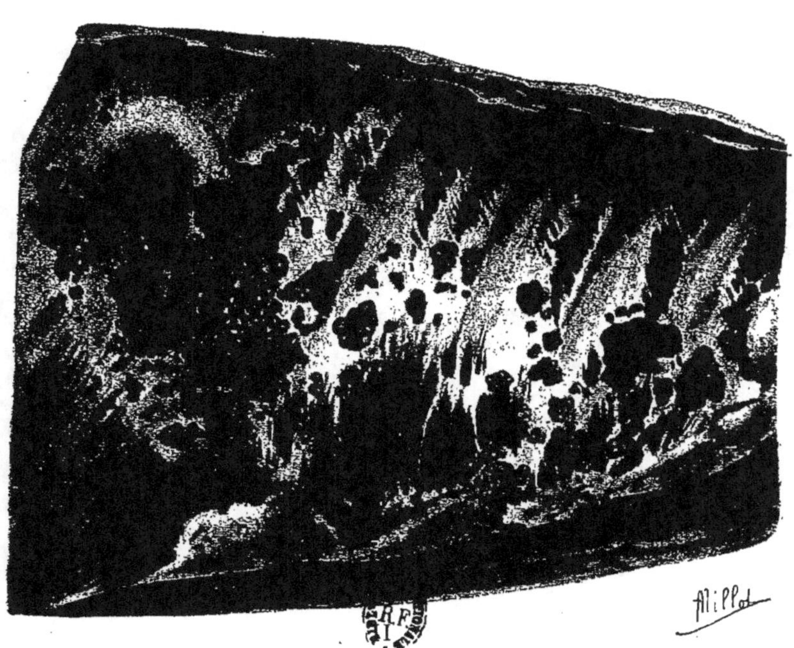

Demoulin. Sc.

MASSON ET Cie, ÉDITEURS.

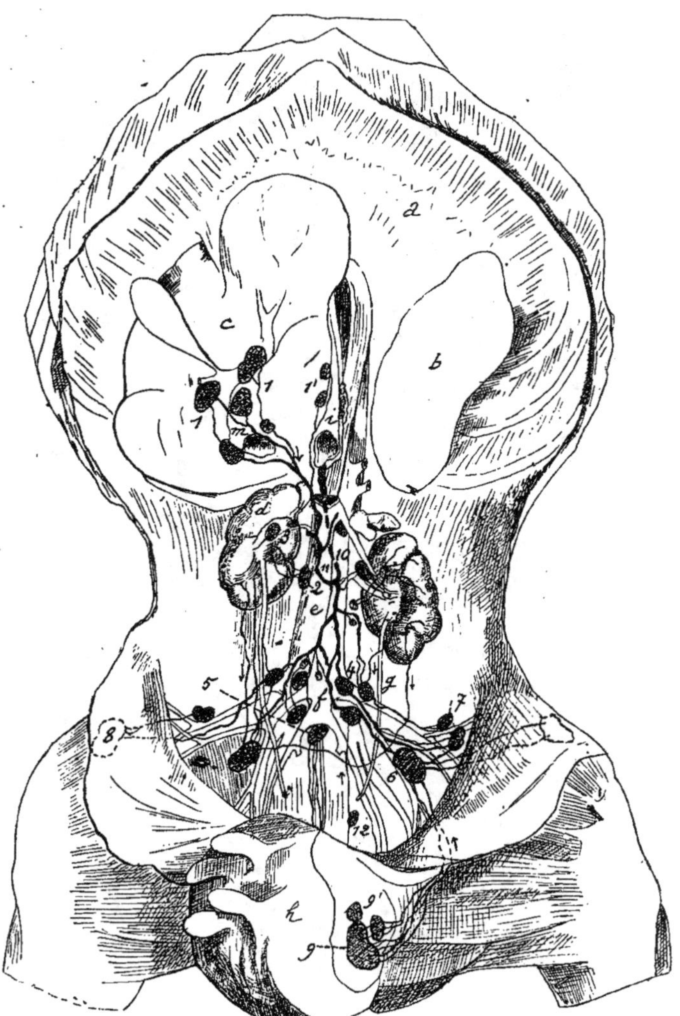

Fig. 20. — *Schéma du système ganglionnaire lymphatique abdominal des Bovidés.*
(Dessin de L. BRUYANT, d'après HERMANN BAUM [1].)

a, Diaphragme ; *b*, rate ; *c*, foie; *d*, rein ; *e*, veine cave ; *f*, aorte ; *g*, uretère ;
h, mamelle ;

1. Ganglions hépatiques.	7. Ganglions iliaques latéraux.
1'. — hépatiques accessoires.	8. — subiliaques.
2. — aortiques.	9-9' — inguinaux superficiels.
3. — rénaux.	10. Canal lymphatique dorsal.
4. — iliaques médians.	11. Tronc intestinal.
5. — hypogastriques.	12. Ganglion sacré interne.
6. — inguinaux profonds.	

1. Das Lymphgefassystem des Rindes ; Berlin, 1912.

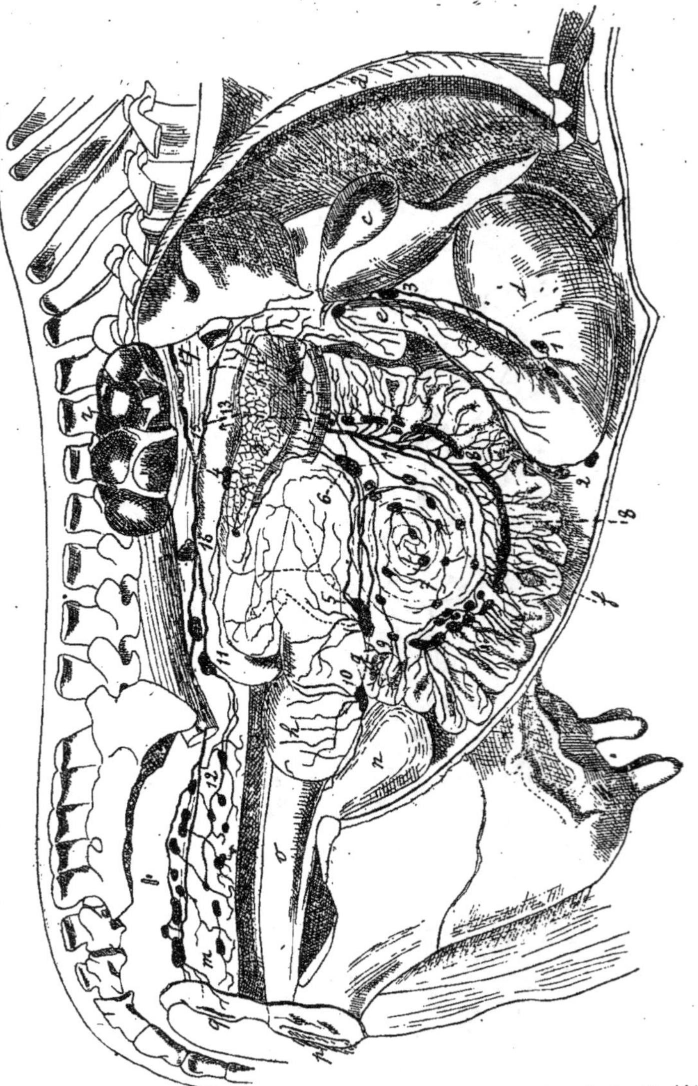

Fig. 21. — *Schéma du système ganglionnaire lymphatique de l'intestin des Bovidés.*
(Dessin de L. Bruyant, d'après Hermann Baum.)

a, Diaphragme ; b, foie ; c, vésicule biliaire ; d, panse ; e, duodenum ; f, jejunum ;
g, iléon ; h, cœcum ; k, mésentère ; m, rectum ; n, vessie ; o, vagin ; p, vulve ;
q, anus ; r, rein droit (relevé) ; z, pancréas.

1-2.	Ganglions lymphatiques stomacaux, dorsaux et ventraux ;
3.	— hépatiques.
4.	— pancréatico-abdominaux.
5-6-7-8-9.	— de l'intestin grêle.
10.	— du cœcum.
11.	— iliaques médians.
12.	— ano-rectaux.
13.	— tronc commun des lymphatiques intestinaux.
14.	— — stomacaux.
15.	— tronc intestinal.
16.	Canal lymphatique lombaire.
17.	Citerne de Pecquet.

paraissent douloureuses. L'appétit disparaît, la rumination devient irrégulière, lente. Finalement la mort arrive, soit par épuisement, soit par
suite de quelque accident consécutif aux localisations.

Suivant que ces localisations sont plus ou moins limitées ou étendues,

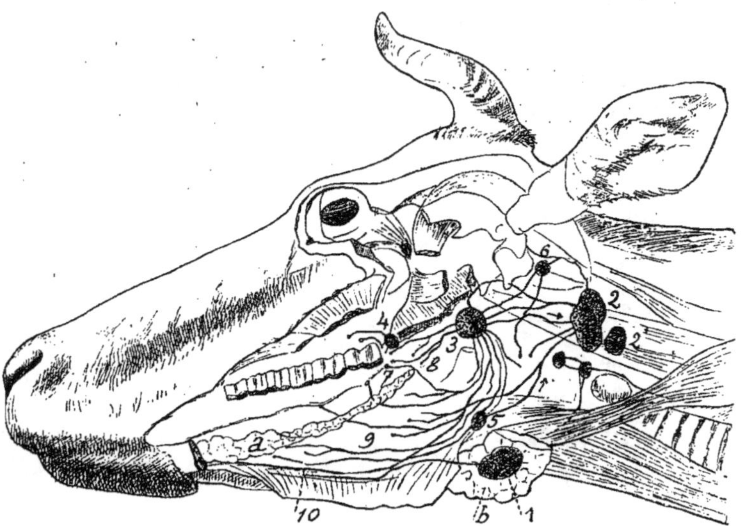

Fig. 22. — *Schéma du système ganglionnaire lymphatique de la langue et de la région
maxillaire chez les Bovidés.* (Dessin de L. Bruyant, d'après Herman Baum.)

1.	Ganglion	maxillaire.
2-2'.	—	rétro-pharyngiens latéraux.
3.	—	rétro-pharyngiens médians.
4.	—	ptérygoïdiens.
5.	—	hyoïdien oral.
6.	—	hyoïdien aboral.
7-8.	Lymphatiques	du maxillaire supérieur.
9.	—	de la base de la langue.
10.	—	de la pointe de la langue.

a, glande sublinguale ; *b*, glande sous-maxillaire.

on distingue, en se plaçant surtout au point de vue anatomo-pathologique, plusieurs *types* dans l'infection tuberculeuse du bœuf. D'après
Ostertag [1], la fréquence relative de ces divers types, exprimée par une
statistique des abattoirs allemands portant sur plus de 43.000 observations, est la suivante [2] :

1. *Zeitsch. f. Fleisch und Milchhygiene*, 1899, 1901, 1908, et *Congrès international
d'hygiène de Bruxelles*, 1903.
2. Voir : Nocard et Leclainche, *Maladies microbiennes des animaux*, 3e édit., Paris,
1903, Masson, édit.

Tuberculose généralisée . . . .   10,7 p. 100
— localisée à un seul organe. .   50   —
— — une cavité. . . .   17   —
— — plusieurs cavités .   19,5   —

Et parmi les différents organes atteints on relève le pourcentage que voici :

Poumons.   75   p. 100
Plèvre viscérale   55   -
Péritoine.   48   —
Plèvre costale.   7   —
Foie.   28   —
Rate.   19   —
Trachée   3   —
Intestin   1   —
Cœur   0,9   —
Reins   0,7   —
Os   0,4   —
Diaphragme.   0,2   —
Larynx.   0,13   —
Cerveau   0,04   —
Moelle épinière   0,03   —
Langue   0,01   —

*
* *

Les localisations pulmonaires chez le bœuf, au lieu d'aboutir, comme chez l'homme, à la formation de cavernes multiples, sont caractérisées par la formation de cavités en communication directe avec l'extérieur par les bronches et plus ou moins entourées de cloisons épaisses de tissu conjonctif dense. Cette différence des lésions tient à des dissemblances anatomiques. Les poumons du bœuf ont des lobules bordés de tissu élastique lâche très abondant, qui offre une grande tendance à subir des infiltrations telles que chaque lobule peut être séparé de son voisin par une couche de 2 à 3 millimètres de liquide séreux.

Les foyers tuberculeux évoluent suivant les différents processus précédemment décrits à propos de l'histogénèse du tubercule. (*Chap. VI.*) Ils peuvent s'enkyster dans une capsule enveloppante scléreuse, ou se fondre en abcès purulents qui vident leur contenu soit dans les bronches, soit dans les lacs lymphatiques, soit dans les vaisseaux sanguins du voisinage. Il en résulte alors tantôt les apparences d'une guérison, tantôt des réinfections plus ou moins abondantes et répétées qui aboutissent à l'ensemencement des tissus ou des organes proches ou éloignés.

A. — LOCALISATIONS PULMONAIRES

D'après Nocard et Leclainche, à qui nous ne pouvons mieux faire que d'emprunter la description si parfaite qu'ils ont fournie des lésions tuberculeuses du bœuf, l'aspect de celles-ci varie à la fois suivant leur âge, leur étendue et leur mode d'évolution :

« Les altérations initiales consistent en des amas de follicules tuberculeux, formant de petits blocs grisâtres, isolés ou confluents, réunis en foyers lobulaires ou en traînées irrégulières. Le tubercule miliaire isolé a l'aspect d'une petite masse arrondie, du volume d'un grain de mil, grisâtre, à demi transparent, homogène, entouré d'une légère auréole inflammatoire (*granulation grise de* LAËNNEC). L'aspect est très vite modifié par la dégénérescence des parties centrales ; les dimensions du foyer augmentent et l'on distingue au centre un point opaque blanc jaunâtre. Dans une troisième phase, les parties périphériques, épaissies et densifiées, constituent une coque fibreuse résistante. On trouve sur la coupe un contenu caséeux, jaunâtre, de consistance pâteuse, renfermant bientôt des grains calcaires, décelés par l'écrasement entre la pulpe des doigts (*tubercule cru de* LAËNNEC).

« Les tubercules voisins se confondent pour constituer des nodules arrondis, de dimensions variables, isolés et répartis irrégulièrement dans la masse des deux lobes, ou confluents et localisés en un ou plusieurs foyers.

« De nouvelles éruptions tuberculeuses s'opèrent dans les parties restées saines et des altérations de tout âge se trouvent superposées dans une même région ; les parties perméables sont réduites de plus en plus et les lésions acquièrent parfois un développement considérable. Certains foyers subissent une liquéfaction purulente. Les abcès, limités par une coque fibreuse épaisse, renferment un pus grumeleux, jaune ou verdâtre, de consistance variable. Ils peuvent rester clos pendant longtemps ou indéfiniment ; la capsule enveloppante se densifie : la lésion persiste avec ses mêmes caractères, ou bien elle évolue lentement vers la cicatrisation par résorption du contenu et transformation scléreuse. Souvent aussi les abcès progressent par ulcération des parois ; ils vident leur contenu dans une bronche et forment des cavernules ou des cavernes.

« Lors d'ulcérations anciennes et étendues, le poumon ne s'affaisse qu'en partie ; son poids atteint 20, 30 kilos et plus ; sa surface est bosselée ; la plèvre, épaissie au niveau des tumeurs, est recouverte de plaques fibrineuses, sèches et adhérentes, de néoformations fibreuses ou de végétations tuberculeuses (*pommelière*). Les bosselures sont arrondies, confluentes et de dimensions très variables. Certaines sont dures, résistantes, criant sous l'instrument tranchant ; sur la coupe leur tissu est jaune et rugueux au toucher ; des foyers ramollis renferment une substance caséeuse avec des grains calcaires. D'autres sont plus ou moins fluctuantes ; leur incision donne issue à une matière épaisse, jaune, grumeleuse, semblable à du mortier. Quelques foyers renferment un pus jaune, épais et visqueux. La coupe du poumon montre des cavernes tapissées par une surface faiblement bourgeonnante, de teinte pâle, recouverte par du pus fétide. Certaines cavités, étendues et anfractueuses, sont traversées par des brides constituées par de grosses bronches ou des vaisseaux ayant résisté à la fonte purulente. (*Pl. XIII.*)

Le plus souvent, les productions tuberculeuses sont entourées d'un tissu pulmonaire sain, qui a conservé sa coloration rosée, sa souplesse, son élasticité et sa ténacité normales ; en quelques cas, il existe une zone périphérique d'hépatisation. En d'autres, les foyers sont séquestrés au sein d'un bloc de tissu sclérosé, fibreux, blanc, très résistant.

« Chez quelques malades, le poumon est farci de nodules arrondis, du volume d'une noisette à celui d'une noix, de couleur blanc sale, de consistance ferme et homogène dans toute leur épaisseur, sans ramollissement central : ce sont les *tubercules fibreux* des vieux auteurs, plus souvent observés chez le cheval.

« On rencontre aussi des foyers de pneumonie caséeuse, de dimensions variables, de teinte gris ardoisé ou jaunâtre, développés de préférence dans le lobe antérieur du poumon. Les tissus subissent très vite la fonte purulente ou caséeuse. Parfois, le lobe est solidifié en une masse compacte, grise, parsemée de cavités irrégulières, remplies de muco-pus fétide et constituées par la dilatation des petites bronches ou des bronchioles terminales.

« En quelques cas, le lobe antérieur du poumon est affaissé, rouge violacé ; le tissu, gorgé de sang, est devenu inaccessible à l'air inspiré, par suite de l'obstruction de la bronche principale. Certains lobules de la région engouée sont envahis par de petites nodosités arrondies, blanc jaunâtre, fluctuantes, disposées en grappe le long de la bronche centrale et dues à des dilatations des bronches par un muco-pus visqueux. »

Les lésions de la trachée et du larynx sont rares chez le bœuf. Lorsqu'il en existe, elles se montrent soit en semis de granulations, soit sous forme d'ulcérations plus ou moins profondes. (*Planche XIV.*)

B. — VOIES DIGESTIVES ET VISCÈRES DE LA CAVITÉ SPLANCHNIQUE

La langue est parfois le siège de véritables chancres tuberculeux autour desquels l'organe est dur, épaissi. Il en est de même des amygdales. Les ganglions sous-glossiens ou rétro-pharyngiens sont alors augmentés de volume et remplis de tubercules caséeux.

Les lésions de l'estomac sont très rares. On les observe pourtant quelquefois, surtout sur la caillette, sous forme d'ulcères généralement isolés, à bords saillants, fibreux, recouverts d'un enduit muco-purulent grisâtre.

L'intestin grêle, particulièrement dans sa dernière portion ou au niveau du cœcum, présente plus fréquemment des tubercules conglomérés au niveau des plaques de Peyer ou des glandes lymphoïdes. Leur

PLANCHE XIV.

1. *Ulcère tuberculeux sous-muqueux de la langue du bœuf.* (D'après une pièce anatomique de P. Chaussé.)
2. *Foie tuberculeux du bœuf.*
3. *Rate tuberculeuse du même bœuf.*

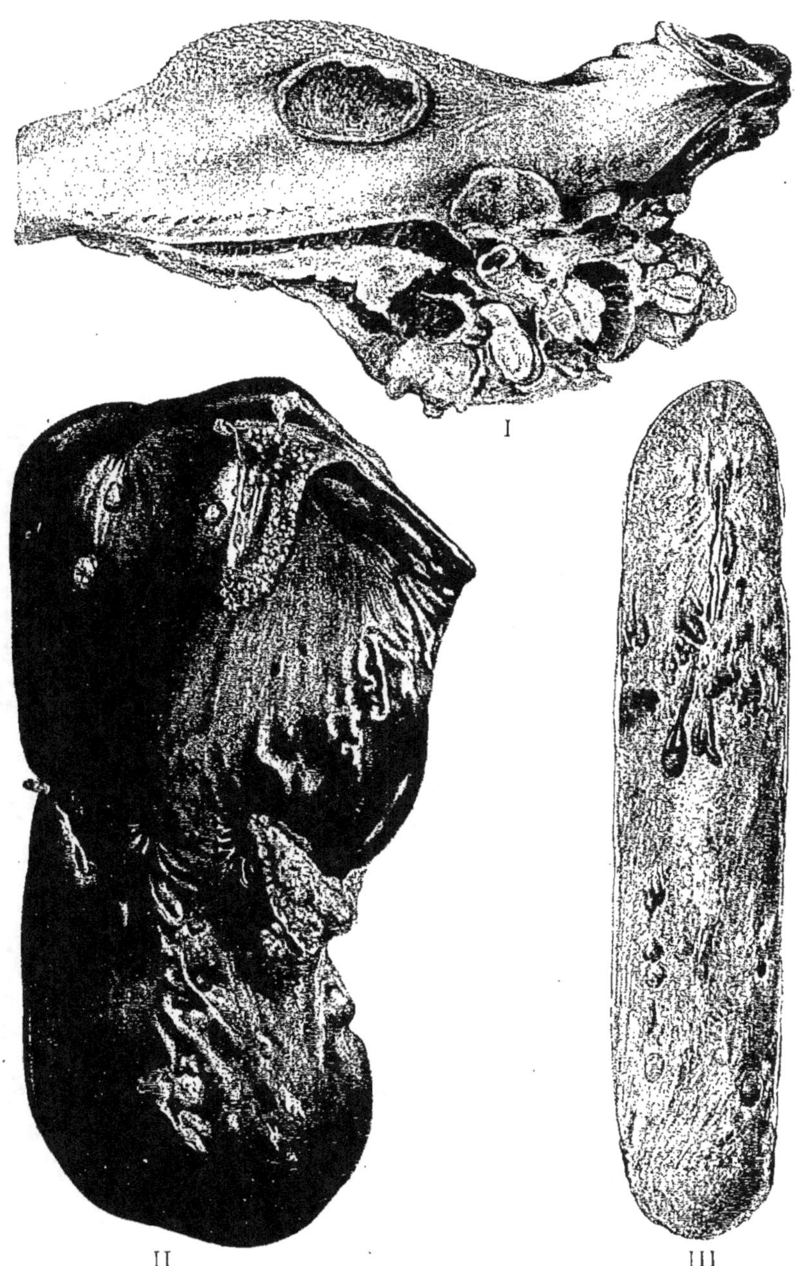

I

II   III

Demoulin. Sc.

MASSON ET Cie, ÉDITEURS.

fonte caséeuse donne lieu à des ulcérations plus ou moins étendues, déchiquetées et proéminentes sur leur pourtour, concaves au centre. Celui-ci est comblé par une bouillie épaisse de couleur gris sale, adhérente. Les tissus sous-jacents sont alors durs, infiltrés, fibreux. Les ganglions échelonnés tout le long du bord concave de l'intestin, entre les feuillets du mésentère, forment des masses allongées, volumineuses, mobiles, sur la coupe desquelles on trouve une multitude de tubercules à centre caséeux, blanc grisâtre.

Le foie est souvent le siège de lésions multiples qui offrent tantôt l'aspect de foyers caséeux de la grosseur d'une lentille à celle d'une noisette, de couleur grise ou jaunâtre, tantôt celui de masses volumineuses, de dimensions pouvant aller jusqu'à celle d'une orange, pleines de pus épais, caséeux, grumeleux, inodore, et ordinairement entourées d'une coque de tissu sclérosé. (*Planches XV et XVI.*)

La rate, plus rarement atteinte, montre cependant parfois des amas de petits abcès de grosseur variable, disséminés dans toute l'épaisseur de l'organe.

Le rein peut être envahi dans tout son parenchyme par des tubercules miliaires et la conglomération de ceux-ci aboutit quelquefois à la formation de cavernes à contenu caséo-calcaire.

C. — SÉREUSES

Les lésions tuberculeuses de la plèvre et celles du péritoine pariétal présentent chez les bovidés un aspect tout à fait particulier (*perlsucht* des Allemands, *maladie perlée*). Elles apparaissent d'abord sous la forme de petites granulations en îlots ou en nappes d'un blanc grisâtre, étalées dans l'épaisseur de la séreuse qui rappelle la « peau de chagrin ». Peu à peu ces granulations, développées dans les espaces sous-séreux, s'épaississent, s'isolent les unes des autres en petites masses ou grappes charnues, proéminentes, de couleur rosée, adhérentes chacune par un pédicule distinct et ressemblant à une agglomération de polypes plus ou moins aplatis par les frottements. Elles s'infiltrent souvent de sels calcaires ou deviennent fibreuses et crient sous le scalpel. (*Voir Planche XIII.*)

Le péricarde peut être le siège de lésions analogues. Ses feuillets s'épaississent et se soudent alors parfois en totalité ou en partie (symphyse cardiaque).

D. — GANGLIONS LYMPHATIQUES

Les divers groupes ganglionnaires participent, soit primitivement, soit secondairement, à l'infection tuberculeuse. Les ganglions atteints sont souvent énormes, durs, bosselés, remplis de masses caséeuses et calcaires, ressemblant à du mortier dans lequel il est exceptionnel de trouver des bacilles colorables par le Ziehl. Sur la coupe, leur tissu suc-

(Planches XIV, XV et XVI.)

culent, gris brun, montre tantôt de gros tubercules agglomérés, tantôt une multitude de petites granulations jaunâtres, dures comme des grains de millet, difficiles à écraser et entourées de tissu fibreux.

Il arrive quelquefois qu'on n'y trouve aucune lésion visible et qu'ils soient simplement augmentés de volume, ou même atrophiés, en état de dégénérescence fibreuse. Ils n'en renferment pas moins des bacilles, alors même qu'on n'en trouve pas à l'examen direct, et l'inoculation du produit de leur trituration à des cobayes tuberculise régulièrement ces petits animaux.

E. — PEAU

La tuberculose cutanée est considérée comme très rare chez les Bovidés. Il en existe une vingtaine d'observations. Cʜ. Pᴇ́ʀᴀʀᴅ et G. Rᴀᴍᴏɴ [1] en ont étudié six, siégeant plus particulièrement entre l'encolure et l'é-paule, sous forme de nodosités dures, indolores, variant de la grosseur d'un pois à celle d'un œuf de poule, contenant une matière caséeuse centrale, quelquefois avec des traces de calcification. Les ganglions correspondants sont tantôt tuberculeux, tantôt indemnes. Les inoculations montrent que les bacilles contenus dans ces lésions ont une virulence faible, comparable à celle des bacilles isolés des cas de lupus humain.

F. — TUBERCULOSE DE LA MAMELLE

Cette localisation tuberculeuse présente, pour l'animal qui en est atteint, une gravité particulière et son importance au point de vue de la diffusion de la maladie est capitale.

Elle siège le plus souvent dans un seul quartier, mais elle peut en envahir plusieurs, de préférence les quartiers postérieurs.

Elle se manifeste par une tuméfaction plus ou moins dense, avec des noyaux durs comme de petites pierres, et s'accompagne toujours d'un engorgement très caractéristique, souvent considérable, des ganglions supra ou rétro-mammaires correspondants.

Si l'animal est en lactation, son lait, d'apparence normale pendant des semaines et même des mois, devient peu à peu séreux, jaunâtre, mélangé de grumeaux purulents extrêmement riches en bacilles, à telle enseigne qu'il en renferme parfois jusqu'à 100.000 par centimètre cube et qu'on peut en compter 100 dans 1 gramme du beurre qui en provient (A. Oꜱᴛᴇʀᴍᴀɴɴ) [2].

Sur la coupe, la mamelle atteinte se montre parsemée de petits foyers plus ou moins calcifiés, séparés par des intervalles de glande saine. Par-

---

1. *Bulletin de la Société centrale de médecine vétérinaire*, 30 avril 1913, p. 167.

2. *Zeitsch. f. Hygiene*, vol. LX, et *Die Verbreitungsweise und Bekämpfung der Tuberkulose*, Cᴀʀʟ Fʟᴜ̈ɢɢᴇ, Leipzig, 1908.

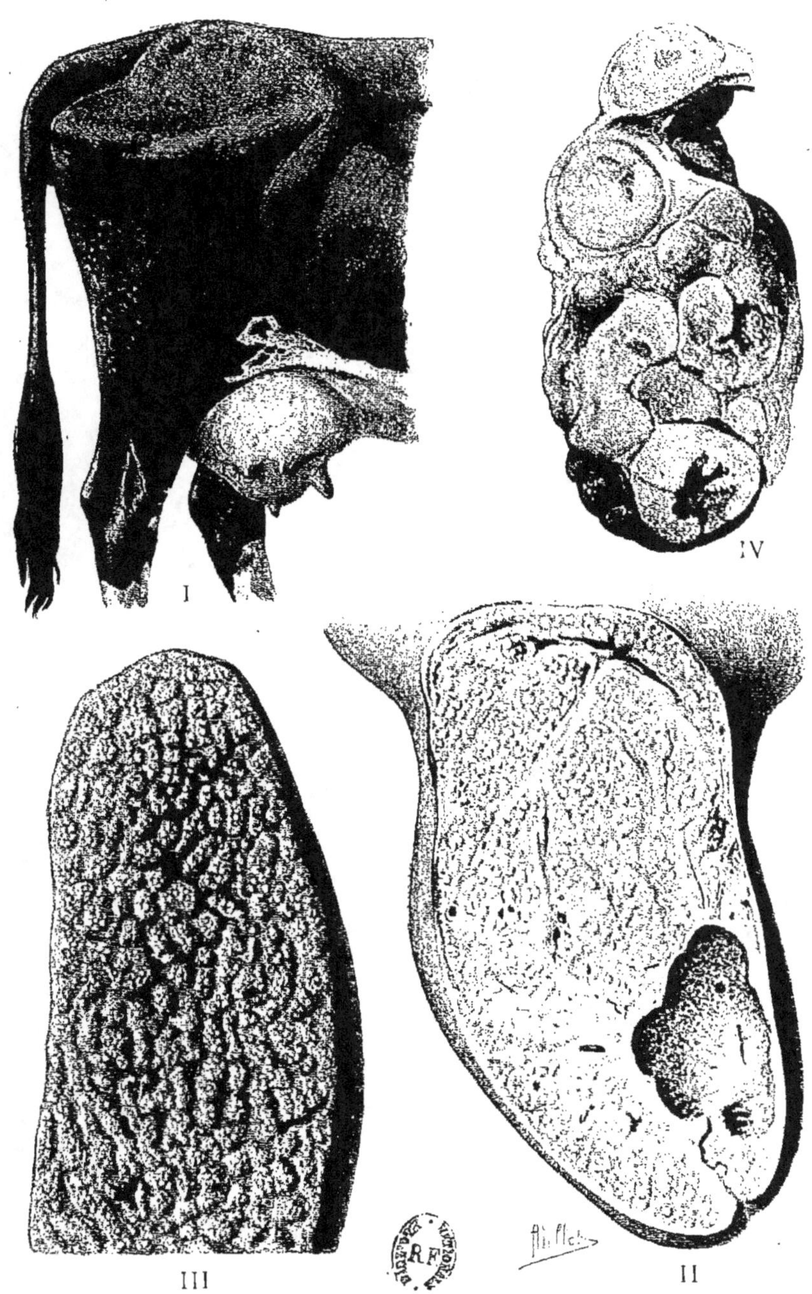

Demonlin. Sc.

MASSON ET Cie, ÉDITEURS.

fois elle est envahie par un semis de granulations. On peut même y trouver de véritables cavernes. (*Planche XVII.*)

D'après Nocard et Leclainche [1], les altérations histologiques que présente la mamelle tuberculeuse sont les suivantes :

« Les travées conjonctives, très étroites dans la glande saine, même pendant la lactation, sont très épaissies ; les capillaires sont distendus ; un grand nombre de cellules migratrices infiltrent le tissu conjonctif. D'après Mac Fadyean [2], c'est par ces lésions que débute en général l'envahissement de l'organe. Les premières altérations du tissu glandulaire semblent être purement mécaniques. L'infiltration interstitielle comprime les lobules, effaçant la lumière des acini et des conduits : il en résulte une rétention du contenu en divers points et des dilatations kystiques. A une période plus avancée, l'épithélium, refoulé et détaché par l'infiltration interstitielle, tombe dans les acini, où il est retrouvé mêlé à de nombreuses cellules rondes. Les bacilles sont difficiles à déceler au début, mais, un peu plus tard, alors qu'il existe des cellules géantes et que l'acinus est altéré, ceux-ci existent en grand nombre, libres ou renfermés dans des cellules rondes et épithélioïdes.

« La destruction de la glande s'opère tardivement, par une transformation fibreuse totale. Dans les parties sclérosées, des blocs amorphes (*matière amyloïde* d'après Mac Fadyean, *caséine* d'après Moser) remplissent la lumière des acini et des conduits. Les vaisseaux, dilatés et variqueux pendant les premiers stades, sont comprimés et atrophiés au niveau des tubercules calcifiés ; mais les tissus voisins sont parcourus par un réseau très riche de capillaires ectasiés.

« Les néoformations villeuses du sinus galactophore sont précédées par une desquamation épithéliale qu'accompagne une infiltration de cellules rondes dans la couche sous-muqueuse. Les villosités sont formées d'un tissu de granulations identique à celui des bourgeons charnus. Il se produit à leur sommet une nécrose des éléments qui sont déversés dans le contenu du sinus. Les mêmes altérations sont constatées dans les gros conduits lactifères.

« Le lait sécrété par la glande malade est plus riche en eau que le lait normal ; il ne renferme pas trace de lactose et seulement très peu de graisse (Storch). »

G. — ORGANES GÉNITAUX

Les testicules, le pénis ou la gaine vaginale peuvent être le siège de nodules tuberculeux développés dans les espaces lymphatiques sousséreux ou sous-muqueux. Chez la vache on rencontre parfois des lésions très étendues de l'ovaire. Celui-ci est alors volumineux, bosselé, parsemé d'amas caséo-calcaires ou purulents. Les trompes sont presque

---

1. *Loc. cit.*, t. II, p. 63.
2. *The Lancet*, 1899, p. 849. — *Münch. med. Woch.*, 1891, p. 690.

(Planche XVII)

toujours envahies : elles portent un semis de granulations de couleur gris blanchâtre plus ou moins confluentes. (*Voir Planche XVI.*)

L'infection peut s'étendre d'autre part au tissu sous-muqueux de l'utérus, et si les tubercules y évoluent vers le ramollissement, tout l'organe se remplit de muco-pus jaunâtre, grumeleux, riche en bacilles.

H. — LOCALISATIONS DIVERSES

Il n'est pas très rare de rencontrer, chez les animaux de l'espèce bovine, des lésions tuberculeuses dans les centres nerveux, principalement sur la pie-mère, au niveau de la scissure médiane, de l'artère sylvienne (No-CARD) et dans les espaces lymphatiques sous-arachnoïdiens, jusque dans les hémisphères, le cervelet (GASSNER) et à la surface des ventricules.

MOUSSU [1] a rapporté une observation d'encéphalite tuberculeuse. Les lésions, épargnant les méninges, étaient localisées au côté droit, en trois foyers siégeant dans le lobe pariéto-temporal, le lobe frontal, les couches optiques et les corps striés.

On a observé aussi des *tuberculoses oculaires* envahissant l'iris puis la choroïde et présentant l'aspect de masses sarcomateuses ou caséo-calcaires, enveloppées de tissu fibreux.

Les *os* peuvent être également atteints chez les bovidés comme chez l'homme. et ce sont surtout les *extrémités des os longs, spongieux*, et les *synoviales articulaires* qui présentent parfois des lésions tuberculeuses. Mais ces localisations sont extrêmement rares et elles ne se rencontrent que chez des animaux atteints de tuberculose très étendue ou généralisée.

I. — TUBERCULOSE DU VEAU

Chez les jeunes animaux de l'espèce bovine la tuberculose présente des caractères assez particuliers qui ont été bien étudiés par CÉSARI [2], puis par P. CHAUSSÉ [3] au point de vue anatomo-pathologique. Les réactions ganglionnaires sont, en règle générale, plus intenses, plus « hypertrophiantes » que chez l'adulte. Les végétations des séreuses progressent aussi plus rapidement. « Sur la plèvre comme sur le péritoine elles sont roses, jaunâtres, étalées, avec des bords arrondis débordant les pédicules d'insertion ; cet aspect est celui des « macarons », mais ces lésions sont inégales. A l'incision, ces macarons ne sont pas, ou sont à peine caséeux. On est parfois surpris de voir certains cas de tuberculose d'origine congénitale avec des localisations péritonéales déjà nombreuses et très développées peu de temps après la naissance. Il arrive que les végétations, d'abord distinctes, se fusionnent en une nappe unique

---

1. *Recueil de médecine vétérinaire*, 1898, p. 737.
2. *Revue générale de médecine vétérinaire*, 30 oct. 1904.
3. *Revue de pathologie comparée,* mars 1914, p. 22

de tissu bacillifère, épaisse de 15 à 20 millimètres, recouvrant une partie du diaphragme ou du péritoine pariétal. Histologiquement il n'y a pas de tubercules distincts, mais des cellules géantes disséminées dans le tissu ganglionnaire hypertrophié, avec des ébauches de tubercules. Ces cellules géantes ont pour caractère de contenir fréquemment des inclusions de matière protéique mortifiée « hématéinophile », ce qui ne se rencontre pas chez l'adulte. La substance qui présente cette affinité pour l'hématéine est au début de la calcification, et ce sont sans doute les sels calcaires qui favorisent la fixation de la couleur. » (Chaussé.)

D'après Morel [1] la tuberculose des jeunes veaux aurait assez souvent une origine *ombilicale* et résulterait de la souillure de la plaie ombilicale par les excréments bacillifères contenus dans les étables.

1. *Revue de pathologie comparée*, mars 1914, p. 54.

CHAPITRE XXIII

FRÉQUENCE ET DISTRIBUTION GÉOGRAPHIQUE DE L'INFECTION TUBERCULEUSE SPONTANÉE CHEZ LES BOVIDÉS

Dans tous les pays où les bovidés sont condamnés à la stabulation prolongée ou permanente, la tuberculose est extrêmement répandue. Par contre, elle est peu commune ou même exceptionnellement rare dans les pays tropicaux et partout où les animaux vivent à l'état libre, en pâturages. Mais la colonisation tend aujourd'hui à la diffuser un peu partout par l'introduction d'animaux provenant de régions contaminées et qu'on destine aux croisements avec des races indigènes indemnes. C'est ainsi que les troupeaux de l'Argentine et ceux de l'île de Madagascar, épargnés jusqu'à ces dernières années par la contagion, commencent à être si gravement atteints que des mesures rigoureuses de défense sont maintenant édictées par les autorités sanitaires pour essayer de les préserver.

Nous ne possédons guère de renseignements précis sur le pourcentage des bovidés tuberculeux dans le cheptel français.

D'après E. Leclainche [1], la Champagne, la Lorraine, la Brie, sont infectées à un haut degré. Dans les Vosges, les vaches laitières réagissent à la tuberculine dans la proportion de 40 p. 100. Dans la Bretagne, le Nivernais et surtout dans le Sud-Est, la proportion est plus considérable encore : dans certaines vallées des Pyrénées, elle s'élève à 50 p. 100 du cheptel.

Une enquête, instituée en 1910 par mon collaborateur C. Guérin auprès des chefs des services vétérinaires sanitaires départementaux, fournit des indications qui ne sont rien moins que rassurantes. Elle montre que, *dans l'ensemble du territoire, la proportion moyenne des animaux réagissant à la tuberculine est d'environ 16,5 p. 100.* Les départements les plus gravement infectés sont :

---

1. *Revue de la tuberculose,* 1896, p. 301.

Les Landes.	avec 3o à 35 p. 100 de bovidés tuberculeux.	
L'Ardèche	— 3o p. 100	—
La Haute-Savoie. . . .	— 3o —	—
La Charente-Inférieure.	— 3o —	—
La Haute-Loire	— 25 —	—
Le Puy-de-Dôme	— 25 —	—
Les Ardennes.	— 25 —	—
La Dordogne.	— 20 —	—
Les Deux-Sèvres. . . .	— 20 —	—
La Saône-et-Loire. .	— 20 —	—
L'Oise.	— 20 —	—
La Meurthe-et-Moselle .	— 15 —	—
La Nièvre		
L'Ain.		
Les Vosges		
Les Côtes-du-Nord. .		
Le Morbihan	— 10 —	—
Le Finistère		
L'Aisne		
L'Aude		

D'après les documents que nous devons à l'obligeance de MONSARRAT, chef du service vétérinaire départemental, le total des cas de tuberculose bovine observés dans le seul département du Nord pendant l'année 1911 s'élève à 4.010 (en 1910 il était de 4.288) ; et les pertes en argent qui en sont résultées ont été de 324.000 francs.

Mais si l'on considère isolément les étables de nourrisseurs, situées dans les grandes villes ou au voisinage de celles-ci et qui sont peuplées de vaches laitières à production intensive, on constate que la proportion d'animaux tuberculeux est infiniment plus considérable. Elle s'élève en beaucoup de localités à 65, 80 et même 90 p. 100.

A Paris, où la surveillance est relativement mieux instituée que partout ailleurs, MARTEL trouve 43,79 p. 100 en 1905.

En Italie, sur 552 vaches tuberculinées dans les fermes des plaines milanaises, GOSIO [1] indique que 193 ont fourni une réaction positive, soit 35 p. 100. Dans la région de Brescia, le pourcentage est de 3o p. 100.

La Grande-Bretagne n'est pas mieux partagée. Le pourcentage des animaux trouvés porteurs de lésions tuberculeuses dans les grands abattoirs de Londres était en 1892 de 25 à 40 p. 100 et le nombre des animaux réagissant à la tuberculine en Angleterre de 1897 à 1900 a été de 25 p. 100.

SIR JOHN MACFADYEAN estime à 3o p. 100 au moins la proportion des vaches laitières tuberculeuses dans l'ensemble du pays et, à Birming-

---

1. *Bulletin de l'Office international d'hygiène*, août 1912, p. 1380.

ham, d'octobre 1907 à octobre 1910, John Malcolm en a trouvé 168 sur 544, soit environ 31 p. 100.

Dans l'île anglo-normande de Guernesey, jusqu'en 1906 la tuberculose bovine était inconnue. Elle y fut importée à cette époque par le retour d'animaux qui avaient été envoyés à une exposition en Angleterre ; mais elle y est encore très rare.

Sur 1.364 bovidés qui ont été exportés de cette île de 1908 à 1911 et qui tous furent soumis à l'épreuve tuberculinique, six seulement ont été trouvés infectés (H. D. Bishop) [1].

En Allemagne, d'après Ostertag, la moyenne des bovidés tuberculeux, non compris les veaux, est de 25 p. 100. A l'abattoir de Leipzig, en 1900, on en relevait 35,29 p. 100. Sur 259 bovidés tuberculinés par Klimmer à Dresde, en 1903, 79 p. 100 réagissaient.

D'après les statistiques d'abattoirs recueillies par le *KK. Gesundheitsamt*, en Prusse la proportion des bovidés trouvés tuberculeux a été :

En 1904	17,88 p. 100
1905	19,15 —
1906	20.66 —
1907	21,21 —
1908	20,88 —
1909	21,09 —
1910	22,51 —

Le pourcentage moyen varie suivant qu'on fait porter les calculs sur les jeunes animaux âgés de moins de deux ans, sur les bœufs, les taureaux et les vaches. Voici, par exemple, les chiffres relevés en Prusse pour ces catégories respectives en 1910 :

Jeunes bovins de moins de deux ans . .	8,33 p. 100
Bœufs	23,86 —
Taureaux	20,39 —
Vaches	30,88 —

Au-dessous de l'âge de trois mois on ne trouve qu'environ 1 veau tuberculeux pour 10.000. La proportion pour ces derniers est à peu près la même en France.

Chez les bovidés, la fréquence de la tuberculose augmente donc rapidement avec l'âge et elle est considérablement influencée par la stabulation et par la lactation prolongée. Les animaux âgés d'environ 6 ans et particulièrement les vaches laitières sont les plus atteints.

V. Behring a réuni dans le tableau suivant les résultats moyens des

____

[1]. *Brit. med. Journ.*, 27 janv. 1912, p. 217.

statistiques qui établissent le pourcentage des bovidés tuberculeux aux différents âges en Danemark, en Norvège et à Marbourg :

		0 à 6 mois.	6 mois à 1 an.	1 à 2 ans.	2 à 5 ans.	Plus de 5 ans.
		%	%	%	%	%
Danemark	1896	15,5	29,4	40,5	49,3	
(BANG)	1898	10,6	19,0	25.6	32,8	
Norvège (MALM)		1,0	3,4		7,9	10,2
Allemagne à Marbourg (BEHRING)			5,32	8,72	14,67	19,09

En Norvège, d'après BENTZEN [1], la proportion des bovidés tuberculeux varie de 7,3 à 35,7 p. 100 suivant les départements.

En Danemark, JENSEN donne le chiffre de 30 p. 100 pour l'abattoir de Copenhague. La proportion atteint 50 p. 100 en Belgique (d'après HEYMANS) et dans les Pays-Bas.

En Suisse la répartition est très irrégulière. Moins répandue dans le canton de Fribourg, elle est très commune dans les cantons de Berne, de Zurich et de Genève.

La Russie, d'après SOMMER, renfermerait plus d'un demi-million de bovidés tuberculeux et sans doute bien davantage. En 1895 PETROWSKY trouve 18,2 p. 100 d'animaux réagissant à la tuberculine dans les métairies du gouvernement militaire de l'Oural.

La proportion est un peu moindre aux Etats-Unis : 20 p. 100 d'après SCHROEDER ; et A. D. MELVIN, chef du *Bureau of Animal Industry* de Washington, estime que 3,5 p. 100 du troupeau américain est infecté.

V. A. MOORE [2] en 1907 trouve, dans certains districts laitiers de l'Etat de New-York, une proportion de 28,07 p. 100 d'animaux réagissant à la tuberculine. 423 exploitations sur 683 étaient infectées. Plus de 400.000 tuberculinations, pratiquées dans l'ensemble du pays de 1893 à 1908 par le service fédéral, montrent que la proportion moyenne des bovidés tuberculeux est de 9,25 p. 100. Sur un total de 23.619 animaux réagissant, la tuberculine a donné des résultats confirmés à l'autopsie dans 98,81 p. 100 des cas.

Au Mexique, la proportion des bovidés tuberculeux serait de 34 p. 100 d'après FLEMING.

En Argentine, par contre, cette proportion atteindrait à peine 0,5 p. 100 pour le bétail indigène, tandis qu'elle atteint 25 à 45 p. 100 pour

---

1. *Office international d'hygiène publique*, 1913, août, p. 1343.
2. *Bovine Tub. and its Control*, Carpenter, éd., Ithaca, N.-Y., 1913.

les bovidés importés (surtout de race Durham) en vue de croisements [1].
Il en est de même au Chili et au Pérou.

En Afrique, la tuberculose est très rare chez les races de bovidés indigènes. En Algérie, on trouve au plus un animal tuberculeux sur 10.000 ; mais le bétail importé est très souvent infecté. En Egypte, PIOT-BEY indique 5 p. 100 de réactions positives chez les animaux du domaine de l'Etat. Au Transvaal, la tuberculose bovine est à peu près inconnue d'après THEILER. Elle n'existe, dans l'Hinterland de la Côte occidentale, que dans les localités où des bovidés ont été importés d'Europe en vue de croisements avec les races indigènes : c'est ce qui s'est produit au Cameroun par exemple, à la station de Buea (ZIEMANN). Elle est inconnue au Soudan.

En Asie, il en est de même pour le bétail indigène. En Indo-Chine, par exemple, on ne trouve jamais un bœuf ni un buffle tuberculeux. C'est également le cas du Japon. Mais les animaux importés, qui sont surtout d'origine anglaise ou américaine, réagissent dans la proportion de 50 p. 100.

En Australie, on signale 10 à 20 p. 100 de bovidés tuberculeux dans les statistiques d'abattoirs de l'Etat de Victoria.

On peut donc affirmer que, si l'on excepte l'espèce humaine, de tous les mammifères spontanément tuberculisables et dans toutes les régions du globe où la stabulation est habituellement pratiquée, les bovidés sont de beaucoup les plus sensibles et les plus gravement atteints. Les pertes occasionnées à l'agriculture du fait de la tuberculose sont énormes. Elles résultent non seulement de la mévente et de la destruction des animaux malades, mais aussi et surtout des déficits d'engraissement et de production laitière. On a calculé que, pour la Grande-Bretagne, elles se chiffraient au minimum par 25 millions par an (BRITTLEBANK) [2] ; pour les Etats-Unis par 40 millions (A. D. MELVIN) [3]. Pour la France elles ne sont certainement pas inférieures à 20 millions par an.

L'importance vraiment colossale de ces pertes impose à tous les Etats civilisés l'obligation d'organiser à outrance la lutte contre un tel fléau.

Cette lutte, telle qu'elle est actuellement instituée par les divers pays, est absolument inefficace. L'isolement et, à plus forte raison, l'abatage des animaux réagissant à la tuberculine sont impraticables, car ces animaux sont trop nombreux.

L'infection tuberculeuse manifestée par la réaction positive à la tuberculine est aussi fréquente, ou à peu près, chez les bovidés que dans

<hr>

1. *Rapport de* BIDART *au Ministère de l'agriculture de la République Argentine*, Buenos-Ayres, 1909.
2. *Veter. record.*, 6 juin 1908.
3. *Congrès de Washington*, 1908, et *Americ. Veter. Review*, nov. 1907.

l'espèce humaine. Or, chez le bœuf comme chez l'homme, il est impossible et illogique de songer à éliminer tous les porteurs de lésions latentes ou occultes, susceptibles sans doute de semer par intermittences des germes virulents dans les milieux extérieurs et de propager la tuberculose par leurs excrétions, mais dont la santé apparente reste telle que leur rendement et leur valeur économique sont équivalents à ceux des animaux indemnes.

Par la méthode de BANG, qui consiste à isoler dans une étable spéciale, sans contact avec le reste du troupeau sain, les animaux réagissant à la tuberculine, et à isoler aussi, dès leur naissance, pour les nourrir avec du lait stérilisé, les veaux nés de vaches tuberculeuses, on parvient assurément, — comme l'a montré NOCARD en France, — à purger de tuberculose une exploitation agricole. Mais c'est là un procédé coûteux et impossible à généraliser. Son application n'est réalisable que dans les laiteries destinées à fournir le lait destiné à l'alimentation des enfants et des malades. C'est ce qu'a fait avec plein succès le gouvernement danois.

En France, le système qui consiste à allouer des indemnités pour saisies de viandes et pour abatage d'animaux tuberculeux n'a produit, depuis son adoption, qui date de 1898, aucune amélioration dans l'état sanitaire du cheptel. Il impose au budget national une charge très lourde qui dépasse actuellement 1 million et demi par an, et cette somme serait incontestablement beaucoup mieux employée à favoriser, par exemple, le développement des organisations d'assurances mutuelles contre la mortalité du bétail, de telle sorte que sél eveurs eux-mêmes soient intéressés à assainir leurs étables.

La lutte contre la tuberculose bovine ne pourra évidemment devenir efficace que lorsqu'il sera possible de généraliser l'emploi d'une méthode de *vaccination préventive*. Nous étudierons dans un autre chapitre (XLII) les nombreux essais qui ont déjà été effectués dans cet ordre d'idées.

CHAPITRE XXIV

LES RÉACTIONS SPÉCIFIQUES DE DIAGNOSTIC DE LA TUBERCULOSE BOVINE

Chez les bovidés, comme chez l'homme, le diagnostic clinique de l'infection tuberculeuse n'est possible que lorsqu'il existe des lésions organiques accessibles aux diverses méthodes d'exploration. Or il arrive souvent que ces dernières soient impuissantes à déceler même des formes graves de la maladie, car les statistiques d'abattoirs montrent que 36 p. 100 environ des cas de tuberculose entraînant l'exclusion totale de la consommation passent inaperçus lors de l'examen des animaux sur pieds.

On devra donc toujours, pour établir un diagnostic, utiliser, suivant les circonstances, l'examen microbiologique direct, complété autant que possible par l'inoculation expérimentale au cobaye, et les injections révélatrices de tuberculine.

La recherche des bacilles dans les ganglions, par exemple, ou dans les lésions closes des divers organes, tels que la mamelle, peut être faite par les procédés de harponnage (NOCARD, OSTERTAG), qui permettent d'extraire et d'examiner directement par frottis des fragments de tissus. La différenciation d'avec les acido-résistants non pathogènes est nécessaire lorsque cette recherche porte sur du jetage nasal, sur des mucosités provenant de la trachée ou des organes génitaux, sur le lait, sur le contenu intestinal ou sur les déjections. On l'effectuera avec toute la précision désirable par l'inoculation sous-cutanée au cobaye. Mais alors même que celle-ci serait négative, on ne serait fondé à conclure à la non-existence de la tuberculose que si, de son vivant, l'animal dont proviennent les produits inoculés, n'avait pas réagi à la tuberculine.

Inversement, comme nous le verrons tout à l'heure, l'absence de réaction à la tuberculine ne suffit pas à écarter le diagnostic de tuberculose, car les animaux très tuberculeux, surtout les cachectiques, ne réagissent généralement plus à cette substance; mais alors leurs lésions fourmillent de bacilles, de sorte que l'inoculation expérimentale, ou l'examen direct du jetage ou du produit de râclage des lésions, fournit des indications suffisamment précises.

A. — MODES D'EMPLOI DE LA TUBERCULINE.

Les bovidés sains supportent, sans en éprouver aucun trouble, de fortes doses de tuberculine brute de Koch, 1 à 2 grammes par exemple. Par contre, chez ceux qui sont infectés par le bacille, si faiblement que ce soit, il suffit de o gr. 2 à o gr. 5 de cette même tuberculine, injectée sous la peau, pour provoquer une élévation de température de 1 à 2 degrés pendant quelques heures.

Cette importante constatation résultait déjà des premières expériences faites, aussitôt après la retentissante communication de ROBERT KOCH en. 1890, d'abord par GUTTMANN (de Dorpat), puis par ROECKL et SCHUETZ [1], BANG et SALOMONSEN [2], LYDTIN, BANG, NOCARD [3], HUTYRA et un grand nombre de vétérinaires.

Elle s'est affirmée depuis et il n'y a rien à changer aux propositions que, dès 1892, formulait NOCARD [4] dans les termes suivants :

« 1° La tuberculine possède, à l'égard des bovidés tuberculeux, une action spécifique incontestable, se traduisant surtout par une notable élévation de température ;

« 2° L'injection d'une forte dose (3o à 4o centigr., suivant la taille dès sujets) provoque ordinairement, chez les tuberculeux, une élévation de température comprise entre 1° 5 et 3° ;

« 3° La même dose, injectée à des bovidés non tuberculeux, ne provoque aucune réaction fébrile appréciable ;

« 4° La réaction fébrile apparaît le plus souvent entre la douzième et la quinzième heure après l'injection, quelquefois dès la neuvième heure, très rarement après la dix-huitième ; elle dure toujours plusieurs heures ;

« 5° La durée et l'intensité de la réaction ne sont nullement en rapport avec le nombre et la gravité des lésions ; il semble même que la réaction soit plus nette dans les cas où, la lésion étant très limitée, l'animal a conservé les apparences de la santé ;

« 6° Chez les sujets très tuberculeux, phtisiques au sens propre du mot, chez ceux surtout qui sont fiévreux, la réaction peut être faible ou même absolument nulle.

« Il est prudent de prendre la température des animaux matin et soir pendant plusieurs jours avant l'injection. Sous l'influence d'un malaise passager, d'un état général peu grave (troubles de la digestion ou de la gestation, chaleurs, etc.), quelques animaux présentent des oscillations étendues de la température qui exposent à une erreur ; dans ce cas il convient d'ajourner l'opération. On doit éviter de pratiquer l'injection chez les animaux entretenus dans les pâturages ; les variations atmos-

1. *Zeitsch. j. Fleisch und Milchhygiene*, mars 1891.
2. *Berlin. Tierarz. Wochens.*, 6 et 9 avril 1891.
3. *Bulletin de l'Académie de médecine*, Paris, 13 oct. et 24 nov. 1891.
4. *Annales de l'Institut Pasteur*, 1892, t. VI, p. 52.

phériques (pluie, vent, brouillard, soleil) et aussi le transport, provoquent des variations thermiques ; les sujets à éprouver devront être rentrés à l'étable 24 heures au moins avant l'injection.

« Chez quelques tuberculeux non fiévreux, la réaction consécutive à l'injection de tubefculine ne dépasse guère 1° ; néanmoins, l'expérience démontrant que la température peut subir des variations atteignant 1° et plus chez les animaux sains, on devra ne considérer comme ayant une

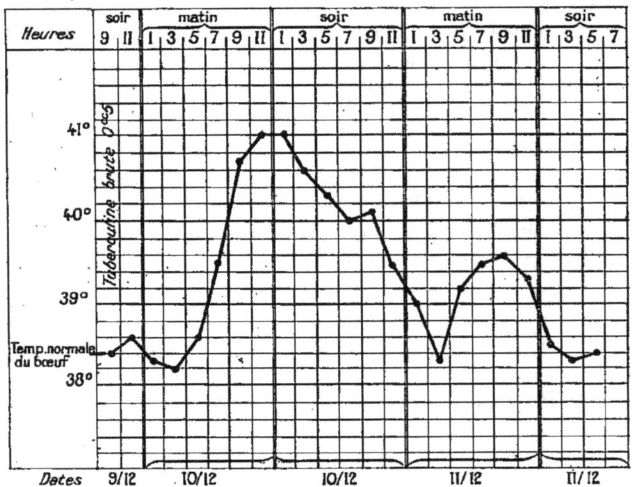

Fig. 23. — Type de réaction tuberculinique chez un Bovidé tuberculeux.

valeur diagnostique réelle que les réactions supérieures à 1°4. L'élévation de température inférieure à 0°8 n'a aucune signification. Toute bête dont la température subit une élévation comprise entre 0°8 et 1°4 sera considérée comme suspecte et devra être soumise, après un mois au moins, à une nouvelle injection d'une dose plus forte de tuberculine.

« Les injections de tuberculine n'ont aucune influence fâcheuse sur la santé de l'animal. » *La lactation et la gestation ne sont ordinairement pas troublées.* Cependant il arrive assez fréquemment que, pendant les quelques jours qui suivent la réaction tuberculinique, la quantité de lait fournie par les vaches laitières soit notablement réduite.

Pour OSTERTAG, on doit considérer comme suspect tout bovidé qui présente un écart de 0°5 avec la température la plus élevée avant l'injection. Chez les veaux, jusqu'à l'âge de six mois, une température dépassant 40° avec une élévation de 0°5 au moins, a la même signification. (*Fig. 23.*)

B. — TECHNIQUE DE L'INOCULATION SOUS-CUTANÉE DE TUBERCULINE.

On emploie généralement en France, et aussi dans beaucoup d'autres pays, la tuberculine préparée par l'Institut Pasteur. Cet établissement scientifique livre le produit, pour l'usage vétérinaire, sous forme de dilution au dixième dans l'eau phéniquée à 5 p. 1.000.

3 à 5 cent. cubes de cette dilution représentent une dose pour un

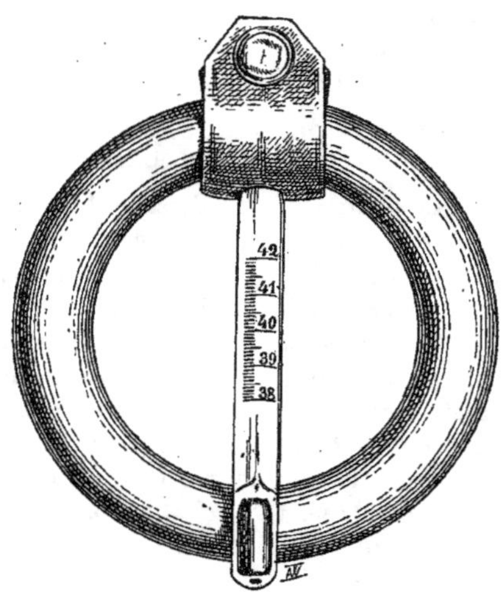

Fig. 24. — *Thermomètre-pessaire* de C. GUÉRIN
pour le contrôle des réactions tuberculiniques chez des vaches.

bovidé adulte, suivant la taille de l'animal, et 1 à 2 cent. cubes suffisent pour les veaux âgés de moins d'une année.

L'injection doit être faite le soir, à 9 heures de préférence, afin qu'on puisse disposer de toute la journée du lendemain pour suivre la réaction thermique.

Elle est pratiquée au moyen d'une seringue stérilisable de 5 ou 10 cent. cubes pourvue d'une forte aiguille en acier bien trempé. Le lieu d'élection est la partie moyenne de l'encolure ou en arrière de l'épaule.

Si l'on ne peut, — bien que ce soit toujours recommandable, — relever les températures toutes les deux heures, on se contente de noter celle de 9 heures du soir (au moment de l'injection) et, le lendemain, celles de 5, 7, 9 heures du matin, midi, 3 heures et 6 heures du soir, — c'est-à-dire aux 8e, 10e, 12e, 15e, 18e et 21e heures après l'injection.

On doit éviter de faire boire les animaux dans l'heure qui précède chaque prise de température, car l'ingestion d'une grande quantité d'eau froide peut abaisser, d'une façon notable, la température centrale du corps (Nocard).

Le maximum de la courbe thermique se produit en général de la 8e à la 16ᵉ heure ; mais il faut savoir que certains animaux font des réactions plus précoces et d'autres plus tardives. Aussi lorsqu'on tient à obtenir une grande précision, il est indiqué de se servir, chez les vaches, d'un petit thermomètre à maxima, gradué seulement de 38 à 42° et monté transversalement sur un pessaire qu'on place à demeure au fond du vagin. On est alors sûr que les réactions précoces ne passent pas inaperçues (C. Guérin) [1]. (*Fig. 24.*)

C. — INTERPRÉTATION DES RÉSULTATS DE L'INOCULATION TUBERCULINIQUE.

Toute réaction nette atteignant ou dépassant 1° au-dessus du maximum normal doit faire conclure à l'existence d'un foyer tuberculeux ; mais celui-ci peut être de très minime importance, si minime que, l'animal étant abattu et l'autopsie pratiquée, on a parfois la plus grande peine à le découvrir. Le cas s'est fréquemment présenté où l'on accusait la tuberculine d'avoir fourni une indication fausse parce qu'on ne trouvait aucune lésion tuberculeuse. Mais la preuve est faite depuis longtemps qu'en ces circonstances l'examen des organes n'avait pas été effectué avec un soin suffisamment minutieux et que, toutes les fois qu'une réaction tuberculinique est positive, c'est qu'il existe quelque part une lésion folliculaire, ou tout au moins quelque ganglion contenant des bacilles dont la présence est décelable par l'inoculation expérimentale au cobaye.

On s'est demandé à partir de quelle époque, après la pénétration des bacilles dans l'organisme d'un bovidé, celui-ci était susceptible de réagir à la tuberculine. Pour élucider cette question, des expériences ont été faites séparément par Nocard et Rossignol, par une commission de la *Société royale d'agriculture anglaise* et par divers observateurs (Dinwiddie, Ward, Marshall, etc.) [2]. Les résultats ont été, — ce qu'ils devaient être, — très variables, car les expérimentateurs s'adressaient à des modes de contamination artificielle particulièrement graves et ils n'opéraient pas dans des conditions identiques. C'est ainsi qu'après infection par les voies digestives, Nocard et Rossignol constatèrent la première réaction positive du 32ᵉ au 48ᵉ jour chez quatre animaux, et la *Commission anglaise* du 8ᵉ au 51ᵉ jour chez cinq animaux.

Après infection par inhalation, la réaction est apparue entre 19 et 32 jours. Après insertion du virus dans la mamelle par un tube trayeur, elle se montra positive le 13ᵉ jour (Nocard) et après inoculation sous-cutanée, du 8ᵉ au 15ᵉ jour (*Commission anglaise*).

1. *Bulletin de la Société centrale de médecine vétérinaire*, 1907, p. 281.
2. *Congrès international de Washington*, 1908, p. 687, 905.

Il semble évident que *l'action révélatrice de la tuberculine s'exerce aussitôt que s'est constituée la lésion folliculaire tuberculeuse, ou que la symbiose des bacilles avec les cellules lymphatiques qui les ont englobées s'est établie*, — ainsi qu'il arrive chez les animaux vaccinés, comme nous le verrons plus loin.

D. — ACCOUTUMANCE A LA TUBERCULINE. — « DOPING » — SON DÉPISTAGE.

S'il est exact que toute réaction positive révèle l'existence d'une infection tuberculeuse (active, latente ou occulte), toute réaction négative ne permet pas d'exclure nécessairement le diagnostic de tuberculose.

Les animaux dont l'organisme, du fait de la gravité de leurs lésions, est saturé de tuberculine sécrétée par leurs propres bacilles, ainsi que ceux qui sont en état de fièvre hectique ou de cachexie, ou encore ceux qui sont vaccinés avec des bacilles humains (LIGNIÈRES [1]), ne peuvent plus réagir. L'examen clinique ou les commémoratifs suffisent alors le plus souvent à renseigner le vétérinaire, et l'autopsie lèverait bientôt tous les doutes, s'il en pouvait subsister.

Il peut arriver aussi que cette saturation de l'organisme par la tuberculine (*Doping* des Anglais) soit artificiellement réalisée, dans un but coupable, par des marchands ou des importateurs malhonnêtes, désireux de vendre ou d'introduire dans un pays ou sur un marché des animaux qu'ils savent être tuberculeux, en les faisant passer pour sains. Il suffit, pour l'obtenir, de répéter les injections un certain nombre de fois : il se produit alors une sorte d'accoutumance et la réaction caractéristique n'est plus observée. Mais MALM [2] a démontré que cette accoutumance est irrégulière, passagère, incertaine, et qu'elle disparaît assez rapidement. VALLÉE [3] (d'Alfort) a bien étudié ce phénomène. Il a pratiqué, chez des bovidés qui venaient de subir une vive réaction, une nouvelle injection de tuberculine et il a constaté que, si l'on prend les températures de deux heures en deux heures après l'inoculation, on observe une élévation rapide et très marquée de la température, élévation assez nette dans tous les cas pour qu'elle permette de déclarer au moins suspect l'animal éprouvé, tandis que des sujets non tuberculeux restent indifférents à cette même intervention. De ses expériences il a tiré cette conclusion pratique que, si le vétérinaire soupçonne que l'animal présenté a subi une tuberculination préalable, il faut pratiquer l'épreuve révélatrice de la façon suivante :

« Injecter vers 5 heures ou 6 heures du matin une dose de tuberculine double de celle qu'on utilise ordinairement (8 cc. de dilution

1. *Société centrale de médecine vétérinaire*, 1907, LXXXIV, n° 2, p. 90.
2. *Revue générale de médecine vétérinaire*, 1903, p. 401.
3. *Annales de l'Institut Pasteur*, 1904, p. 545.

au dixième pour les grands animaux, 4 cc. pour ceux de petite taille) ;

« Prendre les températures toutes les deux heures à partir du moment de l'injection jusque vers la 14° ou la 15e heure.

« La réaction est mesurée par l'écart entre la température du moment de l'injection et la plus haute température relevée durant les heures qui suivent. Tout animal qui fournira une réaction de 1°5 devra être considéré comme tuberculeux ; une réaction comprise entre 0°8 et 1°5 entraînera la suspicion. »

HAUPTMANN [1] en observant les effets thermiques de petites doses, toujours identiques, du même produit (0 gr. 4 de tuberculine de MERCK), administrées à longs intervalles de deux mois au moins, trouve qu'en général, après la deuxième ou la troisième injection, la sensibilité disparaît pour ne réapparaître qu'après un repos de sept à dix mois.

¦E. — RÉACTIONS TUBERCULINIQUES LOCALES.

On peut aujourd'hui déceler très facilement les fraudes du *doping* en utilisant successivement chez les bovidés l'instillation oculaire et l'inoculation intradermique, puis l'injection sous-cutanée de tuberculine, c'est-à-dire en pratiquant chez le même animal les trois épreuves d'*ophtalmo, intra-dermo* puis *sous-cuti-réactions*. Alors même qu'un animal aurait été soumis à des injections répétées par voie sous-cutanée, la tuberculine déposée sur la muqueuse oculaire ou introduite dans le tissu dermique par simple piqûre produit ses effets caractéristiques. (*Voir Chap. XXXVI.*)

L'instillation sur l'œil (*ophtalmo* ou *oculo-test*) a été employée chez les bovidés par VALLÉE en même temps que WOLFF-EISNER et CALMETTE faisaient connaître les résultats que cette méthode leur avait fournis pour le diagnostic de la tuberculose chez l'homme. LIGNIÈRES en Argentine, WHITE et MAC CAMPBELL [2] aux Etats-Unis, KLIMMER et KIESSIG, en Allemagne, l'ont utilisée ensuite.

La technique en est très simple. Elle consiste à tremper dans de la tuberculine pure un pinceau en poils de blaireau qu'on introduit ensuite sous la paupière supérieure, préalablement soulevée, de l'un des yeux et qu'on écrase doucement, pour en exprimer le liquide, entre la paupière et la sclérotique.

Si l'on n'a pas de pinceau à sa disposition, on peut aussi bien laisser tomber, sur l'œil tenu ouvert, 0 cc. 10 environ de tuberculine avec un compte-gouttes.

Cinq ou six heures après, les paupières commencent à se tuméfier légèrement. Vers la seizième ou la dix-huitième heure, la membrane

---

1. *Tierärzl. Centralbl.*, 1910, 20 mars. 1er, 10, 20 avril.
2. *Journ. of Exper. Med.*, 1er mars 1908.

PLANCHE XVIII.

1. *Intradermo-réaction à la tuberculine*, au lieu d'élection, pli sous-caudal gauche, chez la vache. (D'après Moussu et Ch. Mantoux.)

2-3. *Intradermo-réaction à la tuberculine*, au lieu d'élection chez le porc. (D'après Moussu et Ch. Mantoux.)

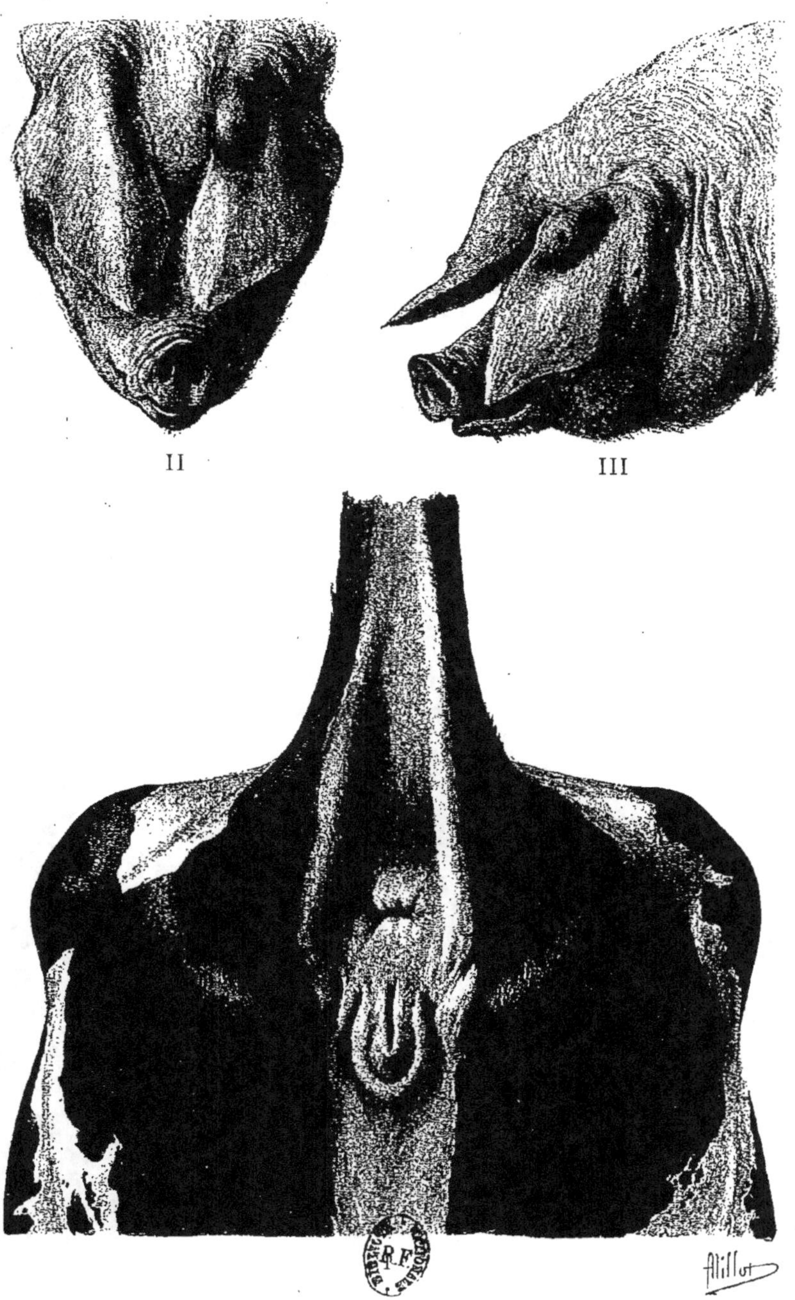

II   III

Demoulin, Sc.

MASSON ET Cie, ÉDITEURS.

nictitante et la sclérotique montrent leur réseau de capillaires sanguins congestionné et présentent une couleur rouge lie de vin très spéciale. L'œil larmoie et la conjonctive se recouvre d'un exsudat blanc grisâtre, riche en leucocytes polynucléaires. La comparaison avec l'autre œil qui n'a pas reçu de tuberculine permet de lire immédiatement le diagnostic. La réaction s'efface du troisième au sixième jour et il n'en reste plus trace.

C. Guérin et A. Delattre [1], puis Morel, ont signalé ce fait curieux que si l'on soumet à une injection sous-cutanée de tuberculine un bovidé auquel on avait précédemment fait l'épreuve de l'ophtalmo-réaction, la rougeur et le larmoiement réapparaissent douze heures après sur l'œil éprouvé, comme si l'on y avait fait une nouvelle instillation.

D'autre part Vallée [2] a montré que, si l'on répète l'ophtalmo-réaction sur le même animal et sur le même œil, on constate que, chez les bovidés qui réagissent dès la première instillation, il se fait une véritable sensibilisation de l'œil sollicité. Dans une expérience où 4 instillations furent faites en 19 jours, la réaction à la quatrième (1/10 de gouttes de tuberculine brute) fut au moins aussi forte qu'à la première (1 goutte de la même tuberculine). L'œil non sollicité conserve sa sensibilité première. Mais chez les animaux qui n'ont pas réagi à la première instillation, la répétition ne sensibilise pas et ne fait pas apparaître la réaction, — pas plus que chez les bovidés sains.

Depuis 1907, l'ophtalmo-réaction est couramment employée par les vétérinaires qui s'accordent à lui attribuer une grande valeur pour le diagnostic de la tuberculose chez les bovidés. Leurs observations démontrent que si, comme pour l'inoculation sous-cutanée, le défaut de réaction n'implique pas toujours l'absence de lésions tuberculeuses, il est certain que tous les animaux qui fournissent une réaction oculaire positive sont tuberculeux (Sekyra, Irr et Claude [3], Kœhl [4], Abel [5], Walter Assmann [6], Trotter [7], etc.)

L'intradermo-réaction, préconisée d'abord par Moussu et Mantoux [8] fournit une certitude de diagnostic équivalente. Pour l'obtenir, on injecte dans l'épaisseur du derme, en évitant d'introduire la pointe de l'aiguille dans le tissu cellulaire sous-cutané, 1 à 2 centigrammes seulement de tuberculine diluée dans dix fois le même volume d'eau salée physiologique. (*Planche XVIII.*)

1. *Bulletin de la Société centrale de médecine vétérinaire*, 1907, p. 375.
2. *Académie des sciences*, 20 janv, 1908.
3. *Bulletin de la Société centrale de médecine vétérinaire*, 1907, p. 525.
4. *Berl. tierarzl. Woch.*, 4 fév. 1909.
5. *Berl. tierarzl. Woch.*, 6 avril 1911.
6. *Berl. tierarzl Woch.*, 20 avril 1911.
7. *Journ. of. comp. Pathol. and Therap.*, juin 1908.
8. *Académie des sciences*, 14 sept. 1908. — *Bulletin de la Société centrale de médecine vétérinaire*, 1908, 15 oct. et 30 déc.

(Planche XVIII

L'endroit le plus favorable pour observer la réaction chez les bovidés est la partie moyenne de l'un des deux plis cutanés latéraux qui s'étendent de la base de la queue à la marge de l'anus. A ce niveau la peau est fine, souple, non recouverte de poils et pourvue d'un tissu conjonctivo-élastique sous-cutané très abondant. Chez les porcs, le lieu d'élection est l'angle antéro-supérieur de l'oreille, au niveau du repli des cartilages.

Vingt-quatre heures après l'injection, le résultat est déjà très net et facilement appréciable. Son maximum est atteint vers la quarante-huitième heure. Si ce résultat est positif, il suffit de soulever légèrement la queue pour constater que le pli sous-caudal soumis à l'épreuve a doublé ou triplé d'épaisseur, alors que l'opposé est exactement resté ce qu'il était au début. L'infiltration œdémateuse prend une teinte rouge violacée et une forme ovoïde au niveau du point de piqûre de l'aiguille, pour atteindre les dimensions d'une noisette ou même d'une noix. A partir du quatrième jour, la réaction s'efface. Parfois, chez les sujets qui ont réagi d'une façon positive, il se produit une petite escharre superficielle qui se recouvre d'une croûte brune et ne tarde pas à se cicatriser.

D'après Moussu, l'épreuve de l'intradermo-réaction ne gêne pas les effets d'une injection sous-cutanée de tuberculine pratiquée dans les jours qui suivent ; par contre, l'injection sous-cutanée (qui correspond à une dose massive, si on la compare à celle utilisée dans l'intradermo) entrave l'évolution de la réaction locale lorsque cette intra-dermo-réaction est cherchée pendant ou immédiatement après l'injection sous-cutanée.

Mais il n'y a aucune contre-indication à provoquer simultanément l'intradermo et l'ophtalmo-réaction chez le même animal, et si ces deux épreuves sont négatives, l'injection sous-cutanée d'une forte dose de tuberculine viendra très utilement, quelques jours plus tard, lever tous les doutes qui pourraient subsister si l'animal était considéré comme suspect.

Chez les vaches, on peut encore utiliser la *vagino-réaction* que Richter[1] (de Dresde) trouve d'un emploi très pratique. On la réalise en frottant les lèvres de la vulve avec le pouce imprégné de tuberculine pure. Après 24 à 48 heures une légère rougeur apparaît, bientôt suivie d'une exsudation assez marquée et d'un peu de tuméfaction.

Ces diverses réactions locales ne doivent pas être considérées comme aussi constamment fidèles que la réaction thermique consécutive à l'injection sous-cutanée, mais elles sont souvent supérieures, parce qu'elles ne provoquent aucun trouble dans la santé générale des animaux, qu'elles n'entravent ni ne diminuent la sécrétion lactée et qu'elles ne nécessitent aucune précaution particulière. Leur technique est extrême-

---

1. *Zeitsch. f. Hyg. d. Haustiere*, vol. V, 1909.

ment simple. L'observation de leurs résultats ne présente pas de diffi-cultés d'interprétation et on peut au besoin les employer chez des bovi-dés atteints d'affections fébriles. A ces divers titres, elles rendent de très grands services.

F. — SÉRO-DIAGNOSTIC.

S. Arloing et P. Courmont ont appliqué leur méthode de séro-diagnostic au dépistage de la tuberculose chez les bovidés. Mais ce procédé de laboratoire *(Chap. XXX)* est beaucoup trop délicat pour qu'on puisse songer à l'employer dans la pratique courante. Panisset [1] a d'ailleurs montré qu'il n'était pas possible d'en tirer des indications utiles, car 60 p. 100 des animaux sains lui ont fourni une réaction positive et le séro-diagnostic était négatif avec 25 p. 100 des animaux tuberculeux.

1. *Revue générale de médecine vétérinaire*, 15 nov. 1905.

CHAPITRE XXV

ROLE DE LA TUBERCULOSE BOVINE
DANS LA CONTAMINATION DE L'HOMME
LA QUESTION DU LAIT.

Nous avons discuté dans un précédent chapitre (xxi) la grave question soulevée par THEOBALD SMITH d'abord, puis surtout par ROBERT KOCH, dans sa retentissante communication au Congrès de Londres en 1901, de la *dualité des tuberculoses humaine et bovine.* Nous sommes arrivés à cette conclusion confirmée par le plus grand nombre des travaux récents, qu'*il n'existe qu'une seule race de bacille tuberculeux des mammifères (Bacillus tuberculosus Mammalium)* et que l'adaptation de ce bacille à l'organisme de l'homme ou à celui du bœuf — l'homme et le bœuf étant les deux espèces de mammifères les plus sensibles à l'infection tuberculeuse spontanée, — avait déterminé la spécification — non absolue d'ailleurs — de deux types de bacilles présentant quelques caractères différentiels : le *type humain* et le *type bovin.*

Nous ne reviendrons donc pas sur cette discussion dont, au point de vue pratique qui nous occupe actuellement, nous devons retenir ce fait que le bacille provenant des lésions tuberculeuses du bœuf et présentant les divers attributs du type *bovin* peut infecter l'homme, bien qu'il soit, en général, moins virulent pour ce dernier que le bacille provenant des lésions tuberculeuses humaines.

Si l'on s'appuie sur les caractères différentiels que nous avons décrits pour assigner une origine *bovine* ou *humaine* aux diverses formes d'infection tuberculeuse observées chez l'homme, on constate d'une part l'extrême rareté du type bovin dans les tuberculoses pulmonaires chroniques de l'adulte et d'autre part une fréquence relative du même type dans les localisations ganglionnaires et dans les infections aiguës du jeune âge.

C'est ainsi que, sur 108 cas de tuberculoses quelconques, — le lupus exclu, — la *Commission royale anglaise*, dont le rapport final a été publié en 1911, a reconnu que 84 fois il s'agissait du type humain, 19 fois du type bovin et 5 fois d'un mélange de type humain et de type bovin. Ils se décomposent comme suit :

14 tuberculoses pulmonaires (l'examen portant sur les lésions du poumon et des ganglions trachéo-bronchiques). . . . . 14 fois type humain.

28 tuberculoses pulmonaires (examen répété portant sur les crachats). . . . . 26 fois type humain. / 2 fois type bovin.

3 tuberculoses généralisées . . . . 3 fois type humain.

3 méningites tuberculeuses. . . . . 3 fois type humain.

5 tuberculoses ganglionnaires (bronchiques et mésentériques) . . . . 3 fois type humain. / 2 fois types humain et bovin associés.

9 tuberculoses ganglionnaires (ganglions cervicaux et axillaires). . . . . 6 fois type humain. / 3 fois type bovin.

29 tuberculoses intestinales (ganglions mésentériques). . . . . 13 fois type humain. / 14 fois type bovin. . / 2 fois types humain et bovin associés.

14 tuberculoses osseuses ou articulaires . . . . 13 fois type humain. / 1 fois types humain et bovin associés.

3 tuberculoses des organes génito-urinaires. . . 3 fois type humain.

Sur *20 cas de lupus* la même *Commission royale anglaise* a trouvé une fois un type de bacilles correspondant exactement au type bovin, deux fois un type humain net ; 8 des 17 cas ont fourni des souches présentant en cultures l'aspect du type bovin, mais très modifiées dans leur virulence pour le bœuf et le lapin. Les 9 autres présentaient l'aspect du bacille humain, mais se sont révélées d'une moindre virulence que celui-ci pour le singe et pour le cobaye.

A Berlin, sur 28 lupiques dont Rothe et Bierotte [1] ont pu obtenir des cultures directes à l'hôpital Rudolf-Virchow, on a reconnu le type humain chez 23 malades, soit 82,1 p. 100 ; le type bovin chez 4, soit 14,3 p. 100, et un mélange des deux types chez un seul, soit 3 p. 100.

De 1912 à 1916, Lydia Rabinowitsch [2] a étudié 20 cas de tuberculose dans lesquels il y avait lieu de supposer l'origine bovine : 11 cas de tuberculose abdominale, dont 7 donnèrent du bacille bovin ; 7 cas de tuberculose ganglionnaire, dont 2 bovins ; 2 cas de tuberculose pulmonaire, dont 1 d'origine bovine. Sur ces 20 cas, l'origine bovine fut donc constatée 10 fois (soit 50 %), et si l'on ne tient compte que des cas de tuberculose chez les enfants, le pourcentage des tuberculoses d'origine bovine est encore plus élevé (70 p. 100).

En Angleterre, Griffith [3] rattache au type humain 13 cultures sur 25 obtenues par lui de différents cas de lupus, alors que les 12 autres pré-

1. *Veröff. d. Robert Koch Stiftung*, fasc. 8-9, 1914.
2. *Berl. klin. Woch.*, 22 janv. 1917, p. 77.
3. *Journ. of Path. and Bact.*, vol. XXVIII, Suppl. 1914, p. 591.

sentent les caractères du type bovin dans ses expériences les plus récentes

Sur 281 cas de tuberculose infantile observés à Edimbourg, Chung-Yik Wang [1] a trouvé 80 fois le bacille bovin sur 102 malades âgés de 0 à 5 ans, et 45 fois sur 64 malades âgés de 5 à 16 ans. 37.5 p. 100 des enfants nourris au biberon avec du lait de vache cru donnèrent une réaction positive à la tuberculine. Parmi ceux nourris avec du lait bouilli, 14,5 p. 100 seulement réagirent.

A Paris, Et. Burnet [2] a pu isoler le bacille humain de 31 cas de tuberculose ganglionnaire, de 11 cas de tuberculose articulaire et de 16 cas de tuberculose cutanée. Pas une seule fois il n'a trouvé le bacille bovin. Il s'agissait presque exclusivement d'enfants. Mais ces résultats montrent que l'infection d'origine bovine est très rare dans la population parisienne.

D'autres statistiques ont été recueillies en Allemagne, en Danemark, en Suède et aux États-Unis. W. Park et Krumwiede [3] ont réuni en 1911 un total de 1.224 observations prises dans les divers pays et dans lesquelles la détermination de l'origine bovine ou humaine de l'infection a pu être effectuée, en tenant compte de l'âge des sujets

En voici le tableau :

Diagnostic	Adultes de plus de 16 ans.		Enfants de 5 à 16 ans.		Enfants au-dessous de 5 ans.	
	Hum.	Bov.	Hum.	Bov.	Hum.	Bov.
Tuberculose pulmonaire. .	644	1	11	»	23	1
T. ganglionnaire (axillaire ou inguinale)	2	»	4	»	2	»
T. ganglionnaire cervicale.	27	1	36	21	15	21
T. abdominale.	14	4	8	7	9	13
T. généralisée (orig. alim.).	6	1	2	3	13	12
T. généralisée (avec méningite orig. alim.)	29	»	5	1	46	13
T. généralisée (avec méningite).	5	»	7	»	52	1
Méningite tuberculeuse . .	1	»	3	»	27	4
T. osseuse et articulaire . .	27	1	38	3	26	»
T. génito-urinaire.	17	1	2	»	»	»
T. cutanée.	3	»	1	»	1	»
T. mixtes :						
des amygdales.	»	»	»	1	»	»
de la bouche et gangl. du cou.	»	1	»	»	»	»
du sinus max.	2	»	»	»	»	»
T. latente.	»	»	»	»	1	»
Totaux	777	10	117	36	215	65

Infections mixtes (bovine et humaine) : 4 cas. Total général : 1.224 cas.

1. *Edinburgh medical. Journ.*, mars 1917, p. 315.
2. *Compte rendu de la Société de biologie*, 1914, p. 416.
3. *Journ. of Med. research.*, 1910, XXIII, fasc. 2, p. 205-368, et 1911, XXV, fasc. 2, p. 313-334.

Le pourcentage des cas d'infection bovine, déduction faite des infections mixtes, est donc :

	Pour les adultes de 16 ans et au-dessus.	Pour les enfants de 5 à 16 ans.	Pour les enfants au-dessous de 5 ans.
Tuberculose pulmonaire .	o p. 100	o p. 100	4,1 p. 100
T. ganglionnaire.	3,6 —	36 —	58,0 —
T. abdominale	22,0 —	46 —	59,0 —
T. généralisée.	2,7 —	40 ·	23 —
Méningite tuberculeuse. .	o —	o —	13,6 —
T. osseuse et articulaire. .	3,5 —	7,3 —	o —

La conclusion de W. Park est que le bacille de type bovin est un facteur négligeable de contamination pour les adultes. Il cause très rarement la phtisie.

C'est aussi la conclusion de H. Kossel [1], qui a réuni dans la table suivante les résultats publiés par 27 expérimentateurs :

Origine des bacilles tuberculeux isolés des crachats dans la tuberculose pulmonaire chronique de l'homme.

No	Expérimentateurs.	Nombre des cas.	Type humain (seul).	Type bovin (seul).	Mélange des deux types.	Type mal précisé.
1	Th. Smith (Amérique). . . .	6	6			
2	Vagedes (Allemagne).	6	6			
3	Kossel, Weber et Heuss (All.).	9	9			
4	de Jongh, Steuermann (Holl.).	2	1	1		
5	Arloing, Pupier (France). . .	2	2			
6	Link (Allemagne).	1	1			
7	Henschen, Jundell et Svensson (Suède).	2	1			
8	Dammann et Müssemeier(All.).	1	1			
9	Fibiger et Jensen 1905 (Dan.).	10	10			
10	Fibiger et Jensen 1910. . . .	10	10			
11	Gorter (Holl.).	21	21			
12	Möhler et Washbourn (Am.).	9	8			1
13	L. Rabinowitsch (All.). . . .	5	5			
14	C^on Anglaise (2e rapport). .	2	2			
15	Zwick (All.)	1	1			
16	Meyer (All.)	2	2			
17	Dieterlen (All.).	50	50			
18	Kitasato (Japon)	152	152			
19	Park et Krumwiede (Am.). . .	296	296			
20	Jancsò et Elfer (Hongrie). . .	5	5			
21	C^on Anglaise (rapp. final). . .	28	26	2		
22	H. Kossel (All.).	46	45		1	
23	Möllers (All.)	51	51			
24	Bulloch (Angl.).	23	23			
25	Weber et Dieterlen (All.). . .	9	9			
26	Lindemann (All.).	41	40		1	
27	Gosio (Italie).	42	42			
	Totaux.	832	826	3	2	1

1. *Veröffentl. d. Robert Koch Stiftung*, fasc. 8-9, 1913.

- Par contre, 6 à 10 o/o des décès par tuberculose survenant au-dessous de l'âge de 5 ans sont attribuables au bacille d'origine bovine et celui-ci entre fréquemment en jeu dans la production des lésions ganglionnaires et des infections généralisées, surtout chez les enfants.

D'après KOSSEL, on trouve le bacille bovin dans 4,3 o/o seulement des cas de tuberculose osseuse, tandis qu'il est beaucoup plus fréquent dans la méningite (10,7 o/o), dans la tuberculose généralisée (23,8 o/o), et bien plus encore dans les adénites cervicales (40 o/o) et dans la tuberculose abdominale (49 o/o).

Des recherches particulières ont été faites par A. PHILIP MITCHELL (d'Edimbourg) [1] sur l'origine des adénites cervicales de 72 enfants. Elles ont fourni les résultats que voici :

| | | Origine | |
Age.	Humaine.	Bovine.	Total.
De 0 à 1 an	2	1	3
1 à 2 ans.	»	16	16
2 à 3 ans.	»	8	8
3 à 4 ans.	1	10	11
4 à 5 ans.	»	4	4
5 à 6 ans.	1	4	5
6 à 7 ans.	»	5	5
7 à 8 ans.	»	5	5
8 à 9 ans.	»	5	5
9 à 10 ans	1	4	5
10 à 12 ans	2	3	5
Totaux. . . .	7	65	72
	soit 10 p. 100	soit 90 p. 100.	

Or, dans cette série, 84 o/o des enfants âgés de moins de 2 ans avaient été alimentés depuis leur naissance avec du lait de vache non stérilisé.

De son côté, J. FRASER (d'Edimbourg) [2] a étudié 67 cas de tuberculoses osseuses et articulaires : 42 fois il s'agissait de bacilles bovins, 22 fois de bacilles humains et 3 fois il existait une infection mixte. Chez 47 enfants âgés de moins de cinq ans on comptait 32 infections d'origine bovine, 12 d'origine humaine et 5 mixtes. Plus les enfants sont jeunes, plus le type bovin prédomine. Sur 4 nourrissons tuberculeux de moins d'un an, pas un seul n'offrait le type humain. Sur 43 enfants allaités au biberon, 35 présentaient le type bovin, 3 les deux bacilles et 3 le type humain seul. Au contraire, chez les enfants allaités

---

1. *Brit. Med. Journ.*, 17 janv. 1914.
2. *Journ. of Experiment. med.*, vol. XVI, n° 4, 1912.

au sein, on constata 19 fois sur 26 le type humain et 7 fois le type
bovin. Sur 46 enfants provenant de familles où la tuberculose n'existait
pas auparavant, 43 présentaient le bacille bovin, tandis que, sur 21 cas
de tuberculose survenus chez des enfants de tuberculeux, 6 seulement
fournirent le type bovin.

E. Ungermann [1], sur 171 enfants âgés de 3 semaines à 12 ans, également atteints d'adénites cervicales, trouve que, dans 76 o/o des cas,
d'autres groupes ganglionnaires sont également infectés, quoique sains
en apparence, ce qui prouve l'existence d'une pénétration précoce du
bacille dans le torrent circulatoire, précédant la localisation cervicale,
— et il n'a pu isoler que deux fois (1,16 o/o) le bacille bovin. Chez
tous les autres sujets, il s'agissait de type humain.

Pour A. de Besche [2], à Christiania, 6 à 8 o/o des infections
humaines proviennent des vaches. Sur 50 cas de tuberculose infantile
pris au hasard, il a isolé des bacilles humains purs dans 45 cas, des
bacilles bovins purs dans 3, un mélange des deux bacilles dans un cas
et, pour le dernier, la détermination de l'origine est restée indécise.
La malignité apparente des lésions était la même. On n'aurait donc
aucune raison d'admettre que le bacille bovin est moins virulent pour
l'homme que le bacille humain.

Karl Stefenhagen [3], sur 40 cas de tuberculose des nourrissons a isolé
35 fois, des divers groupes ganglionnaires, le bacille humain et 5 fois
seulement le bacille bovin.

Enfin Et. Burnet [4], sur 59 bacilles isolés de tuberculoses externes,
au laboratoire de Metchnikoff à l'Institut Pasteur, n'en a pas trouvé
un seul de type bovin. 23 des sujets, — tous Parisiens, — étudiés par
lui, étaient des tuberculeux ganglionnaires, 3 étaient âgés de moins de
5 ans ; 16 avaient de 5 à 16 ans ; 2 de 17 à 21 ans et 3 étaient
adultes.

Il semblerait donc que l'infection due au bacille bovin varie de
fréquence d'une contrée à l'autre et qu'elle paraît beaucoup moindre à
Paris qu'à Londres et à New-York, par exemple.

Une telle discordance dans les résultats d'examens effectués d'après
des méthodes sensiblement identiques, et généralement basées sur
l'épreuve de la virulence pour le lapin, montre combien sont grandes
les difficultés de distinguer d'une façon absolue le type humain du type
bovin. C'est qu'en effet, comme le fait observer avec juste raison
O. Malm [5], il n'est guère possible, en présence d'une souche donnée,
de déterminer avec certitude son origine en se basant sur les caractères

1. *Tub. Arbeit. a. d. KK. Gesundh.*, fasc. 12, 1912.
2. *Deutsch. med. Woc.*, 1913, p. 452.
3. *Tub. Arbeit. a. d. KK. Gesundh.*, fasc. 2, 1912.
4. *Annales de l'Institut Pasteur*, nov. 1912.
5. *Centralbl. f. Bakt.*, 3 juil. 1912.

de virulence : les bacilles varient énormément suivant les milieux sur lesquels on les cultive et suivant les espèces animales auxquelles on les inocule.

De l'ensemble des faits recueillis au cours de ces dernières années par les expérimentateurs, il apparaît cependant qu'on doive conclure que la tuberculose d'origine bovine est surtout dangereuse pour l'homme dans le jeune âge.

Et s'il est exact, comme tend à le faire supposer une observation de WEBER et STEFENHAGEN [1], que, dans la tuberculose osseuse de l'enfant, le bacille bovin garde ses caractères typiques de culture et de virulence pendant plusieurs années consécutives (4 ans dans le cas cité par ces auteurs) il se peut, comme nous l'avons indiqué précédemment, que si, dans la tuberculose pulmonaire de l'âge adulte, on ne retrouve plus — à peu près exclusivement — que le type *humain*, cela résulte de ce que les bacilles infectants, originairement de source *bovine*, ayant pénétré dans l'organisme humain dès les premières années de la vie pour ne produire que beaucoup plus tard des lésions pulmonaires, se sont adaptés progressivement à cet organisme et ont acquis peu à peu le type humain.

Bien qu'on n'ait pas encore réussi à réaliser expérimentalement une telle adaptation, les faits que nous aurons à exposer dans la suite de ce chapitre nous fourniront de nombreux arguments à l'appui de cette hypothèse.

Il est juste de reconnaître, d'ailleurs, avec ROBERT KOCH [2], que celle-ci n'a qu'une importance purement théorique, car en admettant qu'il soit possible de transformer le type bovin en type humain par des artifices de culture ou par des passages à travers l'organisme de divers animaux, la seule question qui nous intéresse pratiquement est de savoir dans quelle mesure la manipulation ou l'ingestion de la viande, du lait ou du beurre provenant de bovidés tuberculeux est dangereuse pour l'homme.

Or, à ce point de vue spécial, il importe de tenir compte de ce fait que l'*infection tuberculeuse est très commune dans des pays où la tuberculose bovine n'existe pas et où les enfants ne sont jamais alimentés avec du lait de vache.*

Ceux de ces pays où la question qui nous occupe a été le mieux étudiée sont le Japon, l'Indo-Chine et les Indes anglaises, l'île de Madagascar, la Turquie, le Groënland.

Au Japon par exemple, d'après SHISHIDO, KANDA, KITASATO, TADA, etc., les enfants indigènes ont toujours été nourris au sein, souvent jusqu'à leur troisième année. Ce n'est que récemment, depuis

---

1. *Tub. Arbeit. a. d. KK. Gesundh.*, 1912, fasc. 2.
2. *Congrès international de la tuberculose de Washington*, 1908.

l'ouverture de certains ports au commerce international, que quelques laiteries se sont établies, et leurs produits sont à peu près exclusivement vendus aux résidents étrangers. Le prix en est trop élevé pour que les indigènes puissent en faire usage. Lorsque la mère ne peut pas nourrir, — fait d'ailleurs rare, — l'enfant est alimenté avec des bouillies de farine ou confié à une nourrice.

La tuberculose est cependant aussi répandue dans ce pays que dans les régions les moins privilégiées d'Europe. On peut s'en rendre compte d'après les chiffres suivants (Bruno Heymann) [1] :

Mortalité par phtisie par million d'habitants.

Japon	de 1891 à 1895	1354	
Angleterre . . .	1894 à 1897	1358	
Italie.	1895 à 1897	1871	(Tub. pulm. et d'autres organes).
Allemagne . . .	1894 à 1897	2245	
France.	1894 à 1897	3023	(Tub. pulm. et d'autres organes).
Autriche	1895 à 1896	3625	(Tub. pulm. et d'autres organes).

Chez les tout jeunes enfants, de 0 à 1 an, la mortalité par 1.000 est au Japon de 1,3 contre 2,3 en Allemagne. Cette mortalité est surtout élevée à Tokio et dans les grands centres de population dense, où les familles vivent dans des conditions hygiéniques encore très défectueuses, malgré les grands progrès récemment réalisés.

En Turquie il est également tout à fait exceptionnel qu'un enfant ne soit pas allaité par sa mère ou, à défaut de celle-ci, par une nourrice. La tuberculose sous toutes ses formes et à tous les âges y est pourtant très commune. Le lait de vache n'est pour rien dans sa diffusion, car le peuple, du moins dans les villes, n'en consomme que très peu et rarement à l'état frais.

Au Groënland la phtisie est tellement répandue que, d'après C. Lange, plus du tiers des décès lui est attribuable. Or on n'y consomme jamais de lait, pas même celui de *rennes*, ces animaux n'y étant pas domestiqués comme en Laponie. La contamination interhumaine est donc ici seule en cause. Il en est de même au Kamtchatka, dans les îles polynésiennes de l'Océanie, à Madagascar, en Chine, en Indo-Chine, de telle sorte qu'il apparaît évident que la répartition géographique de la tuberculose humaine n'est pas sensiblement influencée par la répartition géographique de la tuberculose bovine. (*Voir chap. XXIII et XL.*)

Mais il est incontestable que, dans les divers pays d'Europe surtout, et aussi aux Etats-Unis et au Canada, la tuberculose bovine représente un facteur de contamination de l'espèce humaine assez important pour qu'il soit nécessaire de le faire disparaître. En Allemagne par exemple,

1. *Statist. Beitrage*, etc. — *Zeitsch. f. Hyg.*, vol. XLVIII, 1904.

il meurt chaque année, d'après BENDIX, 27.200 nourrissons de tuberculose. Si l'on admet avec ORTH [1] que 10 o/o, soit 2.720, ont été infectés par la tuberculose bovine, il faut bien reconnaître qu'un tel chiffre n'est pas négligeable.

A. — LES VIANDES TUBERCULEUSES.

C'est un fait bien connu depuis les expériences de CHAUVEAU [2], VILLEMIN, PARROT, KLEBS, TOUSSAINT, BAUMGARTEN, VISEUR, NOCARD, STRAUS, etc., que les animaux les plus divers (bovidés, porcs, chiens, chats, carnassiers sauvages, etc.), peuvent contracter la tuberculose lorsqu'on leur fait ingérer des viandes d'animaux tuberculeux. Mais l'homme ne s'alimente habituellement qu'avec des viandes préalablement soumises à la cuisson, de sorte que celles-ci ne présentent pour lui qu'un très minime danger.

Il n'est pas douteux que les divers organes comestibles, et aussi la chair musculaire, puissent contenir, parfois en abondance, des bacilles tuberculeux, non seulement lorsqu'il existe des foyers de ramollissement ou de broncho-pneumonie lobulaire à foyers multiples, mais alors même que les ganglions lymphatiques paraissent macroscopiquement sains. Les recherches de BONGERT [3], de NIEBERLÉ [4], ainsi que celles de HAENTLE [5], puis de M. MULLER et T. ISHIWARA [6], faites à l'abattoir de Munich, sont très démonstratives à cet égard. Aussi ne peut-on qu'approuver les mesures de police sanitaire qui ordonnent dans les abattoirs la saisie totale ou partielle des viandes d'animaux, suivant que ceux-ci sont trouvés porteurs de lésions généralisées ou localisées.

« Dans la tuberculose miliaire aiguë, dit BONGERT, et aussi lorsque les symptômes d'une infection sanguine récente existent seulement dans les grands parenchymes (et non dans la viande), enfin lors d'altérations du tissu musculaire et d'amaigrissement prononcé, le corps tout entier de l'animal doit être considéré comme dangereux pour la santé et exclu de l'alimentation. »

Toutefois, à la suite de leurs expériences faites au *KK. Gesundheitsamt* avec des produits prélevés sur divers animaux (bœufs, veaux, porcs) à l'abattoir de Berlin, C. TITZE, H. THIERINGER et E. JAHN [7] affirment d'une part que, dans les tuberculoses locales, le sang ne renferme pas de bacilles et, d'autre part, que les vieux foyers tuberculeux encapsulés qui ne sont pas accompagnés de lésions de dissémination récente ne

1. *Berliner medicinische Gesellschaften. Vorträge über Tuberkulose*, 29 janv. 1913.
2. *Bulletin de l'Académie de médecine*, 1868, p. 1007.
3. *Arch. für Hygiene*, 1909. vol. XLIX, p. 263.
4. *Zeitsch. f. Fleisch und Milchhygiene*, 1911, p. 237, 339, 380 ; 1912, p. 266.
5. *Centralbl. f. Bakt.*, Orig. 1914, vol. LXXIV, p. 91.
6. *Id.*, p. 393.
7. *Arb. a. d. KK. Gesundh.*, 1913, vol. XLV, p. 364.

justifient en aucune manière, — à condition qu'ils soient eux-mêmes écartés de la consommation, — des mesures radicales de saisie.

Mais Muller [1] a fait observer que, très fréquemment, on trouve des bacilles tuberculeux dans la rate et le foie de bovidés qui, lors de leur abatage, ne présentent aucune lésion apparente de ces organes. Hans Mittel [2] insiste sur ce fait extrêmement important. A l'abattoir de Munich il a pu étudier à ce point de vue 33 animaux tuberculeux dont la rate et le foie semblaient parfaitement sains. Or, dans 10 cas avec le suc de rate et 8 fois avec le suc de la glande hépatique, il a tuberculisé des cobayes, soit dans 36 o/o de ses expériences.

Pour étudier la question de la virulence des muscles et des ganglions macroscopiquement sains, au point de vue de l'hygiène alimentaire, P. Chaussé [3] a effectué récemment de nouvelles recherches desquelles il résulte que le muscle ne contient pas de bacilles (muscles adducteurs de la cuisse chez le porc, adducteurs de la cuisse et psoas ou long dorsal chez le bœuf), tandis que les ganglions en apparence indemnes en renferment fréquemment.

En Allemagne, dans la plupart des grandes villes, les viandes saisies pour cause de tuberculose peuvent être soumises à la cuisson, dans des autoclaves spéciaux, à l'abattoir même, et vendues à prix réduit, à un étal de basse boucherie appelé *Freibank*. Il ne semble pas que cette pratique offre d'inconvénients, pourvu que la cuisson soit effectuée sous le contrôle permanent du vétérinaire inspecteur.

La manipulation des viandes tuberculeuses par les bouchers, les chevillards et ouvriers d'abattoirs et l'autopsie des animaux malades par les vétérinaires présentent un danger beaucoup plus manifeste. On a maintes fois rapporté des observations d'inoculation accidentelle ou volontaire (tels le cas de Klemperer [4] en Allemagne et celui de Garnault en 1901 en France). Il est rare cependant que les conséquences en soient graves, et c'est un argument qui tend à démontrer la faible virulence habituelle du bacille d'origine bovine pour l'homme adulte.

R. Pfeiffer, Tscherning, Ravenel, Ostertag, Johne, Kurt Muller, Salmon, Spronck et Hoffnagel [5], C. Damman et L. Rabinowitsch [6] et beaucoup d'autres observateurs ont relaté des faits de contamination accidentelle de vétérinaires, de bouchers ou d'équarrisseurs. L. Meyer [7] a réuni vingt observations de ce genre dans la littérature médicale jusqu'en 1906. On en a publié plusieurs autres depuis cette époque. La

1. *Zeitsch. f. Fleisch. u. Milchhyg.*, 1912, fasc. 4, et *Centralbl. f. Bakt.*, Orig. 1912, vol. LXII, fasc. 5.
2. *Centralbl. f. Bakt.* Orig. 1914, vol. LXXV, p. 113.
3. *Annales de l'Institut Pasteur*, janv. 1917, p. 1.
4. *Zeitsch. f. klinik. Med.*, LVI, 1905.
5. *Semaine médicale*, 15 oct. 1902.
6. *Zeitsch. f. Tuberk.*, XII, 1908, p. 441.
7. *Zeitsch. f. Thiermed.*, mars et juin 1906, p. 160-197 et 241-273.

plupart plaident en faveur de la faible virulence du bacille bovin pour l'homme. Sauf dans quelques cas exceptionnels (cas de HARTZELL, de SALMON, de TROJE, cités par L. MEYER), il n'en est résulté qu'une infection locale ou limitée au groupe ganglionnaire voisin du point d'inoculation. Peut-être faut-il, comme le pense E. A. LINDEMANN [1], en voir la raison dans ce fait que, dans la peau humaine, le bacille bovin se trouve exposé à des influences qui l'atténuent. Il est d'ailleurs impossible d'affirmer que les sujets ainsi infectés accidentellement ou volontairement n'étaient pas protégés par quelque atteinte antérieure restée bénigne ou occulte et susceptible de leur conférer un certain degré d'immunité.

B. — LA QUESTION DU LAIT.

On a démontré depuis longtemps (GERLACH 1860, KLEBS 1873, NOCARD, GALTIER, HIRSCHBERGER, A. OSTERMANN [2], etc.) que le lait de vaches atteintes de mammite tuberculeuse peut être extrêmement riche en bacilles (jusqu'à 100.000 par centimètre cube) et que l'ingestion de ce lait possède un pouvoir hautement infectant, non seulement pour les veaux, mais aussi pour la plupart des mammifères tels que le chat (VISEUR), le chien, le singe (NOCARD, GRATIA).

Or, d'après les statistiques établies en France par MARTEL, en Allemagne par OSTERTAG, la tuberculose mammaire est assez fréquente. Elle serait en moyenne de 2 à 4 o/o animaux réagissant à la tuberculine. Dans tout l'empire d'Allemagne, en 1888 et 1889, le pourcentage des vaches abattues ayant des mamelles infectées a été de 1,62. En Pensylvanie, sur 1.200 vaches tuberculeuses, PEARSON en trouve 8,75 o/o. En France, dans les départements du centre et du sud-est, sur 675 vaches tuberculeuses il y en a eu 44, soit 6,5 o/o. A Marseille, HUON en signale 21 sur 698.

Mais ce ne sont pas seulement les vaches atteintes de lésions de la mamelle qui constituent un grand danger, car leur nombre est relativement restreint. Les expériences de RABINOWITSCH et KEMPNER [3], celles d'ADAMI et MARTIN, de GEHRMANN et EVANS, de MOHLER, de MOUSSU [4], ont permis de constater que, même le lait des animaux qui n'ont aucune lésion mammaire cliniquement décelable et qui réagissent simplement à la tuberculine peut quelquefois, et *par intermittences*, contenir des bacilles. (*Voir chap. XXXIII, D.*) On s'est donc demandé s'il n'y avait pas lieu de proscrire l'usage alimentaire de tout lait *cru* provenant des étables d'où les vaches accusant une réaction tuberculinique positive n'ont pas été rigoureusement écartées.

---

1. *Berlin. klin. Woch.*, 17 juin 1912. p. 1185.
2. *Zeitsch. f. Hyg.*, vol. LXX.
3. *Zeitsch. f. Thiermed.*, 1904, VIII, p. 202.
4. *Société de biologie*, 22 avril 1904.

La réponse à cette grave question ne pouvait être fournie que par une enquête aussi étendue que possible permettant d'établir quelle est la proportion des cas de tuberculose bovine chez les enfants.

Or, nous avons vu, au commencement de ce chapitre, que cette proportion, bien que relativement minime, n'est cependant pas négligeable, puisque au-dessous de l'âge de 5 ans elle s'élève au chiffre de 6 à 10 o/o d'après W. Park, et qu'elle paraît même plus grande encore dans certains pays comme l'Angleterre et l'Irlande (Sh. Delépine)[1], où l'usage du lait cru est très répandu.

Elle devrait être beaucoup plus grande si l'on considère combien est fréquente la présence de bacilles tuberculeux authentiques dans les laits du commerce. A Manchester, par exemple, parmi les échantillons prélevés sur les marchés publics, la proportion de ceux qui contenaient des bacilles a varié depuis 1898, suivant les années, de 5,5 à 17,6 o/o d'après Sh. Delépine.

En 1897, à Liverpool, sur 144 échantillons, 2,8 o/o seulement étaient infectés. Le pourcentage est d'ailleurs très variable, ainsi que l'indiquent les relevés suivants :

Londres	22	p. 100	(Mac Fadyean).
Edimbourg	20	—	(Philip Mitchell).
Sheffield	10,4	—	
Birmingham	7,3	—	
New-York (1910)	16,0	—	
Washington	7,0	—	(Bureau of animal industry).
Chicago (1910)	10,5	—	(Tonnens).
Berlin	14 à 30	—	(Pétri, Beck, Rabinowitsch).
Leipzig (1908)	10,5	—	
Lauterthal in Harz	2,53	—	
Milan	2,00	—	

A Berne, Thöni[2] trouve, sur 212 échantillons, 17, soit 8 o/o, de laits bacillifères. De ces 212 échantillons, 155 provenaient de producteurs isolés et 57 de laiteries où sont mélangés les produits de plusieurs fermes. La proportion des laits infectés était de 9, soit 5,8 o/o pour les premiers et de 8, soit 14,03 o/o pour les seconds.

Si l'on établit une comparaison entre le nombre souvent énorme d'échantillons de laits du commerce que l'on trouve infectés de bacilles tuberculeux dans les grandes villes et la proportion des cas d'infection humaine d'origine sûrement ou probablement bovine, on est obligé de reconnaître que la consommation de ces laits est loin d'être aussi périlleuse qu'on eût pu le craindre. Les recherches faites de 1905 à 1909 en Allemagne par l'Office sanitaire impérial et qui ont été publiées par

1. *Congrès du « Royal Institute of Public Health »*, Paris, 1913.
2. *Centralbl. f. Bakt.*, Orig. 1914, vol. LXXIV, p. 11.

A. WEBER [1] sont très démonstratives à cet égard. Elles ont porté sur 619 personnes, dont 284 enfants et 335 adultes. Or, parmi ces personnes, 151 enfants et 200 adultes avaient absorbé régulièrement, pendant des périodes plus ou moins longues, du lait *cru* de vaches chez lesquelles on constata l'existence de lésions mammaires tuberculeuses. Deux sujets seulement, d'ailleurs en bas âge et appartenant à deux familles différentes, furent trouvés porteurs de ganglions tuberculeux cervicaux à évolution bénigne. Dans ces deux cas, il s'agissait d'une mammite très grave englobant la totalité de la mamelle ; et les autres personnes qui avaient bu le même lait, également *cru*, dont 8 enfants âgés de 3 à 12 ans, se portaient parfaitement bien. A. WEBER crut devoir en conclure que — comme l'ont du reste soutenu récemment FLUGGE et OSTERMANN, — *pour qu'il y ait infection il faut absorption fréquemment répétée d'une quantité considérable de bacilles bovins*, condition qui ne se réalise guère pour le lait du commerce, lequel représente généralement un mélange des produits d'un grand nombre de vaches.

A New-York, ALFRED F. HESS [2] a entrepris une enquête analogue. Il s'est proposé tout d'abord de déterminer le pourcentage des laits bacillifères vendus par les marchands et, sur 107 échantillons prélevés par lui, il en a trouvé 19, dont 15 provenaient de la même ferme, soit 16 o/o.

Dix de ces vendeurs de lait bacillifère avaient ensemble 18 enfants qui buvaient du lait cru provenant de chez eux ; 9 étaient âgés de moins de 2 ans, 8 de 2 à 5 ans et un seul avait plus de 5 ans. Ces enfants furent tous suivis et examinés attentivement pendant une année, puis soumis à l'ophtalmo-réaction tuberculinique. Quatre ont fourni une réaction positive, mais ne présentaient aucun signe clinique de tuberculose, sauf une fillette de deux ans qui absorbait chaque jour un demi-litre du lait le plus infecté. Celle-ci eut une adénite cervicale qu'on dut inciser dans un dispensaire. Aucun membre de sa famille n'était suspect.

BEITZKE (de Lausanne) [3] a rapporté l'histoire d'un enfant de 14 ans à l'autopsie duquel on trouva, outre des lésions ganglionnaires mésentériques et rétropéritonéales caséifiées, une tuberculose péritonéale rappelant la maladie perlée des bovidés, une tuberculose de la rate, des ulcérations intestinales et des tubercules caséeux dans les poumons. Les produits inoculés se montrèrent très virulents pour le lapin et le cobaye. Il y avait donc de fortes présomptions pour qu'il s'agisse d'une infection d'origine bovine, ce à quoi tendait d'ailleurs l'enquête effectuée dans la famille. Cet enfant, dont les parents et les huits frères et sœurs

1. *Tub. Arbeit. a. d. K. Gesundh.*, 1906-1910.
2. *Journ. of the Americ. Med. Associat.*, LVI, p. 1322, 1911, et *Stud. research lab. Dep. of Health.*, New-York, vol. IV, 64, 1908-1909.
3. *Revue suisse de médecine*, XIV, 4 avril 1914.

étaient parfaitement bien portants, buvait tous les jours chez un paysan voisin un ou deux verres de lait cru. Malheureusement les renseignements recueillis chez ce paysan ne furent d'aucune utilité, parce que ses vaches avaient changé de propriétaire.

A.-F. Hess a réuni les observations de 44 cas d'infection bovine des ganglions mésentériques, dont 41 chez des enfants. L'un de ces cas, publié dans le *Medical report* du comté d'Aberdeen, lui fut envoyé par J. M. Adams et mérite d'être rapporté :

Un domestique de ferme, qui avait trois filles âgées de 9, 6 et 4 ans, perdit l'aînée le 7 janvier 1907 de méningite. Le 18 mars suivant, la plus jeune mourut ; l'autopsie montra des lésions de tuberculose méningée et des ganglions mésentériques. Il y avait des bacilles dans le liquide cérébro-spinal. Pas de tuberculose chez le père ni la mère. Le lait bu par ces enfants provenait d'une même vache qui avait de la tuberculose de la mamelle. Celle-ci fut tuée et trouvée atteinte de tuberculose généralisée. Des cultures faites par J. Milner Adams à l'Université d'Aberdeen, avec le liquide cérébro-spinal de l'enfant, avec le lait de la vache et avec ses glandes mésentériques, donnèrent toutes le type *bovin* caractéristique (culture et virulence pour le lapin).

Ce fait, bien étudié, montre, mieux encore que tous ceux qui précèdent, que s'il y a lieu de réagir dans une certaine mesure contre les craintes exagérées de diffusion de la tuberculose bovine à l'homme par les bacilles que renferme fréquemment le lait de vache, *on doit considérer comme dangereuse, surtout pour les jeunes enfants, l'ingestion répétée des laits crus riches en bacilles.*

On ne saurait donc qu'approuver toutes les mesures tendant à ce qu'il ne soit livré à la consommation, — surtout dans les maternités, crèches, institutions d'enseignement ou d'assistance, et établissements publics de tous ordres, — que des laits pasteurisés, bouillis ou stérilisés, ou des laits crus provenant d'étables dont toutes les vaches soient périodiquement tuberculinées et soumises à la surveillance administrative.

Les produits dérivés du lait, crème, beurre et fromages, devraient également faire l'objet des mêmes mesures. Il est établi en effet par les recherches de Schroeder et Cotton [1], du « Bureau of animal industry » de Washington, par celles de Herr et Beninde [2], de Bang, de Roth, de A. Ostermann et d'autres expérimentateurs, que les bacilles tuberculeux contenus dans le lait adhèrent aux globules graisseux et se réunissent surtout dans la crème, où on les retrouve en grand nombre (parfois jusqu'à 100 bacilles par gramme de crème).

Pourtant, dans son rapport annuel de 1907, le secrétaire de l'agri-

---

1. *U. S. Dep. of Agriculture*, circ. 27, 1908, 4 avril.
2. *Zeitsch. f. Hygiene*, XXXVIII, p. 180.

culture des Etats-Unis indique que l'examen du sédiment des centrifugeuses des crèmeries publiques du pays a démontré la présence du bacille tuberculeux dans 25 p. 100 des échantillons.

Broers [1] a vu que ces bacilles restent vivants et virulents dans le beurre pendant trois semaines et F. C. Harrison [2] a trouvé qu'ils ne perdent leur vitalité dans le fromage d'Emmenthal, fabriqué en Suisse, qu'entre le 33e et le 40e jour.

Kankaanpaa [3], sur cinquante fromages fabriqués avec du lait de vaches tuberculeuses, a observé 7 fois la présence des bacilles. Parmi les fromages achetés sur le marché, le plus ancien contenant des bacilles tuberculeux était fabriqué depuis 200 jours.

En infectant artificiellement des fromages, on a constaté que la virulence des germes y diminue avec le temps. En effet, cinquante jours après, on pouvait encore tuberculiser des cobayes par injection du fromage infecté ; mais, 68 jours plus tard, cela n'était plus possible. Toutefois la durée de la virulence, comme celle de la survie, semblent être différentes suivant les espèces de fromages considérées.

D'après Morgenroth [4] la margarine elle-même ne serait pas exempte de bacilles tuberculeux, car ce produit est préparé en grande partie avec les graisses des mésentères et du médiastin, chauffées seulement à 45° et pétries ensuite dans du lait. Il serait donc indiqué de n'utiliser pour sa fabrication que le suif d'animaux indemnes de tuberculose.

1. *Zeitsch. f. Tuberculose,* vol. X, nᵒ 3.
2. *Annuaire agricole de la Suisse,* 1902.
3. *Centralbl. f. Bakt.* Ref. 28 janv. 1913, nᵒ 7, vol. LVI.
4. *Hyg. Rundschau,* IX, nᵒ 10.

CHAPITRE XXVI

L'INFECTION TUBERCULEUSE SPONTANÉE CHEZ LES DIFFÉRENTS MAMMIFÈRES AUTRES QUE L'HOMME ET LES BOVIDÉS

Les mammifères chez lesquels l'infection tuberculeuse est, de beaucoup, le plus répandue sont, après l'*homme* et les *bovidés*, le *porc* et le *chien*.

Les autres animaux domestiques, *cheval, âne, chèvre, mouton, chat, lapin, cobaye, rat*, peuvent la contracter lorsqu'ils vivent en cohabitation prolongée avec le *bœuf* ou avec l'*homme tuberculeux*, mais ils sont peu sensibles à cette infection.

A. — L'INFECTION TUBERCULEUSE SPONTANÉE CHEZ LES ANIMAUX SAUVAGES.

Les animaux sauvages tels que les *singes*, les *grands félins (lions, tigres)*, les *antilopes*, les *éléphants*, etc..., ne prennent jamais *spontanément* la tuberculose ; mais, *en état de captivité*, ils sont susceptibles de contracter cette maladie.

La contagion bacillaire s'exerce exclusivement dans l'état de vie domestique et dans les groupements sociaux. C'est pourquoi les bœufs sauvages et les sangliers par exemple restent parfaitement indemnes, de même que les singes des forêts tropicales, tandis que chacun sait avec quelle facilité ces derniers animaux deviennent tuberculeux dans nos ménageries.

Toutes les espèces de *singes* peuvent être infectées facilement par les bacilles de provenance humaine ou bovine. Les anthropoïdes (*Chimpanzés, Orangs, Gibbons*) sont extrêmement sensibles (DUNGERN) [1]. Les macaques (*Macacus sinicus, M. rhesus, M. cynomolgus*) le sont un peu plus que les *Semnopithèques* et que les *Cercopithèques* (*Planche XIX*).

Au jardin zoologique de Berlin, L. RABINOWITSCH [2] put étudier 45 singes morts tuberculeux et qui s'étaient contaminés soit dans des cages où ils vivaient seuls, soit dans les cages communes où ils se trouvaient exposés aussi bien à l'infection venue du dehors qu'à la con-

---

1. *Münch. med. Wochen.*, 2 janv. 1906, p. 4.
2. *Deutsch. med. Wochen.*, 1906, n° 22.

tagion mutuelle. Sur ces 45 singes d'espèces variées, 5 n'avaient que de la tuberculose pulmonaire ; 9 de la tuberculose des ganglions et des viscères abdominaux ; 31 avaient à la fois de la tuberculose abdominale et pulmonaire. Au moyen des cultures et de l'inoculation au lapin, on put reconnaître que, sur 27 animaux examinés, 19 étaient infectés par des bacilles de type humain et 3 par des bacilles de type bovin.

Sur 5 autres singes, LINDEMANN [1] a pu isoler trois fois une culture du type bovin et deux fois du type humain. Chez les deux singes qui présentaient du type humain la tuberculose était généralisée à tous les viscères.

E. F. SOUTHARD [2] (de Boston) a eu l'occasion de rencontrer une tuberculose de la colonne vertébrale lombaire (*mal de Pott*) chez un *macacus cynomolgus* arrivé à la moitié de sa croissance et qui vivait dans une famille américaine.

D'après les expériences de NOCARD [3], il semble que les singes soient plus sensibles à la tuberculose bovine qu'à la tuberculose humaine lorsqu'on infecte ces animaux par ingestion avec un poids égal de culture de chacun des deux types. SCHWEINITZ et SCHRŒDER, RAVENEL, DE JONGH, KOCH et SCHUETZ, IMBACH, CIPOLLINA, GRATIA arrivent aux mêmes conclusions [4].

Les singes inférieurs réagissent à la tuberculine inoculée sous la peau, mais ils y sont moins sensibles que l'homme et, chez eux, les réactions locales (*ophtalmo, intradermo* ou *cuti-réaction*) sont généralement peu apparentes, tandis qu'elles sont très manifestes chez les chimpanzés (BURNET) [5].

Au jardin zoologique de Berlin, sur 39 singes soumis par H. ZIEMANN à la cuti-réaction de PIRQUET, un seul a nettement réagi : c'était un gibbon très sociable, qui avait de fréquentes et amicales relations avec le public et qui mourut environ 20 mois plus tard. Un *cynomolgus* fournit aussi une réaction faible (*ophtalmo* et *cuti*).

Dans les ménageries il n'est pas rare d'observer des cas de tuberculose chez les grands *félins* que l'on nourrit habituellement avec des déchets d'abattoirs. I. STRAUS a rapporté en 1894 [6] l'histoire d'une *lionne* âgée de 5 ans qui mourut de phtisie chez le dompteur BIDEL où elle était depuis trois ans. Son autopsie révéla l'existence d'une tuberculose pulmonaire et il n'y avait aucune lésion visible dans les autres organes. Ses poumons étaient farcis de petits cavernules avec des portions hépatisées qui contenaient en abondance du muco-pus riche en bacilles,

1. *Deutsch. med. Wochen.*, 1912, p. 1921.
2. *Journ. of med. Research.*, XIV, 2 janv. 1906.
3. *Revue générale de médecine vétérinaire*, 1903, I, p. 1.
4. *Rapport de* GRATIA *au Congrès d'hygiène de Bruxelles*, 1904, p. 62.
5. *Société de biologie*, 27 juil. 1912.
6. *Archives de médecine expérimentale*, juil. 1894, p. 645.

PLANCHE XIX.

Tuberculose spontanée généralisée, d'origine digestive, chez un singe du Jardin des plantes, (dû à l'obligeance de MM. Trouessart et Anthony, du Muséum d'Histoire naturelle). Lésions de tuberculose granulique des poumons, du péricarde, du foie, de la rate, de l'épiploon et du mésentère.

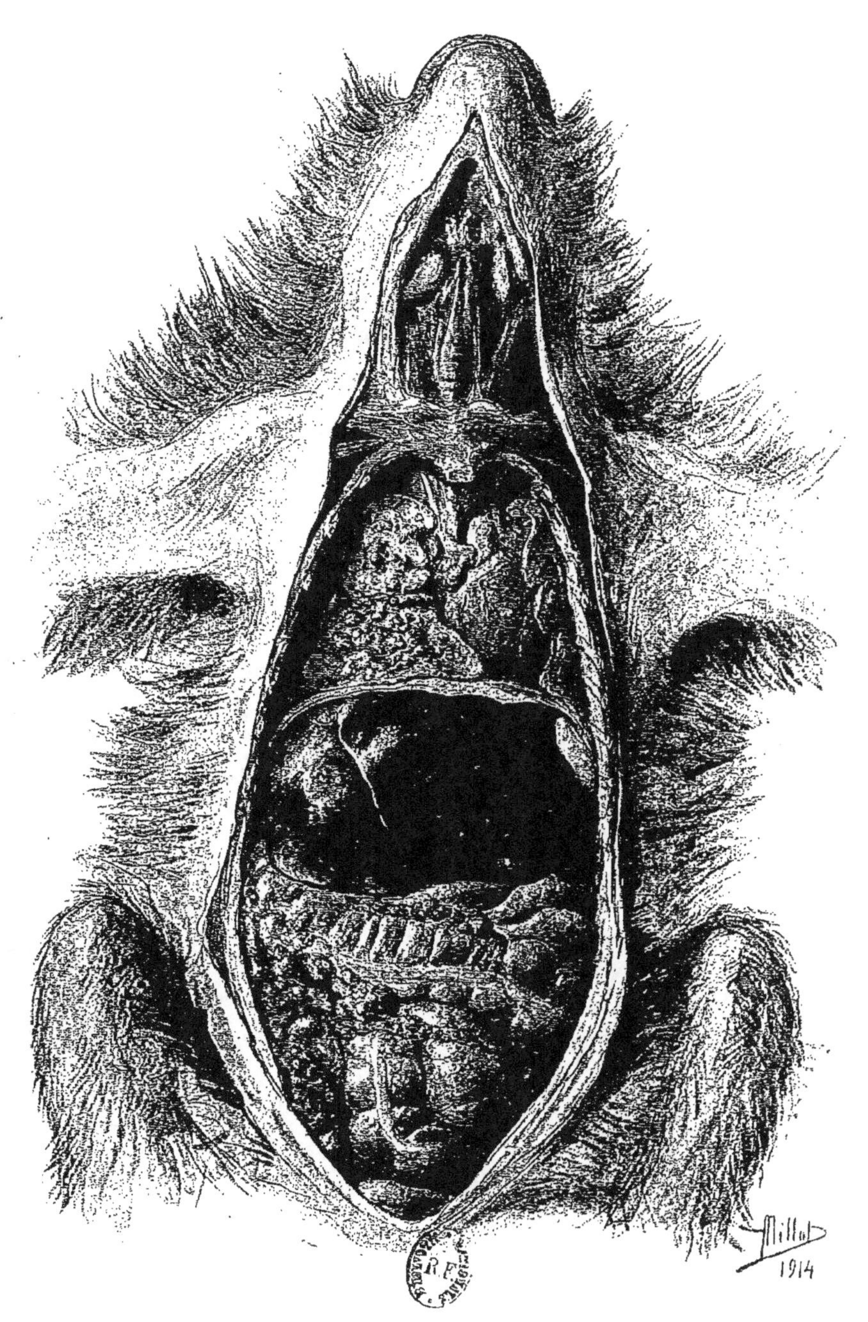

MASSON ET Cie, ÉDITEURS.

JENSEN [1] a pu, lui aussi, autopsier plusieurs pensionnaires du jardin zoologique de Copenhague. Il a trouvé des lésions tuberculeuses confirmées par l'examen bactériologique chez un *renard du pôle (Canis lagopus)*, un *cheval*, six *ours* morts de phtisie avec cavernes, deux *lions*, un *tigre royal*, une *panthère noire* et un *jaguar*.

BERGEON [2] a également autopsié à Saïgon une *panthère* femelle âgée de trois ans, qui vivait en captivité depuis seize mois au jardin zoologique. Elle présentait des lésions étendues au foie et aux deux plèvres, qui étaient épaissies, adhérentes, pleines de liquide séreux. Dans le poumon droit il y avait des tubercules miliaires en très grand nombre et des foyers caséo-crétacés. Les ganglions bronchiques et médiastinaux étaient énormes et renfermaient du pus caséeux. BERGEON indique que des faits semblables ont été signalés à maintes reprises chez les hôtes des ménageries indo-chinoises, et il ajoute que les fauves de Saïgon sont alimentés avec de la viande de basse boucherie.

DAMMAN et STEDEFEDER [3] ont eu l'occasion d'autopsier un jeune *éléphant* qui présentait des lésions tuberculeuses du poumon et de quelques corps vertébraux. L'inoculation au cobaye et au lapin, la culture sur bouillon glycériné, ont permis de rapporter le bacille isolé au type *humain*. L'éléphant ayant peu de rapports avec les autres animaux dans les ménageries, les auteurs pensent que cet animal a pu s'infecter par les aliments, notamment par les morceaux de pain qui lui sont donnés par le public et qui peuvent être souillés de crachats tuberculeux.

D'un autre cas de tuberculose exclusivement pulmonaire chez un éléphant, H. THIERINGER [4] a également isolé un bacille de type *humain*.

Au Muséum d'histoire naturelle de Paris, LUCET [5] a trouvé chez un *lama* une pneumonie caséeuse double avec quelques rares tubercules très petits dans le foie, et, à Berlin, A. SCHULTZE [6] a vu une tuberculose intestinale chez un *chevreuil* élevé au biberon avec du lait de vache cru.

MAC COY et Ch. W. CHAPIN [7] ont signalé l'existence de la tuberculose chez les *spermophiles*, petits rongeurs ressemblant aux écureuils, qui abondent sur les pâturages aux environs de San Francisco (*Citellus beecheyi Richardson, Ground squirrels*). Sur 225 de ces animaux, que les auteurs examinaient en vue d'étudier leur rôle dans la propagation de la peste, ils en trouvèrent 5 qui portaient des lésions tuberculeuses ganglionnaires, viscérales et pulmonaires, et ils en isolèrent un bacille de type *bovin*. La contamination s'était vraisemblablement produite par les déjections des bovidés éparses sur les prairies.

1. *Deutsch. Zeitsch. für Thiermedicin*, 1891, vol. XVII, p. 295.
2. *Revue vétérinaire*, 1er fév. 1909, p. 93.
3. *Deutsche tierarzt. Woch.*, 12 juin 1909.
4. *Berl. tieraerztl. Woch.*, 6 avril 1911.
5. *Société de médecine vétérinaire pratique*, 7 juil. 1909.
6. *Berl. tieraerzl. Woch.*, 11 mai 1911.
7. *Journ. of Med. Research.*, 1911, vol. XXV, p. 189.

(PLANCHE XIX.)

L'infection tuberculeuse spontanée est très rare chez les *lapins domestiques* ainsi que dans les élevages de *cobayes*, bien que ces animaux soient extrêmement sensibles à l'infection artificielle. Elle s'observe pourtant, quoique exceptionnellement, dans les laboratoires, et elle est alors produite par la souillure accidentelle des fourrages ou des litières. Au Sanatorium de Heidehaus (Hanovre), Rothe [1] a eu l'occasion d'étudier ainsi une épizootie survenue en 1909 dans un élevage de lapins. Il s'agissait d'une infection d'origine bovine.

A. Weber et Bofinger [2] ont pu étudier un cas de tuberculose spontanée chez la *souris grise* : il s'agissait de tuberculose *aviaire*. Les *souris blanches* sont très faciles à infecter expérimentalement avec ce virus (A. Koch et L. Rabinowitsch [3], Straus, Römer [4]). L'injection intrapéritonéale de doses, même élevées, de culture — 1 centigr. à 1 milligr. — produit chez ces petits rongeurs une maladie qui, ainsi que l'avait observé Robert Koch [5], affecte toujours une forme chronique avec multiplication extraordinaire des bacilles dans tous les organes. Par contre l'inoculation, par la même voie péritonéale, de 1 milligr. de culture de tuberculose bovine, entraîne assez souvent une mort rapide, en quelques jours, par septicémie bacillaire.

D'après les expériences de R. Trommsdorf [6], l'inoculation *intraveineuse* chez la souris permettrait de reconnaître l'origine bovine ou humaine des bacilles tuberculeux : ceux d'origine humaine, à la dose de 1 milligr., ne produiraient au bout de 4 semaines aucune lésion macroscopiquement visible, tandis que la même dose, ou même o mgr. 1 de bacilles bovins, déterminerait une infection générale avec localisations pulmonaires très apparentes dans le même temps et déjà visibles après 15 jours.

B. — TUBERCULOSE DES RUMINANTS DOMESTIQUES AUTRES QUE LE BŒUF.

E. Manson a reconnu l'existence, très rare d'ailleurs, de la tuberculose du *chameau* en Egypte [7]. Les caractères du bacille isolé étaient ceux du type *bovin*.

Chez les animaux domestiques *condamnés à la stabulation permanente ou temporaire*, l'infection tuberculeuse spontanée est infiniment plus commune. Toutefois elle est relativement rare chez le *mouton* et chez la *chèvre*. Leur contamination ne peut guère s'effectuer que lorsqu'ils cohabitent avec des *vaches*, ce qui est exceptionnel car, en général, les

---

1. *Veröffentlichungen der* Robert Koch *Stiftung*, 1913, fasc. 4.
2. *Tub. Arbeit. a d. KK. Ges.*, fasc. 1, p. 333.
3. *Virchow's Arch.*, vol. CXC, p. 363.
4. *Beitr. z. experim. Therapie*, fasc. 6, 1903, Marbourg.
5. *Mitt. a. d. KK. Gesundh.*, vol. II, 1884, p. 66.
6. *Arbeit. a. d. KK. Gesundh.*, vol XXXII, 1909, p. 568.
7. *Journ. of compar. Path.*, 29 juin 1912.

ovins et les caprins vivent en troupeaux en plein air ou dans les bergeries. On la signale cependant quelquefois dans les statistiques des abattoirs. En Allemagne, d'après KARL HERTHA [1], 0,77 p. 100 des chèvres tuées pour l'alimentation sont trouvées tuberculeuses. L'infection, due exclusivement au bacille bovin (le bacille humain est très peu virulent pour la chèvre), affecte le plus souvent la forme pulmonaire, mais on a relaté des cas de tuberculose généralisée et d'assez nombreuses observations de tuberculose mammaire (DELMER, BULLING, RABIEAUX, SCHROEDER).

Pendant les huit premiers mois de l'année 1911, sur 2.843 chèvres sacrifiées à l'abattoir de Saint-Etienne, 5, soit 0,17 p. 100, furent trouvées atteintes de tuberculose ; 4 d'entre elles avaient des lésions généralisées avec infection d'un ou de plusieurs ganglions rétro-mammaires et, partant, étaient susceptibles de fournir un lait virulent (G. MOREL) [2].

L'utilisation, à l'état cru, du lait de chèvre peut donc présenter quelque danger.

C. — TUBERCULOSE DU CHEVAL ET DE L'ANE.

La tuberculose du *cheval* est également peu fréquente. Dans nos abattoirs on la constate à peine une fois sur 15.000, et elle est encore plus rare chez l'*âne* (cas de CÉSARI) [3]. Elle se manifeste par des symptômes d'amaigrissement, de l'inappétence, une extraordinaire polyurie, une diminution progressive de l'aptitude au travail, une élévation de température de 1° à 1°5 à peu près constante, avec des poussées fébriles irrégulières plus fortes. Les formes pulmonaires et viscérales sont les plus communes. Mais on observe aussi parfois des formes pleurales ou péritonéales accompagnées de vastes épanchements dans ces séreuses. On en a isolé des bacilles de divers types. Le plus souvent c'est le type *bovin* qui est en cause (ZWICK et ZELLER) [4] ; parfois le type *humain*. On a signalé aussi des tuberculoses abdominales équines de type aviaire (NOCARD) [5]. Il semble donc que le cheval, cependant rarement atteint de tuberculose spontanée, soit sensible à tous les virus d'animaux à sang chaud.

DAVIS a relaté une petite épidémie équine sur quatre animaux en l'espace de trois ans dans une ferme où il n'y avait jamais plus de six chevaux à la fois. Une pouliche élevée au lait de vache y mourut de tuberculose. Elle était fille et petite-fille de juments tuberculeuses. Sa mère, morte peu de temps après la mise bas, présentait des lésions multiples : un ovaire, en particulier, était presque entièrement détruit.

1. *Arbeit. a. d. hygien. Institut der Königl. tierärztlich. Hochschule*, Berlin, 1910, n° 16.
2. *Hygiène de la viande et du lait*, 10 nov. 1911, p. 642.
3. *Hygiène de la viande et du lait*, 1910, p. 333.
4. *KK. Gesundh.*, XLIII, fasc. 4, 1913, p. 483.
5. *Bulletin de la Société de médecine vétérinaire*, 1896, p. 248.

Les localisations pulmonaires chez le cheval donnent assez fréquemment lieu à une infiltration d'apparence sarcomateuse, se manifestant sous la forme de tumeurs de dimensions variables ou étendues à la totalité des lobes. (*Voir planche XX.*) Ces tumeurs sont constituées par des conglomérats de follicules tuberculeux sans réaction inflammatoire de voisinage et dont le centre n'est pas caséeux.

Lorsque la rate participe au même processus, elle se montre criblée de grosses masses blanches, arrondies, du volume d'une noisette à celui d'une pomme, non caséeuses.

Le foie peut également être le siège de tumeurs semblables. Dans l'intestin on trouve parfois des excroissances analogues à des polypes, épaisses, molles, ou des ulcérations plus ou moins étendues, particulièrement au niveau des plaques de Peyer.

La rareté de la tuberculose chez les chevaux fait qu'on est mal renseigné sur le mode de contamination de ces animaux. Il semble que ce soit le plus souvent par le lait de vache qu'on fait boire aux jeunes poulains dans un but thérapeutique ou pour les préparer à la vente. Telle est du moins l'opinion de Mac Fadyean [1] et celle de Bang. Dopheide [2] (de Steinfurth) a rapporté un cas de transmission de l'infection tuberculeuse d'une femme à un cheval.

C. — TUBERCULOSE DU PORC.

L'infection du *porc* est beaucoup plus fréquente, mais elle s'observe exclusivement dans les pays où ces animaux sont alimentés sans précautions avec les résidus des laiteries. Aux abattoirs industriels de Chicago, sur 100 porcs on en trouve en moyenne 3 qui ont quelques lésions tuberculeuses, généralement peu étendues d'ailleurs et le plus souvent ganglionnaires. (Sur 100 porcs tuberculeux, 50 ont des lésions localisées au pharynx, 35 aux ganglions péribronchiques et 15 ont de la tuberculose généralisée.)

La proportion est moindre pour les animaux qui proviennent des régions du Far West, où les porcs sont nourris exclusivement avec des tubercules végétaux où des grains cuits. Le même fait se constate en Europe. En Danemark, où la tuberculose porcine était assez commune, cette maladie a complètement disparu partout où l'alimentation ne se fait plus qu'avec du petit-lait pasteurisé.

Dans la République Argentine, où la tuberculose bovine est très rare, on constate depuis quelques années une extension considérable de la tuberculose porcine. Celle-ci est donc d'origine humaine ou, plus probablement, aviaire. A l'abattoir de Buenos-Aires, en 1905, sur 48.077 porcs sacrifiés, 4.319 ont été trouvés tuberculeux, soit

---

1. *Equine Tuberculosis, Journ. of comp. Path. and Therap.*, 1891, vol. IV, p. 383.
2. *Archiv. f. Thierheilk.*, 1900, vol. XXVI, p. 353.

,PLANCHE XX.

1. *Tuberculose pulmonaire du cheval* (forme sarcomateuse). Pièce anatomique recueillie
   à l'abattoire de Lille

2. *Tuberculose de la rate du cheval.* (Musée anat. de l'Ecole vétérinaire d'Alfort.)

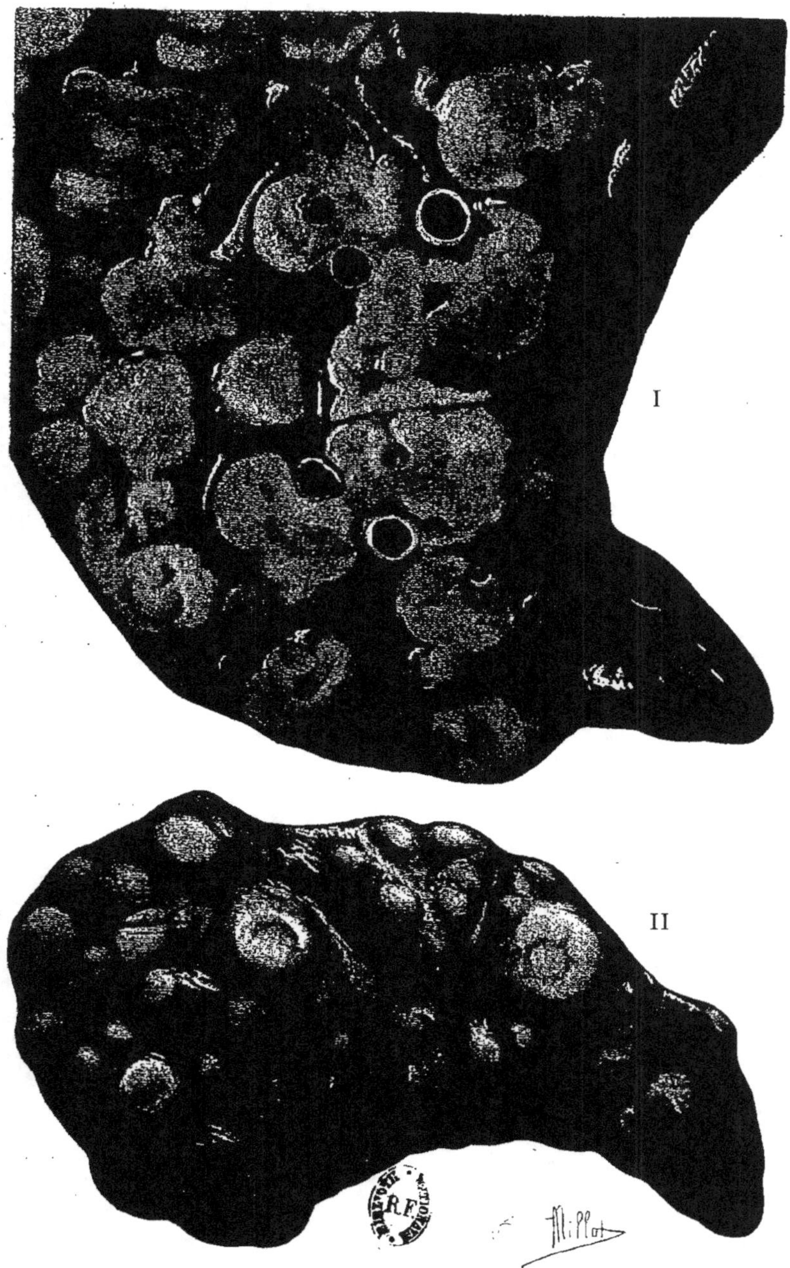

MASSON ET Cie, ÉDITEURS.

Demoulin, Sc.

PLANCHE XXI.

1. *Poumon de porc sain*, d'après " Bureau of Animal-industry ". *Washington.*
2. *Rate de porc sain*, d'après " Bureau of Animal industry ". *Washington.*
3. *Poumon de porc tuberculeux* (tuberculose miliaire avec ganglions trachéo-bronchiques caséeux).
4. *Rate de porc tuberculeux* (abattoir de Lille).

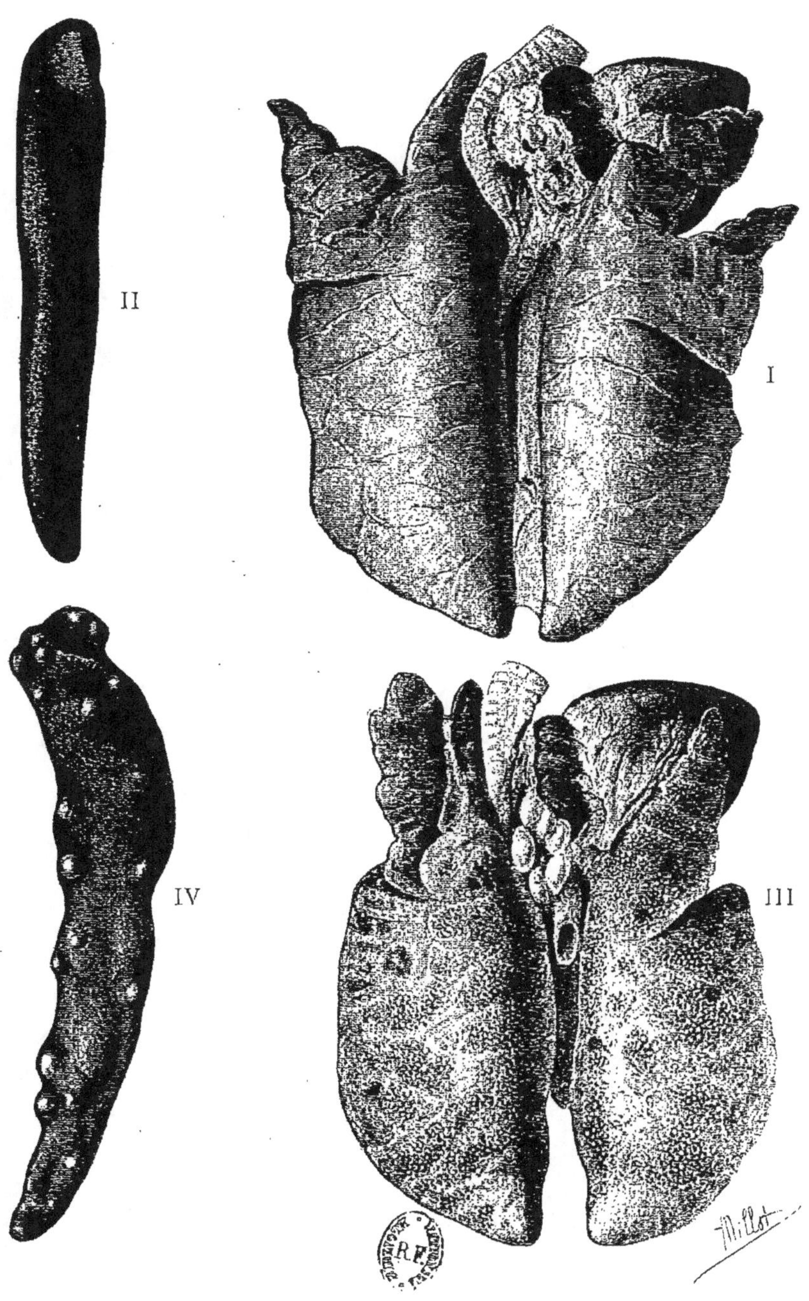

MASSON ET Cie, ÉDITEURS.

Demoulin. Sc.

8,98 p. 100. De ce nombre, 630 avaient de la tuberculose généralisée et 3.689 des lésions localisées surtout aux ganglions du cou, aux pharyngiens et aux sous-glossiens.

D'après P. de la Cruz Mendoza [1], qui rapporte ces chiffres, le diagnostic de la tuberculose du porc sur le cadavre exige un examen minutieux du système lymphatique. Des coupes multipliées font seules découvrir soit des foyers caséeux, soit de petites tubercules dans les ganglions intermusculaires.

Si la tuberculose est généralisée, on permet seulement l'utilisation de la graisse après stérilisation par la chaleur sous pression. Si les lésions sont étendues à divers viscères, la chair est divisée en morceaux de diamètre déterminé, stérilisée et livrée sous scellés de plomb à l'Assistance publique. La vente est tolérée seulement si les lésions localisées sont fibreuses ou calcifiées.

La vie économique du porc étant, en général, brève, on comprend que les formes de tuberculose ordinairement rencontrées chez cet animal soient surtout ganglionnaires et abdominales. Il arrive fréquemment que les ganglions du cou soient les premiers atteints et cette localisation résulte sans doute de ce que l'animal se contamine en furetant avec son groin dans les fumiers de bovidés ou dans les détritus ménagers souillés de crachats bacillifères. Lorsque l'infection est un peu ancienne, elle détermine l'envahissement d'autres groupes ganglionnaires, ceux des plèvres, du poumon ou d'autres viscères.

On trouve parfois les poumons criblés de granulations miliaires grises, translucides, ou jaunâtres et opaques, ou bien farcis de gros tubercules à parois fibreuses et à centre caséeux, du volume d'un pois ou d'une noisette, ou des blocs de pneumonie caséeuse. (*Voir planche XXI.*)

Le foie et surtout la rate peuvent aussi être le siège de nodosités arrondies, tantôt d'apparence sarcomateuse ou fibreuse, tantôt ramollies au centre.

On a signalé assez souvent l'infection tuberculeuse du porc consécutive à l'opération de la castration. Cette infection est tantôt d'origine humaine, — et résulte alors de la contamination de la plaie par la salive ou les crachats du hongreur, — tantôt d'origine bovine par suite du dépôt de lait ou d'excréments de bovidés sur le traumatisme opératoire. Chaussé [2] en a publié deux intéressantes observations. Dans les deux cas les ganglions inguinaux, iliaques et sous-lombaires, ont été les premiers atteints.

Dans un travail récent, très documenté [3], le même savant a montré que le porc se tuberculise le plus souvent par la voie amygdalienne et

1. *Boletin de Agricultura y Ganaderia*, janv. 1906, p. 34.
2. *Recueil de médecine vétérinaire*, 1910, p. 645.
3. *Annales de l'Institut Pasteur*, nov. et déc. 1915.

lymphatique cervicale. Son poumon ne serait atteint qu'au moment de la généralisation. En France, la proportion des porcs trouvés tuberculeux dans les abattoirs ne dépasserait que rarement 0,25 p. 100.

On a signalé chez le porc des tuberculoses de l'œil, de l'oreille, des centres nerveux, des organes génitaux, des os, des articulations, et aussi des formes aiguës généralisées avec des nodules ou des semis de tubercules jusque dans les interstices des fibres musculaires.

Les bacilles isolés des lésions tuberculeuses des porcs appartiennent le plus souvent au type *bovin*. Mais ces animaux sont infectables, spontanément et expérimentalement, avec les bacilles de provenance *aviaire* et *humaine* (G. DEAN et TODD). Sur 59 cas étudiés par la Commission royale anglaise, on a trouvé 50 fois le type bovin, 3 fois le type humain, 5 fois le type aviaire et 1 fois l'association des types bovin et aviaire.

A. EASTWOOD et F. GRIFFITH [1] ont fait, en Angleterre, l'étude complète, anatomique et bactériologique, de 100 porcs présentant des lésions de tuberculose localisée. Ils ont cultivé les bacilles de 78 de ces animaux. 26 étaient du type aviaire, 47 du type bovin, 1 seul du type humain, 1 mixte aviaire + bovin, 1 mixte bovin + humain ; enfin 2 étaient atypiques.

La localisation aux ganglions du tube digestif est plus stricte chez les porcs infectés de bacille aviaire et, en général, les ganglions à bacille aviaire sont moins tuméfiés que les ganglions à bacilles bovins ou humains.

En Allemagne JUNACK [2] a également confirmé la fréquence relative de l'infection du porc par la tuberculose aviaire. On peut soupçonner celle-ci déjà par le simple examen microscopique qui montre une extrême abondance de bacilles dans les lésions caséifiées ou calcifiées, et l'absence complète de cellules géantes.

SCHROEDER et MOHLER [3], qui ont bien étudié les conditions dans lesquelles les porcs se contagionnent normalement aux Etats-Unis, soit par le lait ou d'autres aliments infectés, soit par les fumiers de vaches tuberculeuses, ont attiré l'attention sur ce fait qu'en raison de l'exiguïté relative de leurs poumons, la température chez ces animaux est extrêmement irrégulière (en moyenne 38°9), de sorte qu'il ne faut pas se fier aux indications du thermomètre pour juger les réactions tuberculiniques, à moins d'enfermer isolément chaque porc dans un local où il reste bien tranquille pendant 12 heures avant la première prise de température et avant l'injection de tuberculine.

La dose de tuberculine à employer pour les porcs varie de 0 cc. 1 à 0. cc. 3 de tuberculine brute, suivant l'âge de l'animal.

1. *Rep. to the Loc. Gov. Board*, n° 91, 1914.
2. *Zeitsch. f. Fleisch. u. Milchhygiene*, 15 mars 1914.
3. *Reports of the U. S. Dep. of Agriculture*, Washington, 1906.

Il est généralement plus commode de recourir à l'*ophtalmo-réaction* ou à la méthode d'*intradermo-réaction* préconisée par Moussu. On inocule alors une goutte de dilution au dixième dans le tissu dermique de la face antéro-externe de l'oreille. (*Voir planche XVIII, 2-3.*)

E. — TUBERCULOSE DU CHAT ET DU CHIEN.

La tuberculose des *chats* et celle des *chiens* ont été bien étudiées par de nombreux auteurs, principalement par Viseur [1], Cadiot [2], Douville [3], F. J. Taylor, Jensen, Eber, Galli-Valerio, Lender et Petit d'Alfort), Chaussé [4], etc.

Petit et Basset [5] ont publié la relation de 32 autopsies de chiens phtisiques pratiquées en l'espace d'une année à l'école d'Alfort, où la proportion des chiens tuberculeux présentés aux consultations est, en moyenne, d'après Cadiot, de 1 p. 225. En Allemagne, d'après Eber, Froehner, Muller, cette proportion serait de 2, 75 p. 1.000, — donc un peu moindre.

Il semble qu'en France, depuis quelques années, la tuberculose canine devienne de plus en plus fréquente. D'après Petit, de 1900 à 1904, elle a progressé de 4,57 à 9,11 p. 100 sur l'ensemble des animaux autopsiés par lui. Mais Douville [6], dont les statistiques récentes portent sur près de 20.000 chiens, estime que le taux de la tuberculose canine se maintient aux environs de 4 à 4, 2 p. 100. La race et l'âge n'exercent aucune influence.

Le même observateur a signalé la fréquence relative de la tuberculose chez les chiens qui fréquentent les cafés, les cabarets et les restaurants, où ces animaux lèchent, sur le sol, les expectorations de phtisiques. Sur 100 chiens tuberculeux, 51 appartenaient à des cabaretiers ou à des restaurateurs et 23 avaient été en contact prolongé avec des personnes malades.

Chez le chien tuberculeux, les lésions se trouvent localisées le plus souvent aux poumons, à la plèvre, au foie, aux reins et aux ganglions thoraciques et abdominaux. La rate est presque toujours indemne. L'infection est réalisée habituellement par les voies digestives. Comme elle résulte presque toujours de l'ingestion de crachats virulents, les bacilles isolés appartiennent dans la plupart des cas au type humain. D'après Sticker, le chien est beaucoup plus sensible au virus humain qu'au virus bovin lorsqu'on l'inocule par voie intrapéritonéale.

1. *Recueil de médecine vétérinaire*, 1875.

2. *Recueil de médecine vétérinaire*, 1891, p. 108, 250, 587. — *Revue scientifique*, 28 mars 1914.

3. *Bulletin de la Société centrale de médecine vétérinaire*, 30 juin 1910, p. 257.

4. *Société de biologie*, 26 juin 1909.

5. *Recueil de médecine vétérinaire*, 1900, p. 342 et 405 ; 1901, p. 5, 85, 162.

6. *Revue générale de médecine vétérinaire*, 1er mai 1914.

H. Schornagel [1]. étudiant 11 cas de tuberculose canine, en a obtenu 8 cultures, dont 2 seulement présentaient le type bovin. Quatre étaient du type humain et deux de types de transition.

Il ne paraît donc pas douteux que le chien, contaminé par l'homme, puisse à son tour devenir pour ses maîtres un hôte dangereux en raison de son étroite domesticité.

Il en est de même pour le *chat* (Cadiot); mais ce dernier s'infecte aussi fréquemment avec le bacille *bovin* en ingérant du lait bacillifère. Dans les grandes villes 1 p. 100 environ des chats deviennent tuberculeux (Douville).

1. *Inaug. dissert.*, Utrecht, 1914.

CHAPITRE XXVII

L'INFECTION TUBERCULEUSE
CHEZ LES OISEAUX

Les oiseaux, comme les mammifères, sont sensibles à l'infection tuberculeuse, et celle-ci, — comme chez les mammifères également, — se propage surtout parmi les espèces qui vivent au voisinage de l'homme ou du bœuf, en état de captivité ou de domesticité. *On ne l'observe dans aucun pays du globe chez les espèces sauvages.*

Par les effets d'une lente adaptation à l'organisme de ces animaux à sang plus chaud que celui des mammifères, le bacille tuberculeux a acquis chez les oiseaux des caractères particuliers, physiologiques et culturaux. Ces attributs du *type aviaire* sont beaucoup mieux spécifiés que ceux qui distinguent les types *humain* et *bovin*; mais la spécification dont il s'agit n'a cependant rien d'absolu.

Elle avait échappé à ROBERT KOCH et aux premiers bactériologistes qui en obtinrent des cultures pures. En 1889 RIVOLTA [1] essaya de l'établir. Un peu plus tard MAFUCCI [2] en fit la démonstration et ROBERT KOCH [3] se déclara convaincu : « Je n'hésite pas, écrit-il, sans entrer davantage dans les détails de différenciation, à considérer les bacilles de la tuberculose des poules comme une espèce à part, quoique très rapprochée des vrais bacilles de la tuberculose. Il en résulte un problème important pour la pratique, à savoir si le bacille de la tuberculose des poules est pathogène pour l'homme. Cette question ne pourra être résolue que quand on aura réussi, par des recherches suivies, à rencontrer un jour ce bacille chez l'homme ou à établir, par une série suffisante de constatations négatives, qu'il n'existe pas dans l'espèce humaine. »

A. — CARACTÈRES PHYSIOLOGIQUES DU BACILLE TUBERCULEUX
AVIAIRE.

C'est à I. STRAUS et GAMALEÏA [4] que nous sommes redevables des premières recherches expérimentales montrant nettement les caractères particuliers de la tuberculose aviaire. Leurs cultures ont eu pour origine la rate d'une poule qu'ils avaient ensemencée sur sérum, sur gélose

1. *Giornale d'Anat. e Fisiol.*, 1889, fasc. 1.
2. *Riforma Medica.* mai 1890, et *Zeitsch. f. Hyg.*, 1892, fasc 5, p. 445.
3. *Congrès international de médecine de Berlin*, 4 août 1890.
4. *Archives de médecine expérimentale*, 1891, p. 457.

simple, sur gélose glycérinée et sur gélose sucrée. Tous les ensemencements avaient été fertiles, alors qu'il est extrêmement difficile d'obtenir d'emblée le développement des bacilles tuberculeux humains ou bovins sur d'autres milieux que le sérum, la gélose glycérinée ou les milieux à l'œuf de poule, de DORSET et de LUBENAU.

Sur sérum glycériné ou sur gélose, les colonies apparaissent au bout d'une semaine sous la forme de petites taches blanches arrondies, humides et luisantes comme des gouttelettes de cire. Celles-ci s'étendent, se confondent en un enduit gras, d'abord continu qui, en vieillissant, se ride, prend une teinte gris jaunâtre, mais reste mou au lieu de s'écailler comme la tuberculose humaine.

Transporté dans les milieux liquides (bouillon glycériné à 4 p. 100), le bacille aviaire pousse abondamment en surface. Il s'étale en voile mince, fragmenté, grumeleux et il se développe aussi en profondeur sous forme de petits grains arrondis, en laissant le liquide intermédiaire d'une transparence parfaite.

L'odeur de ces cultures est sensiblement la même, quoiqu'un peu moins forte et plus aigrelette, que celle des bacilles humains et surtout bovins.

La température optima pour le développement du bacille aviaire est de 40° à 43°, mais il pousse, quoique plus lentement, jusqu'à 28°, ce que ne fait pas le bacille des mammifères. Ce dernier refuse de croître au-dessous de 36°.

La vitalité du bacille aviaire est également beaucoup plus grande. Il se conserve vivant pendant un, et même deux ans, sur les milieux artificiels ; toutefois il perd peu à peu sa virulence si l'on ne prend pas soin de le réensemencer au moins tous les deux mois.

Au point de vue morphologique le bacille aviaire est absolument semblable au bacille humain. Il se présente dans les cultures sous la forme de bâtonnets grêles, allongés, souvent granuleux, droits ou légèrement incurvés. Il se colore très bien par le Ziehl et est aussi acido-résistant que le bacille humain.

O. BANG [1] constate que les cultures en bouillon glycériné passent par les mêmes phases que celles du bacille bovin : d'abord acides, elles deviennent neutres, puis fortement alcalines.

Toutes les espèces d'oiseaux domestiques ou vivant en captivité sont susceptibles de contracter la tuberculose aviaire. Les plus fréquemment atteints sont les poules de basse-cour, les pigeons, les faisans, les paons, les pintades, les dindons, les cygnes, les canaris, les pinsons, les perroquets. On l'a observée dans les jardins zoologiques sur des vautours, des autruches, des nandous (Mme PHISALIX [2]), des ibis, des hérons, des

---

1. *Centralbl. f. Bakt.*, vol. XLIII, 1907, p. 34, et vol. XLVI, 1908, p. 461.
2. *Bulletin Museum d'histoire naturelle*, 1903, n° 7, p. 368.

Tuberculose aviaire généralisée chez une poule. Lésions en nappes du foie et infiltration pulmonaire (D'après nature.)

PLANCHE XXII

Tuberculose miliaire(?) chez une poule. Lésions en nappes du foie et infiltration pulmonaire (D'après nature.)

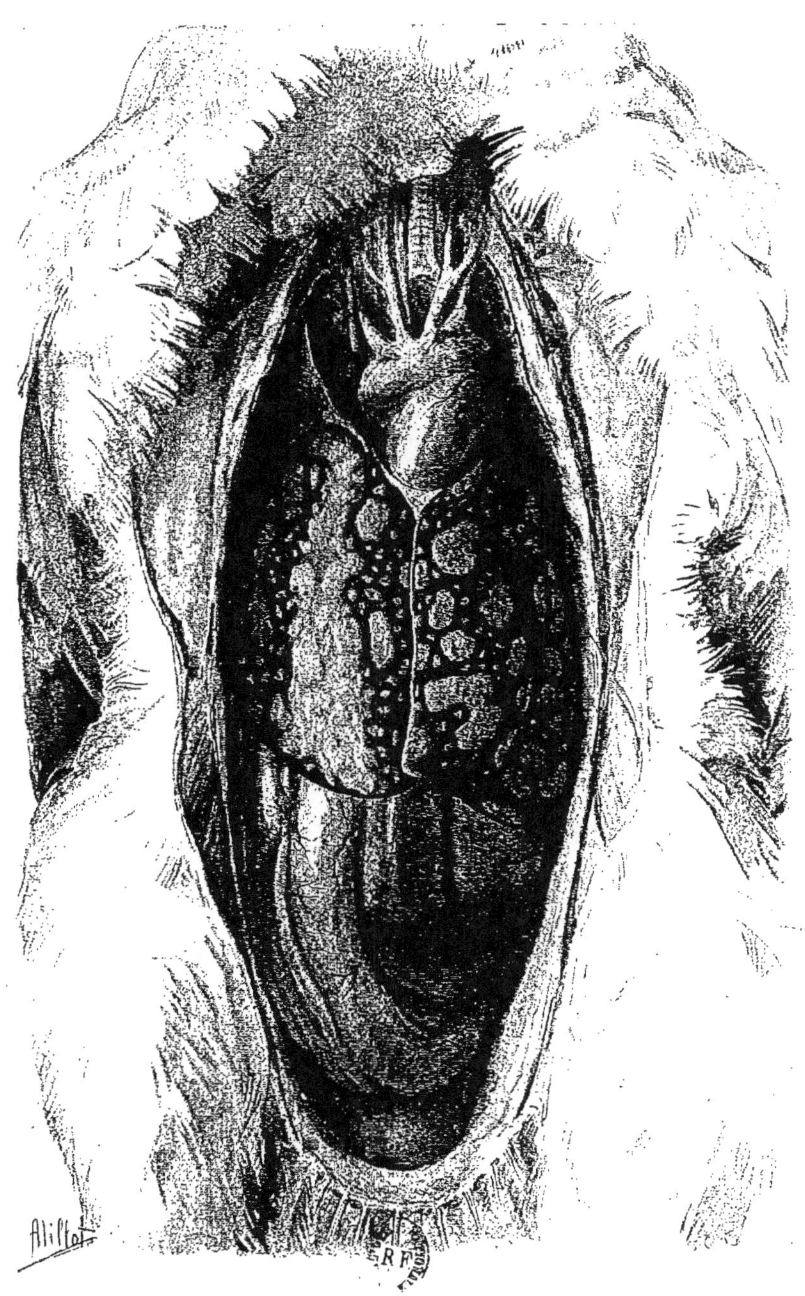

MASSON ET Cie, ÉDITEURS.

Demoulin. Sc.

mouettes, des aigles (L. Rabinowitsch) [1]. P. Riegler [2] l'a rencontrée
5 fois chez la corneille (*Corvus vorax*). Elle est plutôt rare chez les
canards (E. King, Cadiot) et chez les oies (I. Straus). Les moineaux
qui picorent dans les poulaillers infectés y sont très sensibles et constituent sans doute un des principaux dangers de dissémination de la maladie (Van Es) [3].

French [4] a signalé l'extrême sensibilité des oiseaux polaires à la tuberculose et il a étudié à ce point de vue particulier une variété de
cygnes arctiques (*Olor colombianus*). Ces oiseaux émigrés et capturés
dans la Caroline du Sud ne tardent pas à y succomber à l'infection bacillaire.

B. — CARACTÈRES ANATOMO-PATHOLOGIQUES DE LA TUBERCULOSE DES OISEAUX.

Les lésions viscérales sont les plus fréquentes. Elles siègent principalement sur le foie, la rate et les ganglions de la cavité abdominale.

Le foie se montre augmenté de volume et criblé de plaques d'un
blanc jaunâtre, de forme arrondie ou irrégulière, de grosseur variable
depuis la dimension d'une tête d'épingle jusqu'à celle d'une noisette.
Parfois on n'y trouve qu'un fin piqueté blanc formé d'une multitude
de granulations opaques. (*Voir Planche XXII.*)

Les gros tubercules sont constitués par des amas de leucocytes ou de
cellules épithélioïdes entourant une sorte de bloc de tissu en état de dégénérescence granulo-graisseuse et fourmillant de bacilles tuberculeux.

Dans la rate on trouve souvent des conglomérats de tubercules formant une grosse masse blanc jaunâtre, caséeuse et très friable, ou
fibreuse et dure.

Les ganglions de la cavité abdominale peuvent acquérir un volume
énorme, atteignant celui d'un œuf ou d'une pomme. Leur accumulation en paquet polylobé refoule et comprime tous les organes.

L'intestin est fréquemment ulcéré et ses parois s'infiltrent de gros tubercules formant saillies à l'extérieur dans le péritoine. Les poumons,
les reins, les ovaires sont en général peu atteints, ou bien ils se montrent criblés de petits foyers granuleux ou de blocs caséeux.

Les articulations deviennent communément le siège de lésions chroniques des cavités séreuses aboutissant à l'ankylose (goutte des oiseaux).

Les sacs aériens, le péricarde et le myocarde sont rarement affectés.
Par contre, on observe assez souvent des tubercules ou des ulcérations
tuberculeuses de la peau, principalement autour du bec, sur la crête ou

---

1. *Beziehungen zwischen Tub. der Menschen und Tiere*, Berlin, 1906, et *Virchow's Archiv.*, vol. CXC, 1907.
2. *Archiv. veterinaria*, n° 3, 1912.
3. *Berl. tierärztl. Wochensch.*, 1914, p. 575.
4. *Americ. Veterin. Review*, avril 1904.

(Planche XXII.)

sur les pattes. Cette forme, presque toujours accompagnée d'ailleurs de lésions viscérales, se rencontre surtout chez le perroquet. Des tumeurs grisâtres, d'apparence cornée, couvertes de croûtes, se développent alors sur les paupières, à la commissure du bec, sur la langue, sur la peau du crâne ou sur celle de l'aile, ou sur les articulations. Elles forment des saillies squameuses recouvrant des tubercules bourrés de bacilles. (*Voir planche XXIII.*)

FROEHNER [1], puis EBERLEIN [2], ont observé un grand nombre de perroquets tuberculeux à la clinique de l'école vétérinaire de Berlin. Sur 154 de ces oiseaux ils en ont relevé 56 cas. CADIOT et ROGER, de leur côté, ont pu en réunir 27 observations [3].

C. — SYMPTOMATOLOGIE ET PATHOGÉNIE DE L'INFECTION TUBERCULEUSE CHEZ LES OISEAUX.

Lorsqu'il n'existe pas de lésions externes dans lesquelles on trouve aisément des bacilles, la tuberculose se manifeste chez les oiseaux de basse-cour ou de volière par la perte de la vivacité, une somnolence presque continuelle, la diminution de l'appétit et un amaigrissement très prononcé. Les muscles pectoraux s'atrophient et le bréchet s'effile en lame tranchante. Bientôt s'établit une diarrhée persistante et l'animal succombe épuisé. Dans cette phase de la maladie les matières fécales renferment souvent une très grande quantité de bacilles et leur dissémination contribue à répandre la tuberculose dans les poulaillers, dans les parcs d'élevage ou dans les volières.

Les oiseaux dont les pattes s'imprègnent ainsi de virus se contaminent avec la plus grande facilité, soit en se grattant les yeux ou la commissure du bec avec leurs ongles, — geste qui leur est habituel, — soit en ingérant des bacilles avec les grains ou les autres aliments dont ils se nourrissent.

On peut infecter expérimentalement les oiseaux soit par voie intraveineuse, soit par voie péritonéale, soit par le tube digestif, soit même par inoculation sous-cutanée ou intra-musculaire. L'incubation a une durée variable de 2 à 12 mois, suivant le mode de contamination et la dose de virus introduite dans l'organisme.

Le tube digestif est incontestablement chez eux la voie principale d'infection. Rien n'est plus facile que d'infecter des poules, des pigeons, toutes sortes d'oiseaux de basse-cour ou de volière, ou même des oiseaux de proie, en leur faisant ingérer soit des matières fécales virulentes, soit des cultures pures de bacille aviaire. WEBER et BOFINGER [4] ont ainsi contaminé 17 poules sur 21 après une seule ingestion de culture

1. *Monatshefte f. prakt. Thierheilkunde*, 1893, p. 51.
2. *Id.*, 1894, p. 248.
3. *Société de biologie*, 14 déc. 1895, 25 janv. 1896.
4. *Arb. d. KK. Gesundh.*, 1. 1904, p. 83.

PLANCHE XXIII.

1. *Perroquet porteur de lésions tuberculeuses sur la crête* (tubercules verruqueux écailleux).

2. *Patte d'Autour (Astur maroccanus)*, avec tubercules verruqueux écailleux.

3. *Tuberculose du foie d'oie.*

4. Coupe d'un *lobe tuberculeux de foie d'oie.*

5. Coupe d'un *foyer tuberculeux de foie d'oie.* (D'après des pièces anatomiques de MAX KOCH et LYDIA RABINOWITSCH.)

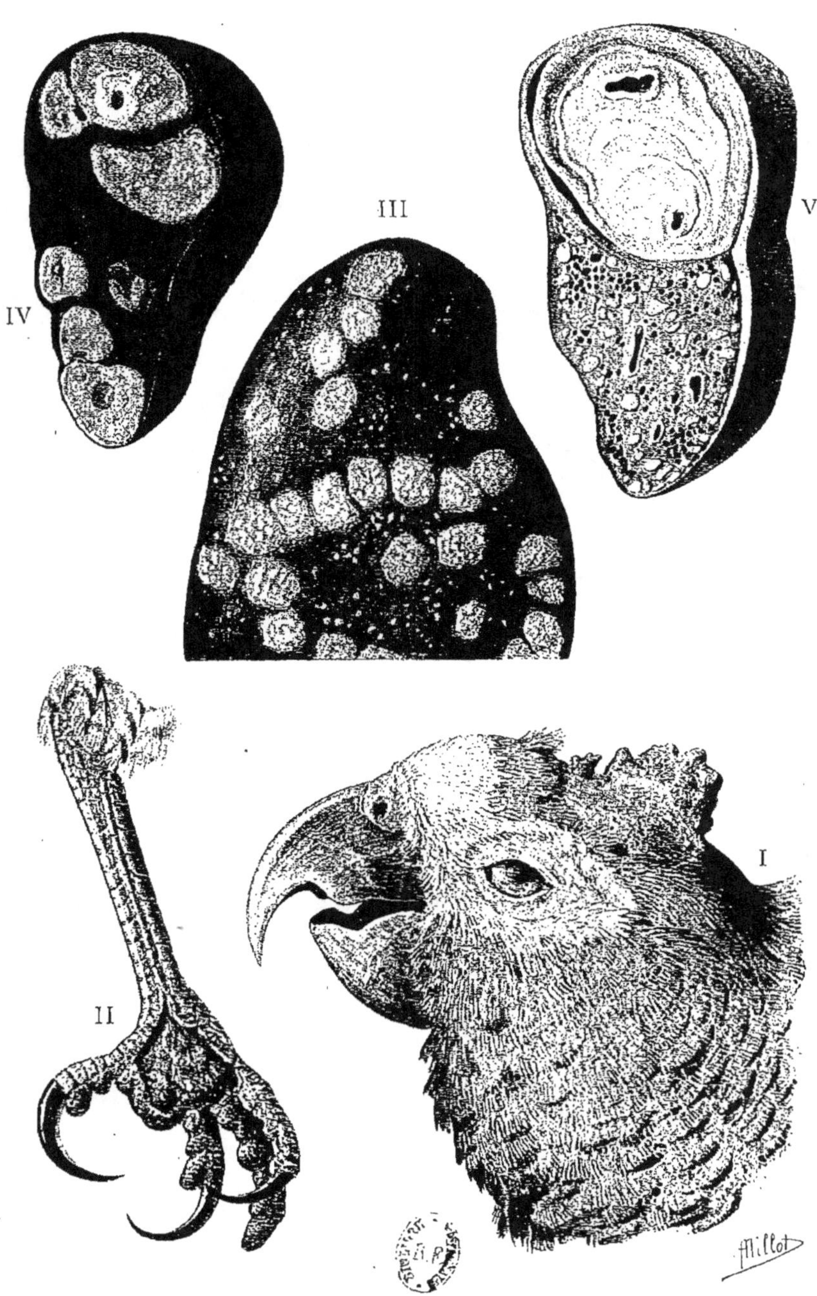

MASSON ET Cie, ÉDITEURS.

Demoulin, Sc.

liquide. L. Rabinowitsch [1] réussit la même expérience en se servant d'excréments bacillifères. Pour Wolffhugel [2], *la tuberculose des oiseaux est toujours d'origine alimentaire.*

Il est cependant établi que l'infection peut aussi être transmise héréditairement par l'œuf souillé de bacilles dans l'oviducte. Baumgarten, L. Rabinowitsch en ont fait la preuve expérimentale. Enfin nous avons pu avec R. Letulle donner aux poules une tuberculose mortelle, généralisée à tous les viscères de la cavité abdominale et aux poumons en laissant simplement tomber sur l'un des yeux une goutte d'émulsion fine de culture de bacille aviaire. La pénétration du bacille peut donc s'effectuer, comme chez les mammifères, par les muqueuses et par toutes les voies d'absorption lymphatique.

D. — VIRULENCE DU BACILLE TUBERCULEUX DES MAMMIFÈRES POUR LES OISEAUX.

C'est un fait bien connu que la tuberculose du *perroquet*, ordinairement de type aviaire, peut être causée par un bacille qui présente tous les caractères du bacille des mammifères. Plusieurs observations en ont été rapportées (Cadiot, Gilbert et Roger) et l'expérimentation ne laisse aucun doute sur la sensibilité des *psittacés* aux deux tuberculoses.

L'une des observations publiées par Gilbert et Roger est particulièrement suggestive au point de vue étiologique.

Il s'agit d'une perruche qui, depuis huit ans dans la même maison, s'était toujours bien portée. En août 1894 son propriétaire commence à tousser. Quatre mois plus tard, l'oiseau présente des plaques tuberculeuses sur les joues; or l'examen microscopique révèle à ce moment la présence de bacilles de Koch dans la production cutanée de l'animal et dans les expectorations du maître. Celui-ci, qui affectionne beaucoup son oiseau, lui fait prendre dans sa bouche des aliments qu'il lui mâche. Cette perruche n'a jamais eu aucun contact, même passager, avec d'autres oiseaux. Sa nourriture consistait en grains, lait bouilli, café au lait et en aliments mâchés par son maître. Celui-ci mourut en juillet 1895, c'est-à-dire au bout d'un an.

Dans une autre observation des mêmes auteurs, l'origine humaine n'est pas moins manifeste.

Un homme atteint depuis 1887 d'une tuberculose pulmonaire qui l'emporta en janvier 1895, avait acheté en 1890 une perruche fort belle, ne présentant aucune lésion cutanée. Au commencement de 1894, l'oiseau, qui était souvent embrassé par son maître et venait manger dans sa bouche, présenta à la paupière inférieure de l'œil gauche un nodule grisâtre qui, peu à peu, augmenta et finit par envahir toute la paupière.

1. *Deutsch. med. Woch.*, 1904, p. 46.
2. *Monatshefte für Thierheilkunde,* 21 mai 1904, p. 457.

(Planche XXIII.)

CADIOT, GILBERT et ROGER ont d'ailleurs réussi à tuberculiser trois perruches avec des matières infectantes d'origine canine au moyen de scarifications plusieurs fois répétées sur le sommet de la tête. Au point d'inoculation la peau s'épaissit, devint verruqueuse, et peu à peu les lésions s'étendirent au cou, au dos, aux pattes. Il se forma autour des mandibules une sorte de gaine et les végétations développées sur les paupières couvrirent presque entièrement les yeux. L'une de ces perruches ne mourut qu'après 13 mois, une autre après 119 jours. A l'autopsie on ne trouva aucune lésion viscérale.

En inoculant directement des produits tuberculeux de plusieurs psittacés, les mêmes expérimentateurs ont constaté qu'ils étaient plus virulents pour le cobaye que pour le lapin, ce qui est une nouvelle preuve de leur étroite parenté avec le virus humain. (*Planche XXIII.*)

Dans d'autres expériences, CADIOT, GILBERT et ROGER [1] ont essayé d'infecter 39 poules et 1 faisan avec des matières tuberculeuses provenant de l'homme, du bœuf ou du chien. L'injection de l'émulsion virulente était faite dans les veines, dans le péritoine ou par ces deux voies simultanément. Aucun de ces animaux ne mourut. 38 avaient été sacrifiés au bout d'un temps variant de 11 à 252 jours. Chez 5 seulement on trouva des tubercules très petits dans le péritoine, dans le foie et la rate. C'étaient des lésions produites par le virus humain car, réinoculées au cobaye, elles développèrent une tuberculose généralisée et ne purent se transmettre à une nouvelle poule.

I. STRAUS et GAMALÉIA n'ont jamais pu réussir à tuberculiser des poules, ni des pigeons, avec des bacilles d'origine humaine, même en inoculant des doses considérables de culture sous la peau, dans les veines, dans les muscles, dans le péritoine ou dans la crête. Par contre, J. COURMONT et DOR [2], puis BANG [3], ont obtenu quelques résultats particulièrement heureux, tandis que NOCARD [4] fit vainement ingérer à de jeunes poulets une pâtée de ganglions et de poumons de vache tuberculeuse : aucun de ces animaux ne contracta la tuberculose. Inoculés à plusieurs reprises avec des produits tuberculeux d'origine humaine, bovine et porcine, dans les muscles, dans le péritoine ou dans les veines, ils résistèrent également. Il en fut de même dans les expériences de MAFUCCI [5]. WEBER, TITZE et WEIDANZ [6] ont fait ingérer à des *canaris* des bacilles bovins, humains et aviaires. Ce dernier s'est montré le plus virulent. Le bacille bovin a déterminé la mort et les organes contenaient des bacilles tuberculeux. Le bacille humain n'a pas produit

1. *Société de biologie*, 1891, p. 81.
2. *Congrès de la tuberculose*, Paris, 1891, p. 119.
3. *Centralbl. f. Bakt.* Orig. XLVI, 18 avril 1908, p. 46.
4. *Bulletin de la Société centrale vétérinaire*, 1891, p. 110.
5. *Zeitsch. f. Hyg.*, 1892, XI, p. 445.
6. *Tub. Arbeit. a. d. KK. Gesundh.*, 1908, fasc. 9, p. 59.

de lésion. Cependant le foie d'un canari nourri de bacilles humains a tuberculisé le cobaye.

Il semble donc qu'on doive admettre que certains oiseaux tels que les perroquets, les perruches, les canaris, très facilement infectables avec le virus aviaire, présentent une sensibilité relativement assez grande vis-à-vis du bacille des mammifères. Les poules et autres oiseaux de basse-cour sont, au contraire, beaucoup moins réceptifs à l'égard de ce dernier.

Toutefois il n'est pas douteux que, dans certaines circonstances, les bacilles humains ou bovins puissent acquérir une virulence suffisante à l'égard des gallinacés eux-mêmes pour provoquer chez ces derniers de véritables épizooties.

Von Behring [1], par exemple, a rapporté que, dans une ferme, des poules s'étaient infectées en mangeant les viscères d'une vache morte de tuberculose généralisée. Les cultures obtenues avec les organes de ces poules, présentaient le type aviaire, mais leur virulence était différente : elle était très grande pour le lapin, pour le cobaye et même pour le bœuf. Vis-à-vis de ce dernier, elles avaient à peu près la virulence des cultures de bacilles bovins du laboratoire de Marbourg.

D'autre part, expérimentalement, Nocard [2], puis E. Wiener [3], en cultivant des bacilles humains ou bovins dans des sacs de collodion inclus dans le péritoine des poules, ont pu modifier ces bacilles de mammifères au point qu'ils sont devenus virulents pour les oiseaux.

Nocard remplissait ses sacs de collodion avec une émulsion épaisse de culture jeune sur pomme de terre glycérinée, les laissait plusieurs semaines dans l'abdomen de ses poules, puis réensemençait leur contenu sur pomme de terre, reportait les cultures ainsi obtenues dans de nouveaux sacs que recevaient d'autres poules, et ainsi de suite. Après trois passages, les cultures étaient devenues assez virulentes pour infecter gravement un coq.

O. Bang arrive au même résultat simplement après six passages successifs du même virus par l'organisme de la poule. Il employa soit des cultures pures, soit le produit de broyage d'organes venant de cobayes et de lapins préalablement infectés à l'aide de tissus tuberculeux. Sur 18 souches, 1 venait du cheval, 11 de bovidés, 2 du perroquet, 4 de l'homme. Par inoculation intraveineuse, sous cutanée, intrapéritonéale, il obtint l'infection des poules avec 12 de ces souches, c'est-à-dire dans 67 p. 100 des cas. Sur 6 d'entre elles il put suivre la transformation en bacilles aviaires.

Zwick et Zeller [4] ont répété ces recherches en utilisant des cultures

---

1. *Berlin. tierärtzl. Woch.*, 1902, n° 47.
2. *Annales de l'Institut Pasteur*, 1898, p. 561.
3. *Wiener klin. Woch.*, 1903, n° 20.
4. *Arbeit. a. d. KK. Gesundh.*, vol. XLVI, fasc. 4, 1913, et vol. XLVII, fasc. 4, 1914.

de bacilles provenant du bœuf, du porc, du cheval, de l'homme, ou des fragments d'organes de lapins ou de cobayes infectés par des tissus recueillis sur les animaux précédents. Ils ont mis en œuvre les voies intraveineuse, sous-cutanée, intrapéritonéale, l'inhalation et l'absorption par le tube digestif. Ils n'ont jamais pu observer la transformation des bacilles des mammifères en bacilles des poules. En aggravant même toutes les conditions favorables à cette mutation par des passages diversement combinés, ils ne l'ont pas obtenue davantage.

De son côté, J. Bongert, partant de cette idée que le poumon présente une susceptibilité spéciale à l'infection tuberculeuse, chez les oiseaux aussi bien que chez les mammifères, a cherché à réaliser l'infection pulmonaire chez le pigeon en lui injectant dans le larynx, à l'aide d'une fine canule, une culture pure de bacilles tuberculeux bovins. Par ce procédé il serait parvenu à provoquer l'éclosion de la tuberculose chez les pigeons et à obtenir facilement, à partir des poumons de ces oiseaux, des cultures de bacilles tuberculeux identifiables aux bacilles des gallinacés.

Zwick et Zeller ont repris ces expériences en utilisant le pigeon et la poule et en substituant au procédé de Bongert l'injection dans la trachée, découverte par incision des téguments et perforée avec une petite aiguille. Ils ont utilisé des produits de broyage d'organes ou d'émulsions bacillaires dans l'eau salée, les souches venant du bœuf, du cheval, du porc, de l'homme. Ils ne sont pas arrivés à obtenir la transformation en type aviaire et les bacilles recueillis après passage dans l'organisme des oiseaux avaient conservé toute leur virulence antérieure pour le lapin et pour le cobaye.

On doit admettre, en conséquence, que la spécificité du bacille aviaire pour les oiseaux, de même que celle des types humains ou bovins pour les mammifères est assez stable. Elle résulte d'une adaptation plus ou moins parfaite, qu'on ne peut qu'avec beaucoup de difficultés réaliser artificiellement. Mais les succès de certains expérimentateurs, alors que d'autres échouent, attestent qu'il existe dans la nature toute une série de types intermédiaires, incomplètement adaptés à l'une ou à l'autre espèce.

E. — VIRULENCE DU BACILLE AVIAIRE POUR LES MAMMIFÈRES.

On a parfois rencontré chez les divers mammifères, même chez l'homme, des cas de tuberculose spontanée causés par des bacilles présentant tous les caractères du type aviaire. Les plus fréquents ont été observés chez la souris (de Jongh), le rat (L. Rabinowitsch), le lapin (de Jongh [1], O. Bang) et le porc (Weber et Bofinger, O. Bang, Mohler, Hastings). On en a également signalé chez le singe

---

1. *Annales de l'Institut Pasteur*, vol. XXIV, 1910.

(L. Rabinowitsch), le cheval (Nocard. Wiener) et le bœuf (Kruse).

Expérimentalement, il est très facile d'infecter les souris avec des bacilles aviaires, soit par inoculation, soit par ingestion (Rœmer). Il en est de même du lapin. Chez cet animal, l'injection intraveineuse d'une petite quantité de culture détermine la mort rapide avec pullulation des bacilles dans tous les organes, sans tubercules apparents. On obtient alors la forme septicémique connue sous le nom de *type* Yersin, ce savant étant le premier expérimentateur qui l'ait bien étudiée. Mais on peut aussi, avec des doses faibles, voir se développer des tubercules miliaires plus ou moins confluents dans les divers viscères de la cavité abdominale et dans les poumons.

Par contre, le cobaye est très difficile à infecter avec le bacille des oiseaux. On n'obtient en général, par injection sous-cutanée, qu'un abcès au lieu d'inoculation, avec engorgement des ganglions lymphatiques voisins, et, par ingestion, l'engorgement des ganglions mésentériques et sous-maxillaires, avec parfois des abcès caséeux des follicules clos de l'intestin. Pourtant Max Koch et L. Rabinowitsch, Hastings et Halpin, ont trouvé des souches de bacilles aviaires dont la virulence pour le cobaye était presque égale à celle du bacille humain.

Weber et Bofinger [1], Titze [2], de Jongh [3], Mohler et Washburn [4], O. Bang [5], ont observé des cas de tuberculose aviaire le plus souvent localisée, quelquefois généralisée, chez les porcs, et ces auteurs ont constaté qu'on contamine facilement ces animaux en leur faisant ingérer soit des cultures, soit des cadavres de souris ou de poules infectées. La Commission anglaise, sur 26 cas de tuberculose ganglionnaire du porc, a trouvé 5 fois le bacille aviaire.

De Jongh, Steriopolu, Bang, nous-mêmes avec C. Guérin, avons pu réaliser l'infection des jeunes chevreaux par injection intraveineuse ou par ingestion [6]. Par contre, nous n'avons pas réussi à tuberculiser la mamelle de la chèvre en lactation en introduisant des cultures directement dans les canaux galactophores, au moyen d'un tube trayeur, tandis que ce mode d'infection réussit à coup sûr lorsqu'on utilise des bacilles d'origine bovine.

Chez les chevaux, l'injection intraveineuse de cultures aviaires est très virulente. Elle développe un processus tuberculeux généralisé plus ou moins rapidement évolutif, suivant la dose. Les bovidés sont beaucoup moins sensibles. L'ingestion répétée réussit cependant à produire une tuberculose ganglionnaire mésentérique avec foyers caséeux étendus

1. *Tub. Arbeit. KK. Gesundh.*, 1904.
2. *Id.*, 1905.
3. *Annales de l'Institut Pasteur*, 1910, p. 899.
4. *Reports of the Bureau of Animal Industry*, Washington, 1910.
5. *Zeits. f. Infectionskrankheiten u. Hyg. des Haustiere*, 1913, XIII, p. 215.
6. *Annales de l'Institut Pasteur*, 1905, p. 601.

aux plaques de Peyer (KOSSEL, WEBER et HEUSS [1], DE JONGH, METTAM, HIMMELBERGER [2]).

La tuberculose aviaire est donc transmissible aux mammifères, mais elle a peu de tendance à produire chez eux des formes aiguës généralisées.

Il est également certain qu'elle peut, dans quelques circonstances, d'ailleurs exceptionnelles, être transmissible à l'homme. LÖWENSTEIN [3] en a fourni la preuve dans deux cas de tuberculose rénale chez l'enfant et dans une forme cutanée avec abcès et ulcérations nasales et intestinales. Il pense que l'infection a dû se produire à la suite de l'ingestion d'œufs, crus ou à peine cuits, contaminés. D'autre part, WEBER a isolé des bacilles aviaires des excréments d'un phtisique. MAX KOCH et L. RABINOWITSCH ont obtenu ces mêmes bacilles en ensemençant la pulpe de rate d'un homme mort de tuberculose miliaire. Il existe d'autres observations dans lesquelles des bacilles de type aviaire se sont montrés infectants pour l'homme (KRUSE, 3 cas, PANSINI, 1, LIPSCHUTZ, 1.) Enfin JANCSÒ et ELFER [4] en ont trouvé à l'état pur dans les ganglions mésentériques d'une fillette âgée de 8 ans, et B. LIPSCHUTZ [5] affirme que les bacilles aviaires se rencontrent fréquemment dans certaines formes de tuberculose cutanée chez l'homme. L'inoculation, en de tels cas, ne fournit aucun éclaircissement si l'on se sert du cobaye, tandis qu'elle est positive lorsqu'on utilise la poule. C'est là un fait important qui appelle de nouvelles recherches.

F. — TUBERCULINE AVIAIRE.

Es et SCHALK [6] ont montré que la tuberculine aviaire peut très commodément être employée pour dépister l'infection tuberculeuse chez les poules par l'inoculation intradermique dans la crête ou dans l'un des oreillons. Une réaction locale se manifeste, très apparente, en 24 heures. Elle augmente pendant 48 heures environ, puis disparaît après 72 heures. Il faut injecter o cc. o5 à o cc. o7 de tuberculine aviaire diluée à 5o p. 100 dans l'eau physiologique. VAN LEEUWEN [7] trouve que 80 p. 100 au moins des poules qui fournissent une réaction positive ont des lésions macroscopiquement visibles. Les poules très infectées, cachectiques, ne réagissent plus. Il recommande l'injection dans l'oreillon plutôt que dans la crête, dont le tissu conjonctif est plus dense.

1. *Tub. Arbeit. KK. Gesundh.*, fasc. 1, 1904 ; fasc. 3, 1905.
2. *Centralbl. f. Bakt.*, 1914, Orig , vol. LXXIII, 1.
3. *Wien. klin. Woch.*, 1913, nᵒ 20.
4. *Beitr. z. klin. der Tub.*, 1910, XVIII, fasc 2.
5. *Archiv. f. Dermat. u. syphilis*, 1914, vol. CXX, p. 387.
6. *Bull. North Dakota Agric. Exp. Stat.*, 1904, nᵒ 108.
7. *Centralbl. f. Bakt.*, 1915, vol. LXXVI, p. 275.

La tuberculine préparée avec les cultures aviaires possède, vis-à-vis des mammifères tuberculeux, les mêmes propriétés que celle qui provient des bacilles humains ou bovins (E. Roux, Mafucci, Babès, S. Arloing). Sa toxicité est seulement un peu moindre, mais les animaux, progressivement accoutumés à l'une de ces tuberculines, résistent aux doses mortelles de l'autre.

Les poules tuberculeuses y sont extraordinairement peu sensibles. Pour les tuer en deux ou trois heures il faut leur en injecter de fortes doses (2 à 3 cent. cubes de tuberculine brute) ; mais avec des doses moindres elles font des réactions de foyers et des réactions générales thermiques qui persistent quelquefois pendant plusieurs jours.

La tuberculine aviaire peut être utilisée au même titre que la tuberculine humaine ou bovine pour la recherche des anticorps tuberculeux dans les sérums.

CHAPITRE XXVIII

LES BACILLES ACIDO-RÉSISTANTS DES ANIMAUX A SANG FROID

LEURS RAPPORTS AVEC LE BACILLE TUBERCULEUX

A. — LE BACILLE PISCIAIRE. — SES CARACTÈRES.

En 1897, DUBARD, BATAILLON et TERRE [1] trouvaient, chez des poissons (carpes) porteurs de volumineuses tumeurs, des bacilles ressemblant aux bacilles de Koch, mais qui végétaient abondamment sur les milieux de culture à des températures comprises entre 10 et 30°. Ces poissons vivaient à l'établissement de pisciculture de Velars-sur-Ouche (Côte-d'Or), dans un ruisseau où, pendant plusieurs mois, des crachats et des déjections provenant d'un malade tuberculeux avaient été déversés.

Les fragments de tumeurs ensemencés donnèrent au bout de 12 à 15 jours, sur gélose glycérinée, des colonies en forme de points granuleux, mats, d'un blanc grisâtre ; sur bouillon, en profondeur, un développement de petits grains floconneux et un peu plus tard un voile épais, tendant à grimper sur les parois des vases.

Les préparations faites avec ces cultures montraient des bacilles aisément colorables à froid, acido-résistants, tantôt homogènes, tantôt granuleux, formant des faisceaux ou des chaînettes ; parfois filamenteux.

Entre les mains de ses premiers observateurs, ce microbe s'est montré pathogène et « tuberculisant » pour tous les animaux à sang froid sur lesquels ils ont expérimenté : *carpes, cyprins, tritons, grenouilles, crapauds, tortues, lézards, orvets, couleuvres* et *vipères.*

Les cultures provenant directement des carpes malades étaient inoffensives pour le cobaye, le lapin et les oiseaux ; mais, après passages sur plusieurs cobayes, elles sont devenues assez virulentes pour produire des abcès avec engorgement ganglionnaire et tuberculisation consécutive du foie, de la rate et des poumons. Les lésions ainsi obtenues ne différaient en rien, disent les auteurs, de celles de la plus légitime tuberculose.

Dans d'autres expériences, DUBARD, BATAILLON et TERRE croient être parvenus à faire acquérir aux bacilles tuberculeux des mammifères et

[1]. *Revue de la tuberculose,* mai 1898, p. 13.

des oiseaux, par passages par différents animaux à sang froid (poissons, grenouilles, lézards), la propriété de pousser à la température ordinaire sur les milieux usuels des laboratoires. Les cultures ainsi modifiées perdaient leur pouvoir pathogène pour les animaux à température constante.

Disons tout de suite que ces faits, dont le retentissement a été considérable lors de leur découverte, s'expliquent aujourd'hui très clairement à la lumière d'autres constatations faites depuis par A. WEBER et M. TAUTE [1], puis par N. P. PETROW [2] démontrant l'existence fréquente de bacilles acido-résistants, cultivables à basse température, vivant en saprophytes inoffensifs dans l'organisme d'un grand nombre d'espèces de poissons, de grenouilles, de lézards, de serpents et d'autres animaux à sang froid. Ces mêmes bacilles se retrouvent dans l'eau, dans la terre, dans la mousse et dans la vase.

Il est presque certain que les premières carpes de DUBARD, BATAILLON et TERRE, qui avaient vécu, à Vélars-sur-Ouche, dans une eau abondamment souillée par les déjections et les crachats d'un malade phtisique, étaient atteintes de tumeurs parasitaires dans lesquelles se trouvait un mélange de bacilles tuberculeux vrais, d'origine humaine, et d'autres bacilles acido-résistants, pathogènes pour les poissons. On a donc pu obtenir, par l'ensemencement du contenu de ces tumeurs, des cultures mixtes susceptibles d'infecter les animaux à sang chaud.

D'autre part, en introduisant dans l'organisme de poissons, de grenouilles, de lézards, etc., qui contient déjà des acido-résistants en abondance, des bacilles tuberculeux humains ou aviaires, on ne saurait s'étonner que les observateurs aient cru retirer de tels animaux ces bacilles tuberculeux modifiés dans leurs conditions de culture et dans leur virulence. Ce qu'ils obtenaient en réalité, après passages de leurs bacilles tuberculeux vrais par les animaux à sang froid, c'étaient des cultures d'acido-résistants saprophytes, de plus en plus appauvries en bacilles tuberculeux vrais.

Toujours est-il qu'il est actuellement démontré, par de multiples travaux récents, que le bacille de DUBARD, BATAILLON et TERRE n'est pas un bacille tuberculeux vrai. Il peut être pathogène pour certains animaux à sang froid (poissons, grenouilles), mais il ne le devient jamais ni pour les mammifères, ni pour les oiseaux. Il ne l'est pas non plus, ou ne l'est que très peu, pour les poissons de mer, d'après L. VON BETEGH [3].

A. WEBER et M. TAUTE ont fait la preuve que si, dans l'eau d'un aquarium contenant des grenouilles, on ajoute une dilution de bacilles tuberculeux humains, on peut au bout de 14 jours, — les grenouilles

---

1. *Tub. Arbeit. a. d. KK. Gesundh.*, fasc. 3, 1905, p. 110.
2. *Centralbl. f. Bakt.* Orig. XLIII, 19 fév. 1907.
3. *Id.* Orig. LIII, 9 fév. 1910.

étant, avant autopsie, lavées et immergées 13 secondes dans l'eau bouillante, — retirer de leurs organes viscéraux des bacilles virulents pour le cobaye, alors qu'on n'en retire pas des organes de grenouilles témoins qu'on n'a laissées que 10 minutes dans l'aquarium contaminé.

Il est légitime, suivant eux, de distinguer le bacille de la tuberculose des animaux à sang froid des saprophytes ordinaires de la mousse, de la terre, de la vase, etc. Ces derniers ne sont pas pathogènes pour la grenouille, tandis que le type DUBARD-BATAILLON-TERRE cause la mort de la grenouille en 2 à 4 semaines après inoculation de quelques centigrammes de culture dans le sac lymphatique dorsal. Dans le foie des grenouilles on trouve souvent associés ces divers types d'acido-résistants, les uns pathogènes, les autres inoffensifs.

B. — BACILLES ACIDO-RÉSISTANTS DES REPTILES ET DES BATRACIENS.

A côté du bacille de DUBARD-BATAILLON-TERRE il convient de placer : le bacille que W.-K. SILBEY [1] avait décrit dès 1889 chez une couleuvre commune (*Tropidonotus natrix murorum*) dans des petites tumeurs grosses comme des noisettes, les unes adhérentes à la peau, les autres disséminées dans le foie, les reins et l'intestin ; celui que HANSEMANN [2] a découvert dans l'abdomen d'un python, au voisinage du pancréas ; celui de E. KUSTER [3], isolé du foie de trois grenouilles et celui que FRIEDMANN [4] trouva, à l'aquarium de Berlin, dans le poumon droit d'une tortue que nourrissait un employé tuberculeux.

Ce bacille de FRIEDMANN, dont il a été beaucoup question à propos des tentatives, d'ailleurs infructueuses, faites par cet auteur pour l'utiliser en vue de la vaccination antituberculeuse (*voir chap.* XLII, C, 8), pousse également bien à 22° et à 37°. Inoculé à la tortue, au lézard, à la couleuvre, il produit une tuberculose miliaire. L'orvet (*Anguis fragilis*) y est très sensible : il succombe en 7 à 54 jours à une infection généralisée. Ce même bacille pullule aussi très activement chez la grenouille.

Les animaux à sang chaud y sont réfractaires ou ne présentent qu'un foyer caséeux au point d'inoculation. Chez le cobaye, lorsqu'on injecte de très grosses doses par voie intrapéritonéale, la mort survient en 4 à 8 jours et on constate alors dans le péritoine, à côté de masses caséeuses, un début de formation de tubercules. Si l'animal survit, il peut arriver qu'il se tuberculise avec des cellules géantes typiques, et les lésions finissent par guérir sans laisser de traces.

1. *Virch. archiv*, vol. CXVI, 1889.
2. *Centralbl. f. Bakt* Orig. XXXIV, 22 juil. 1903.
3. *Münch. med. Woch.*, n° 2, 1905.
4. *Deutsch. med. Woch.*, 25 juin 1903, 28 janv. 1904.

C. — ESSAIS DE TRANSFORMATION DES VIRUS TUBERCULEUX D'ANIMAUX A SANG CHAUD EN BACILLES DE TYPE PISCIAIRE

L'infection des animaux à sang froid par les virus tuberculeux humains, bovins ou aviaires a fait l'objet de très nombreuses recherches. Morey[1] rapporte dans sa thèse que Verga et Biffi avaient essayé déjà vainement de la réaliser chez des grenouilles en 1868. Despeignes[2], en 1891, fit des tentatives dans le même sens sur des grenouilles, des salamandres et des poissons. Combemale[3] a inoculé et nourri pendant plusieurs mois des carpes avec des crachats tuberculeux. Il arrivait à cette conclusion que le bacille reste morphologiquement inaltéré dans l'organisme de ces poissons, mais qu'il y perd peu à peu sa vitalité et sa virulence.

Hormann et Morgenroth[4] firent la même expérience avec des cyprins dorés et retrouvèrent dans leur corps des bacilles vivants, inoculables au cobaye après 7 mois.

Lortet et Despeignes[5], reprenant les expériences de Pasteur à propos des spores charbonneuses, avaient également constaté que les vers de terre, recueillis dans un sol où des cadavres d'animaux tuberculeux ont été enfouis, conservent pendant très longtemps des bacilles vivants et virulents dans leur tube digestif et les disséminent avec leurs déjections sur les herbes du voisinage.

Ramond et Ravaud[6], Lubarsch et Mayer, Auché et Hobbs[7], Ledoux-Lebard[8], Moeller, A. Weber et Taute, Gozo Moziya[9], L. von Betegh[10], Dieudonné et d'autres auteurs, variant à l'infini les conditions de leur expérimentation, n'ont jamais pu fournir la preuve d'une adaptation réelle du virus des animaux à sang chaud à l'organisme des vertébrés à sang froid.

Songo et Suess[11] croient y avoir réussi. Ils ont injecté des bacilles humains à deux orvets et à vingt serpents d'espèces variées (*Tropidonotus natrix, Coluber esculapii, Zamenis viridiflavus*). Chez les deux orvets et chez quatre serpents, ils ont pu déterminer quelques lésions de dégénérescence caséeuse au point d'inoculation et, dans un cas, les cultures obtenues avaient acquis des caractères identiques à ceux des bacilles

---

1. Thèse de Lyon, 1900.
2. *Etude sur la tuberculose*, 1891.
3. *Congrès des Sociétés savantes*, 1893.
4. *Hyg. Rundshau*, 1899, p. 857.
5. *Académie des sciences*, 1892.
6. *Société de biologie*, 1898, p. 589.
7. *Id.*, 21 oct. 1899.
8. *Annales de l'Institut Pasteur*, 1900, p. 535.
9. *Centralbl. f. Bakt.* Orig. XLV, 29 nov. 1907, et LI, 25 sept. 1909.
10. *Id.* Orig. LIV, 1910, p. 211.
11. *Id.* Orig XLIII, 5 et 21 mars 1907.

d'animaux à sang froid. Elles étaient devenues pathogènes pour les serpents et inoffensives pour les cobayes.

H. HERZOG [1] prétend également avoir obtenu des résultats positifs. Il a introduit une émulsion de culture de bacilles des mammifères dans le sac dorsal de grenouilles, et celles-ci ont été gardées à la température du laboratoire, ne recevant aucune autre nourriture que celle qu'elles pouvaient trouver dans l'eau renouvelée quotidiennement. Après des délais variables, il sacrifiait ces grenouilles, broyait le foie après l'avoir lavé et l'injectait à un cobaye dans la cavité péritonéale. Les autres organes étaient réservés pour l'examen microscopique.

Il résulte de ces expériences que le bacille humain conserve pendant plus de 120 jours sa virulence dans l'organisme des animaux à sang froid. Mais les cobayes meurent d'autant plus tardivement que les bacilles ont séjourné plus longtemps dans le corps des grenouilles.

Deux interprétations se présentent à l'esprit : ou les bacilles diminuent de nombre dans le corps de la grenouille, de sorte qu'ils deviennent de moins en moins offensifs ; ou bien, leur nombre restant le même, ils subissent une atténuation de leur virulence primitive. Des calculs faits par HERZOG sur le nombre des bacilles pouvant être contenus dans le foie, ainsi que de ses examens microscopiques, il ressort, suivant lui, que la première hypothèse est à rejeter et que, si les cobayes meurent avec un retard de plus en plus long, c'est que les bacilles deviennent de moins en moins virulents. En s'atténuant lors de leurs passages par la grenouille, ces bacilles n'en sont pas moins capables de donner à la longue une tuberculose généralisée au cobaye ; mais, si on multiplie les passages, on finit par obtenir une race de bacilles inoffensifs pour les cobayes.

A. WEBER et M. TAUTE [2] n'admettent pas cette interprétation de HERZOG. Ils pensent, d'après leurs propres expériences, que les bacilles qu'on trouve dans le foie des grenouilles, souvent en très grand nombre, et qui ne sont pas virulents pour le cobaye, ne sont que des acido-résistants du groupe pisciaire, qui n'ont rien de commun avec les virus tuberculeux.

Pourtant BERTARELLI et BOCCHIA [3], tout en se refusant à croire à la transmutation, ont constaté que des bacilles humains, bovins et aviaires, inoculés à des cyprins ou à des varans (*Varanus varius*), finissent par se multiplier dans l'organisme de ces animaux : au bout de huit mois, ils les retrouvaient en quantité incomparablement beaucoup plus considérable que celle qui avait été injectée, et leur virulence originelle était la même. Donc *il ne se produit aucune atténuation du bacille des animaux à sang chaud par passages sur les vertébrés à sang froid.*

1. *Centralbl. f. Bakt.*, XXXIV, 12 sept. 1903.
2. *Deutsch. med. Woch.*, 7 juil. 1904.
3. *La Tuberculosi*, 1910.

D. — NON-IDENTITÉ DU VIRUS TUBERCULEUX DES ANIMAUX A SANG CHAUD ET DES BACILLES ACIDO-RÉSISTANTS DES ANIMAUX A SANG FROID.

De l'ensemble des faits qui précèdent se dégage la conclusion que *le virus tuberculeux des mammifères et celui des oiseaux sont très différents du bacille pisciaire,* lequel est lui-même très peu pathogène pour les poissons. Il n'est aucunement démontré qu'on puisse réaliser la transformation de ce dernier en bacille virulent pour les animaux à sang chaud, et il n'est pas davantage prouvé que les bacilles tuberculeux virulents pour les animaux à sang chaud puissent être modifiés ou atténués par leur séjour plus ou moins prolongé dans l'organisme d'animaux à sang froid.

La spécificité du bacille pisciaire s'affirme en outre par ce fait qu'il ne peut pas servir d'antigène pour fixer, dans la réaction de Bordet-Gengou, *les anticorps tuberculeux vrais.*

D'ailleurs, les extraits glycérinés obtenus par l'évaporation de ces cultures, et les corps microbiens eux-mêmes, isolés de celles-ci, sont dépourvus de toute toxicité pour le cobaye tuberculeux.

Terre, Ramond et Ravaud, Ledoux-Lebard, Krompecher, ont cru, il est vrai, avoir préparé au moyen du bacille de la carpe initial de Dubard, Bataillon et Terre, une tuberculine active. Mais Pinoy et Burnet, dans le laboratoire de Borrel à l'Institut Pasteur, de même que A. Weber et M. Taute [1], n'ont jamais pu y réussir. Borrel [2] a lui-même constaté que les bacilles apportés par Dubard étaient, après dessiccation, inoffensifs pour le cobaye tuberculeux inoculé par voie sous-cutanée à la dose de 600 milligrammes, alors que 20 milligrammes de bacilles d'origine humaine suffisaient à tuer un cobaye tuberculeux témoin dans les mêmes conditions.

1. *Tub. Arbeit a. d. KK. Gesundh.*, 1905, fasc. 3.
2. *Bulletin de l'Institut Pasteur*, 1904, p. 420.

CHAPITRE XXIX

LES BACILLES ACIDO-RÉSISTANTS PSEUDO, OU PARATUBERCULEUX

Bientôt après la découverte du bacille de *Koch*, Zahn [1] attira l'attention sur la présence, dans les crachats d'un sujet non phtisique, d'éléments microbiens ayant à peu près le même aspect morphologique que le bacille tuberculeux et résistant comme lui à la décoloration par les acides. Alvarez et Tavel [2], Matterstock, Bitter [3], en trouvèrent d'autres analogues dans le smegma vulvaire ou préputial ; Gottstein, dans le cérumen ; Cramer, de Giacomi [4], dans le contenu normal de l'intestin humain. Fraenkel [5], Pappenheim, L. Rabinowitsch [6], signalèrent leur fréquence dans les produits d'expectoration de la gangrène pulmonaire ; Laabs, Moeller [7], dans la salive et dans les sécrétions cutanées des sujets sains ; Dietrich, dans le liquide d'un kyste suppuré de l'ovaire ; W. Ophuls [8], dans le pus d'un abcès de la région iliaque ; Pétri, Rabinowitsch, Hormann et Morgenroth, Grassberger, Herbert, Weissenfeld, Korn, Ascher, Coggi, Herr et Beninde, Mlle Tobler [9], Jean Binot [10], dans le lait, la crème et le beurre ; Moeller, dans le fumier et dans les fourrages ; Houston, dans l'eau d'égout de Londres ; Severin, Capaldi, Ferran, dans les déjections du cheval, du bœuf et de l'homme, etc.

C'est assez dire que ces microbes acido-résistants sont extrêmement communs dans la nature. On les rencontre dans tous les milieux, dans le sol, dans l'eau, dans les poussières, sur la peau et sur les muqueuses de l'homme et des animaux sains.

Quelques-uns seulement sont virulents et, parmi ces derniers, les mieux connus sont le *bacille tuberculeux* de Koch, le bacille de la *lèpre*,

---

1. Thèse, Tübingen, 1884 ; chez Schweizerbart, Stuttgart.
2. *Archives de physiologie normale et pathologie*, 1885, p. 303.
3. *Virchow's Archiv.*, 1886, p. 209.
4. *Fortsch. d. Med.*, 1883, p. 145.
5. *Berl. klin. Woch.*, 1898, p. 246-880.
6. *Berl. klin. Woch.*, 1900, p. 257.
7. *Zeitsch. f. Hyg.*, 1889, XXXII, p. 211.
8. *Journ. of Med. Research.*, XI, mai 1904.
9. *Zeitsch f. Hyg.*, 1901, XXXVI, p. 120.
10. *Archives de parasitologie*, 10 mai 1903.

découvert par Hansen, le bacille de l'*entérite des bovidés* de Joïne, celui de la *lèpre des rats* de Stéphanski.

La très grande majorité des autres est essentiellement saprophyte. Ils jouent vraisemblablement un rôle important dans la désintégration des matières grasses. Mais certains de ces derniers sont peut-être également susceptibles de devenir pathogènes. Du moins on en rencontre dans des lésions à la formation desquelles ils ne paraissent pas étrangers, dans certains abcès par exemple, et lorsqu'on les inocule aux animaux en cultures pures, il en est qui produisent des désordres locaux consistant en inflammations exsudatives avec ou sans formation de fausses membranes ou de nodules, parfois caséeux, ordinairement dépourvus de cellules géantes et n'ayant aucune tendance à la généralisation.

La plupart de ces germes sont aisément cultivables. Presque tous poussent rapidement, — parfois en quelques heures — sur les milieux usuels, à des températures variant de 15 à 38°.

Sur la gélose peptonée, glycérinée ou non, sur la pomme de terre, sur le bouillon gélatiné, sur la carotte, sur la betterave, les cultures se développent avec exubérance en couches épaisses, ridées, sèches ou grasses. Sur les milieux liquides, elles forment un voile de surface plus ou moins ridé, épais, et un dépôt. Elles ne coagulent pas le lait, ne liquéfient pas la gélatine. Quelques-unes dégagent une odeur ammoniacale; d'autres forment un peu d'indol.

Presque toutes présentent une coloration variant du jaune au rouge brique. La production des pigments est favorisée, d'après Thévenot [1], par le glucose et la mannite ; par la glycérine d'après P. Courmont.

Ces microbes sont tous immobiles ; ils prennent le *Gram* ; ils résistent plus ou moins à la décoloration par les acides ou par immersion dans l'eau bouillante (2 minutes à 2 minutes 1/2, G. Gair) et leurs formes sont tantôt identiques à celles du véritable bacille tuberculeux, tantôt plus épaisses, trapues, courtes, ou au contraire longues, ramifiées, parfois rayonnées ou en massues comme l'*Actynomyces*.

Ils doivent leur acido-résistance aux acides gras et à la cire qui entrent dans la constitution de leur protoplasme comme dans celle du bacille de Koch.

A. — CARACTÈRES PARTICULIERS DES PRINCIPALES VARIÉTÉS DE BACILLES PARATUBERCULEUX.

1° *Bacilles acido-résistants rencontrés chez l'homme sain.*

Les plus communs sont ceux du *smegma*, qui seraient cultivables, d'après Moeller, sur le sérum humain ; puis ceux trouvés par Rabinowitsch dans la gangrène pulmonaire ; par Laabs, puis par Karlinski sur les muqueuses nasales, dans les comédons, dans les glandes sudoripares

---

1. *Société de biologie*, 28 juil. 1906, p. 223.

des pieds ; par BIENSTOCK et GOTTSTEIN dans le cérumen de l'oreille.

Ces bacilles ne sont pas pathogènes pour les lapins ni pour les souris, mais ils peuvent, par inoculation intrapéritonéale, produire chez le cobaye des lésions d'inflammation exsudative avec formation de fausses

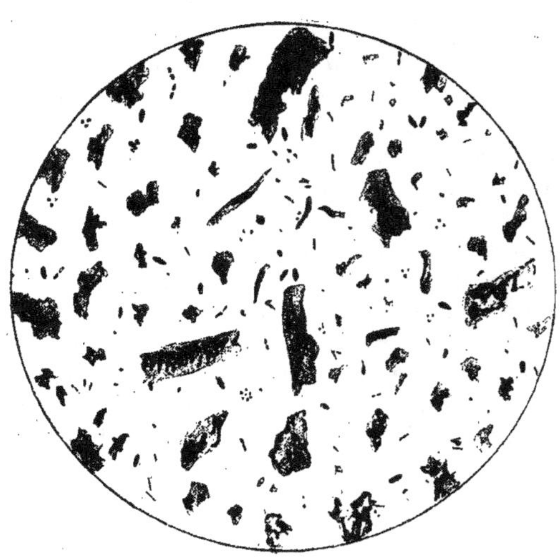

Fig. 25. — *Bacilles acido-résistants des matières fécales de Bovidé.*

(Imm. $\frac{1}{18}$, oc. comp. 6 Reichert.)

membranes ou de nodules granuleux au niveau de la rate et du foie, avec engorgement ganglionnaire. On ne trouve pas de cellules géantes.

2° Bacilles acido résistants du sol, des eaux d'égout et des excréments (fig. 25).

Le *Thimotheebacillus* ou *bacille de la fléole* de MOELLER [1], dont il existe deux variétés, et le *Mistbacillus* ou *bacille du fumier*, isolé par le même savant, sont les plus intéressants de cette catégorie.

Le *bacille de la fléole*, obtenu en ensemençant sur des plaques d'agar glycériné des graminées de prairies (principalement des tiges et des épis de *fléole*) macérées à l'étuve à 37° dans l'eau stérile pendant huit à quatorze jours, fournit des cultures ridées, écailleuses, boursouflées et d'un blanc grisâtre ou rougeâtre sur pomme de terre glycérinée ou sur gélose. Inoculé dans la cavité péritonéale du cobaye, il tue parfois cet

---

1. *Deutsch. med. Woch.*, 1898, p. 376 ; 1902, p. 466 et 718 ; *Centralbl. f. Bakt.*, vol. XXX, 1901. p. 513.

animal en un ou deux jours et l'on trouve alors des bacilles dans le sang. D'autres fois le cobaye maigrit et meurt au bout de cinq à six semaines. Il montre à l'autopsie quelques nodules blanchâtres sur le péritoine, des fausses membranes adhérentes aux anses intestinales, à l'épiploon, au mésentère, des capsules surrénales volumineuses et rouges, quelquefois des nodules et des cavernes dans les poumons. Autour de ces cavernes, on voit des formations ressemblant à des cellules géantes, entourées de tissu fibreux. Les granulations sont constituées par des cellules épithélioïdes à noyau vésiculeux entourées d'un anneau de lymphocytes. Entre ces granulations et à leur intérieur on trouve des bacilles de la fléole plus ou moins ramifiés, avec des ampoules terminales disposées parfois en étoile.

Injecté dans les veines, chez le lapin, ce bacille produit souvent des lésions qui ressemblent étrangement à la tuberculose : cellules géantes, cellules épithélioïdes, caséification presque toujours typique.

Dans une de nos expériences avec C. Guérin [1], nous avons introduit, au moyen d'un tube trayeur, une dose de o gr. 70 de culture fraîche de bacille de la fléole dans chacune des mamelles d'une chèvre sur le point d'accoucher. Quatre jours après, elle met bas deux chevreaux. Ceux-ci absorbent, dès leur naissance, un lait très riche en microbes acido-résistants. Au bout de quinze jours, l'examen du lait montre que les microbes ont disparu.

Des cobayes inoculés avec o cc. 5 de lait des premiers jours meurent deux mois après, cachectiques, avec de petits abcès au point d'inoculation, mais sans lésions viscérales autres que de la péritonite adhésive.

Les deux chevreaux se développent normalement. L'un est sacrifié à 45 jours. A l'autopsie on trouve la chaîne ganglionnaire mésentérique très volumineuse. Les ganglions, gros, mous, ne présentent à la coupe aucune formation tuberculeuse, ni épaississement de la couche corticale. Ils sont pleins de leucocytes parmi lesquels on ne voit aucun bacille colorable. Les autres organes et le système ganglionnaire intrathoracique sont parfaitement sains.

Rodet et Galavielle [2] ont fait ingérer à un veau, quotidiennement et pendant plusieurs semaines, une grande quantité de bacilles de la fléole avec les aliments. L'animal sacrifié présentait un engorgement des ganglions mésentériques. Il avait été soumis à deux épreuves à la tuberculine et celles-ci étaient restées négatives.

Les cultures du bacille de la fléole sont donc inoffensives pour le veau, et les animaux inoculés restent *insensibles à la tuberculine de Koch.*

Le *Mistbacillus*, découvert par Moeller dans le fumier de vaches, résiste parfaitement à la décoloration par les acides et par l'alcool, sur-

---

1. *Annales de l'Institut Pasteur*, 1905, p. 605.
2. *Société de biologie*, 2 déc. 1905.

tout en culture jeune. Il pousse comme le *Thimothecbacillus*, sur gélose ou sur pomme de terre glycérinée, en 4 à 5 jours à 37°, en donnant un pigment ocre. Ses effets sur le cobaye ou sur le lapin sont à peu près les mêmes que ceux du bacille de la fléole, mais moins marqués.

3° *Bacilles acido-résistants du lait et du beurre.*

Il en existe un assez grand nombre de variétés qu'on trouvera bien décrites dans la thèse de M. Potet [1]. Les principales sont connues sous les dénominations suivantes :

Bacille de Petri [2] ;
B. de Rabinowitsch ;
B. type I de Korn [3] ;
B. type II de Korn ;
B. de Coggi ;
B. de Tobler [4] (*types I à V*) ;
B. de Markl ;
B. de J. Binot ;
B. du lait de Moeller.

Tous ces bacilles se cultivent avec facilité sur les milieux usuels, glycérinés ou non, à la température ordinaire ou à l'étuve. Ceux de Mlle Tobler dégagent un peu d'ammoniaque. Aucun ne liquéfie la gélatine et ne coagule le lait.

Inoculés aux animaux, surtout en mélange avec du beurre et par voie péritonéale, ils peuvent produire, suivant les doses, soit des infections généralisées, soit une péritonite à fausses membranes et à exsudats noduleux.

M. Beck [5] a décrit sous le nom de *B. tuberculoïdes I et II* deux types d'acido-résistants isolés par lui, le premier en 1897 par inoculation de beurre à des cobayes ; le second, en 1901, des amygdales d'une femme qui mourut de tuberculose pulmonaire

Les cultures du premier donnent, surtout en bouillon, une odeur caractéristique de triméthylamine. Elles poussent extrêmement vite à 37" et même à 18° sur gélose ordinaire.

Celles du second se développent bien sur milieux glycérinés entre 25° et 40°. En bouillon, elles sont troubles. Le sérum des malades phtisiques les agglutine parfaitement à 1 p. 20.

Le *tuberculoïde I* n'est presque pas pathogène, sauf lorsqu'on l'injecte avec de la graisse ou du beurre. On obtient alors, sur le péritoine

1. Thèse de Lyon, 1902, *Bactéries acidophiles.*
2. *Arbeit. a. d. KK. Gesundh.*, vol XIV, 1898.
3. *Arch. f. Hyg.*, vol. XXXVI, 1899, et *Centralbl. j. Bakt.*, vol. XXV, 1899. p. 532.
4. *Zeitsch. J. Hyg.*, vol. XXXVI, 1900.
5. *Tub. a. d. KK. Gesundh.*, 1905, fasc. 3, p. 145.

et à la surface des viscères, des nodosités contenant des bacilles disposés en travées entre les globules blancs.

Le *tuberculoïde II* est beaucoup plus virulent. Par inoculation sous la peau, il a tué le cobaye, le plus souvent en huit à dix semaines, avec augmentation de volume de la rate, foyers nécrotiques sur les bords du foie, granulations tuberculeuses dans les poumons. L'injection intrapéritonéale de o gr. 1 de culture a donné une tuberculose généralisée. Par ingestion, chez le cobaye, on produit la tuméfaction et la caséification des ganglions mésentériques. Par inhalation, ce bacille est inoffensif.

Il est toujours impossible d'obtenir des inoculations en séries avec des organes de cobaye ou de lapin infecté. Les ganglions correspondants peuvent se caséifier, suppurer même ; on ne trouve pas de bacilles dans les organes.

Sur les coupes on ne voit aucune cellule géante ; on observe seulement de la nécrose de coagulation avec amas de leucocytes autour des foyers. Les bacilles sont assez rares, presque toujours accumulés entre les cellules.

La souris et les oiseaux se montrent réfractaires ; les veaux également, et ils ne sont en aucune manière vaccinés contre le bacille tuberculeux vrai.

B. — DIAGNOSTIC DIFFÉRENTIEL DES ACIDO-RÉSISTANTS PARATUBERCULEUX D'AVEC LES BACILLES TUBERCULEUX VRAIS.

« Dans les cas, écrit Mœller [1], où, en l'absence de tout signe physique, le diagnostic de tuberculose pulmonaire s'appuie seulement sur la présence de bacilles résistant aux acides dans l'expectoration du malade, il sera nécessaire, pour assurer le diagnostic, d'employer le procédé suivant, basé sur la lenteur de la végétation du bacille tuberculeux et ses exigences spéciales de température :

« L'expectoration en litige est mêlée à du bouillon ordinaire ; on place ce mélange à 30°. Si les bacilles acido-résistants se multiplient dans ces conditions, on peut être sûr qu'il ne s'agit pas de vrais bacilles de *Koch*. Parfois, quand il s'agit de vrais bacilles de la tuberculose, on peut observer une multiplication des bacilles dans les crachats mêlés à certains milieux de culture et maintenus à la température de l'étuve. Cette multiplication peut s'expliquer par la présence, dans l'expectoration, de certaines substances venues du corps humain et se rapprochant de la globuline ; mais la multiplication, dans ces cas, est peu considérable et cesse au bout de 48 heures, tandis que, s'il s'agit de pseudo-bacilles de la tuberculose, il se fait un accroissement continu à 30°. »

On peut aussi, comme l'a proposé S. Piatkowski [2], se servir de la

1. *Centralbl. f. Bakt.*, XXX, 1901, n° 14, p. 513.
2. *Deutsch. med. Woch.*, 9 juin 1904.

méthode de Spengler en mettant à profit la sensibilité relativement faible des acido-résistants à la formaldéhyde. On procède alors de la manière suivante :

Le mélange microbien à examiner est émulsionné dans 10 centimètres cubes d'eau ou de bouillon stérile ; on y ajoute 2 ou 3 gouttes de formol et on agite énergiquement le contenu du tube. Une demi-heure après, on ensemence le liquide sur gélose ordinaire ou glycérinée, puis on répète cette opération de quart d'heure en quart d'heure. On obtient de la sorte un certain nombre de tubes qui fournissent une culture pure de bacilles acido-résistants, tous les autres microbes ayant été tués par le formol.

Il est souvent utile de recourir à ces procédés, contrôlés par l'inoculation au cobaye, pour éviter des erreurs de diagnostic dans certains cas douteux. R. Milchner [1] en a fourni un exemple curieux à propos d'un malade âgé de 52 ans dont l'examen physique, les symptômes fonctionnels et les hémoptysies répétées, plaidaient en faveur de la tuberculose, bien que l'état général se maintînt en apparence excellent. Les crachats renfermaient en abondance des bacilles acido-résistants, mais l'inoculation aux animaux resta négative. A la suite d'une nouvelle et dernière hémoptysie, les crachats, qui continuaient à être riches en bacilles, sont devenus fétides, ce qui fit penser à la dilatation des bronches, et, en effet, on constata à l'autopsie une énorme bronchiectasie. L'examen macroscopique des poumons, ainsi que des ganglions péribronchiques, fait avec le plus grand soin, ne révéla pas la moindre trace de caséification, ni même d'induration.

Sur les coupes, Milchner ne put trouver aucun bacille, par suite d'un accident qu'il importe d'éviter : il avait fixé ses pièces, les unes dans l'alcool, les autres dans le formol. Or, lorsqu'on soumet des tissus contenant des acido-résistants à l'action de l'un ou de l'autre de ces réactifs fixateurs, les bacilles dont il s'agit perdent la propriété de se colorer.

E. W. Twort et G. L. Y. Ingram [2] indiquent, comme milieu différentiel de culture, le milieu à l'œuf de Dorset mélangé de corps de bacilles acido-résistants tués et, de préférence, desséchés. Le bacille tuberculeux humain ou bovin ne pousse pas dans ces conditions, tandis que le bacille de la fléole, par exemple, fournit des cultures très abondantes. Il n'est même pas nécessaire d'employer des microbes entiers : les extraits glycérinés salés, les extraits alcooliques réussiraient aussi bien.

Indépendamment des caractères de culture et en partant de celles-ci, on peut différencier les paratuberculeux d'avec les bacilles tuberculeux vrais :

---

1. *Deutsch. med. Woch.*, 20 juil. 1903.
2. *Proceed. Roy. Soc.*, LXXXIX, 1912.

1° Par l'étude de leurs produits de sécrétion ;

2° Par les réactions d'agglutination avec le sérum des animaux vaccinés ;

3° Par leurs propriétés pathogéniques.

Les produits de sécrétion des acido-résistants paratuberculeux sont à peu près totalement dépourvus de toute toxicité pour les animaux tuberculeux.

Borrel, Pinoy et Burnet [1], à l'Institut Pasteur, n'ont jamais pu obtenir de tuberculine avec les extraits glycérinés de cultures du bacille de la *fléole de* Mœller, non plus qu'avec celui du beurre, isolé par J. Binot. Ils n'ont pas réussi davantage à tuer des cobayes tuberculeux en leur injectant à haute dose les corps microbiens de ces mêmes bacilles.

En ce qui concerne les réactions d'agglutination, Defalle [2], Paul Courmont et Descos [3], qui les ont étudiées en se servant du bacille de Binot et du Korn I, trouvent qu'elles ne fournissent aucun élément d'identification précis. Les bacilles acido-résistants, suivant eux, sont peu ou mal agglutinables par les sérums homologues et ils ne sont pas agglutinables par le sérum de sujets tuberculeux. Même les sérums d'animaux préparés avec le bacille homogène d'Arloing, qui sont très agglutinants pour ce bacille homogène, ont une action à peu près nulle sur les acidophiles.

Quant aux propriétés pathogéniques, on peut dire, d'une façon générale, que les bacilles acido-résistants paratuberculeux sont, à petites doses, le plus souvent inoffensifs pour les animaux d'expériences. Certains d'entre eux, ainsi que nous l'avons dit, sont cependant capables de provoquer la formation de tubercules, comme le font beaucoup de corps étrangers plus ou moins irritants, tels que la poudre de lycopode ou les larves de certains parasites. Mais ces tubercules n'ont aucune tendance à produire des lésions extensives. *Ils ne sont jamais réinoculables en série sur d'autres animaux*, et, lorsqu'on injecte par voie intraveineuse, chez le lapin par exemple, des bacilles acido-résistants, ceux-ci présentent une aptitude particulière, comme les mycoses, à se localiser dans les reins.

C. — ACTION DES BACILLES PARATUBERCULEUX SUR L'ÉVOLUTION DE LA TUBERCULOSE.

Plusieurs expérimentateurs ont cherché à vacciner contre la tuberculose en traitant des animaux par des injections préalables de cultures de paratuberculeux. F. Klemperer [4] a fait de nombreuses tentatives dans ce sens. Il croit être arrivé, en injectant 21 fois, dans l'espace de trois mois

1. *Bulletin de l'Institut Pasteur*, 1904, p. 420.
2. *Annales de l'Institut Pasteur*, août 1902.
3. *Archives de médecine expérimentale*, janv. 1903.
4. *Zeitsch. f. klin. Med.*, XLVIII, fasc. 1 et 2, 1903.

et demi, le volume d'une anse de culture de bacilles du lait dans le péritoine de cobayes, à obtenir chez ces animaux une résistance appréciable vis-à-vis de l'inoculation virulente d'épreuve. Mais il ne s'agit que de simples retards de mortalité par rapport aux témoins.

Les grands animaux, tels que la chèvre, le veau, ne sont en aucune manière vaccinés par les injections intraveineuses du bacille de la fléole et ils n'acquièrent pas même, du fait de ces injections, la moindre résistance à l'égard des inoculations virulentes de bacille tuberculeux d'origine bovine.

Nous avons pu constater, avec C. Guérin [1], que l'ingestion de ce même bacille de la fléole est inoffensive pour les jeunes chevreaux ; mais elle peut produire une adénopathie mésentérique, et cette réaction ganglionnaire, pourtant intense, n'exerce aucun pouvoir vaccinant vis-à-vis de la tuberculose. Voici d'ailleurs les expériences que nous avons faites à ce sujet :

Deux chevreaux, nés le 27 avril 1905, ingèrent à la sonde œsophagienne, le lendemain de leur naissance et les 5, 6, 15 et 17 mai suivant, chaque fois o gr. o5 de culture fraîche de fléole. Ils restent en parfaite santé. L'un d'eux est sacrifié le 12 juillet. On trouve le chapelet ganglionnaire mésentérique considérablement augmenté de volume. Les ganglions ne forment plus qu'un énorme cordon. Certains atteignent la grosseur d'une noisette. Sur les coupes, dans la zone corticale, on voit des îlots blancs scléreux. Pas de bacilles colorables. L'inoculation de l'un de ces ganglions, broyé, dans le péritoine de 4 cobayes, laisse ces animaux indemnes. Le foie, la rate, les poumons et les ganglions thoraciques ne présentent aucune lésion.

L'autre chevreau, qui a ingéré les 5, 6, 16 et 17 mai, o gr. o5 de culture de fléole, reçoit à la sonde, les 13, 14, 15 et 16 juin, o gr. o5 de tuberculose bovine fraîche. Le 9 juillet suivant il commence à maigrir et à tousser. On le sacrifie le 10. Les ganglions mésentériques sont peu volumineux, mais ils montrent dans leur couche corticale un assez grand nombre de petits tubercules caséeux. Les autres organes de l'abdomen sont sains. En revanche, les poumons apparaissent farcis de tubercules et presque entièrement hépatisés. Les ganglions du médiastin postérieur sont énormes ; les péribronchiques et rétropharyngiens sont encore intacts. Un fragment de poumon, trituré, est inoculé sous la peau de deux cobayes qui meurent en 45 jours de tuberculose généralisée.

De tels résultats sont de nature à faire écarter l'idée, émise par certains auteurs, d'une origine commune des bacilles paratuberculeux et des tuberculeux vrais.

Les para ou pseudo-tuberculeux acido-résistants appartiennent peut-

1. *Annales de l'Institut Pasteur*, 1905, p. 601.

être à la même famille botanique que le *Bacillus tuberculosus*, celle des *Oospora*; mais ils constituent des espèces bien distinctes, entre lesquelles rien n'autorise à admettre la possibilité de mutations réciproques.

D. — EXPÉRIENCES DE J. FERRAN SUR LE TRANSFORMISME DU BACILLE TUBERCULEUX EN SAPROPHYTE.

J. FERRAN [1] (de Barcelone), dans une série de travaux dont on trouvera le point de départ dans une note de ce savant à l'Académie des sciences de Paris du 6 août 1897, croit avoir observé les transformations du bacille tuberculeux en véritable saprophyte mobile et cilié, ayant perdu toute propriété acido-résistante et ayant pris l'aspect et les réactions chromatiques du *Bacillus coli*.

C'est en ensemençant le bacille de Koch dans des bouillons de plus en plus pauvres en glucose, en glycérine et en peptone, et en agitant quotidiennement les cultures (comme le fit plus tard S. ARLOING), que J. FERRAN a obtenu des races émulsionnables, homogènes, à éléments bacillaires ciliés et mobiles. Ces microbes se développent alors à la température ordinaire, acidifient les milieux lactosés, donnent la réaction de l'indol dans les milieux peptonés, et se laisseraient agglutiner par le sérum des sujets tuberculeux. Leurs cultures en sérum liquide de cheval, de mouton ou de bœuf, faites à la température du laboratoire, ensuite injectées, à doses fractionnées et répétées, sous la peau du cobaye, déterminent d'abord de l'œdème, puis un phlegmon. Les bacilles isolés de la sérosité de cet œdème ou du pus, reportés en sérum liquide, donnent une culture à odeur très caractéristique de sperme humain et qui possède les réactions que POEHL attribue à la *spermine*. « Il semble, dit FERRAN, que ce soient les leucocytes accompagnant la semence qui exaltent sa fonction spermigène. »

On peut rendre à cette variété coli-bacillaire du bacille de Koch, d'après J. FERRAN, son action tuberculogène. Il faut, pour cela, exalter sa virulence au moyen d'inoculations en séries de cobaye à cobaye, et l'inoculer ainsi jusqu'à ce qu'un premier animal meure, puis un second, etc... Aux lésions inflammatoires phlegmasiques succèdent bientôt des lésions tuberculiformes et, quand les tubercules apparaissent, on y retrouve le bacille de Koch avec ses caractères normaux d'acido-résistance.

En 1903 J. AUCLAIR [2] fit paraître un mémoire dans lequel il confirmait en partie les recherches de J. FERRAN. Il a obtenu, lui aussi, en partant d'une culture authentique de bacille de Koch, un microbe se développant en culture homogène, poussant rapidement sur les milieux

---

1. *Revue de médecine*, déc. 1901 et janv. 1902. — *Archives générales de médecine*, 6 janv. 1903.
2. *Archives de médecine expérimentale*, juil. 1903.

usuels, surtout à 37°, et ressemblant au *Bacillus coli*. Cette variété saprophyte ne serait plus virulente pour le cobaye et le lapin : les bacilles paraissent être rapidement détruits dans les tissus. Mais, après des inoculations répétées et espacées, les animaux finissaient par succomber, au bout de plusieurs mois, de cachexie et sans lésions nodulaires dans les organes.

Auclair n'a pas réussi à transformer inversement son bacille saprophyte en bacille de Koch : il pense que c'est peut-être parce qu'il a poussé plus loin que J. Ferran la transformation, de telle sorte que les caractères de saprophytisme sont mieux fixés.

Cette hypothèse transformiste un peu hardie n'a pas été vérifiée depuis, malgré les tentatives de nombreux expérimentateurs. Cependant J. Ferran est toujours convaincu de son exactitude, et nous verrons, dans un autre chapitre (XLII), qu'il poursuit avec persévérance des essais en vue d'utiliser comme *vaccins* contre la tuberculose ses bactéries non tuberculogènes dérivées du bacille de Koch [1].

---

1. L'étude de la pseudo-tuberculose zoogléique de Malassez et Vignal, de même que celle des diverses pseudo-tuberculoses produites par des microbes non acido-résistants (pseudo-tuberculose des rongeurs ou pseudo-tuberculose de l'homme) n'entre pas dans le cadre de cet ouvrage. Le lecteur qui désirerait s'initier aux travaux relatifs à ces agents pathogènes en trouvera une bonne bibliographie dans les mémoires de K. Saisawa, in *Zeitsch. f. Hygiene*, 1913, vol. LXXIII, p. 353, 398 et 420.

TROISIÈME PARTIE

PROCESSUS DE DÉFENSE ET DIAGNOSTIC
DE L'INFECTION TUBERCULEUSE

RÉACTIONS DE DÉFENSE DE L'ORGANISME CONTRE L'INFECTION TUBERCULEUSE. DIASTASES CELLULAIRES

Lorsqu'un bacille tuberculeux vient à pénétrer dans un organisme sensible et vierge de toute infection tuberculeuse antérieure, que cette pénétration ait lieu par les voies lymphatiques — comme c'est le cas le plus général dans la contamination naturelle — ou par voie sanguine, par exemple à la suite d'une inoculation intraveineuse, il devient immédiatement la proie d'un leucocyte à noyau polylobé qui l'englobe sans pouvoir le détruire, parce que cet élément microbien est merveilleusement protégé contre l'action digestive des sucs cellulaires par sa carapace de chitine, de cires et de graisses.

Si ce bacille est dépourvu de vitalité ou de virulence (bacilles desséchés, modifiés par les rayons lumineux, par le chauffage ou par des substances chimiques, bacilles provenant d'animaux d'autres espèces), il peut être véhiculé plus ou moins longtemps dans le système circulatoire ou rester à demeure dans quelque ganglion lymphatique voisin du point d'inoculation, mais il finit par être expulsé au dehors, soit avec le pus d'un abcès froid, soit avec les pigments biliaires par la voie hépatico-intestinale.

Si ce bacille est vivant et virulent, il se multiplie dans le phagocyte qui lui sert d'hôte, y sécrète ses poisons, le tue, et la destruction du leucocyte parasité met en liberté dans les humeurs, outre l'amas de bacilles jeunes qui s'étaient développés dans son protoplasme, des débris de noyaux cellulaires dégénérés et des *enzymes* complexes d'origine leucocytaire.

Parmi ces enzymes, les uns restent ce qu'ils étaient au sein du leucocyte normal (*protéase, lipase, amylase, oxydase, alexine*, etc.); d'autres se sont constitués avant la mort de la cellule et sont des produits anormaux résultant de la vie du bacille dans le protoplasma de la cellule parasitée. Le rôle de ces derniers dans l'évolution ultérieure de la maladie est de toute première importance. Il semble bien qu'ils soient les facteurs essentiels de la *sensibilisation* de l'organisme infecté et aussi de la *résistance* que cet organisme, ainsi que nous le verrons plus loin, est susceptible d'acquérir vis-à-vis des réinfections. Nous ne les connaissons encore que très imparfaitement d'ailleurs, mais certains d'entre eux se révèlent par leurs effets dont on peut mesurer l'intensité. C'est le cas tout au moins pour les *coagulines* et pour les *lysines*.

A. — PROTÉASE CELLULAIRE.

Les recherches de Fr. MÜLLER, de E. FISCHER, de E. ABDERHALDEN et celles de Eug. OPIE et BERTHA BARKER [1], ont montré que les leucocytes polynucléaires de l'homme et d'autres mammifères, particulièrement les neutrophiles (MÜLLER et JOCHMANN), contiennent un enzyme qui digère les substances albuminoïdes comme le fait la trypsine pancréatique en milieu faiblement alcalin. Les lymphocytes provenant des exsudats inflammatoires en renferment également un autre qui serait actif en milieu légèrement acide (HCl $1/100$ Norm.). On sait qu'il en est de même des ganglions lymphatiques et de la pulpe de certains organes tels que la moelle osseuse, le foie, la rate, le rein, et aussi des globulines du sérum normal. C'est à ces enzymes que sont dus les phénomènes d'autolyse (HEDIN) [2]. Mais, en même temps que la *leucoprotéase*, il existe dans le sérum normal une *antiprotéase* qui n'est détruite par le chauffage qu'à la température de 75° et qui se trouve généralement en tel excès que, dans l'organisme vivant, l'action digestive de la protéase sur les cellules est entravée. D'après OPIE et BARKER le sérum de lapin serait spécialement riche en antiprotéase et pauvre en protéase : ils expliquent par cette particularité le fait que chez cet animal on n'observe jamais de suppuration aboutissant à la liquéfaction des tissus.

Les mêmes savants ont étudié les propriétés de ces enzymes et antienzymes dans les organes et les exsudats tuberculeux. D'après leurs observations, la protéase des cellules épithélioïdes digère faiblement l'albumine en milieu acide et plus faiblement encore en milieu neutre. Cette protéase serait différente de celle des leucocytes polynucléaires, et son action ne serait pas empêchée par la sérosité d'un exsudat tuberculeux provoqué par l'injection de bacilles dans la cavité pleurale du chien, tandis qu'elle est inhibée par le sérum du sang du même animal. Deux observations indiqueraient que cette activité protéolytique disparaît immédiatement avant la mort et qu'elle ne se manifeste que dans les exsudats des animaux inoculés avec un bacille vis-à-vis duquel ils sont relativement résistants, tandis qu'elle manque totalement chez les animaux inoculés avec un bacille très virulent (b. bovin pour le chien).

Les exsudats pleurétiques humains, dans les expériences d'OPIE et BARKER, se sont montrés inactifs.

1. *Journ. of Exp. Med.*, 1907, p. 207 ; 1908, p. 645 ; 1909, p. 686.
2. *Journ. of Physiol.*, 1904, vol. XXX, p. 155.

Il ne semble donc pas que la *leuco* ni la *lymphoprotéase* interviennent d'une manière appréciable dans la digestion du bacille tuberculeux par le protoplasma leucocytaire, d'autant que ce bacille est merveilleusement protégé contre ces actions digestives par son enveloppe ciro–graisseuse. Seuls les enzymes agissant sur celle-ci, parmi lesquels la *lipase* est le mieux étudiée, peuvent jouer un rôle de quelque importance.

B. — FERMENTS LIPOLYTIQUES CELLULAIRES.

Les leucocytes, le sérum du sang et les cellules de certains organes, surtout glandulaires, principalement le pancréas, la rate, les ganglions lymphatiques, renferment normalement des enzymes qui ont la propriété de décomposer les matières grasses en acides gras et en glycérine. D'après Bergel, ils seraient surtout abondant dans les *lymphocytes*.

On a donné à ces enzymes le nom de *lipases*. Hanriot a montré qu'ils étaient réversibles : en milieu alcalin ils décomposent les graisses en acides gras et en glycérine, mais en milieu acide ils combinent au contraire les acides gras et la glycérine en créant des graisses neutres.

N. Fiessinger et P.-L. Marie [1] ont cherché à déterminer, en utilisant les méthodes de dosage proposées par Hanriot et Camus [2] et par Clerc, le pouvoir lipolytique des ganglions lymphatiques, de la rate et de la moelle osseuse, vis-à-vis de la monobutyrine et vis-à-vis de la graisse de beurre neutre. Ils ont ainsi trouvé que le suc de ces organes possède une activité lipolytique plus grande chez le mouton et le veau que chez le cobaye et le lapin. La lipase serait surtout abondante dans les tissus lymphoïdes, rate et ganglions. On en trouve aussi dans les exsudats à lymphocytes (liquides de pleurésie, d'ascite, d'hydrothorax, d'hydarthrose), tandis qu'elle manquerait dans les exsudats à polynucléaires des suppurations aiguës.

D'après N. Fiessinger et P.-L. Marie [3], la lipase extraite des suppurations tuberculeuses exercerait une action caractéristique sur le bacille de *Koch*. En faisant agir sur des émulsions de ce dernier des quantités définies de liquide lipasique pendant 24 heures à 52° et en centrifugeant ensuite, l'enveloppe graisseuse du bacille semble attaquée, car les éléments microbiens apparaissent plus grêles et granuleux : on peut s'en convaincre en les colorant par la méthode de Fontès ou par celle de Much.

Plusieurs expérimentateurs ont naturellement été conduits à rechercher s'il ne serait pas possible d'accroître la puissance lipasique du sérum des sujets tuberculeux, soit en leur faisant ingérer des graisses animales telles que l'huile de foie de morue, soit en leur injectant sous

1. *Société de biologie*, 10 et 17 juil. 1909.
2. *Comptes rendus de l'Académie des sciences*, 1897, vol. CXXIII, p. 831, et CXXXV, p. 235.
3. *Revue de la tuberculose*, 1910, p. 186.

la peau des quantités croissantes de ces mêmes graisses, ou d'autres lipoïdes tels que la lécithine, ou encore des bacilles tuberculeux tués. Ces essais, que j'ai répétés moi-même à diverses reprises, n'ont donné aucun résultat encourageant. On arrive bien, par des injections graduées de monobutyrine ou de graisses neutres, à accroître sensiblement la teneur du sérum en lipase, mais les animaux neufs, ou déjà tuberculeux, traités par des huiles d'origine animale (huile de pied de bœuf et huile de foie de morue, par exemple), par la lécithine ou d'autres lipoïdes, ne présentent pas une résistance plus grande à l'infection tuberculeuse que les témoins. Quant aux injections de bacilles tuberculeux tués, elles déterminent un abaissement du pouvoir lipasique et une augmentation du pouvoir antitryptique du sérum chez les cobayes et les lapins (Nina Kotschneff) [1].

D'autres tentatives ont été faites en ajoutant aux graisses des émulsions de cire d'abeille ou des émulsions de cires extraites des bacilles tuberculeux par le xylol à froid ou bouillant. J'ai fait avec C. Guérin, à l'Institut Pasteur de Lille, de nombreuses expériences avec ces produits sur des bovidés [2]. L'échec a été aussi complet.

Chez aucun de nos animaux, traités préventivement ou thérapeutiquement par les lipoïdes, nous n'avons observé d'immunité, même partielle, vis-à-vis des infections expérimentales.

Pourtant les larves de certains insectes, tels que l'*Achræ grisella*, le *Bombyx molitor*, etc., sont capables de digérer les cires. Metchnikoff a fait étudier à ce point de vue dans son laboratoire, par Métalnikoff [3], la chenille d'une espèce de mites qui infestent fréquemment les ruches d'abeilles. Cette chenille de *Galleria melonella* ne peut pas être nourrie avec des bacilles tuberculeux au lieu de la cire qui est son aliment normal. D'après Métalnikoff, la larve détruit pourtant ces bacilles avec une rapidité extrême lorsqu'ils sont introduits par inoculation dans ses tissus, et cette destruction s'opère à l'intérieur des leucocytes où on ne les retrouve que sous la forme d'un pigment brun. Mais les recherches ultérieures de W. V. Konstantinowitsch [4] (de Kiew) ont montré que, après 5 à 10 jours, les bacilles étaient encore intacts et leur virulence non modifiée Il est d'ailleurs impossible de mettre en évidence l'action cérolytique, soit du sang des chenilles, soit du protoplasma de leurs leucocytes, sur les cires tuberculeuses *in vitro*. Il n'est pas davantage possible d'obtenir, par des injections répétées d'émulsions de cires tuberculeuses ou de cire d'abeille, la production d'une *cérolysine* dans le sérum des animaux à sang chaud.

1. *Biochem Zeitsch.*, vol. LV, 1913, p. 481.
2. *Annales de l'Institut Pasteur*, avril 1914, p. 329.
3. *Archives des sciences biologiques de Petrograd*, 1906, t. XII, p. 300, et 1907, t. XIII, p. 169. — *Société de biologie*, 23 janv. 1914, p. 95, et *Zeitsch. f. Immunit.*, vol. XXII, 1914, p. 235.
4. *Zeitsch. f. Hyg.*, 1909, vol. LXIII, p. 224.

Toutes les tentatives effectuées dans ce sens par divers expérimentateurs et par moi–même ont été infructueuses, et les seuls résultats favorables annoncés par DEYCKE-PACHA et RESCHID-BEY [1] n'ont jamais pu être confirmés.

C. — COAGULINES.

Les *coagulines*, produisant une sorte de condensation du protoplasma bacillaire, modifient l'état physique et chimique des cellules microbiennes, de telle sorte que celles-ci deviennent aptes à s'agglomérer soit *in vivo*, dans les humeurs, soit même *in vitro*, ainsi que nous le constatons sous les apparences du phénomène de l'*agglutination*.

L'agglomération *in vivo* a pour conséquences : l'agglomération des bacilles en amas parmi les débris nucléaires des phagocytes morts ; l'intervention, puis la dégénérescence des gros mononucléaires macrophages et la formation des cellules géantes caractéristiques du *tubercule*.

L'agglomération *in vitro*, réalisable dans un verre de montre ou dans un tube à essai par la mise en contact d'une émulsion de bacilles et d'un sérum de sujet tuberculeux, atteste que ce sérum contient des coagulines libres dans les albumines du sang de malade, et l'abondance de ces coagulines nous est révélée par la quantité de sérum qu'on devra ajouter à une quantité déterminée de bacilles pour produire l'agglutination totale de ces derniers.

Ce phénomène d'agglutination *in vitro* peut être utilisé pour établir le diagnostic et même, dans une certaine mesure, le pronostic de l'infection tuberculeuse. Nous étudierons plus loin, dans ce même chapitre, les applications pratiques qui en ont été proposées.

D. — LYSINES.

Au contraire des coagulines, les lysines sont, ainsi que l'a clairement montré MAURICE NICOLLE [2], des agents de décondensation qui « attaquent les cellules microbiennes d'une façon plus ou moins brutale et en libèrent des poisons auxquels on peut donner le nom d'*endotoxines vraies* ». Elles agissent aussi sur les toxines et, dans le cas particulier de l'infection tuberculeuse, sur les tuberculines.

C'est vraisemblablement à cette action *lytique* des humeurs des sujets tuberculeux sur les endotoxines bacillaires et sur les tuberculines que sont dues les réactions tuberculiniques locales ou générales et aussi celles que produit chez ces mêmes sujets l'injection de bacilles morts, entiers, ou débarrassés de leurs enveloppes ciro-graisseuses par des dissolvants appropriés (éther, chloroforme, xylol).

Cette lysine n'existant pas dans l'organisme des sujets sains, on com-

1. *Deutsch. med. Woch.*, 1907, n° 3.
2. *Annales de l'Institut Pasteur*, 1908, p. 132 et 237.

prend que tuberculines, extraits bacillaires et bacilles morts, ne produisent aucun effet réactionnel chez ces derniers.

Les lysines que renferme le sérum des sujets tuberculeux ne peuvent pas être mises en évidence *in vitro* comme les coagulines. Elles ne modifient sensiblement ni la forme extérieure, ni les propriétés physiques du bacille tuberculeux. Elles ne dissolvent pas sa charpente de chitine, de cire et de graisses, et elles le laissent apparemment intact. Elles s'attaquent seulement à ses produits de sécrétion et aussi à ses sucs protoplasmiques, lorsqu'elles peuvent pénétrer jusqu'à eux à travers sa membrane d'enveloppe.

Pourtant certains expérimentateurs croient avoir observé, *in vivo* et *in vitro*, une véritable lyse, au moins partielle, des bacilles traités, dans certaines conditions, par contact plus ou moins prolongé avec le sang ou d'autres humeurs d'animaux tuberculeux.

C'est ainsi que, d'après DEYCKE et MUCH [1], MUCH et LESCHKE [2], R. KRAUS et G. HOFER [3], WILFRED H. MANWARING et J. BRONFENBRENNER [4], lorsqu'on injecte dans la cavité péritonéale de cobayes tuberculeux, ou de cobayes artificiellement immunisés, une émulsion de bacilles, ceux-ci disparaissent rapidement de l'exsudat péritonéal et on trouve dans ce liquide des formes granuleuses atypiques, non colorables par le Ziehl, mais ressemblant à des fragments de microbes.

C'est ainsi également que KARWACKI (de Varsovie), COGGIA FIGARI et MARZAGALLI et les élèves de MARAGLIANO (de Gênes) attribuent au sérum antituberculeux préparé par ce savant la propriété de dissoudre *in vitro* les bacilles après un contact prolongé à l'étuve. Les éléments microbiens perdraient leur réaction colorante, deviendraient granuleux, et les lapins auxquels on les inocule dans la chambre antérieure de l'œil ne prendraient pas la tuberculose.

J'ai essayé, pour ma part, de répéter ces expériences, non seulement avec la « bactériolysine » dont le professeur MARAGLIANO avait bien voulu m'envoyer quelques ampoules, mais aussi avec d'autres sérums auxquels les expérimentateurs qui les préparaient attribuaient des propriétés bactériolytiques (sérums de VALLÉE, d'Alfort; de RAPPIN, de Nantes) ; j'ai contrôlé avec mes collaborateurs C. GUÉRIN et R. LETULLE les faits avancés par DEYCKE et MUCH, KRAUS et HOFER, puis par E. RIST, LÉON KINDBERG et J. ROLLAND [5], sur la bactériolyse intrapéritonéale chez le cobaye tuberculeux, mais je n'ai jamais pu constater, *in vitro*, la lyse véritable d'un bacille et j'ai dû me convaincre que les observateurs qui

---

1. *Beitr. z. Klin. d. Tub.*, 1910, vol. XV, p. 277.
2. *Id.*, 1911, vol. XX, p. 405.
3. *Deutsch. med. Woch.*, 1911, nᵒ 26 ; 1912, nᵒ 38, et *Wien. klin. Woch.*, 1912, nᵒ 25.
4. *Journ. of Exp. Med.*, déc. 1913, vol. XVIII, nᵒ 6.
5. *Annales de médecine*, mars et avril 1914.

pensaient l'avoir vue se produire sous leurs yeux avaient pu être trompés par ce fait que les sérums dont ils se servaient étaient très agglutinants. En vérité, les éléments microbiens s'accolent entre eux en amas sous l'influence de ces sérums, ou dans le péritoine des cobayes tuberculeux, mais ils ne sont en aucune manière *dissqus*. Leur enveloppe ciro-graisseuse les protège contre les actions lytiques.

Il est parfaitement exact que si l'on injecte comparativement, dans le péritoine de cobayes sains et dans celui de cobayes préalablement tuberculisés par voie sous-cutanée (sous-axillaire de préférence, comme l'ont fait MANWARING et BRONFENBRENNER, E. RIST, LÉON KINDBERG et J. ROLLAND), ou par voie péritonéale (ET. BRUNET) [1], une émulsion de bacilles, et si l'on prélève le liquide péritonéal au bout de temps variables de 15 minutes à 24 heures, à l'aide de pipettes effilées, on constate que, chez les cobayes tuberculeux, les éléments microbiens, phagocytés en moins grand nombre par les polynucléaires que chez les cobayes neufs, se montrent en petits amas denses, perlés. Si l'on sacrifie ces animaux au bout de temps variables après ces injections, on trouve, chez les cobayes neufs, ces petits amas disséminés un peu partout à la surface du péritoine et y formant des nodosités, tandis que chez les cobayes tuberculeux ces amas sont agglomérés en boules plus ou moins volumineuses, presque exclusivement sur l'épiploon. Mais, à l'intérieur de ces nodules, les bacilles sont toujours intacts. Il n'y a pas de bactériolyse.

D'autre part, si l'on porte à l'étuve à 37°, pendant des temps variables de 24 heures à 24 jours, des émulsions de bacilles et des quantités également variables de sérums frais de sujets tuberculeux ou d'animaux hyperimmuns, et qu'on inocule ensuite ces mélanges dans le péritoine de cobayes neufs, il arrive presque toujours que ces cobayes se tuberculisent plus rapidement et avec plus d'intensité que les cobayes inoculés avec la même quantité de bacilles ayant macéré pendant le même temps dans du sérum normal privé d'alexine par chauffage préalable à 58°. Il apparaît donc que, *loin de détruire les bacilles in vitro, les sérums de sujets tuberculeux en libèrent des substances toxiques* qui favorisent l'infection et l'intoxication par l'effet des lysines protoplasmiques qu'ils renferment (*agressines* de O. BAIL [2]); mais ces lysines n'exercent aucune action dissolvante sur la membrane d'enveloppe ciro-graisseuse de ces bacilles.

D'après les recherches de J. BARTEL [3], puis de NEUMANN et WITTGENSTEIN [4], de S. LIVIERATO [5], de FONTÈS [6], le suc de ganglions mésenté-

1. *Annales de l'Institut Pasteur*, mars 1915, p. 119.
2. *Wiener klin. Woch.*, 28 juil. 1904 et mai 1905.
3. *Id.*, 1905, n° 34.
4. *Id.*, 1906, n° 28.
5. *Centralbl. f. Bakt.* Orig., vol. LIV, 1910, fasc. 4, p. 332.
6. *Id.*, Orig., vol. L, 1909, p. 78.

riques normaux et aussi, quoique à un moindre degré, le suc de certains autres organes sains (*rate, foie, ovaire*), auraient la propriété de modifier, en l'atténuant, la virulence des bacilles tuberculeux par macération prolongée à 37°, tandis que le suc de poumon et le sang n'auraient aucune action.

On savait déjà, par d'anciennes expériences de S. Arloing [1], que les bacilles tuberculeux isolés des ganglions lymphatiques sont généralement moins virulents que ceux obtenus des foyers tuberculeux d'autres organes. Mais, en étudiant les faits avec plus de précision, on constate que les ganglions qui renferment des nodules tuberculeux en voie de caséification, ou caséifiés, représentent toujours, après avoir été soigneusement broyés, un excellent matériel pour l'obtention des cultures et pour les inoculations expérimentales ; de sorte qu'il n'est pas possible d'attribuer au tissu lymphoïde des propriétés protectrices ou atténuantes, ou d'y démontrer la présence de lysines spécifiques.

Il semble seulement, d'après ce qui a été dit ci-dessus, que les *lysines* jouent un rôle prépondérant dans la sensibilisation de l'organisme tuberculeux vis-à-vis des réinfections bacillaires comme vis-à-vis des tuberculines et des poisons bacillaires protoplasmiques, alors que les *coagulines* tendraient au contraire à immobiliser les bacilles et à les agglomérer en amas, — favorisant ainsi la genèse du *tubercule,* qui doit être envisagé comme un processus symbiotique de défense.

E. — PHÉNOMÈNE D'AGGLUTINATION ET SES APPLICATIONS PRATIQUES.

Les premières recherches systématiques sur le pouvoir agglutinant du sérum et des diverses humeurs des tuberculeux sont dues à S. Arloing [2]. Elles furent effectuées par ce savant en 1898, à l'aide de cultures dites *homogènes,* obtenues grâce à un procédé spécial.

Partant de cultures de diverses origines sur pomme de terre glycérinée dont le liquide contenu au fond du tube commence à se couvrir d'un voile mince, on noie ce dernier par une légère agitation. Lorsque le voile s'est reformé, on agite de nouveau. En répétant ensuite cette agitation chaque jour, les bacilles se dissocient et s'émulsionnent. On en prélève avec une pipette une petite quantité qu'on répartit dans une série de matras à fond plat, contenant du bouillon glycériné à 5 ou 6 p. 100. On porte à l'étuve à 38°. On agite chaque jour à diverses reprises ou, ce qui est préférable, on place les ballons sur un plateau agitateur mû par un mécanisme quelconque (dynamo, turbine ou moteur à air chaud). Pendant quatre ou cinq jours le bouillon reste parfaitement limpide, puis un léger dépôt apparaît au fond des vases et peu à peu toute la masse devient opalescente. La culture, réensemencée plusieurs fois dans

---

1. *Progrès médical,* 1886, n° 6, p. 291.
2. *Comptes rendus Académie des sciences,* 9, 16 et 31 mai 1898.

les mêmes conditions en milieu liquide et agité, finit par ne plus former de grumeaux ni d'amas microbiens. Examinée au microscope, en goutte pendante, elle montre des bacilles isolés ou par petits groupes, dont les éléments paraissent faiblement mobiles. Lorsqu'on cesse l'agitation, la culture finit par former un dépôt et le liquide surnageant s'éclaircit. Mais ce dépôt, réensemencé dans un nouveau matras de bouillon, donne encore une culture homogène, et si on le reporte sur pomme de terre glycérinée il se développe sous forme d'enduit gris jaunâtre, luisant et gras.

Pour la recherche du pouvoir agglutinant des sérums, S. Arloing et Paul Courmont recommandent d'employer des cultures dont le trouble est bien uniforme et âgées de 4 à 5 semaines[1]. On en dilue une petite quantité dans 50 à 60 volumes d'eau salée physiologique à 8 p. 1000 stérile et on verse dans quatre petits tubes à essai respectivement 5, 10, 20 et encore 20 gouttes de cette dilution. Chaque tube reçoit ensuite une goutte du sérum à étudier, sauf le quatrième, qui sert de témoin.

Les quatre tubes sont placés sur un support, inclinés à angle de 45°, et on les laisse au repos pendant 3 à 5 heures. Si le sérum est agglutinant, le liquide s'éclaircit et les bacilles se déposent en fins grumeaux pointillés. Si la clarification est complète dans les trois tubes et nulle dans le témoin, on en conclut que le sérum agglutine à 1/20. Si les deux premiers tubes seuls sont clarifiés, le taux d'agglutination est de 1/10.

L'examen macroscopique du dépôt ne suffit cependant pas : il faut aussi en pratiquer l'examen microscopique. Pour cela, on agite légèrement les tubes ; on en prélève une goutte à la pipette et on examine celle-ci en goutte pendante, ou entre lame et lamelle. Alors que, dans la préparation témoin, les bacilles apparaissent isolés ou en groupes peu nombreux, ils se montrent entassés en amas lorsqu'ils ont été en contact avec un sérum agglutinant.

Buard[2] a modifié cette technique. Il préfère verser dans quatre tubes la même quantité de dilution de culture, soit 15 gouttes, et ajouter à trois d'entre eux, — le quatrième servant de témoin, — 1, 2 et 3 gouttes de sérum.

Au lieu de tubes, on peut aussi commodément employer des verres de montre et observer l'agglutination sous le microscope à un faible grossissement.

Il est également possible d'utiliser, au lieu de cultures fraîches, des cultures tuées par addition de 0,25 pour 100 de formol, qui se conservent agglutinables pendant au moins 15 jours.

1. *Comptes rendus Académie des sciences*, 8 août et 19 sept. 1898. — *Gazette des hôpitaux*, 1er déc. 1900. — *Revue de la tuberculose*, 133 et 330, 1904.
2. Thèse de Bordeaux, 1900.

Le taux d'agglutination que l'on observe habituellement avec les sérums de malades tuberculeux varie de 1 p. 5 à 1 p. 20. Il atteint très rarement 1 p. 30 et exceptionnellement 1 p. 50.

P. Courmont recommande d'essayer toujours l'agglutinabilité de la culture avec un sérum étalon dont le pouvoir agglutinant a été préalablement déterminé. Il insiste aussi sur ce fait que la réaction n'est valable pour un sujet qu'à partir de la limite supérieure du pouvoir agglutinant du sérum des sujets normaux de même espèce et de même âge. En effet, les sérums normaux d'un grand nombre d'espèces animales agglutinent le bacille de *Koch*, comme aussi le bacille d'*Eberth*, le bacillus coli et beaucoup d'autres microbes. Le sérum de cheval, par exemple, agglutine à 1 p. 20, souvent à 1 p. 50, et Arloing a montré que le sérum de vache normale agglutine à 1 p. 5, alors que le sérum de veau n'agglutine pas.

Il faut aussi savoir que la réaction n'est pas rigoureusement spécifique. Un sérum d'animal non agglutinant peut le devenir si l'on injecte sous la peau de cet animal certaines substances chimiques telles que le gaïacol, l'eucalyptol, etc.

D'autre part, le sérum de certains malades atteints de diverses maladies infectieuses (pneumonie, fièvre typhoïde, érysipèle, ictère, grippe) devient fréquemment agglutinant, alors qu'il cesse de l'être après la convalescence.

Une réaction positive n'indique d'ailleurs en aucune manière qu'il s'agit d'une tuberculose en évolution, car on l'observe chez beaucoup d'individus cliniquement non tuberculeux, et des malades gravement atteints fournissent fréquemment une réaction négative.

Les statistiques d'Arloing et P. Courmont donnent une proportion de réactions positives de 87,9 % chez les tuberculeux avérés, de 34, 6 % chez les suspects, de 26,8 % chez les supposés sains. Toutefois, dans les tuberculoses chirurgicales, il y aurait 100 % de réactions positives.

Les auteurs qui ont méthodiquement étudié le sérum des sujets sains rapportent des chiffres un peu différents. C'est ainsi que Schraff trouve 42,5 % de réactions positives, Sabareanu et Salomon 59 %, V. Grysez et Job chez les jeunes soldats 40,5 %, Masius et L. Béco dans le milieu hospitalier de Liége 56,7 %.

Il est très probable que ces réactions positives révèlent des tuberculoses latentes, comme les réactions tuberculiniques, de sorte que la recherche des agglutinines dans le sérum n'aurait de valeur clinique que lorsqu'elle fournit des résultats négatifs.

Diverses humeurs autres que le sérum des sujets tuberculeux renferment aussi des agglutinines. P. Courmont en a trouvé presque toujours dans les épanchements pleurétiques, et le pronostic de la pleurésie lui paraît d'autant plus favorable que le taux d'agglutination est plus élevé. Il en existe aussi parfois dans le liquide d'ascite, dans celui des hydarthroses et dans l'hydrocèle. Elles manquent, au contraire, dans les épanchements méningés. L. Karwacki [1] a signalé leur existence dans les crachats de phtisiques où elles seraient particulièrement abondantes.

Le sérum des nouveau-nés issus de mères tuberculeuses n'agglutine pas, en général, le bacille tuberculeux (Lagriffoul [2], Descos [3]). Pourtant, quand l'agglutinine est très abondante dans le sang de la mère, il arrive qu'on décèle sa présence, en beaucoup plus faible quantité, dans l'organisme fœtal.

Chez les bovidés, S. Arloing a pratiqué systématiquement l'autopsie après la séro-réaction. Le résultat a été positif pour 69 animaux tuberculeux sur 70, et négatif pour 80 animaux indemnes.

Il semble donc qu'au cours de l'infection tuberculeuse les diverses humeurs acquièrent la propriété d'agglutiner les bacilles à l'état d'émulsions stables, telles qu'on peut en obtenir par la culture dite *homogène* de S. Arloing.

Il n'est cependant pas indispensable de recourir à ce type de bacilles, qui est profondément modifié dans ses propriétés biologiques, au point d'avoir perdu presque toute virulence du moins pour le bœuf. On peut utiliser, avec une égale commodité, soit des bacilles rendus émulsionnables par la culture sur pomme de terre biliée glycérinée (Calmette et Guérin), soit des bacilles broyés au mortier d'agate en présence d'un peu de bile de bœuf, ou de jaune d'œuf, de quelques gouttes d'une solution hydroalcoolique de lécithine ou même de liquides alcalins.

L'agglutinabilité des bacilles tuberculeux varie d'ailleurs considérablement suivant leur provenance bovine, humaine ou aviaire, suivant les milieux dans lesquels ils ont été cultivés et suivant la concentration de l'émulsion qu'on en prépare.

De même, le pouvoir agglutinant des sérums est également très variable selon les sujets qui le fournissent, selon la période de la maladie, selon la température à laquelle on les fait agir sur les émulsions bacillaires et selon le mode de préparation de celles-ci.

Dans chaque expérience, les conditions qui précèdent doivent donc être précisées.

Ainsi que nous le verrons plus loin, au cours de l'immunisation antituberculeuse expérimentale le pouvoir agglutinant du sérum augmente d'abord jusqu'à atteindre des taux considérablement plus élevés que ceux que l'on observe chez les malades, puis ensuite il décroît, de sorte qu'*il n'y a aucun parallélisme entre ce pouvoir agglutinant et l'immunité*. Avec le sérum d'un cheval traité, en l'espace d'une année, par 5 injections de 10 à 70 milligr. de bacilles humains virulents, en in-

---

1. *Société de biologie*, 25 fév. 1911.
2. *Id.*, 25 juil. 1903.
3. *Journal de physiologie et de pathologie générales*, 15 janv. 1903.

jections intraveineuses, G. Sobernheim [1] a pu obtenir des taux d'agglutination variant de 1 p. 1.000 à 1 p. 5.000. Dans nos expériences avec C. Guérin, notre sérum de bovidés hypervaccinés agglutinait jusqu'à 1 p. 12.000 !

F. — PHÉNOMÈNE DE PRÉCIPITATION. — PRÉCIPITINES TUBERCULEUSES ET PRÉCIPITO-DIAGNOSTIC.

Dans une communication à l'Académie des sciences, en 1909, je montrais avec L. Massol [2] que les sérums de bovidés traités, en vue de leur immunisation, par des injections intraveineuses de bacilles cultivés sur bile, fournissent un précipité en présence de diverses tuberculines.

André Jousset [3], Vallée et Finzi [4] constatèrent bientôt le même fait et essayèrent d'utiliser ces sérums très précipitants pour le diagnostic de la tuberculose en mélangeant, par exemple (Jousset), 8 gouttes de sérosité suspecte à 32 gouttes de sérum précipitant. Les résultats, lus après une heure d'étuve à 38°, sont trop irréguliers pour que la réaction puisse être envisagée comme pratiquement utilisable.

Vincent et Combes [5] faisaient, sans plus de succès, presque en même temps, des tentatives pour appliquer la précipito-réaction au diagnostic des méningites tuberculeuses. Ils mélangent 100 gouttes de liquide céphalo-rachidien frais à 1 goutte de tuberculine brute. Après 12 heures d'étuve à 38° ou à 55° il se forme un louche très net. Mais ce louche apparaît aussi avec les liquides céphalo-rachidiens de méningites non tuberculeuses et avec ceux des malades atteints de syphilis cérébrale (Vincent, Straus, Teissier) ou de fièvre typhoïde. Toutefois une réaction négative permettrait d'exclure la suspicion de tuberculose.

Des recherches analogues avaient déjà été faites par Bonome en 1907 [6]. En préparant des extraits de bacilles ou d'organes tuberculeux humains ou bovins, et en mettant ces extraits en contact avec des sérums de tuberculeux, cet auteur avait cru observer la formation de précipités assez nets pour pouvoir, non seulement poser un diagnostic, mais même reconnaître l'origine bovine ou humaine de l'affection.

Damman et Stedefelder, puis Zwick [7], ne tardèrent d'ailleurs pas à constater que cette technique ne fournissait aucune indication utile. Szaboky [8], Stoerck [9], Porter [10], montrèrent en outre que la réaction

1. *Zeitsch. f. Immunitätsforsch*, 1910, vol. V, p. 349.
2. *Comptes rendus Académie des sciences*, 8 nov. 1909.
3. *Société de biologie*, 18 déc. 1909.
4. *Id.*, 11 déc. 1909, 22 janv. et 12 fév. 1910.
5. *Id.*, 5 juin et 18 déc. 1909.
6. *Centralbl. f. Bakt*, Orig., XLIII, 391.
7. *Zeitsch. f Tub.*, 1909, XIV, 276.
8. *Folia Serologica*, 1909, III, 172.
9. *Wiener klin. Woch.*, 1909, LIX, 17,
10. *Journ. of Infectious Diseases*, 1910, VII, 87.

dont il s'agit est très souvent positive avec le sérum de sujets sains.

PORTER s'est appliqué à rechercher méthodiquement les précipitines dans le sérum de 682 sujets, dont 381 tuberculeux, parmi lesquels 25 avaient subi un traitement tuberculinique.

La technique qu'il a employée consistait à mélanger, dans un tube à essai, parties égales d'extrait bacillaire au cinquantième et de sérum au vingtième. L'extrait bacillaire était un filtrat sur porcelaine d'une émulsion tuberculeuse additionnée ou non d'acide phénique. Le mélange était mis à l'étuve à 37° pendant 12 heures.

L'auteur trouva une réaction positive chez :

12 p. 100 des sujets sains ;

35 p. 100 des tuberculeux au début ;

60 p. 100 des tuberculeux chroniques ;

20 p. 100 des tuberculeux cachectiques ou très gravement atteints.

Les sérums de 25 malades qui avaient subi le traitement tuberculinique fournissaient tous une réaction positive.

F. BEZANÇON et SERBONNES[1] ont fait des recherches dans le même sens en utilisant, comme substance précipitable, un filtrat obtenu en passant sur bougie Chamberland une émulsion de 3 gr. de bacilles tuberculeux humains broyés dans 60 cc. d'eau physiologique, stérilisée une demi-heure à 120°. Ils diluaient au dixième cet extrait bacillaire pour le mélanger aux sérums à étudier, lesquels n'étaient pas préalablement soumis au chauffage. Le mélange était laissé une heure à l'étuve à 37° et 12 heures à la température du laboratoire.

Les résultats obtenus dans ces conditions ont conduit BEZANÇON et SERBONNES, et aussi MIHIT[2], à conclure que la précipito-réaction n'a aucune valeur diagnostique ; elle leur paraît dénuée de toute spécificité, car les sérums de pneumoniques et ceux de typhiques, par exemple, fournissent un précipité très abondant. Mais, jusqu'à un certain point, on pourrait là considérer, lorsqu'elle est intense, comme un élément de pronostic favorable, car elle diminue ou disparaît dans les cas graves.

La suite de mes recherches avec L. MASSOL[3] a permis d'établir les faits suivants qui nous renseignent sur le mécanisme du phénomène :

1° Le sérum non chauffé ou chauffé des sujets tuberculeux (*hommes, bovidés, cobayes*) ne fournit que très exceptionnellement un précipité en présence de solutions de tuberculine ou de bouillon filtré de cultures de tuberculose humaine ou bovine. Dans l'une de nos séries d'expériences, sur 12 sérums de malades phtisiques et sur 5 sérums de bovidés saisis à

---

1. *Journal de physiologie et de pathologie générales*, 1909, p. 1097.

2. *Revue de la tuberculose*, juin 1910.

3. *Académie des sciences*, 25 juil. 1910.

l'abattoir pour tuberculose, que nous avons étudiés parallèlement en présence d'extrait bacillaire, la réaction de précipitation n'a été trouvée positive qu'une seule fois : il s'agissait d'un bœuf tuberculeux en très bon état de santé apparente.

2° Le sérum de bovidé ou de cheval hypervacciné contre le bacille bovin ou humain, et parfois aussi le sérum des sujets tuberculeux, fournissent fréquemment un précipité très net lorsqu'on les dilue de 5 volumes d'eau distillée. Ce précipité peut être séparé par centrifugation : 100 grammes de deux de nos sérums en ont donné respectivement 908 milligr. et 913 milligr. Il est insoluble dans l'eau salée physiologique. Dans les mêmes conditions, le sérum de bovidé normal donne un précipité impondérable.

La même réaction de précipitation par l'*eau distillée* s'observe souvent avec les sérums de sujets atteints de diverses maladies infectieuses (fièvre typhoïde, pneumonie, typhus exanthématique, etc.).

Elle n'est donc pas spécifique, mais révèle apparemment la mise en liberté d'une proportion plus ou moins grande de *globulines*.

3° Lorsqu'on ajoute au sérum d'animal hypervacciné contre le bacille bovin des quantités variables de diverses tuberculines (extrait aqueux bacillaire, tuberculine de Koch ou bouillon de culture filtré), on constate toujours la formation d'un précipité. La quantité de ce précipité peut être mesurée pour chaque sérum vis-à-vis d'une même tuberculine. C'est ainsi qu'avec deux de nos sérums, 1 cc. suffisait à déceler, après 1 heure à 37°, 0 mgr. 05 de tuberculine (extrait bacillaire). Cette même quantité de sérum épuisait 5 milligr. de tuberculine, c'est-à-dire que si, après centrifugation du précipité, on faisait agir sur lui une nouvelle quantité de tuberculine, il ne se montrait plus précipitable. Le précipité obtenu était insoluble dans l'eau pure ou physiologique ; il se redissolvait dans l'eau faiblement acidulée par l'acide chlorhydrique ou alcalinisée par la soude ; il se précipitait de nouveau lorsqu'on neutralisait la soude par l'acide acétique ou l'acide carbonique. En milieu légèrement acide il se coagulait par chauffage à 68°.

Ce précipité n'est pas constitué par de la tuberculine car, après plusieurs lavages et centrifugations successifs, il se montre *inactif chez les sujets tuberculeux*, soit par injection sous-cutanée, soit par cuti ou ophtalmoréaction, soit même par inoculation intra-cérébrale aux cobayes tuberculeux.

Il n'est pas davantage constitué par de la tuberculine sensibilisée (au sens des vaccins de Besredka, et contrairement à l'idée émise par Vallée), car, aux doses de précipité correspondant à la tuberculine initiale, il n'absorbe pas l'alexine et ne fournit pas la réaction de déviation de Bordet-Gengou.

Par contre, *le même sérum traité par la quantité de tuberculine susceptible de produire le maximum de précipité*, ou par des quantités moindres, et *dont on a séparé le précipité par centrifugation, contient à peu près toute la tuberculine initiale.* On obtient, avec des dilutions de ce sérum, débarrassé du précipité, les mêmes réactions tuberculiniques (sous-cutanées, cuti ou ophtalmo, toxicité intracérébrale) qu'avec les solutions de tuberculine aux mêmes titres. Donc il ne renferme pas d'*antituber-culine*.

4° Les sérums d'animaux hyperimmunisés contre la tuberculose four-nissent aussi, mais irrégulièrement, des précipités avec les extraits de bacilles pseudo-tuberculeux (b. acido-résistants de la fléole, du fumier, etc.) et quelquefois avec la malléine. Lorsqu'ils précipitent cette der-nière substance, les rendements sont sensiblement les mêmes que ceux fournis avec la tuberculine. Les sérums précipités par la malléine ne précipitent plus par la tuberculine, et inversement.

En conséquence, on doit admettre que, soit qu'il s'agisse de sérums de sujets tuberculeux, soit qu'il s'agisse de sérums d'animaux hyper-vaccinés contre la tuberculose bovine ou humaine, *les précipités formés dans les mélanges sérum + tuberculine ne sont constitués ni par de la tu-berculine en nature, ni par de la tuberculine sensibilisée ou neutralisée, la totalité de la tuberculine mise en œuvre (caractérisée par les réactions tuberculiniques et par la mesure de la toxicité intracérébrale chez le cobaye tuberculeux) restant intacte dans le liquide surnageant.*

En présence de ces résultats, s'il n'est pas niable que les phénomènes de précipitation que l'on observe fréquemment lorsqu'on met les sérums de tuberculeux en présence de tuberculine présentent un réel intérêt biologique, on doit conclure qu'il n'est pas possible d'en tirer parti pour le diagnostic de l'infection tuberculeuse.

RÉACTIONS DE DÉFENSE DE L'ORGANISME CONTRE L'INFECTION TUBERCULEUSE (*suite*).

ALEXINE ET SENSIBILISATRICES OU « ANTICORPS ». — OPSONINES. — CYTOLOGIE DES EXSUDATS OU ÉPANCHEMENTS SÉRO-FIBRINEUX. — CYTO-DIAGNOSTIC.

A. — ALEXINE ET SENSIBILISATRICES. — TITRAGE DE L'ALEXINE DANS LE SÉRUM DU SANG.

On sait que, parmi les substances de nature diastasique que renferment les sérums, il en est deux surtout qui jouent un rôle capital dans la défense de l'organisme contre les éléments infectieux : ce sont l'*alexine* et les *sensibilisatrices*.

L'alexine, ainsi dénommée par Büchner en 1892, — appelée *cytase* par Metchnikoff, *complément* (ou corps intermédiaire), par Ehrlich, — existe dans le protoplasma de diverses cellules de l'organisme et est surtout abondante dans les leucocytes polynucléaires qui la déversent dans le sérum après leur mort. Tous les sérums normaux en contiennent des quantités plus ou moins considérables. Elle est détruite par le chauffage à 55°, donc *thermolabile*. Elle est, par elle-même, incapable d'exercer aucune action de dissolution ou de digestion sur les éléments microbiens ou cellulaires étrangers, mais elle possède la propriété de se fixer sur ces éléments soit *in vivo*, soit *in vitro*, d'être *absorbée* par eux, comme par un phénomène de teinture (*J. BORDET*).

Les *sensibilisatrices* ou *anticorps* (auxquels Ehrlich a donné le nom d'*ambocepteurs*) sont excrétés dans les humeurs, principalement dans le sang, par les leucocytes et par d'autres cellules de divers organes (rate, ganglions lymphatiques, moelle osseuse). Ils se trouvent en petites quantités dans les sérums normaux et en beaucoup plus grande abondance dans les sérums de sujets vaccinés. Chez ces derniers ils présentent un caractère de spécificité tout à fait manifeste qui s'accuse davantage lorsque l'immunité est artificiellement conférée et renforcée.

Ils résistent au chauffage à 55° et ne sont détruits qu'au delà de 65° ; quelques-uns même supportent des températures encore plus élevées. Ils sont donc *thermostabiles*.

Ces sensibilisatrices, comme l'alexine, n'exercent par elles-mêmes, isolément, aucune action sur les éléments microbiens ou cellulaires étrangers. Mais si elles sont mises en présence de l'alexine, soit *in vivo*, soit lorsque celle-ci a été préalablement *fixée in vitro* (ou *absorbée*) par des microbes ou par des éléments cellulaires étrangers, elles rendent possible la digestion ou la dissolution de ces derniers. J. Bordet interprète ce phénomène en disant que *les sensibilisatrices opèrent une sorte de mordançage qui permet aux microbes ou aux cellules étrangères de fixer l'alexine comme un tissu mordancé fixe une teinture.* Les microbes et les cellules *sensibilisés* deviennent alors aptes à se laisser dissoudre par l'alexine ou digérer par les leucocytes.

Nous reviendrons plus loin (*chap. XXXVII*) sur l'étude des sensibilisatrices auxquelles on tend à attribuer actuellement des fonctions importantes dans la défense de l'organisme contre l'infection tuberculeuse. Voyons tout d'abord si l'alexine intervient de quelque manière dans cette défense.

Il est facile de mesurer le *pouvoir alexique* d'un sérum en déterminant la quantité minima de ce sérum susceptible de dissoudre une quantité fixe d'hématies en présence d'une dose convenable d'hémolysine sensibilisatrice (spécifique pour ces hématies). Pour effectuer cette mesure il suffit d'avoir à sa disposition :

1° Des hématies d'une espèce animale (mouton ou chèvre par exemple) autre que celle dont on étudie le sérum. Ces hématies, séparées par décantation de sang frais défibriné, doivent être préalablement lavées par plusieurs centrifugations successives avec de l'eau physiologique et mises en suspension dans un volume de cette eau physiologique correspondant à 20 fois le volume du sang initial d'où elles proviennent ;

2° Un sérum hémolytique préparé en inoculant 4 ou 5 fois, à 6 jours d'intervalle, un lapin par exemple, avec 2 ou 3 centimètres cubes d'émulsion d'hématies lavées de mouton ou de chèvre. Six ou huit jours après la dernière injection, le lapin peut être saigné et son sérum est alors *hémolytique pour les globules rouges de mouton ou de chèvre.*

Ce sérum doit être *inactivé* (c'est-à-dire qu'on en détruit l'alexine) par une demi-heure de chauffage à 55°. Il ne contient donc plus que la sensibilisatrice spécifique, qui, dans ce cas particulier, est l'*hémolysine* antimouton ou antichèvre. L'expérience est alors conduite de la manière que voici :

Dans une série de 10 tubes à essai on introduit, au moyen d'une pipette graduée, 1 cc. d'émulsion au vingtième d'hématies lavées de mouton ou de chèvre, et ensuite une même dose d'un sérum hémolytique inactivé, dont on a préalablement établi par titrage le pouvoir hémolysant vis-à-vis des globules rouges de mouton ou de chèvre [1].

Puis à chaque tube, sauf dans le premier qui restera comme témoin, on ajoutera des doses progressivement croissantes du sérum alexique à étudier, qu'on aura préalablement dilué au dixième dans l'eau salée physiologique (à 8 gr. 5 de NaCl par litre).

Le second tube recevra ainsi o cc. 1 de la dilution de sérum au dixième (correspondant à o cc. o1 du sérum initial), le troisième o cc. 2, les autres respectivement o cc. 3, o cc. 4, o cc. 5, o cc. 6, o cc. 7, o cc. 8, o cc. 9. On égalisera enfin à 3 cc., par addition d'eau physiologique, le volume de liquide contenu dans tous les tubes, et on les portera à l'étuve à 37° pendant une demi-heure.

Si, après ce délai, l'observation montre que l'hémolyse est totale dans les tubes qui ont reçu o cc. o5 d'alexine (o cc. 5 de la dilution) ou davantage, et qu'elle est incomplète ou nulle dans tous les autres, nulle aussi dans le témoin qui n'a pas reçu d'alexine, on en conclura que le pouvoir alexique du sérum étudié est de $\dfrac{1}{0,05} = 20$ *unités*.

Plusieurs expérimentateurs ont montré que la teneur des sérums en alexine varie suivant les espèces animales et suivant certaines conditions physiologiques (digestion, état de jeûne, âge, etc.) ou pathologiques. GOUSSEW [2] a pensé qu'on pourrait utiliser ces variations pour établir le pronostic de la tuberculose. Mais A. JOUSSET et PARASKEROPOULOS [3] nient leur spécificité.

Dans mon laboratoire, M. BRETON, L. MASSOL et MINET [4] ont fait porter à ce sujet leurs recherches sur une centaine de sérums de tuberculeux aux différentes périodes, en suivant les oscillations de l'alexine chez les mêmes malades. Ils ont constaté que le pouvoir alexique est plus élevé chez les fébricitants que chez les apyrétiques, mais qu'il n'y avait aucun rapport entre la marche de la tuberculose, le stade de l'évolution et la teneur du sérum en alexine.

Il ne semble donc pas que le titrage de l'alexine contenue dans le sérum des tuberculeux puisse fournir d'indications utiles pour le diagnostic ou pour le pronostic de la tuberculose.

Mais nous allons voir que cette alexine intervient pour une part importante dans les phénomènes de *phagocytose in vitro*, attribués par WRIGHT à d'autres ferments hypothétiques auxquels il a donné le nom d'*opsonines*.

---

1. Si, par exemple, o cc. o1 de ce sérum est la quantité *minima* capable d'hémolyser en 3o minutes, à la température de 37°, 1 cc. d'émulsion d'hématies en présence d'une quantité fixe de sérum frais de cobaye (soit o cc. o25 d'alexine diluée au quart dans l'eau salée physiologique), on répartira dans chaque tube *dix fois* cette dose *minima* de sérum hémolytique, soit o cc. 1.

2. Thèse Kazan, 1902.

3. *Société de biologie*, 3 juil. 1909.

4. *Id.*, 27 nov. 1909.

B. — OPSONINES. — MESURE DE L'INDICE OPSONIQUE.

Sir Alm. E. Wright et Douglas [1] avaient observé que la *phagocytose in vitro* de certains microbes (tels que le *staphylocoque doré*) par les leucocytes ne se produisait qu'en présence de sérum normal et qu'elle n'avait pas lieu lorsque ces microbes étaient mis en présence des mêmes leucocytes débarrassés de toute trace de sérum par une série de lavages successifs. Ils en tirèrent cette conclusion que le sérum renferme certaines substances *bactériotropiques* qui *préparent* les microbes à être absorbés par les éléments phagocytaires et ils donnèrent à ces substances le nom d'*opsonines* (du mot grec : opsoneô, *je prépare*).

On savait déjà par les expériences de Denys et Leclef [2] que la phagocytose du streptocoque s'exerce avec beaucoup plus d'intensité en présence du sérum d'animal vacciné, et Metchnikoff [3] avait émis l'idée que les sérums spécifiques devaient cette propriété *excitante de l'activité phagocytaire* à des *stimulines* qui n'existent pas dans les sérums normaux.

C. Levaditi et Inmam [4] ont montré que les opsonines des sérums normaux, qui sont détruites, comme l'avaient constaté d'ailleurs Wright et Douglas, puis Neufeld et Hühne, par dix minutes de chauffage à 60°, sont identifiables à l'alexine, tandis que celles des sérums spécifiques, qui sont thermostabiles comme les sensibilisatrices, auraient une constitution complexe qui les rapproche de ces dernières. Elles déterminent des modifications physico-chimiques dans l'enveloppe des bactéries qui rendent celles-ci plus aptes à être englobées par les leucocytes.

Quoi qu'il en soit, le phénomène qu'elles traduisent est intéressant à étudier et susceptible dans certains cas de fournir des indications utiles. Dans l'infection tuberculeuse en particulier, il semble que *la mesure de l'indice opsonique, à la condition d'être effectuée et répétée par le même observateur*, puisse parfois *éclairer un pronostic* ou servir de guide aux cliniciens au cours de la tuberculinothérapie.

Malheureusement elle nécessite une technique délicate et compliquée, ce qui est un obstacle à son emploi dans la pratique courante.

Pour effectuer la mesure de l'indice opsonique d'un sérum, il faut mettre en présence :

1° Des leucocytes ;

2° Une émulsion bacillaire convenablement préparée ;

3° Le sérum à étudier.

Ces trois éléments étant mélangés en parties égales, on les porte à

---

1. *Procced. Royal Society*, 1904, LXXIV, p. 147.
2. *La Cellule*, 1895, p. 177 (Louvain).
3. *L'immunité dans les maladies infectieuses*, Paris, 1901, Masson, éd.
4. *Société de biologie*, 20 avril, 27 avril, 4 mai, 11 mai 1907.

l'étuve à 37° pendant quinze ou vingt minutes. On fait ensuite des préparations colorées au *Ziehl* à froid, puis au bleu de méthylène. On compte les bacilles contenus dans un certain nombre de leucocytes et on établit la moyenne du nombre de bacilles phagocytés par leucocyte. On obtient ainsi un chiffre qui indique le pouvoir opsonique du sérum considéré. Mais comme les conditions (concentration de la suspension de leucocytes et de l'émulsion bacillaire) changent fatalement d'une expérience à l'autre, les résultats obtenus ne sont comparables et ne prennent une valeur que si on les rapporte à un facteur constant, toujours le même dans toute la série des expériences. Ce facteur constant est représenté par un sérum normal, celui de l'observateur par exemple. Au pouvoir opsonique de ce sérum témoin, on compare le pouvoir opsonique des sérums pathologiques étudiés.

Le chiffre représentant le pouvoir opsonique d'un de ces sérums, divisé par le chiffre représentant le pouvoir opsonique du sérum témoin, donne l'*indice opsonique*.

I. — PRÉPARATION DES LEUCOCYTES. — Les leucocytes habituellement employés sont empruntés soit au sang humain, soit à l'exsudat péritonéal du cobaye. L'expérimentateur emploie généralement ses propres leucocytes ; il lui suffit de se piquer avec un vaccinostyle la face dorsale d'un doigt, près de l'ongle, après avoir ligaturé le doigt à sa base. Environ 20 gouttes de sang sont recueillies dans un tube de centrifuge à fond effilé, préalablement garni de 10 cc. de la solution anticoagulante dont voici la formule :

Eau distillée.	1.000 cc.
Chlorure de sodium.	8 gr. 5
Citrate de soude	15 gr.

Il faut 8 ou 10 parties de cette solution au minimum pour une partie de sang.

On fait le mélange en renversant et redressant plusieurs fois le tube dont on a obturé l'orifice avec la pulpe du pouce. Il faut avoir soin d'éviter de secouer brusquement pour ne pas altérer les leucocytes.

On centrifuge, puis on lave le culot. Pour cela, on aspire avec une pipette à boule le liquide qui surnage. On verse dans le tube 10 cent. cubes d'eau salée physiologique que l'on mélange au culot en renversant le tube comme précédemment, et l'on centrifuge de nouveau. Cette opération est répétée trois fois. Puis on enlève tout le liquide. La partie la plus superficielle du culot contient les globules blancs. Afin de la séparer de la couche plus profonde formée des globules rouges, on incline le tube et, les leucocytes de la surface s'étalant, sont recueillis par aspiration dans une pipette spéciale à tétine de caoutchouc (pipette de Wright), puis portés dans un tube à essai court, de très petit calibre.

On peut encore se procurer des leucocytes en provoquant, chez le cobaye, la formation d'un exsudat péritonéal par injection d'eau salée, de bouillon, etc. Une ou deux heures après, en piquant l'abdomen du cobaye tenu par un aide, le ventre tendu dirigé en bas, on prélève, à l'aide d'une pipette coudée à pointe effilée, un peu de l'exsudat riche en leucocytes. On recueille celui-ci dans de l'eau citratée et on le traite comme il a été dit ci-dessus pour le sang.

II. — PRÉPARATION DE L'ÉMULSION BACILLAIRE.

— On prend une jeune culture en bouillon glycériné, âgée de quatre à cinq semaines. On la stérilise à l'autoclave à 100° pendant 20 minutes. On jette sur un filtre en papier et on lave les bacilles en versant sur le filtre de l'eau salée physiologique jusqu'à ce que celle-ci s'écoule incolore. Une petite quantité de bacilles (environ 1 centigramme) est alors prélevée sur le filtre et déposée dans un mortier d'agate. On broie doucement et on émulsionne en versant goutte à goutte, tout en continuant le broyage, de l'eau physiologique à l'aide d'une pipette effilée. On obtient ainsi une émulsion laiteuse que l'on rend encore plus homogène en l'agitant dans un flacon stérile avec des perles de verre. On la centrifuge ensuite (pendant quelques minutes seulement) pour la débarrasser des grumeaux.

Cette émulsion homogène est diluée avec de l'eau salée hypertonique, à 1,5 p. 100 (c'est le taux le plus favorable), jusqu'à l'obtention d'une concentration microbienne déterminée qu'on apprécie d'après son opalescence, laquelle doit être très légère. Il faut pour cela environ 50 cc. d'eau salée pour un centigramme de bacilles.

L'émulsion ainsi préparée peut être stérilisée à 105° et conservée en tubes scellés qu'on aura soin de bien secouer avant chaque expérience pour mettre les bacilles en suspension aussi fine que possible.

III. — PRÉPARATION DU SÉRUM A ÉTUDIER.

— On se procure le sang chez l'homme par piqûre de la face dorsale du pouce, ainsi qu'il a été dit précédemment. Le sang est aspiré par capillarité dans un petit tube à extrémités effilées et dont l'une a été recourbée. Quelques gouttes suffisent. On laisse pendant deux ou trois heures le sérum se séparer du caillot et on sectionne le tube au couteau à verre au moment de l'usage. Chez les animaux de laboratoire (lapins, cobayes) et aussi chez le bœuf, c'est par piqûre de l'oreille qu'on prélève le sang, en piquant au niveau d'une des veinules que l'on voit par transparence.

Il faut que le sérum soit clair, parfaitement *exempt de globules rouges*, car la présence de ceux-ci fausse complètement les résultats (A. FLEMING). Il peut être conservé à la glacière pendant 6 à 7 jours, ce qui permet d'utiliser en une seule séance les sérums recueillis pendant toute une semaine par exemple chez le même sujet ou chez divers malades.

IV. — TECHNIQUE DE LA RÉACTION. — Possédant les trois éléments nécessaires, *leucocytes, émulsion bacillaire, sérum,* il reste à les mettre en présence.

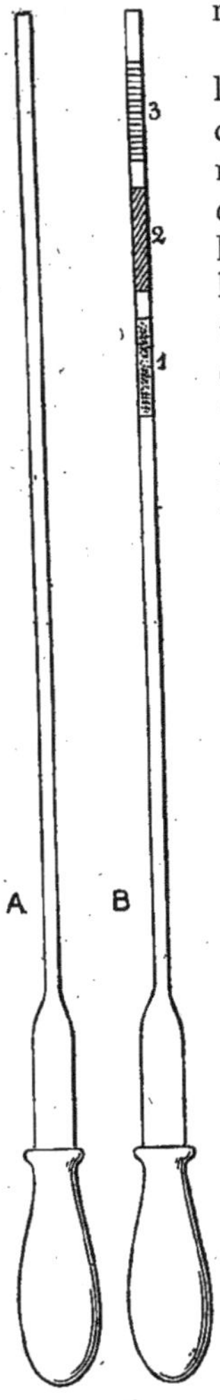

On prépare un certain nombre de pipettes capillaires. Il est commode et économique d'employer pour cela des segments de tube de verre de 10 à 12 centimètres de longueur tels que ceux qui servent à fabriquer les pipettes dans les laboratoires. On les étire en leur milieu en prenant soin que l'effilure soit bien régulièrement calibrée. On sectionne au milieu de la partie effilée et on obtient ainsi deux pipettes de calibre égal.

A deux centimètres de la pointe ouverte on marque un trait au crayon bleu. On adapte à la pipette une tétine spéciale en caoutchouc, à soupape, qui sert à l'aspiration

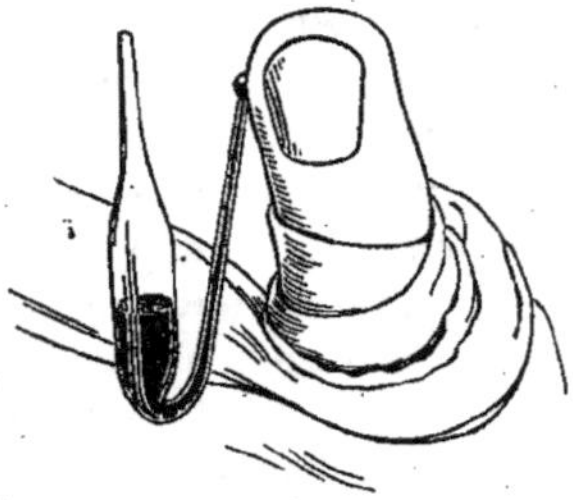

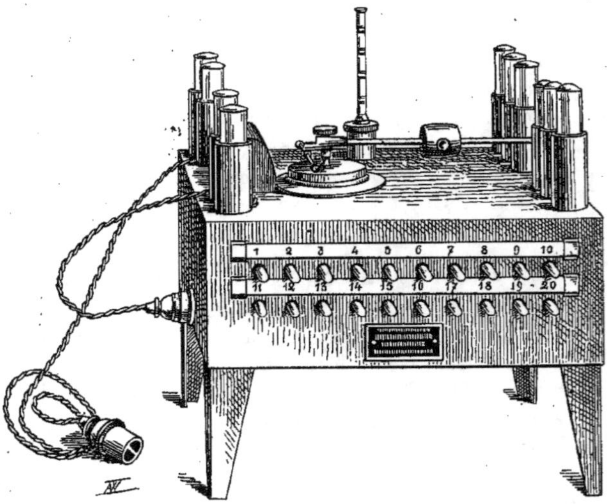

Fig. 26. — *Mesure de l'indice opsonique par la méthode de* Sir A. Wright.

1. Technique pour le prélèvement du sang au doigt.
2. Pipettes de Wright pour la mesure de l'indice opsonique.
   A. Pipette préparée pour l'usage.
   B. Pipette contenant en 1) émulsion bacillaire.
                           2) émulsion de leucocytes.
                           3) sérum à étudier.
3. Etuve de Hearson pour l'étude des opsonines.

(tétine de WRIGHT). On aspire, jusqu'à ce qu'elle affleure au trait de crayon bleu, une petite colonne d'émulsion bacillaire. On laisse pénétrer une bulle d'air. On aspire une égale quantité d'émulsion de leucocytes et on laisse pénétrer une nouvelle bulle d'air. On aspire enfin une égale quantité de sérum. (*Fig. 26.*)

Le tout est alors refoulé sur une lame de verre et mélangé par une série d'aspirations et de refoulements successifs et, la pipette étant tenue

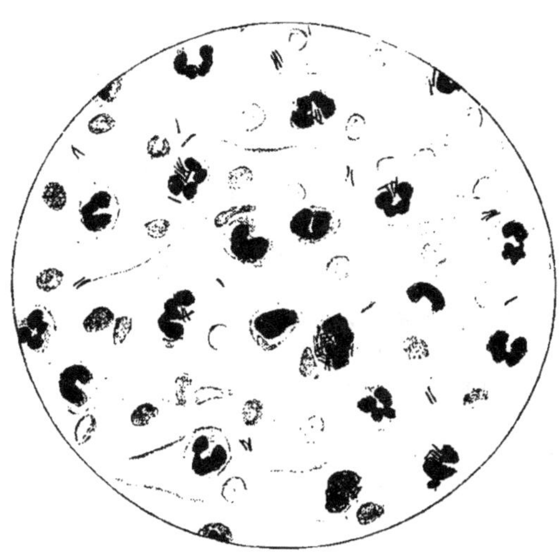

Fig. 27. — *Phagocytose des bacilles tuberculeux par des leucocytes polynucléaires.*
(Imm. $\frac{1}{18}$, oc. comp. 6, RÉICHERT.)

bien verticale, on y réintroduit la totalité du mélange. On scelle l'extrémité du tube à la veilleuse d'un bec Bunsen et on porte à l'étuve à 37° pendant 20 minutes [1].

Au sortir de l'étuve on brise la pointe de la pipette, on refoule son contenu sur une lame de verre bien propre en brassant de nouveau, et on fait des étalements sur lames avec le bord d'une lamelle rodée.

Les préparations, séchées pendant quelques minutes à l'étuve, sont alors fixées par l'alcool absolu, puis colorées à froid, pendant deux heures à 37°, par une solution de *Ziehl* contenant seulement 3 p. 100 d'acide phénique. On décolore ensuite par l'alcool acétique, on lave à l'eau, on recolore pendant 30 secondes au bleu de méthylène ou à l'hématoxyline.

1. Une petite étuve spéciale à cet effet a été construite par la maison HEARSON, de Londres (235, Regent Street), sur les indications de WRIGHT. (*Voir fig. 26.*)

La préparation, lavée et séchée, est portée enfin sous le microscope. On passe en revue 100 leucocytes polynucléaires et on note au crayon le nombre de bacilles contenus dans chaque leucocyte, en inscrivant o pour chaque leucocyte qui n'a rien phagocyté. (*Fig. 27.*)

Si l'émulsion bacillaire n'a pas été faite à une dilution convenable, la phagocytose est trop abondante ou ne l'est pas assez, et c'est alors une cause d'erreurs dans la numération. Il faudra donc recommencer l'expérience en cherchant à obtenir une émulsion qui donne une moyenne de 2 à 4 bacilles phagocytés par leucocyte en présence d'un sérum de sujet normal.

Dans la numération, il ne faut pas tenir compte des amas de bacilles. On ne devra noter que les leucocytes bien distincts et bien colorés.

Certains polynucléaires renferment une grande quantité de bacilles qu'il est impossible de compter. Dans ce cas, Wright et ses élèves ont adopté le chiffre 9 invariablement.

On établit le *pouvoir opsonique* ou *quotient phagocytaire* de chaque sérum en divisant par 100 le nombre de microbes comptés dans 100 polynucléaires. L'*indice opsonique* est ensuite déterminé en divisant le pouvoir opsonique d'un sérum pathologique, ou supposé tel, par celui d'un sérum témoin qu'on utilise dans toute la série des expériences.

Soit le sérum témoin T dont le pouvoir opsonique est, par exemple, déterminé ainsi :

$$\frac{200 \ bacilles}{100 \ polynucléaires} = 2.$$

et le sérum à étudier A et B. Si nous avons :

Pouvoir opsonique de A : $\dfrac{400 \ bacilles}{100 \ polynucléaires} = 4.$

Pouvoir opsonique de B : $\dfrac{100 \ bacilles}{100 \ polynucléaires} = 1.$

Les indices opsoniques seront :

Pour le sérum de A : $\dfrac{Pouvoir \ opsonique \ de \ A}{Pouvoir \ opsonique \ de \ T} = \dfrac{4}{2} = 2,00.$

Pour le sérum de B : $\dfrac{Pouvoir \ opsonique \ de \ B}{Pouvoir \ opsonique \ de \ T} = \dfrac{1}{2} = 0,5.$

C. — VALEUR DE L'INDICE OPSONIQUE EN CLINIQUE

L'indice opsonique des sérums normaux vis-à-vis du bacille tuberculeux oscille d'après Wright entre 0,80 et 1,20 ; d'après Bulloch il serait de 0,96.

Dans les tuberculoses latentes et dans les formes dites chirurgicales (osseuses, articulaires, ganglionnaires), cet indice serait toujours au-dessous de la normale, sans toutefois être très bas : 0,4 à 0,8 d'après WRIGHT et DOUGLAS. Sur 150 cas de lupus, BULLOCH note une moyenne de 0,75. Les chiffres extrêmes qu'il rencontre sont 0,2 et 1,4 avec 75 p. 100 de cas inférieurs à 0,8.

Dans la tuberculose pulmonaire, l'indice présente une fixité bien moindre : 0,3 et 1,8 sont les chiffres extrêmes trouvés par WRIGHT. Ceux d'URWICK atteignent 2,6. Dans les formes aiguës ou subaiguës et dans les bacillémies la mesure de l'indice opsonique donne des chiffres qui présentent des écarts considérables.

Mais un indice pris isolément n'a en lui-même aucune signification. L'étude de la *courbe opsonique* d'un malade a seule quelque intérêt. comme l'ont montré les recherches cliniques de BALDWIN [1] à Saranac Lake, de BRADSHAW et GLYNN, de JOUSSET [2], de LEVADITI [3], de BULLOCH, de STRUBELL, de WOLFF et REITER [4], de SZABOKY.

L'indice opsonique des tuberculeux ne reste pas cantonné entre 0,80 et 1,20, comme le fait celui des sujets sains. Il dépasse ces limites. Une courbe constamment un peu plus basse que la moyenne signifierait qu'il s'agit d'une tuberculose chronique ou localisée stationnaire. Une courbe élevée indiquerait un arrêt dans la marche de la maladie ou la guérison d'une infection antérieure. Enfin une courbe qui présente des oscillations serait un signe de très grande valeur décelant une tuberculose *en évolution*, dont l'activité se mesurerait à l'amplitude des oscillations. Un indice constamment très bas aurait la même signification.

Pour WRIGHT, une courbe sans oscillations, un indice *stable*, quel qu'en soit le chiffre, est d'un bon pronostic ; il indique un arrêt dans la marche de la tuberculose, une tendance à la localisation. Un indice variable, alternativement haut et bas, est au contraire d'un pronostic mauvais.

WRIGHT a appliqué l'étude de la courbe opsonique au contrôle de la tuberculinothérapie. Toute courbe s'abaisse (*phase négative*) à la suite de l'injection de tuberculine. Elle ne s'élève au-dessus de l'unité qu'au bout d'un certain temps (*phase positive*). C'est pendant cette période qu'il est utile d'entretenir et de fortifier, par une nouvelle injection, l'amélioration acquise. L'indice sert à fixer le moment où l'injection est profitable au sujet.

L'effet de la tuberculine sur l'indice opsonique des tuberculeux a fait l'objet de nombreux travaux qui démontrent *in vivo* comme *in vitro* l'influence très nette de la tuberculine sur l'abaissement du pouvoir opsonique des sérums. Dans mon laboratoire MANAUD a constaté que la

1. *Proceed. of the path. Soc. of Philadelphia*, 1907, p. 163.
2. *Bulletin médical*, 15-18 mai 1907.
3. *Presse médicale*, 31 août-7 sept. 1907.
4. *Deutsch. med. Woch.*, 8 juil. 1909.

tuberculine à 1. p. 100, mélangée en parties égales au sérum, avait, au bout d'une heure à l'étuve à 37°, enlevé au sérum à la fois ses propriétés opsoniques et ses propriétés alexiques [1].

Supposant que les variations dans les propriétés opsonisantes du sérum des sujets tuberculeux sont peut-être en rapport avec la présence d'une quantité plus ou moins grande de tuberculine dans les humeurs, j'ai fait avec la collaboration de M. BRETON et G. PETIT [2], les expériences suivantes, dont les résultats ont confirmé mon hypothèse :

1° Des cobayes sains reçoivent en injection, dans le péritoine, 5 cc. d'eau salée physiologique tenant en dissolution des doses variables de 1 à 5 milligr. de tuberculine précipitée. Des cobayes témoins reçoivent en même temps 5 cc. d'eau physiologique sans tuberculine.

Trois heures après, on injecte dans le péritoine des témoins et des tuberculinés 1 cc. d'une émulsion fine de bacilles tuberculeux bovins, préalablement décantée pendant trois heures à la glacière pour éviter qu'elle renferme des grumeaux.

Une demi-heure plus tard, on recueille à la pipette un peu d'exsudat par ponction, et on l'étale sur lames. Ces dernières sont séchées à l'étuve, fixées pendant cinq secondes par des vapeurs d'acide osmique, colorées dix minutes à froid par la fuchsine de *Ziehl*, décolorées par le chlorhydrate d'aniline et l'alcool, et recolorées par la thionine diluée.

Chez les cobayes témoins, qui furent sacrifiés aussitôt après et reconnus indemnes de lésions tuberculeuses, on trouve que 100 leucocytes ont phagocyté en moyenne 7, 3 bacilles. Le pouvoir opsonisant normal dans ces conditions est donc, pour chaque leucocyte, de 0,073.

Chez les cobayes tuberculinés, le pouvoir opsonisant fut :

Pour 0 gr. 001 milligr. de tuberculine		. . . .			0,29
— 0 gr. 002	—		—	. . . .	0,24
— 0 gr. 005	—		—	. . . .	0.21
— 0 gr. 01	centigr.		—	. . . .	0,05
— 0 gr. 02	—		—	. . . .	0,05
— 0 gr. 05	—		—	. . . . .	0,05

2° D'autres cobayes sains reçoivent en injection sous-cutanée une dose unique de 0 gr. 002 milligr. de tuberculine. Deux heures plus tard on provoque chez eux, en même temps que chez des témoins non tuberculinés, la formation d'un exsudat péritonéal par l'injection intra-péritonéale de 5 cc. d'eau salée physiologique.

Chez les cobayes témoins, l'indice phagocytaire de l'exsudat est, après une demi-heure, de 0,07.

----

1. *Société de biologie*, 3 avril 1909.
2. *Id.*, 19 oct. 1907.

Chez ceux qui ont reçu la tuberculine sous la peau douze heures avant, il est de 0,14.

3° Les mêmes expériences sont répétées avec des cobayes qui reçoivent à trois reprises différentes, à douze jours d'intervalle, 0 gr. 001 milligr. de tuberculine dans le péritoine. Douze jours après la troisième injection, on leur injecte dans le péritoine, en même temps qu'à des témoins, des bacilles finement émulsionnés dans 5 cc. d'eau salée physiologique et on prélève une partie de l'exsudat au bout d'une demi-heure.

L'indice phagocytaire, chez les témoins, oscille entre 0,07 et 0,08. Chez les tuberculinés, il est de 0,38, 0,40, 0,43 et 0,52.

On voit donc que la tuberculine introduite soit à doses faibles *uniques*, soit à doses faibles *répétées et espacées*, dans le péritoine ou sous la peau, accroît très manifestement le pouvoir phagocytaire des leucocytes vis-à-vis du bacille de *Koch*. Par contre, l'injection unique ou répétée de fortes doses de tuberculine le réduit.

L'évolution de la tuberculose n'a été pourtant ni avancée ni retardée dans aucun cas ; le plus souvent, chez les animaux tuberculinés, elle a affecté le type pleuro-péritonéal, mais la mort est survenue dans un délai sensiblement égal à celui observé chez les témoins (25 à 42 jours).

Ces expériences ne démontrent en aucune manière que la mesure du pouvoir phagocytaire est incapable de fournir des indications utiles au pronostic des affections tuberculeuses. Elles prouvent seulement que les variations quantitatives de ce pouvoir phagocytaire sont sous la dépendance de la quantité de tuberculine déjà fixée par les leucocytes ou en circulation dans les humeurs.

D'après certains auteurs, diverses maladies infectieuses exerceraient une grande influence sur les variations de l'indice chez les tuberculeux. C'est ainsi que Milhit a trouvé l'indice très abaissé vis-à-vis du bacille de Koch dans la coqueluche, la rougeole, la scarlatine, la varicelle ; très élevé, au contraire, dans la fièvre typhoïde et l'érysipèle.

A l'Ecole vétérinaire de Dresde, Strubell et Felber [1] ont étudié les variations de l'indice opsonique chez les bovidés sains et chez les bovidés tuberculeux. Pour les premiers ils trouvent que cet indice oscille entre 0,9 et 1,10 chez 87,7 p. 100 des animaux à l'égard du bacille humain et chez 71,1 p. 100 à l'égard du bacille bovin.

Pour les bovidés tuberculeux, l'indice serait au-dessous de la normale chez 83,3 p. 100 des animaux à l'égard du bacille humain et chez 57,8 p. 100 à l'égard du bacille bovin. 34,3 p. 100 de ces bovidés tuberculeux seulement donnaient un indice supérieur à la moyenne des animaux sains.

Les sérums *non chauffés* des bovidés infectés artificiellement avec des bacilles d'origine humaine avaient un indice normal dans 50,7 p. 100

---

1. *Centralbl. f. Bakt.* Orig., vol. LIV, 1, p. 44-73.

des cas avec le bacille humain; dans 45,2 p. 100 avec le bacille bovin. Tandis que cet indice était inférieur à la normale dans 45,8 p. 100 des cas avec le bacille humain et dans 52 p. 100 avec le bacille bovin.

Les sérums *inactivés par la chaleur*, provenant de ces mêmes animaux, donnaient un indice supérieur à 0,30 chez 38,3 p. 100 des animaux avec le bacille humain et chez 6,8 p. 100 seulement avec le bacille bovin.

Pochin [1] avait déjà entrepris des recherches analogues, sous la direction de Wright, en utilisant dix sérums de bœufs sains, dix sérums d'hommes adultes et dix sérums d'enfants sains. Son émulsion bacillaire était préparée de telle sorte qu'on ne comptait guère qu'un seul bacille phagocyté par leucocyte. Pour les sérums de bovidés, l'indice opsonique obtenu fut 2.069 avec le bacille humain et 1,115 avec le bacille bovin.

Pour les sérums d'hommes adultes, il fut de 0,863 avec le bacille humain et 2,212 avec le bacille bovin ; et pour les sérums d'enfants, respectivement avec les mêmes bacilles, l'indice fut 0,889 et 2,862.

Il semblerait donc que la mesure de l'indice opsonique pourrait servir à apprécier la résistance naturelle des organismes à l'égard des bacilles d'origine bovine ou humaine, tant apparaît grande la différence quand on expérimente vis-à-vis de chacun d'eux avec le même sérum.

Mais des expériences ultérieures de F. Ungermann [2] ayant infirmé les faits énoncés par Pochin, il y aurait lieu d'effectuer un nouveau contrôle de ces derniers en le faisant porter sur un plus grand nombre de sérums de provenances diverses. Et en tout cas, au point de vue du *diagnostic* de l'infection tuberculeuse, les renseignements fournis par la mesure de l'indice opsonique n'ont qu'une faible valeur.

D. — CYTOLOGIE DES EXSUDATS OU ÉPANCHEMENTS SÉRO-FIBRINEUX DANS LA TUBERCULOSE. — MÉTHODES DE CYTO-DIAGNOSTIC.

Les réactions cellulaires produites par l'infection tuberculeuse se traduisent par certains troubles dans le fonctionnement des organes hématopoïétiques, et ceux-ci peuvent être révélés par l'étude des éléments cellulaires que renferment les exsudats ou épanchements séro-fibrineux.

Depuis longtemps déjà Ehrlich a montré l'antagonisme qui existe entre tout processus infectieux et l'*éosinophilie* ; et Roger et Josué [3], puis Hobbs [4], ont attiré l'attention sur ce fait que, tandis que chez les individus sains la sérosité obtenue par l'application d'une toile vésicante donne une formule cytologique presque fixe (25,6 p. 100 d'éosinophiles ; 65 p. 100 de neutrophiles ; 1 p. 100 de grands mononucléaires

---

1. *The Lancet*, 1909, vol. II, p. 713.
2. *Arb. a. d. KK. Gesundh.*, 1910, vol. XXXIV, p. 286.
3. *Presse médicale*, 8 mai 1901.
4. *Id.*, 25 fév. 1903.

et 8 p. 100 de petits mononucléaires), chez le tuberculeux on ne trouve plus ou presque plus d'éosinophiles et on rencontre fréquemment des cellules hydropiques.

Mais c'est à F. WIDAL et à ses collaborateurs SICARD et RAVAUT [1] que revient le mérite d'avoir établi de véritables règles dans l'interprétation cytologique des exsudats.

La technique en est simple :

On recueille aseptiquement, par ponction au trocart, dans la plèvre, dans une articulation, dans le péritoine, ou encore par ponction lombaire, environ 20 cc. de liquide. S'il s'agit d'un exsudat fibrineux (pleurétique par exemple), il faut procéder d'abord à sa défibrination, dans un flacon stérile, avec des perles de verre. S'il s'agit d'un liquide céphalo-rachidien, qui ne contient pas de fibrine, on l'introduit directement dans un tube.

On centrifuge ensuite jusqu'à ce que l'exsudat soit parfaitement clair ; puis on décante en conservant seulement quelques gouttes de liquide pour dissocier le culot avec une pipette effilée. On aspire celui-ci et on le projette sur des lames où on l'étale aussitôt.

Les préparations, séchées à l'étuve à 37°, sont fixées à l'alcool absolu pendant quelques minutes, puis colorées 2 à 3 minutes à la thionine phéniquée ou au colorant de Romanòwsky–Giemsa (bleu de Giemsa), puis lavées à l'eau distillée et déshydratées à l'alcool absolu. Il ne reste plus qu'à les examiner à un grossissement de 4 à 600 diamètres.

Dans tous les épanchements pleurétiques de nature tuberculeuse la formule cytologique est caractérisée par une prédominance très grande des *lymphocytes* (petits mononucléaires à gros noyau basophile) dont le nombre s'accroît au cours de la maladie, tandis que les polynucléaires neutrophiles tendent à disparaître.

Ce caractère est si constant qu'on peut affirmer la nature tuberculeuse de tout épanchement dans lequel on constate une abondante lympho-cytose.

Il en est de même des épanchements péricardiques, articulaires, et aussi du liquide céphalo-rachidien. Pour ce dernier, si la ponction lombaire a été faite au début de la maladie et qu'on trouve une proportion élevée de lymphocytes (dans certains cas elle peut dépasser 60 à 80 p. 100 contre 10 à 30 polynucléaires), l'existence d'une tuberculose méningée ne fait aucun doute.

Après la phase de début, les *lymphocytes* diminuent de nombre, la *polynucléose* réapparaît et quelquefois aussi, dans les cas favorables, la *mononucléose*.

Dans les épanchements qui résultent d'inoculations expérimentales, par exemple dans la pleurésie ou la péricardite du cobaye, la *lympho-*

1. *Presse médicale,* 17 oct. 1900.

cytose est également manifeste. Elle représente la première étape des processus de défense de l'organisme dans l'infection des séreuses par le bacille de Koch. Il faut se rappeler, disent WIDAL et RAVAUT [1], que la cavité d'une séreuse, telle que la plèvre, est lubréfiée à l'état normal par un liquide ayant tous les caractères de la lymphe ; or les leucocytes uninucléés sont les éléments propres au liquide lymphatique. Dans les pleurésies qui, en raison de leur nature, surviennent sans provoquer de réaction active et sans nécessiter l'intervention d'agents de défense puissants, tels que les polynucléaires, on peut se demander si l'épanchement ne représente pas simplement, dans certaines circonstances particulières, l'exagération de la sécrétion normale de la séreuse ; ainsi s'expliquerait, en ce cas, la prépondérance des lymphocytes dans le liquide exsudé. »

1. *Société de biologie*, 22 déc. 1900.

CHAPITRE XXXII

RÉACTIONS DE DÉFENSE DE L'ORGANISME CONTRE L'INFECTION TUBERCULEUSE (*suite*).

LE SANG ET SES ÉLÉMENTS FIGURÉS.

Les caractères macroscopiques et la composition chimique du sang ne sont pas sensiblement modifiés par l'infection tuberculeuse, mais sa masse, proportionnelle au poids et au volume du corps, est souvent réduite chez les sujets gravement atteints, qui présentent un teint pâle et sont plus ou moins amaigris. La pâleur résulte, chez ces malades, de l'insuffisance de la pression sanguine. D'après R. Fenstell [1], qui a étudié celle-ci chez 20 tuberculeux à divers stades, on constate qu'elle diminue dans les formes légères ainsi que dans les cas les plus graves, tandis qu'elle s'élève chez les phtisiques en évolution et dans les tuberculoses des sommets au début. Les mensurations fourniraient des résultats variables, suivant la gravité du mal, avant et après le repas de midi.

Grawitz [2] pense que l'olighémie des tuberculeux, surtout manifeste alors qu'ils n'ont ni fièvre ni sueurs profuses, est due à l'action lymphagogue des toxines tuberculeuses, car on la constate à la suite des injections de tuberculine.

Le sang des tuberculeux est parfois moins dense que le sang normal, mais cet abaissement est commun à toutes les cachexies (Lyonnet). Son poids spécifique tombe à 1.040 ou même à 1.032 au lieu de 1.061, chiffre habituel. L'alcalinité apparente s'accroît d'abord, puis diminue à la période des cavernes.

On a observé que, dans les formes aiguës, le sérum devenait *opalescent.*

Les variations de poids du *résidu sec* sont parallèles à celles des globules rouges (Grawitz, Appelbaum).

Le sang des tuberculeux est peu minéralisé. Pour Albert Robin, le taux de minéralisation, qui est d'environ 8 gr. 39 chez les sujets normaux, oscille entre 7 gr. 85 et 6 gr. 38 au cours de la première période de la

---

1. *Zeitsch. f. Tub.*, fasc. 2, vol. XX.
2. *Deutsch. med. Woch.*, 1893, LI.

maladie. La perte porte surtout sur les sels de soude, les phosphates et le fer. La proportion des sels de potasse serait augmentée. On n'est pas d'accord sur la perte en phosphate de chaux (Becquerel et Rodier).

A. — LES GLOBULES ROUGES. — RÉSISTANCE A L'HÉMOLYSE. — ANÉMIE DES TUBERCULEUX.

L'étude des modifications globulaires au cours de la tuberculose n'offre aucun intérêt particulier : elle ne fournit guère de notions utiles pour le diagnostic ou pour le pronostic (Wolf).

Quelques expérimentateurs, en particulier J. Camus et Ph. Pagniez [1], ont bien signalé les propriétés hémolysantes de produits dérivés du bacille tuberculeux (éthéro-bacilline d'Auclair) ; mais A. Dufourt et Gaté [2] concluent de leurs recherches que tout au moins les cultures desséchées et broyées ne renferment aucune substance capable de dissoudre *in vitro* les hématies d'homme, de mouton et de lapin.

Le bacille tuberculeux ne paraît donc exercer, ni par lui-même ni par ses produits de sécrétion, aucune action spécifique sur les hématies. Seule l'évolution plus ou moins prolongée de la maladie, et l'apparition de certains symptômes révélateurs de lésions anatomiques plus ou moins graves de divers organes, sont susceptibles d'influencer la formule hématologique en abaissant momentanément le nombre des globules rouges, — par exemple à la suite d'hémoptysies, — ou en l'augmentant d'une manière plus ou moins constante *(hyperglobulie des dyspnéiques)*.

Le nombre des hématies par millimètre cube de sang est d'ordinaire peu modifié. D'après V. Noorden il ne tomberait habituellement pas au-dessous de 20 p. 100 du chiffre normal qui est d'environ 5 millions chez l'homme. Dans un cas tout à fait exceptionnel, Malassez a cependant trouvé une diminution de 500.000 en une semaine. Dans la phtisie fibreuse on observerait en général de l'hyperglobulie et les cliniciens pensent qu'on peut en inférer un pronostic favorable. Il faut cependant faire des réserves sur cette appréciation, car on doit tenir compte de la perte en liquides éprouvée par les tuberculeux fébricitants, à sueurs profuses, diarrhéiques ou émaciés.

On a prétendu que le séjour dans les hautes altitudes, en atmosphère raréfiée, produisait chez les malades une *hyperglobulie* bienfaisante. Mais Kuss, par des expériences sur les cobayes, a montré que celle-ci était tout simplement la conséquence d'une élimination plus active de vapeur d'eau par le poumon, ou, ce qui revient au même, de la substitution d'un régime sec à l'alimentation normale. *Il est donc inexact que les climats de montagne agissent en stimulant l'hématopoïèse.*

---

1. *Société de biologie*, 25 oct. 1901.
2. *Id.*, 26 fév. 1912.

D'après M. Labbé [1], l'anémie des tuberculeux peut revêtir trois types:

1° *L'anémie avec ochrodermie* des malades fébricitants, pâles et amaigris, à traits tirés, aux yeux caves, aux joues creuses, à peau blanchâtre, collée sur les os, à muqueuses pâles ou livides. Chez ces sujets il y a toujours de l'olighémie ; le nombre des hématies, le taux d'hémoglobine, la valeur globulaire et la tension artérielle sont diminués ;

2° *L'anémie sans ochrodermie*, qu'on observe dans les formes les plus variées, pyrétiques ou apyrétiques, caséeuses ou fibreuses, chez les malades à facies amaigri, à traits tirés, à visage fatigué, mais dont la peau et les muqueuses sont de coloration normale ou parfois un peu cyanotiques. Ces sujets n'ont pas l'air anémiés et ne sont pas olighémiques ;

3° *L'ochrodermie sans anémie*, caractérisée par une grande pâleur bistrée, sans troubles vasculaires, sans diminution du nombre des globules rouges et sans abaissement du taux d'hémoglobine.

Marcel Faure-Beaulieu [2] a insisté avec raison sur ce fait que l'action nocive de la tuberculose sur les érythroblastes trouve sa plus haute expression dans la forme, rare d'ailleurs, d'anémie dite *pernicieuse*, qui prend toujours une allure nettement plastique. Outre l'observation de Malassez, déjà citée, il en a été publié récemment un certain nombre d'autres (M. Labbé et Agasse-Lafont, Paul Courmont et Dufourt [3].)

Ribadeau-Dumas et Poisol en particulier, étudiant les anémies infantiles graves au cours des maladies infectieuses aiguës, relatent un cas probant d'anémie pernicieuse à forme plastique chez un enfant mort de granulie. L. Tixier, chez un tuberculeux pulmonaire de quarante-deux ans, présentant une diarrhée profuse, constate une anémie tombant au-dessous de 1 million, avec valeur globulaire au-dessous de l'unité, sans hématies nucléées, ni poïkilocytose, ni polychromatophilie. Il est probable que, dans de tels cas, la déglobulisation est liée à la résorption de poisons hémolytiques d'origine intestinale.

Mais elle peut être aussi la conséquence de lésions cirrhotiques du foie (sans tubercules) qui s'observent assez fréquemment. Orth, Bartel et Neumann, Mouisset et Bonnamour [4], en ont signalé l'importance. Lintvarev [5] insiste également sur ce fait que le tuberculeux a toujours la rate plus ou moins grosse, hyperplasique (la pulpe s'enlève facilement par le raclage de la surface de section). Parfois il y a, chez lui, splénomégalie manifeste.

---

1. *Société médicale des hôpitaux*, 6 juil. 1906.
2. *Revue de la tuberculose*, 1911, p. 157.
3. *Gazette des hôpitaux*, 1912, p. 211.
4. *Revue de médecine*, XXIV. 1904.
5. *Annales de l'Institut Pasteur*, XXVI, 1912, p 51.

Scholz [1] a étudié expérimentalement les effets sur le sang d'une infection tuberculeuse récente chez le bœuf, le lapin et le cobaye. Il a pu se convaincre que, d'une manière générale, le pourcentage des leucocytes neutrophiles s'abaisse, tandis que celui des leucocytes éosinophiles et des lymphocytes s'accroît. Le nombre moyen des hématies diminue. D'autre part, si l'on soumet les animaux tuberculeux à l'épreuve tuberculinique, que la tuberculine soit préparée avec des bacilles humains ou bovins, les effets sur le sang sont les mêmes : on constate une élévation du nombre des leucocytes et une diminution de celui des hématies ; mais la proportion des leucocytes neutrophiles est plus faible, tandis que celle des lymphocytes et des leucocytes éosinophiles augmente.

On peut donc admettre que, dans l'infection tuberculeuse comme dans la syphilis, il y a érythrophagie excessive, et celle-ci se manifeste par une déperdition considérable en hématies.

Plusieurs auteurs se sont occupés d'étudier la *résistance des globules rouges* des sujets tuberculeux aux divers agents qui ont le pouvoir de les désagréger ou de les dissoudre (hématolyse).

On mesure habituellement cette résistance par la méthode de Hamburger, modifiée par F. Widal et Abrami, qui permet d'apprécier soit la résistance *minima* en portant les hématies dans une solution salée où les plus altérables seulement commencent à perdre leur hémoglobine, soit leur résistance *maxima* en les plaçant dans une solution de concentration si faible que tous les globules y laissent diffuser leur hémoglobine.

La diffusion de l'hémoglobine des hématies humaines commence en général (résistance minima) dans les solutions de chlorure de sodium à o gr 44 ou o gr. 48 p. 100. L'hématolyse est totale (résistance maxima) vers o gr. 32. Les variations ne portent d'ailleurs, chez les tuberculeux, que sur quelques centièmes *en plus* suivant certains auteurs (Baumholtz et Lang, Gosdsitski, *en moins* suivant d'autres (Chanel, Maragliano, Chkliarevitch, Veyrassat). Brulé [2], Cade, Morel et Roubier [3] affirment qu'on ne saurait tirer aucune indication de cette étude, car il existe de multiples facteurs étrangers (infections secondaires, hémorragies, etc.) qui enlèvent toute valeur à une réaction que les phénomènes physiologiques normaux (alimentation, excrétions, etc.) sont susceptibles d'influencer.

Léon Bernard et André Cain [4] considèrent d'ailleurs la résistance globulaire des tuberculeux comme généralement normale, et il résulterait de leurs recherches que l'ictère hémolytique et l'anémie des tuber-

---

1. *Centralbl. f. Bakt.* Orig, 1912, vol. LXV, p. 189.
2. Thèse de Paris, 1909.
3. *Association française pour l'avancement des sciences*, Clermont-Ferrand, 1908.
4. *Société d'études sur la tuberculose*, mai 1913.

culeux relèvent vraisemblablement, non de la tuberculose elle-même, mais de troubles secondaires de l'organisme.

Vis-à-vis des solutions de *saponine*, la fragilité des hématies des tuberculeux est le plus souvent exagérée. Il faut peut-être en chercher la cause dans les troubles du métabolisme des lipoïdes. On sait en effet que l'hémolyse par la saponine dépend des proportions relatives entre la cholestérine et la lécithine de la membrane globulaire : elle est d'autant plus intense que le rapport cholestérine à lécithine est lui-même plus faible. Or CHAUFFARD a montré que la tuberculose est caractérisée, au point de vue de la lipoïdémie, par une diminution plus ou moins considérable du taux de la cholestérine. Il résulte de là que, chez les tuberculeux, le rapport cholestérine à lécithine est abaissé, entraînant une diminution de la résistance globulaire à la saponine; par contre, l'abaissement du rapport cholestérine à acides gras a pour conséquence une augmentation de la résistance aux solutions hypotoniques.

On peut donc conclure que les troubles de la lipoïdémie sont responsables des altérations sanguines et, par suite, de l'anémie des tuberculeux (ET. MAY) [1].

La teneur du sang en hémoglobine (valeur globulaire) varie suivant l'évolution de la maladie. Le début d'une infection grave, évolutive, est généralement marqué par l'anémie. GRAWITZ et EWING ont, depuis longtemps, montré les rapports étroits qui unissent la tuberculose au début avec certains états anémiques non encore définitivement classés, tels que la *maladie de* HODGKIN des Anglais ou la pseudo-leucémie des Allemands. Il faudrait ajouter que de semblables rapports peuvent encore être établis entre la tuberculose et la chlorose essentielle qui n'est d'ailleurs, pour LANDOUZY et ses élèves, comme pour HANOT et pour PAWLINOW, qu'une bacillose larvée ou une manifestation d' « hérédodystrophie paratuberculeuse ». Bien que la valeur globulaire des tuberculeux (rapport entre la quantité d'hémoglobine et le nombre des hématies) descende peu au-dessous du chiffre normal pris pour unité

$$\frac{oxyhémoglobine \ 14 \ p. \ 100}{nombres \ des \ hématies \ 5.000.000} = \frac{1}{1} = 1$$ et qu'au contraire les états chlorotiques accusent une chute plus marquée, il ne paraît pas possible de tirer, de cette détermination, une déduction pratiquement utilisable.

Concluons donc avec MARCEL FAURE-BEAULIEU que « la principale conquête des recherches modernes sur les globules rouges des tuberculeux a consisté à montrer quel guide infidèle est l'examen hématimétrique, tel qu'il est couramment pratiqué, parce qu'il nous renseigne seulement sur la quantité des globules rouges contenus dans l'unité

---

[1]. *Société d'études sur la tuberculose*, fév. 1914.

de volume de sang et non sur la quantité de globules contenue dans le sang total, ce qui serait bien plus important à connaître ».

B. — LES LEUCOCYTES. — FIGURE D'ARNETH.

Si l'étude des modifications leucocytaires n'apporte pas un élément de diagnostic certain, elle fournit en revanche des indications pronostiques dont il importe de tenir compte et qui ont été précisées par les travaux de d'OElsnitz [1] sur les différentes formes de la tuberculose infantile, par ceux de Simón et Spillmann [2], de Richard [3], de Bezançon, de Jongh et de Serbonnes [4], de H. Schwermann [5], etc.

On sait que, chez les sujets normaux, le sang contient de 60 à 70 p. 100 de leucocytes neutrophiles et de 20 à 25 p. 100 de lymphocytes. Or, dans le sang des tuberculeux au début ou chez les malades apyrétiques, le nombre des neutrophiles est normal ou diminué, celui des lymphocytes augmenté. (*Planche XXIV.*)

On doit admettre, d'une manière générale, que les tuberculoses bénignes, à évolution lente, les phtisies fibreuses, les formes ganglionnaires sans poussées congestives, sont caractérisées par une *formule de résistance* (Richard), consistant en une leucocytose modérée ne dépassant pas 10.000 par millimètre cube (la normale oscillant aux environs de 7.500) et par une lymphocytose assez prononcée avec une légère éosinophilie.

S'agit-il, au contraire, de cas d'infection massive ou à virulence exaltée, la formule leucocytaire devient une *formule de défense* : hyperleucocytose, polynucléose abondante, mononucléose avec diminution constante des éosinophiles et des lymphocytes.

Enfin, dans les tuberculoses ouvertes arrivées à la période de ramollissement avec cavernes et dans les formes caséeuses graves, on trouve une forte hyperleucocytose, variant de 16 à 20.000, dans laquelle les polynucléaires entrent pour une proportion de 90 p. 100 ; les lymphocytes et les mononucléaires moyens sont diminués de nombre, ainsi que les grands mononucléaires qui se montrent souvent en voie de dégénérescence ; les éosinophiles manquent presque totalement ou sont dégénérés, fragmentés, éclatés. C'est la *formule de déchéance.*

Si théoriques que paraissent ces formules, elles reflètent assez exactement les constatations qui se dégagent de la plupart des travaux récents, cliniques ou expérimentaux. Elles sont d'ailleurs influencées par les innombrables incidents pathologiques que sont susceptibles de présenter les tuberculeux, par exemple par les hémoptysies, par l'expec-

---

1. Thèse de Paris, 1903.
2. *Société de biologie*, 11 juil. 1906.
3. *Province médicale*, 18 mai 1908.
4. *Archives de médecine expérimentale*, 17 janv. 1910.
5. *Zeitsch. f. Tub.*, vol. XXIII, fasc. 1, 1914.

PLANCHE XXIV.

Eléments figurés du sang humain, normal et pathologique.

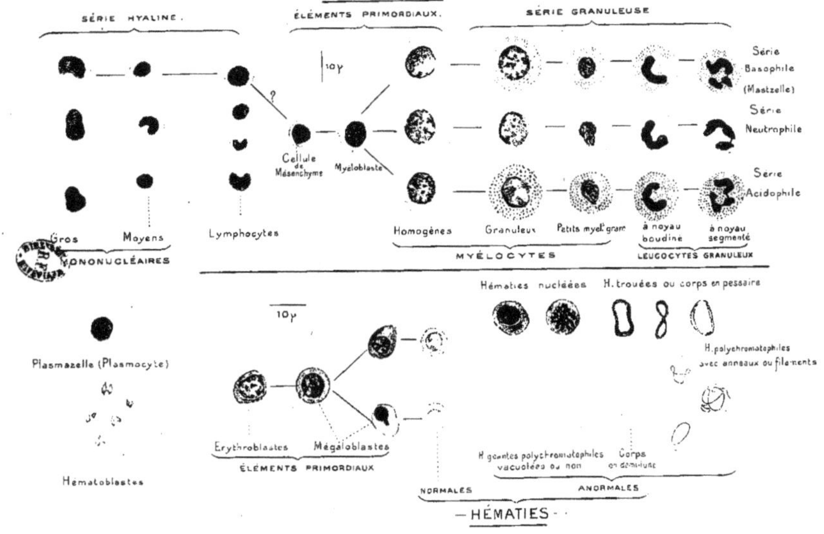

— LEUCOCYTES —
SÉRIE HYALINE.
ÉLÉMENTS PRIMORDIAUX.
SÉRIE GRANULEUSE
Série Basophile (Mastzelle)
Série Neutrophile
Série Acidophile
Cellule de Mésenchyme
Myéloblaste
Gros
Moyens
MONONUCLÉAIRES
Lymphocytes
Homogènes
Granuleux
Petits myél. gran.
à noyau boudiné
à noyau segmenté
MYÉLOCYTES
LEUCOCYTES GRANULEUX
Plasmazelle (Plasmocyte)
Hématoblastes
Erythroblastes
Mégaloblastes
ÉLÉMENTS PRIMORDIAUX
Hématies nucléées
H. trouées ou corps en pessaire
H. polychromatophiles avec anneaux ou filaments
H. géantes polychromatophiles vacuolées ou non
Corps en demi-lune
NORMALES
ANORMALES
— HÉMATIES —
10γ
10γ

toration plus ou moins abondante, par les infections surajoutées ou associées, et aussi par les divers traitements, en particulier par les injections de tuberculine. Celles-ci interviendraient en augmentant la tendance de l'organisme à réagir par la polynucléose, par la lymphocytose et par l'éosinophilie (ETIENNE, RÉMY et BOULLANGIER [1]).

D'après J.-A. MILLER et MARGARET REED [2], dans les cas qui s'aggravent lentement ou qui subissent une poussée évolutive temporaire, on observerait une forte leucocytose avec prédominance des polynucléaires coïncidant avec une diminution proportionnelle du nombre des petits lymphocytes et des éosinophiles, alors que le nombre des grands mononucléaires reste invariable.

CH. MADELAINE [3], par un ingénieux artifice qui consiste à injecter à un lapin par exemple, par voie intraveineuse, d'abord une émulsion de spores d'*aspergillus* tuées par la chaleur, puis une demi-heure ou une heure après, une émulsion de bacilles bovins virulents, a observé que ce qu'il appelle les « inoculations de dérivation » a pour effet de supprimer la *polynucléose* et de provoquer l'apparition rapide de la phase de *mononucléose* qui est la véritable phase de défense contre l'infection tuberculeuse.

La polynucléose est plutôt, en effet, un signe révélateur d'une tuberculose en évolution. ODDO et MONIER l'ont constatée lors des hémoptysies. SIMON et SPILLMANN, BESANÇON, DE JONGH et DE SERBONNES la considèrent comme un élément important de pronostic défavorable.

L'étude de la formule leucocytaire au cours de la tuberculose a profité très heureusement des faits récemment acquis sur le rôle des leucocytes dans l'immunité naturelle. C'est ainsi qu'ARNETH, comparant, au point de vue de l'état de maturation progressive de leur noyau, les neutrophiles à l'état normal et dans les infections, en particulier dans l'infection bacillaire, a décrit ce qu'il appelle la *peinture* ou *figure neutrophile du sang (neutrophiles Blutbild* [4]).

Ce savant propose de diviser les leucocytes neutrophiles, à partir du myélocyte vers le polynucléé, d'après le nombre et la forme des noyaux, en cinq *types* présentant chacun plusieurs variétés distinctes :

I. — *Noyau unique* : a) rond (myélocyte) ; b) légèrement échancré ; c) profondément échancré.

II. — *Deux noyaux* : a) arrondis ; b) rubanés, en boyau plus ou moins contourné ; c) un noyau arrondi, un noyau contourné.

III. — *Trois noyaux* : a) arrondis ; b) contournés ; c) un noyau

---

1. *Société de biologie*, 1909, p. 270.
2. *Archivs of internal Medicine*, 1912, n° 5, p. 609.
3. *Société d'études sur la tuberculose*, mai 1914. et Thèse de Paris, 1914.
4. *Münch. med. Woch.*, 1905, n° 2, et *Zeitsch. f. Tub.*, 1905, VII, p. 308 et 450.

(PLANCHE XXIV.)

arrondi, deux noyaux contournés ; *d*) deux noyaux arrondis, un noyau contourné.

IV. — *Quatre noyaux* : *a*) arrondis ; *b*) contournés ; *c*) trois arrondis, un contourné ; *d*) un arrondi, trois contournés ; *e*) deux arrondis, deux contournés.

V. — *Cinq noyaux*, classés comme il est dit ci-dessus.

D'après Arneth, à l'état normal, chez l'homme, on compterait :

5 p. 100 de leucocytes neutrophiles			du type I.
35	—	—	du type II.
41	—	—	du type III.
17	—	—	du type IV.
2	—	—	du type V.

Or, dans les deux formes de tuberculose les mieux caractérisées, on trouverait :

	Pour la tuberculose miliaire aiguë :	Pour la tuberculose pulmonaire chronique .
Type I.	36 p. 100	14 p. 100
— II.	56 —	56,5 —
— III.	8 —	24,5 —
— IV.	0 —	4,5 —
— V.	0 —	0,5 —

Bien entendu, on observe des variations souvent considérables de ces divers types, mais toujours dans l'ordre indiqué ci-dessus, de telle sorte qu'une relation évidente apparaît entre la gravité des lésions et la prédominance des neutrophiles des types I et II. On ne peut d'ailleurs, par l'étude de la figure d'Arneth, tirer d'indications pronostiques de quelque valeur qu'à la condition de la répéter en série chez le même sujet.

Chez les malades soumis au traitement tuberculinique, la formule se modifie sous l'influence des injections et, lorsqu'elle tend à se rapprocher de la normale, il semblerait que le pronostic doive être considéré comme favorable.

C'est du moins ce qui résulte des faits publiés par Arneth et par d'autres expérimentateurs qui ont confirmé ses travaux, par exemple, en Amérique Arnold et Henri Klebs [1], en France Fernand Arloing et Genty [2], E. Brissaud [3]. Ces derniers ont montré que, dans les heures qui précèdent la mort, aussi bien dans la tuberculose pulmonaire que dans les autres maladies infectieuses, on assiste à une fonte presque

---

1. *The American Journ. of med. Sciences*, 1906, LXXXII. E, 538.
2. *Journ. de physiologie et de pathologie générales*, 15 mars 1910.
3. Thèse de Lyon, 1912.

totale des neutrophiles des groupes III, IV et V, alors que ceux du groupe I, très abondants, ont un noyau qui ne se segmente presque plus et reste globuleux ou en forme d'oméga.

La technique généralement employée pour la détermination figurée du sang est, soit la coloration par le *triacide* d'ERLICH que l'on fait agir après fixation des frottis par la chaleur, soit, plus simplement, le procédé de SABRAZÈS qui consiste à sécher les préparations sans les chauffer et à les colorer quelques minutes au bleu de méthylène médicinal pur, en solution à 1 p. 500 dans l'eau distillée.

ÉLIMINATION DES BACILLES TUBERCULEUX PAR LES DIVERSES VOIES D'EXCRÉTION

A. — EXPECTORATION.

1° *Caractères macroscopiques et microscopiques des produits d'expectoration.*

Lorsque les bacilles apparaissent dans les produits d'expectoration, c'est qu'il existe dans les poumons un ou plusieurs tubercules en état de fonte caséeuse dont le contenu se déverse dans les alvéoles ou dans les bronches en communication avec l'air. Ce déversement peut être accidentel et momentané, ou plus ou moins continu. Dans ce dernier cas il est évident qu'on se trouve en présence de lésions multiples et déjà étendues. L'abondance et la persistance des bacilles dans les crachats ou leur petit nombre et la rareté de leur apparition sont donc des éléments importants de diagnostic et de pronostic d'une infection tuberculeuse pulmonaire ; mais le fait que leur présence est révélée par un seul examen ne signifie pas autre chose que l'affirmation du diagnostic de tuberculose ouverte et il n'a de valeur que pour le moment auquel l'examen a été effectué.

Il arrive fréquemment que des lésions pulmonaires anciennes ou que des poussées évolutives récentes ne s'accompagnent d'aucune expectoration bacillifère : l'élimination de bacilles par les crachats ne doit donc pas être considérée comme le critérium du diagnostic, et surtout du diagnostic précoce. Lorsqu'elle se produit, c'est que les désordres organiques sont déjà profonds, — ce qui ne veut pas dire d'ailleurs qu'ils soient irréparables.

Les caractères des crachats, quand ils apparaissent, se montrent très variables suivant l'état, le lieu et la nature des lésions pulmonaires ou bronchiques qui provoquent leur expulsion. Souvent au début, dans les formes *fibro-caséeuses*, qui sont les plus communes, ils gardent pendant des semaines ou des mois l'aspect muqueux ou muco-purulent et spumeux qu'on observe dans les produits d'expectoration des bronchites banales. Lorsque la rupture des tubercules caséifiés commence à se produire, ils prennent généralement une consistance spéciale et une couleur jaune verdâtre ou grise. Ils sont évacués sous forme d'amas ressemblant à des grains de riz, enrobés de mucus : on dit alors qu'ils sont *nummulaires* (de *nummularia, en forme de pièce de monnaie*). En cet état ils n'adhèrent pas aux vases et sont difficiles à dissocier. Les bacilles y sont généralement nombreux et irrégulièrement agglomérés autour des débris cellulaires (cellules alvéolaires ou bronchiques dégénérées, leucocytes mono et polynucléaires à noyaux allongés) qui en constituent la trame compacte.

Dans la *pneumonie caséeuse*, les crachats ressemblent au début à ceux de la pneumonie aiguë. Ils sont d'abord rouillés, visqueux, gluants et translucides, puis ils deviennent puriformes. On y trouve toutes sortes de débris de cellules (épithélioïdes, endothéliales, mononucléaires et polynucléaires à noyaux déformés) enrobés d'exsudat séro-albumineux.

La *phtisie* dite *galopante*, à foyers broncho-pneumoniques multiples, et la granulie aiguë ne s'accompagnent souvent d'aucune expectoration. Lorsque celle-ci existe, elle prend le même caractère que celui de la pneumonie caséeuse.

La présence de *fibres élastiques* dans les crachats a été longtemps considérée comme pathognomonique de la tuberculose. Elles sont la signature de la désagrégation du tissu périalvéolaire par la nécrose : aussi sont-elles particulièrement abondantes au début et pendant la formation des cavernes. Pour les rechercher, on traite le crachat par un peu de lessive de soude, on centrifuge et on colore le dépôt par le picro-carmin de *Orth* ou suivant la technique de Bartu qui consiste à faire agir pendant 24 heures sur la préparation un mélange de :

Orcéine.	1 gr.
Eau.	40 gr.
Alcool à 95°	80 gr.
Acide nitrique	XL gouttes.

Ensuite on lave et on différencie par :

Alcool à 90°	50 gr.
HCl.	1 goutte.

Les fibres élastiques apparaissent très nettes en couleur rouge brun foncé.

F. Bezançon et S. I. de Jongh [1] préfèrent se servir du colorant spécial dit *fuchséline de* Weigert. Les lames qui ont reçu le dépôt du crachat homogénéisé et centrifugé sont fixées à l'alcool absolu pendant 5 minutes. On les colore par la fuchséline pure, 20 à 30 minutes. On décolore à fond par l'alcool absolu. Seules les fibres élastiques restent colorées en bleu violet.

1. *Traité de l'examen des crachats*, Masson, éd., Paris, 1913, p. 321.

Les mêmes auteurs insistent avec raison sur ce fait qu'on ne trouve jamais de leucocytes éosinophiles en quantités appréciables dans les crachats tuberculeux, tandis que leur abondance caractérise les produits d'expectoration de l'asthme vrai et des états emphysémateux.

Wolff-Eisner [1] a appelé l'attention sur l'utilité de l'examen cytologique des crachats et en particulier sur la recherche des *lymphocytes* dont l'abondance, caractéristique suivant lui, paraît être un signe révélateur de la tuberculose pulmonaire au début, alors qu'on ne trouve pas encore de bacilles tuberculeux. On compterait souvent de 32 à 90 lymphocytes pour 100 globules blancs. Mais une lymphocytose aussi intense peut exister dans les produits d'expectoration au cours d'autres maladies. Arnheim l'a signalée dans la coqueluche et L. Michaelis dans certaines inflammations chroniques des bronches.

L'examen macroscopique et microscopique des crachats, et même la présence de fibres élastiques, ne permettent en aucune manière, — s'ils ne renferment pas de bacilles de *Koch*, — de poser le diagnostic de tuberculose. On y trouve les mêmes éléments et ils présentent les mêmes aspects dans une foule de maladies (grippe, pneumococcies broncho-pulmonaires, fièvre ondulante ou mélitococcie, rougeole, etc.). Quant aux fibres élastiques, elles sont parfois aussi abondantes dans certaines formes de mycoses pulmonaires (*Aspergillose*).

C'est donc la recherche du bacille de *Koch* qui doit surtout retenir l'attention du clinicien, et cette recherche portera, non seulement sur l'existence constante ou intermittente des microbes, mais aussi sur leur nombre moyen dans les préparations, sur leurs caractères morphologiques, leur virulence et leur origine humaine ou bovine s'il importe de préciser les causes probables de l'infection,

2º *Technique de la recherche du bacille tuberculeux dans les crachats.*

Cette recherche doit porter de préférence sur les crachats expulsés au réveil du malade ; d'une part sur quelques particules centrales, opaques, purulentes ; d'autre part sur une masse de 5 à 20 cc. de crachats qu'on dissoudra dans l'antiformine. On étale d'abord avec une pince à pointes un petit fragment purulent, gros comme une tête d'épingle, sur une lame de verre bien propre, et on le recouvre aussitôt d'une autre lame de verre. On presse ces deux lames l'une contre l'autre entre deux doigts et on les fait glisser en sens inverse jusqu'à ce qu'elles se séparent. La couche de crachat restant sur chacune est alors aussi mince et uniforme que possible,

On passe les deux lames, la couche de crachat dirigée vers le haut, à travers la flamme d'un bec Bunsen ou d'une lampe à alcool, pour sécher et fixer. On les colore ensuite par l'une des méthodes dont j'ai donné

---

1. *Verein für innere Medicin*, 4 nov. 1907.

la description au chapitre I. Celle qui mérite à tous égards la préférence consiste à se servir du liquide de *Ziehl*, qui offre le grand avantage de se conserver pendant longtemps, à la seule condition de le tenir à l'abri de la lumière et d'une évaporation trop active.

Je rappelle que ce liquide se prépare en triturant dans un mortier 1 gramme de fuchsine basique dans 10 cent. cubes d'alcool absolu, auquel on ajoute 5 grammes d'acide phénique neigeux, puis, par petites portions, en continuant à remuer le mélange, 100 cent. cubes d'eau distillée. On verse ensuite dans un flacon, on laisse reposer au moins 24 heures et on filtre.

La coloration des lames peut être faite à froid ou à chaud. Il est très commode, lorsqu'on a plusieurs préparations à colorer, d'immerger les deux tiers de leur surface dans une petite cuvette en verre que j'ai fait établir par *Leune* [1] et dont le couvercle mobile porte douze fentes. Chacune de celles-ci a la largeur d'une lame. La cuvette étant remplie de liquide de *Ziehl*, toute la partie des lames qui porte la couche de crachats s'y trouve plongée verticalement, et l'on peut inscrire un numéro d'ordre sur la partie émergente qui reste à l'abri du colorant.

Si l'on n'est pas pressé, on laisse les lames dans le *Ziehl* pendant 24 heures à la température du laboratoire, ou seulement pendant 2 heures en plaçant la cuvette dans une étuve à 38°.

Si l'on préfère opérer sur une seule lame à la fois et être renseigné plus rapidement, on verse, sur la couche de crachats fixée, quelques gouttes de liquide de *Ziehl* et on chauffe doucement, à quelque distance de la veilleuse d'un bec Bunsen jusqu'à ce que des vapeurs se dégagent, en évitant d'aller jusqu'à l'ébullition.

On rejette alors le colorant, on lave à l'eau et on décolore en versant sur la lame, au moyen d'un flacon compte-gouttes, soit une solution d'acide azotique au tiers ou d'acide sulfurique au cinquième, soit une solution d'acide lactique à 5 p. 100, ou une dilution d'acide acétique au tiers dans l'alcool à 95°, soit encore une solution aqueuse de chlorhydrate d'aniline à 2 p. 100, dont l'action est plus ménagée. On laisse agir le décolorant en le renouvelant plusieurs fois pendant quelques minutes, selon que la préparation est plus ou moins épaisse. En général, 1 ou 2 minutes suffisent. On lave ensuite abondamment dans l'alcool à 60° (ou dans l'alcool absolu si l'on s'est servi du chlorhydrate d'aniline) jusqu'à ce que la couleur rouge initiale ait presque complètement disparu.

On recolore la préparation en laissant tomber sur la lame quelques gouttes d'une solution aqueuse saturée de bleu de méthylène ou d'une solution aqueuse à 0, 1 p. 100 de vert malachite qu'on laisse agir 1 à

---

1. 28 *bis*, rue du Cardinal-Lemoine, à Paris.

2 minutes ; on lave à l'eau sous le robinet ; enfin on essore et on sèche sur plaque chauffante. Il ne reste plus qu'à examiner avec un objectif à immersion, sans interposition de lamelle, au centre de la couche de crachats colorée en bleu ou en vert. Les bacilles restés rouges sont faciles à découvrir parmi les autres éléments microbiens ou cellulaires qui ont pris la coloration bleue ou verte.

La méthode d'examen qui précède est la plus communément utilisée et la plus simple. Mais il faut savoir que, lorsque les bacilles sont peu nombreux, elle ne permet pas toujours de les déceler. C'est pourquoi il est préférable d'employer, simultanément avec la précédente et indifféremment dans tous les cas, une autre technique qui offre le grand avantage de les mettre en évidence, si peu nombreux puissent-ils être. Cette technique utilise le principe de l'homogénéisation. (*Voir chap.* i.)

L'échantillon de crachats (5 à 20 cc.), aussi fraîchement recueilli que possible, est mélangé tout entier dans un tube centrifugeur avec son volume d'antiformine diluée à 50 p. 100 dans l'eau distillée stérile ou, à défaut, avec son volume d'eau de Javel pure. On agite un instant ; on ajoute, pour 10 cc. de mélange, 1 cc. 5 d'alcool chloroformé à 10 p. 100 et, après avoir bouché le tube, on agite encore fortement pendant quelques minutes, puis on centrifuge. Le liquide surnageant est rejeté et le dépôt soigneusement recueilli en totalité, à la pipette ou avec une spatule. On le reçoit au centre d'un porte-objet sous forme d'une grosse goutte à laquelle on ajoute une goutte d'albumine thymolée et on l'étale en entier, aussi régulièrement que possible. On laisse sécher à l'air libre ou à l'étuve, puis on fixe à la chaleur et on colore comme il a été dit ci-dessus.

L'antiformine doit être diluée dans l'eau distillée pour ne pas y introduire de microbes acido-résistants d'origine étrangère.

On doit se rappeler que certaines espèces de bactéries acido-résistantes, bien qu'assez rares dans les crachats, peuvent se rencontrer chez certains sujets (particulièrement lorsqu'ils s'alimentent de lait ou de beurre) et, bien qu'après coloration par la méthode de *Ziehl* elles n'apparaissent pas aussi nettement rouges que les vrais bacilles tuberculeux et qu'elles se montrent d'ordinaire plus courtes, plus trapues, à bouts ovoïdes et plus épais, elles peuvent dans quelques cas donner lieu à de regrettables confusions.

C'est pourquoi il est toujours recommandable, — surtout lorsqu'il s'agit de préciser un diagnostic, les signes cliniques présentés par le malade étant douteux, — de contrôler l'examen microscopique des crachats par l'inoculation expérimentale.

3° *Caractères morphologiques des bacilles.*

La morphologie des bacilles dans les produits d'expectoration présente des caractères très variables. Le plus souvent ce sont des bâton-

nets de 1 à 2 microns de longueur, minces et uniformément colorés ;
mais tantôt ils sont courts et épais, tantôt deux ou trois fois plus longs,
extrêmement grêles, granuleux, courbes ou rectilignes. Dans certains
cas ils apparaissent fragmentés comme une courte chaînette de streptocoques minces. Leur nombre est plus ou moins grand dans les divers
fragments d'un même crachat. Ils se montrent soit isolés, soit par groupes irréguliers jetés au hasard les uns sur les autres comme un jeu de
jonchets, soit en amas et accolés comme les branches d'un fagot. Ces
divers types peuvent se rencontrer chez le même malade lorsqu'on pratique à différents intervalles l'examen de ses crachats. Il semble qu'ils
correspondent à des stades particuliers de la culture du microbe dans
les lésions tuberculeuses, la petitesse des bacilles, leur colorabilité
homogène étant l'indice d'un développement abondant, d'une évolution
jeune et rapide ; la forme allongée, mince et granuleuse, indiquant
au contraire une raréfaction de leur nombre, sans qu'on puisse rien
préjuger d'ailleurs au sujet de l'évolution du foyer d'où ils proviennent.

CARL SPENGLER (de Davos) attribue aux formes longues et grêles, —
dont il a fait un type spécial, le *bacillus tub. humano-longus*, — une
virulence plus grande pour l'homme et aussi pour le lapin.

Il apparaît donc que l'étude de la forme des bacilles expectorés présente un intérêt très réel. Quelques auteurs l'ont commencée (PIERRY
et MANDOUL [1], ORTH, CHAUVIN, BEZANÇON et P. WEIL, etc.) ; mais elle
est à peine ébauchée jusqu'ici.

Nous sommes également peu renseignés sur la valeur pronostique
des numérations qui fournissent, elles aussi, des résultats très variables
d'un jour à l'autre, d'une heure à la suivante, chez le même malade. Il
arrive souvent, par exemple, que les bacilles font complètement défaut
pendant plusieurs jours de suite et qu'ils se montrent tout à coup très
nombreux parce qu'un ou plusieurs tubercules déversent simultanément
leur contenu dans une bronche. Les porteurs de cavernes eux-mêmes
voient parfois leurs bacilles disparaître presque complètement, tandis que
des sujets atteints de formes torpides, très résistants, expulseront régulièrement et constamment des microbes en abondance.

On peut dire cependant qu'en général la disparition progressive des
bacilles est d'un pronostic très favorable, tandis que l'élimination de
bacilles nombreux, groupés en amas, doit faire craindre une poussée
évolutive à marche rapide.

On a proposé diverses échelles pour comparer l'abondance ou la rareté
des bacilles dans les préparations successives faites avec les crachats
d'un même malade. A *Davos* on emploie généralement celle de DENOEYER
qui comporte dix numéros :

---

1. *Société de biologie*, 17 et 24 déc. 1904, janv. 1905.

Le n° 1 correspond à 1 à 4 bacilles dans toute une préparation ;

Le n° 2 correspond à 1 bacille dans chaque champ du microscope ;

Le n° 3 à 2 bacilles dans chaque champ ;

. . . .

Le n° 10 à 9 bacilles ou davantage dans chaque champ.

LOEWENSTEIN [1] a cru pouvoir établir une relation entre la disposition des bacilles à l'intérieur des leucocytes et la résistance des sujets. Cette phagocytose, qu'on n'observe d'ailleurs que rarement dans les crachats, serait, d'après lui, d'un pronostic favorable. Elle apparaîtrait surtout chez les sujets traités par la tuberculine.

4° *Infections mixtes des crachats tuberculeux.*

Presque toujours les produits d'expectoration, même recueillis avec les plus grandes précautions de propreté, même examinés aussitôt après leur expulsion, montrent en abondance, à côté du bacille tuberculeux, d'autres microbes. Ceux-ci proviennent des voies aériennes supérieures, du pharynx et de la bouche, souvent aussi des lésions pulmonaires au niveau desquelles ils se cultivent dans les exsudats albumineux ou purulents, après y avoir été apportés soit par l'air inspiré, soit par la circulation sanguine.

P. HALBRON [2], qui a fait une bonne étude de ces microbes d'infection mixte, estime que l'examen direct après coloration renseigne mieux que les cultures sur leur nombre, sur les espèces auxquelles ils peuvent être rapportés et sur leur proportion par rapport aux bacilles tuberculeux. On se rend compte ainsi de la fréquence plus ou moins grande du *pneumocoque*, du *micrococcus catarrhalis* et de l'*entérocoque*, qui sont les microbes les plus communément rencontrés. On peut mesurer aussi en quelque sorte l'intensité de ces infections secondaires et leurs relations avec les symptômes présentés par le malade (fièvre, toux, abondance et nature de l'expectoration, infection sanguine, troubles gastro-intestinaux, intoxication, etc.).

Chez les tuberculeux gravement atteints, on trouve souvent en abondance le *micrococcus tetragenes* dans les crachats ; quelquefois on y rencontre des *streptocoques*, des *staphylocoques*, un *pseudo-méningocoque*, du *pneumobacille de Friedlander*, du *proteus*, *Spirillum crassum*, *Vibrio tenuis*, etc., — voire même des bacilles *pseudo-diphtériques* ou des microbes anaérobies qui, d'après VEILLON et REPACI [3], impriment à l'infection tuberculeuse des caractères spéciaux : fétidité des crachats, processus gangréneux des parois des cavernes ; ou qui sont même la

---

1. *Deutsch. med. Woch.*, 1907, n° 43.
2. Thèse de Paris, 1906.
3. *Annales de l'Institut Pasteur*, 25 avril 1912, p. 300.

cause de complications importantes : gangrène pulmonaire, pleurésie putride, aggravation de l'état général. S. C. Harvey [1] constate que le *streptococcus non-hemolyticus* est l'agent pyogène le plus fréquent dans la tuberculose pulmonaire, du moins aux Etats-Unis.

. Malgré les recherches de Babès, de Ramond et Ravaut, de Michelazzi, Prudden, Sata, et celles, plus récentes, faites dans mon laboratoire par E. Duhot [2], on est encore mal fixé sur le rôle que jouent la plupart de ces microbes dans les lésions tuberculeuses et sur l'organisme qui les héberge. On ignore quelle peut être leur importance pronostique. Mais il paraît certain qu'ils ne sont pas inoffensifs et que plusieurs espèces, surtout les anaérobies stricts, sont susceptibles d'aggraver par leur présence et par leurs sécrétions diastasiques les lésions produites par le bacille tuberculeux. Il y a là toute une étude à peine esquissée jusqu'à présent (H. Kögel) [3], et on doit se demander s'il n'y aurait pas quelque avantage à vacciner l'organisme malade contre ceux de ces microbes dont la pullulation peut lui être préjudiciable, en mettant à profit les méthodes nouvelles de préparation des *autovaccins* microbiens. C'est ce qu'ont essayé déjà sur quelques sujets Wolff-Eisner, Hudson, Alexander, Passini et Wittgenstein, Hoffmann et Martin. Peut-être certains tuberculeux réussiraient-ils à se mieux défendre contre leurs bacilles s'ils n'avaient pas à lutter en même temps contre d'autres infections ou d'autres intoxications concomitantes.

5° *Contrôle par l'inoculation expérimentale.*

L'infection tuberculeuse, manifestée chez un animal sensible à la suite de l'inoculation d'un crachat suspect, est là preuve de l'existence de bacilles virulents dans ce crachat, alors même que l'examen microscopique eût été négatif. Il est donc indiqué d'y avoir recours dans les cas douteux ou lorsqu'il peut être utile de déterminer l'origine humaine ou bovine du virus infectant.

L'animal de choix est le cobaye.

L'inoculation doit être faite sous la peau de l'une des cuisses, au voisinage du pli de l'aine, à la seringue ou à la pipette, avec l'émulsion d'une parcelle de muco-pus choisie au centre d'un crachat aussi frais que possible. Cette émulsion sera préparée avec un peu d'eau physiologique stérile.

On évitera avec soin de pousser l'injection dans le péritoine, car les microbes de suppuration ou ceux de la salive pourraient provoquer une péritonite mortelle.

Si le crachat renferme des bacilles en nombre appréciable (au moins

1. *Journ., of Med. Research.*, XXXV, janv. 1917.
2. *Société de biologie*, 9 mai 1914.
3. *Internat. Centralbl. f. Tub. Forschung*, vol. VII, 31 mai 1913, p. 369.

4o à 5o dans la quantité injectée), ceux-ci ne tardent pas à provoquer un gonflement caractéristique du ganglion inguinal le plus voisin du point d'inoculation. Ce ganglion, très petit et imperceptible à travers la peau à l'état normal, devient dur, tuméfié, adhérent aux tissus environnants et, déjà après dix à quinze jours, il peut atteindre le volume d'un gros pois.

Mais cet engorgement ganglionnaire ne suffirait pas à lui seul à affirmer le diagnostic de tuberculose, car il peut dans quelques cas, — à la vérité assez rares, — être provoqué par divers microbes de suppuration existant dans les crachats. Sa spécificité n'est réellement démontrée que par l'extension de l'infection aux organes viscéraux. Il faut donc ne pas se contenter d'exciser le ganglion pour y pratiquer, sur des coupes, la recherche du bacille, mais attendre la mort de l'animal, qui survient en général en 8 à 10 semaines, ou sacrifier celui-ci lorsque son amaigrissement est devenu manifeste. A l'autopsie on trouve alors des tubercules macroscopiquement visibles sur la rate, sur le foie, dans les poumons et dans différents groupes ganglionnaires. Le ganglion de l'aine primitivement infecté montre à la coupe un centre caséeux. Une préparation faite avec son contenu, ou avec un fragment de tubercule de la rate écrasé et coloré au *Ziehl*, achèvera de lever tous les doutes si elle montre des bacilles.

Il peut arriver que le crachat utilisé pour l'inoculation ne renferme que quelques rares bacilles, trop peu nombreux pour produire une réaction lymphatique intense et pour tuberculiser rapidement l'animal. En pareil cas l'adénite inguinale fait défaut, l'amaigrissement ne se produit pas et le cobaye garde pendant des semaines, parfois même pendant plusieurs mois, toutes les apparences de l'état sain. Mais si on le sacrifie au bout d'une période d'observation suffisamment longue, de 4 mois par exemple, son autopsie montre toujours quelques tubercules, petits ou très volumineux, localisés à la rate et au foie ou dans l'un au moins de ces organes.

Cette méthode de contrôle par le cobaye est la plus sûre. Elle a seulement l'inconvénient de ne fournir des indications précises qu'après un long délai qu'on s'est naturellement efforcé d'abréger au moyen de certains artifices.

C'est ainsi que NATTAN-LARRIER [1] a proposé d'inoculer quelques gouttes de l'émulsion de crachats dans la glande mammaire d'un cobaye femelle en lactation. Il se fait alors très rapidement une véritable culture *in loco* et, dès le cinquième ou au plus tard le dixième jour, en exprimant fortement la glande, on peut faire sourdre des conduits galactophores une gouttelette de liquide qu'on recueille à l'extrémité du mamelon et dans laquelle l'examen microscopique, après coloration par

---

1, *Société de biologie*, 1er déc. 1900.

le *Ziehl*, montre fréquemment de nombreux bacilles. Le diagnostic peut
dès lors être établi en une semaine environ. Mais il importe de prendre
quelques précautions particulières pour éviter l'infection de la mamelle,
que les divers microbes de suppuration associés au bacille tuberculeux
produiraient infailliblement. NATTAN-LARRIER recommande de chauffer
l'émulsion de crachats deux jours de suite, pendant une heure, à 54°.
Or c'est là une condition fâcheuse, car le chauffage, même peu prolongé,
modifie sensiblement la virulence des bacilles. D'autre part, la difficulté d'avoir toujours à sa disposition des femelles en lactation enlève à
ce procédé toute valeur pratique.

Lorsqu'on est pressé, il est infiniment plus simple et plus recommandable d'exciser le ganglion inguinal du 10ᵉ au 14ᵉ jour, de le diviser
en menus fragments avec des ciseaux fins et de le broyer dans un
mortier d'agate stérile en dissolvant la bouillie par addition ménagée
(goutte à goutte, à la pipette) de solution d'antiformine à 50 p. 100
dans l'eau distillée. On centrifuge ensuite le mélange et on recherche les
bacilles, comme il a été dit à propos des crachats, sur la totalité du culot
de centrifugation.

6° *Détermination de l'origine humaine ou bovine des bacilles contenu dans les crachats*.

Lorsqu'il s'agit de déterminer l'*origine probable*, *humaine* ou *bovine*,
l'infection tuberculeuse, on procède, comme je l'ai dit au chapitre xxi-B,
de préférence par la méthode d'inoculation au *lapin*. On peut injecter
directement deux ou trois centimètres cubes d'émulsion de crachats
sous la peau du ventre ou en arrière de l'épaule.

Le lapin est très peu sensible au virus humain. S'il s'agit de ce
dernier, l'animal présente un léger engorgement des ganglions qui desservent le territoire inoculé, mais il reste bien portant et ne maigrit
pas. Si on le sacrifie deux mois plus tard, on trouve, autour du point
d'inoculation, quelques amas caséeux qui renferment des bacilles ;
parfois un petit nombre de tubercules dans le poumon et dans la rate ou
le foie, lésions minimes, ayant peu de tendance à s'étendre et avec lesquelles le lapin eût pu survivre pendant longtemps.

Par contre, *s'il s'agit de virus d'origine bovine, l'extension des lésions est
en général rapide* ; l'animal maigrit et il meurt de tuberculose généralisée en 8 à 12 semaines.

Il est à peu près universellement admis aujourd'hui que les crachats
de phtisiques ne renferment que des bacilles de type *humain*. Ce n'est
que tout à fait exceptionnellement qu'on y rencontre des bacilles présentant les caractères de culture et de virulence du type *bovin*. En 1912,
au *KK. Gesundheitsamt* de Berlin, E. A. LINDEMANN [1], en totalisant

---

1. *KK. Gesundh. Arbeit.*, 1912, fasc. 2.

tous les cas étudiés jusqu'alors, y compris ceux de Park et Krumwiede aux États-Unis et ceux de la *Commission royale anglaise*, a réuni 790 déterminations, dont 784 avaient fourni des bacilles d'origine humaine, tandis que 3 seulement étaient d'origine bovine (dont 1 douteux, de Jongh-Stuurmann), 2 mixtes et 1 discutable (de Mohler et Washburn). (*Voir Chap. XXV.*)

De cette constatation il faut se garder de conclure que la tuberculose pulmonaire de l'homme est exclusivement due à l'infection de celui-ci par le bacille humain. Le seul fait qu'on soit en droit d'affirmer est que les bacilles isolés des crachats, et provenant de lésions pulmonaires plus ou moins anciennes, possèdent les caractères de culture et de virulence que présente habituellement le *type humain*. Mais il se peut que des bacilles d'origine bovine, ayant séjourné pendant de longues années dans l'organisme de l'homme et s'étant multipliés en de nombreuses générations successives jusqu'à la production tardive de lésions pulmonaires, finissent par acquérir les mêmes caractères de culture et de virulence que ceux de type humain, de telle sorte que les méthodes qui nous servent à les différencier fournissent des résultats dont l'interprétation devient impossible. (*Voir chap. XXI.*)

B. — EXCRÉTION PAR L'INTESTIN ET LES VOIES BILIAIRES.

C'est actuellement un fait bien établi que beaucoup de microbes en circulation dans le sang peuvent être éliminés par l'intestin.

Emmerich [1], puis Buchner [2] avaient montré, en 1885, que le vibrion cholérique, injecté dans le sang ou sous la peau, peut se retrouver après quelques heures dans la cavité intestinale. Issaeff et Kolle [3], douze ans plus tard, confirmaient ces résultats en provoquant, par le même procédé, de la diarrhée avec pullulation du vibrion cholérique dans les matières fécales ; mais aucun de ces auteurs n'avait lié le canal biliaire, ce qui enlevait toute valeur démonstrative à leurs expériences, la présence des microbes dans l'intestin pouvant être attribuée au rôle excréteur du foie. Il fallait exclure l'intervention de cet organe. C'est ce que firent Ribadeau-Dumas et Harvier [4] en liant le cholédoque.

Hess [5] prit même la précaution de ligaturer aussi le canal de *Wirsung* pour empêcher l'élimination pancréatique. Chez trois lapins, le duodénum fut sectionné entre deux ligatures immédiatement au-dessous du cholédoque, et le *Wirsung* lié. Ainsi se trouvaient évitées à la fois la stase biliaire et toute communication de l'intestin avec les voies respiratoires. Le *bacillus prodigiosus*, injecté dans les veines, fut retrouvé

1. *Arch. f. Hyg.*, 1885, t. III, p. 291.
2. *Id.*, p. 361.
3. *Zeitsch. f. Hyg.*, 1897, XVIII, p. 17.
4. *Société de biologie*, 23 juil. 1910.
5. *Archiv. of Internat. Medicine*, 15 nov. 1910, p. 522.

dans l'intestin grêle de deux des animaux ainsi opérés. Enfin, dans le but de supprimer l'influence possible du shock opératoire, le même expérimentateur créa chez un chien une fistule duodéno-cutanée à double ouverture : celle-ci rejetait par son segment supérieur le contenu de l'estomac, la bile et le suc pancréatique. L'animal fut nourri pendant deux jours par cette fistule, puis, les deux ouvertures étant fermées, HESS injecta du *bacillus prodigiosus* dans la veine jugulaire. Deux heures plus tard le chien était sacrifié et les ensemencements permettaient de retrouver le microorganisme dans les parties supérieures et inférieures de l'iléon, jamais dans le cœcum et le gros intestin.

En utilisant une autre technique j'ai fait, en collaboration avec C. GUÉRIN [1], la preuve que le bacille tuberculeux peut également être éliminé par les voies biliaires. Nous injections dans la veine marginale de l'oreille, à une série de lapins, 1 centigramme de bacilles bovins finement émulsionnés, provenant d'une culture sur pomme de terre glycérinée âgée de 6 semaines. Chacun des animaux était sacrifié *par section du cou*, successivement 24 heures, 48 heures, 3, 4, 5, 6 et 7 jours après l'inoculation. Le cadavre était immédiatement ouvert et, en évitant soigneusement de toucher la surface du foie, le contenu de la vésicule biliaire était aspiré dans une pipette et centrifugé. Le culot de centrifugation, dilué dans 2 centimètres cubes d'eau physiologique, était inoculé à la dose de o cc. 5 sous la peau de la cuisse de 4 cobayes pour chaque lapin. Or tous les cobayes qui avaient reçu la bile des lapins injectés depuis 24 et 48 heures, 5 et 6 jours, restèrent indemnes, tandis que la proportion des tuberculeux fut de 2 sur 4 pour ceux qui avaient reçu la bile du lapin du 3e jour, de 1 sur 4 pour ceux qui avaient reçu la bile du lapin du 4e jour, de 3 sur 4 pour ceux qui avaient reçu la bile du lapin tué le 7e jour.

Il est donc évident qu'une partie des bacilles introduits dans le torrent circulatoire peut être éliminée par la glande hépatique et évacuée avec la bile par l'intestin.

Nous avons fait une autre expérience encore plus démonstrative [2] en créant chez deux génisses une fistule biliaire permanente qui permettait de puiser à volonté dans la vésicule, à l'aide d'une pipette, la quantité de bile nécessaire aux inoculations d'épreuve. (*Fig 28.*)

L'une de ces génisses reçut, dans la veine jugulaire, 3 mgr. de bacilles tuberculeux virulents d'origine bovine. Chaque jour, avant et après l'expérience, on prélevait dans la vésicule une petite quantité de bile dont on injectait o cc. 5 à 4 cobayes. 15 de ces animaux sur 109 devinrent tuberculeux et tous ceux qui furent infectés avaient reçu

---

1. *Académie des sciences*, 8 mars 1909.
2. *Annales de l'Institut Pasteur*, fév. 1912, p. 163.

de la bile recueillie au delà du 19ᵉ jour après l'inoculation virulente de la génisse. Celle-ci mourut de granulie aiguë le 28ᵉ jour.

Si l'on considère que la quantité de bile introduite sous la peau de chaque cobaye était minime, o cc. 5 (le cobaye ne peut en tolérer davantage), et si on la compare au volume énorme (environ 2 litres) de ce

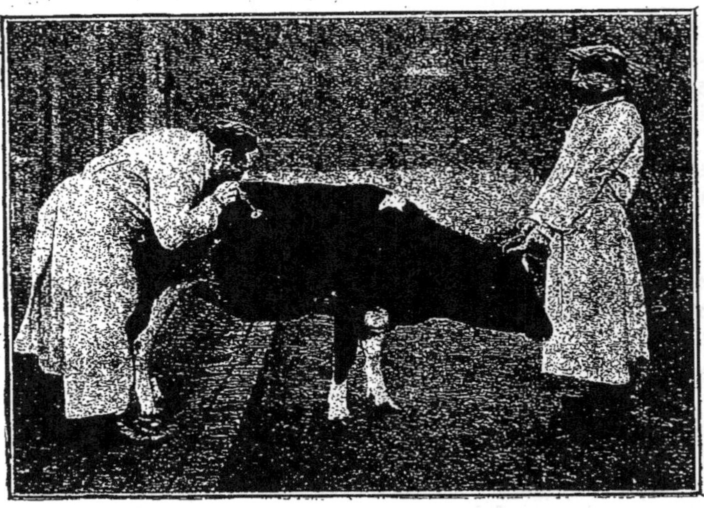

Fig. 28. — *Fistule biliaire permanente chez une génisse*, permettant de recueillir chaque jour, dans la vésicule, au moyen d'une pipette, une grande quantité de bile pour y rechercher les bacilles tuberculeux éliminés vers l'intestin.

liquide qui est excrété par la génisse en vingt-quatre heures, on doit en conclure que le nombre de bacilles évacués par les voies biliaires chez cet animal était sûrement considérable !

Parallèlement, nous faisions la preuve de la virulence des déjections d'une autre génisse qui avait reçu dans les veines une émulsion de bacilles humains. Sur 66 cobayes inoculés chacun avec o gr. 1 de déjections, 3 seulement devinrent tuberculeux ; mais il convient ici encore d'observer que la quantité d'excréments reçue par chaque animal était infime si on la rapporte à celle émise par la génisse en 24 heures et qui est d'environ 7 à 8 kilogrammes.

E. Joest et E. Emshoff [1] ont constaté également la fréquence de l'élimination des bacilles par la bile des animaux *naturellement infectés*. Ils ont étudié à ce point de vue, au moyen d'inoculations au cobaye, la bile de bœufs et de porcs tuberculeux.

---

1. *Zeitsch. f. Infectionskr. und Hygiene der Haustiere*, vol. XII, n° 4, 1911.

Les résultats obtenus ont été les suivants : dans 14 cas sur 57 (24,5 p. 100), la bile a infecté les cobayes. Sur ces 14 cas positifs, on a pu 4 fois mettre les bacilles directement en évidence par l'examen microscopique. Il s'agissait presque toujours de tuberculose généralisée du bœuf ou du porc avec lésions hépatiques. Deux fois seulement ces dernières manquaient ; mais il existait en revanche des lésions tuberculeuses des ganglions péri-portaux.

On peut donc admettre, d'après JOEST et EMSHOFF, que, chez le bœuf et le porc atteints de tuberculose généralisée, il y a élimination de bacilles virulents par les voies biliaires dans 25 p. 100 des cas. Il est vraisemblable même que le pourcentage est plus élevé encore et que, dans un certain nombre d'expériences, le résultat n'a été négatif que par suite de la faible quantité de bile injectée pour ne pas déterminer, chez les cobayes, de phénomènes graves de nécrose.

D'autres expériences confirmatives des mêmes faits ont été réalisées sur le cobaye par M. BRETON, MÉZIE et BRUYANT, dans mon laboratoire [1].

On avait déjà signalé depuis longtemps la présence des bacilles dans les déjections des phtisiques et dans celles des animaux tuberculeux, mais on tendait à admettre, avec CADÉAC et BOURNAY [2], WOOD, LICHTHEIM SHAW, ANGLADE, qu'elle résultait de la déglutition des crachats, de l'ingestion de matières virulentes, ou de l'existence de lésions intestinales. Les travaux de FRAENKEL et KRAUSE, d'EMERSON, et surtout ceux de ROSENBERGER [3] (1907-1909), élargirent tout à coup le problème. Ces auteurs trouvaient des bacilles acido-résistants chez un grand nombre de sujets atteints de granulie ou de tuberculoses fermées.

On pouvait croire qu'il ne s'agissait pas de vrais bacilles tuberculeux. Aussi D. MOORE ALEXANDER [4], PHILIP et PORTER [5], RITTEL–WILENKO [6], A. T. LAIRD, G. L. KITE et D. A. STEWART [7] entreprirent-ils l'étude méthodique de la question en ce qui concerne l'homme.

Pour chaque échantillon de fèces qu'il examinait, ALEXANDER en pesait 1 gramme dans un verre de montre, le broyait dans un mortier, le diluait avec quelques centimètres cubes d'eau salée physiologique et injectait 1 et 2 cc. de cette dilution au cobaye (soit o gr. 01, o gr. 02). Sur 24 déjections de tuberculeux pulmonaires, 23 se sont montrées virulentes.

2 déjections de sujets atteints de lupus et 129 de sujets non tuberculeux ont été examinées sans qu'on pût y rencontrer une seule fois

---

1. *Société de biologie*, 19 juil. 1912.
2. *Id.*, 7 déc. 1895.
3. *Amer. Journ. of Med. Sciences*, 1907, XII, et 1909, II.
4. *Journ. of Hygiene*, 1910, p. 37.
5. *Brit. Med. Journ.* 1910, II, p. 184.
6. *Wiener klin. Woch.*, 1911, n° 15.
7. *Journ. of Med. Research.*, oct. 1913, p. 31.

des bacilles acido-résistants à l'examen microscopique. L'auteur en conclut que, toutes les fois qu'on trouve des acido-résistants dans les déjections humaines, c'est qu'il s'agit de véritables bacilles tuberculeux. Il a trouvé ces derniers 52 fois sur 74 sujets atteints de diverses tuberculoses non ouvertes (pleurésie, granulie, formes ganglionnaires caséifiées, méningites tuberculeuses osseuses ou articulaires). Chez les mêmes sujets les bacilles ne se rencontrent que d'une façon intermittente et leur évacuation est souvent provoquée par une prise de calomel ou d'autres cholagogues.

Philip et Porter ont recherché le bacille dans les déjections de 100 tuberculeux pulmonaires. On trouva des acido-résistants dans 75. Or 42 de ces tuberculeux n'expectoraient aucun bacille et 29 en rendaient avec leurs excréments. En revanche, tous ceux qui crachaient avaient des déjections bacillifères.

Laird, Kite et Stewart trouvent 48 échantillons de déjections virulentes sur 87 dans lesquels l'examen direct par la méthode à l'antiformine avait fait constater la présence d'acido-résistants.

La technique la plus recommandable pour la recherche des bacilles tuberculeux dans les fèces est la suivante que j'ai employée moi-même avec C. Guérin et que H. Thieringer [1] a également utilisée :

On pèse dans un vase conique d'Erlenmayer 30 gr. de matières que l'on mélange ensuite avec 55 cc. d'eau stérile et 15 cc. d'antiformine. On agite à plusieurs reprises et on laisse en contact pendant 3 à 4 heures, puis on centrifuge, on décante, on recueille le dépôt dans un vase stérile et on le dilue dans 8 à 10 cc. d'eau salée physiologique. On le filtre à travers 2 ou 3 doubles de gaze stérile et on l'inocule à la dose de 2 à 3 cc. sous la peau de 3 ou 4 cobayes, au voisinage de la région inguinale.

Plusieurs travaux récents ont mis en relief l'importance de la contamination tuberculeuse chez les bovidés par les excréments et aussi le rôle des voies biliaires dans l'excrétion des bacilles.

E. C. Schroeder et W. E. Cotton [2], du *Bureau of Animal Industry* de Washington, ont publié les résultats de très nombreuses et très suggestives expériences montrant que le meilleur moyen d'infecter sûrement les porcs consiste à leur faire ingérer, en mélange avec leur nourriture, des matières fécales de bovidés tuberculeux. Ils ont également prouvé que 40 p. 100 des vaches qui réagissent à la tuberculine mais qui ne présentent aucune lésion cliniquement décelable, émettent, par intermittences, des bacilles virulents avec leurs déjections.

Elmer G. Peterson [3], Reynolds et Beebe [4] constatent que, d'après

1. *Arb. a. d. KK. Gesundh.*, 1912, vol. XLIII, p. 545.
2. *Rep. of Bureau of Animal Industry, U. S. Dep. of Agriculture,* Washington, 1906 et 1907.
3. *Report of the New-York state Veterinary College*, 1909-10, p. 65.
4. *Minnesota Experim. Station*, Bull. n° 103.

leurs expériences, les bovidés réagissant à la tuberculine, mais qui ne présentent pas de lésions cliniquement décelables, n'émettent pas de bacilles dans leurs déjections. Par contre, A. T. PETERS et C. EMERSON [1], sur 22 animaux non cliniquement tuberculeux, mais ayant fourni une réaction tuberculinique positive, découvrent 3 fois, soit chez 7, 31 p. 100, des bacilles dans les fèces par l'inoculation au cobaye de o cc. 5 de celles-ci.

De leur côté, en Allemagne, JOEST et EMSHOFF [2] ont trouvé des bacilles dans la bile de 26 bœufs et de 31 porcs. A l'abattoir de Berlin, C. TITZE et E. JAHN ont fait la même constatation. Dans leurs expériences, la bile de 42,3 o/o des bœufs et chèvres tuberculeux se montrait virulente pour le cobaye, alors même que les lésions macroscopiques étaient peu étendues, parfois seulement à différents groupes de ganglions.

Les mêmes auteurs, en collaboration avec H. THIERINGER [3], remarquent que les animaux porteurs de lésions tuberculeuses ouvertes éliminent beaucoup de bacilles ; mais ils n'ont pas pu en découvrir dans les déjections des bovidés réagissant à la tuberculine et qui n'avaient pas de lésions décelables cliniquement. Ils opéraient sur 30 grammes de déjections avec 15 cent. cubes d'antiformine pure et 55 cent. cubes d'eau physiologique stérile, laissaient deux heures en contact et centrifugeaient trois fois avant d'inoculer le dépôt. En examinant ainsi 28 animaux tuberculeux pulmonaires ou seulement ganglionnaires, ils ont décelé les bacilles dans 11 cas ; tandis que sur 68 animaux ayant servi pour la plupart à diverses expériences de vaccination et réagissant tous à la tuberculine, mais cliniquement indemnes, les bacilles n'ont jamais pu être mis en évidence dans les déjections. Ils n'indiquent pas si les recherches ont été répétées plusieurs fois sur le même animal.

Enfin, LYDIA RABINOWITSCH [4] rapporte que, sur 17 bovidés tuberculeux à divers degrés, elle a pu isoler 12 fois des bacilles tuberculeux de la visécule biliaire. Dans 8 de ces cas les animaux avaient des lésions intestinales et dans un seul il existait des lésions hépatiques.

On doit donc admettre que, fréquemment, les bacilles sont amenés au foie par la circulation sanguine et éliminés ensuite par la bile : l'existence des germes virulents, souvent en nombre immense, dans les déjections, soit qu'ils aient cette origine, soit qu'ils proviennent de crachats déglutis, est assurément une importante source de dangers et joue un rôle capital dans la dissémination de la tuberculose. Elle explique comment s'effectue la contamination dans les étables ; elle montre comment peut se réaliser l'infection du lait de vache, — même celui des vaches saines, — par des particules de matières fécales au cours de

1. *22nd Rep. of the Agricult. Experim. Station of Nebraska*, 1909, p. 136.
2. *KK. Arbeit.*, vol. LIV, 1913, 1er fasc., p. 35.
3. *Id.*, p. 1.
4. *Deutsch. med. Woch.* 1913, no 3.

la traite et, pour ce qui concerne l'espèce humaine, elle appelle toute notre attention sur la nocuité possible des aliments (en particulier des légumes cultivés dans les champs et les jardins où se pratique l'épandage), des linges, des vêtements et des objets de toute sorte souillés par les déjections de tuberculeux ou de porteurs de bacilles, apparemment sains.

C'est incontestablement surtout par ce mécanisme que la tuberculose se propage dans les fermes, dans les habitations rurales, dans les agglomérations denses et souvent malpropres (asiles d'aliénés, prisons, etc.), et aussi parmi les populations indigènes des pays exotiques chez lesquelles le virus est importé par les commerçants et les voyageurs provenant des régions anciennement contaminées.

C. — EXCRÉTION PAR LES URINES

Le filtre rénal, à l'état sain, est imperméable aux microbes. Mais la bacillémie qui, nous le savons aujourd'hui, est si fréquente à toutes les étapes de l'infection tuberculeuse, détermine souvent de minuscules lésions rénales non folliculaires, grâce auxquelles des bacilles tuberculeux peuvent se frayer un passage jusque dans l'urine. A plus forte raison ce passage se produit-il lorsque les capillaires glomérulaires deviennent le siège de tubercules caséifiés. Mais il s'accompagne alors d'une élimination plus ou moins abondante d'éléments cellulaires et principalement de leucocytes.

La présence de bacilles dans l'urine peut donc s'observer dans de multiples circonstances, alors même qu'il n'existe pas de tuberculose rénale proprement dite. Beaucoup de cliniciens, parmi lesquels je citerai DURAND-FARDEL, LANDOUZY, TILDEN-BROWN, WECHSELBAUM, l'avaient constatée depuis longtemps, et les recherches bactérioscopiques plus récentes de FOULERTON et HILLIER [1], de FOURNIER et BEAUFUMÉ [2], de A. JOUSSET [3], de SUPINO [4], de F. BEZANÇON et PHILIBERT [5] en eussent fourni d'abondantes preuves si elles n'étaient toutes passibles de la même objection : elles n'ont porté que sur des examens directs, sur lames, après coloration de dépôts centrifugés. Or cette méthode ne permet pas, si habiles que soient les observateurs, de se mettre complètement à l'abri d'erreurs provenant de ce que certains bacilles acido-résistants se rencontrent communément dans les urines. Le plus banal de ces bacilles, celui du smegma préputial, a été signalé dès 1884 par LUSTGARTEN et bien étudié par ALVAREZ et TAVEL, DOUTRELEPONT et SCHULTZE, MATTERS-

---

1. *Brit. Med. Journ.*, 21 sept. 1901.
2. *Société de biologie*, 15 nov. 1902.
3. *Archives de médecine expérimentale*, sept. 1904. — *Semaine médicale*, 14 sept. 1904.
4. *Riforma Medica*, 27 mai 1905.
5. *Bulletin de la Société d'études sur la tuberculose*, fév. 1908.

TOCK, GRÜNBAUM, etc. D'après ce dernier auteur on le trouve dans 59 p. 100 des urines normales chez les femmes, tandis qu'il serait relativement plus rare chez l'homme. Il en existe deux variétés, l'une grêle et fine, ressemblant beaucoup au bacille tuberculeux, l'autre granuleuse, se présentant ordinairement en amas ou en bâtonnets parallèles comme le bacille diphtérique.

D'après BEZANÇON et PHILIBERT on pourrait aisément les différencier du vrai bacille de *Koch*, en prenant soin de prolonger pendant deux minutes l'action de l'acide nitrique au tiers sur les lames colorées par le *Ziehl* et pendant cinq minutes celle de l'alcool absolu. Les bacilles du smegma sont alors décolorés, tandis que les bacilles tuberculeux gardent la teinte rouge foncé de la fuchsine.

Cette méthode — et l'on peut en dire autant de celle de DAHMS que j'ai décrite au Chap. I (E), — n'est cependant pas assez sûre, et il est préférable dans tous les cas de recourir à l'inoculation expérimentale, malgré l'aléa qui peut résulter de ce que les bacilles sont souvent en trop petit nombre pour tuberculiser rapidement les animaux.

On doit, autant que possible, recueillir séparément l'urine de chaque uretère et la centrifuger aussitôt dans de gros tubes stérilisés, en faisant porter la recherche sur un volume total d'environ 100 cent. cubes. Les culots, délayés dans un peu d'eau physiologique, sont injectés à deux cobayes au moins, sous la peau de l'une des cuisses, au voisinage du pli de l'aine, comme s'il s'agissait de crachats et suivant la même technique.

Si l'adénopathie caractéristique apparaît vers le douzième ou quinzième jour on peut, soit exciser le ganglion pour y chercher les bacilles tuberculeux sur des coupes, soit attendre que l'infection se généralise pour autopsier les animaux.

Il arrive assez souvent que l'inoculation soit positive alors que l'examen bactérioscopique du dépôt centrifugé avait été négatif. C'est ainsi que PAGÈS [1], sur 91 cas de tuberculose rénale confirmée plus tard par l'opération, a trouvé seulement 22 fois des bacilles à l'examen direct, tandis que l'inoculation fut positive pour 82 malades.

BERTIER [2] a étudié les urines de 24 sujets, tous tuberculeux pulmonaires gravement atteints, la plupart fébriles, mais non suspects de lésions rénales. Quelques-uns avaient un peu d'albuminurie. Il obtint, par l'épreuve d'inoculation, 8 résultats positifs, c'est-à-dire 33 p. 100, et les cobayes qui se montrèrent infectés avaient tous reçu le dépôt centrifugé des urines de tuberculeux cavitaires en évolution, dont un seul était albuminurique. Il ne semble donc pas y avoir de rapport direct entre l'albuminurie et la bacillurie. ,

1. Thèse de Lyon, 1906.
2. *Société d'études scientifiques sur la tuberculose*, déc. 1909

Dans les urines d'enfants atteints d'affections diverses (néphrites, pleurésie, broncho-pneumonie, méningite, granulie, etc.), P. Nobécourt [1] ne décela des bacilles par l'inoculation que chez 4 malades sur 37. Les résultats positifs se rapportaient à des enfants dont deux étaient atteints de tuberculose rénale, un de tuberculose cavitaire fébrile des poumons, et un de granulie avec réaction méningée. Sur 8 cobayes, 5 ont été tuberculisés avec des quantités d'urine variant de 60 à 150 cent. cubes. Les urines des malades atteints de néphrites de types divers, hématuriques ou non, ont constamment fourni des résultats négatifs.

Chez les tuberculeux pulmonaires adultes, la bacillurie est également rare. Léon Bernard ne l'a constatée que 5 fois sur 42 sujets, et tantôt avec, tantôt sans albuminurie.

Cette rareté contraste avec la fréquence de la bacillurie que l'on observe à tous les âges et surtout communément dans les diverses formes de tuberculose de l'enfance. Lorsqu'elle existe, elle ne permet d'affirmer la présence d'une lésion rénale que si elle est très abondante et accompagnée de pyurie. L'examen bactérioscopique direct retrouve alors ici toute sa valeur.

D. — EXCRÉTION PAR LES GLANDES MAMMAIRES.

Comme le rein *sain*, la glande mammaire *saine* ne laisse passer aucun microbe. Mais les infections sanguines et particulièrement l'infection tuberculeuse bacillémique, peuvent déterminer la formation de petits foyers inflammatoires autour d'un ou de plusieurs *acini* glandulaires en activité, ou y constituer des lésion tuberculeuses. Dans les deux cas il arrive que les leucocytes, susceptibles de véhiculer des bacilles, passent dans la sécrétion lactée.

De nombreux travaux, sur lesquels nous avons insisté à propos de la tuberculose bovine et de sa transmission à l'homme (*chap. XXV*), ont mis en évidence les dangers de la tuberculose mammaire au point de vue de la contamination du lait. On est moins exactement renseigné sur la plus ou moins grande fréquence du passage des bacilles à travers la glande, alors que celle-ci, ou les ganglions lymphatiques qui desservent son territoire, sont indemnes de toute lésion décelable par l'examen clinique ou par l'autopsie.

La question ne peut être résolue que par la technique d'inoculation au cobaye, par la multiplicité des expériences et par l'observation prolongée des mêmes sujets, mères et nourrissons. Or tout cela nous manque en grande partie actuellement.

Certains expérimentateurs, parmi lesquels il faut citer surtout Ostertag, Fiorentini et Ceradini, Ascher, Leclainche et Morel, considèrent le lait provenant de vaches tuberculeuses à mamelles saines comme dépour-

---

1. *Association française de pédiatrie*, oct. 1911.

vu de virulence. D'autre part Lydia Rabinowitsch et Kempner, Karlinski[1] en Allemagne, Moussu en France, John Mohler, Schroeder et Cotton aux Etat-Unis, Shéridan Delépine et la Commission royale anglaise ont publié des faits prouvant indiscutablement que les *vaches, et aussi les chèvres, apparemment indemnes de toute lésion mammaire, mais réagissant à la tuberculine, émettent parfois des bacilles dans leur sécrétion lactée.*

Les recherches histologiques de Joest et Kracht-Palejeff[2] avaient déjà montré que chez 25 p. 100 des vaches atteintes de tuberculose généralisée, mais dont les mamelles sont apparemment indemnes, on trouve des lésions microscopiques nettement tuberculeuses dans ces glandes. Plus récemment, Ishiwara[3], par l'inoculation expérimentale, a constaté la présence de bacilles dans 5 mamelles sur 26 parfaitement saines examinées par lui et pour lesquelles l'examen microscopique avait été négatif.

Sur 57 inoculations au cobaye, Moussu[4] a obtenu 7 résultats positifs. Rabinowitsch, Schroeder et Cotton montrent que des veaux, nés de vaches en apparence saines, mais réagissant à la tuberculine et allaités par leur mère, réagissent eux-mêmes à la tuberculine après 2 à 6 mois. Il apparaît donc que, pour ce qui concerne l'espèce bovine, aucun doute ne puisse subsister et que, comme le veut Moussu, la production de toute vache laitière fournissant une réaction tuberculique positive doive être tenue pour suspecte.

Expérimentalement Titze, au *K. K. Gesundheitsamt* de Berlin, a montré que lorsqu'on injecte des bacilles tuberculeux par voie intraveineuse à une vache en lactation, les bacilles commencent à apparaître dans le lait aux environs de la troisième semaine et ils ont persisté, chez un animal, jusqu'à 144 jours. Dans une autre expérience l'excrétion a commencé après 24 heures et les bacilles n'ont pu être retrouvés ensuite que le 99e jour. Chez ces deux vaches la mamelle postérieure gauche seule s'est trouvée infectée.

Dans l'espèce humaine il ne semble pas que les résultats soient différents. Förster, Mathilde de Biehler[5], Schlossmann, Auché[6], n'ont pas réussi à tuberculiser des cobayes en leur inoculant soit sous la peau, soit dans le péritoine, de 5 à 15 cc. de lait provenant de femmes atteintes de tuberculose pulmonaire grave. Par contre, Escherich, Roger et Garnier, Guillemet, Rappin, Fortineau et Patron[7], O. Fuster (de

1. *Zeitsch. f. Thiermedicin*, 1905, vol. IX, p. 414.
2. *Zeitsch f. Infectionskr. d. Haustiere*, vol. XII, 1912.
3. *Centralbl. f. Bakt.*, 1913, vol. LXX, p. 1.
4. *Société de biologie*, 16 avril 1904 et 18 fév. 1905.
5. *Archives de médecine des enfants*, XI, juil. 1908, p. 473.
6. *Société de biologie*, 2 déc. 1913.
7. *Id.*, 7 juil. 1906, et Thèse de Patron, Paris, 1909.

Vienne)[1], Moussu [2], en opérant dans des conditions analogues ou sur de plus grandes quantités de lait centrifugé, ont prouvé que ce lait renfermait parfois des bacilles. Rappin le trouve même infectant à la dose de 2 cc. 2 fois sur 4 ; Moussu, en opérant sur 25 à 5o cc., 1 fois seulement sur 10. Mais Kurashige, Mayeyama et Yamada [3], dans une série d'expériences étendues à 20 femmes tuberculeuses, découvrent des bacilles chez 17 (85 o/o) : De ces 20 femmes, 9 étaient au premier stade de la maladie ou même seulement prétuberculeuses : toutes les 9 avaient du bacille dans le sang et 6 d'entre elles en avaient dans le lait. Chez 5 femmes tuberculeuses au 2ᵉ et au 3ᵉ degré (d'après Turban), le bacille a pu être décelé simultanément dans le sang et dans le lait (100 %).

Les auteurs japonais remarquent toutefois que, pour chacune de ces nourrices, le nombre des bacilles contenus dans le lait était très faible (2 à 7 pour 5 cc.) et que l'état général de leurs enfants s'est montré satisfaisant dans la majorité des cas. Il n'a donc pas semblé que le danger pour les nourrissons fût bien grave. On peut même se demander si le fait, pour les nouveau-nés, d'absorber ainsi quelques bacilles en petit nombre ne leur confère pas un certain degré de résistance aux infections graves auxquelles ils se trouveraient exposés ultérieurement. S'il en était ainsi, il y aurait grand intérêt pour l'enfant issu d'une mère atteinte de tuberculose non ouverte (donc incapable de le contaminer d'une façon massive par ses crachats), à être nourri par elle, au moins pendant les premières semaines qui suivent sa naissance.

Quoi qu'il en soit, il paraît établi que si l'excrétion de bacilles par les glandes mammaires des femelles tuberculeuses est plutôt rare, elle peut se produire, dans certains cas, en l'absence de toute lésion locale.

<hr>

1. *Wiener klin. Woch.*, n° 20, 1906.
2. *Société de biologie*, 28 juil. 1906.
3. *Zeitsch. f. Tub.*, avril 1912, p. 433.

CHAPITRE XXXIV

RÉACTIONS AUXILIAIRES DE DIAGNOSTIC DANS L'INFECTION TUBERCULEUSE

A. — ALBUMINO-RÉACTION.

On avait constaté depuis longtemps (Caventou [1], Biermer, Benk) que les produits d'expectoration, dans certaines maladies, contenaient de l'albumine en plus ou moins grande abondance. Mais Wanner [2] eut le premier l'idée de faire une étude toute spéciale de ce sujet dans les différentes affections thoraciques.

D'après lui, on ne trouve pas d'albumine, ou il n'en existe que des traces indosables dans les crachats de l'asthme essentiel, de la bronchite aiguë ou chronique simple. Il est au contraire habituel d'en déceler jusqu'à 2 et 3 décigrammes p. 100 gr. de crachats dans la pneumonie et au moins o gr. 01 à o gr. 1 p. 100 gr. de crachats dans la tuberculose, alors même que les lésions sont peu avancées.

La technique qu'il emploie est excellente : il recommande de séparer d'abord la mucine et les débris cellulaires par mélange des crachats avec leur volume de solution d'acide acétique à 3 p. 100. On agite, on filtre sur papier, puis on ajoute au filtrat de la lessive de soude jusqu'à réaction alcaline faible et un peu de chlorure de sodium. On coagule par chauffage et on peut jeter le coagulum sur un filtre, le laver à l'eau chaude, à l'alcool, puis à l'éther, et le peser après dessiccation pour avoir la proportion exacte d'albumine par rapport au volume initial de produits expectorés.

En 1909 H. Roger [3], seul ou en collaboration avec Lévy-Valensi, puis avec D. Mikhailoff, rechercha méthodiquement l'albumine dans les crachats d'un grand nombre de malades et attira l'attention des cliniciens sur sa présence presque constante dans la tuberculose pulmonaire ouverte. « On peut, dit ce savant, diviser les expectorations en deux groupes : les unes ne contiennent pas d'albumine ; elles sont dues à une sécrétion plus ou moins abondante de la muqueuse bronchique

---

1. *Bulletin de l'Académie de médecine*, 1843.
2. Thèse : *Chimie du crachat*, Bâle, 1903.
3. *Société médicale des hôpitaux*, 23 juil., 21 oct. 1909. — *Presse médicale*, 20 avril 910.

et sont en rapport avec la bronchite simple aiguë ou chronique et avec l'emphysème pulmonaire. Les autres, qui contiennent de l'albumine, traduisent un processus plus profond ; elles doivent être rattachées à une inflammation ou à une exsudation ; elles permettent d'éliminer une bronchite simple. »

Pour l'analyse qualitative de l'albumine, H. ROGER conseille de recueillir les expectorations dans des crachoirs bien propres, le matin au réveil, afin qu'elles soient aussi pures que possible de tout mélange avec de la salive ou des débris alimentaires. On les délaie ensuite dans un égal volume d'eau additionnée de quelques gouttes d'acide acétique pour coaguler la mucine et les nucléo-albuminoïdes ; puis on les triture soigneusement avec une baguette de verre.

Il ne faut pas ajouter trop d'acide, car cet excès empêcherait ensuite l'albumine de se précipiter. Il faut cependant qu'il y en ait assez pour bien éliminer le mucus. Il est difficile d'indiquer exactement la quantité nécessaire. La dose varie d'un cas à l'autre. « Pour éviter toute erreur, on fera bien, quand on aura filtré le liquide, d'y verser encore une ou deux gouttes d'acide acétique. Si le mucus a été totalement coagulé, aucun trouble ne se produira.

« La filtration se fait sur du papier à filtrer ordinaire ou, ce qui est préférable, sur du papier Chardin. Si l'on a soin d'éliminer les parties conglomérées, la filtration se produit très rapidement, en une ou deux minutes. »

Pour déceler l'albumine, H. ROGER se sert soit du chauffage (après addition nécessaire d'un peu de sel marin), soit du ferrocyanure de potassium en solution aqueuse saturée, qui donne dans le milieu acétique une réaction extrêmement nette : il suffit d'en verser une goutte pour obtenir un précipité abondant. On en met 1 centimètre cube dans un tube à essai et on filtre directement les crachats sur le réactif. Si ces derniers renferment de l'albumine, on voit aussitôt se former un anneau caractéristique au point de contact des deux liquides.

Le ferrocyanure a l'inconvénient de précipiter non seulement les albumines, mais aussi les albumoses, de sorte qu'on lui préfère généralement aujourd'hui l'acide nitrique (LESIEUR et PRIVEY, SMOLIZANSKI) ou la technique de WANNER (F. BEZANÇON et I. DE JONGH), dont il a été parlé ci-dessus.

H. ROGER et Mlle WOURMANN [1] ont proposé de doser séparément la sérine et la globuline en opérant de la manière suivante :

« L'expectoration est rigoureusement mesurée dans une éprouvette graduée. On la délaye dans une quantité d'eau distillée qui, suivant la consistance, est égale à son volume ou deux fois supérieure ; puis on

1. Thèse Paris, 1909.

ajoute quelques gouttes d'acide acétique pour coaguler la mucine et les nucléo-albumines et on filtre.

« Du liquide obtenu, on fait deux parts : l'une est portée à l'ébullition pour coaguler la totalité des albumines. On jette ensuite sur un filtre taré et on lave avec de l'eau bouillante aiguisée d'acide acétique. Le filtre est séché et pesé.

« La deuxième partie est soigneusement neutralisée, puis additionnée de sulfate de magnésie dans la proportion de 80 grammes pour 100 centimètres cubes de liquide ; on mesure le volume obtenu et, après avoir laissé quelque temps le précipité de globuline se produire et se rassembler, on jette sur un filtre. On prélève une certaine quantité du liquide qui passe, on l'acidifie légèrement avec l'acide acétique, on fait bouillir et on verse sur un filtre taré. On lave le précipi é avec de l'eau distillée acidulée, jusqu'à ce que le liquide qui s'écoule ne précipite plus par la solution de chlorure de baryum.

« Il suffit alors de dessécher le filtre et de le peser ; on obtient ainsi le poids de la sérine et, par différence, on a le poids de globuline. »

On peut aussi, comme Smolizanski [1], se servir du procédé de Hammarsten qui consiste à précipiter la globuline par le sulfate de magnésie en solution saturée.

Le filtrat des crachats est partagé en deux parties égales.

Une première partie est additionnée de deux gouttes de phtaléine de phénol et neutralisée par une solution de soude décinormale ajoutée goutte à goutte jusqu'au virage de la phtaléine. Ceci fait, on filtre et on sature le mélange par des cristaux de sulfate de magnésie pur à la température du laboratoire (100 gr. de sulfate de magnésie pour 100 cc. de liquide). On agite pour favoriser la dissolution de ce sel et on abandonne le tout au repos pendant 24 heures. La globuline précipitée est rassemblée sur un filtre séché et taré préalablement. Ce précipité est lavé ensuite avec une solution saturée de sulfate de magnésie jusqu'à ce que les eaux de lavage ne précipitent plus par la chaleur ou l'acide nitrique. On porte alors le filtre à 110° pendant quelques heures. A cette température la globuline se coagule. On lave ensuite le filtre et son contenu à l'eau bouillante qui dissout seulement le sulfate de magnésie, et on continue le lavage jusqu'à ce que le filtrat ne précipite plus par le chlorure de baryum. On termine par un lavage à l'alcool et à l'éther. On dessèche enfin le filtre et son coagulum à l'étuve et on pèse. Le poids obtenu, diminué de celui du filtre, donne la proportion de globuline contenue dans la moitié du volume des crachats mis en expérience. « Le filtrat saturé de sulfate de magnésie est acidulé par l'acide acétique et porté à l'ébullition. La sérine se coagule. On jette sur un filtre taré, on lave pour enlever le sel, on dessèche à l'étuve et on pèse.

1. Thèse Paris, 1911, p. 117.

Du poids obtenu on retranche la tare du filtre et on obtient la quantité de sérine contenue dans la partie de l'expectoration employée.

Pour faciliter l'opération, on peut se dispenser de purifier et de peser la globuline. On se contente de faire un dosage d'albumine totale dans une partie du filtrat, puis on dose la sérine dans les eaux magnésiennes de filtration et de lavage de l'autre partie.

Par différence, on a le poids de globuline.

VALEUR DIAGNOSTIQUE DE L'ALBUMINO-RÉACTION.

On trouve de l'albumine dans les crachats au cours des infections aiguës du poumon, dans la pneumonie, la broncho-pneumonie, la congestion pulmonaire aiguë, les congestions passives liées aux cardiopathies et les œdèmes des brightiques. Mais on en trouve aussi et presque constamment dans tous les cas de tuberculose pulmonaire *en activité*, dans presque tout crachat bacillifère et même parfois alors qu'aucun bacille n'est expectoré.

Par contre, on n'en trouve pas dans la bronchite simple aiguë ou chronique, ni dans l'emphysème, ni dans la tuberculose miliaire où les granulations, encloses dans le parenchyme pulmonaire, ne déterminent la formation d'aucun exsudat tendant à s'évacuer par les bronches.

Les nombreux faits observés par H. ROGER d'abord, puis par DIEUDONNÉ [1] à Leysin, par GEERAERD [2] au dispensaire Albert-Elisabeth de Bruxelles, par C. FERREIRA [3] au Brésil, par SMOLIZANSKI, GUINARD, RAYMOND LETULLE [4], COURTOIS [5], etc., attestent que l'albumino-réaction est une excellente méthode pour suivre l'évolution de la tuberculose pulmonaire. L'albumine disparaît des crachats lorsque les foyers deviennent inactifs et réapparaît d'une façon passagère ou durable lorsqu'un processus inflammatoire intervient de nouveau. Elle réapparaît aussi momentanément chez les malades qui réagissent à une injection sous-cutanée de tuberculine.

Il semble que la quantité d'albumine soit presque toujours proportionnelle à l'étendue et à la profondeur des lésions. Chez les malades à ramollissement considérable, on en trouve souvent 1 décigramme et même davantage pour 100 grammes de crachats.

La variété d'albumine qui prédomine dans l'expectoration a une grande importance pour le pronostic (Mlle WOURMANN) : la prédominance de la sérine s'observe dans les cas à évolution rapide, tandis que la globuline en excès s'observe dans les cas favorables qui ont tendance à la guérison.

1. *Revue médicale de la Suisse romande*, avril 1910.
2. *Tuberculosis*, 1910, p. 372.
3. *Presse médicale*, 19 avril 1911.
4. Thèse Paris, 1912.
5. Thèse Lille, 1913.

H. Roger [1] a montré qu'un extrait préparé avec les expectorations de tuberculeux pulmonaires ou de pneumoniques, inoculé au lapin dans la veine, détermine une baisse de la pression artérielle, alors que l'extrait d'expectorations de cardiaques est sans action : il y aurait donc une « leucocytose » d'origine pulmonaire, *hypotensive*, et une autre d'origine sanguine, *non hypotensive*.

Mais, lorsqu'on coagule par la chaleur l'albumine contenue dans les crachats de pneumoniques et de tuberculeux, l'action hypotensive sur le lapin disparaît ; l'injection fait au contraire monter la pression artérielle.

La valeur de l'albumino-réaction a été mise en doute ou niée par plusieurs auteurs : Wanner, Prorök, F. Bezançon [2], Remlinger [3], E. Hempel-Jorgensen [4], St. Acs-Nagy [5], A. Schneider [6]. Il serait cependant injuste de lui contester tout intérêt sous prétexte qu'elle fait défaut lorsque les produits d'expectoration ne contiennent pas de leucocytes et qu'elle est incapable de déceler une infection bacillaire occulte. J'estime qu'elle peut rendre des services au clinicien en raison de la simplicité très grande de sa technique et parce qu'elle est susceptible de fournir des indications pronostiques dont il serait regrettable de se priver.

Son principal défaut est de nécessiter l'obtention de crachats bronchiques qui manquent très souvent au début des tuberculoses pulmonaires, alors qu'il importe le plus d'être éclairé sur la nature de la maladie.

B. — RÉACTION D'ABDERHALDEN.

Cette réaction, qu'Abderhalden a tout d'abord appliquée en 1912 [7] au diagnostic de la grossesse, a été étudiée depuis par un grand nombre d'expérimentateurs qui ont envisagé la possibilité d'en tirer parti pour déterminer les altérations fonctionnelles des différents organes.

Son principe repose sur cette constatation qu'un organe *sain* laisse diffuser dans le sang des produits directement assimilables, résultant d'une décomposition complète des corps gras, des hydrates de carbone ou des corps protéiques, tandis qu'un organe *malade* inonde plus ou moins les humeurs, et particulièrement le sérum, de produits incomplètement élaborés qui représentent alors de véritables corps étrangers. Ceux-ci n'étant pas assimilables, tendent à être décomposés en produits

1. *Société de biologie*. 19 juil. 1913, p. 103.
2. *Bulletin de la Société d'études sur la tuberculose*, mai 1911..
3. *Société de biologie*, 12 mars 1911.
4. *Beitr. z. Klinik der Tub.*, XXVI, fasc. 4, p. 391.
5. *Wien. klin. Woch.*, XXV, 28 nov. 1912, p. 1904.
6. *Centr. f. innere Med.*, 1913, n° 41.
7. *Zeitsch. f. phys. Chemie*, 1912, p. 249, et *Abwehrfermente des tierischen Organismus*, Berlin, 1913.

assimilables par l'intervention de divers ferments cellulaires, par exemple par les ferments destructeurs des matières albuminoïdes, déversés alors en excès dans le sérum.

La *réaction d*'Abderhalden a pour but la recherche de ces ferments. Celle-ci peut être effectuée par deux méthodes : *méthode de la dialyse* et *méthode optique*.

I. — MÉTHODE DE LA DIALYSE.

Elle est basée sur ce fait que l'albumine ne passe pas à travers les membranes dialysantes tandis que les peptones, les acides aminés et leurs composés, l'urée, etc., franchissent plus ou moins aisément certaines de ces membranes.

Si l'on place dans un dialyseur approprié l'albumine pure d'un organe sain quelconque (foie, rate ou rein par exemple), et le sérum d'un sujet sain, ni les albumines de cet organe sain ni celles du sérum sain ne passent à travers la membrane. Mais si l'organe est malade, les ferments que renferme normalement le sérum décomposent plus ou moins les albumines de cet organe malade, et les produits de la décomposition (peptones, acides aminés, etc.) peuvent être décelés par certains réactifs chimiques dans le liquide de dialyse.

La mise en œuvre de cette méthode nécessite l'emploi de dialyseurs parfaitement imperméables aux albumines et perméables aux peptones. Elle nécessite aussi une préparation particulièrement difficile et délicate de la pulpe d'organe dont il doit être fait usage.

L'organe doit être recueilli à l'état très frais, débarrassé de tissu conjonctif et de sang, puis divisé en petits fragments qu'on réduit en pulpe aussi fine que possible avec un broyeur. On place cette pulpe dans un nouet de toile ; on la lave à grande eau pendant plusieurs heures en la comprimant de temps en temps jusqu'à ce qu'elle soit débarrassée de tout ce qui n'est pas du tissu parenchymateux, et surtout de toute trace de sang. On la prive ensuite de sa graisse en la traitant par un courant lent de tétrachlorure de carbone dans un appareil de Soxhlet, jusqu'à ce que le liquide sorte parfaitement limpide et clair.

On la jette enfin par petites portions dans l'eau bouillante pour enlever tous les produits de décomposition des albumines qu'elle peut contenir. On laisse bouillir cinq minutes, on jette de nouveau sur un filtre qu'on lave dans un volume d'eau distillée au moins 100 fois supérieur à celui de l'organe initial et on recommence cette ébullition et ce rinçage 5 à 10 fois de suite.

On s'assure qu'il ne reste plus aucune substance susceptible de fausser la réaction, en effectuant un contrôle à la *ninhydrine* de la manière suivante :

On fait bouillir doucement 2 grammes de pulpe, par exemple, avec 10 centimètres cubes d'eau distillée, pendant cinq minutes, dans un tube à essai. On jette sur un petit filtre et, à 5 centimètres cubes du liquide filtré, on ajoute 1 centimètre cube d'une solution de ninhydrine à 1 p. 100, puis on fait bouillir de nouveau quelques instants. Si aucune teinte violacée n'apparaît, c'est que la préparation est bonne. Dans le cas contraire il faut recommencer les ébullitions dans l'eau et les lavages successifs.

C'est à peine si 200 grammes d'organe laissent ainsi 2 grammes de produit utilisable. Celui-ci est immergé dans un petit flacon contenant de l'eau distillée bouillie qu'on recouvre d'une couche de toluol pour empêcher l'évaporation et les contaminations microbiennes.

Les *dialyseurs* doivent être soigneusement vérifiés quant à leur imperméabilité parfaite aux albumines et quant à leur perméabilité aux peptones. On peut effectuer ce contrôle soit avec une solution de blanc d'œuf, soit, plus sûrement, avec une solution de caséine à 5 p. 100 dont la moindre trace passant à travers la membrane peut être décelée par l'acide sulfurique, qui détermine alors un trouble (SWART et TERWEN) [1].

En ce qui concerne la perméabilité aux peptones, il est recommandable de recourir à une solution de peptone de soie (peptone-séricine) titrée à 1 p. 100.

Le tube dialyseur étant placé dans une fiole d'*Erlenmeyer* contenant 20 centimètres cubes d'eau distillée, on y introduit 2 cc. 5 de cette solution de peptone. On recouvre d'une couche assez épaisse de toluol le contenu du dialyseur et celui de la fiole, et on porte à l'étuve pendant 16 à 20 heures.

Après ce délai, on prélève à la pipette, dans la fiole, 10 centimètres cubes de liquide, qu'on verse dans un tube à essai et qu'on additionne de 0 cc. 2 d'une solution stérile et fraîchement préparée de *ninhydrine* à 1 p. 100. On fait bouillir doucement pendant une minute en agitant le liquide, qui se colore en violet si la dialyse de la peptone s'est effectuée convenablement.

Les dialyseurs dont il doit être fait usage étant ainsi dûment vérifiés un à un, on les passe rapidement à l'eau bouillante et on les conserve dans l'eau distillée, sous une couche de toluol.

TECHNIQUE DE LA RÉACTION.

Le dialyseur étant préparé et monté sur une fiole d'*Erlenmeyer*, on y introduit avec une pince, d'abord environ 1 gramme de l'organe dont il s'agit de faire l'étude et ensuite, avec une pipette, 1 cc. à 1 cc. 5 de sérum. On verse aussitôt après 20 cc. d'eau distillée stérile dans la fiole. On recouvre d'une couche de toluol le liquide intérieur et le liquide extérieur, puis on porte à l'étuve à 37°.

1. *Münch. med. Woch.*, 17 mars 1914.

Un dialyseur témoin ne contiendra que du sérum seul.

Après 16 à 20 heures on fait la réaction à la *ninhydrine* avec le liquide dialysé, en opérant sur 10 cc. de liquide.

II. — MÉTHODE OPTIQUE.

Cette seconde méthode est basée sur les variations de déviation observées au polarimètre avec une solution d'albumine lorsque les molécules de celle-ci se décomposent en peptones et en acides aminés sous l'influence des ferments cellulaires contenus dans un sérum pathologique, alors que cette décomposition n'a pas lieu en présence d'un sérum normal.

Elle nécessite l'emploi d'un polarimètre spécial, de sorte qu'il n'est possible de l'utiliser que dans des laboratoires particulièrement outillés à cet effet.

III. — APPLICATION DE LA RÉACTION D'ABDERHALDEN AU DIAGNOSTIC DE LA TUBERCULOSE.

Cette application a été réalisée pour la première fois par ABDERHALDEN et ANDRYEWSKY [1] avec des corps microbiens tués par chauffage et dégraissés et avec une peptone de bacilles préparée à l'Institut Rockefeller de New-York. On trouva ainsi que le sérum de bœuf tuberculeux n'attaque que le bacille *bovin* et non le bacille *humain*.

Le tissu tuberculeux et le sérum d'animaux tuberculeux fourniraient dans tous les cas une réaction positive et il y aurait même une spécificité chimique des diverses lésions, car le sérum des sujets atteints de tuberculose miliaire laisse intact le poumon caséifié, tandis qu'il attaque le tissu de pneumonie caséeuse.

LAMPÉ et ED. ARNO; FRAENKEL et GUMPERTZ [2] obtiennent des résultats tout à fait discordants. JESSEN [3] trouve que les réactions sont, en général, positives chez les tuberculeux, sauf dans la période de cachexie, pendant laquelle il ne se produit plus de ferments, et l'étude du sérum vis-à-vis de différents organes lui permet de déterminer la localisation des lésions. Suivant KRYM [4], les sérums de certains tuberculeux réagiraient non seulement vis-à-vis des bacilles de Koch, mais aussi vis-à-vis des bacilles diphtériques et du placenta.

Avec une peptone retirée par FLEXNER des bacilles tuberculeux, ABDERHALDEN [5] serait arrivé à des résultats assez précis au moyen de sa méthode optique. Il mélange cette peptone avec un sérum de bovidé

1. *Münch. med. Woch.*, 29 juil. 1913.
2. *Deutsch. med. Woch.*, n° 33, 1913, et n° 12, 1914.
3. *Congrès des naturalistes et médecins allemands*, Vienne, 21 sept. 1913, et *Med. Klinik.*, 1913, p. 1760.
4. *Russky Wratch.*, n° 43, 1913.
5. *Münch. med. Woch.*, 29 juil. 1913.

tuberculeux dans le tube d'un polarimètre gradué en centièmes de degré et, après avoir maintenu le tube à une température constante, il observe une déviation qui, en cas de réaction positive, peut atteindre jusqu'à vingt centièmes de degré.

Le procédé de la dialyse aurait permis, d'après ce savant, de constater que le sérum de bœuf tuberculeux dédouble la matière caséeuse d'un fragment de pneumonie caséeuse. On pourrait déterminer ainsi avec certitude la tuberculose bovine ordinaire, mais non l'infection miliaire, pour laquelle l'épreuve est négative une fois sur cinq.

GWERDER et MELIKJANZ [1] ont publié un certain nombre de faits qui tendent à montrer que le sérum des phtisiques détruit dans 93 p. 100 des cas le poumon tuberculeux ; dans 69 p. 100 seulement le poumon normal et dans 50 p. 100 le foie normal.

Il semble donc que la spécificité de la réaction d'ABDERHALDEN soit loin d'être aussi nette qu'on eût pu l'espérer et qu'il ne soit guère possible d'en tirer actuellement des indications bien utiles au point de vue du diagnostic. Mais son étude n'en est encore qu'à ses débuts et il se peut qu'elle devienne quelque jour un moyen précieux de détermination des effets d'une thérapeutique rationnelle de l'infection bacillaire.

C. — RÉACTION D'ACTIVATION DU VENIN DE COBRA.

(*Dosage des lipoïdes libres dans le sérum.*)

En 1902 j'avais indiqué [2] que lorsqu'on met en présence *in vitro* du *venin de cobra* et des hématies de bœuf, de cheval, de lapin, d'homme, etc., préalablement débarrassées de sérum par plusieurs lavages à l'eau salée physiologique et centrifugations successives, on constate qu'il ne se produit pas d'hémolyse, tandis que celle-ci se manifeste en quelques minutes dès qu'on ajoute au mélange un peu de sérum de cheval ou de chien préalablement chauffé à 58°.

Les travaux ultérieurs de P. KYES [3] et HANS SACHS, puis ceux de H. NOGUCHI [4] ont établi que seuls les sérums qui renferment de la lécithine, ou des acides gras, ou des savons, sont capables d'activer le venin, c'est-à-dire de le rendre *hémolytique* ; mais l'action activante des acides gras et des savons est empêchée par l'addition d'une dose convenable de chlorure de calcium au sérum, tandis que celle de la lécithine ne l'est pas.

Ayant constaté en 1908 [5], avec L. MASSOL et M. BRETON, que les bacilles tuberculeux possèdent une affinité très particulière pour la léci-

1. *Münch. med. Woch.*, 5 mai 1914.
2. *Comptes rendus Académie des sciences*, 16 juin 1902.
3. *Berlin. klin. Woch.*, 1902, nᵒˢ 38, 39 ; 1903, nᵒˢ 2-4, 42-43.
4. *Rockefeller Institute*, vol. VII, 1907, p. 436.
5. *Comptes rendus Académie des sciences*, 30 mars 1908.

thine et que les sérums de sujets tuberculeux chauffés à 58°, donc privés d'alexine, activent le venin de cobra, c'est-à-dire le rendent hémolytique *in vitro*, tandis que les sérums des sujets sains en sont incapables, j'ai pensé qu'on pourrait, dans quelque mesure, tirer parti de cette propriété pour corroborer ou infirmer le diagnostic dans l'infection tuberculeuse.

L'affinité des bacilles tuberculeux pour la lécithine est mise en évidence par l'expérience suivante :

Dans une série de tubes à essais, A, A', A'',... mettons 1 cm³ d'une émulsion de bacilles tuberculeux frais (origine bovine, correspondant à 5 p. 1.000 en poids de bacilles secs) en présence de quantités variables de lécithine (o cm³4 à 1 cm³ de solution à 1 p. 10.000) [1]. Laissons en contact pendant 2 heures à l'étuve à 37°, puis ajoutons à chaque tube 1 cm³ d'émulsion à 5 p. 100 d'hématies de cheval lavées, et o cm³ 5 d'une solution de venin de cobra à 1 p. 5.000. Des tubes témoins, B, B', B'',... reçoivent les mêmes quantités de lécithine + hématies + venin. D'autres tubes témoins, C, C' reçoivent des bacilles tuberculeux + hématies + venin sans lécithine.

En moins de 30 minutes, l'hémolyse est complète dans tous les tubes B, B', B''... Elle est nulle, même après 18 heures, en C, C' ; nulle également dans les tubes de la série A où les bacilles tuberculeux étaient restés en contact avec o cm³ 4, o cm³ 5, o cm³ 6 de solution de lécithine. Dans les autres tubes de la série A, contenant o cc. 7 ou davantage de lécithine, les hématies sont hémolysées.

La même expérience est répétée en remplaçant les bacilles tuberculeux frais par des bacilles secs, par des bacilles chauffées à 120°, par une solution de tuberculine brute à o,5 p. 100 (ou de tuberculine précipitée par l'alcool à froid à 5 p. 100), par la même solution stérilisée à 120°, et enfin par le bouillon de culture sans bacilles.

On trouve alors que les bacilles secs sont tout aussi avides de lécithine que les bacilles frais, mais que, par contre, les bacilles stérilisés à 120° perdent presque complètement leur avidité initiale (hémolyse avec o cc. 5 de lécithine). La tuberculine préparée à froid dévie également la lécithine et l'empêche d'agir sur le venin jusqu'à la dose maxima de 4 cc. (de solution à 1 p. 10.000) pour 1 cc. de solution de tuberculine à 5 p. 100 La même tuberculine stérilisée à 120° est beaucoup moins avide. Le bouillon de culture, sans bacilles et sans tuberculine, ne l'est pas du tout.

En présence de ces résultats et de la constatation que nous avions

---

1. La solution de lécithine se prépare en dissolvant 1 gr. de lécithine dans 100 gr. d'alcool méthylique pur. On prend 1 cc. de cette dilution qu'on porte dans 9 cc. d'eau salée à o,85 pour 100, et l'on fait une seconde dilution de 1 cc du précédent mélange dans 9 cc. d'eau salée. Cette dernière dilution au *dix-millième* est utilisée pour la réaction.

faite précédemment des propriétés activantes à l'égard du venin manifestées par les sérums qui renferment des lipoïdes capables d'activer le venin (cheval, chien, chèvre, lapin, rat), nous avons aussitôt pensé à étudier comparativement la manière dont se comportent les différents sérums d'animaux ou d'hommes sains, d'animaux ou d'hommes tuberculeux, soit vis-à-vis du venin seul, soit après contact préalable avec une émulsion de bacilles tuberculeux + venin.

Vis-à-vis des venins seuls la mise en évidence de la propriété activante des sérums lécithifères est réalisée très aisément suivant la technique que voici :

Dans une série de tubes à essais on verse 1 centimètre cube d'une solution de venin de cobra au millième (soit 1 milligr.) fraîchement préparée, chauffée une demi-heure à 75° et filtrée sur papier. On ajoute à chaque tube 1 centimètre cube d'une dilution d'hématies de cheval à 5 p. 100 préalablement lavées à l'eau physiologique et centrifugées au moins trois fois pour les débarrasser de toute trace de sérum.

Chaque tube reçoit ensuite respectivement o cc. 01, o cc. o5, o cc. 1, o cc. 5 et 1 cc. du sérum à étudier, préalablement chauffé une demi-heure à 58°. On complète partout à 3 cc. avec de l'eau salée physiológique à o,85 de NaCl p. 100. On porte à l'étuve à 37" pendant une demi-heure et on lit les résultats. L'hémolyse est d'autant plus complète qu'il y a davantage de lécithine libre dans le sérum employé, de sorte que la méthode peut servir à faire un dosage approximatif de la quantité de lécithine que ce sérum contient.

Dans une autre série de tubes témoins on verse la même quantité uniforme de venin de cobra, 1 milligr. ; la même quantité d'hématies de cheval lavées et des proportions variables de o cc. o5, o cc. o8, o cc. 1, etc., d'une solution de lécithine pure au dix-millième préparée comme il a été dit ci-dessus, dans l'eau salée physiologique. On complète à 3 cc. et on porte également à l'étuve. On lit les résultats après une demi-heure.

Si le tube de la première série, contenant o cc. 1 du sérum à étudier, donne une hémolyse complète dans le même temps que le tube de la seconde série (contenant o cc. o5 de lécithine au dix-millième par exemple), on en déduit que 1 cc. de sérum renferme la quantité de lécithine contenue dans o cc. 5 de la solution de lécithine au dix-millième, donc o gr. ooo5 de lécithine ou d'autres lipoïdes susceptibles d'activer le venin. La part de la lécithine dans cette activation peut être isolée par l'addition de chlorure de calcium qui empêche l'action activante des acides gras et des savons.

Les séries d'expériences que nous avons effectuées avec les méthodes qui précèdent nous ont permis d'établir les faits suivants :

1° Les sérums qui renferment de la lécithine, soit qu'on les ait chauffés à 58°, soit qu'on ait annihilé, par l'addition d'une quantité suffisante de chlorure de calcium, l'action des acides gras activants. qu'ils contiennent à l'état frais, révèlent la présence de cette lécithine par l'aptitude qu'ils confèrent au venin de cobra d'hémolyser les hématies lavées.

2° On peut titrer approximativement la quantité de lécithine contenue dans les sérums en mesurant les quantités de sérum qui sont capables. d'activer un poids déterminé de venin.

· 3° La lécithine des sérums activants peut être déviée ou fixée soit par les bacilles tuberculeux ajoutés en quantité suffisante, soit par les solutions de tuberculine préparées à froid, de telle sorte que, lorsque ces sérums ont été mis pendant un temps convenable en présence des bacilles ou de la tuberculine, ils perdent la propriété d'activer le venin (5 mgr. de bacilles pesés à l'état sec peuvent fixer o gr. ooo1 de lécithine, soit 2 p. 100 de leur poids).

4° Les sérums d'hommes ou d'animaux *tuberculeux* (non cachectiques) renferment une proportion importante de lécithine décelable par la réaction qui précède,. alors que les sérums d'hommes ou d'animaux de mêmes espèces, *sains*, n'en renferment pas. Dans nos expériences, jamais le sérum des nouveau-nés sains, non plus que celui des veaux, ne s'est montré, après 1 heure de chauffage à 58°, capable d'activer le venin. Il en est de même pour les sérums des bovidés adultes qui ne réagissent pas à la tuberculine et pour celui d'hommes ou de porcs *sains*. Tous ces sérums, chauffés à 58°, sont *inactifs*.

Par contre, les sérums d'homme ou de bœuf *tuberculeux*, également chauffés à 58°, activent le venin, et la lécithine qu'ils renferment peut être déviée *in vitro* par les bacilles tuberculeux.

Mais les sérums de tuberculeux ne sont pas seuls à contenir de la lécithine : ceux des sujets normaux soumis à l'action des anesthésiques tels que le chloroforme ou l'éther ; ceux des syphilitiques, nouveau-nés ou adultes, ceux des sujets atteints de méningite cérébro-spinale, des addisoniens, des déments, des paralytiques généraux, et peut-être ceux de beaucoup de malades atteints d'affections caractérisées par une altération plus ou moins profonde des cellules nerveuses ou des capsules. surrénales, en renferment également. Ils activent le venin de cobra comme le sérum des sujets tuberculeux. Il semble pourtant que la lécithine s'y trouve sous un état différent, car les bacilles tuberculeux ne peuvent pas la fixer.

Peut-être l'affinité si manifeste des bacilles tuberculeux et de la tuberculine (préparée à froid) pour la lécithine joue-t-elle un rôle important dans la réaction générale fébrile et dans les réactions locales de la peau ou des muqueuses (cuti et ophtalmo-réaction) qui apparaissent après les injections sous-cutanées ou les instillations de tuberculine sur les muqueuses. On constate en effet que, lorsqu'une solution de tuberculine a été laissée en contact à l'étuve pendant quelques heures avec un.

sérum de cheval ou de chien préalablement chauffé 1 heure à 58° et riche en lécithine, de telle sorte que, dans le mélange, il reste encore après fixation un excès de lécithine capable d'activer le venin, la tuberculine ainsi traitée n'est plus capable de provoquer l'ophtalmo-réaction ; cependant sa toxicité ne semble pas diminuée pour les cobayes tuberculeux.

On peut se demander si ce n'est point à cette affinité particulière pour la lécithine des cellules nerveuses qu'il faut attribuer les accidents si caractéristiques de la méningite tuberculeuse et aussi la toxicité de la tuberculine pour les animaux sains lorsque cette substance est introduite directement dans le cerveau, tandis qu'elle est inoffensive pour ces mêmes animaux sains lorsqu'on l'introduit sous la peau, ou dans le péritoine, ou dans les veines.

En poursuivant nos expériences, nous avons pu constater avec L. Massol et C. Guénin [1] que certaines espèces animales ont un sérum constamment lécithifère. Ce sont, dans l'ordre de richesse moyenne décroissante : *le cheval, le chien, le rat, la chèvre, le mouton, le lapin*.

Or *ces espèces sont* précisément *les plus difficilement tuberculisables*.

Par contre, le sérum de cobaye est très pauvre en lécithine ; celui de *porc*, de *veau* et de *bœuf* sain et, ainsi que nous l'avons vu précédemment, celui de *nouveau-né* et d'*homme* sain, *n'en renferment jamais. Ces espèces sont les plus facilement tuberculisables*.

Il y a donc lieu de se demander :

1° Si la lécithine qui existe constamment dans le sang de certains animaux sains est susceptible d'être *fixée* ou *déviée* par les bacilles tuberculeux et par la tuberculine préparée à froid ;

2° Si la tuberculisation ou la tuberculinisation artificielle des animaux dont le sang ne contient pas de lécithine peut faire apparaître celle-ci dans le sérum.

Pour répondre à la première question, nous mettons en contact, dans une série de tubes à essai, des mélanges de 1 cc. d'une émulsion à 5 pour 1.000 de bacilles tuberculeux (pesés à l'état sec) dans l'eau salée physiologique, plus la dose du sérum à expérimenter qui s'est montrée capable d'activer, en 1 heure environ, o cc. 5 d'une solution de venin de cobra à 1 pour 5.000 ; ou bien 1 cc. d'une solution à 5 pour 1.000 de tuberculine préparée à froid avec la même dose de sérum. Les tubes sont portés à l'étuve à 37° pendant 2 heures et agités de temps en temps. On ajoute ensuite à chacun d'eux les globules rouges et le venin comme dans les expériences d'activation et l'on note, après des temps variables de 1 à 6 heures, si l'hémolyse se produit à la température du laboratoire.

---

1. *Académie des sciences*, 25 mai 1908.

En opérant ainsi, nous avons pu voir que, dans tous les cas, la lécithine normalement contenue dans le sérum de cheval, de chien, etc., était fixable par les bacilles tuberculeux et par la tuberculine.

La réponse à la deuxième question nous est fournie par les expériences suivantes :

Une génisse de 18 mois, race flamande, n'ayant pas réagi à la tuberculine et dont le sérum n'active pas le venin de cobra, reçoit, le 9 avril 1908, 5 mgr. de culture de tuberculose bovine (origine : lait de Nocard) dans la veine jugulaire. Dès le surlendemain de l'injection, sa température s'élève et oscille entre 39° et 40° 4. Après 2 et 5 jours son sérum ne contient pas encore de lécithine. Le 9e jour sa température s'abaisse, reste jusqu'au 1er mai (22e jour) entre 38°5 et 39° et, pendant toute cette période, le sérum devient activant. A partir du 2 mai la température s'élève de nouveau et le sérum cesse d'activer. Le 8 mai, nouvelle chute de température coïncidant avec la réapparition de lécithine dans le sang. Le 15 la fièvre s'installe définitivement aux environs de 40° ; l'animal présente tous les signes d'une infection granulique aiguë et le sérum n'active plus.

Une génisse de 2 ans, de race bretonne, n'ayant pas réagi à la tuberculine injectée sous la peau le 17 février 1908, est saignée le 11 avril. Son sérum n'active pas le venin. On lui injecte ce même jour, dans la veine jugulaire, o gr. 50 de tuberculine sèche préparée à froid, dissoute dans 20 cc. d'eau salée physiologique : aucune élévation de température consécutive et son sérum reste inactif les jours suivants. Le 15 avril (4 jours après) on lui injecte de nouveau dans la veine jugulaire o gr. 50 de la même tuberculine. Dès la quatrième heure sa température s'élève de 38°6 à 40°2. A la douzième heure, retour à la normale. Le surlendemain, 17, son sérum contient de la lécithine et reste très activant jusqu'au 25 avril. A partir de cette date la lécithine disparaît.

On voit donc :

1° Que l'infection tuberculeuse expérimentale réalisée par voie veineuse provoque une décharge de lécithine dans le sérum chaque fois que la température de l'animal s'abaisse ; cette lécithine disparaît pendant les périodes fébriles ;

2° Que l'injection intraveineuse de tuberculine chez un bovidé sain, répétée deux fois à 5 jours d'intervalle, produit le même résultat. Après la seconde injection, l'animal réagit comme s'il était tuberculeux ; son sérum devient fortement activant pendant une huitaine de jours, puis tout rentre dans l'ordre.

L'étude du sang d'autres bovidés tuberculeux et sains nous permet d'affirmer que, lorsque ces animaux sont porteurs de lésions tuberculeuses sans fièvre, leur sérum contient une substance lécithifère capable d'activer le venin de cobra ; il semble que cette substance soit d'autant plus abondante que les lésions sont plus étendues. Par contre, elle disparaît totalement chez les bovidés en hyperthermie et chez les cachectiques. Le sang des bovidés sains n'en renferme pas.

Depuis que nous avons signalé ces curieuses réactions, nous les avons systématiquement étudiées [1] sur les sérums d'un grand nombre de sujets soit sains, soit suspects de tuberculose, soit cliniquement tuberculeux (hommes et bovidés) et sur le lait de femmes et de vaches.

Pour 77 sérums d'hommes tuberculeux, la réaction d'activation s'est montrée positive dans les proportions suivantes :

> Tuberculeux au premier degré (d'après Turban), 76 p. 100
> —   deuxième degré   —   57 —
> —   troisième degré   —   70 —

Chez 26 sujets non tuberculeux cliniquement, la réaction d'activation fut positive 8 fois (30,7 p. 100).

Le lait de 24 femmes choisies au hasard dans une consultation de nourrissons fut soumis à la même épreuve.

Chaque échantillon (environ 10 cent. cubes) était coagulé par la présure. Le petit-lait décanté et préalablement chauffé à 58° pendant une demi-heure servait aux expériences. 1 cent. cube de petit-lait était mis en contact avec 0 mgr. 1 de venin et 1 cent. cube d'émulsion d'hématies de cheval à 5 p. 100 centrifugées et lavées. Les résultats étaient notés après 2 et 24 heures à la température du laboratoire.

De ces 24 laits, 12 se montrèrent activants pour le venin et 12 inactivants.

Les 24 femmes furent éprouvées par la cuti-réaction à la tuberculine. Sur les 12 dont le lait était activant, 9 fournirent une réaction tuberculinique positive et 3 une réaction négative. Sur les 12 dont le lait n'activait pas le venin, une seule présenta une cuti-réaction positive.

Une expérience identique pratiquée sur le lait de 8 vaches bien portantes qui n'avaient pas réagi à la tuberculine montra une seule réaction d'activation positive.

Neubauer et Seiffert [2], reprenant nos recherches, ont confirmé la valeur de la réaction d'activation chez le bœuf rendu tuberculeux expérimentalement.

Neisser a constaté également que, chez le cobaye, l'accroissement de la proportion de lécithine dans le sérum coïncidait toujours avec la présence de lésions tuberculeuses.

Mais il ne paraît pas douteux qu'en clinique, le fait que des sujets atteints d'affections très diverses, intéressant particulièrement les organes riches en lécithine (système nerveux, capsules surrénales).

1. *Société de biologie*, 19 déc. 1908.
2. *Z. f. Fleisch und Milch hygiene*, mars 1909, p. 193.

peuvent avoir un sérum activant, enlève à cette réaction une grande partie de son intérêt. Tel est du moins l'avis de S. Pekanovich [1], de Fornario [2], de J. Nowaczinski [3], de Beyer [4]. Elle ne peut pas être considérée comme spécifique. Si elle est positive, elle ne constitue point une preuve en faveur de l'existence de la tuberculose. Mais en revanche, si, chez un sujet suspect, elle est négative, il y a lieu de penser que l'infection bacillaire est hors de cause.

Somme toute, l'activation du venin de cobra par un sérum indique simplement une décharge de lécithine ou d'autres lipoïdes analogues dans la circulation ; et l'on sait aujourd'hui que, dans l'infection tuberculeuse, où cette décharge est manifestement fréquente, elle paraît liée à des lésions des *capsules surrénales*, lésions que l'intoxication tuberculinique expérimentale reproduit d'ailleurs.

D. — RÉACTION A L'IODURE DE POTASSIUM.

L'iodure de potassium avait été proposé en 1891 par Sticker pour produire une réaction diagnostique chez les tuberculeux. Cet auteur l'employait en injection sous-cutanée à la dose de o gr. 5o à 1 gramme pour provoquer l'apparition de râles humides et d'expectorations bacillifères.

Rondot, Vetlesen, puis Wells [5] confirmèrent ces faits après essai sur un certain nombre de malades.

Manié prudemment, l'iodure de potassium ne donnerait lieu qu'à une réaction passagère, incapable d'effets nocifs (Landouzy).

L'action de l'iodure de potassium a été étudiée expérimentalement par F. Sorel [6] chez le cobaye tuberculeux.

Cet animal, tuberculisé depuis 4 semaines, présente une réaction thermique au bout de 7 à 8 heures après injection sous-cutanée de 10 centigrammes d'iodure de potassium. La réaction thermique n'est pas plus forte si l'on injecte des doses de 20 ou 25 centigrammes. Lorsqu'on répète les injections d'iodure, on obtient des réactions plus fortes qu'avec la première injection. Les animaux témoins, non tuberculeux, conservent une température normale.

En injectant pendant une quinzaine de jours une dose quotidienne de 10 centigrammes d'iodure, Sorel est arrivé à rendre les cobayes insensibles à cette substance, de même qu'on peut les amener à supporter impunément plusieurs centigrammes de tuberculine. Les cobayes

---

1. *Deutsch. med. Woch.*, 1910, XXXVI, p. 144.
2. *R. Acad. de Méd. di Torino*, 1910, nᵒˢ 5 7.
3. *Zeitsch. f. Tub.*, 1911, fasc. 1, vol. XVIII.
4. *Zeitsch. f. Tub.*, 1910, vol. XVI, p. 485.
5. *Journ. of Americ. Med. Assoc.*, 4 fév. 1899.
6. *Société de biologie*, 27 mars 1909, et *Annales de l'Institut Pasteur*, juil. 1909, p. 533.

tuberculeux habitués à l'iodure réagissaient à la tuberculine et *vice versa* On est donc autorisé à considérer comme différentes les deux sortes de réactions. En effet, une injection intrapéritonéale d'iodure provoque, chez un cobaye tuberculeux, un exsudat qui ne contient pas de tuberculine : en injectant o cc. 25 de cet exsudat dans le cerveau de cobayes tuberculeux, on n'obtient aucune réaction. Il est donc probable que l'iodure ne met pas de tuberculine en liberté dans l'organisme des animaux tuberculeux.

Cette réaction n'est d'ailleurs pas spécifique. MARCHOUX et BOURRET l'ont signalée chez les *lépreux*. On sait qu'elle se produit aussi dans l'*actinomycose*, la *sporotrichose*, etc. Mais elle présente un certain intérêt biologique et peut être utile à rechercher dans quelques cas.

E. — MÉIOSTAGMINE-RÉACTION.

C'est un principe physique bien connu que *le nombre de gouttes fournies par un volume déterminé d'un liquide est en raison inverse de la tension superficielle de ce liquide.* Sur ce principe ont été construits le *compte-gouttes de* DUCLAUX qui sert au dosage des alcools et des acides volatils et le *stalagmomètre de* TRAUBE qu'on a appliqué à l'étude de la *viscosité* des divers liquides organiques.

Quand la tension superficielle s'abaisse, le nombre de gouttes fournies par le même volume de liquide augmente et ces gouttes sont alors plus petites : c'est ce que permet de mesurer la recherche de la *méiostagmine-réaction* (du grec : *meïôn*, plus petit, et *stigmós*, goutte tombante).

En utilisant le stalagmomètre de TRAUBE, ASCOLI[1] a trouvé que la tension superficielle d'un sérum typhique était diminuée lorsqu'on mélangeait à ce sérum un antigène typhique.

IZAR[2] puis RONCAGLIO[3] ont appliqué cette réaction au diagnostic des tuberculoses. En comptant le nombre de gouttes fournies à la température de la chambre par le sérum à étudier seul, celui-ci étant dilué au vingtième, IZAR trouve par exemple 56 gouttes. Prenant ensuite 9 cc. de la dilution de sérum et 1 cc. d'une dilution d'antigène fraîchement préparée et portant le mélange 1 heure à 50°, on trouve pour le même volume une différence en plus qui s'élève généralement à une goutte ou une goutte et demie.

S. WYSCHELESSKY[4] a employé la technique d'IZAR en variant les dilutions d'antigène avec des sérums normaux et des sérums d'homme ou de bœuf tuberculeux. Huit sérums tuberculeux lui ont fourni une augmentation moyenne de *2 gouttes 18*, et 7 sérums normaux une augmentation moyenne de *1 g. 96*. Après mélange avec l'antigène la différence

1. *Münch. med. Woch*, 1910, nos 2 et 7.
2. *Id*, 1910, nos 4, 8 22 et 41.
3. *Clinic. veterinaria*, 1912.
4. *Zeitsch. f. Tub.*, XXI, fasc. 3, p. 209, 1912.

n'est donc que de 2 *g*. *18* — *1 g*. *96* = o *g*. *22* en faveur des sérums tuberculeux. Cette différence est si faible et d'ailleurs si peu constante qu'il ne semble pas possible d'en faire état pour confirmer ou infirmer un diagnostic d'infection tuberculeuse.

F. — ÉPREUVE HYPOPHYSAIRE.

H. Claude, A. Baudouin et R Porak [1] ont montré que l'injection d'*extrait de lobe postérieur de l'hypophyse* produit une *glycosurie* passagère et toujours très accentuée chez les arthritiques. Par contre, chez les sujets tuberculeux et chez les lapins expérimentalement tuberculisés, cette glycosurie ne se produit pas ou bien elle n'est que très faible, alors même qu'on injecte une dose d'extrait correspondant à tout un lobe de la glande.

G. — ÉLIMINATIONS URINAIRES ET RÉACTIONS DIAGNOSTIQUES DES URINES DANS L'INFECTION TUBERCULEUSE.

Au début de l'infection tuberculeuse l'étude clinique et l'analyse chimique des urines n'apportent que très peu d'éléments utiles au diagnostic. Divers cliniciens (Landouzy, Léon Bernard, Labbé et Castaigne) ont signalé pourtant l'existence fréquente de polyurie et d'une légère albuminurie dite « prétuberculeuse » qui, d'après P. Tessier, aurait des rapports étroits avec le rétrécissement mitral d'origine congénitale que cet auteur a décrit comme une modalité de la tuberculose héréditaire. mais qui, pour Talamon, serait plutôt due à l'action vaso-dilatatrice des poisons tuberculeux sur les vaisseaux du rein. Cette albuminurie s'observe aussi dans la tuberculose expérimentale (Ed. Dehaussy).

Ce sont surtout les principes minéraux dont il est intéressant de noter les variations parce que celles-ci sont, dans une certaine mesure, les témoins des réactions de défense de l'organisme. Albert Robin en a fait l'objet de nombreuses études. Il a signalé, ainsi que Daremberg, l'importance des pertes en *phosphates* et en *chaux* que subissent les tuberculeux en évolution. Ces pertes peuvent être établies par la mesure du *coefficient de déminéralisation*, c'est-à-dire par le rapport des matières minérales au résidu fixe (rapport dont la valeur normale est de 33 à 35 p. 100) ; par celui des phosphates à l'urée (normalement 8 à 11 p. 100) et par celui des phosphates à l'azote total (normalement 18 p. 100).

Il ressort cependant des recherches récentes de divers cliniciens, en particulier de celles de H. Labbé et G. Vitry, que ces chiffres sont exceptionnellement atteints et que la prétendue phosphaturie des tuberculeux est loin d'être fréquente.

---

1. *Société de biologie*, 8 mars 1913.

On doit reconnaître toutefois que les observations faites jusqu'à présent au moyen des diverses méthodes basées sur l'étude des éliminations urinaires, du bilan des *ingesta* et des *excreta*, ainsi que des calcinations, n'ont fourni que bien peu de renseignements précis.

SERVONAT et REBATTU [1] ont abordé la question par la voie expérimentale en choisissant le cobaye, à cause de la possibilité de calciner la totalité de l'animal et de faire porter les recherches sur le squelette d'une part, sur l'ensemble des parties molles d'autre part.

Il résulte de ces expériences que la composition minérale de l'organisme n'est que peu modifiée par la tuberculose. Les variations portant sur l'acide phosphorique sont très irrégulières. Par contre, celles qui ont trait au calcium indiquent un abaissement de la teneur en calcium des parties molles et surtout du squelette chez le cobaye tuberculeux. C'est là le fait qui ressort le plus nettement. La décalcification beaucoup plus marquée du squelette doit tenir à ce que c'est en lui que se trouve la réserve minérale dans laquelle l'organisme puise au fur et à mesure de ses besoins.

Cette décalcification résulte peut-être de ce que le bacille tuberculeux, dans l'organisme comme dans les cultures en milieux artificiels, produit des acides.

Presque constamment, les tuberculeux à la première période ont une acidité urinaire normale ou légèrement accrue, puis celle-ci subit bientôt une chute importante qu'ont signalée beaucoup d'observateurs (GRIMBERT et MOREL [2], OLIVESCO, LE COAT DE KERVEGUEN, NICOLAIDI, CHATÉLAIN, PORTIK [3], H. LABBÉ et G. VITRY [4].

ED. DEHAUSSY [5] a repris expérimentalement, dans mon laboratoire, l'étude de cette question en observant les variations respectives des chlorures, des phosphates, de l'acide urique, de l'azote total et de la chaux chez des lapins maintenus en équilibre de nutrition. Il a pu constater l'existence habituelle d'hyperchlorurie dès le début de l'infection ; mais aux approches de la mort le taux des chlorures tombait de o gr. 440 par 24 heures à o gr. o36. Chez les lapins normaux témoins, soumis au même régime, l'élimination des chlorures se maintenait entre o gr. 170 et o gr. 200.

Le taux des phosphates éliminés est, lui aussi, fortement accru quinze jours après l'inoculation virulente intraveineuse de 1 milligramme de bacilles bovins. De o gr. 150 à o gr. 175 chez le lapin normal, il passe à o gr. 600 chez le tuberculeux. Dix jours plus tard,

---

1. *Journal de physiologie et de pathologie générales*, 15 nov. 1910, p. 934.
2. *Société de biologie*, 3 fév. 1913.
3. *Virchow's Archiv*, CXIII, 1913.
4. *Presse médicale*, 10 juin 1914.
5. *Société de biologie*, 13 juin 1914.

celui-ci n'en excrète plus que o gr. 070 et ce chiffre se relève légèrement au moment de la mort.

L'élimination de l'acide urique, d'abord un peu augmentée au début, décroît ensuite progressivement. Chez le sujet normal elle oscille de o gr. 010 à o gr. 014 ; chez le tuberculeux au début o gr. 038 ; puis on trouve successivement o gr. 018, o gr. 010, et enfin o gr. 008.

Il en est de même pour l'azote total, qui passe de o gr. 900 à 1 gr. 740 A la période d'état on trouve o gr. 540 et o gr. 658, puis 4 et 3 jours avant la mort, 1 gr. 35. Le lapin normal en élimine de o gr. 849 à o gr. 902.

En ce qui concerne la chaux, il est constant d'observer d'abord une calciurie intense. De o gr. 0004 à o gr. 0005 chez le lapin normal, l'évacuation de cette substance par voie urinaire passe à o gr. 0018, o gr. 0030, o gr. 0037, o gr. 0047, pour redescendre à o gr. 0029, o gr. 0016, puis finalement o gr. 0020 à la mort.

H. Labbé et Mlle Golgofsky [1], M. Gérard [2], ont étudié l'élimination urinaire des substances saponifiables et insaponifiables chez les tuberculeux d'après une technique inspirée de la méthode de Neubauer. Ils sont arrivés à cette conclusion que, chez les sujets normaux, les quantités de substances organiques totales extractibles par l'éther (acides, matières saponifiables ou insaponifiables) sont très minimes et varient peu, tandis que chez les sujets tuberculeux leur proportion est, en moyenne, deux fois plus élevée. Les matières insaponifiables ainsi éliminées sont formées en majeure partie de cholestérine et les acides sont constitués surtout par de l'acide hippurique.

I. **URO-RÉACTION DE MALMÉJAC.** — La déperdition d'éléments minéraux chez les tuberculeux serait la résultante de l'accumulation d'un excès d'acide carbonique dans le sang, et celui-ci se manifesterait par une persistance remarquable de l'acidité urinaire dont Malméjac [3] a voulu faire un signe de diagnostic précoce de l'infection tuberculeuse.

D'après cet auteur, lorsqu'on prélève dans des flacons stériles des urines de tuberculeux qui ne prennent pas de médicaments et qu'on les conserve au libre contact de l'air, à l'abri des poussières au moyen d'un simple capuchon de papier, ces urines gardent, pendant un temps variable de 12 jours à 3 mois et plus, leur réaction acide, tandis que les urines de sujets sains s'alcalinisent spontanément, dans les mêmes conditions, en 3 à 10 jours.

De plus, si l'on représente graphiquement les acidités journalières successives des urines de tuberculeux ou de sujets sains, on remarque,

---

1. *Société de biologie*, 20 et 27 juil. 1912.
2. *Congrès de la tuberculose*, Rome, 1912.
3. *Presse médicale*, 22 sept. 1909.

selon Malméjac, que les premières conservent longtemps l'acidité qu'elles avaient à l'émission et donnent, par suite, un long plateau de début. Ces phénomènes ne s'observent pas pour les urines des non tuberculeux ; ici le plateau n'existe pas, la courbe d'acidité tombant dès le deuxième jour.

La persistance de cette acidité des urines de tuberculeux augmenterait à mesure que la maladie évolue. C'est ainsi que le plateau de début serait en moyenne de :

17 jours au premier degré (d'après TURBAN) ;

26 jours au deuxième degré ;

40 jours au troisième degré.

Le taux de l'acidité varierait dans le même sens. On constaterait une hypo-acidité aux deux premières périodes de la maladie et une hyper-acidité très marquée à la troisième. MALMÉJAC en donne les chiffres moyens suivants, calculés en SO^4H^2 par litre, — l'acidité urinaire de l'homme sain s'élevant en moyenne à 1 gr. 35 par litre :

0 gr. 6756 à la première période ;

0 gr. 9910 à la deuxième période ;

2 gr. 2870 à la troisième période.

Il n'y aurait pas de relation nécessaire entre l'intensité de l'acidité et sa persistance.

La technique suivie pour le dosage de l'acidité urinaire est la suivante :

On mesure à l'aide d'une pipette à deux traits 10 centimètres cubes d'urine recueillie et conservée comme il a été dit ci-dessus ; on les verse dans un vase à fond plat. On y ajoute, pour atténuer la coloration, 50 centimètres cubes d'eau distillée, puis 4 à 5 gouttes de solution à 1 p. 100 de phénol-phtaléine. On titre très exactement à l'aide de la solution déci-normale de soude (1 centimètre cube de cette solution correspond à 0 gr. 0049 d'acide sulfurique) et on exprime les résultats en acide sulfurique par litre.

Les résultats de cette « uro-réaction » n'ont pas été confirmés par les recherches de CHATELAIN [1], ni par celles effectuées au *Sanatorium King Edward VII à Midhurst* (Sussex) [2], ni par celles que R. LETULLE [3] a faites dans mon laboratoire sur 100 urines de sujets sains, tuberculeux ou suspects, ni par celles de T. PERTIK [4].

Toutefois GRIMBERT et MOREL [5] en ont tiré des indications inté--

---

1. Thèse Nancy, 1910.
2. *Quatrième rapport annuel*, 1909-1910, p. 98.
3 Thèse Paris, 1912.
4. *Arch. f. path. Anat. und Physiol.*, CCXII, 1913, p. 465.
5. *Société de biologie*, 6 déc. 1913.

ressantes en adoptant une technique qui comporte la correction des effets retardateurs des sels ammoniacaux et qui corrige l'erreur due à la présence des sels de chaux. Mais il ne semble cependant pas qu'en l'état actuel de nos connaissances, la mesure de la persistance, ou celle du taux de l'acidité urinaire, puissent fournir des données vraiment utiles pour le diagnostic de la tuberculose.

II. RÉACTION DE MORIZ-WEISS. — En 1910, Moriz Weiss [1] (de Vienne) a montré que les urines des tuberculeux contiennent fréquemment un chromogène du pigment urinaire, l'*urochrome*, qu'on peut mettre en évidence au moyen du permanganate de potasse.

La technique indiquée par l'auteur pour la recherche de cette réaction est très simple :

On remplit un premier tube à essai jusqu'au tiers avec l'urine à examiner ; on le dilue de deux fois son volume d'eau ordinaire, on mélange bien le tout et on verse la moitié du contenu du premier tube dans un second tube de mêmes dimensions. On fait tomber alors dans l'un des tubes trois gouttes d'une solution récente à 1 p. 1000 de permanganate de potasse faite *dans l'eau distillée* et on mélange. Si la réaction est positive, on voit apparaître une coloration jaune qui se détache nettement par comparaison avec le tube témoin.

On doit employer des urines claires, qui ne soient ni trop albumineuses ni trop chargées d'urobiline ou de pigments biliaires, pour que la coloration spécifique devienne apparente. L'*urochrome*, produit d'oxydation de l'*urochromogène*, serait d'après Moriz-Weiss le même corps (acide protéique) qui fournit la diazo-réaction d'Ehrlich. Sa présence indiquerait une fonte plus ou moins rapide des tissus de l'organisme.

Vitry [2], Mladenoff [3], Laignel-Lavastine et Grandjean [4], P. Merklen [5], ont étudié la réaction de Moriz-Weiss et la trouvent presque toujours positive chez les tuberculeux cavitaires et dans les tuberculoses aiguës ; négative dans les formes bénignes et au début de la maladie. Elle est constamment négative aussi dans la tuberculose expérimentale du lapin (Ed. Dehaussy). Mais elle est positive dans beaucoup d'autres infections graves, dans la fièvre typhoïde, l'érysipèle, la rougeole, sous l'influence de certaines médications (cryogénine), et même parfois chez des individus sains d'après Dufour et Thiers [6], Pierret et Leroy, Pierret et Bardou [7], ce qui lui enlève une grande partie de la valeur

---

1. *Mediz. Klinik*, 1910, n° 42, et *Munch. med. Woch.*, 1911, n° 25.
2. *Société de biologie*, 16 nov, 1912, et *Bulletin de la Société d'études scientifiques sur la tuberculose*, janv. 1913. — *Revue de la tuberculose*, juin 1914.
3. Thèse de Paris, 1912.
4. *Société médicale des hôpitaux*, juil. 1913.
5. *Société médicale des hôpitaux*, juil. 1913.
6. *Société médicale des hôpitaux*, juil. 1913.
7. *Echo médical du Nord*, 6 avril, 13 avril 1913.

qu'on tendait à lui accorder. Il semble bien cependant que, dans la
tuberculose, elle soit l'indice d'un pronostic défavorable lorsque, recherchée tous les jours chez le même sujet, elle donne constamment
un résultat positif (Tecon et Aimard [1], P. Courmont [2], Dorge [3].

III. **RECHERCHE DE LA TUBERCULINE DANS LES URINES.** —

Quelques auteurs disent avoir pu déceler la présence de *tuberculine* dans
les urines de tuberculeux, soit par l'inoculation au cobaye tuberculeux
(Rappin et Fortineau) [4], soit par la réaction de Bordet-Gengou, en utilisant ces urines comme antigène (Marmorek, Bergeron, Robert Debré
et Paraf [5]. Cette dernière réaction peut être positive dans quelques rares
cas où il existe de la pyurie ; mais ce sont alors les *bacilles* émis en
abondance qui jouent le rôle d'antigène, et non la *tuberculine*. Il n'est
en aucune manière démontré que celle-ci puisse se trouver à l'état
libre dans les urines, non plus d'ailleurs que dans le sang des malades.

1. *Paris médical,* 14 mars 1914, p. 577.
2. *Société de médecine des hôpitaux de Lyon,* 1913.
3. Thèse Lille, 1913.
4. *Association pour l'avancement des sciences,* sept. 1899.
5. *Société de biologie,* 8, 22, 29 juil. 1911.

CHAPITRE XXXV

ACTION PHYSIOLOGIQUE DES TUBERCULINES. MÉCANISME DES RÉACTIONS TUBERCULINIQUES

A. — TOXICITÉ COMPARÉE DES TUBERCULINES POUR LES SUJETS SAINS ET POUR LES TUBERCULEUX.

Nous avons précédemment étudié, — dans le chapitre v, qui traite des toxines tuberculeuses *endo* et *exobacillaires*, — le mode de préparation des diverses tuberculines et les circonstances qui ont conduit à leur découverte. Nous rappellerons donc seulement ici que ces substances sont relativement peu toxiques pour les animaux sains, tandis qu'elles constituent un poison extrêmement violent pour les organismes tuberculeux.

Seules les tuberculines très actives, telles que le *tuberculol B et C* de Landmann, employées à doses fortes (respectivement o cc. 5 et 1 cc.), peuvent provoquer des accidents mortels chez le cobaye sain (P. Geibel [1]). Il faut, pour obtenir les mêmes effets, environ 1 gramme de tuberculine brute de *Koch* précipitée par l'alcool, et environ o gr. 3o chez la souris. Aussi s'est-on demandé si les phénomènes d'intoxication n'étaient pas dus tout simplement aux peptones que renferment en abondance ces produits. A. Marie et M. Tiffeneau [2] ont résolu la question en se servant de tuberculine sans peptone et de la méthode d'inoculation intracérébrale préconisée par Von Lingelsheim et par A. Borrel [3], dont j'ai déjà décrit la technique. Ces savants ont ainsi démontré que 3 à 5 milligrammes de tuberculine précipitée ordinaire, et seulement o mgr. 75 de tuberculine précipitée sans peptone, tuent un cobaye sain de 5oo grammes lorsque le poison est porté directement au contact des cellules cérébrales.

Par contre, ces mêmes tuberculines, introduites par inoculation sous-cutanée, et surtout par injection intracérébrale chez les animaux tuberculeux, manifestent une toxicité infiniment plus grande. On s'en

1. *Zeitsch. f. Hyg.*, 29 oct. 1912.
2. *Société de biologie*, 6 fév. 1909.
3. *Id.*, 7 avril 1909.

rendra compte par les chiffres que voici, lesquels ne valent qu'à titre de comparaison :

	Voie sous-cutanée.	Voie intracérébrale.
		(cobaye tuberculeux de 3 à 4 semaines).
Tuberculine brute de Koch. . . .	o cc. 075	
Tuberculine précipitée.	o gr. o3	o gr. 00001
— purifiée . .	o gr. oo5	o gr. 00075
	(Marie et Tiffeneau).	

D'après H. Bing et V. Ellermann [1], certains phosphatides ont la propriété d'augmenter les effets toxiques de la tuberculine pour les organismes tuberculeux. Cette propriété *activante* est surtout manifeste pour un diamidophosphatide du jaune d'œuf, *l'albine*. La lécithine, la céphaline, la cholestérine, l'acide oléique, l'oléate de soude et les autres lipoïdes du jaune d'œuf ou des sérums n'exercent pas la même action.

Beaucoup d'expérimentateurs, et en particulier récemment W. G. Ruppell et K. Joseph [2], ont étudié l'action comparée des diverses tuberculines sur les animaux sains et sur les animaux tuberculeux. Il est établi que, pour le cobaye tuberculeux, la dose toxique de substances extractibles par l'eau des bacilles broyés est environ 5oo fois plus grande que pour le cobaye sain ; et que, d'autre part, le filtrat des cultures (tel que celui employé à la préparation de la tuberculine de Denys, de Louvain) ne renferme aucune substance toxique pour l'animal sain, — sauf la glycérine qui, seule, tue le cobaye à la dose de 4 centimètres cubes lorsqu'elle est pure, et à dose moindre lorsqu'elle est mélangée d'impuretés provenant des bouillons.

Ruppell et Joseph, Geibel [3], ont également constaté que, comme l'avait déjà observé v. Behring, l'acide nucléique provenant des bacilles tuberculeux (acide tuberculinique) est 1oo fois plus toxique pour le cobaye tuberculeux que pour le cobaye sain, tandis que l'acide nucléique provenant du thymus a la même toxicité (cent fois moindre que celle de l'acide tuberculinique) pour l'animal sain que pour l'animal tuberculeux.

Il semble bien que, chez l'homme, en l'absence de toute infection tuberculeuse, l'injection sous-cutanée — ou l'absorption par toute autre voie — de quantités même considérables de tuberculine, soit tout à fait inoffensive, tandis que des doses infimes, — telles que 1 millième de milligramme, quelquefois même 1 dix-millième de milligramme de l'ancienne tuberculine de Koch, — injectées sous la peau, produisent

1. *Biochem Zeitschr.*, vol. XLII, 1912.
2. *Zeitsch. f. Immunit.*, vol. XXI, 1914, p. 277.
3. *Zeitsch. f. Hyg.*, vol. LXXIII, 1913, p. 13.

chez les sujets tuberculeux une réaction fébrile toujours manifeste et plus ou moins intense.

Il importe de savoir que, suivant l'origine des bacilles d'où elles proviennent, les tuberculines ont une activité variable. La tuberculine humaine décèle le mieux les tuberculoses des mammifères, aussi bien chez les bovidés que chez l'homme, mais elle ne convient pas pour déceler la tuberculose aviaire, sauf cependant chez le porc. La tuberculine bovine donne, même chez les bovidés, des réactions moins fortes que la tuberculine humaine. Quant à la tuberculine aviaire, elle est très efficace pour révéler la tuberculose des oiseaux et, chez le porc infecté de tuberculose aviaire, elle fournit des réactions beaucoup plus fortes (surtout des réactions locales, intradermo-réaction par exemple) que la tuberculine des mammifères (BANG) [1].

B. — RELATIONS ENTRE LA SENSIBILITÉ A LA TUBERCULINE ET LE DEGRÉ D'INFECTION.

MARMOREK [2] a montré que l'existence de lésions folliculaires n'est pas nécessaire pour qu'on observe la sensibilité extrême des organismes tuberculeux à la tuberculine, car il suffit d'injecter une petite quantité d'émulsion de bacilles virulents sous la peau d'un cobaye et, 15 à 20 minutes après, o cc. 3 de tuberculine brute (dose inoffensive chez l'animal sain), pour voir la température s'élever déjà 3 à 5 heures après à 40° et au delà. Mais, si l'on attend un délai dépassant 1 h. 1/2 après l'injection virulente pour injecter la tuberculine, celle-ci ne provoque plus d'ascension thermique, — probablement parce qu'alors les bacilles sont tous phagocytés, de telle sorte que la tuberculine ne va pas jusqu'à eux.

Plus tard, par contre, lorsque les lésions folliculaires sont constituées ou lorsqu'il existe de la bacillémie, les réactions thermiques apparaissent de nouveau et sont d'autant plus intenses, en règle générale, pour une faible dose de tuberculine, que l'infection est plus limitée. Mais au fur et à mesure que celle-ci s'étend, la dose de tuberculine nécessaire pour provoquer une réaction fébrile chez l'homme, ou la mort chez les animaux d'expérience, est de plus en plus faible. Ainsi A. BORREL a vu qu'alors qu'au douzième jour après l'infection, o mgr. 1 de tuberculine précipitée tue le cobaye par voie intracérébrale, il suffit de o mgr. oo1 de la même tuberculine pour tuer dans les mêmes conditions un cobaye infecté depuis trente jours, et o mgr. ooo1 seulement après quarante jours.

La sensibilité à la tuberculine apparaît après une ou deux inoculations de bacilles, même tués par chauffage (BORREL, A. SATA et WOLFF-

---

1. *Kgl. veterinarog landbokogskole Aarskrift*, 1917.
2. *Société de biologie*, 19 déc. 1903.

Eisner) et elle se manifeste déjà quelques heures après l'injection, dans le péritoine de cobayes sains, de 6 à 8 cc. de bouillie d'organes tuberculeux : foie, rate ou ganglions (O. Bail) [1].

Mais il importe d'observer que l'injection ultérieure de tuberculine n'est pas nécessaire pour provoquer, dans ces conditions, la mort des animaux. F. Neufeld et H. Dold[2] ont en effet démontré que les lapins et les cobayes auxquels on injecte, dans le péritoine, soit une émulsion de rate ou de ganglions de cobayes tuberculeux, soit quelques centimètres cubes de bouillie préparée avec des lésions de pommelière du bœuf, meurent en 1 à 5 jours.

Les organes tuberculeux sont plus toxiques lorsqu'ils proviennent d'animaux de même espèce que lorsqu'ils sont prélevés sur des animaux d'espèces étrangères. Mais quelle que soit leur origine, ils provoquent *localement* des lésions inflammatoires très violentes dont la cause nous échappe et qu'on n'observe jamais après l'injection intrapéritonéale de bouillie d'organes *sains.* Il est possible que les humeurs normales ou que les cellules macrophages réagissent sur les cellules tuberculeuses et mettent en liberté un poison tuberculeux particulièrement actif.

C. — MÉCANISME DE L'ACTION SPÉCIFIQUE DES TUBERCULINES. — SES RAPPORTS AVEC LES PHÉNOMÈNES D'ANAPHYLAXIE ET AVEC L'ANAPHYLATOXIE.

Depuis que Robert Koch nous a fait connaître cette extraordinaire sensibilité des animaux et des malades tuberculeux à la tuberculine, on a émis bien des hypothèses pour expliquer ce phénomène. On avait d'abord pensé que la réaction générale fébrile résultait de ce que la tuberculine, introduite artificiellement, venait s'ajouter à celle préexistant déjà dans l'organisme infecté. Mais cette théorie de « l'addition » devait bientôt s'effondrer lorsqu'il fut établi que la tuberculine provoquait des réactions locales intenses autour de foyers tuberculeux anciens, latents, donc incapables d'entraîner la formation d'abondantes quantités de tuberculine libre dans les humeurs, et lorsqu'on constata, d'autre part, que des injections répétées de doses très faibles de tuberculine, impuissantes à produire par elles-mêmes des réactions thermiques perceptibles, suffisent cependant à déterminer des réactions cellulaires inflammatoires au sein et autour de ces mêmes foyers tuberculeux.

Robert Koch supposait que la tuberculine active le processus de nécrose des foyers tuberculeux, ainsi que la fièvre de résorption qui en résulte.

Pour Arloing, Rodet et J. Courmont, l'hyperthermie devait être la conséquence de la destruction de certains éléments de l'organisme qui agissaient alors sur les centres nerveux thermogénétiques.

---

1. *Zeitsch. f. Immunit.*, vol. IV, 1909, p. 470, et vol. XII, 1912, p. 451.
2. *Arb. a. d. KK. Gesundh.*, 1912, vol. XXXVIII, p. 275.

Moussu [1] ayant constaté que des cultures de tuberculose enfermées dans des filtres en porcelaine poreuse introduits dans le péritoine de bovidés *sains* se comportent comme des foyers tuberculeux, — c'est-à-dire que les animaux réagissent à la tuberculine, — en conclut que la réaction ne tient pas à la présence des bacilles dans l'organisme qui réagit, mais bien à une imprégnation de celui-ci par les produits toxiques élaborés par le microbe.

A. Sata et Wolff-Eisner ont répété les mêmes expériences avec des résultats identiques, et S. Matsumura [2] a vu que les bacilles tuberculeux tués par la chaleur, puis enfermés dans des sacs de collodion et inclus dans le péritoine de cobayes *sains*, confèrent à ces animaux, après 2 à 4 semaines, une sensibilité à la tuberculine identique à celle que présentent d'autres cobayes inoculés, depuis le même temps, directement avec les cultures. Mais Trudeau, Baldwin et Kinghorn [3] n'admettent pas ces faits comme établis, car des lapins dans le péritoine desquels on laisse pendant deux ou trois mois des bougies Berkefeld, ou des sacs de collodion renfermant des bacilles virulents, supportent, d'après eux, l'injection de tuberculine sans aucune réaction thermique ni locale autour des sacs.

Les mêmes auteurs ont essayé de fixer des extraits bacillaires sur du charbon animal pulvérisé, comme je l'avais fait autrefois pour l'*Abrine du Jequirity* [4], et d'injecter des émulsions de cette substance sous la peau ou dans le péritoine de cobayes. Le charbon étant insoluble, on pouvait espérer qu'il se formerait dans les tissus des dépôts de protéines bacillaires se diffusant lentement, comme s'il s'agissait d'un véritable tubercule. Or les animaux ainsi traités ne réagirent jamais à la tuberculine lorsqu'on les éprouva après des temps variables, de 21 à 261 jours. On les infecta ensuite avec des bacilles virulents et ils prirent la tuberculose dans les mêmes délais que les témoins.

La découverte des sensibilisatrices ou « anticorps » dont la présence peut être décelée dans le sérum des sujets tuberculeux par la réaction de fixation du complément de Bordet-Gengou, en utilisant les bacilles ou les tuberculines comme antigènes, conduisit bientôt Wassermann et Bruck [5] à proposer une interprétation de la réaction tuberculinique qui parut tout d'abord séduisante. Ces savants supposèrent que, dans les foyers tuberculeux et autour de ceux-ci, il se forme une *antituberculine* susceptible de fixer la tuberculine. Cette antituberculine, produite en excès au niveau des lésions tuberculeuses, pourrait même se diffuser dans l'organisme et se retrouver, en plus ou moins grande quantité,

---

1. *Société de biologie*, 11 et 18 nov. 1905.
2. *Zeitsch. f. Immunit.*, vol. XXII, 1914, p. 535.
3. *Journ. of Med. Research.*, XII n° 2, p. 169.
4. *Annales de l'Institut Pasteur*, 1896, p. 699.
5. *Deutsch. med. Woch.*, 1906, n° 12.

libre dans le sang. La réaction générale thermique et les réactions de foyers résulteraient de la combinaison ou de la neutralisation de cette antituberculine par la tuberculine introduite artificiellement, de sorte que la réaction de fixation du complément s'opère ainsi *in vivo* et *avec le plus d'intensité au niveau des lésions tuberculeuses.*

Les sujets sains ne produisant pas d'antituberculine dans les humeurs, on comprend que les injections de tuberculine n'entraînent pas chez eux la formation du complexe hyperthermisant.

La dénomination d'*antituberculine* est évidemment mal choisie, car elle éveille l'idée qu'il s'agit d'une « antitoxine » susceptible de neutraliser la tuberculine suivant un mécanisme analogue à celui qui régit les neutralisations de la toxine diphtérique ou de la toxine tétanique, ou des venins, par les sérums antitoxiques correspondants. Or, dans l'hypothèse de WASSERMANN et BRUCK, le complexe résultant de la combinaison de l' « antituberculine » avec la tuberculine n'est pas précisément une antitoxine, puisqu'elle se manifeste par des effets toxiques que traduisent les réactions thermiques et les réactions de foyers.

Le mécanisme des actions tuberculiniques se comprend beaucoup mieux si l'on se reporte aux faits étudiés par Maurice NICOLLE [1] à propos de sa « conception générale des anticorps », et démontrant l'existence, dans les humeurs des sujets tuberculeux, d'une *lysine de l'endotoxine tuberculeuse.*

Cette lysine *décompose la tuberculine injectée* et met en liberté la substance qui détermine les accidents inflammatoires locaux et généraux fébriles.

Les accidents inflammatoires locaux, tels qu'on les observe dans la cuti ou l'ophtalmo–réaction, dont nous parlerons tout à l'heure, permettent surtout d'en observer les effets.

Il suffit pour cela de faire agir *in vitro*, en proportions convenables, du sérum de phtisique sur de la tuberculine et d'instiller ensuite le mélange sur la conjonctive de sujets ou d'animaux sains. La lysine contenue dans le sérum libère, au contact de la tuberculine, la substance qui détermine le phénomène de l'ophtalmo-réaction. J. HERMAN [2] a publié à ce sujet de très intéressantes expériences :

A 1 partie de tuberculine à 40 p. 100, on ajoute 9 parties de sérum de phtisique, ce qui donne le titre de 4 p. 100 en tuberculine. On laisse agir 5 minutes à la température de la chambre, puis on instille 3 à 4 gouttes dans le cul-de-sac conjonctival de l'un des yeux d'un lapin ou d'un cobaye sain. On recommence au bout de 2 à 3 minutes. Ces instillations amènent rapidement la sécrétion d'un liquide trouble conte-

---

1. *Annales de l'Institut Pasteur*, 1908, p. 132 et 237.
2. *Nederlandisch Tijdschrift voor Geneeskunde*, 13 déc. 1913, et *Semaine médicale*, 8 avril 1914, p. 165.

nant quelques leucocytes et du mucus. La réaction dure 5 à 10 minutes après la seconde instillation. L'injection des vaisseaux est peu marquée chez le cobaye ; chez le lapin elle l'est davantage.

Comme l'œil non instillé ou les animaux de contrôle ne réagissent pas à la tuberculine ou au sérum de phtisique seul, il devient manifeste qu'une combinaison spéciale se produit entre les deux corps. Il est probable que celle-ci s'effectue surtout aux dépens de la tuberculine, qui subit des modifications plus ou moins profondes, car si le mélange est abandonné trop longtemps à lui-même, il devient inactif.

Si l'on chauffe le sérum à 58°, la réaction est plus faible, mais non abolie. Avec la tuberculine précipitée par l'alcool, on obtient encore des réactions, mais elles sont moins marquées.

Chez les animaux qui ont fait l'objet de ces expériences, l'autopsie a démontré l'absence de toute lésion tuberculeuse.

Le sérum des divers sujets tuberculeux n'agit pas avec la même énergie sur la tuberculine. Les réactions les plus intenses s'obtiennent avec les tuberculoses au début et surtout avec les tuberculoses miliaires. Certaines de celles-ci ont fourni des sérums dont les dilutions au dixième ou au vingtième se montraient encore actives. Le sérum des tuberculeux chroniques n'agit que faiblement. On peut encore obtenir la réaction avec des épanchements séreux très frais ou avec le liquide céphalorachidien de méningite tuberculeuse.

Il est beaucoup plus difficile de provoquer des phénomènes réactionnels généraux chez les animaux sains en leur injectant soit dans le péritoine, soit sous la peau, soit même dans les veines, des mélanges de tuberculine et de sérums de sujets tuberculeux. Lorsque les proportions des composants du mélange sont telles qu'une quantité suffisante de tuberculine peut subir la décomposition lytique, on observe des réactions thermiques manifestes, qui ne se produisent pas avec le sérum normal ; mais elles sont toujours de courte durée et il faut les suivre par des prises fréquentes de température. Ces injections ne provoquent d'ailleurs aucun autre trouble fonctionnel.

La théorie des actions lytiques, basée sur les recherches de M. NICOLLE et de ses collaborateurs, a été adoptée depuis par WOLFF-EISNER [1]. Elle explique très bien pourquoi les réactions tuberculiniques générales sont intenses et apparaissent rapidement chez les sujets dont les humeurs sont riches en lysine ; et, s'il est exact que la lysine s'accumule ou soit produite en plus grande abondance autour des foyers tuberculeux *en évolution*, elle explique aussi pourquoi ces foyers deviennent, à la suite d'une injection de tuberculine, le siège de processus inflammatoires si exactement localisés.

On s'est demandé s'il ne s'agissait pas là, somme toute, d'un phé-

---

1. *Frühdiagnose und tub. Immunit.*, Wurzbourg, 1909.

nomène analogue aux *phénomènes d'anaphylaxie* que Ch. Richet nous a fait connaître. Toutefois il ne paraît pas, — malgré ce qu'en ont écrit quelques auteurs, — en particulier Gougerot[1], que la tuberculine puisse être considérée comme une substance *anaphylactisante* par elle-même : elle n'exerce son action spécifique que sur les produits sécrétés *in vivo* par le bacille de Koch, produits qui se trouvent soit fixés dans les tissus ou organes qui sont le siège de lésions tuberculeuses, soit en liberté dans les humeurs, et principalement dans le sang des sujets tuberculeux.

Sans doute, on arrive bien à sensibiliser des animaux sains en les *préparant* par des injections (surtout intraveineuses) de fortes doses de tuberculine. Marie et Tiffeneau, Slatineanu et Danielopolu, O. Bail, Orsini et d'autres expérimentateurs y sont parvenus. J'ai réussi moi-même, avec M. Breton et Georges Petit[2], à produire l'ophtalmo-réaction chez des lapins seize heures après une injection intraveineuse de tuberculine ; mais cette sensibilisation disparaît au bout de quelques jours, lorsque la tuberculine a été éliminée, au lieu de persister et de s'accentuer, comme ce serait le cas si la tuberculine exerçait une action anaphylactisante.

D'autre part, lorsqu'on injecte, comme nous l'avons fait, à des hommes et à des animaux *sains*, des doses assez fortes et progressivement croissantes de tuberculine brute (chez l'homme 2 à 10 milligr. par exemple), on parvient, après 7 ou 8 injections, à déterminer des réactions fébriles. Mais ces réactions, souvent fortes, toujours de courte durée et très précoces, n'ont pas le même caractère que les véritables réactions tuberculiniques. Elles sont d'ailleurs inconstantes et, si les injections sont continuées sans qu'on augmente les doses, elles s'atténuent, puis disparaissent complètement au lieu de s'aggraver, comme ce devrait être le cas s'il s'agissait d'un phénomène d'anaphylaxie.

Nous avons d'ailleurs pu nous convaincre que ces pseudo-réactions chez les sujets *sains*, apparemment sensibilisés, étaient dues aux impuretés de la tuberculine et non à la tuberculine elle-même, car les mêmes expériences refaites avec une tuberculine non peptonée, préparée avec des cultures sur le milieu minéral à la succinimide adopté par nous[3], n'ont jamais conduit au même résultat. Ni chez les animaux ni chez l'homme *sains* nous n'avons pu obtenir de sensibilisation.

On sait que la véritable *anaphylaxie* peut être transmise passivement à un animal neuf par la transfusion ou même par simple inoculation d'une certaine quantité de sang d'un animal anaphylactisé. Il est vrai que plusieurs expérimentateurs, en particulier Yamanouchi[4], Bauer[5],

1. *Journal médical français*, 15 janv. 1913, p. 19.
2. *Société de biologie*, 12 oct. 1907, p. 296.
3. *Id.*, 27 nov. 1909, p. 580.
4. *Wien. klin. Woch.*, 1908. n° 47. — *Société de biologie*, mars 1909 et mars 1910.
5. *Munch. med. Woch.*, 1909. n° 24.

puis Sata [1], prétendent avoir pu réaliser cette anaphylaxie passive chez des lapins et des cobayes sains auxquels ils avaient injecté du sang de lapins ou d'hommes tuberculeux. O. Bail, avec 45 échantillons différents de produits tuberculeux, aurait obtenu 45 réactions positives.

En injectant plusieurs fois, en doses successives, à des animaux neufs du sang de cobayes tuberculeux et en attendant quelques jours après la dernière injection (comme s'il s'agissait de réaliser le phénomène d'Arthus), Helmolz [2] aurait vu se produire des accidents anaphylactiques à la suite de l'inoculation d'une dose convenable de tuberculine. C. R. Austrian [3], puis F. H. Thiele et Embleton [4] seraient arrivés au même résultat en introduisant dans le péritoine de cobayes, préalablement sensibilisés par une injection de bacilles morts, du sang de malades qui avaient fourni une réaction tuberculinique fébrile des plus nettes ; mais les animaux ainsi sensibilisés se montraient inaptes à réagir localement à la tuberculine.

Lesné et Dreyfus [5] ont injecté du sérum d'homme tuberculeux à des cobayes auxquels ils inoculèrent, dans la suite, de la tuberculine par voie intracérébrale. Sur 100 animaux ainsi traités, 20 seulement ont réagi. Mais des cobayes injectés avec du sérum normal présentèrent également, dans 5 p. 100 des cas, lors d'une inoculation intra-cérébrale de tuberculine, une réaction identique. Enfin, en se servant, comme injection préparante, de liquide céphalo-rachidien d'individus tuberculeux, ils purent obtenir chez leurs animaux, lors de l'injection de tuberculine dans le cerveau, une réaction positive dans 33 p. 100 des cas. Lesné et Dreyfus conclurent que les résultats acquis n'étaient ni assez constants ni assez spécifiques pour qu'on pût préconiser l'*anaphylo-diagnostic* de la tuberculose en clinique.

En injectant du sérum de tuberculeux à la dose de 2 ou 3 cc. dans le péritoine de cobayes, puis, 24 ou 48 heures après, 0 cc. 1 de tuberculine, Roepke avait bien cru observer une élévation de température de 1° à 2°, qui faisait défaut chez les cobayes injectés avec du sérum d'individus sains. Mais pour Ernst Fraenkel [6], l'élévation de température dont il s'agit n'est rien moins que spécifique. Tantôt elle fait défaut à la suite d'injections de sérum ou d'exsudat tuberculeux, tantôt elle s'observe alors que l'injection est faite avec du sérum normal ou bien avec de la tuberculine seule.

D'autre part, Helmolz [7], puis Onaka [8], ont constaté que, si l'on injecte

1. *Zeitsch. f. Immunit.*, vol, XVII, 1913, p. 75.
2. *Id.*, 1909, vol. III, p. 371.
3. *Journ. of Exp. Med.*, vol. XV, 1912, p. 149.
4. *Zeitsch. f. Immunit.*, 1913, vol. XVI, p. 411.
5. *Société de biologie*, 1909, n° 10.
6. *Centralbl. f. Bakt.* Orig., LVIII, 1er mai 1911, p. 460.
7. *Zeitsch. f. Immunit.*, 1909, vol. IV, p. 470.
8. *Id.*, 1910, vol. V, p. 264, et vol. VII, p. 507.

o cc. 02 à o cc. 025 de tuberculine par la méthode intradermique dans
la peau du dos des cobayes sains auxquels on a introduit dans le péritoine, deux jours auparavant, 4 ou 5 cc. de sérum défibriné d'homme
ou d'animal réagissant positivement à la tuberculine, une réaction locale se produit fréquemment et reste visible pendant 4 ou 5 jours sous
la forme d'une tuméfaction papulaire de couleur rouge violacé.

Mais ces faits ne sont assurément pas constants, car ils n'ont pu être
reproduits ni par JOSEPH [1], ni par R. KRAUS, E. LOWENSTEIN et R.
VOLK [2], ni par C. VALLARDI [3], ni par NEUFELD et H. DOLD, ni par
moi-même, malgré de nombreux essais.

Dans mon laboratoire, L. BRUYANT [4] s'était attaché à l'étude de cette
question des rapports de la réaction tuberculinique avec les phénomènes d'anaphylaxie. Ses expériences ont d'abord eu pour objet d'établir si la tuberculine possède réellement la propriété *anaphylactogène*.

Des cobayes sains ont reçu par injection intracardiaque des doses de
o gr. oo5 à o gr. o1 de tuberculine précipitée sèche, diluée dans l'eau physiologique. Quinze jours après ils ont été éprouvés, en même temps que
des témoins, par une injection intracérébrale de o gr. oo2 de la même
tuberculine dans o cc. 2 d'eau physiologique. Le pourcentage des animaux qui ont succombé a été le même chez les cobayes préparés et non
préparés et n'a pas dépassé celui qu'on observe à la suite d'une injection intracérébrale quelconque. En aucun cas on n'a noté, chez les animaux préparés, de symptômes anaphylactiques.

Une seconde série de cobayes, préparés par l'injection intracérébrale
de o gr. oo2 de tuberculine, a donné de même des résultats négatifs.
Il semble donc bien que la tuberculine ne possède par elle-même aucune propriété anaphylactogène.

L. BRUYANT a recherché ensuite si la réaction des tuberculeux à la
tuberculine présentait les caractères de la réaction anaphylactique, en
utilisant, pour cette démonstration, la méthode de l'*antianaphylaxie*, si
ingénieusement imaginée par E. ROUX et BESREDKA [5].

Se fondant sur la suppression des accidents anaphylactiques lorsque
l'injection déchaînante est faite chez un animal en état de narcose, il
avait pensé tout d'abord à voir si les anesthésiques annihilaient les effets
thermiques de l'injection tuberculinique chez les tuberculeux. Toutefois cette idée théorique a dû être abandonnée, l'anesthésie par l'éther,
l'alcool ou le chloral entraînant régulièrement, chez les animaux, tuberculeux ou non, des modifications profondes de la température (hypothermie marquée).

1. *Zeitsch. f. Immunit.*, 1909, vol. IV, p. 5-5.
2. *Deutsch. med. Woch.*, 2 mars 1911, p. 389.
3. *Zeitsch. f Immunit.*, 1910, vol. VII, p. 381.
4. *Société de biologie*, 20 mai 1911.
5. *Annales de l'Institut Pasteur*, juin 1908, p. 496.

A défaut de cette méthode, L. Bruyant s'est adressé à la *vaccination antianaphylactique* de Besredka, qui consiste dans l'injection d'une quantité très faible d'*anaphylactogène* quelque temps avant l'injection déchaînante.

Des cobayes tuberculeux ont reçu dans le péritoine o gr. 0001 de tuberculine de Koch diluée, dose préalablement reconnue incapable de provoquer chez ces animaux une réaction thermique appréciable.

Trois heures après, ils ont reçu, en même temps qu'un certain nombre de témoins également *tuberculeux, mais qui n'avaient pas subi l'injection vaccinante*, o gr. 002 de tuberculine de *Koch* sous la peau. La température de ces cobayes a été prise au moment de l'injection, puis de deux en deux heures.

L'élévation thermique, variable selon les sujets, s'est produite identiquement chez les vaccinés et les non-vaccinés, et a atteint de o°5 à 1°.

Dans une seconde série d'expériences, des cobayes tuberculeux ont reçu dans le péritoine o gr. 01 de tuberculine de *Koch*. Trois heures après ils ont reçu, en même temps que des témoins infectés à la même époque, une dose de o gr. 10 intrapéritonéale.

Le pourcentage des morts à la suite de la seconde injection s'est montré le même chez les vaccinés et chez les témoins. Pour les cobayes très tuberculeux (4 à 6 semaines après l'infection par 1 centigr. de tuberculose bovine sous la peau), la dose de o gr. 10 de tuberculine introduite dans le péritoine est mortelle, avec ou sans injection vaccinante préalable.

J. P. Atkinson et C. R. Fitzpatrick [1] ont publié des expériences analogues, faites sur des chiens, et qui ont conduit aux mêmes résultats.

Au lieu d'employer, pour la sensibilisation des animaux, des sérums de malades ou d'animaux tuberculeux, Finzi [2] s'est adressé à un sérum de cheval hyperimmunisé, selon la méthode de Vallée (d'Alfort), à l'aide d'endotoxines tuberculeuses et de bacilles humains. Il obtenait ainsi des résultats constamment positifs, en ce sens que les cobayes préparés par une injection intrapéritonéale de sérum mouraient en 3 à 5 minutes quand on leur inoculait ensuite, soit par voie intraveineuse, soit par voie intracérébrale, de très faibles doses d'endotoxines.

Mais Neufeld et Dold [3], en répétant ces expériences et en utilisant tantôt des sérums de chèvres hypervaccinées, très agglutinants et précipitants, tantôt du sérum antituberculeux de Ruppel et Rickmann (de Hœchst) également très agglutinant et donnant la réaction de déviation du complément, n'ont jamais pu réussir à transmettre la sensibilité anaphylactique passive à des animaux sains.

---

1. *Procced. of the Soc. for exp. Biology and Medicine*, 1910, VII, p. 77.
2. *Société de biologie*, 1910, n° 23.
3. *Arb. a. d. KK. Gesundh.*, 1912, vol. XXXVIII, p. 275.

Pas plus que la tuberculine ou que les sérums d'animaux tuberculeux, les *lipoïdes* extraits du bacille tuberculeux ne sont susceptibles de provoquer des phénomènes d'anaphylaxie, ni d'être utilisés pour produire l'antianaphylaxie. Ce fait a été précisé par les travaux de BENJAMIN WHITE [1]. Il en est de même des corps bacillaires tués ou vivants. (DELANOE) [2].

E. FRIEDBERGER [3] a cru pouvoir attribuer les réactions tuberculiniques générales ou locales à la décomposition brusque de la tuberculine ou des endotoxines tuberculeuses par le complément du sérum normal en présence d'anticorps, — cette décomposition brusque entraînant la formation d'un poison nouveau (*anaphylatoxine*) auquel seraient dus les phénomènes inflammatoires (locaux ou généraux) caractéristiques.

Le principe toxique auquel E. FRIEDBEDGER et ses collaborateurs ont donné le nom d'*anaphylatoxine* s'obtient en mettant en contact *in vitro* du sérum frais de cobayes avec divers antigènes sensibilisés ou non. C'est un poison *thermolabile*. L'*anaphylatoxogénèse* peut être réalisée avec une foule de microbes pathogènes, même tués par le chauffage. Elle n'est pas identifiable à la *bactériolyse*, car les éléments microbiens restent intacts après qu'elle s'est manifestée.

On étudie aisément les effets de l'*anaphylatoxine tuberculeuse* en faisant varier, vis-à-vis d'une même quantité d'antigène (bacilles frais essorés), les proportions de sérum à anticorps, celles de complément de cobaye, et le temps de contact.

Pour préparer l'anaphylatoxine, on émulsionne par trituration dans un mortier d'agate des bacilles avec l'immunsérum (sérum à anticorps, inactivé par chauffage à 58°) On verse dans un tube à essai et on porte 24 heures à la glacière. On centrifuge, on lave les bacilles à l'eau physiologique, puis on les émulsionne dans une quantité de complément correspondant à 4 cc. de sérum frais de cobaye pour o gr. 3 de bacilles. On porte à l'étuve ou au bain-marie pendant 1 à 2 heures à 37°, puis pendant 20 heures à la glacière. On centrifuge. La partie liquide décantée est injectée à la dose de 3 à 4 cc. dans la veine jugulaire de jeunes cobayes *sains* dont le poids ne dépasse pas 200 grammes.

Les animaux ainsi inoculés succombent en 2 ou 3 minutes avec des symptômes rappelant le choc anaphylactique.

On peut traiter à plusieurs reprises successives les mêmes bacilles par une nouvelle dose de complément et obtenir chaque fois une nouvelle quantité d'anaphylatoxine, mais celle-ci décroît et finit par être en quantité insuffisante pour tuer.

---

1. *Journ. of Med. Research.*, juil. 1914, p. 393.
2. *Journal de physiologie et de pathologie générales*, mai 1909, p. 441.
3. *Zeitsch. f. Immunit.*, 1911, vol. IX, p. 406 et 431.

Il n'est pas indispensable de répéter la sensibilisation préalable par l'immunsérum. D'après les expériences de Friedberger, il ne semble même pas que cette sensibilisation soit nécessaire. On peut la supprimer : l'*anaphylatoxogénèse* se réalise par la simple action de l'antigène sur le complément de cobaye.

G. Shibayama [1] a vu que les bacilles dégraissés à froid par l'éther et l'alcool peuvent former plus régulièrement de l'anaphylatoxine que les bacilles bruts de culture pourvus de leur enveloppe ciro-graisseuse.

Enfin, d'après les recherches de H. Dold et Hanau [2], les bacilles *désanaphylatoxinés* par le sérum normal de cobaye ne seraient plus capables, injectés *in vivo* dans le péritoine, de produire de l'anaphylatoxine, bien qu'ils soient encore eux-mêmes toxiques. Il faudrait donc distinguer l'action *anaphylatoxique* de l'action *endotoxique* proprement dite des bacilles.

Les expériences de Wassermann et Keysser [3], Ritz et Sachs [4], de Bauer [5], de Doerr et Pick [6], de S. Mutermilch [7], et surtout celles de A. Besredka, H. Ströbel et F. Jupille [8], permettent d'expliquer autrement l'*anaphylatoxogénèse*.

Le fait qu'on peut obtenir celle-ci en traitant du sérum frais de cobaye par diverses substances anorganiques (*kaolin, sulfate de baryum*), par de la gélose ou par de la peptone pure, montre que l'*anaphylatoxic* ne doit pas être considérée comme produite par une toxine, mais qu'elle est la manifestation d'un phénomène résultant d'un changement de l'état physique du sérum normal, — changement provoqué par *absorption* de certaines substances protectrices ou antagonistes normalement présentes dans les sérums frais, entre autres l'*alexine*, et peut-être aussi et surtout des *lipoïdes* (acides gras non saturés), ainsi qu'il résulte des recherches très intéressantes récemment publiées par James W. Jobling et William Petersen [9].

Il apparaît donc bien, comme conclusion définitive de tous les faits qui précèdent, que la *réaction tuberculinique chez les tuberculeux ne peut être envisagée ni comme un phénomène d'anaphylaxie, ni comme un phénomène d'anaphylatoxie.* Elle résulte de l'*action lytique* de certaines substances, contenues dans les humeurs des sujets *bacillisés*, sur

---

1. *Zeitsch. f. Immunit.*, vol. XVIII, 1913, p. 344.
2. *Zeitsch. f. Immunit*, vol. XIX, 1913, p. 31.
3. *Folia Serologica*, 1911, vol. VII.
4. *Berlin. klin. Woch.*, 1911, n° 22.
5. *Id*, 1912, n° 8.
6. *Wiener klin. Woch.*, 1912, n° 9.
7. *Annales de l'Institut Pasteur*, janv. 1913, vol. XXVII, p. 83.
8. *Annales de l'Institut Pasteur*, mars 1913, vol. XXVII, p. 185.
9. *Journ. of Exp. Med.*, vol. XX, juil. 1914, p. 37.

la tuberculine ; et cette action lytique donne lieu à la formation d'un produit spécifique toxique et hyperthermisant, qui est le facteur essentiel des réactions tuberculiniques générales ou locales. *Lorsque cette lyse est trop intense et brutale, elle peut amener la mort par intoxication suraiguë.*

D. — ACTION DES TUBERCULINES SUR LES ÉLÉMENTS CELLULAIRES.

Si l'on étudie au point de vue histologique les modifications apportées dans les tissus, tels que la peau ou les muqueuses, par l'inoculation ou l'instillation d'une petite quantité de tuberculine chez un sujet tuberculeux, on constate qu'il se produit au niveau de l'inoculation ou de l'instillation, après un délai très court, des phénomènes d'hyperémie caractérisés par un afflux de leucocytes polynucléaires, afflux auquel succède une mononucléose lymphocytaire accompagnant une légère exsudation lymphatique qui reste accumulée sous l'épithélium superficiel ordinairement intact. On observe en même temps une vaso–dilatation capillaire plus ou moins marquée. Il se forme ainsi — suivant le siège de l'imprégnation tuberculinique, suivant le degré d'infection tuberculeuse, et suivant la quantité de tuberculine inoculée ou instillée, — une lésion locale d'intensité variable, prenant l'aspect d'un petit lymphome sous-cutané, ou celui d'une papule entourée d'une zone inflammatoire (cuti, intradermo, ophtalmo-réactions).

Les expériences de Von Lingelshein et celles de A. Borrel avaient montré que certains éléments cellulaires fixes, tels que les cellules nerveuses, possèdent aussi une très grande affinité pour la tuberculine. G. Guillain et G. Laroche [1] ont vu que la fixation de cette substance pouvait même être effectuée *in vitro*. En laissant en contact, à la glacière, pendant 16 à 24 heures, une émulsion de cerveau d'homme ou de cobaye mélangée de tuberculine, et en éliminant ensuite l'excès de celle-ci par des lavages et centrifugations successifs, on trouve que le cerveau tuberculinisé est toxique pour le cobaye tuberculeux, en injection intracérébrale, à la dose de 0 cc. 2, alors qu'une quantité équivalente d'émulsion de cerveau normal n'entraîne aucun accident. Guillain et Laroche pensent même que la tuberculine acquiert une toxicité plus grande, à poids égal, du fait de sa fixation sur le tissu nerveux. Il est donc probable que, chez les sujets tuberculeux, les ferments susceptibles de produire la lyse de la tuberculine et de donner ainsi naissance à la toxine tuberculeuse spécifiquement active, sont élaborés, non seulement par les leucocytes, mais aussi par certains éléments cellulaires fixes, tels que les cellules nerveuses.

Rappelons à ce sujet que, chez l'homme et chez les animaux tuberculeux, on a signalé la diminution du nombre des leucocytes dans le sang

---

1. *Société de biologie,* 5 fév. 1910, p. 220.

à la suite des injections de tuberculine, que celles-ci soient faites dans un but diagnostique ou thérapeutique. (*Voir chap. XXXII.*)

E. — RÉSISTANCE DE L'ORGANISME TUBERCULEUX ET ACCOUTUMANCE A LA TUBERCULINE.

Dès 1892, Nocard avait appelé l'attention des vétérinaires sur certains faits qu'ils avaient observés chez les bovidés tuberculeux : à la suite d'injections de tuberculine répétées à quelques jours d'intervalle, les réactions étaient devenues de moins en moins intenses. Aussi conseillait-il d'attendre environ un mois avant de soumettre à une nouvelle injection révélatrice les animaux suspects. Vallée [1] (d'Alfort) indiqua plus tard un moyen très simple de parer à cet inconvénient : c'est d'injecter une dose de tuberculine deux fois plus forte que celle qu'on utilise habituellement (par exemple 8 cc. de tuberculine diluée au dixième pour les grands animaux, au lieu de 4 cc.). (*Voir chap. XXIV.*)

Chez les malades tuberculeux traités par les diverses tuberculines dans les sanatoriums, on a aussi signalé depuis longtemps cette accoutumance, grâce à laquelle on peut arriver graduellement à faire supporter, et en espaçant convenablement les injections, sans produire de réaction fébrile, de très fortes doses de cette substance. C'est même sur cette action qu'est aujourd'hui fondée toute la *tuberculinothérapie* de la tuberculose.

Expérimentalement on constate que cette accoutumance est, pour ainsi dire, illimitée. C'est ainsi que Et. Burnet [2] a pu entraîner des cobayes, à partir du trentième jour après qu'ils avaient été infectés de tuberculose, à recevoir sous la peau, d'abord 1 milligramme de tuberculine (précipitée) tous les jours, jusqu'à 100 milligrammes au soixante-dixième jour environ de leur maladie. Certains de ces animaux avaient ainsi absorbé 360 milligrammes de tuberculine précipitée en 40 jours.

Or ces cobayes, devenus très résistants, fournissaient encore une réaction thermique aux doses massives : cette réaction était seulement un peu retardée. Leur sérum ne contenait d'ailleurs aucune substance capable soit de neutraliser la tuberculine *in vitro*, soit de transférer à des cobayes sains la sensibilité passive à l'égard de ce poison.

A. Manaud [3], dans mon laboratoire, a obtenu les mêmes résultats. Il a vu en outre que les cobayes tuberculeux, accoutumés à des doses énormes de tuberculine (jusqu'à 200 milligrammes de produit précipité), perdent assez rapidement leur résistance dès qu'on cesse les injec-

---

1. *Annales de l'Institut Pasteur*, 25 sept. 1904.
2. *Société de biologie*, 17 oct. 1908.
3. *Id.*, 27 mars 1909.

tions : c'est ainsi qu'après 26 jours de repos, certains animaux succombaient à la dose de 5o milligrammes, alors que d'autres, de la même série, qui avaient continué à recevoir tous les deux ou trois jours 200 milligrammes, résistaient parfaitement.

A. Manaud a constaté, d'autre part, que chez les cobayes ainsi entraînés à résister à la tuberculine, les lésions tuberculeuses continuent à évoluer comme chez les témoins, et même un peu plus vite que chez ces derniers : *il ne semble donc y avoir aucune corrélation — du moins chez le cobaye — entre la résistance à la tuberculine et la résistance à l'infection tuberculeuse.*

F. — INFLUENCE DE LA TUBERCULINE SUR LA MOBILISATION DES BACILLES DANS L'ORGANISME.

L'action souvent néfaste, signalée par de nombreux cliniciens, des injections sous-cutanées de tuberculine employées dans un but diagnostique, sur l'évolution de la tuberculose chez l'homme, avait fait admettre que la réaction générale fébrile provoque la mobilisation des bacilles qui se trouvaient jusqu'alors cantonnés dans les lésions nodulaires et détermine la *bacillémie.* Quelques observateurs, parmi lesquels R. Wirchow et Orth dès 1891, puis Liebmann et L. Rabinowitsch [1], Israel Bacmeister [2], Moores et Brautigam, Hans Kohn, ont appuyé cette opinion, qui a été au contraire combattue par d'autres (Arima et Tanaka).

J'ai fait reprendre dans mon laboratoire, par L. Massol et M. Breton [3], l'étude de cette question, en utilisant la méthode de transfusion dont la technique a été décrite dans un précédent chapitre (xviii).

Une première série de cobayes recevait uniformément 1 milligramme de culture de tuberculose bovine (pesée à l'état frais), sous la peau de la cuisse. Cette série était ensuite divisée en quatre lots égaux. Le premier, formé de huit cobayes, était conservé à titre de témoin. Le second fut injecté avec o cc. o5 de tuberculine ancienne de *Koch* le jour même où il avait reçu les bacilles bovins. Le troisième et le quatrième reçurent la même dose de tuberculine, respectivement 2 et 1 jour avant la transfusion. Celle-ci était opérée le 10° jour après l'infection virulente, en raison de ce fait que, dans de semblables conditions expérimentales, la bacillémie acquiert à ce moment son maximum d'intensité.

Il résulte des constatations d'autopsie des animaux sacrifiés 45 jours après la transfusion que les lésions sont équivalentes dans tous les cas et que, par conséquent, on ne peut admettre qu'après tuberculisation,

---

1 *Berlin. klin. Woch.,* 1913, n° 3.
2. *Munch. med. Woch.,* 18 fév. 1913.
3. *Société de biologie,* 11 juil. 1914, p. 362.

même massive (1 milligramme), la tuberculine joue un rôle fixateur vis-à-vis des bacilles entraînés dans la circulation.

On a pu encore constater, toujours chez le cobaye, qu'un traitement tuberculinique débutant à la dose d'un centième de centimètre cube (tuberculine ancienne de *Koch*), pour atteindre par doses croissantes, et en l'espace de vingt jours, 1 cc., est aussi incapable de supprimer la bacillémie.

Une seconde série de cobayes fut infectée avec des doses minimes de bacilles (1 centième, 1 millième, 1 dix millième, 1 cent millième de milligramme) pour réduire au minimum la bacillémie et en noter les degrés sous l'influence de la tuberculine.

Cette série, divisée en 4 lots comprenant chacun 18 cobayes, fut subdivisée en 2 catégories, l'une d'animaux témoins et l'autre d'animaux injectés de tuberculine. Cette dernière fut administrée à doses croissantes, 7 jours avant la transfusion, qui a eu lieu 41 jours après l'infection. La quantité de tuberculine oscillait entre 1/100 et 1/10 de centimètre cube.

Les animaux injectés de tuberculine, sacrifiés *5 mois après la tuberculisation*, étaient comparables, au point de vue anatomo-pathologique, aux cobayes *témoins*. Chacun d'eux présentait également des lésions ganglionnaires et spléniques très minimes, compatibles avec une longue survie. *La tuberculine n'a pas favorisé la bacillémie.* L'évolution de la tuberculose chez les donneurs de sang transfusé n'a pas été accélérée par rapport aux témoins.

Dans les conditions expérimentales ci-dessus spécifiées, il est donc évident que la tuberculine ne provoque ni ne contrarie la bacillémie tuberculeuse ; elle ne joue aucun rôle dans la dissémination des bacilles dans le sang et il semble que l'ancienne opinion de R. Koch, traitant de préjugé la mobilisation des bacilles par la tuberculine, soit exacte.

CHAPITRE XXXVI

DIAGNOSTIC DE L'INFECTION TUBERCULEUSE PAR LES RÉACTIONS TUBERCULINIQUES

Dès que Robert Koch eut fait connaître, en 1890, les propriétés si curieuses de sa « lymphe », celle-ci fut employée d'abord pour le traitement des malades, et ce n'est qu'un peu plus tard que la portée exacte de cette grande découverte put être précisée. On reconnut, surtout à la suite des recherches entreprises par Guttmann (de Dorpat), par Rœckl et Schütz, Lydtin en Allemagne, par Bang et Salomonsen en Danemark, par Nocard en France, que la tuberculine allait fournir à la médecine vétérinaire un merveilleux moyen pour déceler chez les bovidés l'existence de la tuberculose, lorsque ni l'examen physique ni la présence des bacilles dans les produits d'expectoration ou dans le lait ne peuvent donner de renseignements. Alors les cliniciens, qui expérimentaient sur une vaste échelle avec la tuberculine au point de vue thérapeutique, et qui en éprouvaient de fréquents et cruels mécomptes, comprirent qu'ils devaient utiliser bien plus avantageusement cette précieuse substance pour établir le diagnostic de l'infection tuberculeuse à ses débuts ou dans les cas douteux.

A. — RÉACTION TUBERCULINIQUE GÉNÉRALE OU SOUS-CUTI-RÉACTION.

On s'est d'abord adressé à la méthode d'injection sous-cutanée, qui produit constamment, chez les sujets porteurs de lésions bacillaires, si minimes fussent-elles, une réaction générale traduite par une ascension de température. Celle-ci est d'ailleurs très variable suivant la dose de tuberculine employée et suivant l'âge des lésions. En règle générale, elle est d'autant plus intense que ces lésions sont moins étendues. Chez un tuberculeux ganglionnaire qui ne présente que des signes cliniques suspects par exemple, et auquel on injecte o gr. oo1 milligramme de tuberculine ancienne de Koch, la réaction thermique commence à se manifester environ quatre heures après. Le thermomètre s'élève progressivement jusqu'aux environs de 39°5, parfois 40° vers la douzième heure, puis il redescend assez rapidement, pour revenir à la normale vers la vingtième heure.

On n'a pas tardé à reconnaître que les doses élevées de tuberculine présentent, pour les malades, des inconvénients graves, à cause des réactions de foyers qui accompagnent toujours la réaction thermique et qui persistent plus longtemps que celle-ci. Ces réactions de foyers donnent trop souvent un coup de fouet à la maladie et en précipitent l'évolution. Il a donc fallu y renoncer et tous les cliniciens sont aujourd'hui d'accord pour n'admettre l'emploi de la tuberculine, comme moyen diagnostic, qu'à des doses ne dépassant pas o gr. ooo1 dixième de milligramme chez les adultes, et o gr. ooo05 centièmes de milligramme chez l'enfant.

Encore le tuberculino-diagnostic par voie sous-cutanée est-il contre-indiqué dans bien des circonstances. On doit s'en abstenir chez les personnes dont la température présente déjà des irrégularités, et à plus forte raison chez celles qui ont de la fièvre. Il faut aussi l'écarter résolument toutes les fois qu'on a affaire à des sujets qui ont eu des hémoptysies récentes ou anciennes, à des convalescents de maladies infectieuses, à des cardiopathes, à des albuminuriques, à des diabétiques, à des malades atteints d'affections du système nerveux ou des organes des sens.

Outre les réactions de foyers, qui peuvent être redoutables, il présente des inconvénients qui font hésiter beaucoup de médecins à recourir à son usage. La fièvre provoquée par l'injection s'accompagne parfois de céphalée très vive, de courbature, de vomissements pénibles. Aussi ne l'utilise-t-on plus guère aujourd'hui que dans les services de chirurgie ou de dermatologie, principalement chez les enfants, dans les cas où d'autres procédés de diagnostic ont fourni des résultats incertains et où l'on a cependant lieu de soupçonner ou d'écarter l'infection tuberculeuse.

En ces circonstances exceptionnelles, la technique la plus recommandable est la suivante :

On doit d'abord faire prendre la température du malade pendant deux jours consécutifs, toutes les trois heures, dans la bouche fermée, en plaçant le réservoir à mercure du thermomètre sous la langue. Les sujets qui présentent des maxima supérieurs à 37°3 ne pourront pas être soumis à l'injection, ou bien ils devront garder le lit jusqu'à ce que leur température soit redevenue normale.

Le meilleur moment pour injecter la tuberculine est le matin, de très bonne heure, car si l'on procédait à l'injection le soir, les réactions faibles, qui ne commencent guère que six heures après, passeraient inaperçues pendant le sommeil et pourraient avoir totalement disparu au réveil. D'autre part, certaines réactions tardives qui débutent parfois après trente heures et sont plus ou moins fugaces, échapperaient également à l'observation.

La température sera relevée très exactement toutes les deux heures (toutes les trois heures la nuit), jusqu'à la fin du deuxième jour.

La solution à injecter se prépare le plus commodément au moment même de l'opération. On a fait stériliser d'avance 100 cent. cubes d'eau phéniquée à 0,5 p. 100 ou simplement d'eau salée physiologique et, dans le flacon qui la contient, on laisse tomber deux gouttes de tuberculine brute de Koch. On bouche, on agite pendant quelques instants pour assurer un mélange parfait, et on prélève directement ce liquide dans une seringue stérile. 1 cc. de la solution ainsi préparée contient 1 milligr. de tuberculine brute. On peut donc injecter 1/10 de cc. qui correspond à 1 dixième de milligramme ou, au besoin, faire des dilutions plus étendues pour injecter des doses moindres.

L'injection se fait aseptiquement dans le tissu cellulaire sous-cutané, de préférence à la face antéro-externe de la cuisse.

On admet généralement que la réaction est positive lorsque l'ascension maxima de température a été de 0° 7 au moins.

Il se produit souvent, au niveau de l'injection, une rougeur qui persiste pendant quelques jours et qui n'est d'ailleurs pas douloureuse. Elle résulte de la pénétration d'une petite quantité de tuberculine dans le derme et elle équivaut alors, quant à sa signification diagnostique, à l'*intradermo-réaction* dont nous parlerons plus loin.

Lorsqu'une première injection de tuberculine à très faible dose a fourni des résultats négatifs, il peut être indiqué de renouveler l'épreuve avec une dose un peu plus forte après 8 à 10 jours ; ou bien, comme l'ont recommandé Mœller, Lœwenstein et Ostrowski [1], on fait tous les trois ou quatre jours une nouvelle injection de même dose que la première, jusqu'à ce qu'on obtienne une réaction. On réalise ainsi des effets d'accumulation qui ne présentent pas les dangers d'une forte dose unique. Toutefois cette épreuve ne doit jamais être renouvelée plus de cinq fois de suite, car l'accumulation peut finir par intoxiquer même un individu sain et par provoquer chez lui une légère réaction fébrile (Paul Claisse [2], Slatinéanu, Danielopolu et Ciuca [3]. On a vu certains sujets qui n'avaient pas réagi à plusieurs injections de doses fortes de tuberculine (o gr. o1) réagir à une injection de la même dose pratiquée 15 jours après.

B. — RÉACTION TUBERCULINIQUE PAR ABSORPTION RECTALE.

On peut être conduit à provoquer une réaction tuberculinique à l'insu du malade, ou pour éviter tout effet douloureux ou impressionnant résultant des injections sous-cutanées. Dans de telles circonstances on

1. *Congrès de la tuberculose*, Paris, 1905.
2. *Société médicale des hôpitaux*, 28 juin 1907.
3. *Société de biologie*, 14 avril 1910.

se trouvera bien d'essayer l'introduction de la tuberculine par la voie rectale. Il faut savoir pourtant que ce procédé est quelquefois infidèle, hormis chez les jeunes enfants, parce que l'absorption par le gros intestin est très variable suivant les individus.

J'ai montré par des expériences faites en collaboration avec M. BRETON et J. MINET [1] qu'en injectant à des malades, sous forme de lavement, o gr. oɪ centigr. de tuberculine mélangée à 5o gr. de lait, on obtient à peu près constamment la réaction fébrile caractéristique. Les inconvénients et les contre-indications de cette méthode sont d'ailleurs les mêmes que ceux présentés par l'injection sous-cutanée.

C. — CUTI-RÉACTION DE VON PIRQUET.

Dès 1go3, VON PIRQUET [2] avait émis l'hypothèse que la réaction des tuberculeux à la tuberculine, comme celle des sujets anaphylactisés au sérum et comme les réactions vaccinales précoces ou fausses vaccines, étaient dues à un phénomène de sensibilisation auquel il donna le nom d'*allergie*. Ce fut le point de départ d'une série d'études qui l'ont conduit, en 1907, à la découverte de la *cuti-réaction* tuberculinique. (*Planche XXV*.)

Celle-ci consiste en ce que, si l'on introduit par une simple scarification ou par une légère piqûre, sur la peau d'un sujet tuberculeux, une gouttelette de tuberculine, on voit apparaître au bout de 10 à 24 heures, quelquefois un peu plus tardivement, une papule de couleur rouge lie de vin, étalée et très caractéristique. Cette papule reste apparente pendant quelques jours, puis disparaît sans laisser de traces. Chez les sujets non porteurs de lésions tuberculeuses la même inoculation reste presque constamment sans effets. Elle ressemble beaucoup à certaines *tuberculides* qu'on rencontre assez souvent sur la peau du visage ou d'autres parties découvertes du corps, particulièrement chez les enfants. (*Planche XXV, 4.*)

La technique de cette épreuve est très simple, malgré les variantes qui ont été proposées par divers auteurs.

Voici celle qui paraît la plus recommandable :

Après s'être assuré que la région sur laquelle on peut opérer (par exemple sur la face antéro-externe du bras, comme s'il s'agissait de pratiquer une vaccination jennérienne) ne présente aucune altération, on frotte la peau avec un tampon d'ouate stérile imbibé d'alcool, d'éther ou d'eau bouillie, puis on sèche en essuyant avec un autre tampon.

Au moyen d'un vaccinostyle passé dans la flamme, on fait, à quelques centimètres d'intervalle, trois scarifications longues de 3 à 4 millimètres

---

1. *Société de biologie*, 1er fév. 1go8.
2. *Société médicale de Berlin*, 8 mai 1go7. — *Deutsch. med. Woch.*, 23 3o mai 1go7.

PLANCHE XXV.

1. *Cuti-réactions tuberculiniques* avec des dilutions graduellement croissantes de tuberculine (de haut en bas : dilution à $\frac{1}{4}$, $\frac{1}{10}$, $\frac{1}{20}$, $\frac{1}{50}$).

2. *Ophtalmo-réaction positive*, de moyenne intensité, sur l'œil droit (*gauche de la figure*).

3. *Intradermo-réaction positive* (d'après Ch. Mantoux), sur la cuisse d'un enfant.

4. *Lupus tuberculeux de la joue chez un enfant.* (D'après un moulage de *l'hôpital Saint-Louis.*)

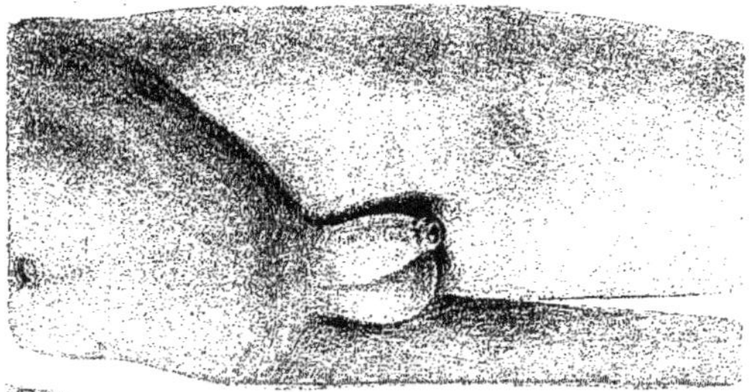

II

I

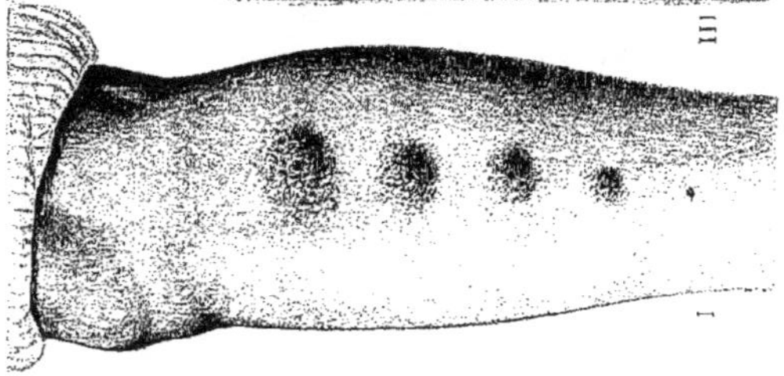

III

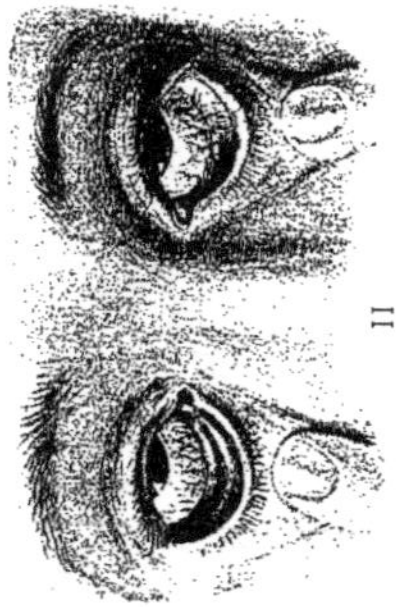

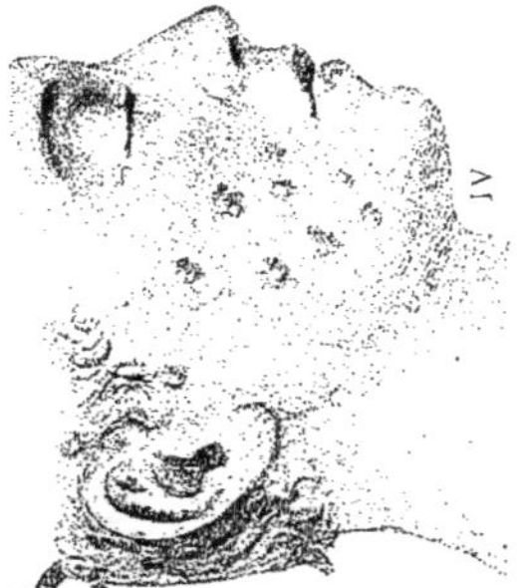

IV

Demoulin, Sc.

MASSON ET Cie, ÉDITEURS.

chacune et n'intéressant que légèrement le derme, en évitant de faire saigner. Sur deux de ces scarifications on dépose, en l'étalant, une goutte de tuberculine brute de Koch diluée au quart dans de la glycérine stérilisée. La troisième scarification sert de témoin et ne reçoit pas de tuberculine.

Là région scarifiée est laissée à l'air libre pendant quelques minutes, puis recouverte d'un léger pansement ouaté qu'on peut enlever au bout de deux ou trois heures.

On examine ensuite le sujet après 24 et après 48 heures.

Si la réaction est négative, les scarifications imprégnées de tuberculine se comportent comme la scarification témoin. Elles se cicatrisent très rapidement sous une petite croûte brunâtre, sans présenter d'induration ni de rougeur diffuse.

Si elle doit être positive, on voit le plus souvent se dessiner, dès la dixième heure, un léger soulèvement dermo-épidermique qui s'accentue davantage vers la vingt-quatrième heure et qui prend une teinte d'abord rose, puis rouge foncé. Les bords de cette papule sont œdématiés, un peu plus colorés au centre qui est légèrement surélevé.

La réaction ressemble à une plaque papulo-érythémateuse. Elle présente des limites régulières ou festonnées. Sa teinte rouge s'accentue et devient souvent violacée.

Elle est plus ou moins intense. Son diamètre varie de 4 à 5 millimètres à 2 centimètres ou davantage, et l'on voit apparaître sur ses bords un pointillé hémorragique ou de petites bulles remplies d'un liquide clair. Mais elle ne devient jamais vésiculaire comme la pustule vaccinale. Les bulles et la papule, en s'affaissant au bout de quatre à huit jours, sont remplacées par une fine croûte qui s'effrite et tombe sans laisser de cicatrice.

Certaines réactions faibles, qu'on observe surtout chez les sujets très tuberculeux, n'apparaissent que sous la forme d'une petite tache érythémateuse de quelques millimètres d'étendue. Mais celle-ci est généralement suffisante pour qu'on puisse affirmer sa spécificité.

Le signe caractéristique d'une réaction positive est l'induration que la papule présente au toucher. Lorsqu'on la comprime entre les doigts elle donne la sensation très nette d'une résistance élastique.

Chez les enfants jeunes et surtout chez les nourrissons la rougeur persiste rarement au delà du troisième jour.

V. TEDESCHI [1] a proposé de pratiquer chez eux l'inoculation au pavillon de l'oreille, parce que le substratum cartilagineux de cette région mettrait mieux en évidence l'induration. Il ne semble pas que cette idée soit bien heureuse, car on peut redouter davantage la souillure des petites plaies et l'engorgement consécutif des ganglions rétro-auriculaires.

[1]. *La Pediatria*, 1909, p. 641.

(PLANCHE XXV.)

L'épreuve de cuti-réaction, lorsqu'elle est positive, provoque de très légères démangeaisons, mais n'entraîne aucun des inconvénients de l'injection sous-cutanée de tuberculine. On n'observe jamais de fièvre ni de retentissement sur les foyers tuberculeux voisins ou éloignés. Ses contre-indications sont donc exceptionnellement rares. On doit cependant éviter de l'employer chez les sujets porteurs de lésions tuberculeuses de la peau, chez ceux qui sont atteints d'affections cutanées telles que l'impetigo, l'ecthyma, l'eczéma, etc., et aussi chez les enfants au cours des maladies éruptives.

Sézary [1] a insisté avec raison sur ce fait, déjà signalé d'ailleurs par Gavet [2], par Léon Bernard et Baron [3], qu'au cours d'une infection aiguë, grave ou intense, il est fréquent que les cuti-réactions soient négatives, alors qu'on a pu constater quelquefois leur existence avant la maladie aiguë et alors qu'on note leur réapparition pendant la convalescence.

Le fait a été démontré surtout pour la rougeole (von Pirquet, Moltchanoff) et dans la fièvre typhoïde, où on l'a constaté dans un tiers environ des cas, dans la pneumonie plus souvent encore, dans les broncho-pneumonies, dans la fièvre rhumatismale, la scarlatine, la diphtérie, l'érysipèle, le paludisme, etc. On l'aurait même constaté pendant la grossesse (Gavet).

A l'examen microscopique d'une coupe de papule de cuti-réaction, perpendiculaire à la peau et pratiquée par biopsie, on constate, d'après Pfandler [4] :

1° Un épiderme qui ne paraît pas modifié et sous lequel le corps papillaire, le derme et la région supérieure de l'hypoderme se montrent infiltrés d'éléments leucocytaires groupés en amas.

Ceux-ci sont d'autant moins denses qu'on s'éloigne davantage du trait de scarification. Ils siègent à la base des papilles, autour des follicules pileux, des glandes sudoripares et des capillaires. Ils sont partout *périvasculaires* et se relient les uns aux autres par des traînées.

2° A un grossissement plus considérable, on voit que les tissus emprisonnent une grande quantité de mononucléaires qui ont succédé aux polynucléaires encore visibles dans la croûte, et quelques *cellules germinatives* de Flemming, reconnaissables à leurs grandes dimensions, à leur protoplasma basophile et à leur grand noyau clair renfermant de gros grains de chromatine.

Les papilles, au voisinage du trait de scarification, sont distendues par un œdème considérable qui dissocie ou refoule les tissus conjonctifs. Cet œdème contient des polynucléaires qui se portent vers l'épiderme

1. *Gazette des hôpitaux*, 9 oct. 1913.
2. Thèse de Paris, 1912.
3. *Presse médicale*, 12 juin 1912.
4. *Munch. med. Woch.*, 1907, n° 26.

et des mononucléaires qui se tassent autour des vaisseaux sanguins.

Ce processus inflammatoire se caractérise donc par une mononucléose très nette et par la présence d'abondantes cellules germinatives de FLEMMING.

Certains auteurs (PICK et DAELS [1], ZIELER [2], en employant des tuberculines contenant des corps bacillaires, ont observé dans des cuti-réactions la formation de cellules géantes entourées de quelques cellules épithélioïdes.

BANDLER et KREIBICH, FERRAUD et LEMAIRE [3], ont signalé eux aussi des formations analogues, mais qui, pour eux, n'offraient pas les caractères des véritables cellules géantes tuberculeuses du type LANGHANS.

D. — CUTI-RÉACTION PAR PROCÉDÉS MODIFIÉS.

a) *Procédé de Lignières* [4].

Il consiste à raser la surface de la peau et à la frotter aussitôt après avec quelques gouttes de tuberculine brute. Chez le tuberculeux apparaissent des papules dont la couleur varie du rose pâle au rouge foncé ; ces papules sont généralement entourées d'une auréole et elles forment souvent, par leur agglomération, des îlots confluents ou une plaque œdémateuse. Les papules disparaissent au bout de 4 ou 5 jours, ou bien elles se transforment en vésico-pustules avec formation de croûtes.

Le malade éprouve une sensation de démangeaison mais ne présente ni fièvre ni phénomènes généraux.

b) *Procédé de Lautier* [5].

Sans aucune préparation de la peau, on applique sur la face externe du bras une petite boulette de coton hydrophile, peu serrée et suffisamment imbibée de deux ou trois gouttes de tuberculine diluée à 1 p. 100. Après avoir recouvert la boulette d'une lamelle de gutta-percha permettant le contact prolongé de la tuberculine avec la peau, on entoure le tout d'une feuille d'ouate et d'une bande qu'on laisse en place pendant 48 heures.

Lorsqu'on retire le pansement pour se rendre compte du résultat, il faut attendre une ou deux heures pour que la réaction se confirme. Quand celle-ci est positive, elle est constituée soit par un seul placard érythémato-papuleux, soit par des îlots multiples. La coloration est rosée ou légèrement cuivrée ; la peau, épaissie, boursouflée, donne une sensation de sécheresse et de rugosité. La surface, examinée à la loupe, est

1. *Berlin med. Gesellschaft*, 20 janv. 1908.
2. *Münch. med Woch.*, 1908, n° 32.
3. *Presse médicale*, 28 sept. 1907.
4. *Centralbl. f. Bakt.*, Orig. XLVI, 10 mars 1908.
5. *Société de biologie*, 7 janv. 1908.

parsemée de petites vésicules très fines qui contiennent un liquide incolore.

Cette éruption persiste de deux à vingt jours, avec sensation de prurit.

c) *Réaction transcutanée de Moro* [2].

Elle consiste à frictionner la peau avec une pommade composée de tuberculine brute de Koch et de lanoline à parties égales. On prend soin de faire tiédir la lanoline avant d'y incorporer la tuberculine, pour que le mélange soit bien homogène. Cette pommade peut se conserver longtemps en vase clos et dans un endroit frais.

La friction est faite sur une surface de 5 centimètres de diamètre, de préférence à la région épigastrique ou au voisinage des mamelons. Sa durée doit être de 3o à 6o secondes. On laisse ensuite la partie frictionnée à l'air libre pendant une dizaine de minutes. Il est inutile de recouvrir d'un pansement.

Quand la réaction est négative, la peau reste absolument saine. En cas de réaction positive, il se forme au bout de 24 heures de nombreuses petites papules rouges qui persistent pendant plusieurs jours. Il y a généralement une sensation de légère démangeaison au début de la réaction.

d) *Rhino-réaction.*

Laffitte-Dupont et Molinier [2], puis Möller [3] ont proposé de mettre en contact avec la muqueuse nasale une solution de tuberculine à 1 p. 100, soit en étalant une goutte à la surface du cornet inférieur, soit en plaçant pendant 10 minutes, sur la muqueuse de la cloison, un petit tampon de coton hydrophile imbibé de la même solution. La réaction positive est caractérisée par une petite croûte mince et transparente qui se forme du deuxième au quatrième jour sur la muqueuse congestionnée.

e) *Uréthro et vagino-réactions.*

D'après le même principe, Oppenheim [4] a utilisé l'instillation de tuberculine dans l'urètre. Mais la réaction ainsi produite est faible et inconstante. Schwab [5] a fait de même pour le vagin avec des résultats qui ne sont pas meilleurs.

f) *Réaction de la piqûre (Stichréaction) de Escherich* [1] *et Hamburger.*

F. Hamburger [7] injecte à la seringue o gr. 0001 dixième de milligramme de tuberculine ancienne de Koch, dans le derme de la région

1. *Münch. med. Woch.*, 4 fév. 1908.
2. *Société de biologie*, 8 fév. 1908.
3. *Münch. med. Woch.*, 1908, p. 2324.
4. *Wiener klin. Woch.*, 1908, n° 37.
5. *Münch. med. Woch.*, 1908, p. 1609.
6. *Jahr. f. Kinderheilk.*, vol. XXXIII, 1892, p. 369.
7. *Wien. klin. Woch.*, 1908, n° 12.

externe de l'avant-bras, en évitant d'enfoncer l'aiguille dans le tissu cellulaire sous-cutané, comme dans l'intra-dermo-réaction de Ch. Mantoux, dont il sera parlé plus loin. Vingt-quatre heures après la piqûre, on observe deux zones inflammatoires, dont l'une se développe autour du point d'inoculation et l'autre à l'endroit qui correspond à la pointe de l'aiguille. La rougeur et la tuméfaction augmentent d'intensité pendant 24 à 48 heures, puis disparaissent en quelques jours. Il subsiste assez longtemps un épaississement de la peau, de couleur brune.

Cette réaction est douloureuse ; elle détermine une infiltration œdémateuse, un prurit assez intense, parfois de la fièvre et, surtout lorsqu'on la fait au bras, un engorgement des ganglions correspondants (Rist) [1]. De ce fait, la réaction à la piqûre d'Escherich présente les mêmes contre-indications et une partie des mêmes inconvénients que la sous-cuti-réaction.

E. — INTRADERMO-RÉACTION DE CH. MANTOUX.

Cette méthode, proposée par Ch. Mantoux [2] aux cliniciens et introduite par Moussu (d'Alfort) en médecine vétérinaire, consiste à injecter, *dans l'épaisseur même du derme*, une quantité *dosée* de tuberculine. En voici la technique d'après son promoteur :

« L'instrument se réduit à une seringue de Pravaz stérilisable, à tige graduée et munie d'un curseur, c'est-à-dire du modèle courant, et à une aiguille fine. On emploie une solution à 1 p. 5.000, obtenue en diluant une ampoule de 1 cent. cube de solution mère à 1 p. 100 de tuberculine de l'Institut Pasteur dans 49 cc. d'eau physiologique. On en injecte une goutte, soit 1/100 de milligr. (0 gr. 00001), à la face antérieure de la cuisse. Après avoir plissé la peau, on enfonce l'aiguille presque parallèlement à la surface ; on a soin que le côté biseauté de sa pointe soit tourné vers le haut et regarde par conséquent vers l'épiderme, non vers l'hypoderme, quand l'aiguille est en place. Chez les sujets à tégument très fin, il faut enfoncer franchement l'aiguille, puis, sa pointe étant dans l'hypoderme, la relever légèrement et aborder le derme par sa face profonde ; on risque autrement de le traverser de part en part.

« A ce petit tour de main près, l'opération est absolument analogue à une injection traçante de cocaïne ; l'aiguille bien fixée, on pousse le liquide, qui forme une petite boule d'œdème, rapidement résorbée. »

On peut ajouter, comme l'a indiqué Mantoux, à la solution de tuberculine, 1/200 de chlorhydrate de stovaïne ; l'injection est alors rendue moins douloureuse.

Il est toujours préférable de préparer des solutions de tuberculine à

---

1. *Société d'études sur la tuberculose*, fév. 1913.
2. *Académie des sciences*, 10 août 1908. — *Société de biologie*, 3 juil., 23 oct. et 4 déc. 1909.

1 p. 5.000 au moment de l'usage, car les dilutions très étendues perdent vite leur activité.

La seringue dont on se sert doit être bien étanche, le piston exactement ajusté au corps de pompe, afin que le liquide, qui rencontre une assez forte résistance pour pénétrer dans le derme, ne puisse pas refluer en arrière du piston. Il faut aussi choisir une aiguille fine, solide et courte.

Lorsqu'elle doit être positive, la réaction est déjà visible au bout de quelques heures. 48 heures après la piqûre, elle est à son acmé. Elle a un aspect « en cocarde » : une infiltration nodulaire centrale, rose ou rouge vif, entourée d'un halo rosé d'érythème. L'infiltration centrale peut avoir de 1 à 3 centimètres de diamètre ; le halo périphérique a des dimensions très variables, qui peuvent atteindre la surface de la paume de la main. (*Planche XXV*, 3.)

La peau est chaude et un peu sensible : elle donne la sensation d'un épaississement du derme.

Chez certains malades, d'après Chauffard et Jean Troisier [1], la réaction rappelle une papule d'urticaire un peu rosée ou encore un petit placard d'érythème noueux.

Dans quelques cas, rares d'ailleurs, la réaction n'apparaît que tardivement, du 3e au 5e jour.

En règle générale, elle commence à régresser après 48 heures. Le halo disparaît rapidement, mais le nodule central persiste pendant plusieurs jours. On en voit encore la trace pigmentée après plusieurs semaines.

Quand la réaction est *négative*, la lésion traumatique minime provoquée par l'aiguille n'est plus visible, pour ainsi dire, après 48 heures.

Chez les malades atteints de dermatoses non tuberculeuses on obtient souvent des réactions qui reproduisent le type des lésions dermiques dont le sujet est porteur. Il ne faut pas les considérer comme positives : elles apparaissent et disparaissent plus vite que chez les tuberculeux.

Chez les animaux de laboratoire, le cobaye en particulier, Ch. Mantoux recommande l'épreuve de l'intradermo-réaction par l'inoculation d'une goutte de la solution-mère à 1 p. 100 de tuberculine précipitée de l'Institut Pasteur. La région d'élection est la face externe des pattes postérieures qu'on déglabre préalablement par épilation. On fixe la peau contre le plan ostéo-musculaire sous-jacent en la tendant entre deux doigts ; on opère ensuite comme chez l'homme.

La réaction positive consiste en une infiltration œdémateuse du derme, de couleur blanche ou rosée, accompagnée souvent d'une suf-

____

1. *Société médicale des hôpitaux*, 15 janv. 1909.

fusion hémorragique. Elle atteint son complet développement 48 heures après la piqûre. Son diamètre est de 12 à 18 millimètres.

Quand la réaction est négative, toute trace a disparu à la fin du deuxième jour.

CH. MANTOUX a remarqué que les cobayes tuberculisés ne réagissent qu'au bout d'un temps assez variable après l'inoculation infectante, — j'ajoute assez tardif, — ce qui indique que la réaction n'est pas très sensible, au moins vis-à-vis des rongeurs de laboratoire.

Pourtant J. BLANCO [1] dit obtenir des résultats excellents et des réponses précoces en dépilant une petite partie claire de la peau des lombes ou du flanc des cobayes avec un mélange à parties égales de sulfure de baryum et de carbonate de chaux, et en injectant, dans les 24 heures, *dans le derme*, o cc. 1 d'une dilution à 1/5 de tuberculine ancienne de Koch en sérum physiologique (soit o cc. 02 de tuberculine brute). Pour que la réaction soit considérée comme spécifique, l'infiltration doit durer 48 heures et la rougeur doit être très apparente dans les 24 heures. Les réactions faibles ou fortes s'observeraient du 7ᵉ au 15ᵉ jour après l'infection.

CH. MANTOUX et PERROY [2] ont recherché si les cobayes sains, préalablement soumis à une injection sous-cutanée de tuberculine (2/10ᵉ à 1/2 cc. de tuberculine brute) sont susceptibles de donner ensuite une intradermo positive. D'après leurs expériences, cela n'est pas douteux, mais la réaction est toujours moins nette chez les cobayes tuberculinés que chez les tuberculeux, et elle n'apparaît qu'à partir du 10ᵉ jour jusqu'au 39ᵉ au maximum.

B. AUCHÉ et AUGISTRON [3], puis PAUL SPEHL [4], ont étudié l'histologie de l'intradermo-réaction obtenue chez le cobaye tuberculeux. Ils ont constaté que les couches superficielles de l'épiderme sont farcies de noyaux et de fragments de noyaux leucocytiques. La région moyenne du corps muqueux de Malpighi est dissociée sur une grande étendue par une bande d'infiltration cellulaire exclusivement formée de leucocytes polynucléaires bien conservés. En outre, de nombreuses cellules épidermiques ont subi l'altération vacuolaire.

L'infiltration de polynucléaires, qui augmente jusqu'à la fin du deuxième jour, a envahi aussi le derme et le tissu cellulaire sous-cutané jusqu'aux premières fibres musculaires striées sous-jacentes. Les capillaires sanguins sont ectasiés et des globules rouges infiltrent le tissu conjonctif.

---

1. *Boletin de Instituto nacional de Higiene de Alfonso XIII*, 31 mars 1917, p. 9.
2. *Société de biologie*, 10 juin 1911.
3. *Id.*, 1ᵉʳ fév. 1910.
4. *Archives de médecine expérimentale*, 1913, p. 239.

F. — OPHTALMO-RÉACTION DE WOLFF-EISNER-CALMETTE.

Presque simultanément et indépendamment l'un de l'autre, Wolff-Eisner [1] et A. Calmette [2] ont étudié et décrit les réactions caractéristiques que l'on obtient en pratiquant simplement l'instillation, sur la conjonctive oculaire de l'homme ou des animaux tuberculeux, d'une goutte de tuberculine en solution diluée. La technique que nous avons préconisée est très simple : aussi s'est-elle très rapidement introduite en clinique et, pendant les deux ou trois années qui ont suivi la publication de nos premières recherches, un nombre immense d'observations a été recueilli un peu partout, comparant souvent entre elles les diverses réactions tuberculiniques locales, de sorte que nous sommes aujourd'hui bien fixés sur leur valeur diagnostique comme sur les avantages et les inconvénients respectifs qu'elles présentent.

L'instillation de tuberculine se fait, au moyen d'un compte-gouttes ou d'une pipette effilée, dans l'angle interne de l'un des yeux du sujet suspect, avec une goutte d'une solution à 1 p. 100 de tuberculine précipitée, purifiée et stérile. La tête doit être renversée en arrière. De la main gauche on écarte les paupières en recommandant de regarder en haut et en dehors ; de la main droite on laisse tomber la goutte et, si un blépharospasme vient à la chasser, on recommence aussitôt l'instillation. On recouvre l'œil d'un tampon d'ouate imbibé d'eau bouillie et d'un bandeau qu'on enlève au bout de quelques minutes.

Lorsque la réaction doit être positive on voit, déjà après 5 à 6 heures, un peu de rougeur de la conjonctive. Peu à peu celle-ci augmente d'intensité et, entre 24 et 48 heures, elle atteint en général son acmé. (*Planche XXV*, 2.) L'instillation doit donc être faite le matin pour qu'on puisse contrôler les résultats le soir même, le lendemain matin, le lendemain soir et le surlendemain. Les réactions plus tardives sont rares. Lorsqu'elles se présentent avec une intensité normale, on trouve la caroncule, le repli semi-lunaire et la conjonctive rouges et tuméfiés ; une légère exsudation d'abord séreuse, puis légèrement trouble, s'accumule dans le cul-de-sac conjonctival. L'œil larmoie et le malade accuse une sensation de picotements douloureux tout à fait comparable à celle qu'on éprouve lorsqu'un petit corps étranger irrite la conjonctive. Les capillaires sous-conjonctivaux sont dilatés et il se forme parfois de petites ecchymoses.

Au bout de deux ou trois jours l'inflammation locale s'atténue, puis s'efface ; mais il n'est pas rare que l'œil reste rouge pendant une ou deux semaines, et ces réactions prolongées s'observent surtout chez les individus peu infectés ou très résistants.

---

1. *Société médicale de Berlin*, 3 juin 1907.
2. *Académie des sciences*, 17 juin 1907.

Les sujets indemnes de toute infection tuberculeuse ne réagissent en aucune manière à l'instillation tuberculinique. Tout au plus observe-t-on quelquefois, 2 ou 3 heures après, une légère rougeur, si l'on a fait usage de tuberculine glycérinée ou de solutions mal stérilisées ; mais cette rougeur disparaît très vite, et ne s'accompagne pas de larmoiement, et la caroncule ne prend pas la couleur rouge lie de vin caractéristique d'une réaction positive.

L'étude cytologique de la sécrétion conjonctivale provoquée par la tuberculine chez les tuberculeux montre une prédominance marquée de leucocytes polynucléaires et de cellules épithéliales dégénérées (SABRAZÈS [1], MONGOUR et BRANDEIS [2], LAFON et LAUTIER [3], G. SLATINÉANU et MILHAIL [4]. Par biopsie on trouve la conjonctive infiltrée de grands mononucléaires présentant presque tous une vacuole plus ou moins étendue, indice de suractivité sécrétoire. Les capillaires sanguins contiennent de nombreux lymphocytes et quelques polynucléaires basophiles (*Mastzellen*) qui émigrent dans le tissu conjonctif péri-vasculaire.

L'instillation de tuberculine est un procédé surtout commode chez les jeunes sujets, et nous verrons plus loin que son usage doit être à peu près exclusivement réservé au diagnostic précoce de l'infection tuberculeuse dans la première enfance. Au delà de l'âge de 5 ans elle n'est plus recommandable.

Dans tous les cas, avant de la pratiquer, il importe de s'assurer que les yeux sont sains, car on a signalé quelques accidents fâcheux survenus chez certains sujets : l'inflammation conjonctivale s'était étendue au point de provoquer un commencement de kératite et même des ulcérations de la cornée. Il convient de remarquer toutefois que de pareilles complications ne sont pas en réalité attribuables à l'instillation de tuberculine, mais seulement au manque de propreté et de soins. Si la tuberculine employée est convenablement préparée et stérile, elle est incapable de produire de tels désordres.

On a reproché avec plus juste raison à cette méthode si précieuse de diagnostic un autre inconvénient qui n'est pas niable : c'est qu'elle renseigne très exactement, non seulement le médecin, mais le malade lui-même et son entourage sur le résultat de l'épreuve. Aussi, après l'avoir utilisée sur une échelle peut-être exagérément vaste, les cliniciens l'ont-ils à peu près abandonnée, et injustement à mon sens, car elle est susceptible de rendre de grands services en prophylaxie sociale antituberculeuse, *pour le dépistage précoce de la contamination familiale.*

---

1. *Folia Hoematologica*, 1907, p. 814.
2. *Bulletin médical*, 6 nov. 1907.
3. *Gazette hebdomadaire des sciences médicales de Bordeaux*, 22 déc. 1907.
4. *Journal de physiologie et de pathologie générales*, 15 janv. 1910.

G. — SPÉCIFICITÉ DES RÉACTIONS TUBERCULINIQUES LOCALES.

Lorsqu'un sujet soumis à l'une des épreuves tuberculiniques qui précèdent répond négativement à toutes, et s'il ne s'agit pas d'un phtisique fébricitant ayant épuisé toutes ses ressources de défense organique, on peut affirmer chez lui l'existence d'une infection tuberculeuse en évolution, ou latente, localisée ou disséminée. Il n'est pas possible de tirer, du fait de ce que l'une ou plusieurs de ces épreuves fournissent une réaction positive, d'autres indications vraiment nettes. La réaction ne nous renseigne ni sur l'organe ou sur les organes infectés, ni sur l'étendue, ni sur la gravité du mal. Tout au plus savons-nous que, d'une manière générale, — encore qu'il y ait d'assez nombreuses exceptions, — les réactions sont d'autant plus intenses et précoces que les sujets sont plus récemment et moins gravement atteints et qu'ils se défendent mieux, tandis qu'elles se manifestent d'ordinaire plus ou moins bruyantes et plus tardives chez les vrais malades.

Il ne faut pas demander aux réactions tuberculiniques locales des informations plus complètes. Mais celles qu'elles nous procurent sont déjà très précieuses. En présence d'une lésion suspecte, elles nous mettent en mesure d'éliminer nettement la nature tuberculeuse de celle-ci, mais elles ne nous autorisent en aucune manière, en cas de réponse positive, à affirmer que le bacille tuberculeux en est l'unique ou le principal facteur étiologique. Tout ce que nous pouvons dire est que *le sujet qui la présente est sûrement porteur d'un foyer tuberculeux.*

Quelques observateurs ont cru pouvoir contester l'absolue spécificité des réactions tuberculiniques locales. C'est ainsi que FERNAND ARLOING [1], instillant de la tuberculine sur la conjonctive oculaire d'animaux immunisés activement contre diverses toxines microbiennes, celles des bacilles diphtérique, tétanique ou typhique par exemple, dit avoir vu se produire une ophtalmo-réaction positive plus ou moins intense.

Or, avec la collaboration de C. GUÉRIN [2] j'ai vacciné des séries d'animaux contre les toxines et les microbes pathogènes les plus variés, sans pouvoir jamais relever chez eux une sensibilité particulière à la tuberculine, sauf pour les lapins récemment infectés par voie veineuse avec du bacille typhique. Encore la rougeur conjonctivale observée chez ces derniers n'apparut-elle que d'une manière inconstante et elle ne présentait pas cette couleur lie de vin si particulière de la caroncule, qui caractérise la réaction tuberculinique.

La sensibilisation spécifique des animaux vis-à-vis des réactions tuberculiniques locales est aisément démontrée par les expériences que voici (CALMETTE, M. BRETON et L. PETIT [3]) :

1. *Société de biologie,* 2 mai 1908.
2. *Id.,* 23 mai 1908,
3. *Id.,* 12 oct. 1907.

1° Des lapins indemnes de tuberculose (l'autopsie ultérieure l'a prouvé) reçoivent chacun dans la veine marginale de l'oreille une dose variable de tuberculine : 2 milligr., 5 milligr., 1 centigr.-(tuberculine sèche purifiée, dissoute dans l'eau salée physiologique). Seize heures après, on instille dans l'un des yeux une goutte de solution de tuberculine à 1 p. 100. Déjà après trois heures on constate une injection vasculaire de la conjonctive, surtout localisée à l'angle interne de l'œil, et à la membrane clignotante. Cette réaction, très manifeste quand on examine comparativement l'œil non instillé, s'accuse seulement pendant deux ou trois heures, puis disparaît. Quarante-huit heures plus tard, les mêmes lapins, instillés de nouveau dans l'autre œil, réagissent les uns faiblement et tardivement (après 6 ou 12 heures), les autres pas du tout. Le 3ᵉ jour, aucun ne présente de réaction. Chaque fois, des témoins n'ayant pas reçu de tuberculine dans les veines sont éprouvés et n'accusent aucune rougeur conjonctivale.

2° D'autres lapins reçoivent, toujours en injection intra-veineuse, 1 centigr. de bacilles bovins en émulsion fine. Ils sont ensuite successivement éprouvés toutes les 24 heures par instillation de tuberculine dans l'un des yeux. Dès le 3ᵉ jour, une réaction positive légère apparaît. Les jours suivants elle devient plus nette. Elle cesse de se manifester après 15 à 18 jours, au moment où la perte de poids indique que les lésions tuberculeuses sont déjà très étendues. Le même phénomène se produit chez l'homme tuberculeux.

P. Nobécourt et Ch. Mantoux [1] ont étudié comparativement l'ophtalmo et la cuti-réaction, après des délais variables, chez des lapins inoculés sous la peau, dans le péritoine et dans les veines. Dans leurs expériences, la cuti s'est montrée constamment négative et l'ophtalmo inconstante. Tantôt la cuti était positive, puis disparaissait pour réapparaître de nouveau un peu plus tard chez le même animal. Elle était plus régulière chez les animaux porteurs de lésions peu étendues que chez les plus gravement atteints et ne s'est, dans aucun cas, révélée avant le 19ᵉ jour.

H. Wildholz [2], après avoir constaté l'absence de toute réaction chez 20 lapins neufs, les infecte par voie intravésicale avec des bacilles d'origine humaine et bovine. Huit semaines après, 19 réagissent positivement à la cuti et à l'ophtalmo-réaction.

G. Moussu et Ch. Mantoux ont, de même, obtenu des intradermo-réactions positives chez tous les bovins, les porcs et les chèvres qu'ils avaient rendus tuberculeux artificiellement.

En ce qui concerne les animaux naturellement infectés, personne ne conteste plus aujourd'hui la spécificité des réactions tuberculiniques

1. *Société de biologie*, 26 oct. 1907.
2. *Berl. klin. Woch.*, 16 mars 1908.

locales. Il peut arriver, — nous avons eu déjà l'occasion de discuter cette question en étudiant la tuberculose bovine (*chap. XXIV*), — que l'une des épreuves soit positive et l'autre négative si elles sont faites simultanément chez le même sujet.

On a vu, par exemple, une intradermo-réaction ou une ophtalmo-réaction positive chez des bovidés qui réagissaient négativement à l'épreuve cutanée. Cela ne prouve pas que la cuti-réaction soit moins sensible que l'ophtalmo ou que l'intra-dermo, car il peut se faire que des facteurs étrangers (fautes de technique opératoire, frottements, etc.) soient intervenus pour empêcher l'absorption de la tuberculine. Mais il suffit que l'une des épreuves fournisse un résultat positif net pour qu'un diagnostic positif puisse être posé et affirmé.

VALLÉE, LIGNIÈRES, KLIMMER et KIESSIG, VOLTZ [1], TROTTER [2], etc., essayant l'ophtalmo-réaction sur des troupeaux de bovins, la trouvent partout d'accord, à quelques très rares exceptions près, après le résultat de l'autopsie.

Même chez le cobaye tuberculeux, RÖMER, R. KRAUS et R. VOLK [3] ont vu que l'injection intradermique de 0 gr. 02 de tuberculine brute donne toujours lieu à une papule rouge qui apparaît nettement après 24 à 48 heures et persiste en général 4 ou 5 jours, alors que les cobayes sains ne fournissent aucune réaction.

Les singes inférieurs (*Macaques cynomolgus, sinicus, rhesus*) sont, d'après ET. BRUNET [4], tout à fait insensibles aux inoculations superficielles ou aux instillations de tuberculine (cuti, intradermo et ophtalmo).

Au contraire les réactions sont très manifestes chez les *chimpanzés.*

En pathologie humaine et vétérinaire la spécificité des réactions tuberculiniques locales n'est certainement pas discutable. Elles ont permis d'instituer en quelque sorte un inventaire de la répartition de l'infection tuberculeuse à travers le monde (*voir chap. XL*) et de déterminer la proportion des sujets infectés par rapport à celui des sujets sains dans chaque agglomération, dans chaque groupement social, dans chaque famille. A ce seul titre, elles ont déjà rendu, et elles sont appelées à rendre dans l'avenir — lorsqu'on aura mieux appris à les utiliser — les plus grands services.

Grâce à elles, nous pouvons saisir, au cours de la vie de chaque individu, le moment où l'infection tuberculeuse vient de s'installer dans son organisme et nous étudierons un peu plus loin les conséquences extrêmement importantes au point de vue de la prophylaxie indivi-

<hr>

1. *Munch. tierärz. Woch.*, 2 mars 1909.
2. *Journ. of Compar. Path. and Therap.*, juin 1908.
3. *Zeitsch. f. Immunit.*, 1910, vol. VI, p. 683.
4. *Société de biologie*, 27 juil. 1912.

duelle et sociale qui découlent de cette constatation désormais possible, facile et précise. La protection de l'enfance en bénéficiera surtout dans une large mesure.

H. — EMPLOI SIMULTANÉ OU SUCCESSIF DES DIVERSES RÉACTIONS TUBERCULINIQUES. — SENSIBILISATION LOCALE A LA TUBERCULINE.

Dans certaines circonstances où une première épreuve tuberculinique s'est montrée douteuse, le clinicien peut avoir intérêt à la répéter sous la même forme ou sous une forme différente, ou en appliquant plusieurs méthodes simultanément.

Il importe alors de savoir que l'injection sous-cutanée, par exemple, pratiquée *en même temps* que les réactions locales, empêche l'évolution de l'intradermo-réaction ; qu'elle empêche, diminue ou retarde la cuti-réaction, mais qu'elle n'entrave pas l'ophtalmo-réaction.

Il faut savoir aussi que l'injection sous-cutanée, pratiquée avant les réactions locales, empêche l'intradermo-réaction et la cuti-réaction pendant 2 à 3 jours, mais qu'elle ne gêne ni ne retarde l'ophtalmo-réaction.

Les réactions locales, par contre, n'exercent aucune influence sur la réaction générale thermique provoquée par l'injection sous-cutanée. Pourtant on a cité des cas, chez les bovidés, où l'intradermo-réaction aurait empêché une réaction générale ultérieure (LIGNIÈRES [1]).

L'action empêchante de la réaction générale a été expliquée par les expériences que j'ai faites avec la collaboration de M. BRETON et G. PETIT [2], d'après lesquelles, lorsque l'organisme est sensibilisé par une faible dose de tuberculine, les réactions tuberculiniques sont positives, tandis qu'elles ne se produisent plus quand l'organisme en est saturé. Ce dernier phénomène se trouve réalisé par l'injection sous-cutanée qui fait pénétrer dans la masse des humeurs une quantité de tuberculine relativement considérable. On comprend que cette dose, massive si on la compare à celles que l'on utilise dans les réactions locales, entrave plus ou moins la manifestation de ces dernières quand elles sont recherchées en même temps, ou après l'épreuve par injection sous-cutanée. Seule l'ophtalmo-réaction fait exception à cette règle à cause de l'extrême sensibilité de la muqueuse conjonctivale, et cette propriété lui permet de préciser le résultat douteux d'une injection sous-cutanée antérieure.

Il est encore une notion que le clinicien ne doit pas méconnaître s'il veut provoquer une réaction générale ou administrer par voie sous-cutanée de la tuberculine dans un but thérapeutique chez des sujets qui ont été précédemment soumis à des réactions locales : c'est que celles-ci

---

1. *Bulletin de la Société de médecine vétérinaire*, 30 avril 1909.
2. *Société de biologie*, 12 oct. 1907.

peuvent réapparaître parfois plusieurs semaines après que la réaction locale primitive a été obtenue.

Ce phénomène de *reviviscence* a été signalé pour la première fois par SLATINÉANU [1] chez l'homme, et par mon collaborateur C. GUÉRIN [2] chez les bovidés. Il a été observé depuis par nombre d'auteurs (LENHARTZ, MORO, BANDLER et KREIBICH, Fritz LÉVY, DANIELOPOLU, J. LEMAIRE [3], etc.), Il est presque constant après les cuti-réactions qui datent d'une semaine environ, et il arrive souvent que la cuti réactivée par une réaction générale, soit plus intense que la cuti, réaction primitive.

J'ai moi-même, avec M. BRETON et G. PETIT [4], attiré l'attention sur ce que nous avons appelé « l'ophtalmo-réaction seconde » que l'on observe chez certains malades atteints d'affections non tuberculeuses qui, huit jours avant, n'avaient pas réagi à la suite d'une instillation de tuberculine sur la conjonctive et qui présentent tout à coup une rougeur conjonctivale et caronculaire, quelques heures après une injection sous-cutanée de 2 milligrammes de tuberculine. Au bout de 24 heures la rougeur a disparu. Il s'agit là d'un phénomène de sensibilisation locale qu'il ne faut pas prendre pour une réaction positive. Il est d'ailleurs exceptionnel qu'il se reproduise une seconde fois à la suite d'une nouvelle injection faite quelques jours plus tard.

Une expérience due à L. MASSOL [5] montre combien grande est, à l'égard de la tuberculine, la sensibilité des organes qui ont été touchés par le bacille. Ce savant prépare un certain nombre d'animaux qui reçoivent, sur l'œil droit par exemple, 1 milligramme de bacilles émulsionnés dans 1 goutte d'eau salée physiologique.

La semaine suivante on leur injecte o cc. o1 de tuberculine sous la peau. Trois heures plus tard, tous ont l'œil droit larmoyant, tandis que l'œil gauche garde son aspect normal. Cette réaction expérimentale de « reviviscence », témoin du siège de l'infection primitive, est extrêmement nette.

Pour WOLFF-EISNER, la reviviscence des réactions locales au cours de la tuberculinothérapie indiquerait qu'on a injecté une dose trop forte de tuberculine.

VON PIRQUET [6] avait également remarqué que les cuti-réactions répétées chez le même sujet augmentaient parfois d'intensité et même devenaient positives alors que la première avait été négative. L'imprégnation des tissus par la tuberculine peut donc produire une sensibilité particulière vis-à-vis de cette substance, et ce phénomène peut entraîner,

---

1. *Revista medicale*, Bucarest, juin 1907, et *Bulletin Institut Pasteur*, août 1907.
2. *Recueil de médecine vétérinaire d'Alfort*, 30 juil. 1907.
3. Thèse de Paris, 1909.
4. *Société de biologie*, 12 oct. 1907.
5. *Id.*, 14 juin 1913.
6. *Wien. klin. Woch.*, 1907, n° 38.

dans l'interprétation des réactions locales, des erreurs de diagnostic contre lesquelles il faut être prémuni. Il paraît bien cependant que, chez les individus comme chez les animaux absolument *indemnes* de toute infection tuberculeuse, la répétition des inoculations superficielles ou des instillations de tuberculine, même concentrée, ne donne *jamais* de réaction. Tel est du moins le résultat d'un grand nombre d'observations prises chez des nourrissons et chez des adultes qui n'ont jamais fourni d'ophtalmo-réaction positive. ROEPKE [1] n'est pas parvenu à sensibiliser des sujets sains en se servant de tuberculine de KOCH à 4 p. 100 et en renouvelant très fréquemment l'instillation dans le même œil.

La conclusion de ce qui précède est qu'en répétant les réactions locales, on les rend plus sensibles et plus précises, mais qu'il ne faut les réitérer que dans les cas où l'on veut écarter, d'une façon certaine, toute suspicion d'infection tuberculeuse.

I. — RÉSULTATS CLINIQUES COMPARÉS DES DIFFÉRENTES RÉACTIONS TUBERCULINIQUES LOCALES. — PROPORTION DES RÉACTIONS POSITIVES CHEZ LES SUJETS APPAREMMENT SAINS.

WOLFF-EISNER [2] a étudié parallèlement la cuti et l'ophtalmo-réaction. Chez des sujets apparemment sains, la cuti-réaction lui a donné 50 p. 100 de résultats positifs ; l'ophtalmo-réaction seulement 18 p. 100.

Dans 7 cas où les deux épreuves avaient été négatives, il n'y avait pas trace de tuberculose à l'autopsie. Dans 7 autres, qui avaient fourni une cuti positive et une ophtalmo négative, l'autopsie montra une fois l'absence complète de lésions ; 5 fois de vieux foyers encapsulés ou paraissant guéris ; 1 fois des lésions récentes chez un cachectique.

HAMMERSCHMIDT [3] a essayé en même temps les deux méthodes sur 500 soldats hospitalisés, parmi lesquels se trouvaient des tuberculeux avérés et suspects. L'ophtalmo n'était jamais positive sans que la cuti le soit également ; mais cette dernière se montrait souvent sans qu'on puisse obtenir de réaction conjonctivale. Il a relevé 140 cuti contre 97 ophtalmo positives.

BAGINSKY [4], recherchant les deux réactions chez des enfants non tuberculeux, trouve 18,2 p. 100 cuti et 1, 2 p. 100 ophtalmo positives.

Sur 192 sujets non tuberculeux éprouvés par STADELMANN [5], on en relève 50 p. 100 qui réagissent à la cuti et 18 p. 100 à l'ophtalmo.

Pour WOLFF [6] la proportion des résultats positifs, chez les individus

1. *Beiträg. zur Klinik. der Tub.*, vol. IX, fasc. 3 ; et vol. XI, fasc. 2.
2. *Die ophtalmo and Kutan Diagnostic der Tuberkulose*, Wurzbourg, 1908.
3. *Med. Klinik*, 7 juin 1908.
4. *Berl. klin. Woch.*, 16 mars 1908.
5. *Deutsch. med. Woch.*, 6 et 13 fév. 1908.
6. *Berl. klin. Woch.*, 10 fév. 1908.

suspects, pour les trois épreuves de cuti, d'ophtalmo et d'injection sous-cutanée, serait la suivante :

Cuti . . . .   55,5 p. 100
Ophtalmo   30   —
Injection sous-cutanée   86   —

Expérimentant sur plusieurs centaines d'aliénés adultes, Raviart[1] en trouve 43 p. 100 qui donnent une ophtalmo positive, tandis que Mézie, dans un autre asile, obtient 87,7 p. 100 de cuti positives.

Ch. Mantoux[2] a pratiqué l'ophtalmo-réaction sur 200 enfants assistés sains, âgés de 2 à 16 ans, l'intradermo chez 300 autres. Dans un milieu analogue, à Vienne, Von Pirquet a fait 693 cuti-réactions. Voici les pourcentages de réactions positives relevés par ces deux observateurs :

Ophtalmo chez 200 enfants sains. (Mantoux)	*Intradermo* chez 300 enfants sains. (Mantoux)	*Cuti* chez 693 enfants sains. (Von Pirquet)
De 2 à 5 ans 4 p. 100	De 2 à 4 ans 51 p. 100	De 2 à 4 ans 13 p. 100
6 à 10 ans 9 —	5 à 7 ans 66 —	5 à 6 ans 17 —
11 à 16 ans 10 —	8 à 15 ans 84 —	7 à 10 ans 35 —
		11 à 14 ans 55 —

Raymond Letulle[3] a réuni dans sa thèse les résultats statistiques publiés par 67 auteurs et portant sur 10.485 observations.

Ils se rapportent à l'ophtalmo-réaction seule. En voici le résumé :

POURCENTAGE DES OPHTALMO POSITIVES CHEZ LES SUJETS :

Tuberculeux avérés . . . .   88,2 p. 100
Suspects   56,7   —
Cliniquement sains   15,8   —

D'autre part, il a soumis, en collaboration avec V. Grysez, à l'Institut Pasteur de Lille, 2.108 sujets de tous âges à l'épreuve de cuti-réaction. Ces sujets avaient été pris au hasard dans tous les milieux sociaux de la ville, parmi ceux qui ne fréquentaient ni les hôpitaux ni les dispensaires. L'expérience s'est poursuivie pendant trois années consécutives. Elle a fourni les résultats suivants :

1. Thèse de Léon Petit, Lille, 1907.
2. *Congrès de Médecine de Paris*, oct. 1907.
3. Thèse de Paris, 1912.

Age.	Nombre de sujets soumis à l'épreuve.	Pourcentage de réactions positives.
De 0 à 1 an.	405	5,6 p. 100
1 à 2 ans	280	20,0 —
2 à 5 ans	237	55,0 —
5 à 15 ans	446	77,0 —
Au delà de 15 ans.	740	89,0 —

Parmi les enfants de 0 à 1 an qui ont fourni une réaction positive, un seul était âgé de 2 mois et sa mère était phtisique. Tous les autres avaient de 6 à 12 mois.

On voit donc qu'à l'âge de 2 ans, dans la ville de Lille, 20 p. 100 des enfants sont déjà contaminés ; qu'à 5 ans la proportion s'élève à 55 p. 100 ; de 5 à 15 ans à 77 ; et au delà de 15 ans à 89 p. 100.

Il est évident que, sur ce nombre immense de sujets qui se révèlent porteurs de bacilles tuberculeux grâce au dépistage par les réactions tuberculiniques générales ou locales, il n'en est relativement que très peu qui deviennent phtisiques ou qui succombent à d'autres formes graves de l'infection bacillaire. Si nous généralisons pour toute la ville de Lille les chiffres relevés ci-dessus, nous pouvons admettre que 60 p. 100 de la population, qui est de 220.000 habitants, soit 132.000 personnes de tous âges, portent des lésions tuberculeuses bénignes ou graves, latentes ou en évolution. Or, sur ces 132.000 personnes bacillisées, il n'en meurt chaque année en moyenne que 18 p. 100 de phtisie, de méningite ou d'autres tuberculoses classées dans les statistiques du bureau d'hygiène (736 décès par diverses tuberculoses sur 4.083 décès totaux en 1912). L'immense majorité d'entre elles *tolèrent* donc leurs bacilles, gardent, malgré la présence de ceux-ci dans leur organisme, l'apparence d'une santé plus ou moins robuste, ou bien succombent aux maladies les plus diverses, ces dernières étant d'ailleurs trop souvent aggravées par l'infection tuberculeuse préexistante.

K. Franz [1], médecin militaire autrichien, a soumis à l'épreuve de la tuberculine, par voie sous-cutanée, 400 jeunes soldats d'un régiment bosniaque. 245, soit 61 p. 100, réagirent à des doses inférieures à 3 milligr. ; 10, soit 2,5 p. 100, donnèrent une réaction douteuse, et 145, soit 36,5 p. 100, ne fournirent aucune réaction.

Dans une seconde série de recrues bosniaques composée de 321 sujets, 222, soit 68,8 p. 100, réagirent. Par comparaison, 279 recrues d'un autre régiment composé surtout de Hongrois furent soumises à la même épreuve : 108 donnèrent une réaction positive, soit 38,7 p. 100 seulement.

---

1. *Wien. med. Woch.*, LII, 1902, p. 1689, et *Wien. klin. Woch.*, XXII, 1909, p. 991.

Pendant leurs trois ans de service actif et les trois ou quatre années de service dans la réserve, c'est-à-dire pendant sept ans, tous ces hommes purent continuer à être observés plus ou moins étroitement. De la première série de 400 Bosniaques, 32 (8 p. 100) devinrent cliniquement tuberculeux ; de la seconde série de 323 Bosniaques il y en eut 23 (7,12 p. 100), et de la série de 279 Hongrois il n'y en eut que 9 (3,22 p. 100).

Au total, sur 1.002 recrues examinées par Franz, 575, soit 57,38 p. 100, avaient réagi à la tuberculine et, de ces 575 « porteurs de bacilles » ou bacillaires latents, 64, ou 6,38 p. 100, au cours des sept années de leur service militaire, sont devenus cliniquement tuberculeux.

Les campagnes, malgré ce qu'on eût pu croire, ne sont guère épargnées dans leur population infantile, même dans les régions d'Europe où la tuberculose est le moins fréquente. Hillenberg [1] a soumis à l'épreuve 810 enfants bien portants dans un canton d'Allemagne où cette maladie est très rare. Il a relevé les pourcentages suivants de réactions positives :

De 6 à 10 ans   19,8
11 à 15 ans   31,5

De son côté, en France, Et. Burnet [2] avait commencé une enquête, dans une commune rurale voisine de la mer, où la tuberculose est peu commune, en vue de saisir le *moment* auquel apparaît l'infection chez les enfants. Cette enquête a porté sur 77 sujets, dont 62 ont pu être revus deux ans et demi plus tard. Le tableau d'ensemble qu'il a dressé donne les résultats suivants :

			Réaction positive.	p. 100
1re année. . .	7 enfants dont		0	
2e — . . .	5	—	0	
3e — . . .	5	—	0	
4e — . . .	8	—	0	
5e — . . .	12	—	1	8,3
6e — . . .	12	—	2	16 6
7e — . . .	10	—	4	40
8e — . . .	2	—	1	
10e — . . .	1	—	1	
	62		9	14,3

Dans une crèche à Hambourg, où l'on reçoit surtout des enfants natu-

1. *Zeitsch. f. Hyg..* LXIV, 1909. p. 305, et *Tuberculosis*, juil. 1911, p. 254.
2. *Annales de l'Institut Pasteur*, juin 1915.

rels avec leur mère, Moltrecht [1], sur 26 nourrissons dans la 1re année, trouve 11 réactions positives (dont 9 de 1 à 7 mois), et sur 17 dans la 2e année, 8 réactions positives. Ici, la proportion est énorme.

C'est manifestement dans les familles tuberculeuses que, chez les enfants encore sains en apparence, on trouve le plus grand nombre de réactions tuberculiniques positives. L'infection y est, en outre, très précoce et la cuti-réaction, si facile à mettre en œuvre, permet de la dépister. C'est ainsi qu'à Vienne Pollak a examiné les enfants de 200 familles dont un ou plusieurs membres étaient atteints de tuberculose. Il n'a trouvé la réaction négative que 9 fois. Les enfants nés après l'éclosion de la maladie chez les parents étaient tous infectés.

Je ne crois pas utile de placer sous les yeux du lecteur d'autres documents statistiques qui ne lui apprendraient rien de plus. Il est suffisamment éclairé, par ce qui précède, sur la valeur des renseignements qu'on peut demander aux réactions tuberculiniques locales. Leur technique est très simple. Celle de la cuti-réaction surtout n'est pas douloureuse, n'offre aucun danger et peut être employée dans tous les milieux. Pour les adolescents et les adultes, elles ne présentent que peu d'intérêt, en raison de l'extrême diffusion de l'infection tuberculeuse, car elles sont trop fréquemment positives : leur aptitude à révéler des tuberculoses anciennes, en apparence guéries, aussi bien que les formes latentes ou évolutives, ne les rend utilisables que lorsqu'il s'agit d'éliminer d'un diagnostic l'éventualité d'une participation bacillaire. Par contre, *chez les jeunes enfants* et surtout *chez les nourrissons,* elles sont infiniment précieuses comme *signes avertisseurs de l'infection récemment réalisée.*

1. *Beitr. z. Klinik d. Tub.*, XXXI, juin 1914.

LES « ANTICORPS » TUBERCULEUX ET LEUR ROLE DANS LA DÉFENSE DE L'ORGANISME CONTRE L'INFECTION

A. — FONCTIONS ANTIGÈNES DES BACILLES TUBERCULEUX ET DE LEURS PRODUITS DE SÉCRÉTION. — ANTICORPS TUBERCULEUX. — LEUR MISE EN ÉVIDENCE PAR LA RÉACTION DE FIXATION DE BORDET-GENGOU.

Lorsqu'ils sont introduits dans l'organisme d'un animal sensible ou naturellement réfractaire à l'infection tuberculeuse, les bacilles de *Koch*, — comme la plupart des microbes qui n'entraînent pas une infection ou une intoxication rapidement mortelle, — provoquent la formation, par les leucocytes de cet animal, et la mise en liberté dans ses humeurs, de substances antagonistes généralement désignées aujourd'hui par la dénomination de *sensibilisatrices* ou, plus communément, d'*anticorps*.

La découverte fondamentale des antitoxines par von BEHRING et celle, plus féconde encore, due à METCHNIKOFF et à ses élèves, principalement à Jules BORDET, du mécanisme de la résorption des éléments figurés et des substances albuminoïdes, ont montré qu'il s'agit là d'un phénomène général d'où découlent les lois de l'immunité naturelle ou acquise.

Les microbes, les éléments figurés et les substances albuminoïdes qui donnent ainsi naissance à des *anticorps* (*sensibilisatrices* de J. BORDET, *ambocepteurs* d'EHRLICH) sont appelés *antigènes*.

Tous les « antigènes » ne possèdent pas la même aptitude à provoquer la formation d'*anticorps* et chaque organisme animal réagit à sa manière propre vis-à-vis de tel ou tel antigène, de telle sorte que la production des anticorps est sujette à d'infinies modalités.

La fonction de ces anticorps présente quelquefois un caractère défensif : tel est le cas des *antitoxines* qui sont les *anticorps des poisons microbiens, des toxalbumines végétales (ricine, abrine, etc.) ou des venins*. Mais, très souvent, ils n'exercent aucune action protectrice. Ils n'apparaissent que comme les *témoins* de certains processus de digestion cellulaire, et il semble bien qu'il en soit ainsi dans l'infection tuberculeuse.

L'intérêt qu'offrent leur recherche et leur étude n'en est pas moins considérable, car ils fournissent de très utiles indications pour l'établissement du diagnostic et du pronostic de cette infection.

PRINCIPE DE LA RÉACTION DE FIXATION DE BORDET-GENGOU.

La mise en évidence des anticorps dans un sérum ou dans toute autre humeur de l'organisme est réalisée par la réaction dite de « fixation » de Bordet-Gengou.

Le principe de cette réaction est le suivant :

Lorsqu'on met en présence un antigène et l'anticorps correspondant. l'alexine (ou complément) d'un sérum frais se fixe sur l'antigène. La preuve de cette fixation est fournie par ce fait que, si l'on ajoute au mélange des *hématies de chèvre* par exemple (préalablement débarrassées de toute trace de sérum par plusieurs lavages et centrifugations successifs), puis une quantité convenable de sérum *hémolytique pour les hématies de chèvre* et *inactivé par chauffage à 58°*, l'alexine n'étant plus libre pour *activer* ce sérum hémolytique, celui-ci est *incapable de se fixer sur les hématies* et de produire l'hémolyse.

L'absence d'hémolyse sert de témoin à la *déviation* ou, autrement dit, à la *fixation de l'alexine* sur le complexe *antigène + anticorps tuberculeux*.

Si la même épreuve est effectuée en mettant en présence l'antigène et l'alexine seuls ou l'anticorps et l'alexine seuls, la fixation de l'alexine sur l'antigène ou sur l'anticorps isolé ne pouvant pas s'effectuer, cette alexine reste *libre* : lorsqu'elle se trouve ensuite en présence des hématies de chèvre et du sérum hémolytique antichèvre inactivé, elle active ce dernier et l'hémolyse se produit.

Cette réaction de Bordet-Gengou est utilisée pour la recherche des anticorps dans un grand nombre de maladies infectieuses. La réaction dite de Wassermann en est une heureuse application au diagnostic de la syphilis. F. Widal et Le Sourd [1], Camus et Pagniez [2] ont essayé les premiers d'en tirer parti dans l'infection tuberculeuse chez l'homme, et Bordet, en collaboration avec Gengou [3], dans l'infection expérimentale. Depuis lors, un grand nombre d'expérimentateurs et de cliniciens en ont fait usage avec des résultats souvent inexacts ou discordants, et nous savons aujourd'hui que ce désaccord tient à ce que la technique, d'ailleurs assez délicate, en était mal précisée.

---

1. *Société médicale des hôpitaux*, 6 juil. 1901.
2. *Société de biologie*, 6 juil. 1901.
3. *Académie des sciences*, 3 août 1903, CXXXVII, p. 351.

B. — PRÉPARATION DES HÉMATIES LAVÉES. — PRÉPARATION ET TITRAGE DES SÉRUMS HÉMOLYTIQUES. — CHOIX, TITRAGE ET CONSERVATION DE L'ALEXINE

La mise en pratique de la réaction de fixation nécessite la préparation et le titrage préalable des divers éléments qui doivent entrer en jeu.

Ces éléments sont, outre un bon *antigène* et le *sérum à étudier*, dans lequel il s'agit de rechercher les anticorps :

I. — Une *émulsion d'hématies lavées* ;

II. — Un *sérum hémolytique inactivé*, dont le pouvoir hémolysant soit connu ;

III. — Une *alexine titrée*.

I. HÉMATIES LAVÉES. — Pour les préparer, on emploie le plus généralement du sang de mouton ou de chèvre qu'on recueille dans un flacon stérile garni de perles de verre jusqu'au huitième environ de sa hauteur. On agite jusqu'à ce que la fibrine soit séparée et que le sang surnageant reste liquide. Ce sang défibriné est décanté avec précautions dans des tubes centrifugeurs, afin de laver les globules rouges pour les débarrasser aussi complètement que possible de sérum. On met dans chaque tube environ 1/4 de sang en ayant soin de marquer le niveau d'un trait de crayon, et l'on ajoute 3/4 d'eau salée physiologique (à 8,5 de NaCl p. 1.000) stérile. Les hématies sont séparées par centrifugation. On décante de nouveau le liquide surnageant et on le remplace par un égal volume d'eau salée physiologique. On remet les hématies en suspension, puis on reporte à la centrifuge. Cette opération est recommencée trois fois. Après la troisième décantation on verse dans le tube une quantité d'eau physiologique égale au volume primitif qu'occupait le sang complet défibriné. L'émulsion de globules ainsi obtenue est finalement diluée de moitié avec de l'eau physiologique et prête pour l'emploi.

On peut la conserver telle quelle pendant 2 à 3 semaines en glacière, à la température de + 2° à + 5°, dans des tubes stérilisés bouchés à l'ouate, ou bien, comme l'a conseillé ARMAND-DELILLE, en l'additionnant immédiatement de 1 p. 500 de solution normale de formol du commerce (à 40 volumes).

II. SÉRUM HÉMOLYTIQUE. — Pour obtenir un bon *sérum hémolytique spécifique* vis-à-vis des hématies (de mouton ou de chèvre) qui serviront à l'expérience, on inocule aseptiquement, sous la peau d'un lapin, 1 centimètre cube de ces hématies, après les avoir *lavées* comme il a été dit ci-dessus.

Cette injection est répétée à la dose de 2 cc. au bout de cinq jours et une troisième fois à la dose de 2 cc. cinq jours plus tard.

Cinq jours après la dernière injection, on saigne le lapin dans l'artère carotide ou fémorale ; on laisse coaguler le sang aseptiquement et on en sépare le sérum. Celui-ci contient des hémolysines à la fois *anti-mouton* et *antichèvre* (de sorte que les hématies de chèvre ou de mouton peuvent être employées indifféremment). On le répartit dans de petits tubes qu'on scelle à la lampe et qu'on chauffe une demi-heure au bain-marie à 58° pour l'*inactiver*, c'est-à-dire pour *détruire l'alexine* qu'il contient. L'un de ces tubes servira au titrage, qui est effectué de la manière que voici :

Titrage du pouvoir hémolytique. — On dilue 1 cc. du sérum hémolytique dans 99 cc. d'eau salée physiologique et on verse successivement, dans une série de petits tubes à essai, 0 cc. 1, 0 cc. 2, 0 cc. 3, etc., jusqu'à 1 cc. ou plus de cette dilution si c'est nécessaire. On complète tous les tubes au même volume (2 cent. cubes par exemple), avec de l'eau salée physiologique. On ajoute à chacun d'eux 1/10 cc. de sérum frais de cobaye (alexine), puis 1 goutte de l'émulsion d'hématies lavées de mouton ou de chèvre, préparées comme il a été dit précédemment.

On complète tous les tubes à 3 centimètres cubes avec de l'eau salée physiologique, en ayant soin de leur imprimer un mouvement de rotation entre les doigts pour bien laver leurs parois. Enfin on porte à l'étuve à 37° pendant une heure.

Si l'hémolyse commence à se produire dans le tube contenant 0 cc. 5 de la dilution de sérum hémolytique et qu'elle soit complète partout où ce sérum est en quantité plus grande, on dit que ce sérum hémolyse à la dose de 0 cc. 005 en présence de 1/10 cc. d'alexine fraîche de cobaye.

Dans chaque réaction de fixation il sera toujours indispensable d'employer une dose de sérum hémolytique au moins égale à 10 *ou même* 20 *fois la dose minima hémolysante.* La moindre trace d'alexine restée libre manifestera alors sa présence en dissolvant des hématies qu'une dose plus faible de sérum hémolytique eût laissées intactes. Un sérum hémolytique dont la dose minima hémolytique se trouve être de 0 cc. 005 sera donc employé constamment, pour chaque tube, à la dose de 0 cc. 1 (non dilué).

On peut conserver pendant longtemps (plusieurs mois) à la glacière, en tubes scellés ou en flacons bien bouchés, des provisions d'un même sérum hémolytique. Sa valeur ne baisse que lentement. Il sera bon toutefois d'en effectuer de temps en temps un nouveau titrage.

III. **ALEXINE**. — La meilleure alexine est celle que fournit le sérum frais de cobaye. Ce sérum peut être extrait par centrifugation du sang défibriné, recueilli aseptiquement par ponction du cœur ou par saignée dans la carotide.

Dans tous les cas, il sera indispensable de *titrer* cette alexine avant de l'utiliser pour les expériences, car sa valeur est variable d'un cobaye à l'autre.

Il faut savoir aussi qu'elle perd la moitié de son titre initial si elle reste diluée au vingtième de son volume primitif pendant une heure (temps nécessaire à la réaction de fixation), ainsi que l'ont montré L. Massol et V. Grysez [1].

Les mêmes auteurs ont étudié avec soin l'influence du vieillissement sur la valeur de l'alexine. En conservant dix sérums de cobayes à la glacière (de 4° à 6°), ils ont vu que le pouvoir alexique baissait rapidement dès le deuxième jour. Le 9° jour un seul avait conservé 50 p. 100 de sa valeur initiale ; les autres seulement 12 à 37 p. 100. Après 16 jours ils avaient perdu 85 à 90 p. 100 et étaient donc devenus pratiquement inutilisables.

Par contre, des expériences inédites de L. Massol, faites dans mon laboratoire et que j'ai pu suivre, montrent qu'il est facile de conserver pendant longtemps l'alexine dans un appareil frigorigène à la température de — 10 à — 15° (par exemple l'appareil Audiffren, de Singrün, qui est d'un emploi très commode).

Pendant le premier mois, la baisse du pouvoir alexique des sérums frais de cobaye, conservés dans ces conditions, a varié de 30 à 50 p. 100. Mais, après 9 mois, les mêmes sérums avaient gardé de 20 à 33 p. 100 de leur valeur initiale.

L. Massol et Nowaczinski ont encore indiqué un procédé qui ralentit d'une manière appréciable l'affaiblissement du pouvoir alexique. Il consiste à ajouter au sérum frais un dixième de son volume d'eau saturée de NaCl (36 gr. par litre). Ce taux de sel n'offre aucun inconvénient puisque, pour effectuer les réactions de fixation, on dilue le sérum dans l'eau salée physiologique. Il suffit de faire la dilution, au moment de l'usage, dans l'eau *distillée*, pour restituer au sérum sa tonicité normale. Par cette méthode, le titre alexique reste intact pendant environ 10 jours. Après 18 jours il possède encore 75 p. 100 de sa valeur et, après 25 jours, 25 p. 100.

Les indications qui précèdent montrent combien *le titrage des alexines, préalablement à leur utilisation, est nécessaire*. Or, beaucoup d'expérimentateurs le négligent et il s'ensuit que les résultats qu'ils obtiennent sont souvent entachés d'erreurs.

Il faut donc déterminer avec le plus grand soin la *dose minima active*, variable avec chaque alexine, qui permettra de déceler les plus faibles traces d'anticorps ou d'hémolysine. Il faut aussi se rappeler qu'après une heure de dilution sous le volume de 2 centimètres cubes, — c'est-à-dire pendant le temps nécessaire à la fixation, — cette dose minima

---

1. *Société de biologie*, 9 avril 1910, p. 588.

est environ deux fois plus grande que celle déterminée immédiatement
(Calmette, L. Massol et V. Grysez).

Titrage de l'alexine. — On fait une dilution au centième du sérum de
cobaye dans de l'eau salée physiologique à 8,5 de NaCl pour 1.000.
On introduit dans une série de petits tubes à essai o cc. 1, o cc. 2,
o cc. 3, etc., jusqu'à 1 centimètre cube de cette alexine diluée (ou de
plus fortes doses si l'on fait usage d'alexine vieille). On complète tous
les tubes à 2 centimètres cubes avec de l'eau salée physiologique. On
ajoute partout 20 doses minima hémolytiques de sérum hémolysant
inactivé, puis, également dans chaque tube, une goutte d'émulsion
d'hématies lavées (diluées à 5 p. 100 dans l'eau salée physiologique), et
on complète le volume à 3 centimètres cubes, toujours avec de l'eau
salée physiologique. On porte à l'étuve 1 heure à 37°.

La dose d'alexine restée libre (non fixée) est indiquée par le premier
tube de la série où l'on constate l'hémolyse. *On prendra une dose double
de celle-ci comme dose minima dans les expériences de fixation.*

Pour ne pas employer l'alexine sous un trop grand volume, on en
fera une dilution telle que o cc. 1 contienne la dose minima. Avec l'a-
lexine fraîche de cobaye, la dilution à effectuer varie en général de
1 p. 6 à 1 p. 10.

C. — PRÉPARATION DES SÉRUMS DESTINÉS A LA RECHERCHE ET AU TITRAGE DES ANTICORPS.

S'il s'agit d'effectuer la recherche des anticorps dans le sang d'un
malade ou d'un sujet suspect de tuberculose, on pratiquera chez celui-ci
soit une ponction veineuse à la seringue stérile, soit une prise de sang
au moyen d'une ventouse scarifiée [1]. Dans tous les cas, 15 à 20 centimètres cubes de sang sont nécessaires pour en obtenir 5 à 8 cc. de
sérum. Ce dernier sera séparé, soit par défibrination immédiate et centrifugation, soit par coagulation du caillot et décantation en 18 à
24 heures. On le recueillera dans des pipettes stériles qu'on scellera
ensuite à la lampe et qu'on plongera pendant 30 minutes dans un bain-
marie à 56° pour détruire l'alexine.

Le sérum ainsi préparé peut être conservé pendant plusieurs jours et
même pendant des semaines à la glacière sans que sa teneur en anticorps
soit modifiée.

Les sérums d'animaux tuberculeux ou suspects devront être recueillis
dans les mêmes conditions et également privés de leur alexine par
chauffage préalable à 56 ou 58° pendant une demi-heure.

Toutefois, lorsqu'il s'agit de rechercher et de doser les anticorps
dans des sérums qui ne peuvent en contenir que de très minimes quan-

---

1. Mézie a fait construire à cet effet des ventouses spéciales munies d'un réser
voir sphérique pour recueillir le sang et d'une tubulure pour faire le vide au moyen
d'une pompe à air ou d'un aspirateur Potain. (*Société de biologie*, 7 janv. 1911).

tités, par exemple chez les malades qui n'ont pas reçu d'injections de tuberculine ou chez les petits animaux de laboratoire auxquels on a injecté de faibles doses d'antigènes, il faut s'abstenir du chauffage préalable à 58° qui détruit toujours une proportion appréciable de sensibilisatrices. Il est alors recommandable de conserver les échantillons de sérum à étudier pendant 10 jours à la température du laboratoire, pourvu qu'ils restent absolument stériles. Dans ces conditions l'alexine normale disparaît presque en totalité et on peut ne pas tenir compte de celle qui persiste si l'on fait, pour les réactions de fixation, des dilutions suffisamment étendues.

D. — CHOIX ET PRÉPARATION DES ANTIGÈNES. — MESURE DE LEUR VALEUR. — LEUR FIXITÉ ET LEUR SPÉCIFICITÉ RELATIVES.

On peut utiliser comme antigènes soit les bacilles tuberculeux, soit diverses substances qui en dérivent, par exemple la tuberculine ou les produits extractibles des corps microbiens ; mais les tissus, même riches en granulations tuberculeuses, et aussi les cires ou les graisses provenant des bacilles et débarrassées de corps microbiens, sont inutilisables (E. GRANCHER, H. SALIN et G. BRICOUT [1], K. BIERBAUM et G. BERDEL [2], M. BÜRGER et B. MÖLLERS [3], bien que HAMMERS [4] ait prétendu les employer avantageusement à l'état d'extrait alcoolique ou acétonique.

Les qualités d'un antigène dépendent :

1° De son aptitude à provoquer la formation de la plus grande quantité possible d'anticorps dans l'organisme vivant ;

2° De son affinité pour les anticorps tuberculeux lorsqu'il se trouve mis *in vitro* en présence de ceux-ci et d'une quantité convenable d'alexine.

Aucun antigène ne semble posséder au maximum ces deux qualités à la fois.

K. MOMOSE [5] a utilisé comme antigène une tuberculine spéciale, qu'il appelle *T A C*, obtenue en traitant par la soude des bacilles préalablement dégraissés par le chloroforme. Il la prépare de la manière suivante :

· Les bacilles provenant de cultures en bouillon âgés de 6 à 8 semaines sont lavés à l'eau physiologique, puis à l'eau distillée sur un filtre, puis pressés entre deux doubles de papier buvard et pesés. On les broie soigneusement dans un mortier d'agate en y ajoutant d'abord goutte à goutte une solution de soude à 10 p. 100 et on étend avec la même solution dans la proportion de 10 cc. pour 1 gr. de bacilles. On verse

1. *Société de biologie*, 9 nov. 1912.
2. *Zeitsch. f. Immunit.*, vol. XXI, 1914, p. 249.
3. *Deutsch. med. Woch.*, 21 déc. 1916, p 1573.
4. *Münch. med. Woch.*, 1912, n° 52, p. 1750, et *Deutsche tierärztl. Woch.*, 1912, n° 39, p. 593.
5. *Veröffentlich. d. Robert Koch Stiftung*, fasc. 8-9, 1913, p. 42.

dans un vase d'Erlenmeyer qu'on porte pendant 48 heures dans un appareil à agitation continue. Après quoi on centrifuge. Les graisses saponifiables passent dans le liquide surnageant qu'on décante. Le dépôt, repris par une petite quantité d'eau salée physiologique et additionné d'un fort excès de chloroforme est reporté dans l'appareil à agitation continue pendant au moins deux heures. On centrifuge de nouveau et on enlève à la pipette le dépôt de chloroforme, contenant les lipoïdes solubles dans cette substance. Le liquide surnageant renferme les matières insolubles qui constitueront l'antigène.

On recommence une seconde fois l'extraction chloroformique avec agitation et centrifugation et, après une dernière décantation, on fait passer dans le liquide un courant d'air filtré pour enlever les dernières traces de chloroforme.

Le volume du liquide est finalement mesuré et étendu avec de l'eau physiologique, de telle sorte que 10 cc. d'émulsion corresponde à 1 gr. des bacilles initialement employés (pesés à l'état humide, donc contenant encore 75 à 80 p. 100 d'eau).

Cette émulsion est trouble, grisâtre. Elle a l'odeur propre aux bacilles tuberculeux. On peut la dessécher dans le vide pour en conserver l'extrait sec. Elle renferme des débris de bacilles qui ont presque entièrement perdu leur acido-résistance.

Par ce mode de traitement on élimine une quantité de lipoïdes variant de 9,78 à 13,04 p. 100 du poids sec des bacilles d'origine humaine mis en œuvre. Les bacilles bovins fournissent sensiblement plus de lipoïdes que les bacilles humains.

Avec cet antigène on peut développer la formation d'anticorps chez les petits rongeurs de laboratoire, particulièrement chez le lapin. En injections sous-cutanées il est bien résorbé et ne produit pas d'abcès. Pour le lapin, la dose initiale du produit sec est de 10 milligr. On la porte successivement de 5 en 5 jours environ à 20, 30, 50, 70 milligr.

On obtient aussi de bons résultats par injections intraveineuses de 5, 10, 15, 30 et 50 milligr.

La plus forte teneur du sérum en anticorps s'observe de la deuxième à la troisième semaine après la dernière injection. Le sérum *non chauffé* dans lequel il s'agit de titrer les anticorps doit, d'après la technique adoptée par Momose, être dilué avec de l'eau physiologique de telle sorte que chaque expérience de fixation porte sur une série de tubes dont chacun contiendra une quantité décroissante du sérum, soit successivement 0 cc. 1, 0 cc. 05, 0 cc. 025, 0 cc. 0125, 0 cc. 00625, 0 cc. 003125, 0 cc. 0015625, etc.

L'antigène T A C doit, de son côté, être dilué au 10.000e ou même au 20.000e en partant du poids sec, — donc 1 centigr. dans 100 ou 200 cc. d'eau salée physiologique. — On en emploiera, pour chaque réaction, 0 cc. 5.

L'expérience est établie de la manière suivante :

Tubes.	I	II	III	IV	V	VI	VII
H²O physiol	o cc. 5 ⎱	0,5	0,5	0,5	0,5	0,5	0,5
Sérum spécifique . . .	o cc. 2 ⎰						
Antigène T. A. C. . .	0,5	0,5	0,5	0,5	0,5	0,5	0,5
(dilué à 1 : 10.000).							
Complément.	0,5	0,5	0,5	0,5	0,5	0,5	0,5
(dilué à 1 : 10).							

On porte à l'étuve 1 heure à 37°, puis on ajoute dans tous les tubes 1 cc. d'*hématies de mouton* préalablement sensibilisées par une heure de contact, à la température du laboratoire, avec un excès de sérum hémolytique inactivé *anti-mouton*, puis centrifugées, lavées à l'eau physiologique, recentrifugées et émulsionnées dans une quantité d'eau physiologique correspondant au volume primitif du sang total dont elles ont été séparées.

Après une heure de contact à la température du laboratoire on lit les résultats.

Lorsqu'un lapin, après avoir été traité par une série d'injections d'antigène, est resté au repos deux à trois semaines, il suffit de o cc. oo3125 (tube VI) de son sérum, souvent même seulement de o cc. oo15625 (tube VII), parfois moins encore, pour produire la réaction de fixation dans les conditions ci-dessus indiquées. Les saignées ultérieures fournissent un sérum de moins en moins riche en anticorps ; mais si on laisse reposer l'animal trois à quatre mois, on peut le recharger par une nouvelle série de 4 ou 5 injections et son sérum redevient très actif.

Bien entendu, pour chaque expérience, il est nécessaire de faire des *témoins, vis-à-vis de la dose d'antigène adoptée*, avec un *sérum normal prélevé sur un animal neuf*, en même temps que le sérum spécifique a été prélevé sur l'animal traité.

En règle générale, d'après ma propre expérience, *les antigènes préparés avec des bacilles privés ou non de leur enveloppe ciro-graisseuse, mais aussi peu modifiés que possible par les réactifs chimiques*, sont préférables aux bacilles morts ou vivants pour les *réactions de* Bordet-Gengou. L'essentiel est que ces antigènes ne renferment que le moins possible de lipoïdes libres, car il est incontestable que ceux-ci gênent ou empêchent la fixation du complément *in vitro*.

Au contraire, pour l'obtention des anticorps *in vivo*, les bacilles morts *et surtout les bacilles vivants* constituent de beaucoup les meilleurs antigènes.

La richesse d'une culture en substances antigènes est d'ailleurs très variable suivant l'âge de cette culture et suivant la constitution chimique du milieu sur lequel elle s'est développée. D'après les courbes tracées par B. Möllers [1], en bouillon glycériné ou en milieu asparaginé sans peptone, l'accroissement est progressif jusqu'à la cinquième ou sixième semaine, puis diminue ensuite notablement. Il serait, dans une certaine mesure, indépendant du poids des corps microbiens.

J'ai constaté avec L. Massol que divers sérums, principalement ceux qui proviennent d'animaux *hyperimmunisés*, ne décèlent leurs anticorps que lorsqu'on les met en présence d'antigènes obtenus par macération des bacilles en eau peptonée, suivant la technique que j'indiquerai tout à l'heure.

La tuberculine brute de Koch, employée par certains expérimentateurs à la dose de o cc. o1 à o cc. o3 pour chaque réaction, donne des résultats inconstants et imprécis : elle est, en effet, suceptible de fixer les sensibilisatrices contenues dans. certains sérums normaux, — tels que celui de cheval, — ou pathologiques, — par exemple dans les infections typhiques ou streptococciques, comme l'a signalé Y. Fuku-hara [2].

Si l'on prépare la tuberculine par précipitation à l'alcool ou en séparant préalablement les bacilles du milieu de culture avant d'opérer la concentration du liquide, le produit obtenu se montre ordinairement incapable de servir d'antigène. Il apparaît donc que, dans la tuberculine brute, les substances susceptibles de remplir la fonction antigène sont modifiées par la précipitation à l'alcool.

D'autre part, les extraits simplement préparés par macération au bain-marie (pendant 48 heures à 65°) de 5 gr. de bacilles bien lavés, pesés à l'état sec et émulsionnés dans un litre d'eau distillée, puis filtrés et concentrés par le vide à 100 cc., représentent un antigène (que nous avons appelé B^1) utilisable pour déceler les anticorps de certains sérums, tandis que ceux contenus dans d'autres sérums se trouvent masqués.

Par contre, si le même extrait bacillaire est préparé, non plus avec de l'eau distillée, mais par macération (48 heures au bain-marie à 65°) de 5 grammes de bacilles lavés, dans 100 centimètres cubes d'une solution de peptone de Witte à 10 p. 100 dans l'eau distillée, suivie de filtration, on obtient un excellent antigène, que nous avons appelé $B2$, et qui décèle les moindres quantités d'anticorps contenus dans les divers sérums de sujets tuberculeux ou d'animaux hyperimmuns.

Et cependant la peptone est inactive par elle-même, car si on l'ajoute dans la proportion de 10 p. 100 à l'extrait aqueux simple, après la préparation de celui-ci, le liquide obtenu ne décèle pas les anticorps des sérums d'animaux hyperimmuns. C'est donc que la peptone enlève aux bacilles, par macération prolongée à chaud, un antigène insoluble

---

1. *Deutsch. med. Woch.*, 1913, p. 2460.
2. *Zeitsch. f. Immunit.*, 1912, vol. XII, p. 183.

dans l'eau pure. Cet antigène particulièrement actif, auquel nous avons donné le nom de *B2* ou *antigène peptoné*, est celui dont nous conseillons de faire choix de préférence à tout autre, à cause de son pouvoir élevé de fixation, de sa stabilité parfaite, de la simplicité de sa préparation et aussi parce qu'il permet d'éliminer l'intervention des substances complexes, pour la plupart inactives ou simplement gênantes, que renferme la tuberculine brute de Koch.

A. Besredka [1] a proposé d'employer comme antigène, pour les réactions de fixation, une culture de bacilles tuberculeux âgée de 30 jours, faite dans son bouillon à l'œuf, stérilisée à 115° et filtrée. (*Chap. II, A, C.*)

E. Debains et Jupille [2] ont utilisé la réaction de fixation, en présence de ce bouillon à l'œuf, avec le sang de 580 sujets qui ont pu être examinés au point de vue clinique.

Chez les tuberculeux pulmonaires au début, ne présentant que des signes discrets ou douteux, ils ont trouvé 93,4 p. 100 de réactions positives ; chez les tuberculeux à stade avancé, 82,3 p. 100 seulement ; dans les tuberculoses diverses, sans lésions pulmonaires en activité, 96 p. 100.

Chez les malades non tuberculeux cliniquement, le nombre de réactions positives (sur 121 sujets) a été de 17,3 p. 100, et chez les sujets sains (62) de 3,2 p. 100.

Ces auteurs font remarquer que la syphilis influe fréquemment, dans le sens positif, sur la réaction de fixation, de sorte que lorsque la réaction de Wassermann est fortement positive et l'examen clinique douteux, on ne peut conclure qu'avec réserve.

Ils estiment que, contrairement à la cuti-réaction, la réaction de fixation possède une grande valeur clinique et permet d'affirmer le diagnostic de tuberculose alors que les signes cliniques sont encore muets ou douteux.

D'après nos expériences comparatives, les qualités de l'antigène de Besredka sont sensiblement identiques à celles de notre antigène peptoné.

Quant aux « antigènes partiels » que Deycke et Much ont préparés en traitant des bacilles tuberculeux successivement avec du chlorure de benzoyle, de la potasse, puis de l'acide lactique à 1 p. 100, il ne semble pas, d'après les travaux récents, qu'on doive leur attribuer une valeur particulière, soit pour le diagnostic, soit pour le traitement de l'infection tuberculeuse.

I. MESURE DE LA VALEUR D'UN ANTIGÈNE. — La mesure de la valeur antigène d'une émulsion de bacilles, d'une tuberculine ou d'un

---

1. *Zeitsch. f. Immunit.*, Orig. 1914, p. 77, vol. XXI.
2. *Annales de l'Institut Pasteur*, avril 1915.

extrait bacillaire, peut s'effectuer au moyen d'un sérum-type contenant des anticorps, par les méthodes suivantes (CALMETTE et MASSOL)[1] :

a) On prend une série de dix tubes dans chacun desquels on introduit la même dose d'un sérum à anticorps, préalablement inactivé par 3o minutes de chauffage à 38°, et des doses variables (telle que o cc. 1, o cc. 2, o cc. 3... 1 cent. cube) d'une dilution de l'antigène dont il s'agit de déterminer la valeur. Dans chaque tube on ajoute ensuite la même dose d'alexine fraîche de cobaye, par exemple o cc. o5, soit 10 doses minima, si o cc. oo5 de cette alexine représente la dose minima capable de provoquer l'hémolyse en présence d'une dose fixe du sérum hémolytique inactivé dont on doit faire usage. On complète partout à 2 cc. avec de l'eau physiologique et on porte à l'étuve à 37° pendant deux heures (délai optimum) (L. MASSOL)[2]. Au bout de ce temps, on ajoute à chaque tube la même dose d'émulsion d'hématies lavées de mouton par exemple et o cc. 1 d'un sérum hémolytique antimouton (dont o cc. oo5 est la dose minima hémolytique en présence d'un excès d'alexine). On porte de nouveau à l'étuve à 37° pendant une heure, après quoi on lit les résultats.

Si l'on constate qu'il n'y a pas d'hémolyse dans les tubes qui contiennent o cc. 3 et plus de la dilution d'antigène, tandis que l'hémolyse est totale dans ceux qui n'en renferment que o cc. 1 et o cc. 2, on en conclut qu'à la dose de o cc. 3 la dilution d'antigène dont il s'agit fixe o cc. o5 d'alexine, soit 10 doses d'une alexine dont o cc. oo5 représente la dose minima capable de provoquer l'hémolyse en présence d'un excès de sérum hémolytique inactivé.

b) On peut encore déterminer avec plus de précision la valeur d'un antigène en employant une dose unique de ce dernier, o cc. 25 par exemple, déterminée par l'expérience précédente, et des doses variables d'alexine (o cc. o1, o cc. o2, o cc. o3, o cc. o6), en laissant toutes les autres conditions constantes. Des tubes témoins reçoivent séparément l'antigène seul et la sensibilisatrice seule avec les mêmes doses d'alexine.

Cette expérience indique le nombre (n) de doses minima d'alexine que peut fixer le volume d'antigène employé (v).

Pour comparer entre eux les divers antigènes, il suffit d'établir pour chacun les rapports $\dfrac{n}{v}$.

Un antigène dont o cc. o1 dévie 10 doses minima d'alexine a pour valeur $\dfrac{10}{0,01} = 1000$. 1 cc. de cet antigène est capable de dévier 1.ooo doses d'alexine.

Un autre antigène dont o cc. o2 fixe 9 doses minima d'alexine a pour

1. *Société de biologie*, 6 janv. 1912, p. 15.
2. *Id.*, 20 juin 1914.

valeur $\dfrac{9}{0,02} = 450$. Ce dernier est donc 2,22 fois plus faible que le précédent.

La valeur d'un antigène, déterminée en présence d'un sérum connu et exprimée en unités d'alexine fixée, représente un nombre qui ne varie pas, pourvu que le système hémolytique (hématies lavées et hémolysine) reste constant, ce qui est d'ailleurs facile à obtenir.

II. FIXITÉ ET SPÉCIFICITÉ RELATIVES DES DIVERS ANTIGÈNES.

— Les antigèues tuberculeux n'ont pas une valeur constante ; aussi doivent-ils être rigoureusement titrés avant chaque série d'expériences de fixation. C'est particulièrement le cas pour les émulsions de bacilles. Si celles-ci sont conservées à la température du laboratoire, leur pouvoir fixateur s'accroît pendant quelques semaines, surtout pendant les premiers jours après que l'émulsion a été préparée. Si on les laisse à la glacière, elles perdent au contraire rapidement une partie de ce pouvoir.

Les extraits bacillaires, surtout les extraits peptonés et aussi la tuberculine brute de *Koch*, ne perdent que très lentement leurs propriétés fixatrices. On peut les conserver pendant des mois, à condition de les maintenir en ampoules scellées et à l'abri de la lumière.

La spécificité de ces antigènes n'est pas absolue. C'est ainsi que, comme l'ont constaté J. BORDET et O. GENGOU, les bacilles tuberculeux aviaires, les bacilles homogènes d'ARLOING, certains paratuberculeux acido-résistants tels que le bacille du beurre de RABINOWITSCH, les bacilles de KORN, ceux de TOBLER (I, II et V), pourraient servir d'antigènes et fixer les anticorps contenus dans les sérums d'animaux infectés avec le bacille humain. BABÈS et BUSILA [1] ont fait la même observation avec l'extrait éthéré du *bacille de* TIMOTHÉE (*fléole*), tandis que l'émulsion de ces divers bacilles donne des résultats négatifs.

L. MASSOL a démontré que les bacilles diphtériques, dont la constitution chimique se rapproche de celle des bacilles tuberculeux, fixent les anticorps produits par ces derniers et il a vu qu'inversement, les bacilles tuberculeux ont le pouvoir de fixer les anticorps diphtériques.

Pour MUCH et LESCHKE [2] les anticorps tuberculeux seraient constitués par un mélange d'antialbumines et d'antigraisses bacillaires. Chacun de ces groupes d'anticorps aurait une action spécifique et ils seraient tous deux indispensables à l'obtention de l'immunité antituberculeuse. Mais c'est là une hypothèse que les expériences faites avec les graisses ou cires tuberculeuses convenablement purifiées ne justifient pas.

Il en est de même des conceptions énoncées par KURT MEYER [3],

1. *Société de biologie*, 2 juin 1910.
2. *Brauers Beitr. z. Klinik d. Tub.*, vol. XX, fasc. 3, 1911.
3. *Zeitsch. f. Immunit.*, vol. XIV, 1912, p. 359, et vol. XV, 1912, p. 245.

d'après qui, — et d'ailleurs à l'encontre des conclusions auxquelles aboutissait un travail d'Otto Deilmann [1], — la propriété fixatrice des bacilles tuberculeux serait due aux phosphatides (constitutifs de ces microbes) qui sont solubles dans le benzol, l'éther et l'éther de pétrole, mais insolubles dans l'acétone ; tandis que les graisses, les acides gras et les cires ne joueraient aucun rôle.

E. — PROPRIÉTÉS ANTIGÈNES DES ORGANES, DES EXSUDATS, DU PUS ET DES EXCRÉTIONS GLANDULAIRES DES SUJETS TUBERCULEUX.

E. Bertarelli [2] a obtenu des anticorps chez le lapin inoculé avec de la pulpe de rate de cobaye tuberculeux, mais il était nécessaire que cette rate ne contînt que des granulations grises. Avec des lésions plus avancées le résultat est négatif.

Il paraît certain que la valeur antigène (d'ailleurs très faible, et généralement nulle) des organes et des divers produits tuberculeux est fonction de leur richesse en bacilles. C'est ce que prouvent les expériences de fixation *in vitro* effectuées avec les extraits de divers tissus (poumons, ganglions, lésions lupiques) par Debré et Paraf et par Hammer [3].

Le plus souvent ces extraits d'organes, surtout ceux de ganglions, le pus, les crachats et les exsudats pleurétiques ou autres, renferment au contraire, comme nous le verrons plus loin, des anticorps, tandis que leur pouvoir antigène est nul ou très faible.

Il faut cependant faire une exception pour l'urine, lorsque celle-ci est émise par un sujet atteint de tuberculose rénale. C'est ainsi que R. Debré et J. Paraf [4] ont montré que ce qu'ils ont appelé la *réaction de l'antigène* (qui n'est autre chose que la recherche de la réaction de fixation de Bordet-Gengou en utilisant, vis-à-vis d'un sérum dont on connaît la teneur en anticorps, un liquide organique plus ou moins riche en bacilles comme antigène) est applicable au diagnostic de certaines lésions ou de certains épanchements.

Cette réaction, facile à obtenir en employant de o cc. 4 à o cc. 6 d'urine, dose qui n'est habituellement pas hémolytique par elle-même, permet, par exemple, d'affirmer l'origine tuberculeuse de l'albuminurie orthostatique et de certaines néphrites aiguës de l'enfance.

R. Debré et J. Paraf pensent que divers produits autres que la tuberculine et qui seraient susceptibles de passer dans les urines peuvent, en dehors même de la présence de bacilles dans celles-ci, donner la réaction de l'antigène. Ils appuient cette hypothèse sur une obser-

1. *Zeitsch. f. Immunit.*, 1911, vol. X, p. 421.
2. *Riv. di Ig. e di san. publ*, 1907.
3. *Munch. med. Woch.*, août 1913, p. 1750.
4. *Société de biologie*, 8, 16, 23 juil. et 28 oct. 1911, et *Revue de médecine*, 10 janv. 1914.

vation clinique publiée par ALBERTO KOCH et sur un fait relevé par KINDBERG [1] dans lequel la réaction de l'antigène était positive ainsi que l'inoculation du sang au cobaye, tandis que l'inoculation de l'urine restait négative. Cette interprétation n'est certainement pas exacte, car les produits du bacille tuberculeux susceptibles de servir d'antigènes ne sont pas dialysables. Si, dans le cas de KINDBERG, le cobaye inoculé avec l'urine n'a pas pris la tuberculose, c'est sans aucun doute parce que la portion d'urine injectée à cet animal ne renfermait pas de bacilles en nombre suffisant.

F. — RECHERCHE ET TITRAGE DES ANTICORPS OU SENSIBILISATRICES DANS LES SÉRUMS DES TUBERCULEUX.

Lorsqu'on a préparé et titré les différents éléments nécessaires à la réaction de fixation, la recherche des anticorps et leur détermination quantitative peuvent être calquées sur celles des antigènes.

Pour chaque sérum, l'expérience doit comporter trois séries de tubes qu'on dispose sur un même support à trous :

La première série, A, comprend trois tubes qui reçoivent chacun une dose fixe d'antigène titré, par exemple 1 cc. de l'antigène peptoné que nous appelons B^2 (CALMETTE et MASSOL) dilué au dixième.

La deuxième série, B, comprend trois tubes qui reçoivent chacun 0 cc. 5 du sérum à étudier.

La troisième série, C, comprend cinq tubes au moins. Chacun reçoit la dose d'antigène de la première série A et la dose de sérum de la série B.

Puis, dans chaque tube des trois séries, on ajoute des doses d'alexine allant en croissant de tube en tube, en prenant pour dose initiale le double de la dose minima permettant l'hémolyse du complexe hématies + sérum hémolytique inactivé : par exemple 0 cc. 01, 0 cc. 02, 0 cc. 03, 0 cc. 05.

On complète partout au volume de 2 cc. 5 avec de l'eau salée physiologique à 8,5 p. 1000, en ayant soin de faire tourner les tubes entre les doigts de manière à entraîner toute l'alexine, dont une partie aurait pu rester adhérente à la paroi du verre.

Le support contenant ainsi les trois séries de tubes est porté à l'étuve à 37° pendant une heure ; puis on ajoute dans chaque tube une goutte de la dilution d'hématies lavées, préparées comme il a été dit précédemment, et ensuite une dose de sérum hémolytique inactivé représentant 10 à 20 fois la dose minima hémolytique (par exemple 0 cc. 1 d'un sérum dont 0 cc. 005 est la dose minima hémolytique en présence d'un excès d'alexine).

---

[1]. Thèse de Paris, 1913, p. 68.

On complète de nouveau chaque tube à 3 cc. et on reporte à l'étuve à 37° pendant une heure. On lit alors les résultats.

L'alexine est déviée dans les tubes où l'on ne constate pas d'hémolyse. La réaction est *positive*, — donc démontrant la présence d'anticorps — si l'alexine déviée par le mélange antigène + sérum à étudier (série C) est supérieure à la somme des volumes d'alexine déviée par l'antigène et par l'anticorps séparément (séries A et B).

Définition de l'unité d'anticorps. — Si un volume v du sérum étudié dévie n doses minima d'alexine, le rapport $\dfrac{n}{v}$ représente le nombre de doses minima d'alexine que peut dévier 1 centimètre cube de sérum. Il en résulte que l'*unité d'anticorps*, comme celle d'*antigène*, peut être représentée par la quantité d'anticorps capable de dévier une dose minima d'alexine (CALMETTE et L. MASSOL [1]).

G. — OBTENTION DES SÉRUMS RICHES EN ANTICORPS.

La plupart des sujets tuberculeux, à quelque espèce animale qu'ils appartiennent, ont en quantité plus ou moins grande des anticorps dans leur sérum. Nous verrons tout à l'heure quelles circonstances régissent la production de ces anticorps et leurs variations quantitatives.

Les animaux sains auxquels on injecte à doses convenables et plusieurs fois répétées, soit des bacilles morts, soit des produits dérivés du bacille tuberculeux et susceptibles de servir d'antigènes, peuvent également fournir des sérums plus ou moins riches en anticorps. Le cheval, l'âne, le bœuf et le lapin sont les animaux de choix pour l'obtention de tels sérums ; le cobaye doit être écarté. J'ai effectué avec L. MASSOL [2], à ce sujet, bien avant LAUB, SATA et KARL BUNDSCHACH [3] (qui ne font même pas mention de nos recherches), des observations dont se dégagent certains faits particulièrement intéressants.

Nous avons injecté, par exemple, à un cheval neuf dont le sérum ne contenait pas trace d'anticorps, deux doses successives de 20 cent. cubes d'extrait bacillaire (contenant 2 p. 100 d'extrait sec), à douze jours d'intervalle : la production d'anticorps est apparue brusquement abondante dans le sérum d'une saignée faite le douzième jour après la deuxième injection.

Nous avons continué les injections d'extrait bacillaire à plus haute dose (40 à 100 cent. cubes), répétées aux mêmes intervalles : les anticorps ont disparu totalement et il ne s'en est plus formé dans la suite.

1. *Société de biologie*, 6 janv. 1912, p. 15.
2. *Id.*, 15 janv. 1910, p. 48.
3. *Zeitsch. f. Hyg.*, vol. LXXIII, 1913, p. 427.

Par contre, nous avons injecté à un autre cheval neuf de petites doses d'extrait bacillaire (2 cent. cubes dilués dans 20 cent. cubes d'eau physiologique) répétées *quotidiennement* pendant 20 jours. Cet animal a fourni, dès le deuxième jour après la dernière injection, un sérum beaucoup plus riche en anticorps que celui traité dans les conditions précédemment indiquées.

Voici, à titre d'exemple, les résultats comparés du titrage des anticorps dans le sérum de ces deux animaux :

Dose d'alexine (sérum frais de cobaye).	o cc. 5 de sérum de	
	cheval I (doses massives d'antigène).	cheval II (doses fractionnées).
—	»	»
o cc. 1	—	—
o cc. 2	—	—
o cc. 3	±	—
o cc. 4	+	—
o cc. 5	+	—
o cc. 6	+	±
o cc. 7	+	+
o cc. 8	+	+

Le signe — indique qu'il y a eu fixation totale (pas d'hémolyse).
Le signe ± indique qu'il y a eu fixation partielle.
Le signe + indique qu'il y a eu absence de fixation (hémolyse).

La richesse en anticorps du sérum du cheval II est donc deux fois plus grande que celle du cheval I.

Nous avons pu étudier, comparativement avec le sérum de notre cheval II, la teneur en anticorps d'un autre sérum obtenu par H. Vallée (d'Alfort) en vaccinant des chevaux avec des *bacilles équins*, puis *humains*.

Pour chaque expérience on employait o cc. 05 de sérum de cheval et une alexine de cobaye dont la dose minima activante pour un sérum hémolytique était de o cc. 01.

Alexine de cobaye (quantités de dilutions au quart).	Sérum Vallée.	Sérum II.
—	»	»
o cc. 05	—	—
0,10	—	—
0,15	—	—
0,20	—	—
0,25	±	±
0,30	+	+
0,35	+	+
0,40	+	+
0,50	+	+

Les deux sérums ont donc exactement la même teneur en sensibili-satrices. Chaque centimètre cube fixe $\dfrac{0.25}{4 \times 0.05} = 1$ cc. 25 d'alexine fraîche de cobaye, soit 125 doses minima activantes pour le sérum hémolytique dont il était fait usage, ou 125 unités d'anticorps, suivant la notation que nous avons adoptée.

Chez les petits animaux de laboratoire *non tuberculisés* il est beaucoup plus difficile d'obtenir des anticorps lorsqu'on leur injecte de la tuberculine brute de KOCH ou des extraits bacillaires (CHRISTIAN et ROSENBLATT, HAMBURGER et MONTI, LAUB, KLOPSTOCK), ou des lipoïdes bacillaires (lécithine, céphaline, etc. H. MUCH, K. MEYER). Par contre, ils en produisent aisément si on leur injecte des bacilles tués par chauffage à 70° ou même à 100° (J. BORDET, GENGOU) [1], ou encore, comme l'a fait F. LŒFFLER [2], des bacilles soumis à l'action digestive prolongée (24 à 48 heures) soit de trypsine en milieu alcalin, soit de suc de plantes carnivores du genre *Drosera*.

Il faut reconnaître toutefois que le meilleur procédé d'enrichissement des sérums en anticorps consiste à traiter, soit des animaux spontanément tuberculeux, soit des animaux artificiellement infectés, par des injections répétées de bacilles tuberculeux virulents dans les veines, ou plus simplement de tuberculines ou d'extraits bacillaires sous la peau. C'est, du moins, ce que l'on constate nettement chez le cheval (VALLÉE, CALMETTE et MASSOL), chez le bœuf (E. ROTHE et K. BIERBAUM), la chèvre, le lapin et le cobaye (B. MOLLERS, KLOPSTOCK). Il en est de même chez l'homme tuberculeux. Les cliniciens ont cru pouvoir tirer parti de ce fait pour apprécier les effets du traitement tuberculinique. Malheureusement il semble aujourd'hui bien démontré qu'il n'existe aucun parallélisme entre l'abondance d'anticorps dans le sérum et la résistance à la maladie.

H. — ACTION EMPÊCHANTE OU INHIBITRICE DE CERTAINS SÉRUMS DE TUBERCULEUX OU D'ANIMAUX HYPERVACCINÉS SUR LA RÉACTION DE FIXATION.

En cherchant à déterminer la richesse en anticorps d'un grand nombre de sérums de sujets tuberculeux ou d'animaux hypervaccinés, nous avons constaté [3] que certains sérums possèdent la propriété curieuse d'empêcher la fixation de l'alexine sur les antigènes et nous avons vu que ces mêmes sérums peuvent aussi exercer leur pouvoir empêchant ou *inhibant* en présence d'autres sérums renfermant des anticorps.

Pour étudier cette propriété inhibante ou inhibitrice qui est surtout

---

1. *Société de biologie*, 28 juil. 1906.
2. *Deutsch. med. Woch.*, 1913, n° 22.
3. *Société de biologie*, 5 fév. 1910, 22 juil. 1911, 13 juil. 1912, et *Annales de l'Institut Pasteur*, avril 1914.

particulière aux sérums des animaux hypervaccinés, nous faisons le mélange suivant :

> 20 cent. cubes de sérum de bovidé hyperimmum ;
> 1 cent. cube d'extrait bacillaire aqueux, non peptoné [1] (B^1) ;
> 9 cent. cubes d'eau salée physiologique.

Après 1 heure de séjour à $37°$ et 18 heures de repos à la glacière il se forme un précipité. On agite et on divise le mélange en deux portions égales A et B. L'une, A, est centrifugée. On décante le liquide surnageant et on émulsionne le précipité dans un volume d'eau salée égal au volume de liquide décanté.

Ce précipité de A émulsionné, le liquide décanté de A après centrifugation et la portion B non centrifugée vont, à des dilutions différentes, nous servir à effectuer des réactions de fixation et nous les emploierons soit seuls, soit en présence d'un sérum de cheval dont la teneur en anticorps a été préalablement déterminée en présence de l'extrait bacillaire aqueux B^1.

L'expérience montre que toutes les réactions de fixation effectuées avec le précipité de A émulsionné, avec le liquide décanté de A après centrifugation et avec la portion B non centrifugée, — respectivement seuls ou en mélange avec 0 cc. 5 du sérum de cheval dont nous connaissons la valeur en anticorps, — sont *négatives*.

L'antigène B^1, mis en contact avec le sérum de bovidé hyperimmum, a perdu la propriété de fixer l'alexine. *C'est donc que ce sérum renferme une substance (inhibitrice) qui empêche ou masque la réaction de fixation.*

Nous avons cherché à déterminer l'influence que pouvait exercer, sur la mise en évidence de l'inhibitrice, l'ordre dans lequel les divers éléments de la réaction de fixation sont placés. Les mélanges suivants ont donc été effectués, chacun avec des doses variables de 0 cc. 1 à 0 cc. 6 d'alexine fraîche diluée au quart :

A. — 0 cc. 5 de sérum anticorps de cheval + 0 cc. 5 d'antigène B^1 dilué à 1 p. 40 + 0 cc. 5 d'eau salée physiologique + alexine.

B. — 0 cc. 5 d'antigène B^1 dilué à 1 p. 40 + 0 cc. 5 de sérum de bovidé inhibant dilué à 1 p. 10 + 0 cc. 5 de sérum anticorps + alexine.

C. — Même expérience avec un sérum de bovidé *sain*, remplaçant celui de bovidé *hyperimmun* inhibant

D. — 0 cc. 5 d'antigène B^1 dilué à 1 p. 40 + 0 cc. 5 de sérum de cheval anticorps (30 minutes à 37 degrés) + 0 cc. 5 de sérum de bovidé inhibant dilué à 1 p. 10 + alexine.

E. — Même expérience avec sérum de bovidé sain remplaçant le sérum de bovidé hyperimmum inhibant.

---

1. Rappelons que cet extrait bacillaire s'obtient par macération à $65°$ de 5 grammes de bacilles secs dans un litre d'eau. On filtre après 48 heures on concentre à 100 cc. Cet antigène, que nous appelons B^1, contient 2 p. 100 d'extrait sec.

F. — o cc. 5 d'antigène B^1 dilué à 1 p. 40 + o cc. 5 de sérum de cheval anticorps + alexine (une heure à 37 degrés) + o cc 5 de sérum de bovidé inhibant dilué à 1 p. 10 (30 minutes à 37 degrés).

G. — Même expérience avec sérum de bovidé *sain* remplaçant le sérum de bovidé inhibant.

On s'est préalablement assuré que le sérum de bovidé inhibant, chauffé ou non à 58 degrés, ne donne pas d'hémolyse en présence du sérum hémolytique, ce qui est d'ailleurs vérifié par l'expérience F ci-dessus.

Dans cette série d'expériences, tous les tubes des séries B et D sont hémolysés. Tous les autres ont fourni une réaction de fixation positive.

Donc, *tant que l'antigène B^1 et les anticorps libres du sérum de cheval n'ont pas fixé l'alexine, le sérum inhibant empêche la fixation et, quand celle-ci s'est effectuée, le sérum inhibant ne peut plus remettre l'alexine en liberté.*

Précisons maintenant le temps de contact nécessaire pour que cette fixation de l'alexine soit définitive :

Dans une première expérience, nous déterminons, à des temps variables, la fixation de l'alexine par le complexe antigène B^1 + sérum de cheval anticorps, en ajoutant le sérum hémolytique et les hématies aux temps indiqués sur les tableaux.

Dans une seconde expérience, après les mêmes temps de contact de l'antigène, des anticorps et de l'alexine, nous ajoutons le sérum inhibant, le sérum hémolytique et les hématies.

Enfin, dans une troisième expérience, après addition du sérum inhibant, aux temps indiqués, au complexe antigène + anticorps + alexine, nous portons une heure à 37 degrés, puis nous ajoutons le sérum hémolytique et les hématies.

Exp. I.

Alexine	Temps					
au 1/4	o	5'	10'	20'	60'	
»	»	»	»	»	»	
o cc. 1	+	+	—	—	—	Pas de sérum inhibant. La fixation,
o cc. 2	+	+	+	—	—	*nette* déjà après 10', augmente ensuite
o cc. 3	+	+	+	+	—	avec le temps.
o cc. 4	+	+	+	+	±	

Exp. II.

Alexine	Temps				
au 1/4	o	5'	10'	20'	
»	»	»	»	»	
o cc. 1	+	+	—	—	L'addition de sérum inhibant ne
o cc. 2	+	+	+	—	remet pas en liberté l'alexine fixée.
o cc. 3	+	+	+	+	L'hémolyse correspond à celle que pro-
o cc. 4	+	+	+	+	duit l'alexine restée libre dans l'expé-rience 1.

Exp. III.

Alexine	Temps			
au 1/4	0	5'	10'	20'
»	»	»	»	»
0 cc. 1	—	—	—	—
0 cc. 2	—	—	—	—
0 cc. 3	+	—	—	—
0 cc. 4	+	+	—	—

L'addition de sérum inhibant après l'alexine empêche d'autant moins la fixation que la durée de contact préalable de l'alexine avec l'antigène et les anticorps a été plus longue.

Quand la fixation est commencée, le sérum inhibant ne peut plus l'entraver.

Pour observer sûrement les phénomènes d'inhibition, on doit toujours faire agir le sérum inhibant directement sur l'antigène avant l'addition du sérum anticorps et de l'alexine. Celle-ci doit intervenir en dernier lieu.

Comparativement avec nos sérums de bovidés hyperimmuns nous avons étudié divers sérums normaux ou thérapeutiques (sérums de bovidés sains, sérums antistreptococcique, antidiphtérique, antitétanique, antivenimeux, antipesteux) et nous avons constaté que la propriété inhibante ne se rencontre que dans le premier. Cette propriété est donc spécifique. Elle n'existe d'ailleurs pas seulement dans les sérums de bovidés hyperimmuns, car nous l'avons trouvée également dans certains échantillons de sérums de chevaux vaccinés par VALLÉE (d'Alfort) et par RAPPIN (de Nantes). Elle existe aussi chez certains autres animaux et on la rencontre parfois, quoique exceptionnellement, chez l'homme tuberculeux (CALMETTE et MASSOL, CAULFEILD et BEATTY) [1].

Nous avons pu constater que le pouvoir inhibant du sérum des bovidés hyperimmuns s'accroît immédiatement après les injections intraveineuses de bacilles. Il atteint son maximum après cinq à six jours, puis s'abaisse sans cependant disparaître tout à fait, même si l'animal reste deux mois au repos.

Les bovidés reconnus tuberculeux à l'abattoir n'ont généralement pas de sérum inhibant. Nous n'en avons trouvé qu'un seul dont l'activité fût manifeste. Ce bovidé, porteur de lésions chroniques très étendues, était d'ailleurs en excellent état apparent.

Le sérum des petits animaux de laboratoire (cobayes, lapins) infectés par voie sous-cutanée, ne possède pas non plus de propriétés inhibitrices.

Nos expériences ont montré que la substance inhibante agit sur les antigènes tuberculeux quels qu'ils soient, y compris les bacilles. Elle masque aussi bien les anticorps contenus dans les sérums de même

---

1. *Journ. of Med. Research.*, janv. 1911.

espèce que ceux contenus dans les sérums d'espèces étrangères. Son action est d'autant plus intense que la dose de sérum inhibant intervenant dans la réaction est plus convenable.

Les sérums inhibants que nous avons étudiés ne donnent pas la réaction de fixation en présence de notre antigène extrait bacillaire aqueux (B^1).

Mais si l'on s'adresse soit à des corps bacillaires tués et lavés, employés comme antigènes (dilution à o,5 p. 100 de bacilles secs), soit à l'extrait bacillaire peptoné (antigène B^2), une dose de o cc. 2 de ces antigènes permet toujours de déceler les anticorps et d'obtenir une réaction positive avec une dose appropriée de sérum.

On constate donc que les sérums inhibants renferment eux-mêmes des anticorps qui sont ainsi démasqués et qu'on peut doser avec précision en variant, d'une part les doses d'antigène employé, d'autre part les quantités de sérum mises en œuvre.

I. — NATURE ET FONCTIONS DE L'INHIBITRICE.

On sait que certains sérums de sujets tuberculeux et que les sérums d'animaux hyperimmuns fournissent un précipité au contact de la tuberculine (CALMETTE et E MASSOL) [1]. Il était indiqué de rechercher si cette réaction de précipitation intervenait en quelque manière dans le phénomène d'inhibition.

Pour séparer du sérum inhibant les substances précipitables par la tuberculine, il suffit de faire un mélange dans le rapport de 1 cent. cube de sérum pour o cc. 125 d'extrait bacillaire aqueux B^1. On laisse en contact deux heures à l'étuve et dix-huit heures à la glacière, puis on centrifuge pour séparer le précipité. Le liquide surnageant, additionné d'une nouvelle dose d'extrait bacillaire, ne donne plus aucun louche. Pourtant il conserve sensiblement la moitié de ses propriétés inhibantes.

Un résultat encore plus net s'obtient si l'on traite le sérum inhibant par une tuberculine non antigène (précipitée par l'alcool), ou encore par la malléine qui fournit également un précipité. Le liquide, débarrassé du précipité, conserve presque intégralement sa propriété inhibante.

Il faut donc admettre que la précipitation du sérum par l'antigène ne joue aucun rôle dans la réaction d'inhibition.

Rappelons d'ailleurs que le sérum dit antituberculeux de RUPPEL et RICKMANN, par exemple, très riche en anticorps, fournit un précipité abondant avec les diverses tuberculines. Il ne possède cependant aucun pouvoir inhibant.

D'autres expériences nous ont montré qu'un sérum inhibant non chauffé, privé d'alexine par vieillissement, perd, par trois heures de

---

1. *Comptes rendus Académie des sciences*, 8 nov. 1909 et 25 juil. 1910.

chauffage à 58 degrés, environ 33 p. 100 de l'inhibitrice qu'il contenait. Ce même sérum, mélangé après chauffage à l'extrait bacillaire, ne fournit plus que 31 p. 100 du précipité qu'on pouvait en séparer par centrifugation lorsqu'il était mélangé, non chauffé, à l'antigène.

La précipitation par l'eau distillée (avec isotonisation subséquente) conduit à un résultat moins net : on n'obtient plus, par l'extrait bacillaire, que 42 p. 100 du précipité que fournit le sérum normal et 50 p. 100 de l'inhibitrice contenue dans le sérum non traité.

Une partie de l'inhibitrice est donc entraînée par les précipités produits dans un sérum inhibant.

On pouvait encore se demander si la réaction d'inhibition ne résultait pas de la présence dans le sérum d'un excès d'anticorps.

Or, le sérum de Ruppel et Rickmann, le plus riche en anticorps que nous ayons eu entre les mains, n'est jamais inhibant, quelle que soit la dose qu'on fasse intervenir en présence d'une même quantité d'antigène. Et d'autre part on constate, comme nous l'avons déjà dit, que les sérums inhibants ne libèrent les anticorps qu'ils renferment à côté de l'inhibitrice, quelque minime que soit la dose à laquelle on les emploie, que lorsqu'on les met en présence d'une dose élevée (environ trois fois supérieure à celle qu'exige le sérum de Ruppel et Rickmann), d'un antigène approprié, tel que notre antigène peptoné B^2. C'est donc que la fixation de l'alexine ne peut se produire, par l'effet des anticorps sur l'antigène, que lorsque toute la substance inhibante a été saturée par cet antigène.

L'action combinée de la dilution par l'eau distillée et d'un courant d'anhydride carbonique (*méthode de* Liefmann) sur un sérum inhibant peut d'ailleurs nous permettre de séparer l'inhibitrice des anticorps (Calmette et Massol) [1] :

Dans un sérum de bovidé inhibant inactivé à 58 degrés, dilué avec neuf volumes d'eau distillée, nous faisons passer un courant d'anhydride carbonique. Après un repos de deux heures et centrifugation, on décante le liquide qu'on isotonise. On reprend par l'eau salée physiologique l'abondant précipité formé.

Voici les poids de précipité sec que fournissent divers sérums à la dose de 1 cent. cube :

Sérum de *bovidé inhibant*.	o gr. 0225
Sérum de *bovidé sain*	o gr. 00875
Sérum de *Ruppel* et *Rickmann*	o gr. 0125
Sérum antivenimeux	o gr. 008
Sérum de cheval agglutinant le bacille typhique. .	o gr. 009
Sérum d'homme sain	o gr. 005
Sérum de cobaye sain	o gr. 00375

---

1. *Comptes rendus de la société de biologie*, 26 juil. 1913.

Le sérum de bovidé inhibant précipite donc beaucoup plus que le sérum d'un bovidé sain.

D'autres expériences nous ont permis de rechercher les pouvoirs inhibants du liquide, du précipité, du mélange reconstituant le sérum initial et de les' comparer au pouvoir inhibant de ce dernier. On constate ainsi que le liquide décanté ne possède pas de pouvoir inhibant ; le précipité au contraire se montre aussi actif que le sérum dont il provient. Le précipité du sérum de Ruppel et Rickmann, ou d'un sérum de bovidé sain, n'atténue pas la fixation. *La réaction est donc spécifique.*

La recherche des anticorps dans les diverses fractions du sérum fournit un résultat négatif avec l'antigène B^1. Avec l'antigène B^2 (extrait bacillaire peptoné) on constate que le précipité retient de faibles traces d'anticorps ; au contraire le liquide décanté, même employé en grand excès, donne une fixation très nette qui ne s'atténue pas : il n'est donc pas inhibant. Pour faire réapparaître l'inhibition, il suffit d'incorporer le précipité au liquide décanté.

De plus, si l'on fait une réaction de fixation avec l'antigène B^2 et du liquide décanté, ou du sérum initial, on observe que, pour obtenir une déviation égale avec le liquide décanté, il faut environ trois fois moins d'antigène qu'avec le sérum (caractère distinctif des sérums à anticorps non inhibants et des sérums inhibants).

Ajoutons que les précipitines se retrouvent avec l'inhibitrice dans le précipité, tandis que les agglutinines restent avec les anticorps dans le liquide décanté. L'inhibitrice est donc bien distincte des anticorps. Ces derniers sont aussi, par suite, distincts des précipitines. ·(*Voir chap. XXX, F.*)

Comment expliquer la formation de cette substance inhibante dans le sérum des animaux hyperimmuns et son absence habituelle dans le sang des tuberculeux ?

Nous ne pouvons formuler à cet égard qu'une hypothèse : c'est que chez les animaux qu'on immunise au moyen d'injections intraveineuses massives de bacilles tuberculeux plus ou moins modifiés ou virulents, ces bacilles, se trouvant immédiatement sensibilisés par une surabondance d'anticorps, provoquent un enrichissement du sang en globulines (ainsi qu'on le constate d'ailleurs par ce fait que le sérum, même chauffé à 58 degrés, forme un important précipité de globulines lorsqu'on le traite par barbotage d'acide carbonique (méthode de Liefmann). Or, ces globulines, qui contiennent l'inhibitrice, comme nous l'avons montré, ont la propriété d'empêcher la fixation de l'alexine sur les antigènes sensibilisés et de s'opposer même à l'agglutination.

Nous avons vu précédemment (*Chap. XXXV, C*) que, d'après les

travaux de E. Friedberger et E. Goldschmidt [1], G. Shibayama, etc.,
les bacilles tuberculeux, mis en contact *in vitro* avec du sérum frais de
cobaye, peuvent fournir après centrifugation une réaction dite *anaphylatoxique* par injection intraveineuse chez le cobaye sain.

F. Neufeld et H. Dold [2] sont parvenus au même résultat en injectant
à une série de cobayes, du poids de 200 grammes environ, quelques
milligrammes de bacilles de souche humaine ou bovine, par voie intraveineuse. Pour une partie de ces animaux (les autres restant comme
témoins) les bacilles avaient été préalablement sensibilisés par contact
de 24 heures, à la glacière ou à l'étuve, avec un sérum spécifique
(sérum de chèvres immunisées par les auteurs ou sérum de Ruppell et
Rickmann, préparé à Höscht), et mis ensuite en présence de sérum
frais de cobaye pendant 24 heures. Dans 9 cas, ils ont cru isoler ainsi,
des bacilles traités, une toxine tuant le cobaye en 2 à 5 minutes. Tous
les résultats positifs ont été obtenus avec des bacilles sensibilisés à la
glacière et ayant macéré ensuite à l'étuve en présence de l'alexine
fraîche. En aucun cas, les bacilles simplement sensibilisés par le sérum
spécifique n'ont donné de réaction anaphylatoxique.

Dans l'hypothèse que l'injection de bacilles dans les veines d'animaux
sensibilisés par des injections antérieures produit une *anaphyla-intoxi-
cation* (l'on a déjà vu des accidents mortels au cours des immunisations
par injections intraveineuses, évitables souvent par le procédé des
vaccinations subintrantes de Besredka), on pourrait supposer que
l' « inhibitrice », qui s'oppose à la fixation de l'alexine, concourt
ainsi à empêcher la réaction anaphylatoxique, laquelle est liée à la
baisse du pouvoir alexique (J. Bordet, Mutermilch). Il est bon de
faire remarquer que nous n'avons pas pu faire la preuve de ce fait par
une expérience directe, car le sérum inhibant de *bovidé* dont nous
disposons est *toxique* pour le cobaye à une dose pour laquelle l'inhibition est insuffisamment marquée. Nous pensons toutefois que les
inhibitrices exercent dans l'organisme une action protectrice ou défen-
sive au regard des injections intraveineuses et des infections bacillaires
massives. Cette opinion semble justifiée par le fait que, si l'on cesse
d'injecter des bacilles aux animaux hyperimmuns, on constate un
abaissement du pouvoir inhibant de leur sérum.

K. — RECHERCHE DES ANTICORPS DANS LES EXTRAITS D'ORGANES ET LES EXSUDATS TUBERCULEUX.

De même que les antitoxines sont élaborées principalement par les
leucocytes, ainsi que l'ont établi les travaux de Metchnikoff et de ses
élèves, il semble bien que ces cellules et les organes qui président à

1. *Zeitschf. Immunit.*, 1911, vol. IX, p. 369 et suiv.
2. *Arb. a. d. KK. Gesundh.*, nov. 1911.

leur formation, tels que les ganglions lymphatiques, la moelle osseuse et la rate, soient les principaux organes d'élaboration des anticorps tuberculeux. On doit donc s'attendre à les y retrouver en abondance, et c'est ce que la réaction de fixation de BORDET-GENGOU permet de démontrer.

LIVIERATO [1] les a décelés aisément dans les ganglions scrofuleux et tuberculeux en se servant d'émulsions de bacilles, d'extraits bacillaires ou de tuberculine comme antigènes, et P. PARASKEROPOULOS [2] montre qu'on en trouve en plus grande quantité dans les exsudats séro-fibrineux provenant des pleurésies aiguës que dans le sérum des mêmes malades, si l'on prend soin d'éliminer d'abord par centrifugation les bacilles que renferment ces exsudats.

Enfin L. KARWACKI et CZESLAS OTTO [3], en s'adressant aux crachats de tuberculeux pulmonaires, ont également pu y mettre en évidence des anticorps, alors même que ces crachats renfermaient déjà des bacilles. Les anticorps s'y trouvaient donc en excès.

L. — TRANSMISSION HÉRÉDITAIRE DES ANTICORPS TUBERCULEUX.

On sait, d'après les travaux de THEOBALD SMITH, de J. ROSENAU et J.-F. ANDERSON, que les jeunes cobayes issus de mères sensibilisées au sérum de cheval, gardent pendant plusieurs semaines après leur naissance un certain degré d'hypersensibilité vis-à-vis de ce même sérum. On peut donc se demander si, dans l'infection tuberculeuse, les anticorps passent de la mère au fœtus. Des recherches ont été faites à ce sujet par plusieurs expérimentateurs.

J. PARISOT et HANNS [4] ont fait l'autopsie d'une femme enceinte qui succomba à une tuberculose cavitaire pendant le huitième mois de sa grossesse. Après la mort on percevait encore les battements du cœur de l'enfant qui fut extrait par opération césarienne, mais ne survécut qu'une demi-heure. Le placenta maternel et fœtal, le foie, la rate, les capsules surrénales, furent recueillis aseptiquement. Les examens histologiques n'y décelèrent ni tubercules, ni bacilles de KOCH. L'inoculation au cobaye resta négative. Mais la réaction de BORDET-GENGOU se montra positive avec le sang de la mère et avec celui de l'enfant.

Expérimentalement, SCHENCK [5] avait obtenu un résultat identique avec le sang de deux jeunes cobayes issus d'une mère tuberculisée, puis traitée par des injections croissantes d'émulsions de bacilles. Par contre FEDELI [6] échoua complètement en recherchant les anticorps dans le

---

1. *Centralbl. f. Bakt.*, 21 janv. 1911.
2. *Société de biologie*, 8 avril 1911.
3. *Id*, 25 nov. 1911.
4. *Revue médicale de l'Est*, 15 avril 1910.
5. *Münch. med. Woch.*, 1910, r. 2514.
6. *Zeitsch. f. Immunit.*, 1911, t. III, p. 1052.

sang des petits de cobayes femelles simplement infectées et non traitées.

Esther Rosenkrantz [1] a étudié dans mon laboratoire les sérums d'une centaine d'enfants, presque tous nés à la maternité Baudelocque à Paris, dans le service du professeur Pinard. Elle ne s'est pas préoccupée de savoir si les mères étaient tuberculeuses et réagissaient à la tuberculine. Or, sur ces 100 nouveau-nés, 31 avaient des anticorps tuberculeux décelables par la réaction de Bordet-Gengou, avec, comme antigène, une émulsion de bacilles tuberculeux bovins tués par chauffage à 100°. Le sang était simplement prélevé au cordon ombilical au moment de la naissance.

Cette proportion de 31 p. 100 de jeunes enfants porteurs d'anticorps correspond à peu près à ce que nous savons de la fréquence de l'infection tuberculeuse latente chez les mères en apparence saines. Or, les sujets porteurs de lésions latentes ont souvent des anticorps dans leur sérum. Il semble donc bien que le passage de ces anticorps tuberculeux de la mère au fœtus doive être considéré comme étant la règle, au moins dans l'espèce humaine. Mais il serait à désirer que des recherches nombreuses et plus précises soient effectuées pour élucider cette question, car il est possible, — et certains faits observés par Boez dans mon laboratoire tendent à le laisser supposer — que le sérum des nouveaunés et celui des femmes enceintes, de même que certains sérums de sujets syphilitiques, renferment des substances capables de fixer l'alexine en présence des antigènes tuberculeux.

M. — IMPORTANCE DIAGNOSTIQUE ET PRONOSTIQUE DE LA RECHERCHE ET DU TITRAGE DES ANTICORPS DANS L'INFECTION TUBERCULEUSE.

Lorsqu'on effectue méthodiquement la recherche des anticorps dans le sérum des sujets sains, des sujets suspects de tuberculose ou des malades cliniquement tuberculeux, on constate qu'ils manquent toujours chez les sujets sains, tandis qu'on les trouve à peu près dans tous les cas chez les porteurs de lésions tuberculeuses évolutives.

Cette recherche a été effectuée tout d'abord par F. Widal et Lesourd, Camus et Pagniez en 1901, puis par Wassermann et Brück, Calmette, L. Massol et M. Breton [2], L. Michaelis, et Georg Eisner [3], Marmorek, Bergeron [4], Otto Deilmann [5], etc. ; mais ces expérimentateurs ont employé des techniques différentes, souvent défectueuses, de sorte que leurs résultats ne sont susceptibles d'aucune comparaison.

C'est ainsi que Wassermann et Brück ne trouvent des anticorps que dans le sérum des tuberculeux traités par la tuberculine, alors qu'il est

1. *Société de biologie*, 22 juil. 1911.
2. *Id.*, 19 déc. 1908.
3. *Zeitsch. f. Immunit.*, 1910, vol. VI, p. 571.
4. *Société de biologie*, 4 fév. 1911.
5. *Zeitsch. f. Immunit.*, 1911, vol. X, p. 421.

aujourd'hui démontré qu'en l'absence de tout traitement ces anticorps existent chez 80 p. 100 environ des malades. Il est seulement exact qu'en général les injections de tuberculine augmentent la richesse du sérum en anticorps. Ce fait a été précisé par nos expériences [1].

En traitant par exemple pendant cinq mois une série de huit malades par des doses fractionnées et progressives d'extrait bacillaire aqueux, de telle sorte qu'ils ont reçu comme dose maxima 833 unités antigènes (correspondant à 4 milligr. 1 d'extrait sec), la progression du taux d'anticorps avant et après le traitement fut, pour chacun d'eux, la suivante :

Numéros des malades.	Période d'après TURBAN	Anticorps dosés en unités par l'extrait peptoné B2	
		Avant traitement.	Après traitement.
14	1re	5	333
15	3e	15	200
16	3e	33	500
17	1re	15	100
18	2e	100	333
19	1re	5	333
20	3e	5	100
21	3e	0	100

Sur 134 sérums de malades non traités, répartis en trois groupes d'après l'étendue de leurs lésions pulmonaires et selon la classification de TURBAN, nous avons trouvé des anticorps décelables par notre antigène peptoné (B2) chez 127. Ils se répartissent de la manière suivante :

Périodes d'après TURBAN.	Nombre de malades.	Réaction de fixation		Proportion p. 100 des réactions positives.
		positive.	négative.	
I	27	26	1	96,29 p. 100
II	46	43	3	93,4 —
III	61	58	3	95 —

Dans cette série, la proportion des réactions positives s'élève donc à 95 p. 100.

Les expérimentateurs qui se sont servis de notre antigène peptoné B2 ont obtenu des chiffres analogues (ARMAND-DELILLE, RIST et VAUCHER [2] par exemple).

Avec d'autres antigènes, les résultats sont quelque peu différents. Cependant A. BESREDKA, F. JUPILLE, DEBAINS et MANOUKHINE [3], J. BRONFENBRENNER [4] avec la culture à l'œuf centrifugée et stérilisée

1. *Société de biologie*, 13 juil. 1912, p. 122.
2. *Id.*, 19 avril 1913.
3. *Id.*, 31 janv. et 7 fév. 1914.
4. *Zeitsch. f. Immunit.*, 1914, vol. XXIII, p. 231.

à 120°, trouvent une réaction constamment positive chez 100 tuberculeux pulmonaires, négative seulement chez 11 phtisiques au 3e degré et négative aussi chez 43 malades non tuberculeux.

Kuss, Leredde et Rubinstein [1], utilisant la même culture à l'œuf de Besredka, indiquent une proportion de 89 p. 100 de réactions positives chez les sujets atteints de tuberculose pulmonaire en pleine évolution et de 66 p. 100 chez les tuberculeux au début, apyrétiques.

Avec la tuberculine brute de Koch comme antigène, Wolf et Hans Musham [2] ne relevaient que 46 réactions positives et 32 douteuses sur 109 malades à divers stades. Sig. Cohn, dans les mêmes conditions, n'en trouvait que 15 sur 53 malades au 2e et au 3e degré. F. Bezançon et de Serbonnes [3], soit avec la tuberculine brute, soit avec des bacilles humains broyés, ne parvenaient également à trouver des anticorps que dans un tiers des cas observés par eux.

En employant une émulsion de culture de bacilles humains sur pomme de terre, Elisabeth T. Fraser [4] obtient 8 fixations positives sur 13 sérums de malades tuberculeux, soit 61 p. 100, et 8 résultats négatifs sur 8 sérums de sujets non tuberculeux.

Au laboratoire de Trudeau, à Saranac Lake, H. M. Kinghorn et D. C. Twichell [5] utilisent des émulsions de bacilles humains et enregistrent 13 résultats positifs sur 14 tuberculeux avancés, soit 93, 3 o/o, 3 résultats positifs seulement sur 8 malades au début, soit 37,5 o/o et 7 résultats négatifs sur 7 sujets sains.

Avec l'antigène préparé dans le même laboratoire par S. A. Petroff (extrait de 1 gr. de bacilles tuberculeux desséchés sur le vide sulfurique, triturés au broyeur à billes de verre avec 100 gr. d'eau contenant 25 p. 100 de glycérine, puis lentement chauffés à 105° pendant 1 heure et décantés), Lawrason Brown et S. A. Petroff [6] ont trouvé, sur 478 malades atteints de tuberculose pulmonaire, 72 p. 100 de réactions de fixation positives.

Un assez grand nombre de malades qui réagissent à l'injection tuberculinique sous-cutanée n'ont pas d'anticorps dans leur sérum.

La richesse en anticorps du sérum des malades qui n'ont pas reçu de tuberculine est, en général, faible. D'après nos titrages, elle dépasse rarement 50 unités chez les tuberculeux à la 2e et 3e période; 20 unités seulement à la 1re.

Il résulte de nos chiffres que le taux d'anticorps est nul ou faible au début de l'infection. Il s'accroît ensuite à mesure que la maladie évolue,

1. *Société de biologie*, 14 fév. 1914, et *Bulletin médical*, 17 juin 1914.
2. *Deutsch. med. Woch.*, 27 août 1903, p. 1504.
3. *Société de biologie*, 20 nov. 1909.
4. *Zeitsch. f. Immunit.*, 1913, vol. XX, p. 291.
5. *Zeitsch. f. Tub.*, XX, fasc. 1, 1913.
6. XXXIVe rapport annuel du *Sanatorium Trudeau, Saranac Lake*, 1919.

et les anticorps disparaissent totalement à la fin, lorsque la cachexie s'établit et que la mort est proche.

Au Dispensaire Emile Roux, de Lille, Boez, utilisant notre antigène B^2, a pu étudier les sérums d'un assez grand nombre de malades aux divers stades de leur affection. Il trouve chez les tuberculeux pulmonaires :

77,7 p. 100 de réactions positives à la 1re période ;
82,0 — — 2e —
63,6 — — 3e —

Il note, d'autre part, 32,4 % de réactions positives chez les sujets dits « prétuberculeux » qui présentent soit les signes de GRANCHER, soit des engorgements ganglionnaires suspects ; 18,8 % de réactions positives chez des sujets atteints de diverses affections non tuberculeuses, et aucune réaction positive chez 7 sujets sains qu'il a pu observer et qui tous lui avaient fourni une cuti-réaction tuberculinique positive.

En titrant les anticorps trouvés chez ses malades, Boez a également démontré qu'il n'existe aucune relation évidente entre la forme évolutive et la richesse du sérum en anticorps. Il a vu aussi, comme l'avaient déjà constaté WOLF et MUSHAM [1], et contrairement à ce que pense ARMAND DELILLE [2], qu'on ne peut établir aucun parallèle entre la teneur en anticorps et l'intensité de la cuti-réaction. Les malades atteints de tuberculose chirurgicale par exemple, s'ils ne présentent aucun stigmate de tuberculose ganglionnaire ou pulmonaire, réagissent très violemment à la tuberculine, et cependant leur sang ne renferme aucune trace d'anticorps. Il en est de même pour les anciens tuberculeux guéris (CAULFEILD et BEATTY) [3] et pour les lupiques (CAPELLI).

On peut dire que, d'une manière générale, presque tous les auteurs qui se sont attachés à la recherche des anticorps tuberculeux avec une bonne technique, arrivent à cette conclusion que l'élaboration des anticorps par l'organisme indique toujours une forme évolutive de la maladie. Leur présence a donc une réelle valeur diagnostique. Ils sont plus abondants aux périodes déjà avancées qu'au début, de sorte qu'il y a un grand intérêt, pour l'établissement du pronostic, à en effectuer le titrage périodiquement. Enfin leur disparition totale, coïncidant avec l'aggravation des signes cliniques, annonce la cachexie et la mort prochaine.

---

1. *Deutsch. med. Woch.*, 27 août 1908, p. 1504.
2. *Société de biologie*, 1er mai 1909.
3. *Journ. of Med. Research*, janv. 1911, p. 101.

N. — FONCTIONS DES ANTICORPS DANS LA DÉFENSE DE L'ORGANISME CONTRE L'INFECTION TUBERCULEUSE.

Wassermann et Bruck [1], Citron [2], ont émis l'hypothèse que la réaction tuberculinique est due à ce que la tuberculine s'unit aux anticorps formés dans les foyers tuberculeux. Pour réagir contre les produits toxiques élaborés par les bacilles, les cellules émettraient des récepteurs qui se combineraient à ces substances pour les neutraliser. Sous l'influence de l'excitation cellulaire, il y aurait surproduction de récepteurs en même temps que production d'anticorps libres.

Lorsqu'on injecte une petite quantité de tuberculine, les cellules normales ne seraient pas influencées, mais les cellules des foyers tuberculeux réagiraient pour combiner leurs récepteurs avec la tuberculine. C'est cette réaction cellulaire qui se traduirait par la réaction fébrile. *(Voir Chapitre XXXV. C.)*

La conception de Wassermann et Bruck tend donc à identifier les anticorps avec une *antituberculine* dont la fonction consisterait à neutraliser la tuberculine produite au sein même des lésions tuberculeuses ou introduite artificiellement dans l'organisme. D'après Löwenstein [3] on pourrait démontrer l'existence de cette antituberculine en mélangeant une même quantité de tuberculine avec des proportions variables de sérums de sujets tuberculeux et en effectuant, avec ces mélanges (préalablement laissés en contact d'abord 2 heures à l'étuve, puis 20 heures à la glacière), des cuti-réactions sur le bras d'un malade en même temps qu'avec une tuberculine témoin. On trouverait ainsi qu'une certaine proportion de sérum empêche la cuti-réaction jugée, en l'espèce, par la présence de la papule caractéristique.

Or, nos expériences (Calmette et L. Massol [4]) ont pu nous convaincre qu'en fait il ne s'agit point là d'une véritable neutralisation. Nous insisterons plus loin sur l'interprétation de leurs résultats (*Chap. XLI et XLII*). Le contact prolongé du sérum avec la tuberculine entraîne simplement une précipitation des globulines du sérum, et si l'on effectue les cuti-réactions avec le précipité débarrassé du sérum par centrifugation, et avec ce dernier séparément, on voit que le précipité ne donne ni la cuti ni l'ophtalmo-réaction tandis que ces réactions sont produites par le sérum qui contient toute la tuberculine initiale. La tuberculine n'est donc pas modifiée dans sa nature ni dans ses effets ; elle n'est pas *sensibilisée*, comme l'ont cru Löwenstein [5], Pickert [6], H. Vallée [7], Finzi et d'autres auteurs.

---

1. *Deutsch. med Woch.*, 1906, p. 448-454.
2. *Berlin. klin. Woch.*, 9 sept. 1907, nᵒ 36.
3. *Zeitsch. f. Tub.*, févr.-mars 1910, p. 337.
4. *Comptes rendus Académie des sciences*, 25 juil. 1910 et 14 août 1911.
5. *Deutsch. med. Woch.*, 1908, nᵒ 52.
6. *Id.*, 10 juin et 2 sept. 1909.
7. *Société de biologie*, 1909.

Il est facile de constater que les sérums les plus riches en anticorps n'ont aucune propriété *neutralisante in vitro* vis-à-vis des tuberculines, en observant les effets de leurs mélanges par la méthode d'inoculation intracérébrale chez le cobaye tuberculeux. Du reste LÖWENSTEIN lui-même reconnaît qu'on trouve souvent des anticorps décelables par le BORDET-GENGOU dans des sérums qui se montrent incapables de neutraliser les effets de cuti-réaction de la tuberculine.

J'ai déjà dit qu'en l'état actuel des faits observés, il ne semble pas qu'on puisse établir une corrélation étroite entre l'apparition des anti-corps dans le sérum d'un sujet et l'aptitude de celui-ci à réagir à la tuberculine, puisque les porteurs de lésions osseuses ou articulaires, les lupiques et les tuberculeux ganglionnaires apparemment guéris réagissent d'ordinaire très violemment à cette substance, tandis que la recherche des anticorps se montre, chez eux, à peu près constamment négative. Si la réaction tuberculinique locale ou générale était consécutive à l'union de la tuberculine avec une « antituberculine », au sens de WASSERMANN et BRUCK, il serait incompréhensible que précisément les sujets chez lesquels cette réaction est le plus intense soient ceux chez lesquels les anticorps ne peuvent pas être décelés.

Inversement d'ailleurs on a pu, chez certains animaux artificiellement infectés, voir apparaître les anticorps avant l'aptitude à réagir à la tuberculine. C'est ainsi que SLATINEANU et DANIELOPOLU [1], BESREDKA et MANOUKHINE [2] en ont trouvé à partir du 4e jour chez le cobaye. Ce délai est d'ailleurs extrêmement variable et l'expérimentation n'a pas permis, jusqu'à présent, de poser à cet égard des règles précises. Le seul fait qui apparaisse clairement est l'influence des injections répétée de tuber-culine, d'extraits bacillaires, de bacilles morts ou de faibles doses de bacilles vivants, virulents ou atténués, sur l'augmentation de la richesse du sérum en anticorps, alors même que ces injections influencent défa-vorablement l'évolution des lésions.

On ne saurait donc considérer les anticorps comme les éléments essen-tiels de la défense contre l'infection tuberculeuse. Ils paraissent être plutôt les *témoins* des réactions cellulaires contre les produits toxi-ques excrétés par les bacilles dans les tissus parasités, ou contre la tuber-culine introduite artificiellement dans l'organisme sain ou malade. Mais ils ne *neutralisent* pas celle-ci. Il n'existe aucun parallélisme entre leur présence dans le sérum d'un sujet et son aptitude à réagir à la tubercu-line. Et s'il est démontré que leur disparition, chez les sujets gravement atteints, est d'un pronostic très fâcheux, il paraît bien établi que leur abondance plus ou moins grande ne révèle en aucune manière un état d'immunité ou de résistance à l'infection.

---

1. *Société de biologie*, 9 janv. 1909, et *Annales de l'Institut Pasteur*, juin 1914, p. 569.
2. *Id.*, 31 janv. 1914.

QUATRIÈME PARTIE

IMMUNITÉ NATURELLE ET PROCESSUS D'IMMUNISATION CONTRE L'INFECTION TUBERCULEUSE

CHAPITRE XXXVIII

LES VARIATIONS NATURELLES DE VIRULENCE
DU BACILLE TUBERCULEUX

Lorsqu'on étudie expérimentalement les cultures de bacilles tuberculeux de diverses origines au moment où l'on vient de les isoler et alors que des passages successifs et un long séjour dans les milieux artificiels n'ont pas encore modifié leurs caractères, il est facile de se convaincre que la virulence des « types » bien spécifiés, — *humain, bovin, aviaire* — est remarquablement constante. Un même poids de cultures de même âge de bacilles humains ou bovins, provenant de sujets différents, donne presque toujours au cobaye — animal réactif par excellence — lorsque les conditions d'inoculation sont identiques, une tuberculose évoluant de la même manière.

La gravité ou la bénignité des infections tuberculeuses pour telle ou telle espèce animale sensible résulte manifestement, ainsi que je l'ai établi par des expériences rapportées au Chap. XX (*A*), de deux principaux facteurs : l'un est la *quantité de bacilles absorbés* en une seule fois, ou en plusieurs fois à des intervalles assez rapprochés pour que les réactions cellulaires défensives n'aient pu encore s'exercer ; l'autre est la *localisation de l'infection primitive*, c'est-à-dire l'endroit de l'organisme où se constitue la première lésion folliculaire.

Il en est certainement ainsi pour l'espèce humaine, car il n'y a aucune raison d'admettre que l'homme se comporte, vis-à-vis du virus tuberculeux, autrement que les animaux, comme lui spontanément tuberculisables.

Parmi ces derniers, les bovidés par exemple, à quelque race qu'ils appartiennent, se montrent aptes à contracter la tuberculose lorsqu'ils se trouvent placés dans les mêmes conditions d'existence et exposés aux mêmes facteurs de contamination. Nous savons, il est vrai, que l'infection tuberculeuse est plus répandue dans les troupeaux de certaines régions que dans d'autres, et les zootechniciens ont cru observer une sensibilité plus grande chez certaines races, par exemple chez les bovidés de race lourdaise dans le midi de la France, ou chez ceux de la race Durham en Angleterre. Mais en serrant la question de plus près, ils ont pu se convaincre que ce sont en réalité les procédés d'élevage ainsi que

les méthodes zootechniques de sélection et de croisement qui ont augmenté les risques et les occasions de contamination. La stabulation
permanente ou prolongée, et l'introduction dans les troupeaux indemnes
de reproducteurs provenant de troupeaux infectés, sont seuls responsables de la diffusion de la tuberculose chez les bovins de tous les pays.

Il n'existe pas, en réalité, de race bovine particulièrement sensible,
pas plus qu'il n'existe de race particulièrement réfractaire. Et s'il est
exact que les bovins de la race de Lourdes ou ceux du Charolais-Nivernais sont proportionnellement plus atteints, — toutes autres conditions
d'infection restant égales, — cela résulte de ce que dans ces races, dont
la tendance à l'albinisme est si remarquable, le système lymphatique
plus développé offre aux éléments infectieux de toute sorte une surface
d'absorption plus étendue.

Il en est de même chez l'homme pour ces sujets auxquels Landouzy
a appliqué la dénomination de *vir rufus*, individus « au pelage soyeux,
doré ou rouge, à la peau blanche, transparente et fine, maculée de
taches de rousseur, évoquant le souvenir des beautés chères au pinceau
de l'Ecole Vénitienne ».

Pour tous les hommes, comme pour tous les bœufs, à quelque race
qu'ils appartiennent, *lorsqu'ils offrent un terrain vierge de toute infection ou imprégnation bacillaire préexistante*, le virus tuberculeux naturel, — c'est-à-dire provenant de lésions tuberculeuses et non de cultures
— n'est jamais *inoffensif*. L'intensité et la gravité des lésions qu'il
produit sont en rapport avec la *quantité* des microbes introduits dans
l'organisme, beaucoup plus qu'avec la *qualité* de ceux-ci, dont les
variations, pour ce qui concerne le virus humain ou le virus bovin pris
isolément et récemment extrait d'organismes tuberculeux, sont très
peu importantes.

Les tentatives qui ont été effectuées par divers expérimentateurs en
vue de rechercher s'il existe, entre les cultures de bacilles tuberculeux
isolés de lésions humaines très diverses, des inégalités de virulence,
n'ont fourni jusqu'à présent que des résultats à peu près complètement
négatifs. C'est ainsi que Krompecher et Zimmermann [1] ont vainement
cherché des différences dans les souches de bacilles provenant de tuberculoses chirurgicales, et que C. Fraenckel et E. Baumann [2] avec 37
semences isolées de cavernes pulmonaires, aussi bien que de pus de
tumeurs blanches, n'ont jamais pu découvrir une race de bacilles
humains qui se montrât, vis-à-vis du cobaye, privée de virulence ou
même atténuée.

D'autres essais de Moeller n'ont pas été plus heureux [3]. Pourtant la

---

1. *Centralbl. f. Bakt*, Orig. XXXIII, 1903, p. 580.
2. *Zeitsch. f. Hyg.*, LIV, sept. 1906.
3. *Id.*, LV, déc. 1906, p. 506.

Commission anglaise a signalé la *virulence affaiblie* (pour le veau, le lapin, le cobaye et le singe) de 7 cultures de type bovin et de 4 de type humain isolées de cas de lupus chez l'homme. Quelques faits analogues ont été relevés par d'autres auteurs, mais les conditions expérimentales dans lesquelles ils se sont placés pour déterminer les différences d'activité de leurs virus sont défectueuses. Il eût fallu, pour que les résultats eussent pu être comparés, que toutes les expériences fussent effectuées sur des animaux de même espèce, le cobaye par exemple, avec des cultures provenant, soit directement des lésions humaines ou bovines, soit de premier ou de deuxième passage par le cobaye (l'organisme de cet animal ne modifiant pas sensiblement, dans ces conditions tout au moins, les caractères originels des virus humains ou bovins). Il eût fallu aussi qu'on employât uniformément la même technique d'épreuve; par exemple, comme l'a fait Et. Burnet [1], qu'on inoculât pour chaque souche de culture une série de cobayes de même poids, sous la peau de la cuisse, avec des doses de 1/4, 1/100 et 1/1000e de milligramme de bacilles (pesés à l'état frais).

En opérant de cette manière, Et. Burnet a constaté que, ni la tuméfaction des divers groupes ganglionnaires, ni celle de la rate, ne donnent la mesure de la virulence. Mais les poumons étant, après ces inoculations sous-cutanées, les derniers organes *visiblement envahis*, on peut le mieux juger, par leur état, de la rapidité d'extension d'une infection tuberculeuse. Il convient aussi de sacrifier au bout de 8 semaines une partie des animaux inoculés avec 1/4 de milligr. de bacilles, car s'ils ne présentent pas de lésions déjà apparentes avec cette forte dose de virus, c'est que celui-ci est fortement affaibli.

Or, dans une première série d'expériences, sur 42 bacilles étudiés dans ces conditions et provenant d'enfants ou d'adultes, de tuberculoses pulmonaires, ganglionnaires, osseuses ou cutanées, Burnet n'a pas pu en découvrir un seul qu'il soit possible de considérer comme *atténué*. Il trouve même que, dans la majorité des cas, la virulence des bacilles isolés de tuberculoses externes est plus grande que celle des bacilles de crachats pris comme témoins. « Bien loin, dit-il, que les tuberculoses osseuses et articulaires des enfants soient causées par des bacilles affaiblis, les faits prouvent que ces bacilles sont en pleine virulence, soit parce que l'organisme jeune leur résiste mal, soit parce qu'ils proviennent par contagion presque immédiate de tuberculoses actives, soit parce qu'ils sont doués d'une aptitude spéciale à se mobiliser et à se répandre, par la lymphe et le sang, dans l'organisme infecté ».

Toutefois sur 14 souches de bacilles isolées dans la suite de tuberculoses cutanées et spontanées sur le cobaye, 4 ont paru nettement atténuées et étaient toutes du type humain. Notamment, chez un sujet

---

1. *Annales de l'Institut Pasteur*, nov. 1912 et mai 1915.

porteur depuis son enfance d'une tuberculose cutanée à évolution torpide sur la jambe, Burnet put isoler, après deux passages successifs par le cobaye, un bacille qui s'est montré très bénin. Alors que les autres bacilles tuaient les singes (macaques et cynocéphales) en 70 jours au plus par inoculation sous-cutanée de 1 millionième de milligramme ou par deux ingestions de 1 et 2 milligrammes, ce bacille bénin, aux mêmes doses, laissait des survies considérables.

On peut se demander toutefois si, après plusieurs passages par un organisme animal tel que celui du cobaye ou du singe, les microbes de virulence affaiblie, comme celui dont il vient d'être question, ne sont pas susceptibles de récupérer leur virulence initiale. C'est ce qui est arrivé en effet au bacille de Burnet. Celui-ci, repris d'un ganglion de singe sur lequel il avait vécu 3 mois, se montra nettement virulent pour le cobaye, puisqu'après 9 semaines, une dose de 1/4 de milligr., inoculée sous la peau, produisit une tuberculose généralisée avec tubercules pulmonaires. Par contre, Burnet a vu qu'un bacille atténué pour le cobaye n'acquiert pas une plus grande virulence par plusieurs passages sur cobayes, et que la tuberculine fournie par plusieurs bacilles atténués s'est montrée aussi active que la tuberculine active d'un bacille bovin très virulent.

La *Commission anglaise* a pu conclure de ses expériences que les bacilles bovins et humains *affaiblis*, ont repris, après plusieurs passages respectifs sur le veau, le cobaye ou le singe, une virulence égale à celle qui caractérise le bacille bovin pour le bœuf, le bacille humain pour le cobaye ou pour le singe. Les « atténuations » que l'on observe en expérimentant avec certaines cultures ne sont donc qu'*apparentes* et *provisoires* : elles résultent de l'influence des milieux, comme c'est le cas pour le simple vieillissement dans les cultures artificielles, mais ne sont pas *définitivement acquises*.

Il ne paraît donc pas possible, en l'état actuel de nos connaissances, de songer à utiliser comme *vaccin*, pour les espèces humaine et bovine, dans les conditions où nous employons, par exemple, le *cow-pox* contre la variole, l'un quelconque de ces bacilles dont la virulence est provisoirement éclipsée. Il semble au contraire qu'on doive les considérer comme susceptibles de servir à la propagation de la tuberculose. Les individus et les animaux qui les abritent dans leur organisme, n'en souffrant pas eux-mêmes, peuvent les éliminer et les répandre à l'extérieur par les émonctoires normaux (bile et excréments) comme je l'ai montré avec C. Guérin. Ce sont des *porteurs* et *diffuseurs intermittents de germes*, d'autant plus dangereux qu'ils n'éveillent en aucune manière l'attention de leur entourage.

CHAPITRE XXXIX

IMMUNITÉ NATURELLE. — « PHÉNOMÈNE DE KOCH » ET RÉSISTANCE DES TUBERCULEUX AUX SURINFECTIONS BACILLAIRES

A. — IMMUNITÉ NATURELLE.

Lorsqu'on introduit par inoculation sous-cutanée des bacilles tuberculeux d'origine humaine ou bovine dans l'organisme des oiseaux ou même de certains mammifères peu sensibles à l'infection tuberculeuse, tels que les *gerbilles* (*Meriones shavii*) ou les *spermophiles* des steppes russes (*Spermophilus citellus et fulvus*), on constate qu'ils n'envahissent pas de proche en proche les ganglions lymphatiques comme ils le font chez les animaux réceptifs, et que les lésions qu'ils déterminent, bien que présentant habituellement l'aspect si caractéristique du nodule tuberculeux, ne se généralisent pas ; elles restent *locales* et n'entraînent pas de troubles fonctionnels graves. Les bacilles injectés demeurent au voisinage immédiat du lieu d'inoculation, inclus dans des cellules macrophages, ne se multiplient généralement pas, s'altèrent plus ou moins à la longue et finissent par perdre leur vitalité et jusqu'à leur forme (METCHNIKOFF) ; mais pendant très longtemps, quelquefois pendant plusieurs années, ils se conservent vivants et capables de manifester leur virulence si, après avoir convenablement trituré la masse de tissu conjonctif qui les entoure, on les inocule à un cobaye par exemple. Et pourtant l'animal qui les hébergeait n'en souffrait aucunement : c'est donc qu'il présentait vis-à-vis de l'infection tuberculeuse une *immunité naturelle*.

Le mécanisme de cette immunité a été étudié à l'Institut Pasteur, dans le laboratoire de METCHNIKOFF, par DEMBINSKI [1]. Ce savant a pu constater que les bacilles de la tuberculose humaine par exemple, introduits dans l'organisme du pigeon, se réunissent en amas qu'emprisonnent bientôt de véritables cellules géantes ou macrophages polynucléés. Les leucocytes microphages ne jouent ici qu'un rôle effacé. Les macrophages sont incapables de détruire les bacilles, mais ils les *emmurent* et les empêchent de pulluler.

Les bacilles tuberculeux des animaux à sang chaud, introduits dans l'organisme des animaux à sang froid, — par exemple dans le sac

1. *Annales de l'Institut Pasteur*, 1899, p. 426.

lymphatique dorsal de la grenouille, — se comportent de la même manière. On les retrouve après plusieurs semaines, et souvent après plusieurs mois, englobés dans des leucocytes, mais encore intacts, vivants et réinoculables à un animal sensible.

Ces animaux non tuberculisables sont donc naturellement *réfractaires* : les bacilles restent dans leurs humeurs ou dans leurs tissus *comme des corps étrangers inoffensifs*. Ils les *tolèrent sans pouvoir les détruire* et il ne s'établit jamais de symbiose entre les bacilles et les cellules qui les captent sans les phagocyter.

C'est une tolérance de cette sorte que doit viser à produire l'immunisation artificielle : il serait vain, en effet, d'espérer pouvoir conférer aux organismes sensibles à l'infection tuberculeuse la faculté de *digérer* les bacilles tuberculeux, alors que les animaux réfractaires n'y parviennent pas ! La membrane formée de chitine, de cires et de graisses, qui enveloppe le protoplasma toxique et toxigène de ces bacilles, constitue un obstacle tel à l'action digestive des leucocytes, qu'on ne peut concevoir l'immunité antituberculeuse comme résultant d'un processus analogue à celui qui intervient dans l'immunité contre les maladies infectieuses aiguës, — processus caractérisé par la formation et la mise en liberté rapide et massive d'antitoxines et de bactériolysines dans les humeurs.

Cette notion se dégage avec netteté de toutes les expériences qui ont été entreprises jusqu'à présent dans les divers laboratoires et qui n'ont encore abouti à la découverte d'aucune méthode de vaccination susceptible d'être appliquée à la prévention de la tuberculose dans l'espèce humaine. Mais l'énorme quantité de travaux et d'essais divers qu'elles ont suscitée met heureusement à notre disposition une masse de faits et d'observations dont il importe au plus haut point que nous ne tardions pas davantage à tirer profit.

B. — LE PHÉNOMÈNE DE KOCH. — RÉSISTANCE AUX SURINFECTIONS.

Le point de départ des recherches vraiment fécondes qui ont été poursuivies au cours de ces dernières années sur l'immunité antituberculeuse a été la constatation si curieuse faite par Robert Koch en 1891 [1] et qu'il a décrite de la manière que voici :

« Si on inocule à un cobaye sain une culture pure de bacilles, la plaie se ferme ordinairement et semble guérir dès les premiers jours. Ce n'est que vers le 10e ou le 15e jour qu'apparaît, au point d'inoculation, un nodule dur qui s'ouvre bientôt et produit un ulcère persistant jusqu'à la mort de l'animal. Or, les cobayes déjà infectés depuis 4 à 6 semaines et qu'on réinocule de nouveau, se comportent très différemment. Chez eux il ne se forme pas de nodule au point de réinoculation ; mais, dès le lendemain ou le surlendemain, ce point devient dur et prend une colora-

---

1. *Deutsch. med. Woch.*, 15 janv. 1891, p. 101.

tion rouge violacée, puis noirâtre, sur une étendue large de o c. 5 à
1 centimètre. Les jours suivants la peau se nécrose. Elle ne tarde pas à s'é-
liminer et laisse à sa place un ulcère superficiel qui guérit rapidement,
d'une façon définitive, sans que les ganglions voisins soient tuméfiés.

« Ainsi, les bacilles tuberculeux inoculés agissent tout autrement
sous la peau d'un cobaye *déjà tuberculeux* que sous celle d'un animal
sain. Cet effet curieux n'est pas spécial aux bacilles vivants : il se constate également avec les bacilles tués, soit par chauffage à l'ébullition, soit
par les agents chimiques. »

Plusieurs savants parmi les plus qualifiées (CHARRIN, BAUMGARTEN, S.
ARLOING, etc..) s'empressèrent de répéter cette expérience et ne réussis-
saient pas à la reproduire. Dans la plupart des cas, les cobayes déjà infectés, auxquels ils réinoculaient des bacilles, succombaient en 6 à 48
heures.

L'explication de ces échecs fut bientôt fournie par DETRE-DEUTSCH [1],
puis par DELLA CELLA [2], FEISTMANUEL [3], KRATS et GROSZ [4], RÖMER [5]
FRANZ HAMBURGER [6], etc.

C'est qu'en effet, chez les animaux déjà fortement infectés, une dose
relativement faible de bacilles, inoculés sous la peau, suffit à produire
une intoxication tuberculinique rapidement mortelle. Tandis que, si
l'infection primitive n'est pas trop avancée, si elle a été réalisée avec une
quantité de bacilles juste suffisante à produire une maladie chronique,
non seulement les réinfections avec des doses minimes, convenablement
graduées, n'entraînent pas la mort, mais elles reproduisent bien exactement le tableau clinique décrit par ROBERT KOCH.

C'est l'observation de ce processus si particulier, — auquel on a donné
le nom de *phénomène de* KOCH, — qui conduisit l'illustre bactériolo-
giste allemand à la découverte de la *tuberculine* ; mais pendant de longues années, ni ROBERT KOCH ni aucun autre expérimentateur n'ont
saisi l'importance que ce phénomène comporte pour l'explication du
mécanisme de l'immunité antituberculeuse. Il a fallu les expériences
ultérieures de CALMETTE et GUÉRIN [7], de RÖMER et JOSEPH [8], de G.
FINZI [9], de F. BEZANÇON et SERBONNES [10], de F. SCHIECK [11], pour attirer

---

1. *Vien. klin. Woch.*, 1905, nº 9.
2. *Centralbl. f. Bakt.*, vol. XXXVI.
3.   *Id.*   *Id.*
4. *Id*, vol. XLII, 1908.
5. *Sitzungbericht d. ärztl. Verein zu Marburg*, 19 mai 1908, 22 juil. 1908 et 21 mai
1909.
6. *Beitr. z. Klin. d. Tub.*, vol. XII et vol. XVIII.
7. *Annales de l'Institut Pasteur*, juil. 1907 et sept. 1908.
8. *Beitr. z. Klin. d. Tub.*, 1909 et 1910, vol. XIII et XVII, et *Tuberculosis*, avril 1910.
9. *Recueil de médecine vétérinaire*, 28 fév. 1911.
10. *Bulletin de la Société d'études sur la tuberculose*, avril 1912. — *Progrès médical*,
15 juin 1912. — *Annales de médecine*, fév., avril et juil. 1914.
11. *Veröffentl. d. Robert Koch Stiftung*, fasc. 5 7, 1913.

l'attention sur les conséquences qui en découlent et pour montrer qu'il constitue le pilier fondamental sur lequel nous allons avoir à édifier toute la doctrine moderne de prophylaxie antituberculeuse.

En 1903, S. Arloing [1] avait observé que les émulsions de bacilles tuberculeux, d'origine humaine ou bovine, introduites dans la circulation d'animaux déjà infectés de tuberculose pulmonaire, produisent rapidement une congestion œdémateuse du poumon qui peut entraîner la mort en 24 heures. Ces effets sont plus graves que ceux qui résultent de l'injection de tuberculine seule. Ils peuvent se manifester moins de trois mois après la première infection tuberculeuse chez les veaux, les chèvres et les moutons, et on a pu les constater au bout de 20 jours.

Or, dans nos expériences de 1907-1908, sur la vaccination des bovidés, j'avais, avec mon collaborateur C. Guérin, attiré l'attention sur ce fait qu'alors qu'une vache saine prend toujours une tuberculose granulique aiguë mortelle en 4 à 6 semaines à la suite de l'inoculation intraveineuse de 5 milligrammes de bacilles virulents d'origine bovine, les vaches réagissant à la tuberculine supportent la même inoculation virulente sans être gravement malades. Après une courte période de malaise et d'hyperthermie, tout rentre apparemment dans l'ordre et l'infection tuberculeuse s'installe chez ces animaux sous forme chronique.

« Il est donc hors de doute, écrivions-nous, que *les animaux tuberculeux sont incomparablement plus résistants que les animaux neufs à l'inoculation intraveineuse d'épreuve...* »

« De multiples expériences nous ont montré qu'on observe des phénomènes semblables chez les bovidés artificiellement ou spontanément tuberculisés par les voies digestives, lorsqu'on vient à leur inoculer ultérieurement une culture de tuberculose *sous la peau*. Il se forme alors un abcès au niveau du point d'inoculation, mais les ganglions voisins ne se tuméfient pas et l'abcès guérit lorsqu'il s'est vidé à l'extérieur.

« On constate fréquemment des cas analogues en clinique humaine. Chacun sait qu'une tuberculose locale suppurée, survenant chez un tuberculeux pulmonaire, améliore l'état du malade et accroît considérablement sa résistance. Inversement, il est rare que les sujets chez lesquels la tuberculose pulmonaire évolue avec une marche rapide aient été atteints antérieurement de suppurations ganglionnaires, osseuses ou cutanées, hormis les cas où une opération chirurgicale inopportune a pu provoquer une infection sanguine.

C'est une notion courante, à l'hôpital Saint-Louis, qu'un quart environ des lupiques présentent des signes d'auscultation caractéristiques de la tuberculose pulmonaire et que celle-ci évolue généralement chez eux avec une très grande lenteur ; aussi beaucoup de lupiques deviennent-ils très vieux. »

---

1. *Journal de physiologie et de pathologie générales*, 1903, p. 677.

En appliquant la méthode d'infection transcutanée par rasage de la peau ou épilage, qu'ils avaient étudiée, J. Courmont et Lesieur [1] virent, de leur côté, que, chez le cobaye, la réinoculation tuberculeuse, pratiquée au moins 10 à 15 jours après la primo-infection, ne produit ni effet local, ni retentissement ganglionnaire. Même si la réinfection est réalisée par la peau, alors que la primo-infection avait été faite par voie sous-cutanée, aucune lésion cutanée nouvelle ne se constitue.

D'autre part, A. Borrel [2] expérimentant sur des lapins avec des bacilles *morts*, constata que les réinoculations successives, effectuées à quinze jours d'intervalle sous la peau, entraînent la formation d'abcès de plus en plus volumineux. Alors qu'une première inoculation, de 1 milligramme par exemple, produit un nodule gros comme une lentille, la cinquième inoculation de la même dose provoque la formation d'un abcès gros comme un œuf de poule. *Les réinoculations de bacilles morts déterminent donc une intolérance de l'organisme comme les réinfections vis-à-vis des bacilles vivants.*

De son côté, Römer publia en 1909 ses expériences de réinfection faites sur des cobayes et des moutons. Elles aboutissaient aux mêmes conclusions que celles que nous avions effectuées précédemment sur les bovidés, à savoir que les animaux préalablement infectés et porteurs de lésions peu étendues, ne prennent jamais une tuberculose grave lorsqu'on les réinfecte, même par voie veineuse, avec des doses de bacilles virulents rapidement mortelles pour les témoins. *Les tuberculoses de réinfection prennent toujours une allure de maladie chronique.*

Hamburger [3], Deutsch, Veleminsky, Krauss et Hofer [4], puis F. Schieck [5] dans ses expériences de réinfection par la chambre antérieure de l'œil du lapin, G. Finzi au laboratoire de Vallée, à Alfort, ont obtenu des résultats identiques.

En 1909 également, F. Bezançon et Serbonnes [6] montrèrent que, chez le cobaye, les réinfections précoces, c'est-à-dire faites du 1er au 15e jour après la primo-infection, déterminent des abcès. Ce n'est qu'à partir du 16e jour et surtout du 18e qu'apparaît le véritable phénomène de *Koch*, caractérisé par la nécrose. Mais si la dose de bacilles injectée lors de la primo-infection est considérable, par exemple de 0 mgr. 5, le processus nécrotique se réalise avec des réinfections plus rapprochées.

1. *Société de biologie*, 23 mai 1908.
2. *Société de pathologie exotique*, 8 juil. 1908, p. 420.
3. *Munch. med. Woch.*, 1908, nº 52, et 1909, nº 13.
4. *Id.*, 1912, nº 26.
5. *Veröff. d. Robert Koch Stiftung.*, fasc. 5-7, p. 99, 1913.
6. *Annales de médecine*, vol. I., p. 129, 1914. — *Journal de phys. et de pathologie générales*, 1909, nov. — *Société médicale des hôpitaux*, 11 mars 1910. — *Bulletin de la Société d'étude scientifique sur la tuberculose*, avril 1912, p. 51. — *Congrès français de médecine*, Paris, V, 16 oct. 1912, p. 96.

Les mêmes auteurs étudièrent ensuite, toujours chez le cobaye, l'effet des réinfections pulmonaires par inhalation. Ils ont constaté que les lésions ainsi produites sont très différentes de celles que détermine l'infection primitive. Elles consistent, au début surtout, en une congestion intense des capillaires et en une alvéolite desquamative. Plus tard on n'observe pas la caséification des lésions de primo-infection, mais des lésions d'alvéolite chronique et de pneumonie interstitielle chronique. Alors que les bacilles pullulent dans l'alvéolite primitive, ils sont très peu nombreux dans les lésions de réinfection.

Sur mon conseil, V. GRYSEZ et D. PETIT-DUTAILLIS [1] ont cherché à préciser l'influence des *inhalations répétées à divers intervalles de temps*, sur le mode d'évolution de la tuberculose pulmonaire du cobaye consécutive à l'inhalation. Leurs expériences ont porté sur 78 cobayes choisis de poids moyen, de 3oo à 4oo grammes.

Les animaux, emprisonnés dans des cylindres-cages métalliques, étaient placés par groupes de 4 dans une caisse de tôle de 25o décimètres cubes environ de capacité, à l'intérieur de laquelle on répandait, au moyen d'un pulvérisateur de BÜCHNER actionné par l'air comprimé, un nuage très fin de poussières liquides provenant d'une émulsion de bacilles d'origine bovine dans l'eau salée physiologique. Chaque séance d'inhalation durait une demi-heure, coupée d'un arrêt de 10 minutes après le premier quart d'heure. A chaque expérience, des animaux témoins étaient soumis à une seule inhalation ; d'autres à 2, 3, 4, 5, 6, 7, et 8 inhalations successives répétées dans l'espace de 2 à 36 heures ; d'autres à des inhalations répétées à intervalles éloignés de 8, 15 ou 3o jours.

Sur les 20 cobayes témoins de la première série, soumis à une seule inhalation, 19 ont succombé entre 17 et 133 jours. Un seul, ayant résisté, fut sacrifié au bout de 3oo jours : il n'avait que des lésions pulmonaires très discrètes avec adénopathie trachéo-bronchique. Des 19 autres, 14 furent trouvés porteurs de lésions pulmonaires étendues, caséifiées ; 2 avaient de la tuberculose granulique et 3 des tubercules isolés, scléreux. Trois présentaient de véritables cavernes, et chez 15 la tuberculose était étendue aux viscères abdominaux, particulièrement à la rate. Tous, sans exception, avaient des ganglions trachéo-bronchiques tuberculeux.

En relevant les résultats des expériences des autres séries, on constata avec surprise que les cobayes soumis à plusieurs inhalations successives rapprochées présentaient des lésions beaucoup moins étendues et moins graves que ceux qui n'avaient inhalé des bacilles qu'une seule fois. Chez la moitié des animaux on ne trouvait même aucune lésion macroscopique visible, soit aux poumons, soit aux ganglions bronchiques. Deux

---

1. *Société de biologie*, 21 déc. 1912 et 18 oct. 1913.

cobayes sur trois, qui avaient été soumis à 6 inhalations en 36 heures et qui furent autopsiés 320 et 368 jours après, étaient même complètement indemnes de tuberculose.

Par contre, sur les 32 cobayes soumis à des inhalations espacées de 8, 15, et 30 jours, dont 11 furent sacrifiés entre 36 et 90 jours, et dont 21 succombèrent entre 30 et 270 jours, tous furent trouvés porteurs de grosses lésions confluentes, caséeuses, pulmonaires et ganglionnaires, étendues chez 24 aux viscères abdominaux. Chez l'un d'entre eux, mort après 195 jours, et qui avait subi trois inhalations à 8 jours d'intervalle, une caverne pulmonaire s'était formée.

J'ai rapporté avec quelques détails ces expériences parce qu'elles comportent deux enseignements précieux et très suggestifs. Elles nous apprennent que *plusieurs infections pulmonaires par inhalation, rapprochées, sont infiniment moins dangereuses qu'une seule*, ce qui indique que les processus défensifs s'établissent très vite, de telle sorte que l'organisme se trouve en mesure d'éliminer presque immédiatement, par ses voies normales d'excrétion, comme des corps étrangers, tout ou partie des bacilles de surinfection. Mais si les surinfections ne surviennent qu'assez tardivement après la pénétration des premiers germes infectieux, le phénomène de Koch se produit ; les efforts d'expulsion sont plus violents, restent localisés à l'endroit même où les bacilles de surinfection sont déposés. Il en résulte de volumineuses lésions nécrotiques et des destructions cellulaires beaucoup plus étendues.

Il se passe, somme toute, dans le poumon, exactement ce qui se passe sous la peau des animaux auxquels on introduit à diverses reprises, très rapprochées ou éloignées, de petites quantités de bacilles tuberculeux vivants ou morts.

C'est ainsi que L. Bruyant [1], dans mon laboratoire, a pu entraîner des cobayes à recevoir pendant quatre mois, d'abord tous les jours, puis tous les trois jours, une petite quantité de bacilles tuberculeux bovins virulents, quantité toujours la même, correspondant à peu près exactement à 8 bacilles. Les injections étaient pratiquées sous la peau, tantôt aux membres, tantôt à la paroi abdominale, en variant autant que possible le lieu d'inoculation. Tous ces animaux sont morts entre 105 et 140 jours, tuberculeux, mais avec des lésions de résistance extraordinaires : épanchements séreux dans la plèvre, énorme hypertrophie des divers groupes ganglionnaires, tuméfaction cirrhotique considérable du foie et de la rate qui présentaient de volumineuses plaques d'induration scléreuse et de nécrose de couleur verdâtre. Un foie pesait 52 grammes, une rate 21 grammes! Pas un seul tubercule visible dans ces organes, ni dans le poumon. (*Voir Planche XII, 2 et 3.*)

Ainsi, les surinfections longtemps répétées avec de très petites doses

---

1. *Société de biologie*, 15 juil. 1911.

de bacilles, loin d'aggraver et de précipiter l'évolution de la tuberculose, impriment à celle-ci une allure chronique et un caractère anatomo-pathologique très spécial : les lésions folliculaires et les tubercules font place à des foyers de nécrose et de sclérose en nappe aboutissant à la cirrhose hypertrophique du foie et à la sclérose totale des ganglions lymphatiques et de la rate.

Ces faits expérimentaux éclairent singulièrement ces autres faits d'observation clinique que nous ne pouvions guère expliquer, que BAZIN avait signalés, mais sur lesquels MARFAN [1] a eu le très grand mérite d'attirer l'attention dès 1886, en énonçant la *loi* que voici :

« On ne constate presque jamais de tuberculose pulmonaire, tout au moins de tuberculose pulmonaire évidente et en évolution, chez des sujets qui, pendant l'enfance, ont été atteints d'écrouelles (adénite tuberculeuse suppurée du cou) et qui en ont guéri complètement avant l'âge de 15 ans, cette guérison ayant eu lieu avant qu'aucun autre foyer de tuberculose ait été appréciable. »

Cette proposition parut d'abord subversive à beaucoup de cliniciens. On la considérait comme une sorte de paradoxe jusqu'à ce que la mé-decine expérimentale en eût proclamé l'exactitude et le haut intérêt.

Actuellement, il n'est déjà plus question de la discuter. Plus on observe, plus on expérimente, plus elle s'affirme.

J'avais entrepris, en 1908, une enquête auprès des médecins praticiens de France, à l'effet de réunir le plus de faits possible en faveur ou à l'encontre de la *loi de* MARFAN.

« Les expériences de laboratoire, écrivais-je dans ma lettre d'appel, montrent que les bovidés guérissent presque toujours lorsqu'on prend soin de les isoler après les avoir infectés *une seule fois* par les voies digestives, tandis qu'ils ne guérissent presque jamais et deviennent rapidement tuberculeux lorsqu'on les infecte *plusieurs fois à courts inter-valles*, et lorsqu'on les laisse en contact prolongé avec d'autres animaux tuberculeux. »

« Les mêmes expériences montrent que les bovidés, en apparence guéris, ne réagissent plus à la tuberculine et se maintiennent souvent en parfaite santé, alors même qu'on les expose à de nouvelles infec-tions naturelles ou artificielles.

« Il semble donc que ces bovidés, comme les malades *guéris* de leurs anciennes lésions tuberculeuses, soient en quelque sorte *vaccinés*.

« Il importe que nous sachions si, chez l'homme, enfant et adulte, l'immunité contre la tuberculose peut ainsi s'établir à la suite d'une atteinte ancienne, légère ou grave. »

Suivait un questionnaire auquel un grand nombre de médecins vou-lurent bien répondre. Tous étaient d'accord pour signaler la rareté

---

1. *Archives générales de médecine*, 1886, vol. I, p. 423 et 575.

des formes de tuberculose pulmonaire grave chez les anciens tuberculeux ganglionnaires, chez les anciens pleurétiques, et aussi, d'une manière générale, chez les sujets qui ont présenté, surtout dans l'enfance, une lésion tuberculeuse localisée (osseuse, articulaire, cutanée, rénale, etc.) »

H. Triboulet [1] a très clairement fait connaître cet avis, qui est le sien, dans un article du journal *la Clinique* : il n'hésite pas à dire que « les accidents tuberculeux localisés confèrent parfois à l'organisme ce *quid ignotum* en vertu duquel, à la guérison de l'incident local, succède, pour tout l'organisme, un pouvoir de résistance manifeste à la tuberculisation ultérieure ». P. Mével [2], dans un autre article du *Bulletin médical*, développe les nombreux arguments qui l'ont conduit à adopter la même opinion. Et à la Société d'Etudes scientifiques sur la tuberculose, Léon Bernard et Masselot [3] ont apporté les résultats d'une étude statistique entreprise par eux, et qui porte sur 1046 cas de tuberculose pulmonaire chronique. Or, on n'a trouvé, dans les antécédents de ces malades, que 2,2 p. 100 d'adénopathies cervicales suppurées guéries ; 0,09 p. 100 de lupus ; 8,1 p. 100 d'adénopathies non suppurées ; 2,5 p. 100 de localisations diverses. 90,6 p. 100 des malades tuberculeux pulmonaires *adultes* n'ont présenté aucune localisation de tuberculose ancienne évidente.

La *loi de* Marfan est donc exacte. Son interprétation seule est à modifier quelque peu, en ce sens que les écrouelles et les autres localisations tuberculeuses n'exercent un pouvoir protecteur qu'autant que leur guérison n'est qu'apparente, c'est-à-dire qu'autant qu'elles recèlent encore des bacilles vivants dans du tissu scléreux, ou des bacilles provisoirement atténués dans leur virulence. Du moins c'est ainsi que les choses se passent chez les animaux artificiellement infectés. Lorsque le foyer devenu « latent » ne renferme plus de bacilles, — ceux-ci ayant été éliminés comme des corps étrangers par les voies naturelles d'excrétion, ou détruits sur place par dégénérescence au sein des dépôts calcaires — son action protectrice vis-à-vis des réinfections s'évanouit. L'organisme qui a cessé depuis plus ou moins longtemps de réagir à la tuberculine redevient apte à contracter une tuberculose grave comme s'il était vierge de toute infection antérieure. C'est exactement ce qui s'observe aussi dans la syphilis où le seul critérium de la guérison qui soit absolument sûr est l'aptitude à contracter un nouveau chancre.

Nous voici donc en état de comprendre la haute portée du rôle du *phénomène de* Koch dans la genèse de l'immunité antituberculeuse. A chaque réinfection bacillaire, ou plus exactement à chaque *surinfection* (le mot réinfection pouvant faire présumer la guérison complète de

---

1. *La Clinique*, 29 mai 1908.
2. *Bulletin médical*, 22 juil. 1908.
3. *Bulletin de la Société d'études sur la tuberculose*, 11 juin 1914.

l'infection primitive), l'organisme déjà tuberculeux réagit par un effort d'expulsion plus intense et plus rapide, *il devient de plus en plus intolérant à l'égard des bacilles.* Ceux-ci constituent pour ses cellules un poison de plus en plus violent. Cette intolérance et cette hypersensibilité croissantes se manifestent par une tendance à la caséification plus rapide, à la fonte purulente des tubercules et à l'expulsion prompte de leur contenu.

Tout cela nous explique pourquoi les formes de tuberculose pulmonaire chronique sont si communes chez les adultes, dans les milieux collectifs ou familiaux les plus intensément contaminés : c'est que les sujets qui en sont atteints ont déjà subi, sans doute depuis leur enfance, toute une série de surinfections plus ou moins massives. Tandis que l'infection primitive avait pu rester localisée dans un ganglion, voisin ou éloigné de la porte d'entrée des premiers bacilles, chaque infection ultérieure est venue déverser dans la lymphe, ou dans le sang, d'autres éléments virulents et, à chacune d'elles, l'organisme a réagi par un nouveau processus d'élimination. Chaque fois, ce dernier s'est traduit par une nouvelle fonte de tubercules, toujours plus rapide et plus abondante, entraînant ces délabrements de tissus ou d'organes aux conséquences desquelles le phtisique finit par succomber, *en dépit ou plutôt en raison même de l'immunité qu'il avait acquise.*

La phtisie pulmonaire et les tuberculoses chroniques ne frappent donc que des sujets déjà antérieurement tuberculisés — le plus souvent dès leur jeune âge, — *et rendus très résistants par une première atteinte, mais qui n'ont pu échapper à des surinfections fréquentes ou massives, tandis que les sujets vierges de tuberculose.* ⟶ tels un grand nombre de ruraux transplantés dans les milieux urbains, ou les indigènes qui peuplent les villages insulaires de l'Océanie, — *succombent fatalement aux formes graves, à évolution rapide, de la maladie, lorsqu'il leur arrive de se trouver exposés à des contaminations abondantes et rapprochées.*

Les cliniciens savent, par exemple, combien il est fréquent de constater que *lorsqu'un phtisique entre dans une famille jusqu'alors indemne, tous les membres de cette famille sont rapidement et gravement contaminés.* Les enfants meurent de méningite. Les adolescents ou les adultes succombent à la granulie. Seul, celui qui a apporté le mal survit pendant de longues années. Il récupère même parfois, après avoir semé la mort autour de lui, les apparences de la santé, parce que les surinfections qu'il a subies ont accru sa résistance du fait de l'absorption répétée de ses propres bacilles, en développant en lui l'intolérance à l'égard du virus tuberculeux, — donc l'aptitude à évacuer rapidement au dehors le contenu de ses lésions.

Parmi les enseignements à dégager de ce qui précède et qui doivent nous guider en vue d'une orientation scientifique et vraiment pratique de la lutte antituberculeuse, il en est un sur l'importance duquel il faudrait que fût, dès à présent, concentrée l'attention des médecins d'enfants.

Nous avons vu que l'infection tuberculeuse, surtout dans le jeune âge, de un à cinq ans, paraît à peu près inévitable, — au moins dans les villes. Si cette infection demeure localisée dans le système ganglionnaire, — ce qui est heureusement le cas le plus fréquent — et qu'elle ne soit pas trop massive, elle peut conférer à l'enfant, sinon l'immunité, au moins un état de *résistance* manifesté par l'aptitude à éliminer les bacilles qui s'offriront à lui, plus tard, lors de nouvelles surinfections.

Mais ce qu'il faut empêcher par tous les moyens, c'est que *les occasions de surinfections* soient, pour lui, fréquemment répétées ; car alors, son aptitude à éliminer les bacilles s'accroissant chaque fois, augmente l'intolérance, détermine la fonte purulente rapide des foyers tuberculeux et fait inévitablement de lui un phtisique, plus dangereux pour autrui que son mal ne l'est pour lui-même !

CHAPITRE XL

FRÉQUENCE ET DISTRIBUTION GÉOGRAPHIQUE
DE L'INFECTION TUBERCULEUSE
SENSIBILITÉ RELATIVE DES DIVERSES RACES HUMAINES

On sait depuis longtemps que la tuberculose est très inégalement répandue dans les diverses régions du globe et qu'elle est surtout fréquente chez les peuples civilisés. Sa diffusion est en rapports étroits avec l'intensité des échanges commerciaux et il semble bien que les Européens, qui sont de beaucoup les plus atteints, constituent les principaux véhicules de l'infection bacillaire à travers le monde.

Il serait extrêmement profitable à nos connaissances sur l'étiologie de cette maladie de pouvoir mieux étudier qu'on ne l'a fait jusqu'ici la manière dont elle se répand et les formes qu'elle affecte dans un pays jusqu'alors indemne. On pourrait, sans doute, en déduire les conditions d'une prophylaxie plus efficace que celle que nous avons essayé d'organiser jusqu'à présent. C'est ainsi que, jusqu'à ces derniers temps, on était porté à ne considérer comme contagieux que les sujets dont les lésions tuberculeuses sont ouvertes, principalement les phtisiques qui disséminent autour d'eux une très grande quantité de bacilles avec leurs crachats. Or l'expérimentation a récemment fait la preuve [1] que les animaux (bovidés) auxquels on a artificiellement conféré une résistance plus ou moins grande à l'égard de l'infection tuberculeuse, ou que ceux qui sont rendus naturellement résistants par une infection bénigne restée latente ou occulte, possèdent la faculté d'éliminer en nature, avec leurs excréments, par les émonctoires normaux de l'organisme (foie et intestin), un grand nombre de bacilles virulents pour d'autres animaux, mais qui ne provoquent, chez ceux qui les émettent, aucune lésion tuberculeuse.

On pouvait supposer que ce phénomène n'était pas spécial aux bovidés et nous savons aujourd'hui en effet (chap. xxxiii, B) que beaucoup d'hommes, auxquels une infection bénigne antérieure, ou restée latente, a conféré une immunité relative, sont susceptibles, tout en restant eux-

---

1. CALMETTE et C. GUÉRIN, *Annales de l'Institut Pasteur*, 1911, p. 625.

mêmes en apparence parfaitement indemnes, de semer dans leur entourage des germes virulents. Puisqu'il en est ainsi, on comprend que la tuberculose puisse être propagée très aisément par des voyageurs européens, — qu'aucun signe objectif ne permet de considérer comme des malades, — parmi les populations qui avaient été précédemment le mieux épargnées à cause de leur isolement dans les régions encore inexplorées du globe.

Les procédés de diagnostic dont nous disposons aujourd'hui, — principalement la cuti-réaction tuberculinique de Von Pirquet, — permettent de déceler avec une grande précision l'existence de ces infections latentes ou occultes qui sont apparemment les sources les plus dangereuses, parce qu'insoupçonnées, de contagion tuberculeuse. Grâce à eux, nous sommes en mesure de rechercher dans chaque ville, dans chaque village, dans chaque famille, s'il existe des sujets contaminés par le bacille ; nous pouvons établir la proportion de leur nombre par rapport à celui des sujets encore indemnes et chiffrer, par suite, l'*index tuberculeux* d'un groupement ethnique, d'une localité ou de tout un pays. Les données ainsi recueillies sont précieuses, non seulement parce qu'elles doivent nous servir à éveiller l'attention des intéressés ou celle des pouvoirs publics et à leur faire comprendre la nécessité de mesures défensives ou protectrices, mais aussi parce qu'elles nous apportent des éclaircissements sur les divers modes d'infection.

On comprend donc que de nombreuses recherches aient été récemment entreprises dans cette voie, et, parmi les plus intéressantes par leurs résultats, je citerai celles publiées par El. Metcunikoff, Et. Burnet et L. Tarassewitch [1] relatives à l'extension de la tuberculose dans les steppes des Kalmouks.

Pour ce qui concerne les pays situés hors d'Europe, nous possédons déjà quelques statistiques assez précises telles que celles dressées par Peiper [2] en Afrique occidentale, par Much à Jérusalem, par Römer en Argentine, par Wagon en Guinée française, par Noel Bernard, L. Koun et Ch. Meslin en Annam, par H. Gros, Ed. Sergent, Benoît, Foley, Parrot en Algérie, par Noc et Stévenel à la Martinique, celles que j'ai rapportées à la suite d'une vaste enquête effectuée en 1911 et 1912 dans les colonies françaises [3], enfin celles du major S. L. Cummins [4], de G. Heim [5] et de Ziemann [6] relatives aux populations indigènes du Soudan et de l'Afrique allemande.

---

1. *Annales de l'Institut Pasteur*, nov. 1911, p. 786.
2. *Archiv. f. Schiffs u. Tropen-Hygien*, 1911, fasc. 13 ; 1912, fasc. 13 ; 1914, fasc. 3 et 14.
3. *Annales de l'Institut Pasteur*, juil. 1912, p. 497.
4. *Trans. of the Soc. of Trop. Med. and Hygiene*, juin 1912.
5. *Zeitsch. f. Tub.*, vol. XX, 1913.
6. *Centralbl. f. Bakt.*, 1913, orig. vol. LXX, p. 118.

Les documents officiels que publient les services publics d'hygiène ou les associations de lutte antituberculeuse des divers pays ne nous renseignent, — encore très imparfaitement d'ailleurs, — que sur la mortalité relative de chacun d'eux. Ils seraient très heureusement complétés par des enquêtes effectuées dans la même forme. Il faut donc souhaiter que celles-ci soient rapidement étendues et multipliées partout.

A. — MORTALITÉ ET MORBIDITÉ TUBERCULEUSES EN EUROPE.

En 1906 et 1907, la mortalité tuberculeuse comparée était la suivante pour les principaux États adhérant à l'Association internationale contre la tuberculose [1] :

Mortalité par tuberculose des divers pays d'Europe en 1908.

États.	Population.	Mort. totale par 10.000 hab.	Mort. par tub. par 10.000 hab.	Mort. par tub. pulm. par 10.000 hab.	Mort. par tub. pour 100 décès de toutes causes.
Allemagne [2]	62.849.563	180,6	17,8	15,4	10,1
Angleterre et pays de Galles	35.348.780	147,2	15,9	11,2	10,8
Autriche	27.900.924	225,0	30,4	—	13,5
Belgique	7.386.444	165,1	13,0	10,1	8,3
Danemark (villes)	2.635.000	154,4	17,6	13,3	11,7
Ecosse	4.826.587	161,3	19,6	12,6	12,2
Espagne	19.712.585	250,2	18,5	13,6	7,4
France	39.196.328	190,0	22,6	18,7	12,8
Grèce (villes de plus de 10.000 habit)	2.631.952	238,3	33,9	24,8	14,4
Hongrie	20.786.278	244,4	37,0	—	15,1
Irlande	4.371.455	175,9	25,8	19,5	14,8
Italie	34.129.304	225,6	16,6	10,5	7,4
Norvège	2.321.575	142,9	24,4	18,8	19,3
Pays-Bas	5 786.232	150.2	16,2	12,0	11,7
Portugal	5.423.132	226,4	11,8	9,9	7,8
Roumanie (32 villes)	6.771.722	258,7	30,9	25,1	11,9
Suède (villes)	5.377.713	141,1	26,7	20,7	19,0
Suisse	3.554.672	162,3	24,1	17,3	15,5

Les principales nations européennes se classaient en 1908 dans l'ordre suivant au point de vue de leur mortalité par tuberculose (pour 10.000 habitants) :

1. D'après les statistiques publiées par l'Office international d'hygiène publique et par HAMEL, du *K. K. Gesundheitsamt* de Berlin.
2. Moins Mecklembourg-Schwerin et Mecklembourg-Strelitz.

Portugal 11,8
Belgique 13,0
Angleterre 15,9
Hollande 16,2
Italie 16.6
Allemagne 17,8
Espagne 18,5
Ecosse 19,6
France 22,6
Suisse 24,1
Norvège 24,4
Irlande 25,8
Autriche 30,4
Hongrie 37,0

Et, en cette même année 1908, la proportion des morts par *tuberculose pulmonaire* sur 100 décès par tuberculoses de toutes formes était la suivante, pour les divers pays dont nous possédons les statistiques officielles.

Décès par tuberculose pulmonaire sur 100 décès
par les diverses formes de tuberculose.

Italie 63,4
Ecosse 64,2
Angleterre (et Galles) 70,4
Suisse 71,8
Espagne 73,3
Pays-Bas 73,9
Irlande 75,4
Norvège 77,2
Belgique 77,7
France 82,9
Portugal 83,8
Allemagne 86,3
Hongrie 87,3

Les villes, surtout les grandes agglomérations, fournissent partout une mortalité beaucoup plus grande que les districts ruraux.

Alors que, pour toute l'Allemagne par exemple, le taux était de 1,78 pour 1.000 habitants en 1908, il s'élevait à Berlin à 2,18 et il s'abaissait dans le district d'Allenstein (Prusse orientale) à 0,97.

D'après les statistiques de mortalité de la Prusse [1], 60.871 personnes ont succombé à la tuberculose en 1909 et 60,479 en 1910, soit res-

1. *Med. stat. Nachrichten*, 1911-12, fasc. 2   *König. Statistischen Landesamtes*, Berlin.

pectivement 9,11 et 9,48 p. 100 décès de toutes causes, et 15,59 à
à 15,29 pour 10.000 habitants.

Dans les villes, la mortalité par tuberculose suivant les âges a été en
1910 :

De 0 à 1 an.	1 032
— 1 à 15 ans	4.449
— 15 à 30 ans.	10.152
— 30 à 60 ans.	14.481
— 60 à 70 ans.	2.110
Au-dessus de 70 ans.	759
Total.	32.983

Et dans les districts ruraux :

De 0 à 1 an.	1.235
— 1 à 15 ans.	3.504
— 15 à 30 ans.	8.027
— 30 à 60 ans.	11.392
— 60 à 70 ans.	2.487
Au-dessus de 70 ans.	850
Total.	27.495

D'après Behla [1], en Prusse, la mortalité tuberculeuse par 10.000
habitants s'est abaissée de 30,95 en 1876 à 14,58 en 1912. Mais la
décroissance porte exclusivement sur les sujets âgés de plus de 15 ans.
Au-dessous de cet âge les chiffres restent stationnaires, surtout de 5 à
10 ans.

Lors de la dernière conférence internationale de la tuberculose qui
s'est réunie à Berlin en octobre 1813, Hamel a fait observer combien
sont variables, suivant les âges et suivant les pays, les rapports entre le
nombre moyen des tuberculoses pulmonaires et celui des localisations
tuberculeuses à d'autres organes que le poumon.

En Prusse par exemple, de 1 à 15 ans, la tuberculose pulmonaire
cause 53 p. 100 de l'ensemble des décès par tuberculose, et les autres
localisations 47 p. 100.

De 15 à 60 ans les chiffres sont de 93 p. 100 pour la tuberculose
pulmonaire et de 7 p. 100 seulement pour la tuberculose des autres
organes.

En Angleterre, les localisations ailleurs qu'aux poumons sont beaucoup plus fréquentes, surtout chez les enfants où la proportion est de
34 tuberculoses pulmonaires pour 66 aux autres organes. Il en est à
peu près de même en Suède, en Norvège et en Danemark.

---

1 *Berlin. klin. Woch.*, 1913, n° 42, p. 1.950.

En Angleterre, y compris le pays de Galles, les statistiques du « Local Government Board » indiquent, pour 1909, une proportion de 7,4 morts par tuberculose sur 100 décès. Pour la seule ville de Londres

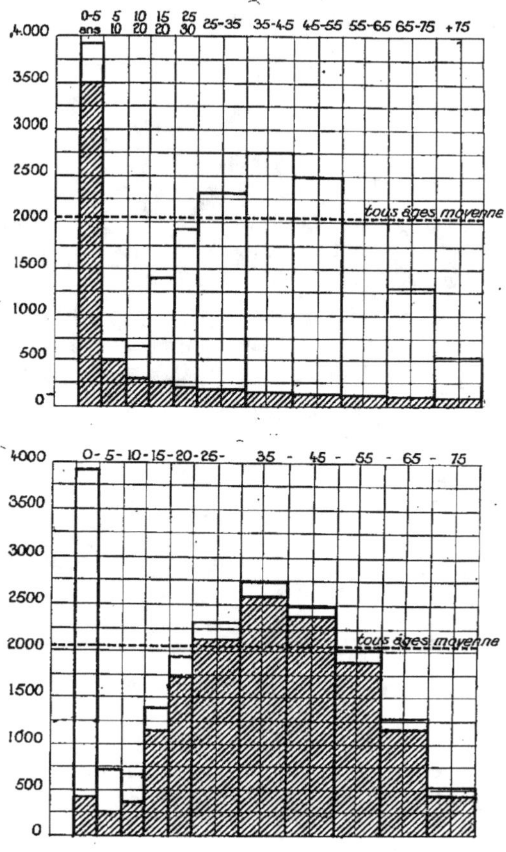

Fig 29. — Mortalité annuelle par tuberculose, par million d'habitants de tous âges, pendant la décade 1891-1900, en Angleterre et dans le pays de Galles. (D'après Sheridan Delépine).

cette proportion s'élève à 9,3 p. 100. En Écosse elle est de 8,1 et en Irlande de 10,8 p. 100. Soit une moyenne générale de 8,8 p. 100 décès de toutes causes dans l'ensemble du Royaume-Uni, dont la population est de 44.590.000 habitants.

La figure ci-dessus (*n° 29*) montre, d'après Sh. Delépine, quelle était, pour la décade 1891-1900, la mortalité annuelle par phtisie pulmonaire et par l'ensemble des diverses formes de tuberculose par million d'habitants et aux différents âges de la vie. C'est à peu près exactement le même graphique que l'on pourrait tracer pour chacun des pays européens.

En France, le nombre total des décès par tuberculose pulmonaire ou méningée relevé dans les statistiques du Ministère de l'Intérieur

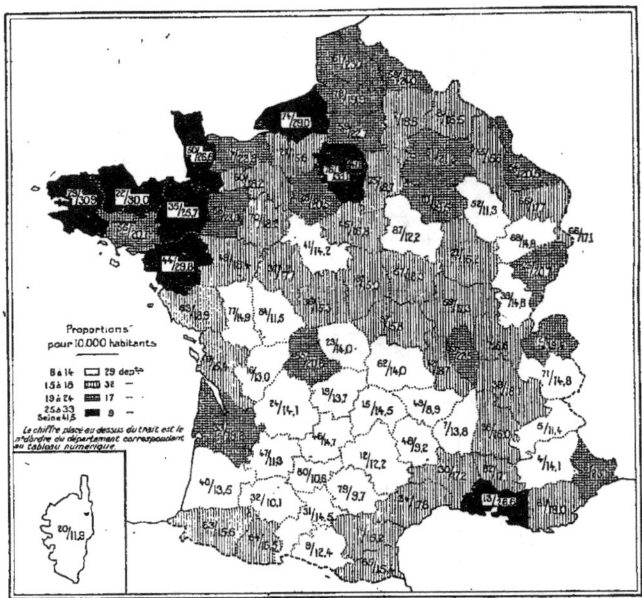

Fig. 3o. — Mortalité par tuberculose en *France* en 1911.

était, pour l'année 1909, de 84.918 pour une population de 39 millions 196.328 âmes, et de 19,27 pour 100 décès de toutes causes, soit 2,16 pour 1.000 habitants. En 1913, les mêmes statistiques donnent 84.443 décès par tuberculose (17.76 p. 100 décès de toutes causes, soit 2.13 pour 1.000 habitants).

Mais ces nombres sont en réalité bien plus considérables car il n'est pas douteux qu'une bonne partie des 115.781 autres décès dus à des affections pulmonaires soit imputable à l'infection tuberculeuse. Ces décès par affections pulmonaires non classées sous la rubrique tuberculose se répartissaient ainsi pour cette année 1909 :

Bronchite aiguë	16.615
Bronchite chronique	18.389
Pneumonie	38.708
Autres affections respiratoires	42.069
Total	115.781

A Paris, pour une population de 2.722.731 âmes, on comptait, en 1909, 11.685 décès par tuberculose et, depuis 1880, ce chiffre n'a guère varié. La proportion par rapport aux autres causes de décès tend même plutôt à s'accroître. Elle s'établit aux environs de 25 p. 100 :

Pourcentage des décès tuberculeux à Paris.

Années.	Décès par tuberculoses.	Décès totaux.	Proportion pour 100 décès de toutes causes.
1880. . . .	11.023	55.706	19,78
1890. . . .	12.586	54.566	23,06
1900. . . .	12.548	51.725	24,25
1905. . . .	11.952	47.843	25
1910. . . .	11.723	45.814	25,58
1913. . . .	11.119	45.355	24,51

Tandis que la mortalité générale diminue régulièrement, celle par tuberculose tend à rester stationnaire ou même à progresser !

On peut malheureusement affirmer qu'il en est de même dans toute la France. Le tableau ci-après en fournit la preuve :

Mortalité par tuberculose pulmonaire seule, pour 10.000 habitants.

	1891-95	1906	1910	1911
France entière.		18,2	17,9	18,0
Paris.	40,9	37,4	35,3	34,2
Villes de 100 à 500.000 habit.	28,1	28,8	26,0	26,6
— 30 à 100.000 —	23,2	27,6	27,5	27,0
— 20 à 30.000 —	20,7	24,5	24,7	25,0
— 10 à 20.000 —	19,2	22,7	23,2	23,4
— 5 à 10.000 —	16,7	18,6	18,7	18,7
Ensemble des villes de plus de 30.000 habitants.	30,8	31,3	29,5	29,2
Ensemble des villes de moins de 30.000 habitants. . . .	18,4	21,3	21,7	21,8
Ensemble des villes.	25,5	27,1	26,3	26,2
Communes de moins de 5.000 habitants.		13,1	12,8	12,9

On voit donc que les grandes villes sont deux fois plus atteintes que les campagnes ; mais la situation de celles-ci n'en est pas moins très inquiétante car le développement des mesures générales d'hygiène y abaisse progressivement, de la façon la plus nette, la mortalité totale pour l'ensemble des maladies, tandis que la mortalité par tuberculose n'est pas sensiblement modifiée [1].

Les chiffres qui précèdent attestent suffisamment l'influence des groupes sociaux compacts dans la genèse des conditions favorables à la propagation du mal tuberculeux.

Mais cette influence apparaît encore plus évidente lorsqu'on se réfère aux statistiques de « tuberculinations » telles que celles que j'ai pu établir avec V. Grysez et R. Letulle à Lille, du 1er juin 1911 au 31 décembre 1913 sur un total de 2.108 sujets de tous âges, *en dehors des milieux hospitaliers*, et qui montrent qu'au delà de l'âge de 15 ans, 88 p. 100 fournissent une cuti-réaction positive, c'est-à-dire que *sur 100 individus âgés de plus de 15 ans et en apparence sains, environ 89 sont, à des degrés divers, parasités par le bacille tuberculeux !*

A Vienne, Von Pirquet relève des chiffres analogues et même un peu plus élevés. Il en est de même à Budapest.

A Prague, Ganghofer [2] soumet à la cuti-réaction 552 enfants de son hôpital. Sur 462 non tuberculeux, il en trouve 179, ou 28 p. 100, qui réagissent ; sur 90 cliniquement tuberculeux, 82, soit 91 p. 100, donnent une réaction positive.

A l'hôpital Empereur François-Joseph, de Vienne, 400 enfants des familles les plus pauvres de cette ville, âgés de 3 mois à 14 ans, donnent à Ottokar Gruener [3] 186 réactions positives, soit 46,5 p. 100.

En Norvège, l'infection tuberculeuse est à peu près aussi fréquente [4] et aussi précoce qu'en France ou qu'en Allemagne. B. Œverland a fait une enquête, très concluante à ce sujet, dans les écoles de Bergen : Sur 843 enfants de 7 à 15 ans, 29,07 p. 100 ont fourni une cuti-réaction positive à la tuberculine. Ceux âgés de 10 ans réagissaient dans la proportion de 51 p. 100. 71,46 p. 100 des infectés provenaient de familles dont un ou plusieurs membres étaient atteints de tuberculose.

Dans leurs recherches sur l'épidémiologie de la tuberculose chez les Kalmouks, peuple de pasteurs des environs de la Volga, El. Metchnikoff, Et. Burnet et Tarassewitch trouvent que, dans la partie centrale des steppes, région dont les habitants n'ont que peu de rapports avec les villes, la proportion des adultes réagissant positivement à la tuberculine est de 69,4 p. 100 pour les hommes, de 30,6 p. 100 seulement pour les femmes adultes, tandis qu'à la partie périphérique du territoire, où les relations commerciales avec la population russe sont

---

1. Voir à ce sujet l'article d'Edouard Fuster : « Vers une action nationale contre la tuberculose » in *Presse médicale*, 18 juin 1913, p. 497.
2. *Wien. klin. Woch*, XXI, 1908, p. 1.403.
3. *Id.*, p 986.
4. *Zeitsch. f. Tub.*, XX, fasc. 3, 1913.

très actives, 95,7 p. 100 des hommes adultes et 88,5 p. 100 des femmes fournissent une réaction positive.

Il faut donc admettre que, *dans les agglomérations urbaines d'Europe, et parmi les populations rurales qui ont de fréquents rapports avec celles-ci, les neuf dixièmes, au moins, des sujets atteignant l'âge adulte n'ont pu se soustraire à la contamination tuberculeuse.*

B. — ASIE.

Après l'Europe, c'est en Asie que la mortalité tuberculeuse est le plus élevée. On ne saurait en être surpris, puisque cette partie de l'ancien continent est habitée, dans ses régions fertiles, par une population très dense et dont la civilisation fort ancienne a entraîné le groupement en agglomérations souvent plus compactes que les nôtres.

Nous ne possédons aucune statistique sur la tuberculose en Chine. Morache, qui a longtemps résidé à Pékin, y a observé la phtisie à tous ses degrés et a signalé son extrême fréquence. C'est, dit-il, la principale cause de mortalité dans les classes pauvres. A Shangaï elle occasionne 60 p. 100 des décès à l'hôpital chinois. H. Dold [1], qui a étudié dans cette ville les statistiques de mortalité depuis 1900 jusqu'en 1915, indique que les Chinois y succombent sensiblement plus que les étrangers à l'infection tuberculeuse. La mortalité moyenne est, pour eux, de 2,7 p. 1.000 (mortalité générale 18,2 p. 1.000) tandis que, pour les étrangers, elle est de 2,2 p. 1.000 (mortalité générale 17,4 p. 1.000). Cette différence s'explique d'ailleurs par les mauvaises conditions hygiéniques dans lesquelles vit la population indigène ; mais on ne peut en déduire que la sensibilité des Chinois au virus tuberculeux soit plus grande que celle des Européens.

La phtisie est très commune aussi à Canton, à Amoy, à Hong-Kong dans les quartiers indigènes.

Il en est de même au Japon, au Siam, à Singapore, à Java et à Sumatra, aux îles Philippines (11,7 p. 100 des décès à Manille) d'après Isaac W. Brewer, Musgrave et Sison [2] ; dans l'Inde anglaise (13,51 p. 100 décès à l'hôpital général de Madras, de 1907 à 1911), et aussi à Ceylan. D'après Tholozan elle serait plus rare en Perse, mais Becker [3] affirme que, depuis 1905, elle s'est beaucoup développée à la suite de l'afflux d'un assez grand nombre d'Européens. Lancereaux pense que cela tient, non au climat, mais au genre de vie des Persans qui, pendant six mois de l'année, couchent en plein air sur des terrasses ou dans les jardins et qui, pendant la saison froide, vivent dans des habitations largement ventilées.

---

1. *Deutsch. med. Woch.*, 1915. p. 1.038.

2. *American Soc. of Tropical Medicine*, 1910, et *The Philippine Journ. of Science*, vol. V, n° 3.

3. *Tuberculosis*, 1915, p. 149.

En Syrie, en Anatolie, en Arménie, les formes graves de tuberculose pulmonaire ne sont pas fréquentes. On les observerait exceptionnellement dans l'intérieur du pays : les Fellahs par exemple ne fournissent presque pas de réactions positives à la tuberculine. Mais dans les villes voisines de la côte, à Smyrne, à Beyrouth, à Jérusalem, à Jaffa et chez les Juifs du Yemen, d'après Hans Much [1], la phtisie est très commune et les enfants sont souvent atteints d'adénites caractéristiques. A Jérusalem, le pourcentage maximum des réactions positives (23 p. 100) s'observe chez les sujets de 11 à 14 ans.

Nous sommes plus exactement documentés pour ce qui concerne nos colonies françaises asiatiques.

Dans l'Inde française, P. Gouzien [2] relève de 1890 à 1900, pour un ensemble de 43.317 décès, 868, soit une moyenne de 17,2 p. 1.000, causés par la tuberculose.

En Indo-Chine, les indigènes connaissent bien cette maladie qu'ils appellent *binh ho lao* (*maladie tousser consomptive*) et qui était déjà très répandue bien avant la conquête. Elle est signalée comme extrêmement commune jusque dans les villages de l'intérieur du pays par les médecins qui font les tournées de vaccine (Hénaff) [3].

A l'hôpital indigène d'Hanoï, Monzels a soumis 293 sujets à l'épreuve de la cuti-réaction tuberculinique. Il a relevé 146 réactions positives, soit 49,8 p. 100. A la prison civile de la même ville, sur 436 sujets âgés de plus de 15 ans, Gauducheau en trouve 147, soit 37,7 p. 100 qui réagissent.

En Annam, Noel Bernard, L. Koun et Ch. Meslin ont entrepris les mêmes recherches en différents milieux (écoles, miliciens, fonctionnaires indigènes, commerçants, ouvriers et paysans, prisonniers et filles publiques). Dans les classes sociales élevées, l'infection se montre plus fréquente à l'âge adulte que dans le peuple : 70,8 p. 100 de réactions tuberculiniques positives chez les premiers, 60,3 p. 100 chez les seconds. Cette différence est due vraisemblablement à ce que les ouvriers et les paysans mènent une vie active en plein air, tandis que les lettrés, les mandarins, ont une existence sédentaire, sans aucun exercice physique, dans des locaux parfois mal aérés. Les prisonniers qui travaillent, il est vrai, dehors pendant le jour, mais sont cantonnés la nuit dans des locaux trop exigus, allongés côte à côte sur un même lit de camp, fournissent une proportion de réactions positives s'élevant à 83,1 p. 100.

En Cochinchine, les cuti-réactions faites par Brau sur 57 sujets de 15 à 20 ans ont donné 24,6 p. 100 d'infectés, et au Cambodge, sur

<hr>

1. *Tuberculosis*, 1913. p. 485.
2. *Annales de Médecine navale et coloniale*, 1904, p. 543.
3. *Id*, 1903, p. 50.

411 sujets, Crossouard ne trouve que 19 réactions positives, soit 4,6 p. 100. La tuberculose est d'ailleurs signalée comme très rare dans ce pays. Elle n'y existe que depuis l'invasion chinoise et annamite. Les Européens y sont très peu nombreux. *

C. — AFRIQUE.

Les peuples indigènes de l'Afrique ont été épargnés par la tuberculose tant qu'ils ont échappé à l'esclavage. Le virus a été introduit et continue à se répandre chez eux, véhiculé par les Arabes et par les Européens conquérants ou commerçants. L'Egypte et les régions méditerranéennes se sont trouvées les premières exposées à la contagion : Le Caire, Alexandrie, Tripoli, Tunis, Bône, Alger, Constantine, accusent aujourd'hui une mortalité par tuberculose à peu près égale à celle de Barcelone, de Marseille ou de Naples. Il en est de même des îles de l'Atlantique (îles du Cap-Vert, Canaries, Açores), car à Madère même, dont on a voulu faire une station de cure, l'infection tuberculeuse est très commune parmi la population indigène (G. Railfiet) [1].

Toutefois l'Hinterland Nord-Africain est encore peu contaminé.

On peut en dire autant de l'Afrique du Sud, ainsi que des côtes orientales et occidentales. Plus on s'éloigne de la mer et des localités fréquentées par les Européens, plus l'infection bacillaire devient rare. On ne la rencontre déjà presque plus dans le Haut-Nil chez les nègres du Darfour, et elle n'est apparue dans les villages indigènes riverains du Niger, du Tchad, du Congo et du Zambèze qu'à la suite de l'immigration d'éléments étrangers. D'après le major S. L. Cummins et aussi d'après A. Balfour [2], les naturels du Soudan et ceux du Bahr-el-Gazal paraissent ne prendre la tuberculose qu'au contact des postes où séjournent les Européens.

Au Congo belge, sur un total de 79 autopsies (maladie du sommeil mise à part) pratiquées en 18 mois à l'hôpital des noirs de Léopoldville, R. Mouchet [3] relève 29 fois des lésions de tuberculose, soit 36,7 p. 100.

Au Cameroun, H. Ziemann [4] a soumis un assez grand nombre d'indigènes et d'immigrés, appartenant à diverses races, à l'épreuve de la cuti-réaction tuberculinique, et il a constaté que l'infection est relativement rare chez les Doualas. Le pourcentage des réactions positives a été de 3 à 4,6 p. 100 parmi les jeunes indigènes et les écoliers des missions âgés de moins de 16 ans ; de 6,6 chez les prisonniers Doualas ; de 3,8 chez les soldats Bantous ; de 0,9 p. 100 seulement chez les nègres Bantous. Par contre, il s'est montré beaucoup plus élevé chez

---

1. *Revue de la tuberculose*, 1911, p. 86.
2. *Reports of the Wellcome Tropical Researches Institutes*, vol. IV, A, p. 286, 1911.
3 *Bulletin de la Société de pathologie exotique*, 1913, nº 1.
4. *Centralbl. f. Bakt.*, I, Orig., LXX, 1913.

les Hottentots qui avaient été transportés du sud-ouest africain au Cameroun (14 p. 100 parmi les hommes, 22 p. 100 chez les femmes, 15 p. 100 chez les enfants); plus élevé encore parmi les Haoussas (26,3 et 18 p. 100) et parmi les Syriens immigrés. Les Haoussas sont des musulmans commerçants qui parcourent l'Afrique en tous sens et y propagent les maladies, entre autres la syphilis. Ils contribuent certainement à répandre la tuberculose. L'hygiène des colonies d'Afrique doit donc tenir compte de ces peuplades déjà beaucoup plus tuberculisées que les noirs sédentaires.

Les cuti-réactions tuberculiniques indiquent pour le Sénégal, chez les sujets âgés de plus de 15 ans, une proportion de 15,2 p. 100 d'infectés ; en Guinée 5 p. 100 ; dans l'Afrique Orientale allemande, d'après O. Peiper, sur 98 noirs, à Kilwa, 17 p. 100 sont infectés par le bacille et sur 79 indiens immigrés, il en trouve 25,4 p. 100 ; sur la Côte d'Ivoire la proportion est de 8,4 p. 100 ; à Madagascar, 7,1 p. 100 ; aux Seychelles, 17,1 p. 100. Mais dans notre vieille colonie de la Réunion, le nombre des infectés s'élève à 81 p. 100, chiffre très voisin de celui des villes européennes.

En Algérie, Edm. Sergent et Benoit trouvent une proportion de 40 p. 100 chez les arabes âgés de 30 à 70 ans qui habitent les contreforts des montagnes de l'Atlas et qui vivent en contact permanent avec les colons européens, dans les exploitations agricoles desquels ils travaillent. Foley a obtenu 22 p. 100 de réactions positives chez des Arabes ou Berbères habitant l'oasis de Figuig et les oasis sahariennes de l'Extrême-Sud Oranais. La moyenne générale des infectés parmi les indigènes adultes, en Algérie, est d'environ 52,8 p. 100.

En Egypte, la tuberculose est très commune chez les indigènes et, plus encore, chez les nègres venus du Soudan ou du Darfour. A l'hôpital de Kasr-El-Aïn, au Caire, il y a 80 p. 100 de nègres sur le total des décès par tuberculose. Les européens sont loin d'être épargnés. Dans la seule ville d'Alexandrie, la mortalité par tuberculose est de 23 p. 10.000 habitants. La maladie se présente, dans tout le pays, la même qu'en Europe comme gravité et comme formes. Le climat égyptien n'exerce aucune influence favorable sur sa marche et sur sa curabilité. Il est plutôt nuisible aux tuberculeux pendant 8 à 9 mois de l'année (Valassopoulo).

D. — OCÉANIE.

En Australie, la tuberculose, quoique moins fréquente qu'en Europe, est cependant très répandue surtout dans les villes. C'est ainsi qu'à Melbourne, sur 3.468 décès, 328 sont dus à la phtisie (Bird). Elle se répand depuis le milieu du dernier siècle avec une grande intensité parmi les populations indigènes de l'intérieur, ainsi qu'en Tasmanie et en Nouvelle-Zélande où elle occasionne plus de la moitié des décès.

Par contre, elle est encore rare dans les îles malaises et polynésiennes dont les populations indigènes n'ont été, jusqu'à présent, que peu en contact avec les peuples européens ou asiatiques. Mais elle s'y diffuse avec une rapidité extrême partout où les échanges commerciaux et l'immigration deviennent plus actifs. Alors qu'en Nouvelle-Guinée, par exemple, dix pour cent des décès indigènes étaient déjà dus à la tuberculose en 1909-1910, et qu'à la station allemande de Jap, aux Carolines Occidentales, sur 785 malades indigènes soignés à l'hôpital, 14 étaient atteints de tuberculose pulmonaire, et 41 de tuberculoses diverses, localisées à d'autres organes, à Ponape (Carolines orientales), sur 1.742 malades, un seul avait de la tuberculose pulmonaire (KERSTEN, SALECKER) [1] !

D'après W. E. MUSGRAVE et A. G. SISON [2], aux Philippines, la tuberculose est devenue très commune. Sur 100.000 indigènes, on a constaté à Manille, en 1908, 486 décès (J. W. BREWER) et sur 600 autopsies, GILMAN et ANDREWS ont trouvé de 32 à 40 p. 100 de sujets porteurs de lésions actives.

En Nouvelle-Calédonie, la tuberculose a été surtout propagée par les condamnés. « Dix années s'étaient à peine écoulées depuis l'établissement du bagne, écrivait MESNARD en 1903 [3], que la tuberculose prenait assez d'extension pour attirer spécialement l'attention des indigènes par les décès qu'elle occasionnait parmi eux. Sans se rendre bien compte de la marche de la maladie, un symptôme surtout les impressionnait : c'était l'amaigrissement, la consomption. Il paraît certain en effet que, chez le Canaque, la tuberculose a une tendance particulière à évoluer rapidement, mais sans fracas et à se terminer par la phtisie pulmonaire. Il est rare de voir d'autres manifestations tuberculeuses. On peut poser en principe qu'actuellement le Canaque succombe, en général, à la tuberculose ou à la lèpre ».

On peut en dire autant des Nouvelles-Hébrides et de toutes les îles Polynésiennes récemment colonisées. A Tahiti, aux Loyalti, aux Marquises, aux Carolines, à Samoa, la tuberculose est ou devient rapidement le principal agent de dépopulation. Elle se répand parmi les indigènes avec une intensité terrifiante. Les formes aiguës évoluant en trois ou quatre mois sont le plus communément observées. Chez les enfants on trouve seulement des formes ganglionnaires, mais presque jamais de tuberculoses osseuses ou articulaires.

Il semble que la gravité de l'infection, dans chaque île, soit proportionnelle au nombre d'Européens. Il est établi, d'autre part, que les Canaques, transportés dans les villes de la côte occidentale d'Amérique, y succombent très rapidement à la tuberculose. C'est ainsi qu'il y a

<hr>

1. *Arch. f. Schiffs u. Tropenhyg.*, 1915, vol. IX, p. 101 et 369.
2. *The Philippine Journal of Science*, fasc. 5, n° 3, 1912.
3. *Annales d'hygiène et de médecine coloniales*, 1903, p. 597.

quelques années, un spéculateur anglais introduisit comme colons à Lima (Pérou), deux mille indigènes des Marquises. En moins de dix-huit mois les trois quarts d'entre eux étaient morts de phtisie !

E. — CONTINENT AMÉRICAIN.

L'Amérique du Sud, depuis les régions les plus méridionales de la Patagonie jusqu'à l'isthme de Panama, recèle des foyers de tuberculose qui déciment les indigènes et qui y ont été créés par la colonisation européenne. Les grandes villes de Buenos-Ayres, de Montevideo, ont une mortalité tuberculeuse supérieure à celle de Berlin. D'après DAVIDSON [1], entre 20 et 40 ans, les indigènes argentins meurent deux fois plus de phtisie que les immigrants étrangers de même âge. Les provinces centrales de l'Argentine, les côtes du Pérou et du Chili sur le Pacifique (WESTENHÖFFER) [2] ne sont pas davantage épargnées. La phtisie est très commune à Guayaquil, à Valparaiso et même à Lima, et aussi à La Paz (Bolivie), malgré l'altitude de cette localité (3.717 mètres). Elle est très commune aussi au Brésil et s'y montre plus fréquente et plus grave chez les Brésiliens que chez les étrangers (CLEMENTE FERREIRA) [3].

Dans les Etats de l'Amérique centrale et aux Antilles elle est également très répandue.

Nous possédons quelques données précises sur l'intensité de l'infection aux Antilles françaises, grâce aux nombreuses cuti-réactions tuberculiniques qui y ont été effectuées en 1912 par NOC, STÉVENEL, SAUZEAU DE PUYBERNEAU.

A la Guadeloupe, sur 257 sujets âgés de plus de 15 ans, 113, soit 40 p. 100 ont fourni une réaction positive. A la Basse-Terre, la proportion des infectés à l'asile d'aliénés est de 45 p. 100. A la Désirade, sur 301 sujets, 109 ont réagi, soit 36,2 p. 100, et à la Martinique, 101 sur 177 sujets, soit 57 p. 100. La moyenne générale pour l'ensemble des Antilles est d'environ 41 p. 100.

D'après NOC, la tuberculose évolue beaucoup plus vite chez les créoles que chez les colons européens. Jadis les noirs *esclaves* étaient rarement atteints. Dans l'intérêt du planteur, ils étaient bien logés, bien nourris, bien vêtus, et on leur prodiguait des soins médicaux pour éviter les maladies susceptibles de restreindre le rendement de leur travail. La liberté a, dans une certaine mesure, changé à leur détriment leurs conditions d'existence et leur a donné la phtisie. Ils se contaminent maintenant les uns les autres dans les cases sordides où ils demeurent et dans les villes ou villages où leurs habitations, malproprement tenues, forment des quartiers qu'il est fort difficile d'assainir. En outre,

1. *The Lancet*, 23 juil. 1910.
2. *Berlin. klin. Woch.*, 1911, n° 23-27.
3. *Tuberculosis*, 1915, vol. XIVp , 15.

l'alcoolisme fait parmi eux de terribles ravages et contribue puissamment à diminuer leur résistance.

Au Mexique, la mortalité moyenne par affections tuberculeuses oscille annuellement de 6 à 8 p. 100 décès de toutes causes. A Mexico, elle était de 9,31 pour la période comprise entre 1891 et 1898. C'est un chiffre relativement faible (Ed. Liceaga).

Aux Etats-Unis, les statistiques officielles indiquent la proportion de 11,15 en 1907 et de 11,32 en 1908 pour 100 décès, et respectivement 1,83 et 1,73 p. 1.000 habitants. Ces chiffres sont plus élevés que ceux de l'Allemagne et un peu inférieurs à ceux de la France.

La tuberculose, écrit Thomas D. Coleman [1], était inconnue des indiens de l'Amérique du Nord avant la colonisation européenne ; or elle constitue aujourd'hui le facteur le plus important de la destruction de leur race et cause 66 p. 100 des décès ! Les nègres y fournissent également une mortalité beaucoup plus considérable que les sujets de race blanche, et cette mortalité s'est surtout accrue dans d'énormes proportions depuis la suppression de l'esclavage.

A la Nouvelle-Orléans par exemple, de 1897 à 1907, la mortalité moyenne des nègres par tuberculose a été de 56,7, tandis que celle des blancs n'a été que de 23,4 pour 10.000 et la proportion des décès par tuberculose, par rapport au nombre total des décès pour chaque race, a été de 17,2 p. 100 chez les noirs, alors que cette même proportion n'était que de 12 p. 100 chez les blancs.

F. — SENSIBILITÉ RELATIVE DES DIVERSES RACES HUMAINES A L'INFECTION TUBERCULEUSE.

On voit, par ce qui précède, qu'aucune race humaine n'échappe à la tuberculose et que celle-ci est surtout répandue chez les peuples les plus anciennement civilisés, tandis que les populations indigènes des pays où la civilisation n'a pas encore pénétré sont à peu près indemnes ; ce qui ne veut pas dire qu'elles possèdent à un degré quelconque une immunité naturelle, bien au contraire, car la maladie les frappe avec une intensité terrible lorsqu'elles se trouvent exposées au contact infectant de bacillifères étrangers.

L'influence du climat sur la fréquence plus ou moins grande de l'infection se montre, quoi qu'on ait pu dire ou écrire à ce sujet, absolument nulle. La tuberculose est aussi répandue et aussi grave chez les Esquimaux ou chez les Lapons que chez les nègres du Congo ou chez les Canaques des Nouvelles-Hébrides. S'ils sont relativement moins décimés que les Européens, cela tient exclusivement à leur mode d'existence en groupes peu agglomérés, ou à la vie nomade de certains d'entre eux, de sorte qu'ils évitent les infections massives et les surinfections.

---

1. *Tuberculosis*, édit. by. Arnold Klebs, New-York, 1909.

Au Groënland, par exemple, d'après MELDORF, tous les hommes de 25 ans sont tuberculeux ou présentent des stigmates de tuberculose et celle-ci a une évolution généralement très bénigne ; les malades survivent pendant des dizaines d'années.

Une enquête très suggestive à ce sujet a été faite en 1910 dans les provinces suédoises habitées par les Lapons. Dans la province de Norr-Botten, ceux-ci étaient alors au nombre de 3.530, dont 2.292 nomades et 1.238 domiciliés. Sur ce total on a examiné 1.770 sujets dont 1.066 nomades et 704 domiciliés, soit la moitié de la population Lapone. Les résultats consignés par F. BLOCK ont fait constater l'existence de lésions pulmonaires cliniquement décelables chez 2,25 p. 100 des nomades et chez 3,55 p. 100 des domiciliés, et les sujets âgés de plus de 50 ans se trouvaient le plus fréquemment atteints.

Dans la commune de Kiruna, bien qu'il s'agisse d'une région montagneuse et presque inhabitée, la tuberculose semble avoir fait son apparition en 1900, époque à laquelle a commencé l'exploitation d'une mine de fer. On comptait alors 312 habitants, et dix ans plus tard il y en avait plus de 8.000. Kiruna est située par 67° 51, de latitude nord à 1.412 kilomètres de Stockholm, au nord du cercle polaire. G. NEANDER y a examiné 2.000 individus en 1910. La plupart étaient des ouvriers mineurs ou appartenaient à la famille de ces ouvriers. Sur 998 adultes des deux sexes, il y avait 56 tuberculeux avérés (5,6 p. 100) et 25 suspects (2,5 p. 100). Sur 1.002 enfants on a trouvé 8 tuberculeux avérés, mais 335 (33,5 p. 100) avaient des ganglions lymphatiques tuméfiés ou des adénites suppurées. Cette constatation a suggéré l'idée de diviser ces enfants en deux catégories : ceux qui sont nés à Kiruna et dont l'âge ne dépassait pas 9 ou 10 ans, et les immigrés. Sur 566 nés à Kiruna, 204 étaient porteurs d'adénites, tandis que sur 436 immigrés il n'y en avait que 131, soit 61 p. 100 contre 39 p. 100. Il semble donc que l'infection se soit propagée avec une plus grande rapidité parmi les autochtones que dans les familles immigrées qui avaient apporté la maladie.

On a souvent remarqué que, dans les villes où la tuberculose est très répandue, les sujets de *race juive* fournissent un taux de mortalité sensiblement moindre que l'ensemble de la population. GERMAIN SÉE [1], A.-L.-J. BÉRAUD [2], FISHBERG [3] et d'autres auteurs ont attiré l'attention sur ce fait, et les statistiques recueillies aux États-Unis sont particulièrement intéressantes à cet égard. D'après une enquête officielle relevée par FISHBERG, portant sur 10.618 familles israélites et comprenant

1. *Bulletin de l'Académie de médecine*, 1er sept. 1891.
2. Thèse de Bordeaux, 1897 ; *Essai sur la pathologie des Sémites*.
3. *Medical Record*, 26 déc. 1908.

60.030 individus, la mortalité tuberculeuse était de 36,57 sur 1.000 décès parmi les Juifs, de 34,02 parmi les Juives, alors que, pour l'ensemble de la population du Massachusetts en 1888, les chiffres correspondants pour les non-juifs étaient de 129,22 parmi les hommes et 146,97 parmi les femmes. Une autre enquête faite par Fishberg lui-même à New-York en 1901, dans un district peuplé d'Irlandais, d'Italiens et de Grecs, où les Juifs ne représentent qu'une infime minorité, montre que la mortalité par tuberculose oscille entre 40 et 50 p. 10.000 habitants non-juifs, tandis qu'elle varie de 11 à 21 seulement pour les juifs.

A Vienne [1], de 1901 à 1903, la mortalité par tuberculose pulmonaire était de 38,8 pour 10.000 habitants catholiques, de 24,6 pour les protestants et de 13,1 seulement pour les Juifs.

A Lemberg, où les Juifs vivent dans des conditions très misérables, leur mortalité par tuberculose est de 30.64 pour 10.000, contre 63,51 pour les chrétiens. On relève encore à Cracovie le taux de 20,49 pour les Juifs, contre 66,41 pour les chrétiens, et à Budapest, en 1905, respectivement 21,93 contre 46,01.

A Londres [2], les Juifs habitent pour la plupart dans le quartier de Whitechapel où ils exercent une foule de métiers généralement peu salubres : leur mortalité n'est que de 12,3 pour 10.000 habitants, contre 17,9 pour l'ensemble de la population de 1891 à 1900.

Tostivint et Remlinger [3], du 1er janvier 1895 au 31 décembre 1899, ont relevé à Tunis, sur 13.151 décès dans la population musulmane, 1.017 morts par tuberculose (7,73 p. 100). Pendant la même période, le pourcentage des décès par tuberculose était de 3,96 p. 100 parmi les Européens (Français, Italiens, Grecs, etc.), et seulement de 1,23 p. 100 (34 sur 2.744) parmi les Juifs.

Toutes ces statistiques semblent donc indiquer que la race juive serait sensiblement moins frappée que les autres races par l'infection tuberculeuse. Mais ce n'est là qu'une apparence, car si l'on étudie dans chaque pays, non plus les causes de *mortalité*, mais les causes de *morbidité*, on voit que la tuberculose est aussi commune chez les Juifs que chez les chrétiens.

C'est ainsi que Maurice Fishberg [4], en observant les enfants de 217 familles juives de New-York, assistées par les « Charities », et dans lesquelles le père ou la mère était tuberculeux, constate que sur 692 enfants, 65 se montraient manifestement infectés. Sur ces 65 enfants, 13 avaient des lésions osseuses ou articulaires, 4 étaient atteints du mal

---

1. « **Die Juden** im Oesterreich » (*Veröffentlichungen des Bureau für Statistik der Juden*, fasc. 4, Berlin 1908).
2. « Tub. among Jews », (*Brit. med. Journ.*, 25 avril 1908).
3. *Revue d'hygiène*, nov. 1900.
4. *Archives of Pediatries*, fév. et mars 1914, New-York.

de Pott, 2 de spina ventosa, 19 de tuberculose pulmonaire et 25 d'adénopathies trachéo-bronchiques.

Dans ces mêmes familles, 188 enfants avaient succombé au-dessous de 14 ans, — dont 30 à la méningite tuberculeuse.

C'est ainsi encore que les rapports du « Henri Phipp's Institute » de Philadelphie[1] montrent que le nombre des Juifs qui viennent y recevoir des soins, ou qui réagissent à la tuberculine, est proportionnellement à peu près le même que celui des individus d'autres races blanches (CHEINISSE)[2]. Le même fait s'observe en Europe lorsqu'on se réfère aux statistiques des établissements hospitaliers.

S'il apparaît que, dans les villes, la mortalité des Juifs par tuberculose est moindre que celle des chrétiens, alors que leur morbidité est sensiblement la même, il faut en voir la cause dans ce fait que les Juifs, dont toute l'existence se passe presque exclusivement dans les agglomérations urbaines et très rarement à la campagne, sont, par leur genre de vie, exposés dès leur plus jeune âge aux infections légères, dont le pouvoir vaccinant nous est aujourd'hui bien connu. Et si les formes rapidement mortelles sont plus rares chez eux, cela tient d'une part à la résistance qu'ils acquièrent du fait de leur infection précoce et bénigne, d'autre part à ce que l'alcoolisme et le surmenage physique n'exercent qu'exceptionnellement sur eux l'action déprimante qui en fait, pour les autres sujets de race blanche, et plus encore pour les nègres, des facteurs si importants d'aggravation de la maladie.

La tuberculose frappe donc toutes les races humaines. Et s'il existe entre les populations des divers pays, ou dans un même pays entre les populations de diverses origines (par exemple : Nègres, Indiens, Japonais ou Chinois, Européens du Nord ou du Sud, métis, etc...), des différences souvent considérables dans la mortalité tuberculeuse, elles résultent seulement de ce que l'infection bacillaire s'est implantée depuis plus ou moins longtemps chez elles et de ce que les occasions d'infection s'offrent à elles tantôt plus rares, tantôt plus massives ou plus fréquentes, suivant les conditions d'existence qui leur sont propres. Les peuples qui ont été le plus longtemps préservés par leur isolement insulaire, par les difficultés des échanges commerciaux ou par la faible densité de leurs groupements, se montrent les plus sensibles. Tel est le cas des Kalmouks et des jeunes gens de Bosnie et d'Herzégovine versés dans les régiments autrichiens. La maladie prend chez eux des formes le plus souvent graves, à évolution rapide, lorsqu'ils sont exposés à des occasions de contagion fréquentes. C'est presque fatalement ce qui

---

1. *Annual. Reports of the Henri Phipp's Institute*, Philadelphie, 1906-1912.
2. *Semaine médicale*, 1908, p. 613.

arrive aux indigènes africains transportés dans les grandes métropoles d'Europe ou d'Amérique.

Les peuples contaminés depuis des siècles, agglomérés en groupes sociaux compacts, plus exposés à l'infection dès le jeune âge par la cohabitation plus ou moins étroite et prolongée avec des malades semeurs de bacilles, — tels les Juifs, — sont au contraire plus résistants. La maladie affecte ordinairement chez eux des formes chroniques à évolution lente, mais presque tous les sujets sont atteints, et ceux qui, pendant leurs années d'enfance ou de jeunesse, ont par hasard échappé à l'infection bénigne ou grave, offrent au virus une sensibilité égale à celle des sujets de races vierges.

L'extrême diffusion de la tuberculose à travers le monde et la facilité avec laquelle elle se propage, non seulement par les malades atteints de lésions ouvertes, mais aussi par le nombre immense des individus apparemment sains qui se trouvent être à la fois *porteurs* et (par leurs excrétions diverses) *semeurs de bacilles*, nous portent donc à envisager comme impossible, — peut-être même comme peu désirable, — l'éradication totale de l'infection tuberculeuse.

Par contre, on doit espérer pouvoir rendre cette infection inoffensive par une vaccination précoce et par l'extension des mesures de prophylaxie ayant pour objet *d'empêcher les contaminations massives ou fréquentes*, dont le danger apparaît surtout considérable pour tous les êtres humains, à quelque race qu'ils appartiennent.

CHAPITRE XLI

IMMUNITÉ PASSIVE.
ESSAIS DE SÉROTHÉRAPIE ANTITUBERCULEUSE

Nous avons vu, dans un précédent chapitre (xxxvii), à propos de la formation des *anticorps* dont la réaction dite de « fixation » de Bordet-Gengou permet de déceler la présence dans le sérum des sujets tuberculeux, qu'il est possible de provoquer, par des injections répétées de certains antigènes (tuberculines, bacilles morts ou vivants), la production plus abondante de ces anticorps, et que c'est là le but essentiel de la *tuberculinothérapie*.

On admet généralement qu'il existe une sorte de parallélisme entre la richesse en anticorps du sérum d'un animal ou d'un malade tuberculeux et l'activité de ses moyens de défense contre l'infection bacillaire. Il ne semble pas que cette hypothèse soit rigoureusement exacte, car il arrive fréquemment que l'évolution des lésions se poursuive alors même que les anticorps sont très abondants. Le fait que ceux-ci disparaissent vers la fin de la maladie et que, le plus souvent, leur taux s'accroît proportionnellement à l'intensité des efforts de lutte de l'organisme, indique qu'ils se montrent plutôt comme les « témoins » des réactions cellulaires contre l'infection. Mais c'est déjà suffisant pour justifier leur recherche et pour nous inciter à la découverte des moyens propres à augmenter leur production.

C'est l'objectif principal que poursuit actuellement la *Sérothérapie antituberculeuse*.

Jusqu'à ces dernières années, alors que l'existence et le rôle probable des anticorps avaient échappé à l'observation des expérimentateurs, on s'était efforcé de préparer des sérums susceptibles d'enrayer le développement de la tuberculose et de neutraliser *in vitro* et *in vivo* les produits toxiques dérivés du bacille. On essayait d'adapter au traitement de l'infection tuberculeuse les principes de la méthode qui avait si heureusement permis à von Behring et à Em. Roux d'instituer le traitement préventif et curatif de la diphtérie par le sérum d'animaux vaccinés. Les tentatives qui ont été faites dans cet ordre d'idées furent innombrables et aboutirent à des échecs complets.

Elles méritent cependant d'être rappelées, ne fût-ce que pour permettre aux chercheurs de l'avenir de brûler les étapes auxquelles leurs prédécesseurs ont dû s'attarder et d'atteindre ainsi plus vite le terrain qu'ils se proposent d'explorer.

A. — ESSAIS DE SÉROTHÉRAPIE ANTITUBERCULEUSE. — MODE DE PRÉPARATION DES SÉRUMS.

Les premiers essais de sérothérapie spécifique contre l'infection tuberculeuse ont été faits en 1888 par Charles RICHET et HÉRICOURT [1]. Dans une série de notes à la Société de Biologie, ces savants montrèrent qu'on peut influencer favorablement l'évolution de la tuberculose d'origine humaine, chez divers animaux tels que le chien, le singe et aussi l'homme, par l'injection de sérum de chien normal, ou de chien préalablement inoculé d'abord avec des bacilles aviaires, puis avec des bacilles humains. Mais il ne s'agissait là, d'après les auteurs eux-mêmes, que d'une action peu durable, et leurs efforts ne parvenaient pas à réaliser la guérison des sujets malades.

Ch. RICHET et HÉRICOURT avaient également essayé d'hypervacciner un âne par des injections intraveineuses de bacilles humains. Mais le sérum de cet animal ne montra aucun pouvoir immunisant, soit préventif, soit curatif, et il en fut de même pour d'autres animaux préparés à l'aide de la tuberculine, avec cette différence pourtant que le sérum de ces derniers était manifestement nocif : il accélérait la marche de la tuberculose et provoquait des réactions fébriles analogues aux réactions tuberculiniques.

Quelques années plus tard, BABÈS [2] injecta à des chiens, successivement de la tuberculine aviaire et humaine, puis des cultures virulentes de tuberculose aviaire et humaine. Le sérum de ces animaux fournit des résultats sensiblement équivalents à ceux qu'on obtient avec le sérum de chien normal. Cependant il a paru, dans deux cas, avoir une certaine efficacité vis-à-vis du chien et du lapin.

D'autres tentatives analogues, suivies de succès nuls ou douteux, furent faites ultérieurement par VICQUERAT [3] avec du sérum de mule injectée de cultures en bouillon glycériné ; par von SCHWEINITZ et DORSET avec du sérum de mule, d'âne ou de cheval traité par des injections d'extraits aqueux de bacilles ; par REDON et CHENOT [4] avec du sérum de chèvres inoculées avec des extraits d'organes tuberculeux ; par MAXUTOW, également avec du sérum de chèvres traitées par un extrait alcoolique et glycériné de nodules tuberculeux de *perlière*.

Vinrent ensuite les essais, peu encourageants eux aussi, de BOINET [5]

---

1. *Société de biologie*, 23 fév., 2 mars 1889, 31 mai, 13 juin, 17 nov. 1890, 12 janv. 1895, et *Comptes rendus de l'Académie des sciences*, 14 nov. 1892.
2. *Zeitsch. f. Hyg.*, vol. XXIII, 1896.
3. *Centralbl. f. Bakt.*, vol. XXVI, 1899.
4. *Société de biologie*, 1895, p. 493.
5. *Gazette des hôpitaux*, 1895, n° 88.

avec du sérum de chèvres traitées avec de la tuberculine brute ; de NIE-MANN [1] qui inoculait également des chèvres, d'abord avec de la tuberculine brute, puis avec de la tuberculine précipitée, puis enfin avec des bacilles tuberculeux vivants : le sérum de ces animaux semblait manifester quelque activité sur le cobaye.

FRISCH tenta d'immuniser des chevaux avec de la tuberculine *TR* de Robert KOCH. LÖWENSTEIN inocula à des chèvres, par voie intraveineuse, une émulsion de bacilles humains peu virulents, puis d'autres bacilles plus virulents, et il réussit ainsi à obtenir un sérum dont le pouvoir agglutinant était de 1 p. 5.000, mais qui ne modifiait en aucune manière la virulence des bacilles, même après 24 heures de contact à 37°, qu'il fût ou non additionné de sérum frais d'animal sain ou d'animal tuberculeux. Ce sérum n'avait aucune propriété préventive ou curative vis-à-vis de la tuberculose expérimentale.

P. BAUMGARTEN et C. HEGLER [2] purent vacciner un bœuf avec des bacilles humains et lui inoculèrent ultérieurement, cinq fois de suite, des bacilles bovins sans que l'animal présentât des symptômes morbides appréciables. L'épreuve à la tuberculine fut toujours négative. Le sérum de ce bœuf, injecté à titre préventif à un veau, permit à ce dernier de résister à une inoculation de virus suffisante pour tuberculiser gravement un second veau témoin et un troisième veau, chez lequel le sérum ne fut employé qu'après l'inoculation virulente. Ce dernier animal reçut, en plusieurs injections, dans les deux semaines qui ont suivi son infection, 70 cc. de sérum. Celui-ci, à titre curatif, n'a donc pas pu arrêter l'évolution de la tuberculose.

LANNELONGUE, ACHARD et GAILLARD [3] crurent être plus heureux avec un sérum d'âne ou de cheval injecté avec des produits d'extraction de bacilles tuberculeux tués par chauffage et macérés dans l'eau faiblement acidulée. L'extrait était ensuite traité par l'acide acétique pur et le précipité lavé, puis redissous dans une solution faiblement alcaline.

Les essais effectués avec ce sérum portèrent d'abord sur des cobayes. Ceux qui avaient été traités fournirent une mortalité un peu moindre, et leurs lésions étaient apparemment plus circonscrites que celles des témoins. Chez les malades tuberculeux, KUSS n'a pas relevé d'action spécifique sur les lésions, mais le sérum s'est montré inoffensif.

FERRAN, DAREMBERG, PRIOLEAU et PAQUIN, se sont également adressés à l'âne pour obtenir un sérum antitoxique ; TRUDEAU et BALDWIN à l'âne, au mouton, au lapin et à la poule. PATERSON puis AUCLAIR ont expérimenté le sérum de poules qu'ils inoculaient dans les veines avec des bacilles humains.

---

1. *Deutsch. med. Woch.*, 1897, n° 3.
2. *Berl. klin. Woch.*, 16 janv. 1905.
3. *Compte rendu de l'Académie des sciences*, 25 juin 1906 et 12 oct. 1908.

S. Arloing et L. Guinard [1], visant surtout à la préparation d'un sérum antitoxique, ont inoculé six chèvres, séparément, avec les substances suivantes : 1° Bacilles virulents ; 2° Tuberculine brute de l'Institut Pasteur ; 3° Tuberculine brute préparée par les auteurs ; 4° Tuberculine obtenue par décoction à 85-90° des bacilles retirés des cultures ; 5° Tuberculine préparée avec le bouillon de culture débarrassé de la partie précipitable par l'alcool ; 6° Tuberculine obtenue avec la partie précipitable par l'alcool.

Le sérum de ces chèvres se montra à peu près également inactif. Cependant on crut voir que celui des trois premières avait de faibles propriétés *antituberculineuses*.

Des tentatives analogues, toujours infructueuses, ont été faites par Mafucci et Di Vestea.

Il paraît donc évident que tous *les sérums d'animaux préparés soit avec de la tuberculine, soit avec des bacilles, sont dépourvus de toute efficacité, aussi bien sur les malades tuberculeux que sur la tuberculose expérimentale.*

Cependant Neporoshny [2] estime avoir obtenu des résultats assez satisfaisants au point de vue thérapeutique et même préventif, chez le cobaye, avec un sérum de chien traité de la manière un peu compliquée que voici :

On commence par immuniser l'animal avec l'endotoxine tuberculeuse. On se sert pour cela d'un sérum, très agglutinant, de cheval, qu'on fait agir sur les bacilles tuberculeux. Dès que le chien supporte bien une grande quantité de cette endotoxine sous la peau, on passe aux injections de bacilles dégraissés dans les veines et dans le péritoine. Plus tard on injecte des bacilles non dégraissés, mais tués par le chloroforme. Enfin, pour achever l'immunisation, qui demande au moins 8 mois, le chien reçoit dans les veines ou dans le péritoine des bacilles vivants et virulents. On le saigne ensuite.

Avec ce sérum, l'auteur dit avoir pu traiter efficacement des cobayes, et la proportion des guéris aurait été de 54,5 p. 100 lorsque le traitement, commencé 5 à 6 semaines après l'inoculation du virus, put être prolongé pendant 5 mois et demi. Chez les cobayes qui avaient subi le traitement dès la première semaine, la proportion des animaux guéris aurait atteint le chiffre de 97 p. 100 !

Les lésions anatomo-pathologiques observées chez les cobayes traités sont celles que provoquent les cultures tuées ou les cultures vieillies, devenues avirulentes. Il semble que, sous l'influence du sérum de Néporoshny, l'organisme réagisse vis-à-vis des bacilles tuberculeux virulents comme s'il avait affaire à des bacilles morts.

---

1. *Congrès international de médecine*, Paris, 1900.
2. *Archives des Sciences biologiques de Pétrograd.*, édit. russe, XIII, fasc. 4, 1908.

Von Behring [1], qui s'est attaché avec tant de persévérance à la recherche des procédés d'immunisation active et passive contre la tuberculose, n'a pas pu obtenir, malgré d'innombrables essais, un sérum antituberculeux pratiquement utilisable.

Il semblait donc qu'après tant d'efforts infructueux on dût abandonner tout espoir de réussite. Mais la complexité du problème ne saurait décourager les chercheurs, d'autant que les médecins, se sentant si souvent désarmés en face de leurs malades, s'offrent volontiers pour expérimenter les nouvelles médications qu'on leur propose.

Parmi les sérums dits *antituberculeux* qui ont été ainsi introduits dans la thérapeutique avant d'avoir subi, au laboratoire, comme il eût été désirable, l'épreuve d'une expérimentation suffisamment rigoureuse et prolongée, les mieux connus et les plus communément utilisés sont, — ou ont été, — ceux de Maragliano, de Marmorek, de Vallée, et celui de Ruppell et Rickmann, ce dernier mis en vente par la fabrique de Hoechst ; enfin ceux de Bruschettini et de A. Jousset.

Il n'entre pas dans le cadre de ce livre d'étudier les applications pratiques des différents sérums et des tuberculines au traitement de la tuberculose humaine. Ces sérums ne nous intéressent donc ici qu'au point de vue strictement biologique.

I. SÉRUM DE MARAGLIANO. — En 1895 Maragliano [2] commença à observer, sur les malades tuberculeux, les effets d'un sérum qu'il préparait en injectant à divers animaux (cheval, bœuf, chèvre), par voies sous-cutanée et intraveineuse, un mélange de bouillons de cultures jeunes et d'extraits aqueux (précipités par l'alcool) de bacilles virulents (*tossina precipitata*).

Un peu plus tard, il modifia son mode de préparation en injectant en outre, à ces mêmes animaux, le produit de broyage de bacilles tués par la chaleur.

Le sérum dit *bactériolysine* qu'il obtient ainsi, aurait à la fois des propriétés antitoxiques, bactéricides, bactériolytiques et agglutinantes. Le pouvoir antitoxique se mesurerait en déterminant d'abord la quantité d'extrait bacillaire toxique pour 100 grammes de cobaye sain, et cette quantité serait d'environ 1 centimètre cube.

Un sérum dont 1 centimètre cube préserve 100 grammes de cobaye contre la dose mortelle d'extrait bacillaire renfermerait 100 unités antitoxiques. Mais il faut reconnaître que les extraits bacillaires ont une toxicité variable, ordinairement beaucoup plus faible que ne l'admet le savant italien, et il arrive fréquemment que les cobayes sains en supportent 5 et 10 centimètres cubes impunément, de sorte que le principe

---

1. *Deutsch. med. Woch.*, 1904, n° 6.
2 *Berlin klin. Woch*, 1899, p. 1073. — *Société de biologie*, 1897, p. 309 — *Ann del Institut Maragliano*, Gênes. *Tuberculosis*, 1906.

même qui sert à établir l'activité antitoxique du sérum est des plus
contestables.

L'action bactéricide et bactériolytique serait démontrée, d'après
MARAGLIANO d'une part, par ce fait que les bacilles ne se développent
ni sur le sérum spécifique gélatiné, ni sur bouillon additionné de
3o p. 100 de ce sérum et, d'autre part, parce que le mélange *in vitro*
produit une « bactériolyse » des éléments microbiens.

C'est ainsi que, d'après J. TEISSIER (de Lyon), l'injection, dans la
chambre antérieure de l'œil d'un lapin, d'un mélange de bacilles et de
sérum, serait inoffensive.

Mais, ainsi que je l'ai dit précédemment, aucun expérimentateur n'a
pu obtenir de résultats positifs en répétant cette expérience.

S'il n'est pas douteux que le sérum de MARAGLIANO, comme la plupart de ceux préparés par d'autres auteurs, soit nettement agglutinant,
on ne saurait contester qu'il ne renferme, au moins habituellement,
pas d'anticorps. Si ses effets sur les malades et aussi sur les animaux
tuberculeux sont, dans une certaine mesure, favorables, on doit penser
qu'il agit comme *antigène,* parce qu'il contient de la tuberculine et des
produits bacillaires plus ou moins dilués. Il favoriserait alors la formation *in vivo* des anticorps, mais ne réaliserait, en aucune manière,
l'*immunité passive* qu'on cherche à obtenir par l'emploi des sérums
antituberculeux.

Sa valeur thérapeutique a été affirmée par quelques cliniciens, surtout en Italie (MARZAGALLI, GEORDANO, BARTIERI, FIGARI, CAMBIASO, etc.),
et en France par J. TEISSIER (de Lyon). Elle a été très vivement niée
par L. FLICK et LARDIS, à la suite d'expériences prolongées faites sur
les indications de MARAGLIANO lui-même au *Henry Phipp's Institute* de
Philadelphie. Elle a été également contestée après une série d'essais
consciencieusement faits au Sanatorium de Bligny par L. GUINARD, et
au point de vue expérimental par MAFUCCI et DI VESTEA [1].

La « bactériolysine » de MARAGLIANO est utilisée chez les malades, à
la clinique de Gênes, en injections sous-cutanées, à la dose initiale de
1 centimètre cube répétée tous les deux jours. Après dix injections semblables suivies de dix jours de repos, on injecte 2, 3, 4 et 5 centimètres
cubes, en répétant dix fois chaque dose. Ce traitement n'est d'ailleurs
recommandé par son promoteur que dans les cas de tuberculose au
début, ou dans les lésions évolutives ne dépassant pas le second degré
de TURBAN.

Si les injections produisent, comme il arrive fréquemment, des réactions générales et locales qui présentent la plus grande analogie avec
les réactions tuberculiniques, il faut avoir soin de diminuer et d'espacer

---

1. *Centralbl. f. Bakt.*, 1896, fasc. 6 et 7.

les doses pour éviter des accidents graves (congestions, hémoptysies, etc.).

II. SÉRUM DE MARMOREK. — A. Marmorek [1], dans une communication à l'Académie de Médecine de Paris en 1903, exposait les résultats

encourageants qu'il avait obtenus, surtout dans le traitement des tuberculoses chirurgicales, par l'emploi d'un sérum qu'il préparait en vaccinant des chevaux à l'aide de filtrats de cultures jeunes, dans lesquelles des bacilles dits « primitifs » se développent rapidement en voile mince et ne sont pas encore revêtus de leur carapace ciro-graisseuse, de telle sorte que la majorité d'entre eux ne gardent pas la coloration de *Ziehl*. Il utilise comme milieu de culture du sérum de veau « leucotoxique », mélangé de bouillon glycériné. Ce sérum est rendu « leucotoxique » par l'injection préalable, à l'animal qui le fournit, d'une quantité convenable d'exsudat péritonéal riche en leucocytes mononucléaires et d'émulsion de foie de cobaye.

Les bacilles tuberculeux, cultivés sur un tel milieu, produisent une toxine de faible activité, dont 8 à 10 centimètres cubes tuent les cobayes de 400 grammes en une semaine environ, mais contre laquelle on peut immuniser facilement ces animaux en leur injectant 6 ou 8 fois, à intervalles convenables, une dose de 5 centimètres cubes. Ils seraient alors capables de supporter impunément l'inoculation d'une ou deux gouttes d'émulsion « légèrement opalescente » de culture virulente. Ils présenteraient en tout cas une survie notable sur les témoins.

Marmorek pense que son sérum neutralise la « vraie toxine » du bacille tuberculeux, que nous ne savons pas produire artificiellement hors de l'organisme vivant et qui, suivant lui, n'est pas la tuberculine. Un seul fait paraît certain : c'est que ce sérum, qui ne renferme d'ailleurs que très peu d'anticorps, est ordinairement inoffensif, ou du moins qu'il n'est susceptible de produire que des accidents d'anaphylaxie. Pour les éviter, Marmorek recommande de l'employer d'abord à faibles doses quotidiennes par voie sous-cutanée (2 à 10 cc.), puis par voie rectale (5 à 20 cc.) en lavements répétés deux ou trois fois par semaine. Mais les effets sont alors aléatoires ou nuls, car il résulte des travaux de Hamburger et d'autres expérimentateurs que *les antitoxines ne passent pas à travers la muqueuse rectale saine.*

Pourtant un assez grand nombre de médecins et de chirurgiens, surtout en Allemagne, en Autriche, en Suisse, en Italie et en France, estiment en avoir obtenu de bons résultats, principalement dans certaines formes de tuberculoses chirurgicales telles que les fistules du

---

1. *Académie de médecine de Paris*, 1903. — *Med. Klinik*, 1906, n° 3. — *Berl. klin. Woch.*, 1907.

périnée (Turban, Frey, Hoffa, Jacobsohn, Lewin, G. Sohenker, Wohlberg, Dubard, Schmoller, Monod [1], etc.).

Certains d'entre eux attribuent ses effets favorables à ce qu'il contiendrait une très petite quantité de tuberculine. Son emploi reviendrait donc à injecter sous la peau, ou dans le rectum, des doses minimes de cette dernière substance.

J'ai constaté, avec L. Massol, que le sérum de Marmorek ne neutralise en aucune manière les effets de la tuberculine, et certains échantillons que nous avons étudiés ne renfermaient pas d'anticorps. Grüner [2], au laboratoire d'Escherich, a fait la même constatation et n'a trouvé aucune différence entre l'action de ce sérum et celle du sérum normal de cheval sur la tuberculine *in vitro* et *in vivo*.

Quoi qu'il en soit, les nombreuses publications dont le sérum de Marmorek a fait l'objet depuis dix ans attestent que son emploi thérapeutique n'est généralement pas susceptible de produire d'accidents graves et que, dans certaines circonstances, il a été suivi d'améliorations surprenantes par leur rapidité. Il semble pourtant que les tuberculeux pulmonaires n'en retirent, en général, aucun bénéfice.

III. **SÉRUM DE VALLÉE**. — Depuis 1909, Vallée [3] (d'Alfort) a fait expérimenter par L. Guinard au Sanatorium de Bligny, par Rénon, Castaigne, F. X. Gouraud, Boureille et quelques autres cliniciens français, un sérum obtenu par lui en vaccinant des chevaux par injections intraveineuses de bacilles tuberculeux peu virulents, d'origine équine, puis par injections successives, convenablement espacées et à doses croissantes (jusqu'à 250 milligr. en une seule fois) de bacilles humains. Les chevaux ainsi préparés recevaient ensuite, également dans les veines, des cultures décantées (non filtrées) de bacilles humains, et des endotoxines bacillaires extraites par broyage prolongé des corps microbiens non chauffés. Ce broyage s'effectuait à l'obscurité, dans une atmosphère d'hydrogène pour éviter les oxydations.

Le sérum, recueilli un mois après la dernière injection, puis chauffé à 56° pendant une heure, 3 jours de suite, et vieilli à la glacière pendant plusieurs mois pour réduire au minimum les accidents d'anaphylaxie, aurait, d'après Vallée, à la fois des propriétés antitoxiques, anti-endotoxiques et faiblement agglutinantes : 1 p. 50 au maximum. Il produirait des effets favorables sur l'évolution de la tuberculose chez les bovidés tuberculeux et contiendrait en abondance des anticorps spécifiques.

Les essais qui en ont été faits sur les malades auraient fourni, dans

---

1. *Bulletin de l'Académie de médecine*, 15 janv. 1907.
2. *Wien. klin. Woch.*, 1909, n° 38.
3. *Bulletin de la Société centrale vétérinaire*, 1906, p. 407. — *Annales de l'Institut Pasteur*, sept. 1909.

1/5 environ des cas traités, des résultats encourageants, mais souvent ceux-ci ont été nuls et même parfois défavorables. Il semble, d'après Léon Bernard et J. Paraf [1], R. Debré et Porak [2], que les accidents observés à la suite des injections ne soient pas attribuables à la toxicité particulière du sérum de Vallée, mais bien aux qualités propres, d'ailleurs peu connues, des humeurs des tuberculeux. Ces derniers accusent en effet une aptitude toute spéciale à réagir violemment aux inoculations sériques et ces réactions se manifestent aussi intenses vis-à-vis des sérums normaux ou des sérums thérapeutiques quelconques.

J'ai eu l'occasion, grâce à l'obligeance de Vallée, d'étudier expérimentalement avec L. Massol deux échantillons de son sérum. Nous avons constaté qu'il renfermait des anticorps en quantité appréciable : 1 centimètre cube déviait 1 cc. 6 d'alexine normale de cobaye, dont la dose minima hémolytique était de o cc. 0075, ce qui revient à dire que 1 centimètre cube dévie 213 doses minima hémolytiques d'alexine ou est équivalent à *213 unités d'anticorps.*

Par contre, les échantillons étudiés par nous ne possédaient aucun pouvoir antitoxique vis-à-vis de la tuberculine. Quatre cobayes tuberculisés depuis six semaines, qui ont reçu sous la peau des mélanges de o cc. 5 de tuberculine brute avec 19 cc. 5 de sérum de Vallée, sont tous morts en moins de six heures. D'autres cobayes tuberculeux, qui ont reçu dans le péritoine des mélanges de o cc. 1 de tuberculine brute et de 10 centimètres cubes de sérum, ont également succombé dans le même délai que les témoins inoculés avec la même quantité de tuberculine mélangée de sérum normal.

IV. — **SÉRUM DE RUPPELL ET RICKMANN.** — Ruppell et Rickmann [3]

préparent un sérum qui est livré au commerce par la fabrique de *Hoechst.* Ils sont partis de ce principe, assurément logique, que les animaux sains, employés par la plupart des expérimentateurs, sont incapables de fournir des anti-endotoxines tuberculeuses, puisqu'ils ne sont pas intoxiqués par ces endotoxines, tandis qu'au contraire les animaux tuberculeux, très sensibles à ces endotoxines, peuvent réagir en produisant des substances antagonistes. Ils commencent donc par injecter, à des bovidés et à des mulets, des bacilles vivants et virulents d'origine humaine, par voie intraveineuse. Ils attendent que des lésions tuberculeuses se soient produites, puis ils chargent leurs animaux avec des quantités croissantes de tuberculine, d'extraits bacillaires et de bacilles vivants, jusqu'à ce qu'ils soient devenus insensibles aux réactions tuberculiniques. Ils arrivent ainsi à obtenir des « immunsérums » dont les propriétés sont bien étudiées expérimentalement et qui se

---

1. *Bulletin de la Société d'études sur la tuberculose*, mai 1911.
2. *Presse médicale*, 5 oct, 1912.
3. *Zeitsch. f. Immunität.*, 1910, vol. VI, p. 344.

montrent riches en agglutinines spécifiques, riches surtout en anticorps, mais incapables de neutraliser l'action toxique de la tuberculine pour les cobayes tuberculeux, tandis qu'ils neutraliseraient (pour ces mêmes cobayes tuberculeux), des tuberculines privées d'albumoses et celles des extraits bacillaires.

Pour RUPPELL et RICKMANN, un sérum dont 1 centimètre cube donne la réaction de fixation de BORDET-GENGOU en présence de 0 cc. 01 de « standartuberculine », renferme une unité d'anticorps. L'unité d'antigène est la quantité d'antigène contenue dans 0 cc. 01 de « standartuberculine ». 1 gramme de bacilles humains desséchés ou 1 gramme d'extrait sec de $T O$ et de $T R$ (DE ROB. KOCH) contient 62.500 unités d'antigène.

Grâce à l'obligeance des auteurs, j'ai pu étudier, en 1914, avec L. MASSOL, des échantillons de leur sérum. Le titrage des anticorps qu'il contient nous a permis de constater que, pour l'un des échantillons, 0 cc. 001 de ce sérum dévie 0 cc. 075 d'alexine normale de cobaye en présence de l'antigène $B 2$ dont nous faisons usage (extrait bacillaire peptoné). 1 centimètre cube dévie donc 15.000 doses minima hémolytiques d'alexine, tandis que 1 centimètre cube du sérum de VALLÉE, dont nous avons parlé précédemment, n'en dévie que 213 doses. (D'après mes expériences, ni le sérum de RUPPELL et RICKMANN, ni celui de VALLÉE, n'exercent d'ailleurs d'action curative sur la tuberculose du cobaye).

Nous ne possédons pas encore de renseignements précis sur les résultats fournis par les quelques essais de ce sérum, effectués principalement par SOBOTTA dans la thérapeutique de la tuberculose humaine. Mais il a été étudié par F. MEYER [1] pour la sensibilisation des bacilles tuberculeux suivant la technique générale instituée par BESREDKA. D'après cet expérimentateur, les cobayes préalablement tuberculisés par 1 milligramme de bacilles humains (pesés à l'état sec), traités, de 10 à 17 jours après l'infection, par des bacilles sensibilisés, présentaient une survie considérable (plus de cinq mois et demi) par rapport aux témoins qui succombaient en cinq à six semaines.

V. SÉRUM DE BRUSCHETTINI. — BRUSCHETTINI [2], de Gênes, prépare un sérum qu'il emploie en mélange avec un vaccin microbien spécial pour le traitement des malades. Les animaux producteurs de ce sérum sont immunisés avec des quantités croissantes d'endotoxines obtenues en provoquant, chez des lapins, un exsudat pleural au moyen d'injections d'aleurone et de bacilles, puis, par voie intraveineuse, avec des bacilles chauffés à 60° pendant 2 heures.

Ce sérum-vaccin a été expérimenté par l'auteur en Italie et au

1. *Berl. klin. Woch.*, 16 mai 1910.
2. *Congrès de Rome*, avril 1912. — *Tuberculosis*, 1914, vol. XIII, p. 432.

« Brompton Hospital » de Londres, sur des malades tuberculeux, avec des résultats très indécis.

VI. SÉRUM DE JOUSSET. — A. Jousset [1] immunise des chevaux par injection, dans les veines ou sous la peau, de doses progressivement croissantes d'un bacille humain, de virulence atténuée pour le cobaye. Les détails de sa technique n'ont pas encore été publiés.

L'efficacité du sérum obtenu ne peut pas, d'après l'auteur, être mesurée par des expériences *in vitro*. Il n'existerait, suivant lui, aucun parallélisme entre la teneur en coagulines, opsonines, anticorps et le pouvoir thérapeutique antibacillaire. Aussi l'expérimentation directe sur le malade lui inspire-t-elle plus de confiance. Or, sur les sujets qu'il a traités, il croit avoir obtenu quelques améliorations manifestes, surtout dans les périodes bacilléniques du début de la maladie..

VII. (CORPS IMMUNISANTS IK DE C. SPENGLER.) — Bien qu'il ne s'agisse pas ici, à proprement parler, d'un sérum, les corps immunisants de C. Spengler doivent être mentionnés à la suite des tentatives de sérothérapie antituberculeuse, car ils ont également pour objet l'immunité passive.

Les *Immunkörper* de Carl Spengler [2], ou *IK*, sont préparés avec du sang total de lapins immunisés. Cette préparation est obtenue suivant une technique très particulière à l'auteur qui part de cette idée — complètement opposée à toutes celles jusqu'ici admises — que les hématies jouent, dans les phénomènes d'immunité, un rôle essentiel et que les substances immunisantes s'accumulent principalement dans le stroma de ces hématies chez l'animal artificiellement immunisé. Il faut donc mettre celles-ci en liberté par la dissolution du sang total, et on les obtient en projetant immédiatement, dans une solution à 3 p. 1.000 d'acide lactique, une certaine quantité de sang recueilli par ponction à la seringue dans la veine marginale de l'oreille d'un lapin vacciné.

Pour vacciner les lapins, C. Spengler commence par inoculer *en plein muscle* une petite quantité de culture de bacille tuberculeux d'origine humaine, — le muscle étant, suivant lui, de tous les tissus de l'économie, l'un des moins propices à la multiplication des bacilles même les plus virulents. L'animal ainsi préparé peut recevoir impunément, après quelques semaines, sous la peau du creux axillaire par exemple, une et plusieurs doses successives de bacilles virulents — soit du type *humano-longus* virulent pour le lapin, soit du type bovin.

On peut mêler le sang de lapins, ainsi vaccinés contre la tuberculose,

1. *Comptes rendus de la Caisse nationale des recherches scientifiques*, 1912 et 1913. — Acad. de Médecine, 4 juin 1918. — *Journal médical français*, déc. 1918, nº 4.
2. *Deutsch. med. Woch.*, 1908, nº 38, et *Tuberkulose und Syphilis Arbeiten*, chez Erfurt, à Davos, 1913.

à celui d'autres lapins vaccinés contre divers microbes d'infection secondaire. On peut même préparer des lapins avec des autos-vaccins (bacilles tuberculeux et microbes d'infections secondaires isolés du malade lui-même), et obtenir ainsi ce que C. Spengler appelle les *IK antituberculeux complets*.

La solution mère de sang doit toujours être au *cent millième*, c'est-à-dire que 1 centimètre cube de cette solution représente 0 cc. 00001 du sang — ou du mélange de sang — originel. C'est à ce taux de dilution qu'elle est livrée au commerce. Elle a l'aspect d'un liquide incolore, à réaction légèrement acide, ne se troublant pas par les dilutions ni par le réactif d'Esbach et contenant des traces de méthémoglobine.

Pour l'usage thérapeutique, on la dilue dans un liquide antiseptique acide (*chlorure de sodium*, 5 *gr.* ; *acide phénique*, 5 *gr.* ; *acide lactique*, 3 *gr.* ; *eau distillée*, 1.000 *cc.*), et on fait ainsi des solutions au millionième, au dix millionième, etc... Il suffit de mélanger, dans une éprouvette graduée, 9 centimètres cubes de ce liquide antiseptique, avec 1 centimètre cube de la solution mère ou de la dilution précédente. Ces dilutions successives sont numérotées de I à VII, le n° 1 étant constitué par la dilution de 1/10 de la solution mère, et de telle sorte que 1 centimètre représente la *millionième partie* de 1 centimètre cube du sang immun initial.

C. Spengler attribue à ces *IK* un pouvoir *lytique* vis-à-vis du bacille tuberculeux et un pouvoir *antitoxique* vis-à-vis de la tuberculine.

Le *pouvoir lytique* est mesuré en injectant à un lapin sain une dilution d'*IK* (solution mère) au millionième et en inoculant 24 heures après, sous la peau de l'oreille, une petite quantité de culture virulente émulsionnée. Si les bacilles se résorbent, c'est que la solution d'*IK* possède bien l'action lytique recherchée. L'auteur ne tient aucun compte du fait que les bacilles n'ont été, en réalité, nullement *dissous*, mais tout simplement absorbés et véhiculés à travers l'organisme par la lymphe et les leucocytes.

Pour le contrôle du *pouvoir antitoxique*, C. Spengler prend 1 centimètre cube de dilution au millionième (de la dilution originelle au cent millième) par exemple, et il ajoute une dose de tuberculine mortelle pour un cobaye tuberculeux du poids de 250 grammes. Le mélange est injecté sous la peau. Si l'animal résiste, c'est que 1 centimètre cube de la dilution d'*IK* au millionième renferme 1 unité antitoxique. 1 centimètre cube de la dilution au cent millième (originelle) des mêmes *IK* renfermerait donc 1 million d'unités.

Le traitement des malades par les *IK* à *Davos* se fait le plus habituellement en partant de la dilution *VI* et suivant le schéma ci-après, avec une injection tous les dix jours :

1re injection	1 cc. n° VI		6e injection	1 cc. n° I
2e	1 cc. n° V		7e —	1 cc. 2 sol. pure
3e	1 cc. n° IV			(originelle)
4e —	1 cc. n° III		8e —	0 cc. 5 id.
5e —	1 cc. n° II		9e —	0 cc. 8 id.
			10e —	1 cc. id.

Ces injections sont, en général, très bien supportées, même par les malades fébricitants, et elles produiraient des effets thérapeutiques ordinairement favorables.

Ceux-ci sont cependant très contestés par beaucoup de cliniciens. ROEPKE [1] les trouve équivalents à ceux qu'on obtient avec l'eau physiologique pure. Ils se sont montrés nuls chez 67 malades de son sanatorium de *Stadtwald-Melsungen*. H. WEICKER et B. BANDELIER [2] à *Görbersdorf*, WALLERSTEIN à *Moscou*, KERLÉ [3] au sanatorium de *Müllrose*, et beaucoup d'autres cliniciens n'ont pas été plus heureux. Par contre, SOPHIE FUCHS-WOLFRING [4], CASTAIGNE et BÉNAZET [5] citent un certain nombre de faits dans lesquels le traitement par les *IK* aurait été favorable. Mais, de leur lecture, il résulte que, si l'on peut affirmer que les corps immunisants ne sont pas nuisibles, rien ne démontre qu'on doive leur attribuer les augmentations de poids et l'amélioration des signes physiques constatés chez certains malades. Il eût fallu, pour s'en convaincre, qu'on pût étudier leurs effets par des expériences sur des animaux. Or, c'est ce qu'on a négligé de réaliser jusqu'à présent. LANDEMANN [6] a pourtant fait quelques expériences de laboratoire, avec les *IK* qu'on trouve dans le commerce, vis-à-vis de son extrait bacillaire appelé *Tuberculol.* Il a constaté qu'ils étaient *dépourvus de toute action neutralisante in vivo* et *in vitro.*

B. - PROPRIÉTÉS DES SÉRUMS ANTITUBERCULEUX.

Les sérums antituberculeux préparés par les différents expérimentateurs possèdent à des degrés divers la propriété d'agglutiner les bacilles tuberculeux et celle de précipiter les tuberculines. Ils renferment aussi, le plus souvent, des anticorps en quantités variables, et j'ai déjà dit que c'est actuellement surtout à ces derniers qu'on tend à attribuer des effets favorables en thérapeutique, bien qu'expérimentalement, — du moins sur la tuberculose du cobaye, — ces effets favorables ne se manifestent pas.

1. *Deutsch. med. Woch.*, 21 oct. 1909.
2. *Id.*
3. *Berlin klin. Woch.*, 1910, n° 14.
4. *Revue de la tuberculose*, fév. 1912.
5. *Journal médical français*, 15 juil. 1914.
6. *Berlin. klin. Woch.*, 9 nov. 1908.

a) *Pouvoir agglutinant.*

Les bacilles tuberculeux, suivant leur origine, sont plus ou moins agglutinables par les sérums de malades ou d'animaux tuberculeux. Il est rare que le taux d'agglutination, avec ces derniers, dépasse 1 p. 20 (S. ARLOING et P. COURMONT). Par contre, chez les animaux qui ont reçu, par voie intraveineuse, des injections répétées d'extraits bacillaires, de bacilles morts ou de bacilles vivants, le pouvoir agglutinant s'élève et peut atteindre des taux considérables. C'est ainsi qu'avec C. GUÉRIN [1] j'ai pu constater que des bovidés, hypervaccinés à tel point qu'ils avaient reçu dans les veines, en l'espace de deux années, jusqu'à 2 gr. 100 de bacilles bovins, fournissaient un sérum capable d'agglutiner les cultures de notre bacille bilié à 1 p. 15.000 et les cultures de bacille bovin ordinaire à 1 p. 2.000.

Ce sérum, si riche en agglutinines, se montrait d'ailleurs expérimentalement dépourvu de toutes propriétés préventives ou thérapeutiques. Il ne semble donc pas que les agglutinines jouent un rôle quelconque dans la défense de l'organisme contre l'infection tuberculeuse ; tout au plus doit-on les considérer comme des « témoins » de cette défense.

b) *Pouvoir précipitant vis-à-vis des tuberculines.*

En 1909, j'ai montré avec L. MASSOL [2] que les sérums de nos bovidés hypervaccinés précipitaient les solutions de diverses tuberculines. Depuis lors, cette propriété a été régulièrement observée, non seulement avec des sérums antituberculeux, mais aussi avec les sérums et les diverses humeurs des malades. La réaction de précipitation est d'intensité très variable, tantôt très forte, telle qu'il suffit de 0 cc. 01 de sérum pour produire un louche apparent, après 1 ou 2 heures de séjour à l'étuve à 37°, dans 1 centimètre cube d'une solution d'extrait bacillaire aqueux ; tantôt presque nulle avec des sérums provenant d'animaux hypervaccinés. Il est donc évident qu'*elle ne présente aucune corrélation avec le degré d'immunité.*

Du reste, *elle n'est pas spécifique.* Elle révèle apparemment la mise en liberté d'une proportion plus ou moins grande de globulines par le simple effet de la dilution des sérums, car une précipitation identique s'observe souvent lorsqu'on dilue avec 5 volumes environ d'eau distillée les sérums de sujets atteints de diverses maladies infectieuses (fièvre typhoïde, pneumonie, typhus exanthématique.) (*Voir Chap. XXX, F.*)

Le précipité que l'on obtient ainsi avec les sérums tuberculeux n'est pas constitué par de la tuberculine, car après plusieurs lavages et centrifugations successifs, il se montre inactif chez les sujets tuberculeux,

---

1. *Académie des sciences*, 4 juil. 1910.
2. *Id.*, 8 nov. 1909.

soit par injection sous-cutanée, soit par cuti, ou ophtalmo-réaction, soit même par inoculation intracérébrale aux cobayes tuberculeux.

Il n'est pas davantage constitué par de la tuberculine sensibilisée car, aux doses de précipité correspondant à la tuberculine initiale, il n'absorbe pas l'alexine et ne fournit pas la réaction de BORDET-GENGOU.

Par contre, le même sérum, traité par la quantité de tuberculine susceptible de produire le maximum de précipité, ou par des quantités moindres, et dont on a séparé le précipité par centrifugation, contient à peu près toute la tuberculine initiale. On obtient, avec des dilutions de ce sérum débarrassé du précipité, les mêmes réactions tuberculiniques (*sous-cutanée, cuti* ou *ophtalmo, toxicité intracérébrale*) qu'avec les dilutions de tuberculine aux mêmes titres. Donc *il ne renferme pas d'antituberculine.*

<h3 style="text-align:center">c) Anticorps.</h3>

La recherche des *anticorps* dans les sérums antituberculeux paraît, en l'état actuel de nos connaissances, infiniment plus intéressante pour la détermination de leur valeur respective, car un grand nombre de travaux récents tendent à faire admettre qu'il existe un parallélisme assez étroit entre la formation de ces anticorps dans le sang des sujets tuberculeux et l'intensité des processus de défense de l'organisme contre l'infection bacillaire.

On sait, depuis les expériences que j'ai publiées sur ce sujet avec L. MASSOL [1], qu'il est relativement facile d'obtenir des sérums riches en anticorps tuberculeux en injectant, soit à des chevaux, soit à des bovidés sains, des doses répétées et espacées d'extrait bacillaire. Toutefois, la production de ces anticorps est liée à la manière dont on pratique les injections : ainsi un cheval neuf reçoit deux doses successives de 20 centimètres cubes d'extrait bacillaire (contenant 2 % d'extrait sec), à douze jours d'intervalle : les anticorps apparaissent brusquement abondants dans le sérum de la saignée faite le douzième jour après la dernière injection. Si l'on continue les injections d'extrait bacillaire à plus haute dose (de 40 à 100 cc.) répétées aux mêmes intervalles, les anticorps disparaissent totalement et il ne s'en produit plus par la suite.

Par contre, si l'on injecte à un autre cheval seulement de petites doses d'extrait bacillaire (2 cc. dilués dans 1 cc. d'eau physiologique) répétées quotidiennement pendant 20 jours, l'animal fournit, dès le 2e jour après la dernière injection, un sérum beaucoup plus riche en anticorps que celui traité dans les conditions précédemment indiquées.

Il est essentiel de bien préciser les conditions d'obtention de la réaction de déviation du complément avec les divers antigènes (tubercu-

<hr>

1. *Société de biologie*, 13 nov. 1909 ; 15 janv., 5 fév. 1910 ; 22 juil., 28 oct. 1911 ; 6 janv, 27 avril, 13 juil. 1912.

lines, extraits bacillaires, bacilles, etc...) et les anticorps tuberculeux. Or nous avons établi que la quantité d'alexine fixée est sensiblement proportionnelle aux quantités d'antigène et d'anticorps mis en présence.

L'anticorps ne doit jamais, dans une réaction, se trouver en excès par rapport à l'antigène, sinon il n'y aurait plus de fixation.

En étudiant les sérums d'animaux en cours de vaccination, nous avons observé que certains d'entre eux acquièrent la curieuse propriété d'empêcher la réaction de fixation de se produire, autrement dit de *l'inhiber*, lorsqu'on introduit une petite quantité de ces sérums dans un mélange antigène + anticorps, avant d'ajouter l'alexine. La propriété inhibitrice ne se manifeste pas si l'on introduit le sérum inhibant dans le mélange antigène + anticorps avant d'ajouter l'alexine (*Chap. XXXVII*).

Si, dans une réaction de fixation effectuée en présence d'un sérum inhibant, on fait varier successivement les quantités d'antigène (extrait bacillaire) ou d'anticorps, en employant uniformément la dose de o cc. o5 de sérum inhibant, on voit que l'excès d'anticorps n'exerce aucune influence. Par contre, au fur et à mesure que la proportion d'antigène s'accroît, la réaction de fixation se manifeste de nouveau et l'inhibition est masquée.

Nous avons d'ailleurs expérimentalement démontré que les sérums inhibants contiennent eux-mêmes des anticorps dont la présence est masquée par la propriété inhibitrice. L'inhibitrice masque donc l'existence des anticorps jusqu'à ce que son affinité pour l'antigène soit satisfaite, et cette affinité est plus grande que celle des anticorps pour l'antigène. Il y a là un phénomène comparable à celui qu'on observe avec les antitoxines diphtériques par exemple, dont l'affinité n'est pas la même vis-à-vis de la *toxine* que vis-à-vis des *toxones* et des *toxoïdes* d'Ehrlich.

Ces constatations nous ont déterminé à diviser les sérums antituberculeux en deux groupes :

1° *Ceux qui renferment uniquement des anticorps* ; ces sérums donnent la réaction de Bordet-Gengou en présence des plus faibles doses d'antigènes. Ajoutés en grand excès à la même dose d'antigène, ils ne modifient pas la fixation.

2° *Ceux qui renferment à la fois des anticorps et l'inhibitrice.* Ces sérums ne donnent la réaction de Bordet-Gengou qu'en présence de doses d'antigène élevées. Employés en excès, ils ne dévient pas le complément.

Les sérums à anticorps, mis en contact avec des bacilles, ne se comportent pas tous de la même manière : les uns (ceux du premier groupe) fixent leurs anticorps indifféremment sur l'antigène soluble du milieu ou sur celui adhérent aux bacilles ; les autres (ceux du second groupe) fixent exclusivement leurs anticorps sur les bacilles vivants ou morts, par exemple sur les émulsions de bacilles résiduels de la préparation des extraits bacillaires aqueux, ou sur l'antigène extrait par macération au bain-marie pendant 48 heures à 65° des bacilles secs dans une solution de 10 p. 100 de peptone de WITTE.

La technique des réactions de fixation ayant été décrite précédemment (*voir Chap. XXXVII*), je rappelle seulement ici que l'attention des expérimentateurs doit être constamment attirée, d'une part sur la nécessité d'employer toujours, pour chaque réaction, une dose de sérum hémolytique 10 à 20 fois supérieure à la dose minima nécessaire pour produire l'hémolyse et, d'autre part, sur l'opportunité de n'employer que de l'alexine titrée immédiatement avant l'expérience.

Comme *antigène* on peut utiliser la tuberculine brute de KOCH ; mais celle-ci contient des substances inactives qui gênent les réactions de fixation.

La tuberculine purifiée par précipitation à l'alcool est inutilisable. Il en est de même des bouillons filtrés et évaporés après séparation des bacilles.

L'extrait bacillaire peptoné *B 2*, ou les bacilles secs tués par ébullition à 100° et émulsionnés à 1 p. 1.000 dans l'eau physiologique, représentent les meilleurs antigènes. Ils permettent dans tous les cas de fixer les anticorps que renferment les sérums, alors même que ceux-ci contiendraient des inhibitrices.

Lorsqu'on a préparé et titré comme il convient les différents éléments nécessaires à la réaction de fixation, la recherche des anticorps et leur détermination quantitative peuvent être calquées sur celles des antigènes. *L'unité d'anticorps contenue dans un sérum peut être représentée par la quantité d'anticorps capable de dévier une dose minima d'alexine.*

Les sérums dits *antituberculeux* dont nous avons parlé ci-dessus ne renferment pas tous des anticorps. Quelques échantillons de ceux que nous avons étudiés n'en contenaient aucune trace. D'autres, tels que celui de RUPPELL et RICKMANN, en fournissaient jusqu'à 15.000 unités par centimètre cube au titrage ; celui de nos bovidés hypervaccinés donnait 2.500 unités ; celui de VALLÉE 213 unités seulement, etc.

Or, lorsqu'on étudie expérimentalement l'action thérapeutique de ces divers sérums sur les animaux de laboratoire et aussi sur les bovidés, on constate que parfois *ceux d'entre eux qui sont le plus riches en anticorps hâtent l'évolution de la maladie au lieu de la retarder*. Peut-être ces effets défavorables résultent-ils de ce fait, que j'ai constaté avec C. GUÉRIN, qu'ils mobilisent les bacilles dans l'organisme, puisqu'ils déterminent en partie l'expulsion de ceux-ci par la voie hépatico-intestinale.

C. — MODE D'ACTION ET VALEUR THÉRAPEUTIQUE
DES SÉRUMS ANTITUBERCULEUX.

On trouve, dans la littérature médicale récente, un grand nombre d'observations de cliniciens qui paraissent favorables à l'emploi de tel ou tel sérum antituberculeux. Mais il n'est pas possible d'établir scientifiquement que, dans les cas heureux, l'amélioration ou la guérison apparente soit réellement due aux propriétés spécifiques de ces sérums. Chacun sait qu'en phtisiothérapie il arrive à chaque instant que les améliorations les plus surprenantes surviennent à la suite des circonstances les plus variées ou des modifications les plus diverses. Le simple repos, la cure d'air, le changement de régime, modifient ou arrêtent parfois en quelques jours l'évolution d'une tuberculose qui s'annonçait comme grave.

Chacun sait aussi combien fréquente est la curabilité apparente d'une lésion tuberculeuse sous l'influence de petites doses de tuberculine répétées assez fréquemment et assez longtemps. Or, il ne paraît pas douteux que *certains sérums dits « antituberculeux » agissent comme s'ils renfermaient de très petites doses de tuberculine*. Tel est celui de Marmoreck qui ne contient ordinairement pas d'anticorps. Tel est aussi celui de Maragliano. A ce titre, ils peuvent donc exercer une action utile. Mais celle-ci est souvent contrariée par les accidents d'anaphylaxie qu'ils produisent lorsque les injections sont répétées et aussi par la sensibilité toute spéciale et bien connue que présentent les tuberculeux à l'égard des sérums étrangers : sérums antidiphtérique (L. Martin), antiméningococcique (Nobécourt et Tissier [1]), sérums normaux ou physiologiques, et aussi à l'égard de certains médicaments d'ordinaire bien tolérés, tels que l'iodure de potassium.

La plus grande prudence s'impose donc quand il s'agit d'apprécier la part qui revient à un sérum dont on a fait usage pour le traitement d'un malade, lorsqu'on constate une amélioration passagère ou définitive. Le seul critérium qui permette de porter un jugement est *l'expérimentation sur l'animal tuberculeux*. Encore celle-ci est-elle sujette à de nombreuses causes d'erreurs.

En cherchant à traiter les malades par des injections de sérums plus ou moins riches en anticorps, en agglutinines, en précipitines, etc., on fait vraisemblablement des efforts tout à fait vains ; car, *si riches que puissent être en ces diverses substances les meilleurs sérums actuellement connus, aux doses auxquelles on les injecte ils n'ajoutent presque rien aux quantités normalement beaucoup plus considérables d'anticorps, d'agglutinines, etc., que renferme la masse du sang des malades eux-mêmes.*

---

1. *Gazette des hôpitaux*, nov. 1909.

Au surplus, nous savons déjà qu'en introduisant des bacilles ou des produits bacillaires (endotoxines, tuberculines, etc...) à doses progressivement croissantes dans l'organisme d'animaux neufs ou déjà tuberculeux, personne n'est encore parvenu — quoiqu'en aient dit certains auteurs — à faire produire à ces animaux de véritables *antitoxines* (antituberculines), ou des *lysines* capables de réaliser *in vitro* la dissolution des bacilles protégés par leur enveloppe de chitine, de cire et de graisses. Les animaux hypervaccinés eux-mêmes sont impuissants à dissoudre ces bacilles dans leur propre organisme ; ils les conservent pendant des mois ou des années, inertes mais vivants et virulents, dans leurs ganglions lymphatiques, ou bien ils les éliminent en nature par les voies normales d'excrétion des déchets cellulaires, principalement avec les pigments biliaires (CALMETTE et GUÉRIN) [1].

Comment admettre que le fait d'injecter à un sujet tuberculeux des sérums provenant de tels animaux, qui gardent intacts dans leur organisme les bacilles vaccinants ou les bacilles d'épreuve, puisse produire des effets de *bactériolyse* sur les bacilles inclus dans les cellules tuberculeuses ?

Jusqu'à présent, *il ne semble donc pas que la sérothérapie spécifique ait réalisé les espérances qu'on avait pu concevoir à son sujet.*

1. *Annales de l'Institut Pasteur*, sept. 1911.

CHAPITRE XLII

IMMUNITÉ ACTIVE.
ESSAIS DE VACCINATION PAR LES TOXINES ET PAR LES BACILLES TUBERCULEUX

Nous avons établi, par les faits exposés dans les précédents chapitres, *qu'une infection bacillaire, restée localisée,* peut conférer à l'organisme un *état particulier d'intolérance vis-à-vis de nouvelles infections. Il s'agit là d'une forme d'immunité qui se traduit par l'aptitude à éliminer les bacilles comme des corps étrangers que les phagocytes et les sucs digestifs cellulaires ne parviennent pas à faire disparaître.* Cette élimi nation s'effectue *soit par les voies normales d'excrétion* des résidus solides des humeurs (voies biliaires, intestin, excrétions muqueuses), *soit par suppuration et nécrose des tissus,* aboutissant à la formation de cavernes ou d'abcès froids qui s'ouvrent finalement à l'extérieur.

Cette conception du mécanisme de l'immunité antituberculeuse est de date toute récente. Inspirée par l'étude du *phénomène de Koch,* elle découle des recherches, que depuis 1905 j'ai poursuivies avec mon collaborateur C. Guérin et, ultérieurement, de celles de quelques expérimentateurs parmi lesquels il convient de citer principalement Römer (de Marbourg).

Mais déjà, bien avant nous, on avait multiplié les tentatives pour réaliser, chez les animaux sensibles à l'infection bacillaire, une immunité analogue à celle que l'on sait conférer vis-à-vis d'un certain nombre de maladies microbiennes, en utilisant les procédés pastoriens d'atténuation des virus, ou les méthodes de vaccination par les poisons solubles, — méthodes issues des travaux de Roux et Yersin sur la toxine diphtérique.

Ces essais, bien que le plus souvent infructueux, nous ont, du moins, appris à connaître les modes de réaction des organismes sensibles à l'infection tuberculeuse vis-à-vis des bacilles de diverses origines et vis-à-vis des produits qui en dérivent.

Il n'est donc pas inutile de rappeler ici les idées qui les ont suggérés et d'exposer les résultats cliniques ou expérimentaux que nous pouvons considérer actuellement comme acquis.

A. — ESSAIS DE VACCINATION PAR LA TUBERCULINE OU LES EXTRAITS BACILLAIRES.

Les poisons tuberculeux (tuberculines ou extraits bacillaires), qui n'exercent pour ainsi dire aucune action toxique sur les organismes vierges de toute infection tuberculeuse, sont incapables de conférer à ces organismes une véritable immunité. Nous avons déjà vu qu'il est facile d'entraîner les animaux tuberculeux à recevoir des doses progressivement croissantes et considérables de ces poisons, sans que l'évolution des lésions tuberculeuses soit, pour cela, arrêtée. Celle-ci est seulement retardée, et c'est déjà, avec la conservation d'un état général meilleur, un grand bénéfice pour les malades. Mais, administrés préventivement aux sujets sains qui peuvent en supporter impunément des doses énormes, ils ne parviennent même pas à leur donner une résistance appréciable. C'est ce qui résulte des expériences déjà anciennes de DAREMBERG, de GRANCHER et HIPP. MARTIN [1], de BABÈS [2], de COURMONT et DOR [3], de HÉRICOURT et CH. RICHET [4], de MAC FADYEAN [5], PEARSON et GILLILAND [6], etc., effectuées sur le cobaye, le lapin et le chien.

C'est ce que montrent aussi nettement les deux expériences suivantes que j'ai faites avec mon collaborateur C. GUÉRIN [7] pour élucider cette question :

Une première génisse, reconnue indemne par une tuberculination préalable, reçoit dans la veine jugulaire, à 10 jours d'intervalle, deux inoculations de 10 cc. de tuberculine brute de KOCH. Ces inoculations sont bien tolérées. 3o jours plus tard, on l'éprouve par inoculation intra-veineuse de 3 milligrammes de tuberculose bovine virulente, dose que nous savons être mortelle en 28 à 35 jours environ pour les témoins. Pendant les semaines qui suivent, la température est irrégulière, avec des poussées allant à 40°. L'animal maigrit, son état général devient mauvais. On l'abat *in extremis* le 58ᵉ jour après l'épreuve : ses poumons sont trouvés farcis de tubercules, les uns translucides, la plupart caséeux. Les ganglions bronchiques et médiastinaux, ainsi que le foie, sont également tuberculeux. Cette génisse a donc fait une *tuberculose aiguë à marche rapide*.

Un second bovin, de même âge, a reçu préventivement, dans les mêmes conditions, par voie intraveineuse, d'abord o gr. 20, puis,

---

1. *Semaine médicale*, 1890, n° 37, et *Revue de la tuberculose*, 1893, I, p. 289.
2. *Congrès de la tuberculose*, 1893.
3. *Id.*, 1891, comptes rendus, p. 651.
4. *Etudes expérimentales et cliniques sur la tuberculose*, 1892, III, fasc. 2, p. 365, et *Bulletin médical*, 1892, n° 29, p. 741, et n° 48, p. 906.
5. *Journ. of comp. Path. and Therap.*, 1901, p. 136, et 1902, p. 60.
6. *Journ. of comp. Medicine and veterinary Archives*, Philadelphie, nov. 1902.
7. *Annales de l'Institut Pasteur*, avril 1914, p. 330.

10 jours après. o gr. 5o de tuberculine purifiée par précipitation à l'alcool. L'inoculation d'épreuve fut également faite, 3o jours plus tard, avec 3 milligrammes de la même culture virulente. L'animal succomba le 57° jour avec des lésions aussi étendues que celles du précédent. Il résulte de ces deux expériences que, chez les animaux indemnes, l'injection préventive, même à fortes doses, de tuberculine brute ou purifiée, ne fait que retarder légèrement l'évolution de l'infection d'épreuve, mais n'exerce aucun pouvoir immunisant.

F. Klopstock [1] a fait des observations identiques chez le cobaye. Il a essayé d'immuniser cet animal par des injections de tuberculine à doses progressivement croissantes pendant de longs mois. Les cobayes ainsi préparés succombèrent à l'infection d'épreuve sans qu'au cours de la tuberculose et à l'autopsie on découvrît de différence avec les animaux témoins.

Kapralik et Von Schrötter [2] ont essayé d'immuniser l'homme et aussi de traiter des malades par des *inhalations* de tuberculine réduite par une très fine pulvérisation à l'état de vapeurs. Ils ont constaté ainsi qu'il suffisait de faire inhaler 3o milligrammes environ de tuberculine brute pour produire une réaction très forte chez les tuberculeux pulmonaires. Mais les dangers de cette méthode sont si grands qu'on ne peut songer à y recourir.

L'administration de la tuberculine *par les voies digestives* n'offrirait pas les mêmes inconvénients. Elle a été proposée déjà en 1902 par Birnbaum sous forme de pilules kératinisées, puis en 1904 par Freymuth [3] qui l'administrait à la dose de 10 à 8o milligrammes, après neutralisation du suc gastrique par du bicarbonate de soude. Krause l'a également employée (tuberculine enrobée dans la kératine) dans un but thérapeutique, et Latham et Imman ont vu qu'elle était ainsi susceptible de provoquer une augmentation de l'indice opsonique chez les malades. Mais l'étude de ce mode de traitement préventif et curatif a surtout été faite par B. Möllers et Aeinemann [4]. De leurs recherches, ces expérimentateurs ont conclu que la tuberculine est toujours plus ou moins modifiée et affaiblie par les sucs digestifs, de telle sorte que de grosses doses. 1 gramme par exemple, ne produisent parfois aucun effet réactionnel. La répétition de ces hautes doses n'entraîne aucun processus d'immunisation.

On ne peut donc songer à utiliser les poisons bacillaires (tuberculines ou extraits) autrement que pour faire acquérir aux sujets déjà infectés une *résistance plus grande* à l'intoxication par ces poisons ; et c'est là, précisément, le but de la *tuberculinothérapie*.

---

1. *Zeitsch. f. Exp. Path. und Therapie*, XIII, 1913, p. 56.
2. *Wiener. med. Woch.*, 1904, n° 22.
3. *Münch. med. Woch.*, 1905, n° 2.
4. *Veröffentlichungen der Robert Koch Stiftung*, fasc. 3, 1912.

B. — ESSAIS DE VACCINATION PAR LES BACILLES TUÉS OU MODIFIÉS PAR DIVERS AGENTS PHYSIQUES OU CHIMIQUES

1° Bacilles tués par chauffage.

En répétant tous les dix à douze jours l'injection de très petites doses de bacilles tuberculeux tués par l'ébullition, I. Straus croyait être arrivé à constater, chez les lapins, une certaine accoutumance. Dembinski [1] a repris, au laboratoire de Borrel, à l'Institut Pasteur, l'étude de cette question. Après avoir observé qu'un lapin sain succombe le plus souvent en 24 à 48 heures, et au plus tard en 28 jours, à l'inoculation intracérébrale de 2 milligrammes de poudre de bacilles stérilisés, il a préparé plusieurs animaux par des injections intraveineuses de sept doses croissantes, injectées tous les dix jours : o gr. 00001, o gr. 00002, o gr. 00005, o gr. 0001, o gr. 0002, o gr. 0005 et o gr. 001 milligramme. Tous ont reçu ensuite 2 milligrammes par voie intracérébrale. Ils ont résisté après avoir maigri, mais la plupart d'entre eux ont fait des abcès caséeux dans le cerveau et sur les méninges. Leur résistance se montre donc très limitée.

Maragliano a essayé d'introduire, pour la prévention de la tuberculose humaine, une méthode de vaccination basée sur l'emploi de ces bacilles stérilisés par chauffage. Elle consiste à insérer dans une scarification faite au bras, comme pour la vaccination antivariolique, une parcelle d'émulsion bacillaire, concentrée et glycérinée. Il a ainsi inoculé un grand nombre de sujets, mais les résultats contrôlés rigoureusement au *Henry Phipp's Institute* de Philadelphie, sous la direction de Lawrence Flick, se sont montrés nuls [2].

Il n'est pas davantage possible de conférer au cobaye une résistance durable par les injections répétées de bacilles morts sous la peau ou dans le péritoine. Ces injections déterminent toujours la formation d'abcès de plus en plus volumineux ou d'accidents péritonéaux qui finissent par être mortels. J'ai déjà dit que Borrel avait démontré ce fait pour le lapin. Mais j'ai pu réussir, en collaboration avec Maurice Breton [3], à faire tolérer, par de jeunes cobayes, l'ingestion de doses de bacilles mortelles pour les témoins en 35 à 80 jours (5 milligrammes) en leur faisant absorber à deux reprises, à 45 jours d'intervalle, 2 centigrammes de bacilles chauffés à 100°. L'épreuve d'ingestion virulente avait lieu 45 jours après la seconde ingestion vaccinante. Toutefois l'immunité ainsi réalisée n'est que très relative et peu durable, car les animaux finissent par succomber au bout de 5 ou 6 mois avec des lésions pleurales, hépatiques et parfois pulmonaires.

Nous avons encore essayé de vacciner d'autres jeunes cobayes en leur

1. *Société de biologie*, 21 nov. 1903.
2. *Reports of the Henry Phipp's Institute*, Philadelphie, 1904 et suiv.
3. *Annales de l'Institut Pasteur*, 1907, p. 401.

faisant ingérer à 45 jours d'intervalle, la première fois 5 milligrammes
de bacilles chauffés à 100°, et la seconde fois 5 milligrammes de
bacilles chauffés seulement à 65°. Ces animaux furent éprouvés 45 jours
plus tard, toujours par ingestion, avec 1 centigramme de bacilles virulents, d'origine bovine. Quelques-uns sont morts avec un long retard
sur les témoins, après 7 et 9 mois. Ils présentaient des lésions tuberculeuses discrètes. Les autres, sacrifiés au bout d'un an, étaient
indemnes.

Chez les bovidés, les bacilles tués par la chaleur, injectés par voie
intraveineuse, ne parviennent pas non plus à créer un état de résistance
durable, même si l'on prend soin de n'altérer que le moins possible le
protoplasma en ne chauffant qu'à 65°. L'expérience suivante, que j'ai
faite avec C. Guérin[1], en fournit la preuve :

Une génisse bretonne, âgée de 8 mois, reçoit dans les veines
20 milligrammes de bacilles d'origine bovine, lavés, puis chauffés 30'
à 60° au bain-marie. Trente jours après, l'animal est éprouvé par l'inoculation intra-veineuse de 3 milligrammes de bacilles vivants, dose
constamment mortelle en 25 à 35 jours pour les témoins. Après une
courte période de forte fièvre, l'état général reste apparemment satisfaisant. Tuberculinée 90 jours après l'épreuve, la génisse réagit violemment (2°3). Elle est abattue le jour même. Dans le poumon droit
on trouve sept tubercules caséeux de la grosseur d'un grain de millet,
et dans le poumon gauche quatre autres tubercules, dont un de la grosseur d'un grain de chènevis, également caséeux. Les ganglions bronchiques et médiastinaux contenaient aussi de nombreux petits nodules
caséifiés.

L'injection préalable de bacilles chauffés avait donc simplement modifié l'allure de l'infection tuberculeuse qui, au lieu d'évoluer vers la
granulie aiguë rapidement mortelle, comme c'est toujours le cas avec
la dose de 3 milligrammes de bacilles d'épreuve, était devenue une
tuberculose chronique à marche lente.

Nous avons obtenu des résultats encore moins encourageants chez
d'autres bovidés en substituant aux bacilles tués par chauffage, soit des
bacilles de même origine tués par simple vieillissement de la culture,
soit deux fortes doses de tuberculine brute de Koch (10 cc. chaque fois
à 10 jours d'intervalle), ou de tuberculine purifiée par précipitation à
l'alcool (20 à 50 centigrammes). L'épreuve était faite 30 jours après la
seconde injection, par voie veineuse, avec 3 milligrammes de bacilles
virulents. Dans tous les cas, nos animaux ont fait une *tuberculose aiguë*
et n'ont succombé qu'avec un retard d'environ vingt jours sur les
témoins.

---

1. *Annales de l'Institut Pasteur*, avril 1914, p. 329.

Les expériences ultérieurement publiées par Rothe et Birnbaum [1] aboutissent aux mêmes conclusions.

Loeffler et Matsda [2] croient cependant possible de réaliser, au moins partiellement, l'immunité contre l'infection tuberculeuse au moyen de bacilles d'abord desséchés à froid, puis chauffés à 70° pendant 9 à 15 jours. La faculté de résorption des corps microbiens dans l'organisme animal serait considérablement accrue par ce chauffage prolongé *à sec*. Les chiens, qui sont plus sensibles au bacille de type humain qu'à celui de type bovin, peuvent être immunisés si on leur injecte d'abord, dans les veines ou dans le péritoine, des bacilles ainsi tués par la chaleur sèche, puis des doses croissantes de bacilles bovins jusqu'à 100 milligrammes. Ils supportent alors l'injection de 250 à 300 milligrammes de bacilles humains dans les veines ou dans le péritoine. Avec les sérums (extrêmement riches en anticorps) de tels chiens, on a tenté des essais thérapeutiques chez le cobaye, mais les résultats n'ont pas été favorables ; seule la tuberculose hépatique paraît influencée et la durée de l'existence des animaux infectés prolongée.

2° *Lipoïdes bacillaires et bacilles traités par les réactifs dissolvant les lipoïdes.* — Les divers lipoïdes qu'on peut extraire des bacilles tuberculeux en les traitant par des dissolvants appropriés (voir chap. IV) ne possèdent, lorsqu'on les emploie après les avoir convenablement purifiés, aucune propriété antigène et aucun pouvoir immunisant. Ce fait, affirmé par les expériences de Wassermann et Citron, de Bruck, de Vallée [3], de Seligmann et Pincus [4], a été contesté par Deycke et Much [5], Kleinschmidt [6], Dailmann [7], Borissjack, Sieber et Métalnikov [8], Kurt Meyer [9], qui auraient obtenu des anticorps chez des animaux auxquels ils avaient injecté ou fait ingérer soit des cires tuberculeuses, soit même de la lécithine pure en solution à 10 p. 100 dans l'huile d'olives.

J'ai pu me convaincre, dans une série d'expériences faites en collaboration avec C. Guérin [10], que, du moins chez les bovidés, ces lipoïdes sont dépourvus de toute propriété vaccinante. Un de nos animaux, par exemple, qui avait reçu à 10 jours d'intervalle 100 et 200 milligrammes de lipoïdes extraits par épuisement de bacilles bovins à l'aide de l'acétone bouillant, puis de la benzine, a fait, à la suite de l'inoculation

---

1. *Veröffentlichungen der Robert Koch-Stiftung*, 1913, fasc. 8 9, p. 138.
2. *Deutsch. med. Woch.*, 1913, n° 22.
3. *Annales de l'Institut Pasteur*, 1909, p. 600.
4. *Zeitsch. f. Immünit.*, 1910, vol. V.
5. *Beitr. z. Klin. d. Tub.*, 1910, vol. XV.
6. *Berlin klin. Woch*, 1910, n° 2.
7. *Zeitsch. f. Immunit.*, 1911, vol. X.
8. *Id.*, 1912, vol. XII.
9. *Id.*, 1912, vol. XV.
10. *Annales de l'Institut Pasteur*, avril 1914.

intraveineuse de 3 milligrammes de culture virulente, une tuberculose granulique aiguë mortelle en 24 jours.

En revanche, les bacilles privés de lipoïdes par des dissolvants appropriés qui ne modifient pas trop profondément les substances protoplasmiques, peuvent être utilisés comme antigènes. Suivant le mode de traitement qu'ils ont subi, ils donnent lieu à une plus ou moins abondante formation d'anticorps. (*Voir Chap. XXXVII*). Ils sont utilisables pour l'obtention, chez les animaux et aussi chez l'homme, de sérums riches en sensibilisatrices, mais on a vainement essayé de les employer comme vaccins. Cependant J. CANTACUZÈNE [1] dit avoir réussi à conférer aux cobayes une résistance manifeste à l'intoxication produite par les bacilles dégraissés en injectant préventivement à ces animaux des corps bacillaires traités d'abord par l'alcool méthylique, puis par l'éther de pétrole dans un appareil à extraction de SOXHLET, et enfin par la solution iodo-iodurée de Gram pendant 15 minutes.

VALLÉE a également tenté de vacciner des veaux avec des bacilles préalablement lavés et desséchés, puis dégraissés par l'éther de pétrole dans un flacon à billes de verre agité mécaniquement pendant 60 heures. Les éléments microbiens ainsi traités avaient en grande partie perdu leur acido-résistance. Il en inoculait 25 à 100 milligrammes dans les veines. Après quelques jours, l'injection était renouvelée sans inconvénients et les animaux acquéraient une résistance marquée aux effets de l'inoculation intraveineuse d'une dose de bacilles virulents rapidement mortelle pour les témoins. Chez le cheval, l'inoculation de 100 à 150 milligrammes des mêmes bacilles dégraissés provoque des troubles plus ou moins graves ; mais l'accoutumance est assez rapide et, lorsqu'elle est obtenue, l'animal demeure insensible à l'inoculation intraveineuse des divers produits toxiques qu'il est possible d'extraire par macération du bacille tuberculeux.

Louis MARTIN et VAUDREMER [2] ont employé dans le même but un procédé de dégraissage un peu différent. Ils lavent d'abord les bacilles en les jetant dans l'éther pour enlever l'eau et la glycérine, puis ils les dessèchent à fond et les reprennent par l'éther. Ils les y laissent séjourner au moins six semaines. Avec 5 centigrammes de corps microbiens ainsi obtenus, on tue un cobaye neuf par injection intrapéritonéale, tandis qu'avec le procédé de VALLÉE la dose mortelle est de 7 centigrammes.

Les cobayes qui reçoivent ces bacilles dégraissés dans le péritoine résistent quelquefois à l'inoculation de doses mortelles de microbes virulents, mais les résultats sont inconstants.

3° *Bacilles traités par divers réactifs chimiques.* — D'autres expérimentateurs ont cherché à traiter les bacilles par des substances chimiques

---

1. *Société de biologie*, 21 oct. 1905, et *Annales de l'Institut Pasteur*, nov. 1905.
2. *Id.*, 13 oct. 1906, p. 258.

susceptibles de détruire leur vitalité ou d'atténuer simplement leur virulence.

Dans cet ordre d'idées, Moussu et Goupil [1] se sont adressés aux produits chlorés. Les bacilles que l'on fait macérer pendant plus ou moins longtemps dans l'eau de Javel à 10 % par exemple, perdent au bout de trois jours leur acido-résistance et se désagrègent. C'est le produit de cette désagrégation, centrifugé, lavé et neutralisé, qu'on inocule à plusieurs reprises et à divers intervalles aux animaux. A fortes doses, il fait maigrir et tue ; à doses faibles, il confère au chien et au lapin une certaine résistance. Chez le cobaye, d'après les expériences que j'ai faites avec M. Breton [2], l'ingestion répétée à deux reprises de 1 centigramme de bacilles chlorés, à 45 jours d'intervalle, ne vaccine en aucune manière contre les effets de l'absorption, par la même voie digestive, de 1 centigramme de bacilles virulents.

Vallée [3] n'a pas obtenu, chez les jeunes bovidés, d'effets préventifs beaucoup plus favorables en injectant dans la veine jugulaire de ces animaux 200 ou 400 milligrammes de bacilles macérés pendant une heure dans l'eau iodée à 1 p. 400, ou en faisant ingérer, à deux reprises, à 60 jours d'intervalle, 20 à 50 centigrammes de ces mêmes bacilles.

Les essais de Rappin [4] avec le fluorure de sodium ne paraissent pas avoir été plus heureux. Ses expériences de vaccination des bovidés, effectuées en 1913-1914 devant une Commission de la Société de Pathologie comparée, au moyen de bacilles desséchés, fluorés et sensibilisés, ont échoué.

H. Noguchi [5], puis Marxer [6], ont tenté de préparer un vaccin en traitant des bacilles par l'oléate de soude ou d'ammoniaque, ou par l'oléate de neurine, ou encore par l'acide oléique et la soude seuls. Deycke et Much [7] ont employé dans le même but la *neurine* et la *choline*. Salimbeni [8], la *monochlorhydrine*. Il ne semble pas que jusqu'à présent les résultats obtenus soient meilleurs.

F. Lévy, F. Blumenthal et Marxner [9], au lieu d'employer des réactifs qui modifient profondément la constitution chimique des bacilles, tâchent de respecter celle-ci en faisant agir sur les corps microbiens des substances relativement anodines, et ils ont choisi à cet effet la glycé-

1. *Académie des sciences*, 9 et 23 déc. 1907 ; 6 janv. et 6 juil. 1908.
2. *Annales de l'Institut Pasteur*, 1907, p. 413.
3. *Id*, 1909, p. 598.
4. *Société de biologie*, 13 mars 1909. — *Académie des sciences*, 9 août 1909 ; 5 mars 1917.
5. *Centralbl. f. Bakt.*, vol. LII, fasc. 1, 1909.
6. *Berl. tierartz. Woch.*, 16 fév. 1911, et *Zeitsch. f. Immunit.*, 1911, vol. X, p. 118.
7. *Beitr. z. Klinik. der Tub*, vol. XV, p. 277.
8. *Académie des sciences*, 29 juil. 1912.
9. *Centralbl. f. Bakt.*, Orig. XLII, 18 sept. 1906 ; XLVI, 18 fév. 1908; XLVII, 31 juil. 1908, et *Zeitsch. f. Immunit.*, Orig. IV, 28 déc. 1909.

rine, l'urée et le galactose. L'action de l'urée sur les cultures de bacilles tuberculeux avait déjà été signalée par Rappin [1] en 1901. Les auteurs allemands traitent des bacilles tuberculeux (dont un dix millième de milligramme donne la tuberculose au cobaye) avec une solution à 25 o/o d'urée pendant un jour : ils obtiennent ainsi une culture tellement atténuée que l'injection de 1 milligramme ne produit qu'une caséification des ganglions voisins de la région inoculée, et cela seulement après 2 ou 3 mois.

Un séjour des bacilles dans la solution d'urée à 25 p. 100 pendant deux jours les rend complètement inoffensifs. Par contre, une solution renfermant 10 o/o d'urée ne détermine qu'une légère atténuation de virulence.

Les mêmes phénomènes s'observent pour les bacilles que l'on a fait macérer dans la glycérine à 80 o/o ou dans le galactose à 25 p. 100.

5 milligrammes de bacilles sont tués en 4 à 5 jours lorsqu'on les laisse, en les agitant fréquemment, dans la solution de galactose, ou de glycérine ou d'urée. Ils deviennent alors inoffensifs. On peut les employer soit comme vaccins susceptibles de conférer une faible résistance à l'infection tuberculeuse, — chez le cobaye du moins, — soit comme remède : c'est le *Tébéan*, mis en vente par la maison *E. Schering* (de Berlin), pour la tuberculinothérapie de la tuberculose humaine.

Deycke et Much [2] disent avoir obtenu des résultats très encourageants en injectant des bacilles tuberculeux émulsionnés et laissés en contact avec de l'ovolécithine. Sur 27 animaux ainsi traités préventivement, 10 étaient complètement immunisés, 8 ne l'étaient que partiellement et les 9 autres ne l'étaient pas du tout. Lindemann [3], dans les laboratoires des K. K. Gesundheitsamte de Berlin, a répété leurs expériences. Il a traité de nombreux cobayes par des émulsions de bacilles qui avaient macéré à l'étuve dans la lécithine pendant une, deux et jusqu'à quatre semaines. Dans aucun cas l'immunité n'a été obtenue.

L. Rabinowitsch [4] préfère aussi ne pas tuer les bacilles et cherche à les modifier en les cultivant en présence de petites quantités de formol. La virulence s'atténue dans ces conditions, et les cobayes qui reçoivent sous la peau o gr. 002 milligrammes de ces bacilles résistent, quelques semaines plus tard, à l'inoculation d'une dose rapidement mortelle pour les témoins.

Il semblerait que les acides faibles, notamment l'acide lactique. d'après Deycke et Much [5], produisent des effets analogues. Ils font dis-

---

1. *Société de biologie*, 29 juin 1901.
2. *Munch. med. Woch.*, 1909, n⁰ 40, et *Centralbl. f. Bakt.*, Orig. 1910, vol. LIV.
3. *Centralbl. f. Bakt.*, 1914, vol. LXXIV, p. 624.
4. *Berlin. klin. Woch.*, 20 janv. 1913.
5. *Munch. med. Woch.*, 21 et 28 janv. 1913.

paraître, au bout d'un certain temps, la totalité des substances proto-plasmiques qui prennent le *Gram*, et aussi les composés acidophiles. En centrifugeant, on obtient, sous forme de dépôt et de liquide surna-geant, des produits qui peuvent, isolément, remplir le rôle d'antigènes (partiels) et auxquels correspondraient des anticorps déterminés. C'est à l'action combinée de ces divers anticorps que serait due, d'après les auteurs, l'immunité antituberculeuse.

Passini et Wittgenstein [1] ont eu l'idée de liquéfier des crachats tuber-culeux en les laissant abandonnés à eux-mêmes, à la température de 37 à 40°, sous une couche de toluol et sous une pression atmosphé-rique croissante. En filtrant ensuite à travers un filtre de porcelaine poreuse ou de terre d'infusoires, ils obtiennent un liquide clair qui, injecté sous la peau des malades, même à fortes doses, ne produit aucun effet nuisible, et semblerait, au contraire, exercer une heureuse influence sur l'évolution de la maladie. On observe une réaction locale au point d'inoculation et, si la dose de filtrat injectée est considérable, une réaction thermique peut apparaître. Celle-ci serait suivie d'une amélio-ration tout à fait manifeste de l'état général.

Les auteurs de ces expériences estiment avoir réalisé l'*auto-tubercu-lino-vaccination* idéale, agissant à la fois *contre le bacille tuberculeux* et *contre les microbes d'infection mixte*. Les résultats cliniques obtenus jusqu'ici par eux ne semblent pourtant pas justifier leurs espoirs.

Enfin récemment F. Loeffler [2] a tenté de vacciner des animaux avec des bacilles tuberculeux digérés en partie par la *Carnevorin* (extrait de suc de *Drosera*). Ce produit, dilué au tiers, tue en 48 heures les bacilles de type humain et en 72 heures ceux de type bovin. Mais les bacilles ainsi traités n'exercent aucun action immunisante.

4° Bacilles tués ou modifiés par les radiations lumineuses. — Au lieu d'employer des réactifs chimiques, dont les effets sur le protoplasma vivant sont toujours plus ou moins brutaux, divers expérimentateurs ont essayé de détruire ou d'atténuer la virulence des bacilles tuberculeux par divers agents physiques. C'est ainsi que Di Donna a cherché à uti-liser comme vaccins des bacilles tués par l'insolation. V. et Mme Henry s'adressent aux rayons ultra-violets. Mais les divers essais effectués dans ce sens n'ont abouti à aucun résultat pratique.

Il ne semble malheureusement pas que l'utilisation des diastases doive nous donner jusqu'ici autre chose que d'intéressantes indications : diastases étrangères à l'organisme animal, par exemple la papaïne ou les pepsines végétales telles que le suc de *Drosera*, dont, ainsi qu'il a été dit ci-dessus, Loeffler a étudié les effets sur le bacille tuberculeux ; ou bien certains ferments cellulaires (protéase, lipase, etc.), par exemple

1. *Wien. klin. Woch* , n° 30, 1911.
2. *Deutsch. med. Woch.*, n° 22, 1913.

ceux que produisent les lymphocytes des ganglions ou de la rate, auxquels LIVIERATO, J. BARTEL puis FONTÈS [1] ont attribué des propriétés modificatrices (dans le sens de l'atténuation de la virulence) telles que des bacilles virulents, qui ont séjourné longtemps dans le suc des ganglions lymphatiques, *in vitro* ou *in vivo*, pourraient, d'après ces auteurs, être employés comme vaccins. Nous en reparlerons tout à l'heure.

En résumé, aucune des méthodes ayant pour objet de détruire plus ou moins complètement, par des agents physiques ou chimiques, la vitalité du bacille tuberculeux pour transformer celui-ci en vaccin, n'a encore réussi à donner des résultats satisfaisants. Des expériences effectuées dans ce sens se dégage pourtant l'impression que celles de ces méthodes qui n'entraînent pas une modification trop profonde du protoplasma bacillaire permettent d'obtenir certains effets favorables de résistance aux infections graves. Et si nous rapprochons ces faits de ce que nous avons appris relativement à l'influence protectrice qu'exerce, sur les sujets déjà tuberculeux, à l'égard des *surinfections*, une infection légère préexistante, il est naturel de penser qu'une vaccination antituberculeuse aura plus de chances d'être efficace si elle est basée sur l'utilisation de bacilles *encore vivants, mais privés autant que possible de leur aptitude à produire des lésions folliculaires.*

C. — ESSAIS DE VACCINATION PAR LES BACILLES VIRULENTS OU ATTÉNUÉS.

La première tentative d'immunisation par les bacilles vivants paraît avoir été effectuée dès 1886 par CAVAGNIS au moyen de doses progressivement croissantes de crachats tuberculeux additionnés d'eau phéniquée. Un peu plus tard, en 1889, GRANCHER et LEDOUX-LEBARD ont cherché à vacciner le lapin contre la tuberculose aviaire par le même procédé des doses croissantes, mais les résultats furent à peu près nuls. Alors GRANCHER et Hipp. MARTIN [2] (1890) pensèrent en obtenir de meilleurs en inoculant, soit par voie veineuse, soit par voie souscutanée, des cultures dont la vitalité était très affaiblie par vieillissement dans les milieux artificiels, puis ensuite des cultures de plus en plus jeunes et virulentes. Les lapins ainsi traités résistèrent mieux que les témoins, mais on n'obtint qu'une survie de peu de durée, et presque tous les animaux finissaient par succomber avec des lésions de néphrite affectant le type de la *glomérulo-néphrite épithéliale.*

RICHET et HÉRICOURT [3], GILBERT et ROGER, COURMONT et DOR, DIXON, TRUDEAU, VON SCHWEINITZ, firent d'autres tentatives analogues soit sur

---

1. *Wien. klin. Woch.*, 1905. n° 141.
2. *Revue de la tuberculose.* 1893, p. 289.
3. *Société de biologie.* 17 fév. 1894.

le chien, soit sur le cobaye, en se servant de tuberculose aviaire ou de tuberculose humaine. Elles n'ont pas été plus heureuses.

1° *Bovovaccination de* BEHRING.

La période vraiment intéressante et féconde des expériences de vaccination sur les grands animaux commence avec VON BEHRING [1] qui, en 1902, avec RÖMER [2] et RUPPELL, fit connaître la méthode qu'il a d'ailleurs improprement désignée sous le nom de *jennérisation* des bovidés.

Celle-ci consiste à inoculer à deux reprises aux jeunes veaux, par voie intraveineuse, avec un intervalle d'abord fixé à six semaines, puis à trois mois entre chaque injection, une petite quantité (4 milligr. d'abord, puis 20 milligr., poids à l'état sec) d'une culture de bacilles tuberculeux d'origine humaine, entretenue depuis six ans et demi au laboratoire, puis desséchée dans le vide et dont la virulence est extrêmement réduite pour le cobaye. Il est essentiel de maintenir les animaux, pendant le temps nécessaire à l'immunisation, et pendant les six semaines suivantes, à l'abri de toute cause d'infection accidentelle en les isolant dans une étable spéciale.

Cette méthode a fait l'objet de nombreuses expériences et d'importantes applications sur le bétail, particulièrement en Allemagne, en Hongrie, en Danemark, en Suède, en Italie, en France et aux Etats-Unis. Le 13 juillet 1904, la Société de médecine vétérinaire pratique, sur la proposition de ROSSIGNOL père, décidait d'entreprendre à Melun une expérience assez vaste pour en juger la valeur.

Commencée en décembre 1904, elle devait déterminer :

1° L'innocuité de la vaccination ;

2° Son efficacité ;

3° La durée de l'immunité conférée aux animaux de l'espèce bovine.

L'expérience porta sur 21 animaux âgés de 6 mois à un an, qui avaient été préalablement tuberculinés et maintenus dans un local désinfecté qui n'avait jamais abrité de bovidés.

Ces 21 veaux furent vaccinés par deux inoculations à 90 jours d'intervalle, les 11 décembre et 12 mars 1904. L'un de ces veaux est mort 57 jours après la première vaccination. Un autre a été abattu 9 mois après la seconde vaccination.

Ces deux animaux ont été trouvés indemnes de tuberculose et leurs ganglions bronchiques n'étaient pas infectants pour le cobaye.

On pouvait donc conclure que *la vaccination est inoffensive.*

Les 19 vaccinés restants ont été divisés en 4 lots :

a) *6 vaccinés* et *6 témoins neufs* furent éprouvés par l'inoculation intra-veineuse de 4 mg. 5 de *tuberculose bovine virulente.*

---

1   *Tuberk. Beitr. zur exp. Therapie*, Marbourg, 1902. fasc. 5 et 8.

2. *Id.*, fasc. 7, p. 86.

b) 2 *vaccinés* et 2 *témoins neufs* furent éprouvés par *cohabitation* étroite avec des bovidés atteints de tuberculose pulmonaire ouverte.

c) 7 *vaccinés et* 7 *témoins* furent éprouvés par *inoculation sous-cutanée* virulente.

d) 4 *vaccinés* furent conservés à l'abri de toute contamination en vue d'essais ultérieurs.

Des 6 vaccinés du lot *a*), *éprouvés par voie intraveineuse,* 4 furent trouvés, à l'autopsie, indemnes de tuberculose, mais *leurs ganglions bronchiques étaient infectants pour le cobaye.* Deux présentaient des lésions très légères des ganglions annexes du poumon. Des 6 témoins inoculés de la même façon, 3 moururent en 29, 34, 37 jours ; les 3 autres présentèrent, lors de l'abatage, des lésions massives de tuberculose généralisée.

Des 2 vaccinés du lot *b*), *éprouvés par cohabitation infectante* et abattus après une année de ce régime, l'un présenta des lésions étendues de tuberculose, l'autre seulement un petit foyer dans l'amygdale gauche, alors que chez les deux témoins, abattus après 6 mois de cohabitation infectante, on trouva, à l'autopsie, des lésions très étendues.

Des 7 vaccinés du lot *c*), éprouvés par voie sous-cutanée, 4 présentaient à l'autopsie des lésions locales assez légères, s'accompagnant de lésions minimes, pour 3 d'entre eux, du ganglion préscapulaire. Les 3 autres n'avaient pas de lésions locales, mais leur ganglion préscapulaire se montra infectant pour le cobaye. Les 7 témoins portaient de graves lésions locales ainsi que des lésions pulmonaires et ganglionnaires étendues.

Les 4 vaccinés du lot *d*), mis à part, devaient être utilisés pour mesurer la *durée de l'immunité.*

2 d'entre eux furent éprouvés par voie intraveineuse *un an après la deuxième vaccination.* L'un mourut en 47 jours ; l'autre, resté en bon état apparent, fut trouvé, un an après, porteur de lésions tuberculeuses généralisées.

Les 2 autres furent éprouvés par cohabitation infectante deux ans après la deuxième vaccination.

Après un contact de 33 jours avec un veau atteint de pneumonie tuberculeuse, un seul contracta une tuberculose assez étendue de tous les ganglions annexes du poumon.

Le rapport rédigé par Vallée et Rossignol, le 31 octobre 1906, au nom de la *Société de Médecine vétérinaire pratique,* tirait de ces expériences les conclusions suivantes :

1° La résistance assez nette que présentent les animaux vaccinés à l'infection par voie veineuse, trois mois après la bovovaccination, s'épuise assez vite.

2° La résistance des sujets vaccinés à la contagion, telle qu'elle résulte du contact à l'étable avec des animaux porteurs de lésions ouvertes de tuberculose, est peu marquée et ne se prolonge pas au delà de quelques mois.

D'autre part il résultait d'expériences, accessoirement faites par la Commission, que le *bovovaccin* fourni par le laboratoire v. Behring à Marbourg, est un produit d'inégale virulence pour le cobaye. Certains échantillons donnent la tuberculose à cet animal, alors que d'autres sont inoffensifs. Il est donc permis de supposer que les effets de ce vaccin, chez le bœuf, ne sont pas toujours identiques à eux-mêmes.

Peut-être faut-il voir dans ces inégalités de virulence la raison principale des différences de résultats constatés par les nombreux expérimentateurs qui ont rendu compte de leurs essais. Les rapports de Hutyra [1], de Lorenz [2], de Thomassen [3], de Pearson et Gilliland [4], de Belfanti et P. Stazzi [5], de Degive, Stubbe, Liénaux et Mullie [6], de Théobald Smith [7], de G. Regner et O. Stenström [8], sont particulièrement instructifs à ce sujet.

Eber [9] (de l'*Office impérial de santé*, de Berlin) a rapporté les observations faites sur deux grands troupeaux. Le bétail était réparti dans huit fermes gravement infectées, puisqu'elles comptaient de 43,8 à 100 p. 100 de tuberculeux.

213 bovidés furent bovovaccinés de 1904 à 1906. 10 moururent dans les trois mois suivant la première vaccination ; 6 furent autopsiés ; aucun n'a été trouvé tuberculeux.

A la fin de 1906 et au début de 1907 on tuberculina 148 vaccinés avec le résultat suivant :

de 70 animaux âgés de	6 à 18 mois,		19 réagirent :	27,1	p. 100
de 49 —	18 mois à 2 ans,	22	—	44,9	—
de 26 —	2 ans à 3 ans 1/2,	15	—	57,7	—
de 3 —	3 ans 1/2 à 4 ans 1/2,	0	—	0	

En somme, la vaccination n'a eu aucune influence sur le développement de la maladie.

Sur 19 bovidés vaccinés abattus, 9 furent trouvés tuberculeux ; 5 avaient des lésions généralisées. Deux fois les lésions étaient localisées aux ganglions bronchiques, une fois aux poumons, une fois aux ganglions mésentériques.

---

1. *VIIIe Congrès international de médecine vétérinaire*, Budapest, 1905, vol. I.
2. *Id.,*   *ibid.*
3. *Id.,*   *ibid.*
4. *University of Pensylvania med. Bull.* ,vol. XVIII, et *The Veter. Journ.*, 1907.
5. *La Clinica Veterinaria*, 31 mars 1906, p. 313.
6. *Annales de médecine vétérinaire*, 1906, p. 76.
7. *Journ. of American Med. Assoc.*, 28 avril 1906, et *Journ. of Med. Research.*, n° 3, 1908.
8. *Centralbl. f. Bakt.*, Orig., 1909, vol. XLVIII., fasc. 5, et 1913, vol. LXXII, fasc. 3.
9. *Deutsch. lieräztl. Woch.*, 5 et 12 oct. 1907.

De ses propres constatations et de l'analyse des documents publiés de divers côtés après dix années d'expériences, EBER [1] tire les conclusions suivantes :

1° La résistance des jeunes bovidés aux infections expérimentales peut être notablement augmentée par l'emploi de virus tuberculeux de diverses provenances. Cette résistance n'est jamais absolue. On infecte les vaccinés si on emploie de fortes doses de virus.

2° La plus forte augmentation de résistance est le plus sûrement constatée quelque temps (en moyenne trois mois) après la vaccination.

On ne saurait dire avec certitude si cette période est précédée d'une diminution de la résistance.

3° L'augmentation artificielle de la résistance n'est pas de longue durée.

4° La constatation d'une résistance manifestement accrue contre les infections expérimentales avec des matières virulentes n'implique pas que les mêmes animaux ne se comporteraient pas d'une tout autre façon vis-à-vis d'une contagion naturelle (contagion d'étable).

Il est donc parfaitement établi que le bovovaccin de v. BEHRING confère aux bovidés une résistance appréciable aux divers modes d'infection naturelle ou artificielle ; mais cette résistance, — de brève durée, puisqu'elle n'excède guère douze à quatorze mois, — manifestée, tant qu'elle persiste, par l'absence plus ou moins complète de lésions tuberculeuses, ne va pas jusqu'à permettre à l'organisme de résorber les bacilles virulents d'épreuve, ni même ceux introduits comme vaccins.

Les uns et les autres sont retenus, au moins en partie, pendant des mois, dans les ganglions (trachéo-bronchiques et médiastinaux principalement) et restent là, prêts à signaler plus ou moins brusquement leur présence par des désordres anatomiques, lorsque la résistance artificiellement conférée par l'injection vaccinale est sur le point de fléchir (HUTYRA [2], THOMASSEN [3], BAUMGARTEN [4], etc.). Dans un travail récent, BAUMGARTEN dit avoir obtenu des résultats favorables à l'emploi du vaccin de v. BEHRING en injectant les bacilles humains, non plus dans les veines, mais sous la peau des bovins, aux doses de 5 centigrammes, la première fois, puis 3, 2 et 1 centigrammes aux autres séances. Il a vu des bovidés résister ainsi à 7 épreuves de bacilles virulants bovins inoculés dans l'espace de 4 ans. Sur 48 bœufs ainsi traités, 11 auraient été définitivement immunisés.

---

1. *Centralbl. f. Bakt.*, 1907, vol. XLIV, fasc. 5 et 6 ; 1916, vol. LXXVIII, fasc. 5.
2. *Beitr. z. exp. Therapie*, fasc. 9.
3. *Recueil de médecine vétérinaire*, 1903, p. 6.
4. *Berlin. klin. Woch.*, 1904, n° 43. — *Ziegler's Beitr. z. Path. Anat. und. z. all. Path.*, 2 mars 1917.

La *Commission d'expériences du Massachusetts* a signalé que les veaux, à la suite de l'inoculation de bacilles tuberculeux humains, succombent parfois à un type spécial de pneumonie tuberculeuse qu'on n'observe jamais comme maladie spontanée. Cette maladie peut entraîner la mort en un ou deux mois. Il arrive aussi qu'elle se complique de localisations tuberculeuses oculaires, desquelles résulte une cécité complète.

Les animaux vaccinés avec ces bacilles humains gardent une grande sensibilité à la tuberculine pendant 8 à 12 mois.

Le *bovovaccin* préparé sous le contrôle du laboratoire de v. Behring, à Marbourg, est délivré aux vétérinaires en tubes de 5 et de 20 unités (1 unité correspond à 4 milligr. de bacilles). Chacun de ces tubes contient respectivement 2 et 10 cc. d'une émulsion bacillaire à injecter par voie intraveineuse à douze semaines d'intervalle [1]. L'émulsion conserve son activité pendant 30 jours. Passé ce délai, son efficacité diminue.

Comme elle est constituée par des bacilles d'origine humaine, quoique la virulence de ceux-ci soit atténuée par le vieillissement des cultures, il convient à l'opérateur et à ses aides d'être très prudents au cours des manipulations, pour éviter de se contaminer eux-mêmes et d'étendre la contamination à l'entourage des bovins vaccinés.

Il est établi, en effet, que ces animaux éliminent pendant longtemps, d'une façon intermittente, par leurs déjections et surtout par les glandes mammaires, des bacilles tuberculeux qui gardent les caractères du type humain. Pour les vaches laitières surtout, ou plutôt pour ceux qui consomment leur lait, cette élimination peut présenter de graves dangers.

A. Stanley Griffith [2] a publié l'histoire d'une vache qui avait reçu une injection intraveineuse de 0 gr. 15 de culture de tuberculose humaine et chez laquelle on put, cinq mois et demi après, trouver des bacilles tuberculeux dans le pus des trayons. Au huitième mois, une mastite tuberculeuse apparut et, 529 jours après la vaccination, on pouvait encore déceler des bacilles tuberculeux dont l'origine humaine fut attestée par les caractères de culture et par la faible virulence pour le lapin. Dans un autre cas, le lait contenait des bacilles de *Koch* 155 jours après une injection de 0 gr. 10 de culture humaine dans les veines.

Si la crainte d'une telle survivance des bacilles a généralement

---

1. Römer (*Tuberkulosevaccin* : Knaus et Levaditi, *Handb. d. Techn. u. Method. d. Immunitätsforsch. Ergänzungsbd.* I, 1911, p. 327) a proposé d'inoculer une seule fois 5 unités (soit 20 milligrammes) dans les veines, et de renouveler cette injection au bout d'une année. Cette méthode ne semble pas présenter d'avantages appréciables sur la première et il n'a pas encore été apporté de preuves de sa valeur pratique.
2. *Journ. of Path. and Bakt* , XVII, janv. 1913.

empêché de vacciner les vaches laitières, on regardait du moins comme
tout à fait improbable que les bacilles continuassent à vivre chez des
animaux adultes qui avaient déjà été vaccinés dans le tout jeune âge.
Or, S. Griffith a examiné le lait de deux vaches qui avaient été
vaccinées lors de leur naissance, à l'âge de 4 jours, et il a pu y déceler
la présence du bacille humain.

L'imperfection des résultats obtenus par la méthode de v. Behring
a déterminé beaucoup d'expérimentateurs à chercher des modifications
susceptibles d'en accroître l'efficacité ou d'en restreindre les inconvénients, — la gravité de ces derniers, d'après ce qui vient d'être dit
ci-dessus, imposant les plus expresses réserves.

2° *Tauruman* de R. Koch, et Schütz, Neufeld et Miessner.

Robert Koch, Schütz, Neufeld et Miessner [1] ont rapporté, en 1905,
des essais d'immunisation réalisés par eux depuis 1902 sur des bovidés
avec des bacilles humains et des bacilles bovins atténués. Certains
types de bacilles humains sont surtout appropriés à ce but. D'après
Neufeld, les ânes et les chèvres peuvent être immunisés sûrement contre
de grosses doses de bacilles bovins très virulents. Une seule injection
intraveineuse de 1 à 3 centigrammes de bacilles humains provenant de
cultures en bouillon glycériné, âgées de 30 à 40 jours, essorés au papier
buvard, puis desséchés et émulsionnés dans 10 cc. d'eau salée physiologique, préserve contre une inoculation faite 103 jours plus tard, dans
les veines, avec 2 centigrammes de bacille bovin. Le même résultat est
d'ailleurs obtenu avec un bacille bovin affaibli, injecté aussi dans la
veine jugulaire à la dose unique de 1 à 3 centigrammes. Koch et
Schütz en ont fait un vaccin qui, en Allemagne, est délivré aux vétérinaires sous forme d'émulsion et auquel ils ont donné le nom de *Tauruman* (préparé par la fabrique de matières colorantes Lucius, Meister
et Cⁱᵉ de Höchst, près de Francfort-sur-Mein).

L'emploi de ce vaccin présente, sans avantages réels, des inconvénients plus grands que celui de v. Behring, car il réalise encore plus
sûrement l'infection bacillaire persistante des ganglions lymphatiques.
Weber et Titze, Schütz et Holland ont reconnu qu'*un mois après
l'inoculation de Tauruman, tous les organes des vaccinés sont virulents
pour le cobaye.*

D'autre part C. Titze [2] a constaté que les bacilles de *Tauruman*
inoculés dans la veine, chez les vaches, pouvaient être excrétés par le
lait. Il en a retrouvé dans un cas dès la troisième semaine, et le lait en
contenait encore le 144ᵉ jour. Dans un second cas, les bacilles étaient

---

1. *Deutsch. med. Woch.*, 1904. — *Zeitsch. f. Hyg.*, 1905, vol. LI.
2. *Tub. arb. a. d. KK. Gesundh.*, 1908, fasc. 9, p. 50.

excrétés par un seul des pis. Dans un autre enfin, l'excrétion s'est prolongée pendant 16 mois.

Au surplus, les expériences faites par Weber et Titze [1] à l'*Office impérial de santé* de Berlin, ne sont guère favorables à l'emploi pratique du *Tauruman*. Outre que les bacilles dont il est constitué sont virulents pour le cobaye, les bovidés inoculés à l'âge de trois semaines avaient perdu toute résistance après 9 mois. D'autres, éprouvés par inhalation après 5 et 8 mois, et sacrifiés le 272ᵉ jour, présentaient des lésions tuberculeuses dans les ganglions bronchiques et médiastinaux. Les vaccinés infectés par cohabitation se sont généralement montrés peu résistants. Ceux vaccinés par ingestion l'étaient davantage, au moins jusqu'à huit mois.

Les inoculations de *Tauruman* semblent émousser, dans tous les cas, la sensibilité à la tuberculine : la réaction devient le plus souvent douteuse. D'autre part beaucoup de jeunes veaux contractent une pneumonie mortelle (pneumonie des jeunes veaux) à la suite de la vaccination.

Baumgarten, puis Lignières, ont proposé de substituer la voie sous-cutanée à la voie intraveineuse pour l'introduction du vaccin, afin de localiser la souillure des tissus par les bacilles virulents ; mais il paraît bien, d'après les essais faits par S. Arloing, Pearson, Weber et Titze, Vallée, que les résultats soient alors plus défectueux.

3° *Méthode de* Heymans.

Heymans [2] (de Gand) a cru pouvoir vacciner les bovidés par insertion, dans le tissu conjonctif sous-cutané, d'un sac perméable (en moelle de roseau) renfermant des bacilles tuberculeux d'origine humaine, convenablement choisis et modifiés. Le Gouvernement belge entreprit une grande expérience et nomma une commission en vue de contrôler la valeur de cette méthode, de mars 1908 à la fin de 1911. Le rapport de cette commission, inséré dans le *Bulletin du service de Police sanitaire des animaux domestiques* (16-30 avril 1912) fut nettement défavorable. Il conclut que le sac de Heymans n'a pas vacciné les animaux soumis aux épreuves de cohabitation ou d'ingestion, pas plus que les animaux exposés, dans des fermes, aux causes ordinaires de contagion, et que la méthode est sans aucune valeur pratique.

4° *Méthode de* Klimmer.

A la suite de publications de Friedmann [3] et de Moeller [4], on a

---

1. *Tub. arb. a. d. KK. Gesundh.*, 1908, fasc. 9, p. 1.
2. *Bulletin de l'Académie royale de Belgique*, 1904, p. 780, et *Archives internationales de pharmacodynamie*, vol. XVII, fasc. 1 et 2 ; vol. XIX, 3 et 4 ; vol. XVIV, 3 et 4 ; vol. XX, 1 et 2, 1907-1910.
3. *Deutsch. med. Woch.*, 1903, p. 953, et 1904, p. 166.
4. *Zeitsch. f. Tub.*, vol. V, p. 206.

fondé, un moment, quelques espoirs sur l'emploi des bacilles bovins ou humains modifiés par passages successifs dans l'organisme d'animaux à sang froid (*tortue, crocodile, orvet, carpe, salamandre*). Mais les faits ne tardèrent pas à montrer, d'une part que les bacilles humains ou bovins ne se multiplient pas dans l'organisme des animaux à sang froid et que, lorsqu'ils en sont extraits, leur virulence reste la même ; d'autre part, que les bacilles tuberculeux particuliers à ces animaux à sang froid sont dépourvus de toute propriété vaccinante pour les mammifères (Dieudonné [1], Weber et Taute [2]).

Klimmer [3] (de Dresde) a cependant proposé, sous le nom d'*antiphymatol*, l'usage d'un vaccin mixte préparé sous sa direction par la maison *Hermann et Teisler*, de Dohna :

1° Avec des bacilles tuberculeux humains atténués par chauffage à 52°-53°, et qui ne seraient plus pathogènes pour le cobaye (*vaccin TH*) ; 2° avec des bacilles humains qu'il aurait accoutumés à vivre dans l'organisme de salamandres, par passages successifs, qui ne seraient plus pathogènes pour aucun mammifère, et qu'il affirme ne pas être des acido-résistants banaux (*vaccin AT*).

L'inoculation de ces deux types de vaccin dans la jugulaire n'a jamais provoqué d'accident. Toutefois l'auteur préfère recommander l'injection sous-cutanée. Il n'a pas observé de troubles locaux ou généraux consécutifs, pas plus chez les animaux sains que chez ceux qui étaient légèrement tuberculeux. La résistance conférée, acquise après deux mois, commence à diminuer au bout d'un an.

Il ne semble pas que cette préparation, qui fut essayée surtout en Saxe sur un certain nombre de bovidés, avec des résultats peu probants d'ailleurs (Edelmann) [4], soit plus efficace que la *bovovaccination* de v. Behring. D'après Krautstumk [5] et aussi d'après Eber [6], elle n'est pas recommandable.

5° *Vaccin de* S. Arloing.

On sait que S. Arloing [7] a réussi à faire végéter dans la profondeur des bouillons de culture, en agitant ceux-ci d'une manière continue ou intermittente, des bacilles tuberculeux de différentes origines. Certains bacilles humains entretenus dans ces conditions, à la température de 37° élevée graduellement jusqu'à celle de 44° et même de 46°, et réensemencés fréquemment, ont fini par acquérir une virulence particulière et fixe. Injectés sous la peau ou dans les veines, ou ingérés à doses con-

1. *Münchener. med. Woch.*, 1903, p. 2.282.
2. *Tub. Arb. a. d. KK. Gesundh.*, fasc. 3.
3. *Zeitsch. f. Thiermedicin*, 1908, p. 81.
4. *Bericht über das veterinärwesen im K. Sachsen*, für 1909, p. 216.
5. *Zeitsch. f. Inf. paras. krankh. u. Hyg. d. Haustiere*, vol. XIV, 1913, p. 366.
6. *Centralbl. f. Bakt.*, 1916, vol. LXXVIII, fasc. 5.
7. *Académie des sciences*, 18 juin 1906, 27 nov. 1909.

venables, ils ne créent que rarement des lésions folliculaires et produisent, chez les petits animaux, une infection généralement bénigne à allure septicémique. A fortes doses, ils donnent cependant lieu à la formation de tubercules.

La tolérance des bovidés vis-à-vis de ce microbe est généralement très grande, de sorte qu'il pourrait constituer pour eux un vaccin.

Ce vaccin a été utilisé par S. ARLOING, puis par son fils, F. ARLOING [1], non seulement dans des expériences de laboratoire, mais aussi dans plusieurs exploitations rurales. S. ARLOING, bien qu'il n'en ait pas fait la preuve, pense qu'il est sans danger pour l'opérateur. Il s'emploie en deux injections intraveineuses séparées par un intervalle de trois mois à trois mois et demi, seulement sur des bovidés préalablement tuberculinés et reconnus indemnes.

La vaccination ne donne lieu à aucun accident. Quant à ses résultats pratiques, il est difficile de les apprécier, car jusqu'à présent aucune expérience n'a encore été faite ayant pour objet d'établir quelle est la résistance des animaux vaccinés à l'infection prolongée par cohabitation étroite à l'étable. Nous ignorons aussi quelle peut être la durée de l'immunité.

S. ARLOING avait vu qu'après une inoculation d'épreuve de virus bovin, 5o p. 100 de ses vaccinés ne présentaient aucune lésion à l'autopsie ; 25 p. 100 avaient des lésions circonscrites ganglionnaires et 25 p. 100 des lésions disséminées comme chez les témoins.

Dans une colonie agricole, près de Bourges (Cher), 77 p. 100 environ des vaccinés auraient résisté à l'infection au milieu d'autres bovins dont 81 p. 100 étaient tuberculeux.

Les animaux vaccinés gardent pendant longtemps, peut-être plus d'une année, l'aptitude à réagir à la tuberculine. Il est probable que, dès lors qu'ils ne réagissent plus, ils ont perdu la résistance à l'infection tuberculeuse que la vaccination avait pu leur conférer. Mais cette question n'avait pas encore été précisée lorsque la mort de S. ARLOING est malheureusement survenue.

6° *Méthode de* THEOBALD SMITH.

A la suite des expériences faites sur le bovovaccin de v. BEHRING, par la *Commission de la Société d'Agriculture du Massachusetts*, TH. SMITH [2] fut amené, en raison des conditions particulières d'élevage habituelles aux Etats-Unis, à étudier une méthode de vaccination simplifiée, basée sur l'injection, en une seule fois, par voie intraveineuse, d'une dose convenable de culture de bacille bovin atténuée par vieillissement. Cette culture est cependant encore assez virulente, car elle tue

---

1. *Journal de médecine vétérinaire*, 31 oct. 1913.
2. *Journ. of Med. Research.*, XVIII, juin 1908 et sept. 1911.

les jeunes bovidés à la dose de 10 milligrammes. On peut l'employer comme vaccin à la dose de 1 à 2 milligrammes, mais il est nécessaire d'isoler ensuite les animaux pendant plusieurs semaines. Ce procédé, en raison des dangers qu'il présente, n'est pas entré dans la pratique.

7° *Vaccination de bovidés par le bacille aviaire.*

Mac Fadyean, Sheather, Edwards et Minett [1] ont expérimenté les effets de l'inoculation intraveineuse de bacilles aviaires comme procédé d'immunisation contre la tuberculose bovine. Ils ont employé, parallèlement à d'autres essais avec le bacille humain, des doses de 10 à 50 milligrammes de culture aviaire en 2 injections à 45 jours d'intervalle. A de très rares exceptions près, ces inoculations n'ont déterminé aucun trouble chez les sujets. On leur injecta ensuite, par voie souscutanée, du virus d'épreuve. Les lésions ganglionnaires et viscérales observées furent de gravité moindre chez les animaux vaccinés avec le bacille humain que chez ceux vaccinés avec le bacille aviaire, ; mais l'autopsie des témoins montra que, même avec le bacille aviaire la résistance conférée est considérable. D'après Mac Fadyean et ses collaborateurs, lorsque la vaccination des jeunes animaux est jugée nécessaire, il vaudrait mieux recourir au bacille aviaire qu'au bacille humain, pour éviter de transmettre la maladie à l'homme par les microbes qui restent vivants dans les organismes vaccinés et sont éliminés avec le lait.

8° *Méthode de* Friedmann.

Friedmann [2] a isolé, d'une tortue d'eau, un bacille acido-résistant qui est dépourvu de toute virulence pour les animaux à sang chaud et dont il a proposé l'emploi, non seulement comme vaccin contre la tuberculose du bétail, mais encore comme remède curatif contre la tuberculose humaine.

Orth [3] a fait quelques expériences sur le cobaye avec ce bacille. Il a vu qu'il pouvait vivre pendant des mois et même des années dans l'organisme de cet animal, y provoquant parfois des lésions tuberculeuses typiques, mais atténuées et compatibles avec la santé. Les animaux ainsi inoculés seraient plus résistants à l'égard des tuberculoses bovine et humaine. Ils survivent plus longtemps que les témoins.

Ces résultats indiquent que les cultures de Friedmann ne sont pas constituées uniquement par des bacilles acido-résistants de la tortue, mais qu'elles renferment aussi des bacilles humains. Nous savons en effet par les expériences de Weber et Titze, et par celles d'autres au-

---

1. *Journ. of comp. Path. and Therapie*, 31 déc. 1913.
2. *Deutsch. med. Woch.*, 1903, n° 50 ; 1904, n° 5 et n° 46.
3. *Société de Médecine berlinoise*, 24 juil. 1907.

teurs, que les bacilles d'animaux à sang froid n'ont aucun pouvoir vaccinant vis-à-vis des bacilles d'animaux à sang chaud.

D'ailleurs les faits avancés par FRIEDMANN, relativement à l'action curative de son microbe sur la tuberculose humaine, ont été reconnus complètement erronés par les cliniciens qui l'ont expérimenté, en Allemagne et aux Etats-Unis (J. ISRAËL, WOLF-EISNER, RAUTENBERG, BÖHM, F. KLEMPERER, F. MEYER, ERNST W. FRANK, BORCHARDT, MÜHSAM, H. L. BARNES [1], etc. Plusieurs estiment même que certains malades auxquels ils l'avaient injecté en suivant exactement les indications de FRIEDMANN ont vu leur état s'aggraver considérablement (BRAUER [2], G. MANNHEIMER [3], etc.

9° *Vaccin de* J. FERRAN.

Depuis plusieurs années, J. FERRAN (de Barcelone) [4] poursuit des expériences desquelles il résulterait, suivant lui, que le bacille tuberculeux dérive, par une série de « mutations » successives, d'une bactérie saprophyte non acido-résistante, incapable de produire par elle-même des lésions tuberculeuses, mais susceptible d'engendrer des lésions inflammatoires.

Cette bactérie originelle est la bactérie α. La bactérie β, issue de la précédente par passages successifs sur le cobaye, déjà moins facilement cultivable, produit des toxines d'une nature analogue aux lipoïdes qui agissent localement à la manière des graisses tuberculeuses. La bactérie δ est le bacille de Koch typique. La bactérie γ serait un retour aux formes antérieures par mutation atavique : elle a perdu son acido-résistance, pousse en amas et ne possède plus l'odeur caractéristique des cultures de tuberculose.

L'ubiquité de la bactérie α expliquerait la grande diffusion de l'infection tuberculeuse, en particulier la fréquence des réactions positives à la tuberculine chez les sujets sains. Son innocuité permettrait de l'utiliser comme virus vaccinant.

J'ai pu faire quelques expériences, en collaboration avec L. MASSOL [5], en partant de cultures que m'avait obligeamment envoyées J. FERRAN, et je dois dire qu'il ne m'a pas été possible d'obtenir les résultats énoncés ci-dessus en suivant la technique qui nous avait été indiquée. Les cobayes qui avaient reçu des injections répétées de bactéries tuberculogènes atoxiques, non acido-résistantes, ne réagissaient pas à la tuberculine. Leur sérum fournissait bien des anticorps correspondant à ces

1. *Providence Med. Journ.*, nov. 1913.
2. *Hamburg. med. Uberseeh.*, 1914, I, p. 387.
3. *Zeitsch. f. Tub.*, 1914, vol. XXII, p. 560.
4. *Travaux sur la nouvelle bactériologie de la tuberculose*, Barcelone, 1913.
5. *Société de biologie*, 4 janv. 1913.

bactéries, mais il ne donnait pas la réaction de déviation du complément avec les antigènes tuberculeux.

Il faudrait que les expériences de J. FERRAN fussent répétées par plusieurs expérimentateurs pour qu'on puisse établir si les *mutations* que l'éminent savant de Barcelone croit avoir réalisées peuvent s'effectuer. Nous ne pouvons pas considérer actuellement cette grave question comme résolue.

10° *Vaccination par virus tuberculeux sensibilisés.*

VALLÉE et L GUINARD [1] ont essayé d'appliquer à la tuberculose la méthode de préparation des virus sensibilisés imaginée par BESREDKA. Ils ont utilisé à cet effet le sérum de cheval préparé par VALLÉE (d'Alfort), qui fournit un précipité abondant en présence de la tuberculine brute de *Koch* ou des divers extraits bacillaires. Ce précipité, pensaient-ils, devait être formé de tuberculine modifiée par le contact du sérum, car il est à peu près inoffensif pour le cobaye tuberculeux, et les bovidés infectés en supportent impunément des doses considérables par injection intraveineuse sans fournir de réaction tuberculinique. Mais nous savons aujourd'hui, d'après les expériences que j'ai publiées avec L. MASSOL [2], que ce précipité ne renferme, en réalité, pas traces de tuberculine, car celle-ci reste intacte dans le liquide surnageant après centrifugation.

FRITZ MEYER [3] a traité directement ses bacilles par le sérum antituberculeux de RÜPPEL et RICKMANN, que prépare la fabrique de *Hoechst*, près de Francfort-sur-Mein. Ce sérum est très agglutinant. Il renferme une grande quantité d'anticorps.

Les bacilles ainsi sensibilisés seraient environ cinq fois moins toxiqúes pour les cobayes tuberculeux que les mêmes bacilles non sensibilisés. Ils permettraient de conférer, aux animaux neufs, une résistance telle à l'infection tuberculeuse, que celle-ci évolue six à huit fois plus lentement que chez les témoins.

Leur résorption sous la peau serait très rapide, même chez l'homme.

F. MEYER a introduit ces bacilles sensibilisés dans la thérapeutique de la tuberculose. Les malades en reçoivent, en injections sous-cutanées, des doses progressivement croissantes. Nous manquons de données expérimentales suffisamment étendues pour qu'il soit possible de juger la valeur de cette méthode. Les nombreux essais de sensibilisation des bacilles tuberculeux que j'ai pu effectuer avec divers sérums, particulièrement riches en anticorps, ont toujours donné des résultats entière-

---

1. *Académie des sciences*, 2 mai 1910.
2. *Id.*, 25 juil. 1910.
3. *Berlin. klin. Woch.*, 16 mai 1910.

ment négatifs. Non seulement la résorption des éléments microbiens ne s'effectuait pas, même après infection par simple instillation oculaire, mais les animaux devenaient souvent plus vite et plus gravement tuberculeux que les témoins.

11° *Essais d'atténuation de la virulence du bacille tuberculeux par le tube digestif de la sangsue.*

F. Marino [1] a observé que les bacilles tuberculeux introduits dans le tube digestif des sangsues y demeurent pendant très longtemps intacts. On les y retrouve après 15 ou 16 mois et ils ont alors perdu la plus grande partie de leur virulence pour le cobaye. En cultivant ces bacilles dans du bouillon glycériné, les faisant absorder de nouveau par des sangsues, et en répétant ainsi plusieurs fois les passages, Marino est parvenu à obtenir une souche qui a vécu pendant cinq années dans ce cycle : sangsue —, cobaye —, bouillon. C'est cette souche qu'il propose d'employer comme vaccin, mais jusqu'à présent aucune expérience ne permet d'en apprécier l'efficacité.

12° *Essais de vaccination par émulsions de ganglions tuberculeux.*

A. Rodet et Garnier [2] ont eu les premiers, en 1903, l'idée de rechercher si certains organes d'animaux tuberculeux, en particulier les ganglions lymphatiques, ne posséderaient pas, mieux que les bacilles eux-mêmes ou que leurs produits isolés des cultures, des propriétés préventives à l'égard de la tuberculose expérimentale. Ils ont utilisé, pour leurs expériences, des ganglions de cobaye, non caséifiés, dont ils faisaient des émulsions qu'ils conservaient pendant plusieurs jours, additionnées de thymol pour assurer la mort des bacilles. Les résultats obtenus furent complètement négatifs.

Plus tard, Livierato [3] puis Bartel et Neumann [4] après Manfredi et Frisco [5] reprirent l'étude de cette question. D'après ces expérimentateurs, les ganglions lymphatiques retiennent non seulement les bacilles tuberculeux à la manière d'un filtre, mais exercent sur eux une action en quelque sorte spécifique, en modifiant leur virulence.

Bartel [6] attribue cette propriété surtout aux lymphocytes et principalement aux ganglions mésentériques. Neumann et Wittgenstein [7] pensent qu'elle est également partagée par les tissus de certains autres

---

1. *Société de biologie*, 29 juil. 1911.
2. *Id.*, 25 juil. 1903.
3 *Zeitsch. f. Immunit.* Ref., 1909, n° 3.
4. *Centralbl. f. Bakt.* Orig. 1909 ; Orig. XLVIII, *Wien. klin. Woch.*, 1907, n° 43 et n° 44.
5. *Centralbl. f. Bakt*, Orig. 1903. Ref. XXXII, p. 295.
6. *Wien. klin. Woch.*, 1909, n° 4.
7. *Id.*, 1906, n° 28.

organes, en particulier le foie, la rate, l'ovaire, tandis que les poumons et le sang sont inactifs.

TRUDEAU et KRAUSE [1] essayèrent de traiter préventivement des cobayes avec des émulsions filtrées de glandes lymphatiques homologues, et d'autres cobayes avec des émulsions de ganglions humains tuberculeux, mais non caséeux. Dans les deux séries d'expériences, les animaux n'accusèrent aucune résistance nettement marquée à l'infection d'épreuve.

Par contre, FOYRÈS [2] a fait macérer, en proportions déterminées, des bacilles dans des émulsions glandulaires tuberculeuses et, parallèlement, d'autres bacilles dans des émulsions de ganglions normaux. Après les avoir portés à l'étuve, il a compté les éléments microbiens, à différents intervalles jusqu'à 120 heures, et il en a retrouvé un moins grand nombre dans l'émulsion de glandes tuberculeuses que dans l'émulsion de glandes saines. Mais j'ai pu m'assurer qu'il ne s'agit là que d'une apparence résultant de ce fait que le suc ganglionnaire des animaux tuberculeux agglutine les bacilles, ce que ne fait pas le suc ganglionnaire normal.

13° *Méthode de* BRUSCHETTINI.

BRUSCHETTINI [2] a étudié, sur des cobayes et des lapins, un procédé de vaccination qui lui sert à traiter des animaux en vue de l'obtention d'un sérum destiné à des essais de traitement de la tuberculose humaine.

Ce vaccin est préparé de la manière suivante :

Des bacilles virulents, provenant d'une culture sur pommes de terre, sont soigneusement émulsionnés avec de la poudre de quartz et du chloroforme, filtrés sur de l'ouate, maintenus pendant 12 à 18 heures à la température de 40° dans un bain-marie, rassemblés sur un filtre, séchés rapidement, mis en suspension dans de l'eau physiologique, puis injectés dans la plèvre de lapins qui ont reçu, au préalable, une injection d'aleurone ou d'aliment Mellin (farine de bananes). Au bout de 12 heures, on injecte une nouvelle dose d'aleurone et, 12 heures plus tard, l'animal est sacrifié. L'exsudat, recueilli aseptiquement, longuement broyé avec de la poudre de quartz et de l'eau physiologique, décanté pour séparer le quartz, enfin additionné de quelques gouttes de chloroforme, est porté, pendant 24 heures, à 37° *puis centrifugé*. Le produit obtenu est injecté, après vérification de sa pureté bactériologique, aux doses de 1 cc. par voie sous-cutanée, ou de 0 cc. 1 par voie intraveineuse.

1. *Journ. of Med. Research*, mars 1910.
2. *Centralbl. f. Bakt.*, Orig. 1909, n° 1, p. 78.
3. *Id.*, Orig. LXVIII, 15 mars 1913, p. 337.

Les animaux ainsi traités préventivement se montreraient, d'après l'auteur, plus résistants que les témoins à l'infection d'épreuve.

14° *Essais de vaccination par inoculations de doses croissantes de bacilles virulents.*

A la suite de recherches sur l'immunisation des animaux par l'injection répétée de très faibles doses de microbes virulents, GERALD WEBB et W. WILLIAMS [1] avaient montré qu'on peut vacciner les lapins et les cobayes contre le charbon et même contre la tuberculose à l'aide de ce procédé. Ces auteurs ont conservé 9 mois un cobaye auquel ils avaient injecté progressivement, en commençant par quelques unités, un total de 141.000 bacilles de *Koch*. Ils n'ont trouvé chez cet animal, préalablement éprouvé par la tuberculine avec résultat négatif, aucune trace de lésions tuberculeuses. GILBERT et FORSTER, puis LIEB [2], ont fait la même constatation chez deux singes et chez des lapins.

J'ai fait étudier par L. BRUYANT [3] cette méthode de vaccination, en variant les conditions d'expériences afin de voir s'il est préférable d'inoculer plusieurs fois, et pendant plus ou moins longtemps, un très petit nombre de bacilles, 4 à 10 par exemple, ou s'il vaut mieux, en partant de quelques unités, augmenter progressivement les doses. Nous avons pu nous convaincre que, dans les deux cas, avec la souche très virulente utilisée, il n'était pas possible de rendre les animaux aptes à éliminer ou à résorber leurs bacilles dont les doses successives, si minimes fussent-elles, s'accumulent dans l'organisme et y créent, non une infection aiguë, mais des lésions de résistance caractérisées par la dégénérescence scléro-graisseuse hypertrophique du foie et de la rate, sans nodules distincts.

Mais si, comme nous l'avons fait ultérieurement, on se borne à injecter au cobaye, une seule ou deux fois, à quelques semaines d'intervalle, 4 bacilles au maximum (c'est-à-dire *un dix millionième de milligramme* de bacilles, pesés à l'état frais, dilués dans 1 cc. d'eau salée physiologique, on constate que ces animaux ne présentent, dans la suite, aucun engorgement ganglionnaire au voisinage du point d'inoculation et qu'ils restent apparemment en parfaite santé. Si on les sacrifie après 1 an ou 18 mois, on trouve chez quelques-uns d'entre eux des lésions tuberculeuses très discrètes, incapables d'entraver le fonctionnement régulier des organes, et qui sont généralement localisées au foie ou dans les ganglions du médiastin. Ces lésions, souvent enkystées dans une coque de tissu fibreux, sont tout à fait analogues à celles que l'on rencontre chez les enfants qui, ayant été infectés de tuberculose

---

1. *Journ. of Med. Research*, XX, janv. 1909, et XXIV, janv. 1911.
2. *Id.*, 1910, XXII, p. 75.
3. *Société de biologie*, 15 juil. 1911.

bénigne, succombent au cours d'une maladie intercurrente. Elles représentent assez exactement l'*infection bacillaire latente* dont nous connaissons l'importance au point de vue de ses effets protecteurs vis-à-vis des réinfections. C'est aussi la conclusion à laquelle ont abouti les recherches analogues plus récemment publiées par Lawrason Brown, F. H. Heise et S. A. Petroff [1].

Il serait évidemment dangereux d'utiliser, même à la dose de quelques unités, des microbes virulents, d'espèce humaine ou bovine, en vue de provoquer artificiellement cet état de résistance aux réinfections, ou d'intolérance vis-à-vis des contaminations naturelles, car les sujets, ainsi *pseudo-vaccinés*, restent en réalité *infectés*. Ils demeurent constamment sous la menace d'une extension de leurs foyers, ou d'une généralisation tuberculeuse pouvant se produire à la suite de la caséification lente d'un follicule.

Cette considération doit suffire à faire écarter l'idée de réaliser la vaccination antituberculeuse par l'inoculation directe, si ménagée fût-elle, d'éléments bacillaires vivants et virulents, c'est-à-dire aptes à constituer des lésions tuberculeuses.

15° *Essais d'immunisation par les voies digestives*.

Au cours des recherches que j'ai publiées avec C. Guérin [2] sur le mécanisme de l'infection tuberculeuse, desquelles il résultait que les animaux contractent facilement la tuberculose par la voie intestinale, non seulement dans le premier âge, comme le disait von Behring, mais aussi à l'âge adulte, sans que le passage des bacilles à travers les parois du tube digestif laisse de lésions visibles, — nous avons été amenés à constater que, lorsqu'on fait ingérer à un jeune bovin, à 45 jours d'intervalle, en deux repas vaccinants, une certaine quantité de bacilles d'origine humaine (respectivement o gr. o5 et o gr. 25), cet animal peut être impunément soumis dans la suite, et après au moins 1 an, à l'ingestion d'un ou plusieurs repas infectants de bacilles bovins.

La résistance ainsi conférée par ingestion de virus-vaccin est plus manifeste que celle des bovins bovo-vaccinés par voie veineuse, suivant la méthode de von Behring, vis-à-vis de la contamination naturelle par cohabitation avec des animaux porteurs de lésions ouvertes.

Roux et Vallée, à Alfort, l'ont constaté comme nous.

Ce principe étant établi, pour que la vaccination par les voies digestives soit réalisable pratiquement, il fallait pouvoir substituer au bacille humain ou au bacille bovin virulent *tuberculigène*, un bacille virulent, mais *non tuberculigène*, qui fût facilement toléré par les tissus lymphatiques et qui échappât pourtant, au moins pendant longtemps, à

---

1. *Journ. of Med. Research*, 1914, 3, p. 475.
2. *Annales de l'Institut Pasteur*, oct. 1905, mai et août 1906, et *Comptes rendus de l'Académie des sciences*, 11 juin 1906.

la destruction par les cellules phagocytaires ; car d'autres expériences nous avaient fourni la preuve que la résistance aux infections tuberculeuses *surajoutées* ne persiste qu'autant qu'il reste, dans l'organisme, quelques bacilles ou quelque lésion provenant de l'infection initiale.

Dès lors nous avons essayé de nous adresser aux bacilles bovins chauffés pendant cinq minutes à 70°. Par l'ingestion à doses convenables de ces bacilles, nous avons réussi à conférer, à quelques jeunes bovins, une résistance appréciable aux infections virulentes, mais les résultats se montraient inconstants.

En même temps que nous poursuivions ces expériences, S. Arloing cherchait également à vacciner des bovidés par les voies digestives avec son bacille homogène (bacille humain de virulence atténuée), et Vallée, sur le conseil de Roux, tentait d'utiliser, pour le même objet, un bacille tuberculeux d'*origine équine*, très peu virulent pour le cobaye et avirulent pour le bœuf. Mais le bacille homogène et le bacille équin sont susceptibles de produire des lésions folliculaires : ils ne répondent donc pas pleinement au desideratum qu'il s'agit de réaliser.

S. Arloing avait également entrepris de vérifier l'efficacité d'un produit dérivé des bacilles tuberculeux, et dont l'emploi fut proposé par v. Behring en 1905 pour le traitement préventif et curatif de la tuberculose de l'homme et des bovidés.

Ce produit, la *Tulase-lactine*, est constitué par des bacilles tués par l'hydrate de chloral et mis en suspension dans une solution alcaline de sucre de lait. Son injection sous la peau produisait des abcès parfois énormes, dont la guérison est lente et difficile. V. Behring pensa en obtenir de meilleurs effets en le faisant absorber par le tube digestif.

Les expériences de contrôle faites par S. Arloing aboutirent à des résultats négatifs. Du reste v. Behring lui-même ne tarda pas à renoncer à l'emploi de sa *tulase*.

Mais de ces divers essais se dégageait clairement la preuve que, *chez les jeunes animaux de l'espèce bovine*, l'immunité peut être obtenue par *ingestion de virus-vaccins vivants* et que, vis-à-vis de la contamination naturelle par cohabitation, comme vis-à-vis de l'infection provoquée artificiellement, ce mode de vaccination paraît offrir des avantages appréciables, particulièrement au point de vue de la durée de la résistance, sur la vaccination par voie veineuse.

Toutefois cette méthode ne saurait entrer dans la pratique que lorsqu'il pourra être fait usage, comme *virus-vaccin*, d'un microbe sûrement *non tuberculigène*, sinon *avirulent*. C'est le but que nous nous efforçons de poursuivre dans les recherches actuellement en cours, sur l'orientation desquelles je dois me borner à ne fournir que quelques indications générales.

16° *Vaccination par bacilles biliés, de* Calmette et Guérin.

A la suite des observations que nous avions faites avec C. Guérin [1] au sujet des modifications subies par le bacille tuberculeux de *culture* dans son passage à travers le tube digestif, nous avons été conduits à constater que ce bacille se cultive parfaitement sur les milieux à base de pomme de terre ou de gélose, saturés de bile pure glycérinée à 5 p. 100, et qu'après un certain nombre de réensemencements successifs sur ce milieu, il acquiert des caractères physiologiques très particuliers. L'aspect des cultures rappelle tout à fait celles du bacille morveux, et leur virulence décroît progressivement, au point qu'après environ 70 passages sur milieu bilié, un jeune bovin supporte très bien l'injection intraveineuse de 100 milligrammes, alors que 3 milligrammes de la même souche de bacilles entretenus parallèlement sur pomme de terre glycérinée ordinaire donne, aux bovins de même âge, une tuberculose granulique aiguë mortelle en 28 à 35 jours.

Le seul effet de cette injection massive est de provoquer une *maladie générale d'allure typhique,* qui guérit spontanément après 15 à 20 jours de fièvre, *sans produire la moindre lésion folliculaire,* — ainsi que l'atteste l'autopsie ultérieure des animaux, — mais en provoquant dans l'organisme une abondante formation d'anticorps et d'agglutinines qu'on peut mettre en évidence dans le sérum.

Les jeunes bovins qui reçoivent, à un mois d'intervalle, deux doses de 5 à 20 milligrammes de bacilles biliés peuvent être soumis, un mois plus tard, à une inoculation d'épreuve, — toujours intraveineuse, — avec 3 milligrammes de bacilles virulents, sans manifester le moindre malaise. Ils restent, dans la suite, parfaitement bien portants. Nous en avons conservé jusqu'après 18 mois sans que jamais, à leur autopsie, il fût possible de déceler le plus petit tubercule apparent dans les poumons, dans les viscères abdominaux ou dans les différents groupes de ganglions. Les bacilles d'épreuve n'en demeurent pas moins captés dans le système lymphatique, mais en état de vie latente, car si on inocule à un certain nombre de cobayes le produit de broyage des ganglions trachéaux ou médiastinaux d'un bovin vacciné depuis 18 mois par exemple, une proportion minime, mais encore assez importante, de ces cobayes, prennent la tuberculose. Donc les bacilles d'épreuve sont restés durant tout ce long espace de temps dans les organes de l'animal sans y manifester leur présence par la production d'aucun nodule. Et cependant ils n'avaient perdu ni leur vitalité, ni leur virulence, puisque reportés sur un animal neuf et sensible, ils ont rendu celui-ci nettement tuberculeux. (*Fig. 31.*)

Il est impossible d'admettre que, si les ganglions de l'animal vac-

---

1. *Académie des sciences,* 28 déc. 1908 et 2 nov. 1909. — *Annales de l'Institut Pasteur,* sept. 1911, fév. 1913, avril 1914.

ciné sont virulents, ils doivent cette virulence aux bacilles biliés vaccinants, car ces bacilles, — quoique capables de tuer le cobaye à doses
relativement faibles (1 milligramme par voie péritonéale), — ne donnent lieu, chez ce dernier, non plus que chez le lapin ou le singe, à la
formation d'aucun tubercule.

Depuis 1913 nous étudions, sur une série d'animaux de l'espèce
bovine, les effets lointains de cette méthode de vaccination au point de
vue de l'intensité et de la durée de la résistance à la contamination

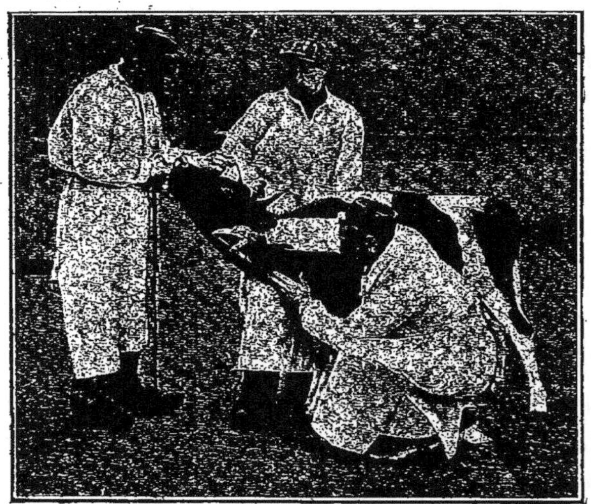

Fig. 31. — Inoculation par voie intraveineuse, aux jeunes bovidés,
d'une émulsion de virus-vaccin. Cette inoculation se fait *dans la
veine jugulaire*, dont on provoque la saillie sous la peau en
comprimant légèrement avec une corde la base du cou.

naturelle par cohabitation prolongée avec des bovidés adultes, porteurs de
lésions ouvertes. Nous avons disposé, à cet effet, une étable permettant
de grouper côte à côte, derrière une rangée d'animaux tuberculeux,
émettant des bacilles en abondance dans leurs déjections, une autre
rangée de jeunes bovins : deux vaccinés encadrant toujours un témoin
neuf, et tous s'alimentant dans une auge commune.

Il nous paraît, — pour autant que nos expériences, malheureusement interrompues par la guerre, ont pu nous éclairer jusqu'ici, —
que l'emploi de notre bacille bilié est à coup sûr inoffensif, et que, si
son efficacité comme virus-vaccin se précise, il rendrait vraiment possible et pratique la prophylaxie de la tuberculose du bétail. Sa manipulation ne présente aucun danger, pas plus que son élimination éven-

tuelle par les déjections ou par le lait, puisqu'il a perdu toute aptitude à former des tubercules. L'homme, ainsi que nous nous en sommes assuré, en supporte impunément l'injection de 1 centième de milligramme *dans les veines*, et cependant ce bacille a gardé la propriété, — essentielle pour la production de l'immunité antituberculeuse — de pouvoir vivre en symbiose, comme simple saprophyte, avec des cellules lymphatiques, sans altérer celles-ci. Bien entendu, l'usage de ce vaccin ne peut prétendre à aucun autre résultat que de placer les animaux dans les mêmes conditions que celles présentées vis-à-vis des surinfections par des sujets déjà tuberculeux. Le seul bénéfice — assurément non négligeable — qu'il peut être susceptible de leur procurer, est de les préserver des formes de tuberculose qui, par l'extension progressive de leurs lésions, par l'amaigrissement et la cachexie qui en résultent, portent préjudice aux intérêts économiques des éleveurs et à la santé publique.

J'ose ajouter qu'il ne paraît pas improbable qu'on puisse, un jour à venir, en proposer l'emploi pour la vaccination des jeunes enfants. Nous préparons dans ce but un bacille d'origine humaine qui, après avoir été cultivé en une longue série de passages sur milieux à base de bile humaine d'abord, puis de bile de bœuf, a perdu ses propriétés tuberculogènes pour le cobaye et pour le singe. *Les malades tuberculeux en supportent, sans effets nuisibles, d'assez fortes doses soit par injection intraveineuse, soit par ingestion.* Il s'agit de savoir si l'on peut espérer que ses effets vaccinants soient suffisamment efficaces et durables vis-à-vis de l'infection naturelle par cohabitation familiale avec des sujets porteurs de lésions tuberculeuses ouvertes. Mais la réponse à cette question ne peut venir que d'une grande et longue expérience, effectuée d'abord sur des singes anthropoïdes, *dans un milieu parfaitement à l'abri de toute contamination par l'homme.*

C'est en vue de réaliser cette expérience que j'ai proposé l'aménagement, en une sorte de « nursery » pour singes, de l'une des îles de l'archipel de Los, sur la côte de Guinée, en Afrique occidentale française.

La guerre qui vient d'ensanglanter si douloureusement et de ruiner l'Europe empêche provisoirement qu'il puisse être donné suite à cette idée.

Mais je veux espérer qu'elle sera reprise car, après le vent de folie qui a poussé tant de nations, soi-disant civilisées. à s'entre-détruire, l'œuvre de paix réparatrice imposera, plus que jamais, aux hommes de bonne volonté, le devoir de travailler à la sauvegarde des innombrables vies humaines que fauche prématurément la tuberculose.

CHAPITRE XLIII

PRINCIPES SCIENTIFIQUES
QUI DOIVENT SERVIR DE BASE
A LA PROPHYLAXIE ANTITUBERCULEUSE

Parmi les « faits nouveaux » qui ont considérablement enrichi, au cours de ces dernières années, nos connaissances sur la tuberculose, il importe de mettre en relief ceux qui doivent dominer désormais toute la prophylaxie de cette maladie.

On peut les résumer sous la forme des trois propositions suivantes :

1° *L'infection bacillaire, abondamment diffusée et véhiculée par la civilisation à travers le monde, est, chez l'immense majorité des sujets tuberculisables (hommes et bovidés principalement), compatible avec les apparences de la santé. Le bacille de Koch reste, le plus souvent, pour leur organisme, un parasite inoffensif.*

2° *Seules les infections bacillaires massives, se produisant chez des sujets jeunes ou adultes, vierges de toute infection antérieure, déterminent d'emblée une maladie généralisée ou localisée du système lymphatique. Les types les plus fréquents en sont :*

a) La *granulie aiguë*, presque toujours rapidement mortelle ;

b) La *septicémie bacillaire*, dont la gravité est en rapport direct avec la provenance, la virulence et le nombre des éléments microbiens, infectants. Elle passe souvent inaperçue tant elle est bénigne, surtout chez les jeunes sujets : elle aboutit alors à l'infection bacillaire occulte (*sans follicules tuberculeux*), ou à la tuberculisation latente d'un ou plusieurs ganglions lymphatiques. Ou bien, après s'être manifestée par une maladie inflammatoire à allure typhoïde (*typhobacillose*), elle se localise dans un groupe ganglionnaire et y crée des lésions tuberculeuses évolutives qui vont ensuite essaimer dans d'autres organes, — plus particulièrement dans les poumons. C'est ainsi qu'une infection bacillaire, contractée dans le jeune âge, peut conduire, *plus ou moins tardivement*, le sujet qui en a été victime aux diverses formes chroniques de la tuberculose et à la *phtisie*.

3° *Les infections bacillaires bénignes, qui restent pendant de longues années occultes ou latentes, déterminent, chez les sujets qui les portent, un état particulier de résistance aux infections nouvelles. Lorsque celles-ci se surajoutent, elles provoquent, suivant qu'elles sont plus ou moins abondantes, virulentes et rapprochées, un phénomène spécial d'intolérance vis-à-vis du bacille tuberculeux (que nous avons étudié sous le nom de phénomène de Koch).* L'organisme infecté tend alors à *expulser* ses bacilles à l'extérieur, en formant des abcès dont la caséification s'effectue de plus en plus rapide et intense, provoquant ainsi la fonte purulente des tissus (cavernes). Les formes de tuberculose qui en résultent évoluent d'ordinaire lentement. Elles retentissent d'une manière très variable sur l'état général des sujets, mais elles présentent, au point de vue de la diffusion des éléments infectieux dans les milieux extérieurs, *les plus graves dangers.*

Les voyages et les transactions commerciales, l'accumulation de populations de plus en plus denses dans les villes, l'entassement des familles dans les logis trop exigus, mal aérés, insuffisamment ensoleillés, et principalement l'*ignorance* qui empêche d'éviter les occasions de contagion ou de surinfection, sont assurément les principales causes de l'extrême diffusion de la tuberculose chez tous les peuples. Mais les facteurs essentiels de contamination sont les *semeurs de germes virulents.* Or ceux-ci ne sont pas exclusivement, comme on l'avait cru, les *phtisiques cracheurs* et les *porteurs de tuberculoses ouvertes*: ce sont aussi les *tuberculeux occultes ou latents* qui, bien portants eux-mêmes, ignorant presque toujours leur aptitude à réagir à la tuberculine, donc ne soupçonnant en aucune manière le mal dont ils sont la source, *éliminent par intermittences des bacilles avec leurs excrétions glandulaires et leurs déjections.*

Ces *semeurs de germes et les germes qu'ils sèment* sont si nombreux qu'on ne saurait être étonné de ce que, dans les villes, les enfants à l'âge de 5 ans soient déjà contaminés dans la proportion de 55 p. 100 et de ce qu'au delà de la quinzième année, 5 p. 100 à peine de la population totale ait pu rester complètement indemne !

Le bacille tuberculeux n'existe cependant pas partout; il n'est pas « ubiquiste », comme on le répète trop souvent à tort. On ne le trouve que là où des bacillaires, hommes ou animaux, l'ont déposé. Et nous savons que, lorsqu'un petit nombre seulement d'éléments virulents pénètrent accidentellement dans un organisme vierge, il n'en résulte, dans l'immense majorité des circonstances, qu'une infection bénigne, susceptible de rester indéfiniment occulte ou latente, que révèlent seules les réactions tuberculiniques.

Le vrai, le grave danger réside donc, pour les organismes vierges, dans les contaminations massives et, pour les bacillaires latents, dans les surinfections répétées qui développent leur intolérance à l'égard des bacilles et aggravent leurs lésions par l'intensité croissante avec laquelle se produit chez eux le phénomène de Koch.

A. — LE TERRAIN TUBERCULISABLE.

C'est une vérité désormais évidente que *l'infection tuberculeuse est réalisée par le bacille seul, et que la gravité de cette infection est surtout conditionnée par le nombre, la qualité, l'origine des éléments infectants, ainsi que par les voies que ceux-ci empruntent pour pénétrer dans l'organisme*. Mais on ne saurait méconnaître que les réactions de défense opposées par cet organisme soient différentes suivant les individus. L'âge, l'intégrité des organes lymphatiques, l'état sain ou pathologique du cœur, des vaisseaux, des poumons, du foie, des reins, de la peau, etc., les modalités des échanges nutritifs et respiratoires, interviennent chez chaque sujet dans des conditions particulières qui *entravent* ou *favorisent* ces réactions de défense.

Chacun lutte contre l'infection avec ses armes naturelles qui sont ses leucocytes, ses ganglions lymphatiques, ses ferments cellulaires, ses facultés héréditaires ou acquises de résistance ou d'intolérance à l'égard du bacille. Et ces armes naturelles ne sont jamais identiquement aptes aux mêmes fonctions défensives chez deux sujets exposés aux mêmes contagions.

C'est ainsi qu'il faut comprendre le rôle de ce que les cliniciens appellent le *terrain tuberculisable*. « Dans la tuberculose, disait PIDOUX à propos des travaux de VILLEMIN, c'est le terrain qui est tout, ce n'est pas la semence ! » La proposition inverse serait aussi injuste. Gardonsnous, dans l'un ou l'autre sens, des exagérations qui nuisent à la manifestation de la vérité scientifique.

Des maîtres éminents ont ingénieusement condensé en formules lapidaires, destinées au public plus qu'aux médecins, quelques notions qu'ils ont considérées comme particulièrement utiles à répandre, par exemple :

L'alcoolisme fait le lit de la tuberculose (LANDOUZY) ; *La tuberculose se prend sur le zinc* (HAYEM) ; *La tuberculose est un mal de misère et d'ignorance* (LANDOUZY), etc.

Je pense qu'il vaut mieux ne pas répéter trop souvent ces aphorismes aux foules, car ils tendent à détourner l'attention du but essentiel que nous devons et voulons poursuivre, qui est de *tarir ou de rendre inoffensives les sources d'infection*.

Certes, la tuberculose fait infiniment moins de victimes parmi les gens aisés ou instruits que parmi les miséreux ignorants, adonnés à l'alcoolisme, mal alimentés et logés dans des taudis sans air et sans soleil. Mais l'alcoolisme, la misère, l'alimentation défectueuse, le logement malsain, ne rendent pas l'homme tuberculeux *là où le bacille n'existe pas*. Ce sont seulement, — et c'est déjà trop, — des facteurs de déchéance organique qui, lorsque l'infection a pu se réaliser, paralysent ou entravent les effets des armes naturelles de défense.

Sans doute, l'amélioration des conditions matérielles de la vie, les lois susceptibles de développer les institutions de prévoyance ou d'assurances obligatoires, d'accroître les salaires et le bien-être des travailleurs, de supprimer l'alcoolisme, d'assainir les villes et les habitations, pourraient contribuer dans une large mesure à restreindre les sources et les *occasions de contagion*. Mais les législateurs et les économistes sont impuissants à réaliser les réformes nécessaires avant que le peuple, convenablement éduqué, les réclame. Elles ne feraient d'ailleurs que préparer l'action antituberculeuse. Celle-ci ne peut-être réellement efficace qu'à la condition de porter ses efforts sur la *préservation* des individus et des collectivités *contre l'infection* et surtout *contre les surinfections bacillaires* qui engendrent les formes graves et contagieuses de la tuberculose.

Au point de vue strictement médical, la question du *terrain tuberculisable* est restée quelque peu obscure du fait que certains cliniciens considèrent encore aujourd'hui comme *candidats à la tuberculose* les sujets qui présentent, à l'examen clinique, ce que l'on est convenu d'appeler les « stigmates » caractéristiques, héréditaires ou acquis (voir chap. xix) : hérédo-dystrophies, déformations anatomiques du thorax, tuméfactions ganglionnaires chroniques, déminéralisation, signes de GRANCHÈR, etc.

Or ces « candidats à la tuberculose » sont, en réalité, des *bacillisés*. *Tous réagissent à la tuberculine*. Ceux d'entre eux qui ne sont pas exposés à des réinfections fréquentes ou massives acquièrent l'état d'immunité propre aux porteurs de lésions latentes. Les autres, obligés trop souvent de cohabiter plus ou moins étroitement avec des « semeurs de germes », ont une tendance d'autant plus grande à devenir phtisiques que leurs armes naturelles de défense sont davantage amoindries.

C'est exactement ce que nous voyons se produire chez les animaux de l'espèce bovine par exemple. Si l'on réunit dans une même étable un certain nombre de veaux reconnus indemnes de tuberculose par l'absence totale de réaction à la tuberculine, et qu'on introduise dans cette étable quelques vaches adultes porteuses de lésions bacillaires ouvertes, on constate qu'au bout de quelques mois tous les veaux sans exception réagissent à la tuberculine. Et si le contact infectant se prolonge, quelques-uns de ces veaux font des lésions tuberculeuses plus graves, à tendances évolutives, tandis que chez le plus grand nombre la maladie ne se manifeste par aucun signe clinique : elle reste localisée à un ou plusieurs ganglions que l'autopsie seule permet, — souvent avec difficulté, — de déceler.

On peut donc dire que *tous les veaux*, sans exception, s'ils sont encore vierges d'infection bacillaire, — et il en est ainsi pour les jeunes enfants dans les mêmes conditions, — offrent un *terrain tuberculisable*. Il n'y a pas, dans l'espèce bovine, non plus que dans l'espèce

humaine, de sujet *non tuberculisable, à moins qu'il ne soit immunisé* —
autant qu'on peut l'être vis-à-vis du bacille de *Koch* — *par une infection antérieure bénigne.*

Si fertile que puisse être un champ, il n'y germera jamais d'autres
grains que ceux que le laboureur, les oiseaux ou les vents, y auront
semé.

C'est une vérité d'égale évidence que, si *tuberculisable* que puisse
être un organisme animal ou humain, cet organisme ne peut être tuberculisé que par la *semence bacillaire* qui aura été déposée en lui.

On ne verra jamais un enfant, fût-il condamné à vivre dans le taudis
le plus malsain, dans les conditions de misère les plus affreuses, — ni
un veau dans l'étable la plus insalubre — contracter la tuberculose si,
dans ce taudis ou dans cette étable, des germes virulents ne sont pas
introduits d'une façon *intermittente* ou *continue* par des hommes ou par
des animaux malades.

*C'est donc bien avant tout, par-dessus tout, contre ces apports de
germes et principalement contre ces apports fréquents et abondants, que
doivent être concentrés nos efforts de lutte antituberculeuse.*

B. — COMMENT TARIR LES SOURCES D'INFECTION TUBERCULEUSE.

Nous savons maintenant que les sujets qui réagissent positivement à
la tuberculine, bien que parfaitement sains en apparence, éliminent *par
intermittences* et disséminent avec leurs excrétions des germes virulents
de tuberculose.

Ces *sources,* en quelque sorte *vauclusiennes* de virus, sont d'autant plus
dangereuses qu'elles restent, presque toujours, insoupçonnées. Ce sont
elles qui répandent la tuberculose bovine dans les étables et les porche-
ries. C'est par elles que la tuberculose humaine s'infiltre dans les
régions du globe qu'on pourrait croire le mieux préservées par leur
isolement.

En raison de leur *intermittence,* il est et il sera sans doute toujours
très difficile de les découvrir, quelque parfaits que puissent être nos
moyens scientifiques d'investigation.

En l'état actuel de nos connaissances, *nous devons considérer comme
suspect tout sujet, en apparence sain, qui fournit une réaction positive à
la tuberculine.* Il est possible que ce sujet, homme ou bovidé, n'élimine
aucun bacille et que, pendant des semaines, des mois ou des années, il
soit parfaitement inoffensif. Mais tout à coup, sans qu'aucun signe
avertisseur soit perceptible, ses déjections ou certaines de ses sécrétions
glandulaires (le lait surtout) peuvent renfermer des bacilles.

Il faut donc continuellement *prémunir* contre ce danger les jeunes
enfants et les jeunes animaux domestiques *dans les milieux non encore
infectés.* Pour cela il est indispensable d'empêcher que ces jeunes enfants
et ces jeunes animaux puissent consommer des laits suspects qui n'au-

raient pas été chauffés pendant un temps suffisant (au moins 3o minutes à 70° ou 15 minutes à 8o°) pour assurer la destruction des germes virulents. Et il est non moins indispensable d'éviter la contamination possible des aliments par les bacilles provenant des déjections. Or cette contamination est malheureusement très fréquente. Elle s'effectue non seulement par les mains sales, les linges souillés, les légumes et les fruits, mais aussi par l'intermédiaire des *mouches* [1] et par la terre ou les poussières provenant des champs d'épandage.

On ne saurait prendre trop de précautions contre ces matières. Il est d'ailleurs bien établi que les villes proprement tenues, pourvues d'incinérateurs pour leurs ordures ménagères et d'un bon réseau d'égout complété par une station d'épuration biologique, — c'est le cas d'un assez grand nombre de villes anglaises par exemple, — ont une morbidité et une mortalité par tuberculose infiniment moindres que les agglomérations urbaines dont les services d'assainissement sont défectueux.

Il ne faut pas se dissimuler qu'il est et qu'il sera, pendant longtemps encore, tout aussi difficile de tarir les « réservoirs de virus » que sont les *cracheurs de bacilles. Les produits d'expectoration des malades, et ceux des bovidés porteurs de lésions pulmonaires ouvertes, sont et resteront les sources de contagion les plus redoutables*, non seulement pour les *jeunes enfants* et les *jeunes animaux*, mais aussi pour les *adultes*, car ce sont eux qui entraînent, habituellement, ces contaminations *massives et fréquentes* dont nous avons dit le rôle néfaste dans la genèse de la *phtisie*.

On ne peut s'en préserver efficacement qu'à condition d'organiser, autour de ces sujets, tout un système de « dépistage » basé sur l'examen bactériologique, en même temps que sur l'emploi judicieux des réactions tuberculiniques, et ce dépistage ne s'effectue pas sans de grandes difficultés, chez les animaux aussi bien que chez l'homme. Il relève de la perspicacité et de la science des médecins et des vétérinaires ; il relève aussi des œuvres de préservation antituberculeuse et, plus encore, de l'observation attentive de ceux qui sont le plus directement intéressés, soit parce qu'ils ne peuvent pas éviter de cohabiter avec des malades, soit parce qu'ils redoutent les conséquences économiques de la diffusion de la tuberculose dans leurs exploitations agricoles.

L'infection tuberculeuse est si communément répandue, elle est si intense dans certains milieux, qu'on ne peut guère envisager sa limi-

---

1. Le rôle des mouches dans la propagation de la tuberculose a été signalé et étudié par divers auteurs, en particulier par F. T. Lord (*Public. of the Massachusetts gen. Hosp.*, t. I, fév. 1906) ; S. E. Weber (*Philadelphia Med. Journ.*, 3 nov. 1906) ; Ch. André (*Comptes rendus de la société médicale des hôpitaux de Lyon*, 6 nov. 1906) ; Jakob et Klopstock (*Tuberculosis*, 1910, n° xi).

tation d'abord, son extinction ensuite, que par la *vaccination* de tous les hommes et de tous les animaux tuberculisables.

Cette vaccination est réalisable, puisqu'elle s'effectue spontanément chez un nombre immense d'individus, à la suite d'une ou plusieurs infections légères contractées, le plus souvent, dans le jeune âge.

Il serait assurément dangereux de provoquer artificiellement de telles infections en se servant de bacilles tuberculeux *virulents. — Mais* nous avons vu qu'*il est possible de modifier certaines propriétés de ces bacilles de telle sorte qu'ils deviennent inaptes à produire les altérations cellulaires qui caractérisent les tubercules.* C'est le rôle des expérimentateurs de continuer leurs recherches dans cette voie.

TABLE DES PLANCHES ET DES FIGURES

PLANCHES EN COULEURS

I. — Cultures du bacille tuberculeux sur milieux solides. 30

II. — Cultures du bacille tuberculeux sur bouillon glycériné. 31

III. — Genèse des cellules géantes et des granulations tuberculeuses. . 96

IV. — Phagocytose et modifications subies par le bacille tuberculeux dans les cellules géantes de la gerbille (d'après Metchnikoff) . . . 98

V. — Infection tuberculeuse généralisée chez le cobaye. — Stade lymphatique de l'infection réalisée par instillation sur la conjonctive oculaire. 121

VI. — Tuberculose ganglionnaire de primo-infection chez un enfant de six mois. — Tuberculose ganglionnaire caséeuse du jeune âge avec plèvre adhérente. — Tuberculose caséeuse du jeune âge. Cavernes et foyers tuberculeux disséminés (*primo-infection massive*). 158

VII. — Tuberculose pulmonaire avec caverne et adénopathie trachéobronchique chez un enfant de 13 mois. — Tuberculose granulique aiguë chez l'enfant. 165

VIII. — Tuberculose intestinale de l'enfant (*primo-infection*). — Tuberculose intestinale de l'adulte (*ulcérations annulaires*). — Tuberculose du gros intestin chez l'adulte (*ulcères en plaques*). 165

IX. — Tuberculose pulmonaire suspendue. Nodules tuberculeux et cavernules multiples. Sclérose anthracosique. — Tuberculose rénale. Cavernes des piliers inférieurs du rein. — Symphyse pleurale. Cavernes multiples et cloisonnées du sommet. Nodules tuberculeux disséminés. 170

X. — Tuberculose pulmonaire chronique avec cavernes, cavernules et anthracose. — Tuberculose pulmonaire chronique avec grande caverne cloisonnée du sommet 171

XI. — Lupus tuberculo-gommeux du nez et des lèvres. — Tuberculose cutanée : folliculite tuberculeuse du dos de la main. — Tuberculose cutanée papillomateuse de la main. — Dactylite scrofulotuberculeuse ; synovite fongueuse de l'index droit. 210

XII. — Infection tuberculeuse généralisée chez le cobaye. Rate et foie tuberculeux de cobaye, en état de dégénérescence ciro-graisseuse. 242

XIII. — Vache tarentaise tuberculeuse. — Tuberculose végétante de la plèvre chez la vache. 272

XIV. — Ulcère tuberculeux sous-muqueux de la langue du bœuf. — Foie tuberculeux du bœuf. — Rate tuberculeuse du même. . . . 278

XV. — Tuberculose fibro-caséo-calcaire du poumon chez le bœuf. — Tuberculose miliaire chez une génisse. — Tuberculose intestinale. chez le bœuf (*ulcérations de l'intestin grêle*). 279

XVI. — Tuberculose fibro-caséo-calcaire du poumon chez le bœuf. — Tuberculose du rumen. — Tuberculose de l'ovaire chez la vache . . 279

XVII. — Mammite tuberculeuse chez la vache. — Coupe longitudinale d'une mamelle contenant une caverne tuberculeuse. — Coupe transversale de la même. — Coupe transversale des ganglions œsophagiens tuberculeux chez la vache. 280

XVIII. — Intradermo-réaction à la tuberculine au lieu d'élection chez la vache. — Intradermo-réaction à la tuberculine au lieu d'élection chez le porc. 296

XIX. — Tuberculose spontanée généralisée, d'origine digestive, chez un singe. 316

XX. — Tuberculose pulmonaire du cheval (*forme sarcomateuse*). — Tuberculose de la rate du cheval. 320

XXI. — Poumon de porc sain. — Rate de porc sain. — Poumon de porc tuberculeux. — Rate de porc tuberculeux. 321

XXII. — Tuberculose aviaire généralisée chez une poule. 327

XXIII. — Perroquet porteur de lésions tuberculeuses sur la crête. — Patte d'autour avec tubercules verruqueux écailleux. — Foie d'oie tuberculeux 328

XXIV. — Les éléments figurés du sang. 390

XXV. — Cuti-réaction. — Ophtalmo-réaction. — Intradermo-réaction tuberculinique. — Lupus tuberculeux de la joue chez un enfant.. . 458

FIGURES

1. — Portrait de Laennec.   2

2. —   id.   Villemin   4

3. —   id.   Robert Koch.   6

4. — Bacilles tuberculeux dans les crachats d'un phtisique   12

5. — Cuvettes à coloration des lames porte-objets.   15

6. — Tuberculose granulique aiguë. Effraction pariétale d'une bronchiole
par une granulation miliaire   99

7. — Granulie péri-vasculaire. Granulation miliaire pénétrant par effraction dans la lumière d'un vésicule pulmonaire   101

8. — Tuberculose nodulaire. Destruction d'une paroi de bronchiole par un
nodule tuberculeux caséeux.   103

9. — Schéma de dispositif pour l'infection par inhalation.   136

10. — Granulie pulmonaire. Cellule géante   170

11. — Granulie pulmonaire. Deux cellules géantes fusionnées dans un nodule
tuberculeux.   171

12. — Transfusion du sang, de la carotide d'un cobaye tuberculeux dans la
veine jugulaire d'un cobaye sain, pour l'étude de la bacillémie
tuberculeuse aux divers stades de l'infection   224

13. — Technique de l'inoculation sous-cutanée du cobaye, à la cuisse   242

14. — Schéma du système lymphatique du lapin.   246

15. — Schéma du système lymphatique du cobaye   247

16. — Technique de l'inoculation intraveineuse chez le cobaye   249

17. — Technique de l'infection tuberculeuse lymphatique, chez le cobaye,
par instillation oculaire.   252

18. — Technique de l'infection tuberculeuse du cobaye par ingestion à la
sonde œsophagienne.   253

19. — Dispositif pour l'infection tuberculeuse du cobaye par inhalation   255

20. — Schéma du système ganglionnaire lymphatique abdominal des bovidés.   273

21. — Schéma du système ganglionnaire lymphatique de l'intestin des
bovidés.   274

22. — Schéma du système ganglionnaire lymphatique de la langue et de la
région maxillaire chez les bovidés.   275

23. — Type de réaction tuberculinique chez un bovidé tuberculeux.   292

24. — Thermomètre pessaire de C. Guérin pour le contrôle des réactions tuberculiniques chez les vaches 293

25. — Bacilles acido-résistants des matières fécales des bovidés. 344

26. — Mesure de l'indice opsonique par la méthode de Sir A. Wright. . . 376

27. — Phagocytose du bacille tuberculeux par les leucocytes polynucléaires. 377

28. — Fistule biliaire permanente, chez une génisse, pour l'étude de l'élimination des bacilles tuberculeux. 406

29. — Mortalité annuelle par tuberculose, par million d'habitants de tous âges, en Angleterre. 533

30. — Mortalité par tuberculose en France 534

31. — Inoculation intraveineuse de virus-vaccin aux eunes bovidés. . . . 596

TABLE DES MATIÈRES

INTRODUCTION

Le Virus tuberculeux. — Quelques pages d'histoire.
BAYLE, LAENNEC, VILLEMIN et ROBERT KOCH.

PREMIÈRE PARTIE

L'infection bacillaire et les processus tuberculeux.

CHAPITRE PREMIER

MORPHOLOGIE DU BACILLE TUBERCULEUX. — PROCÉDÉS DE RECHERCHE, DE COLORATION ET DE DIFFÉRENCIATION.

A. — Morphologie 11
B. — Technique des colorations 14
C. — Homogénéisation des produits tuberculeux. 21
D. — Coloration des coupes 25
E. — Diagnostic différentiel par les méthodes de coloration. 26

CHAPITRE II

CULTURE ET ISOLEMENT DU BACILLE TUBERCULEUX.

A. — Culture du bacille provenant de produits pathologiques purs de tous autres germes microbiens 30
    a) Cultures sur pomme de terre. 31
    b) Cultures sur milieux liquides. 32
    c) Cultures sur milieux à l'œuf de poule. 38
    d) Cultures sur fragments d'organes 40
    e) Cultures en sacs de collodion ou en bougies filtrantes 40
    f) Cultures sur divers milieux organiques. Milieux biliés. . . . 40
B. — Culture du bacille provenant de produits pathologiques qui renferment d'autres microbes 42

CHAPITRE III

INFLUENCE DES AGENTS PHYSIQUES ET CHIMIQUES SUR LE BACILLE TUBERCULEUX.

A. — Action de l'air et de la pression atmosphérique. 46
B. — Action de la lumière et des radiations ultra-violettes du spectre . . . 46
C. — Action des basses températures. 47

D. — Action de la chaleur.   47
E. — Influence de la dessiccation   48
F. — Influence de la putréfaction.   49
G. — Action de l'électricité et de l'ozone   49
H. — Influence de l'âge des cultures   50
I. — Action de divers agents chimiques.   50

CHAPITRE IV

CONSTITUTION CHIMIQUE DU BACILLE TUBERCULEUX.

A. — Constitution minérale   56
B. — Substances extractibles par les dissolvants des graisses et des cires. . .   58
C. — Hydrates de carbone.   61
D. — Matières protéiques   62

CHAPITRE V

TOXINES DU BACILLE TUBERCULEUX. — EXO ET ENDO-TOXINES. — TUBERCULINES.

A. — Toxicité des bacilles tuberculeux morts. — Endo-tuberculines. — Poisons bacillaires volatils   67
B. — Tuberculine de ROBERT KOCH. — Sa préparation.   71
C. — Exo et endo-toxines bacillaires.   73
D. — Tuberculines purifiées   73
E. — Propriétés chimiques des tuberculines   74
F. — Mesure de la toxicité des tuberculines   76
G. — Produits dérivés de la tuberculine de KOCH.   78
    I. — Tuberculine TR, de KOCH   78
    II. — Tuberculine BE, de KOCH   79
    III. — Tuberculine AF (sans albumose), de KOCH   79
    IV. — Tuberculocidine de KLEBS   80
    V. — Tuberculine de MARAGLIANO   80
    VI. — Oxytoxine de HIRSCHFELDER   81
    VII. — Tuberculol de LANDMANN   82
    VIII. — Tuberculine de BÉRANEK   83
    IX. — Tubolytine de SIEBERT et RÖMER.   83
    X. — Tuberculo-plasmine de H. BUCHNER et HAHN.   84
    XI. — Tuberculine de ROSENBACH   84
    XII. — Tuberculine de VAUDREMER   85
    XIII. — Neurine-tuberculine de MUCH   85
    XIV. — Tuberculo-mucine de WELEMINSKY   86
    XV. — Tuberculine bovine PTO de SPENGLER.   86
    XVI. — Endo-toxine tuberculeuse de BAUDRAN   87
    XVII. — Tuberculine ferrugineuse de DITTHORN et SCHULTZ. . .   87
    XVIII. — Tébéan de LÉVY et KÄNKER.   88
    XIX. — Tuberculo-toxoïdine d'ISHIGAMI   88
    XX. — Tebesapin ou molliment nº 8 (ancien Prospérol de ZEUNER)   88
H. — Action des agents physiques et chimiques sur les tuberculines. . . .   90

CHAPITRE VI

HISTOGÉNÈSE ET ÉVOLUTION DU TUBERCULE ET DES LÉSIONS BACILLAIRES SANS FOLLICULES TUBERCULEUX.

A. — Histogénèse et évolution du tubercule. Processus de guérison anatomique.   92
B. — Mécanisme de la caséification des tubercules   100
C. — Lésions bacillaires sans follicules tuberculeux.   104

CHAPITRE VII

PRINCIPAUX TYPES ANATOMO-PATHOLOGIQUES DE L'INFECTION BACILLAIRE.

A. — Septicémies bacillaires. — Granulie. 106
B. — Infection tuberculeuse latente. 109
C. — Infection tuberculeuse évolutive. — Prédominance des localisations
     pulmonaires. 111
D. — Localisations pleurales 112
E. — Localisations diverses 113

CHAPITRE VIII

MÉCANISME DE L'INFECTION TUBERCULEUSE. — PÉNÉTRATION DU VIRUS DANS L'ORGANISME
PAR LA PEAU ET LES MUQUEUSES.

A. — Circulation lymphatique.— Lymphe. – Ganglions.— Rôle des leucocytes
     dans l'infection tuberculeuse. 114
B. — Portes d'entrée du virus dans les tuberculoses latentes 118
C. — Infection tuberculeuse par la peau 120
D. — Infection par les muqueuses 121
     a) Muqueuse oculaire. 121
     b) Muqueuse nasale 122
     c) Muqueuse bucco-pharyngée. — Amygdales 124
     d) Muqueuses génito-urinaires. 125

CHAPITRE IX

INFECTION TUBERCULEUSE PAR LES VOIES RESPIRATOIRES.

A. — Mécanisme de l'infection tuberculeuse primitive des voies respiratoires. 127
B. — Infection pulmonaire expérimentale avec les bacilles ou les produits
     tuberculeux desséchés. 131
C. — Infection pulmonaire expérimentale avec les bacilles frais ou les produits
     tuberculeux à l'état de poussières humides. 134
D. — Conditions et fréquence relative de l'infection primitive du poumon par
     l'air inhalé. 139

CHAPITRE X

INFECTION TUBERCULEUSE PAR LES VOIES D'ABSORPTION DIGESTIVES.

A. — Mécanisme de l'absorption digestive des bacilles tuberculeux. Leurs
     migrations dans l'organisme 145
B. — Démonstration expérimentale du passage des bacilles tuberculeux à
     travers la muqueuse digestive saine. Trajet qu'ils suivent pour infec-
     ter le poumon ou d'autres organes. 148

CHAPITRE XI

FRÉQUENCE ET CARACTÈRES ANATOMO-PATHOLOGIQUES DE L'INFECTION TUBERCULEUSE
CHEZ LES ENFANTS.

A. — Tuberculose ganglio-pulmonaire. 158
B. — Tuberculose des méninges. 164

C. — Tuberculose abdominale. 164
D. — Fréquence relative de la tuberculose abdominale et de la méningite
    tuberculeuse chez les enfants. 165
E. — Tuberculose des ganglions du cou 166

CHAPITRE XII

CARACTÈRES ANATOMO-PATHOLOGIQUES DE L'INFECTION TUBERCULEUSE PULMONAIRE
CHEZ LES ADULTES ET CHEZ LES VIEILLARDS.

A. — Phtisie aiguë granulique. 169
B. — Phtisie aiguë pneumonique 169
C. — Phtisie pulmonaire chronique. 171
D. — Tuberculose pulmonaire des vieillards 174

CHAPITRE XIII

TUBERCULOSE DES SÉREUSES.

A. — Pleurésies tuberculeuses. 177
    I. — Pleurésie aiguë séro-fibrineuse 177
    II. — Pleurésie purulente. 179
B. — Péritonites tuberculeuses 180
C. — Péricardites tuberculeuses 182

CHAPITRE XIV

MÉNINGITES TUBERCULEUSES ET TUBERCULOSE DES CENTRES NERVEUX.

A. — Méningites tuberculeuses 183
B. — Tuberculose des centres nerveux 187

CHAPITRE XV

INFECTION TUBERCULEUSE DU FOIE, DE LA RATE, DES REINS ET INTESTIN.

A. — Infection tuberculeuse du foie. 189
    I. — Dégénérescences et atrophies. 190
    II. — Tubercules hépatiques. 190
    III. — Cirrhoses tuberculeuses. 191
    IV. — Hépatites parenchymateuses tuberculeuses. 191
B. — Infection tuberculeuse de la rate. 192
C. — Infection tuberculeuse des reins 192
D. — Tuberculose des capsules surrénales 196
E. — Caractères anatomo-pathologiques des lésions tuberculeuses de l'intestin. 197

CHAPITRE XVI

LOCALISATIONS OSSEUSES ET ARTICULAIRES DU BACILLE TUBERCULEUX.

A. — Principales formes de tuberculose osseuse ; leur genèse 201
B. — Influence des infections mixtes dans les tuberculoses osseuses. . . . 204
C. — Caractères anatomo-pathologiques de la tuberculose osseuse et articulaire. 205

CHAPITRE XVII

LOCALISATIONS CUTANÉES DANS L'INFECTION TUBERCULEUSE. — LEURS CARACTÈRES ANATOMO-PATHOLOGIQUES.

A. — Lupus. 208
B. — Ulcères tuberculeux. 211
C. — Gommes tuberculeuses 212
D. — Lymphangite tuberculeuse 212
E. — Tuberculides 213

CHAPITRE XVIII

LA BACILLÉMIE TUBERCULEUSE 216

CHAPITRE XIX

RÔLE DE L'HÉRÉDITÉ DANS L'INFECTION TUBERCULEUSE. — TRANSMISSION DU GERME PAR LES GÉNÉRATEURS. — HÉRÉDO-DYSTROPHIES, PRÉDISPOSITION SPÉCIFIQUE ET CONTAGION FAMILIALE.

A. — Infection ovulaire. 229
B. — Infection transplacentaire 231
C. — Hérédo-dystrophies. — Prédisposition spécifique. 233
D. — Contamination après la naissance. — Contagion familiale . . . 236

DEUXIÈME PARTIE

Tuberculose expérimentale et infection tuberculeuse chez les animaux.

CHAPITRE XX

DIFFÉRENTS MODES D'INOCULATION OU D'INFECTION TUBERCULEUSE EXPÉRIMENTALE.

A. — Infection tuberculeuse expérimentale par inoculation sous-cutanée de produits virulents. — Conditions de l'infection expérimentale. — Influence du nombre et de la virulence des germes infectants. . . 241
B. — Divers modes d'inoculation ou d'infection expérimentale du cobaye et du lapin. 245
    a) Inoculation par voie péritonéale. 245
    b) Inoculations intravasculaire et intracardiaque. 248
    c) Inoculations par voie intracrânienne et intrarachidienne. . . 250
    d) Inoculation par voie oculaire. 251
    e) Infection par les voies digestives 253
    f) Infection par voie rectale. 254
    g) Infection par voie vésicale. 254
    h) Infection par voie respiratoire 254
    i) Infection par voie transcutanée. 257
    k) Infection par voie intramammaire 257
    l) Inoculation intravésiculaire ou intrapéritonéale après laparotomie 257
    m) Inoculations intrapleurale, intraarticulaire, etc 258
C. — Choix de l'animal d'expériences 259

CHAPITRE XXI

LES BACILLES TUBERCULEUX DES MAMMIFÈRES. — CARACTÈRES DIFFÉRENTIELS
DES TYPES HUMAIN ET BOVIN.

A. — Caractères différentiels des types humain et bovin par la morphologie et par les cultures 261

B. — Caractères différentiels des types humain et bovin par l'inoculation expérimentale. 263

C. — Virulence des bacilles d'origine bovine pour le bœuf. Essais de transformation du type humain en type bovin. 266

CHAPITRE XXII

LA TUBERCULOSE BOVINE. — SES CARACTÈRES ANATOMO-PATHOLOGIQUES.

A. — Localisations pulmonaires 276
B. — Voies digestives et viscères de la cavité splanchnique 278
C. — Séreuses. 279
D. — Ganglions lymphatiques. 279
E. — Peau. 280
F. — Tuberculose de la mamelle. 280
G. — Organes génitaux. 281
H. — Localisations diverses 282
I. — Tuberculose du veau. 282

CHAPITRE XXIII

FRÉQUENCE ET DISTRIBUTION GÉOGRAPHIQUE DE L'INFECTION TUBERCULEUSE SPONTANÉE
CHEZ LES BOVIDÉS. 284

CHAPITRE XXIV

LES RÉACTIONS SPÉCIFIQUES DE DIAGNOSTIC DE LA TUBERCULOSE BOVINE.

A. — Modes d'emploi de la tuberculine. 291
B. — Technique de l'inoculation sous-cutanée de tuberculine. 293
C. — Interprétation des résultats de l'inoculation tuberculinique. . . 294
D. — Accoutumance à la tuberculine. — « Doping » ; son dépistage. . . 295
E. — Réactions tuberculiniques locales. 296
F. — Séro-diagnostic. 299

CHAPITRE XXV

ROLE DE LA TUBERCULOSE BOVINE DANS LA CONTAMINATION DE L'HOMME. —
LA QUESTION DU LAIT. 300

A. — Les viandes tuberculeuses. 308
B. — La question du lait 310

CHAPITRE XXVI

L'INFECTION TUBERCULEUSE SPONTANÉE CHEZ LES DIFFÉRENTS MAMMIFÈRES
AUTRES QUE L'HOMME ET LES BOVIDÉS.

A. — L'infection tuberculeuse spontanée chez les animaux sauvages. . . . 315
B. — Tuberculose des ruminants domestiques autres que le bœuf. 318

C. — Tuberculose du cheval et de l'âne. 319
D. — Tuberculose du porc. 320
E. — Tuberculose du chat et du chien 323

CHAPITRE XXVII

L'INFECTION TUBERCULEUSE CHEZ LES OISEAUX.

A. — Caractères physiologiques du bacilles tuberculeux aviaire 325
B. — Caractères anatomo-pathologiques de la tuberculose des oiseaux 327
C. — Symptomatologie et pathogénie de l'infection tuberculeuse chez les
    oiseaux 328
D. — Virulence du bacille tuberculeux des mammifères pour les oiseaux . . 329
E. — Virulence du bacille aviaire pour les mammifères. 332
F. — Tuberculine aviaire 334

CHAPITRE XXVIII

LES BACILLES ACIDO-RÉSISTANTS DES ANIMAUX A SANG FROID. — LEURS RAPPORTS AVEC LE BACILLE TUBERCULEUX.

A. — Bacille pisciaire. — Ses caractères 336
B. — Bacilles acido-résistants des reptiles et des poissons 338
C. — Essais de transformation du virus tuberculeux d'animaux à sang chaud
    en bacilles de type pisciaire. 339
D. — Non-identité du virus tuberculeux des animaux à sang chaud et des
    bacilles acido-résistants des animaux à sang froid. 341

CHAPITRE XXIX

LES BACILLES ACIDO-RÉSISTANTS PSEUDO OU PARATUBERCULEUX. . . . 342

A. — Caractères particuliers des principales variétés de bacilles paratuberculeux. 343
    1° Bacilles acido-résistants rencontrés chez l'homme sain. 343
    2° Bacilles acido-résistants du sol, des eaux d'égout et des excréments. 344
    3° Bacilles acido-résistants du lait et du beurre 346
B. — Diagnostic différentiel des acido-résistants paratuberculeux d'avec les
    bacilles tuberculeux vrais 347
C. — Action des bacilles paratuberculeux sur l'évolution de la tuberculose. . 349
D. — Expériences de J. FERRAN sur le transformisme du bacille tuberculeux
    en saprophyte 351

TROISIÈME PARTIE

Processus de défense et diagnostic de l'infection tuberculeuse.

CHAPITRE XXX

RÉACTIONS DE DÉFENSE DE L'ORGANISME CONTRE L'INFECTION TUBERCULEUSE. — DIASTASES CELLULAIRES. 355

A. — Protéase cellulaire 356
B. — Ferments lipolytiques cellulaires 357
C. — Coagulines. 359

D. — Lysines. 359
E. — Phénomène d'agglutination et ses applications pratiques. 362
F. — Phénomène de précipitation. — Précipitines tuberculeuses et précipito-
     diagnostic 366

CHAPITRE XXXI

RÉACTIONS DE DÉFENSE DE L'ORGANISME CONTRE L'INFECTION TUBERCULEUSE (suite).

A. — Alexine et sensibilisatrices. Titrage de l'alexine dans le sérum du sang. 370
B. — Opsonines. — Mesure de l'indice opsonique 373
     I. — Préparation des leucocytes. 374
     II. — Préparation de l'émulsion bacillaire. 375
     III. — Préparation du sérum à étudier. 375
     IV. — Technique de la réaction 376
C. — Valeur de l'indice opsonique en clinique. 378
D. — Cytologie des exsudats ou épanchements séro-fibrineux dans la tuber-
     culose. Méthodes de cyto-diagnostic 382

CHAPITRE XXXII

RÉACTIONS DE DÉFENSE DE L'ORGANISME CONTRE L'INFECTION TUBERCULEUSE (suite). —
LE SANG ET SES ÉLÉMENTS FIGURÉS. 385

A. — Les globules rouges. 386
B. — Les leucocytes. — Figure d'ARNETH. 390

CHAPITRE XXXIII

ÉLIMINATION DES BACILLES TUBERCULEUX PAR LES DIVERSES VOIES D'EXCRÉTION.

A. — Expectoration. 394
     1º Caractères macroscopiques et microscopiques des crachats . . . 394
     2º Technique de la recherche du bacille dans les crachats 396
     3º Caractères morphologiques des bacilles 398
     4º Infections mixtes des crachats tuberculeux 400
     5º Contrôle par l'inoculation expérimentale. 401
     6º Détermination de l'origine humaine ou bovine des bacilles con-
     tenus dans les crachats. 403
B. — Excrétion par l'intestin et les voies biliaires 404
C. — Excrétion par les urines. 410
D. — Excrétion par les glandes mammaires 412

CHAPITRE XXXIV

RÉACTIONS AUXILIAIRES DE DIAGNOSTIC DANS L'INFECTION TUBERCULEUSE.

A. — Albumino-réaction. — Sa valeur diagnostique 415
B. — Réaction d'ABDERHALDEN. 419
     I. — Méthode de la dialyse. — Technique de la réaction . . . 420
     II. — Méthode optique. 422
     III. — Application de la réaction d'ABDERHALDEN au diagnostic de
     la tuberculose 422
C. — Réaction d'activation du venin de cobra (dosage des lipoïdes libres dans
     le sérum) 423
D. — Réaction à l'iodure de potassium. 430
E. — Méiostagmine-réaction 431
F. — Epreuve hypophysaire 432

G. — Eliminations urinaires et réactions diagnostiques des urines dans l'infection tuberculeuse. 432
    I. — Réaction de MALMÉJAC 434
    II. — Réaction de MORIZ-WEISS 436
    III. — Recherche de la tuberculine dans les urines. 437

CHAPITRE XXXV

ACTION PHYSIOLOGIQUE DES TUBERCULINES. — MÉCANISME DES RÉACTIONS TUBERCULINIQUES.

A. — Toxicité comparée des tuberculines pour les sujets sains et pour les tuberculeux. 438
B. — Relations entre la sensibilité à la tuberculine et le degré d'infection. . 440
C. — Mécanisme de l'action spécifique des tuberculines. Ses rapports avec les phénomènes d'*anaphylaxie* et avec l'*anaphylatoxie* 441
D. — Action des tuberculines sur les éléments cellulaires 451
E. — Résistance de l'organisme tuberculeux et accoutumance à la tuberculine. 452
F. — Influence de la tuberculine sur la mobilisation des bacilles dans l'organisme. 453

CHAPITRE XXXVI

DIAGNOSTIC DE L'INFECTION TUBERCULEUSE PAR LES RÉACTIONS TUBERCULINIQUES.

A. — Réaction tuberculinique générale ou sous-cutiréaction 455
B. — Réaction tuberculinique par absorption rectale. 457
C. — Cuti-réaction de VON PIRQUET. 458
D. — Cuti-réaction par procédés modifiés. 461
    a) Procédé de LIGNIÈRES. 461
    b) Procédé de LAUTIER 461
    c) Réaction transcutanée de MORO. 462
    d) Rhino-réaction. 462
    e) Réaction à la piqûre (stichréaction) d'ESCHERICH et HAMBURGER. . 462
E. — Intradermo-réaction de CH. MANTOUX 463
F. — Ophtalmo-réaction de WOLFF-EISNER-CALMETTE 466
G. — Spécificité des réactions tuberculiniques locales 468
H. — Emploi simultané ou successif des diverses réactions tuberculiniques. — Sensibilisation locale à la tuberculine. 471
I. — Résultats cliniques comparés des différentes réactions tuberculiniques locales. Proportion des réactions positives chez les sujets apparemment sains. 473

CHAPITRE XXXVII

LES ANTICORPS TUBERCULEUX ET LEUR ROLE DANS LA DÉFENSE DE L'ORGANISME CONTRE L'INFECTION.

A. — Fonctions antigènes des bacilles tuberculeux et de leurs produits de sécrétion Anticorps tuberculeux. Leur mise en évidence par la réaction de fixation de BORDET-GENGOU. 478
B. — Préparation des hématies lavées. Préparation et titrage des sérums hémolytiques. Choix, titrage et conservation de l'alexine. 480
    I. — Hématies lavées 480
    II. — Sérum hémolytique Son titrage. 480
    III. — Alexine. Son titrage. 481
C. — Préparation des sérums destinés à la recherche et au titrage des anticorps. 483
D. — Choix et préparation des antigènes. Mesure de leur valeur. Leur fixité et leur spécificité relatives 484

E. — Propriétés antigènes des organes, des exsudats, du pus et des excrétions glandulaires des sujets tuberculeux 491

F. — Recherche et titrage des anticorps ou sensibilisatrices dans les sérums de tuberculeux. 492

G. — Obtention des sérums riches en anticorps 493

H. — Action empêchante ou inhibitrice de certains sérums de tuberculeux ou d'animaux hypervaccinés sur la réaction de fixation 495

I. — Nature et fonctions de l'inhibitrice 499

K. — Recherche des anticorps dans les extraits d'organes et les exsudats tuberculeux 502

L. — Transmission héréditaire des anticorps tuberculeux 503

M. — Importance diagnostique et pronostique de la recherche et du titrage des anticorps dans l'infection tuberculeuse 504

N. — Fonctions des anticorps dans la défense de l'organisme contre l'infection tuberculeuse 508

QUATRIÈME PARTIE

Immunité naturelle et processus d'immunisation contre l'infection tuberculeuse.

CHAPITRE XXXVIII

LES VARIATIONS NATURELLES DE VIRULENCE DU BACILLE TUBERCULEUX.   513

CHAPITRE XXXIX

IMMUNITÉ NATURELLE. — « PHÉNOMÈNE DE KOCH » ET RÉSISTANCE DES TUBERCULEUX AUX SURINFECTIONS BACILLAIRES.

A. — Immunité naturelle. 517

B. — Le « *phénomène de Koch* ». — Résistance aux surinfections. 518

CHAPITRE XL

FRÉQUENCE ET DISTRIBUTION GÉOGRAPHIQUE DE L'INFECTION TUBERCULEUSE. — SENSIBILITÉ RELATIVE DES DIVERSES RACES HUMAINES. . . . 528

A. — Mortalité et morbidité tuberculeuses en *Europe* 530

B. — *Asie.* 537

C. — *Afrique.* 539

D. — *Océanie.* 540

E. — *Continent américain* 542

F. — Sensibilité relative des diverses races humaines à l'infection tuberculeuse. 543

CHAPITRE XLI

IMMUNITÉ PASSIVE. — ESSAIS DE SÉROTHÉRAPIE ANTITUBERCULEUSE.   548

A. — Essais de sérothérapie antituberculeuse. — Mode de préparation des sérums 549

     I. — Sérum de MARAGLIANO 552

     II. — Sérum de MARMOREK 554

III. — Sérum de Vallée 555
IV. — Sérum de Ruppel et Rickmann 556
V. — Sérum de Bruschettini 557
VI. — Sérum de A. Jousset 558
VII. — Corps immunisants (IK) de C. Spengler 558
B. — Propriétés des sérums antituberculeux 560
    a) Pouvoir agglutinant 561
    b) Pouvoir précipitant vis-à-vis des tuberculines. 561
    c) Richesse en anticorps 562
C. — Mode d'action et valeur thérapeutique des sérums antituberculeux . . 565

CHAPITRE XLII

IMMUNITÉ ACTIVE. — ESSAIS DE VACCINATION PAR LES TOXINES ET PAR LES BACILLES
TUBERCULEUX 567

A. — Essais de vaccination par la tuberculine ou les extraits bacillaires. . . 568
B. — Essais de vaccination par les bacilles tués ou modifiés par divers agents
physiques ou chimiques. 570
    1° Bacilles tués par chauffage 570
    2° Bacilles traités par des réactifs dissolvants des lipoïdes. . . . 572
    3° Bacilles traités par divers réactifs chimiques. 573
    4° Bacilles tués ou modifiés par les radiations lumineuses . . . 576
C. — Essais de vaccination par les bacilles virulents ou atténués. 577
    1° Bovovaccination de Von Behring 578
    2° Tauruman de R. Koch et Schütz 583
    3° Méthode de Heymans 584
    4° Méthode de Klimmer 584
    5° Méthode de S. Arloing 585
    6° Méthode de Theobald Smith. 586
    7° Vaccination des bovidés par le bacille aviaire 587
    8° Méthode de Friedmann 587
    9° Vaccin de J. Ferran 588
    10° Vaccination par virus tuberculeux sensibilisés 589
    11° Essais d'atténuation de la virulence du bacille tuberculeux par le
        tube digestif de la sangsue 590
    12° Essais de vaccination par émulsions de ganglions tuberculeux . 590
    13° Méthode de Bruschettini. 591
    14° Essais de vaccination par inoculations de doses croissantes de
        bacilles virulents 592
    15° Essais d'immunisation par les voies digestives 593
    16° Vaccination par bacilles biliés, de Calmette et Guérin . . . 595

CHAPITRE XLIII

PRINCIPES SCIENTIFIQUES QUI DOIVENT SERVIR DE BASE A LA PROPHYLAXIE
ANTITUBERCULEUSE. 598

A. — Le terrain tuberculisable 600
B. — Comment tarir les sources d'infection tuberculeuse 602

TABLE DES PLANCHES HORS TEXTE ET DES FIGURES. 606

——————Poitiers——————

Société française d'imprimerie.